AF231739

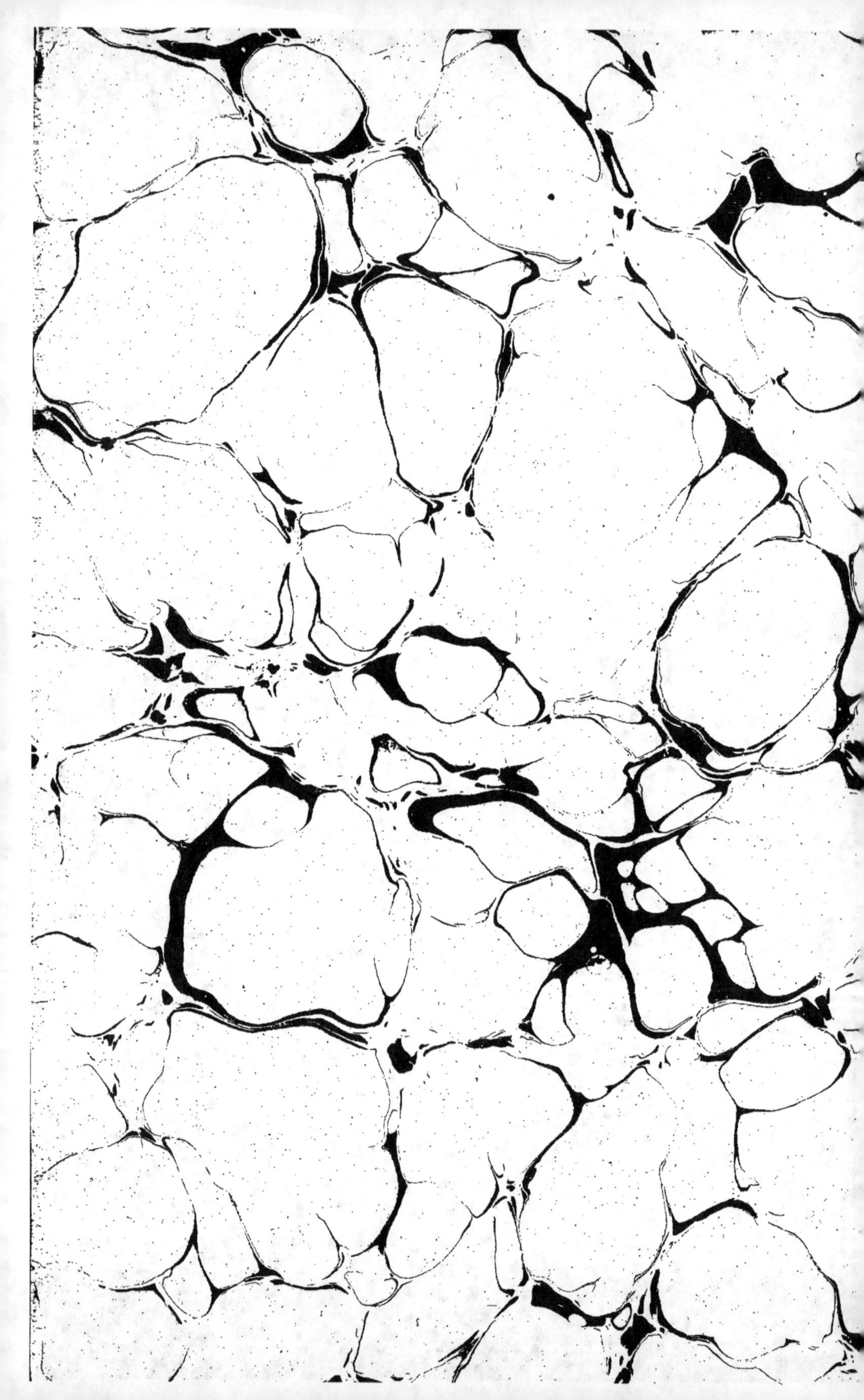

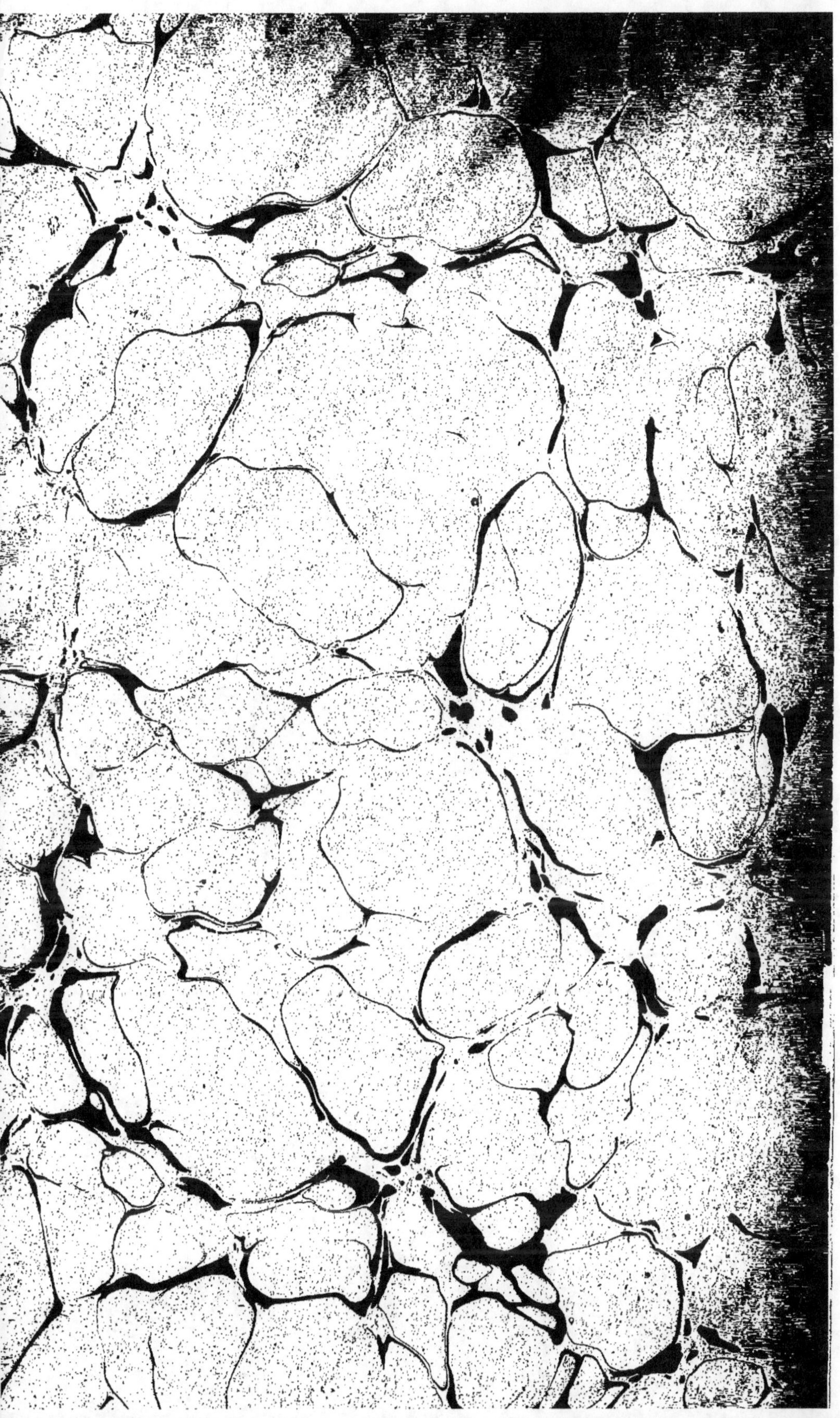

TRAITÉ
D'ANATOMIE HUMAINE

TRAVAUX DU MÊME AUTEUR

De l'action topique de l'hydrate de chloral sur la muqueuse de l'estomac ; Mémoire in-8° de 60 pages, Bordeaux, 1875, avec une planche en chromolithographie.

Recherches expérimentales sur le M'Boundou du Gabon ; in-8° de 60 pages, Paris, 1878, avec 13 gravures sur bois.

De la symétrie dans les affections de la peau, étude physiologique et clinique sur la solidarité des régions homologues et des organes pairs ; Thèse inaugurale, in-4° de 500 pages, Paris, 1876.
Couronné (médaille d'argent) par la Faculté de médecine de Paris.

Vaisseaux et nerfs des tissus conjonctif, fibreux, séreux et osseux ; Thèse présentée pour le concours d'agrégation (*Section d'Anatomie et de Physiologie*) ; Paris, 1880, in-4° de 250 pages, avec 4 planches en lithographie.

De l'action du chloral dans le traitement de l'éclampsie puerpérale ; in-4° de 200 pages, Paris, 1877, avec une planche en chromolithographie.
Mémoire couronné par l'Académie de médecine de Paris.

Mémoires sur la portion brachiale du nerf musculo-cutané ; in-4° de 60 pages, tirage à part des *Mémoires de l'Académie de médecine de Paris*, 1884.

Contribution à l'anatomie des races nègres : dissection d'un Boschiman ; in-4° de 48 pages, tirage à part des *Nouvelles Archives du Muséum d'histoire naturelle* de Paris, 1884, avec 3 planches en lithographie.

Le long fléchisseur propre du pouce chez l'homme et chez les singes ; tirage à part du *Bull. de la Soc. Zoologique de France,* 1883, avec une planche en chromolithographie.

Les anomalies musculaires chez l'homme expliquées par l'anatomie comparée, leur importance en anthropologie ; un volume in-8° de 858 pages, Paris, 1884.
Ouvrage couronné par la Société d'Anthropologie de Paris (Prix Broca. 1883), par l'Institut de France (Prix Montyon, 1885) et par la Faculté de médecine de Paris (Prix Chateauvillars. 1885).

Qu'est-ce que l'homme pour un anatomiste ; leçon d'ouverture du cours d'Anatomie à la Faculté de médecine de Lyon, tirage à part de la *Revue scientifique,* 1887.

L'apophyse sus-épitrochléenne chez l'homme ; vingt-deux observations nouvelles, tirage à part du *Journ. internat. d'Anatomie et de Physiologie,* 1889, gr. in-8° de 60 pages, avec deux planches en chromolithographie.

Myologie des Fuégiens ; in-4° de 50 pages, tirage à part de la *Mission du Cap Horn* (en collaboration avec le Dr Hyades).

Recherches anthropologiques sur le squelette quaternaire de Chancelade (Dordogne); tirage à part du *Bull. de la Soc. d'Anthropologie de Lyon,* 1889, gr. in-8° de 122 pages, avec quatorze planches, dont quatre en photogravure.

Anatomie appliquée à la médecine opératoire : les anomalies musculaires considérées au point de vue de la ligature des artères ; in-4° de 60 pages, avec douze planches en chromolithographie, Paris, 1892.

Anatomie de l'utérus pendant la grossesse et l'accouchement : section vertico-médiane d'un sujet congelé au sixième mois de la gestation, grand in-folio de 24 pages, avec six planches en chromolithographie, grandeur nature, Paris, 1892 (en collaboration avec M. Blanc).

ÉVREUX, IMPRIMERIE DE CHARLES HÉRISSEY

TRAITÉ
D'ANATOMIE
HUMAINE

PAR

L. TESTUT

Professeur d'anatomie à la Faculté de médecine de Lyon.

Quatrième édition, revue, corrigée et augmentée

TOME TROISIÈME

SYSTÈME NERVEUX PÉRIPHÉRIQUE — ORGANES DES SENS

AVEC 489 FIGURES DANS LE TEXTE
DESSINÉES PAR G. DEVY
DONT 246 TIRÉES EN PLUSIEURS COULEURS

PARIS

OCTAVE DOIN, ÉDITEUR
8, PLACE DE L'ODÉON, 8

1899

Tous droits réservés.

TRAITÉ
D'ANATOMIE HUMAINE

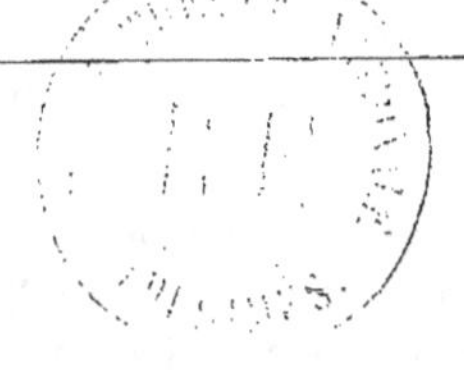

LIVRE VI

SYSTÈME NERVEUX PÉRIPHÉRIQUE

ANATOMIE GÉNÉRALE

Le système nerveux périphérique est essentiellement constitué par un ensemble de cordons plus ou moins volumineux, les *nerfs*, auxquels incombe cette double fonction : ou bien de transmettre aux centres les impressions diverses recueillies à la périphérie ; ou bien de transporter à la périphérie les incitations motrices et sécrétoires élaborées dans les centres.

Les nerfs se divisent donc en deux grandes catégories : 1° les nerfs *centripètes*, encore appelés *sensitifs* ou *æsthésodiques* (de αἴσθησις, sensation, et ὁδός, voie) ; 2° les *nerfs centrifuges*, encore appelés *moteurs* ou *kinésodiques* (de κίνησις, mouvement, et ὁδός, voie). Une telle division, d'une importance capitale en physiologie, ne présente, en anatomie descriptive, qu'un intérêt tout à fait secondaire : les nerfs moteurs et les nerfs sensitifs, en effet, s'offrent à nous sous le même aspect extérieur ; et, d'autre part, la plupart des cordons nerveux que dénude le scalpel sont des *nerfs mixtes*, possédant à la fois, enveloppées dans la même gaine conjonctive, des fibres sensitives ou centripètes et des fibres motrices ou centrifuges.

En se plaçant à un point de vue tout différent, on a pendant longtemps divisé les cordons nerveux en deux groupes : les uns, se détachant directement du névraxe et se rendant aux organes de la vie de relation ; les autres, se distribuant aux viscères et constituant, sur les côtés de la colonne vertébrale, un système particulier, le système du grand sympathique. De là, la division du système nerveux en deux grands systèmes : le *système nerveux de la vie animale* et le *système nerveux de la vie organique ou végétative*. Une pareille distinction n'est plus admissible aujourd'hui. Nous verrons, en effet, au cours de notre description, plusieurs nerfs cranio-rachidiens, le pneumogastrique par exemple, envoyer aux viscères un certain nombre de leurs rameaux. D'autre part, l'observation anatomique et l'expérimentation s'accordent à démontrer que le grand sympathique présente un peu partout des connexions intimes avec les différentes ramifications des nerfs cranio-rachidiens et, comme ces derniers, prend réellement son origine dans le névraxe.

Aux cordons nerveux cranio-rachidiens et sympathiques se trouvent annexés sur des points variables, des renflements plus ou moins volumineux, que l'on désigne sous le nom de *ganglions*. Ces ganglions nerveux, comme nous le verrons plus loin, en étudiant leur structure, font partie intégrante du nerf sur le trajet duquel ils se trouvent situés.

Le système nerveux périphérique, considéré au point de vue de sa disposition anatomique générale, comprend donc deux sortes d'organes :

1° Les *nerfs proprement dits ;*

2° Les *ganglions.*

§ I. — DES NERFS PROPREMENT DITS

Les nerfs se présentent à l'œil sous l'aspect de cordons cylindriques, d'une coloration blanchâtre, reliant aux centres nerveux ou aux ganglions périphériques les différentes parties du corps. Nous étudierons successivement leur disposition générale et leur constitution anatomique.

A. — DISPOSITION GÉNÉRALE

Envisagés au point de vue de leur disposition générale, les nerfs nous offrent à considérer : 1° leur origine ; 2° leur direction ; 3° leur trajet ; 4° leur mode de ramescence ; 5° leurs anastomoses ; 6° leur mode de terminaison.

1° Origine. — Le plus grand nombre des nerfs, ceux qui constituent l'ancien système de la vie de relation, se détachent du myélencéphale à différentes hauteurs ; ils occupent, à leur origine, la cavité cranio-rachidienne et doivent nécessairement, pour se rendre aux territoires qui leur sont dévolus, traverser les parois osseuses, soit du crâne, soit du rachis. Les autres proviennent du grand sympathique et prennent naissance, soit sur le cordon de ce nerf, soit sur ses ganglions. L'origine particulière de chaque paire nerveuse sera décrite ultérieurement à propos de chacune d'elles. Quelle que soit leur origine, les nerfs sont pairs et obéissent dans leur disposition générale à la loi de symétrie.

2° Direction, trajet, division. — De leurs points d'origine, les nerfs rayonnent vers les régions et organes qu'ils doivent innerver et se divisent, chemin faisant, en des rameaux de plus en plus nombreux, mais de plus en plus grêles. Comme pour les artères, nous voyons les troncs se partager en branches, les branches en rameaux, les rameaux en ramuscules. Comme pour les artères encore, nous voyons les branches de division prendre, suivant les conditions où elles naissent, le nom de *branches collatérales* ou celui de *branches terminales.* Il est à remarquer que l'angle d'incidence d'un nerf collatéral sur le tronc générateur est, dans la grande majorité des cas, un angle aigu ; l'incidence à angle droit ou à angle obtus (*rameaux récurrents*) est relativement rare.

Les nerfs, au point de vue topographique, se distinguent, comme les vaisseaux, en *superficiels* et *profonds.* Les uns et les autres suivent ordinairement un trajet rectiligne et témoignent, bien plus encore que les artères et les veines, d'une tendance générale à suivre constamment le chemin le plus court pour se rendre d'un point à un autre. Les paquets vasculo-nerveux du bras et de la cuisse nous en offrent d'excellents exemples : l'artère humérale et le nerf médian restent accolés jusqu'au quart inférieur du bras ; à ce niveau, l'artère oblique en dehors pour gagner le milieu du pli du coude ; le nerf n'en continue pas moins à rester rectiligne. De même, à la cuisse, les vaisseaux fémoraux perforent le grand adducteur pour descendre dans le creux poplité : le nerf saphène interne, qui jusque-là a été leur fidèle satellite, se sépare d'eux et poursuit sa direction première sur le côté interne du membre.

3° Anastomoses nerveuses. — Au cours de leur distribution périphérique, les cordons nerveux s'anastomosent fréquemment les uns avec les autres. Mais nous ne devons pas accorder ici au mot anastomose la même acception qu'en angéiologie. Les nerfs ne sont pas en effet, comme les artères et les veines, des canaux tubulaires remplis d'un liquide en mouvement. Ce sont des paquets de fibres nerveuses juxtaposées et parallèles ; or, on ne voit jamais ces fibres se fusionner entre elles. Dès lors, l'anastomose nerveuse se réduit à ce simple fait qu'un faisceau plus ou moins considérable de fibres se sépare d'une branche nerveuse, pour venir s'accoler à une branche voisine et la suivre désormais dans son trajet : c'est un échange de fibres entre deux nerfs.

Les anastomoses nerveuses présentent, du reste, au point de vue morphologique les plus grandes variétés. Elles peuvent, tout d'abord, réunir un ganglion à un autre ganglion, puis un ganglion à une branche nerveuse, enfin une branche nerveuse à une autre branche nerveuse plus ou moins éloignée.

Les anastomoses de branche à branche sont les plus fréquentes. Elles sont, suivant les cas, simples, multiples, composées (fig. 1). — Les *anastomoses simples*

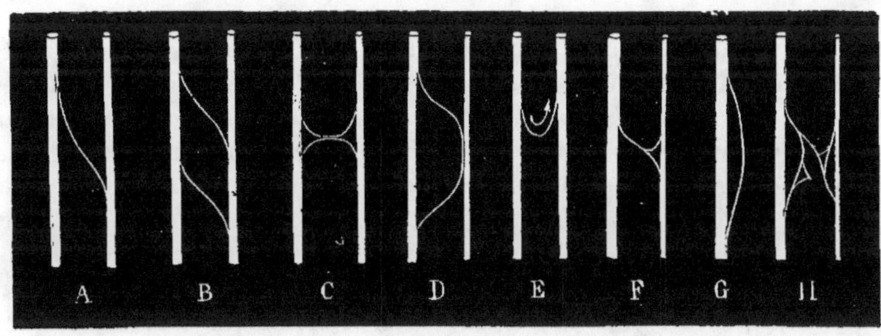

Fig. 1.

Schéma représentant les différentes variétés d'anastomoses qui unissent entre eux les cordons nerveux.

A, anastomose simple. — B, C, D, anastomoses multiples. — E. F, anastomoses récurrentes. — G, anastomose longitudinale. — H, anastomose plexiforme.

sont constituées par un rameau unique, allant d'un nerf à l'autre ; ce rameau anastomotique peut affecter, du reste, une direction *oblique, transversale, ansiforme*. J'ai observé plusieurs faits d'anastomose ansiforme ou récurrente entre le médian et le musculo-cutané. Aux anastomoses simples se rattachent les *anastomoses elliptiques* d'HARTMANN (*Bull. Soc. anat.*, 1888), que je préfère appeler *anastomoses longitudinales*, en raison de leur analogie avec les dispositions similaires que nous avons déjà rencontrées sur les vaisseaux : un faisceau plus ou moins volumineux de fibres nerveuses se sépare d'un tronc quelconque ; puis, après un parcours variable, il rejoint de nouveau le tronc générateur ; telle est l'anastomose longitudinale. Il existe ainsi, entre le tronc générateur précité et le rameau aberrant, un espace elliptique, à travers lequel passe le plus souvent un faisceau musculaire ou un vaisseau. On connaît les *boutonnières*, si fréquentes, que présentent les nerfs de la région palmaire pour le passage d'une artère voisine, les digitales ou les collatérales des doigts. J'ai vu plusieurs fois le nerf médian, à l'avant-bras, traversé de même par un petit faisceau musculaire qui se détachait de l'épitrochlée et allait rejoindre le fléchisseur propre du pouce. — Les *anastomoses multiples* sont formées, comme leur nom l'indique, par plusieurs rameaux, que ces rameaux soient parallèles ou aient l'un et l'autre une direction différente. Il n'est pas extrêmement rare de rencontrer une anastomose double entre le médian et le musculo-cutané, entre le médian et le cubital, etc. — Les *anastomoses composées* ou *plexiformes* sont celles dans lesquelles le ou les rameaux anastomotiques forment entre eux un plexus plus ou moins compliqué. Les plexus nerveux sont très répandus dans l'organisme : on les observe à la fois sur les troncs (*plexus brachial, plexus cervical, plexus lombaire*, etc.), sur les branches et sur les rameaux. Mais c'est surtout au niveau des viscères que les plexus atteignent leur plus haut degré de fréquence et de complexité. Nous étudierons ultérieurement le mode de constitution de ces différents plexus viscéraux. Il nous suffira, pour l'instant, de dire qu'ils présentent dans leur configuration de très nombreuses variétés et qu'ils possèdent toujours sur le trajet de leurs fibres constituantes, de préférence au point de rencontre de ces fibres ou *points nodaux*, soit des ganglions visibles à l'œil nu, soit des cellules nerveuses éparses, véritables ganglions en miniature.

Les nerfs se composent essentiellement de fibres nerveuses, disposées parallèlement les unes aux autres et reliées entre elles par du tissu conjonctif. Ces fibres nerveuses, dites *fibres périphériques*, par opposition aux *fibres des centres* que nous avons déjà étudiées (voy. t. II) à propos du névraxe, se présentent sous deux aspects bien différents : les unes sont entourées d'une substance graisseuse, appelée myéline, ce sont les *fibres à myéline* ou *fibres myéliniques ;* les autres sont entièrement dépourvues de myéline, ce sont les *fibres amyéliniques* ou *fibres de Remak*. Nous étudierons tout d'abord ces deux ordres de fibres à l'état d'isolement. Nous verrons ensuite comment elles se disposent pour former le nerf et, en même temps, comment se comporte le tissu conjonctif qui les unit. Nous décrirons, enfin, les vaisseaux et nerfs des cordons nerveux.

1° *Fibres à myéline.*

Les fibres à myéline sont encore désignées couramment sous le nom de *tubes nerveux*, parce qu'on a cru pendant longtemps (LEUWENHOECK) qu'elles étaient constituées par des canaux très fins, dans lesquels circulait la moelle. Vues en long après dissociation dans une goutte d'eau (fig. 2), elles se présentent à l'œil sous la forme de longs cylindres, clairs et transparents, avec une partie axiale moins claire, devenant même légèrement

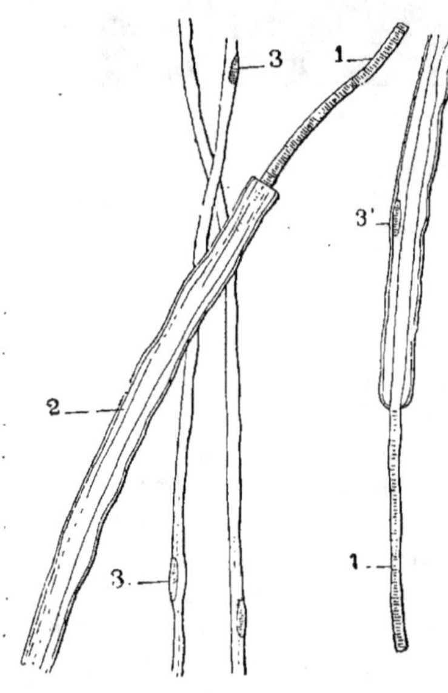

Fig. 2.

Fibres nerveuses dissociées (RANVIER).

1, cylindraxe. — 2, gaine de myéline. — 3, 3, noyaux des segments interannulaires. — 3', gaine de Schwann.

obscure quand on éloigne l'objectif. Vues en coupe transversale (fig. 15), elles revêtent l'aspect de petits cercles à contour régulier, avec un point central arrondi ou plus ou moins déformé. Les fibres nerveuses mesurent en moyenne de 2 μ à 22 μ de diamètre. Elles sont, comme on le voit, très variables dans leurs dimensions et on peut, à cet effet, les diviser en fibres fines (de 2 à 5 μ), fibres moyennes (de 6 à 10 μ) et fibres grosses (de 11 μ et au-dessus).

1° Parties constituantes des fibres nerveuses à myéline. — Quelles que soient leurs dimensions, qu'elles appartiennent à la variété des fibres fines ou à celle des fibres grosses, les fibres nerveuses à myéline sont toujours constituées suivant le même type. Chacune d'elles nous présente les quatre éléments suivants : 1° une partie centrale ou axiale, appelée cylindraxe ; 2° autour du cylindraxe, une première gaine formée par une substance grasse, la myéline ; 3° autour de cette gaine de myéline et formant la limite extrême de la fibre, une mince membrane, appelée gaine de Schwann ; 4° sur la face interne de cette gaine de Schwann, un certain nombre de noyaux, que l'on désigne, en raison de leur situation, sous le nom de noyaux de la gaine de Schwann.

a. *Cylindraxe*. — Le cylindraxe (fig. 2, 1), partie essentielle de la fibre nerveuse, occupe, comme son nom l'indique, la partie axiale de la fibre. C'est une tige rigide, cylindrique comme la fibre nerveuse qui la renferme, s'étendant sans interruption depuis son origine jusqu'à sa terminaison. Son origine nous est déjà connue (voy. t. II) : le cylindraxe émane du protoplasma d'une cellule nerveuse (fig. 3,2), et l'on a pu dire avec raison qu'il n'est qu'un prolongement de ce protoplasma. Quant à sa terminaison, elle s'effectue, soit à la périphérie, soit dans le névraxe lui-même, par des arborisations libres.

Le cylindraxe, véritable formation protoplasmique, présente naturellement tous les caractères du protoplasma : le chlorure d'or le colore en violet foncé, le picro-carminate d'ammoniaque en rouge vif, le nitrate d'argent en noir. Sous

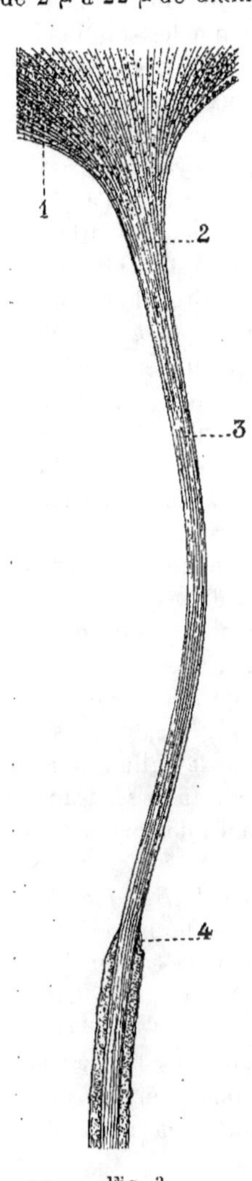

Fig. 3.

Origine d'une fibre à myéline (d'après SCHULTZE).

1, portion d'une cellule nerveuse. — 2, origine du cylindraxe (prolongement de Deiters). — 3, fibre nerveuse à l'état de cylindraxe nu. — 4, la même, s'entourant de myéline.

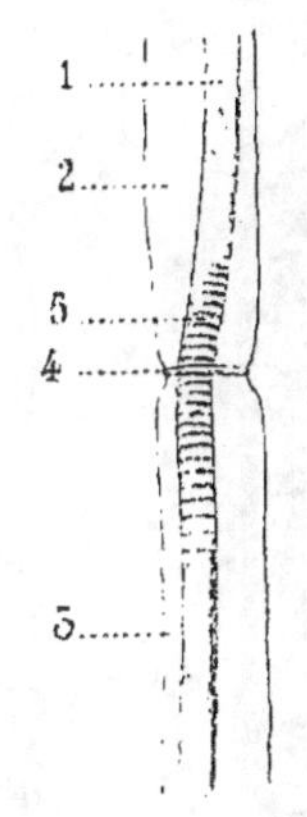

Fig. 4.

Une fibre nerveuse à myéline après imprégnation d'argent (d'après RANVIER).

1, cylindre. — 2, myéline. — 3, gaine de Schwann. — 4, étranglement annulaire. — 5, stries de Frommann sur la partie du cylindraxe qui avoisine l'étranglement.

l'influence de ce dernier réactif, le cylindraxe nous présente des stries transversales (fig. 4), alternativement claires et sombres : ce sont les *stries de Frommann*. Cette striation transversale a été considérée longtemps comme l'expression d'une particularité structurale du cylindraxe, lequel apparaissait alors comme constitué par une série d'éléments, les *nervous elements*, physiquement différents et disposés bout à bout comme le sont les *sarcous elements* de la fibre musculaire striée. Une pareille interprétation est aujourd'hui complètement abandonnée. Nous savons, en effet (voy. t. II), que les solutions argentiques produisent des stries analogues sur des organes qui n'ont rien de commun avec les éléments nerveux et qui, d'autre part, ont une structure parfaitement homogène, les canaux biliaires par exemple. En ce qui concerne le cylindraxe, sa striation sous l'influence du nitrate d'argent serait due, d'après Marenghi et Villa, à la coloration d'anneaux de neurokératine.

Le cylindraxe, vu en long, nous présente une striation longitudinale, indice manifeste de sa nature fibrillaire. Il se compose, en effet, d'une série de fibrilles (les *fibrilles élémentaires* de Schultze), accolées les unes aux autres par une substance cimentante, appelée *axoplasma*. Cette substance ne se borne pas à combler les interstices que laissent entre elles les fibrilles élémentaires ; elle se dispose aussi tout autour du cylindraxe en une mince couche que Jakimowisch a appelée *axolème* et qui, vraisemblablement, n'est autre chose que la gaine protoplasmique signalée depuis longtemps déjà par Mauthner entre le cylindraxe et son manchon de myéline.

Les fibrilles nerveuses élémentaires mesurent, en moyenne, 0,4 µ de diamètre. D'une constitution délicate, elles s'altèrent très rapidement et se décomposent alors en de fines granulations. A l'extrémité initiale du cylindraxe (fig. 3), elles se continuent avec les fibrilles du protoplasma de la cellule nerveuse et, à l'extrémité opposée, ce sont elles qui, en se séparant les unes des autres, forment les divisions ultimes de l'arborisation terminale.

b. *Myéline.* — La myéline (*substance médullaire, moelle nerveuse* de certains histologistes) entoure le cylindraxe à la manière d'un manchon (fig. 2,2). En rapport avec ce dernier par sa surface interne, elle répond par sa surface externe à la gaine de Schwann.

Sur le nerf vivant, la myéline nous apparaît sous la forme d'une substance homogène, transparente et fortement réfringente. Mais elle s'altère très rapidement après la mort et devient alors opaque et granuleuse.

La myéline se colore en noir sous l'influence de l'acide osmique. Très avide d'eau, elle s'hydrate au contact de ce dernier liquide et présente, dans ces conditions, un certain nombre de phénomènes caractéristiques qui ont été bien décrits par Ranvier : « Sous l'influence de l'eau, la myéline s'échappe de la gaine de Schwann sous la forme de bourgeons filamenteux. On dirait des fils transparents enroulés sur eux-mêmes. Ces fils se gonflent peu à peu ; leurs contours deviennent moins nets ; ils semblent se fondre les uns dans les autres et, au bout d'une demi-heure à une heure, les bourgeons filamenteux sont devenus des boules de dimensions variables, avec un bord très réfringent et des stries concentriques rappelant

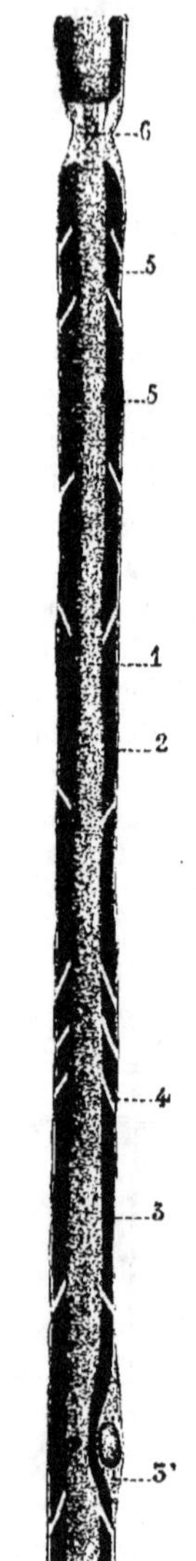

Fig. 5.
Fibre à myéline, après action de l'acide osmique (d'après A. Key et Retzius).

1, cylindraxe. — 2, gaine de myéline. — 3, gaine de Schwann, avec 3', son protoplasma. —4, incisures de Schmidt. — 5, 5, segments cylindro-coniques. — 6, un étranglement annulaire.

incomplètement les fils qui les composaient. Ces masses de myéline ont les formes
les plus diverses, depuis la cylindrique jusqu'à la sphérique ; les détails bizarres
qu'elles présentent défient toute description. Finalement, la myéline mise en liberté
est transformée tout entière en sphères ou en boyaux plus ou moins allongés
limités par un double contour formant une bordure réfringente plus ou moins
épaisse. »

Nous avons dit tout à l'heure que la myéline qui engaine le cylindraxe était
homogène. Il n'en est rien. Si on l'examine avec attention sur des fibres nerveuses dont les éléments constituants ont été préalablement fixés par l'acide
osmique (fig. 5), on constate de loin en loin des espèces de fentes qui se portent
obliquement de sa surface externe à sa surface interne : ce sont les *incisures de
Schmidt* ou *incisures de Lantermann*, ainsi appelées du nom des deux histologistes qui, les premiers, les ont signalées et bien décrites. Ces incisures, on le con-

çoit, décomposent notre manchon de
myéline en une série de segments cylindro-coniques, les *segments de Lantermann*, qui se disposent les uns au-dessus
des autres et qui s'emboîtent réciproquement, le sommet de l'un pénétrant dans
la base de l'autre : les divers segments
s'imbriquent ainsi comme les tuiles d'un
toit ou, plus exactement, s'empilent
comme des cornets d'oublies.

La présence des incisures précitées
nous explique nettement les aspects divers que revêtent, suivant le point où
elles sont faites, les coupes transversales
des fibres à myéline (voy. fig. 6). Si la
coupe n'intéresse aucune incisure (A),
la myéline, sur la surface de coupe, for-
mera un anneau unique, comblant tout
l'espace compris entre le cylindraxe et la
gaine de Schwann. Si au contraire elle
passe par une incisure, nous aurons sur
la surface de coupe (B,C,D) deux anneaux

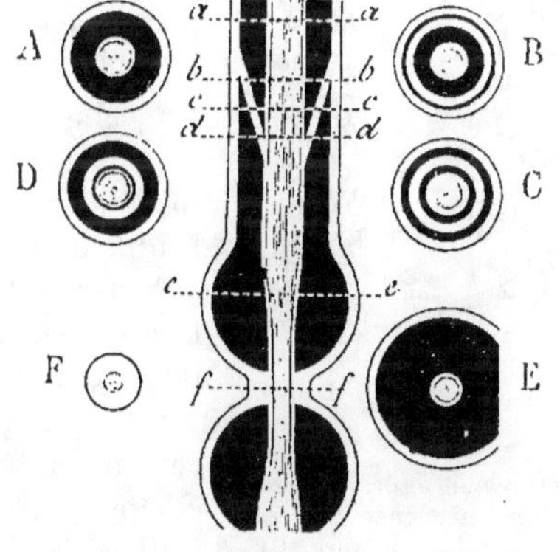

Fig. 6.

Différences d'aspect que présentent les coupes
transversales d'une fibre nerveuse à myéline suivant le niveau auquel elles sont
faites (imité de MATHIAS DUVAL).

Au milieu de la figure se voit une fibre nerveuse à
myéline, avec son étranglement annulaire. A droite et a
gauche se trouvent figurées six coupes transversales de
cette fibre, toutes d'aspect différent : la coupe A est
faite suivant l'axe *aa* ; la coupe B, suivant l'axe *bb* ; la
coupe C, suivant l'axe *cc*, etc.

concentriques, répondant aux deux segments cylindro-coniques voisins, l'un au
segment externe ou contenant, l'autre au segment interne ou contenu. Il est à
peine besoin de faire remarquer (la figure 6 nous le fait voir ici mieux encore
que toute description) que les deux anneaux seront égaux en largeur, si la coupe
passe par le milieu de l'incisure, et inégaux dans le cas contraire : l'anneau
externe sera le plus volumineux des deux (D), si la coupe est plus rapprochée
de l'extrémité interne de l'incisure que de son extrémité externe ; il sera au contraire plus petit que l'interne (B), si la coupe intéresse l'incisure sur un point qui
est plus rapproché de son extrémité externe que son extrémité interne.

KÜHNE et EWALD (1877) ont décrit dans l'épaisseur de la myéline une sorte de
réticulum dont la figure 7, que j'emprunte à GEDOELST, nous donne une idée
exacte. La substance qui forme ce réticulum, fort différente de la myéline proprement dite, présente les caractères physiques et chimiques de la substance cornée :
pour cette raison, elle a reçu de KÜHNE et EWALD le nom de *neurokératine*. Le

réseau corné des fibres nerveuses a été observé, après Kühne et Ewald, par de nombreux histologistes, notamment par Pertik, par Gerlach, par Waldstein et Weber, par Ranvier, etc. Mais ces derniers auteurs ont cru devoir la considérer comme une production artificielle. Dans deux mémoires récents, publiés dans la *Cellule* de 1887 et de 1889, Gedoelst nous ramène à l'opinion de Kühne et Ewald et affirme avec eux, à la suite de recherches fort nombreuses, que le réseau en question est réellement préformé et ne dépend nullement de l'action des réactifs sur la myéline. Toutefois, il se sépare de Kühne et d'Ewald en ce qui concerne la nature du réseau intra-myélinique : pour lui, la substance qui forme le réseau n'est pas de la vraie kératine, mais bien une substance albuminoïde, analogue, sinon identique, à la plastine de Reineke. Du reste, le réticulum plastinien de la myéline a exactement la même nature et la même signification que celui que l'on rencontre dans toutes les cellules. Ceci n'a rien que de très naturel, car, comme nous le verrons plus loin, la myéline qui entoure le cylindraxe représente l'un des éléments constitutifs d'une cellule.

Nous ajouterons, en ce qui concerne la structure de la myéline, que Rezzonico et Golgi ont signalé l'existence, dans les incisures de Schmidt, de filaments spiroïdes qui, partant du cylindraxe, s'enroulent sur le cône plein du segment cylindro-conique correspondant et, après avoir ainsi décrit un certain nombre de cercles à diamètres graduellement croissants, atteignent la gaine de Schwann, où ils se terminent. Ces filaments, on le voit, forment dans leur ensemble une sorte d'entonnoir qui a exactement la même forme et les mêmes dimensions que l'incisure dans laquelle ils se trouvent. Ils ont vraisemblablement la même nature que les trabécules, ci-dessus décrits, qui constituent le réseau de Kühne et Ewald.

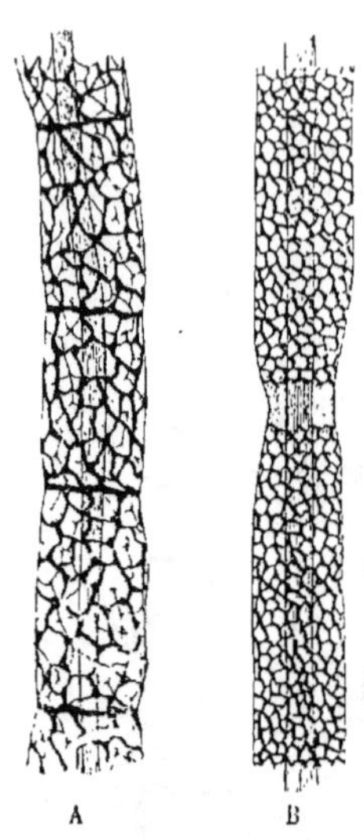

Fig. 7.

Réseau de neurokératine dans la fibre nerveuse du crapaud ordinaire (d'après Gedoelst).

La fibre A nous montre certaines travées du réseau, qui se sont orientées de manière à constituer des cercles transversaux.

La fibre B nous présente, à sa partie moyenne, un étranglement annulaire. On y voit nettement que le réseau est interrompu à son niveau.

Envisagée au point de vue de sa constitution chimique, la myéline des nerfs se compose essentiellement de deux substances : la lécithine et la cérébrine. De ces deux substances, la première, d'après Gedoelst, imprégnerait les travées du réseau corné ou plastinien, tandis que la seconde en occuperait les mailles.

c. *Gaine de Schwann.* — La gaine de Schwann (fig. 4,3), ainsi appelée du nom de celui qui l'a découverte en 1839, est une membrane extrêmement mince, élastique, transparente, entièrement amorphe, enveloppant sur tout son pourtour le manchon de myéline. Elle présente les plus grandes analogies avec le sarcolemme, qui entoure la fibre musculaire striée. Nous verrons plus loin qu'au point de vue morphologique, elle a la signification d'une membrane cellulaire.

d. *Noyaux de la gaine de Schwann.* — Sur la face interne de la gaine de Schwann, on rencontre de loin en loin des noyaux ovalaires à grand axe longitudinal : ce sont les *noyaux de la gaine de Schwann*. Ces noyaux, sur lesquels nous reviendrons tout à l'heure, dépriment à leur niveau la gaine de myéline et s'y creusent une sorte de capsule, comme eux allongée en sens axial. Ils reposent là

(fig. 4,3') au sein d'une masse de protoplasma granuleux, qui les entoure de
toutes parts et les isole ainsi et de la myéline et de la gaine de Schwann. Nous
ajouterons que ce protoplasma périnucléaire n'existe pas seulement au niveau des
noyaux. Au-dessus et au-dessous d'eux, il s'étale sur la face interne de la gaine de
Schwann en une couche très mince qui sépare cette dernière gaine de la gaine
de myéline.

2° Etranglements annulaires. — Nous avons dit plus haut que la fibre nerveuse avait une forme cylindrique. C'est là, en effet, sa forme générale ; mais il
convient d'ajouter que le cylindre n'est pas parfaitement
régulier. Si on suit une fibre dans une certaine longueur,
on rencontre de distance en distance des parties brusquement rétrécies (fig. 8,1), auxquelles Ranvier a donné le
nom d'*étranglements annulaires des nerfs* : on dirait, en
effet, qu'il existe, à leur niveau, une sorte d'anneau élastique, qui enserre et étrangle la fibre nerveuse au point
de diminuer son diamètre de moitié.

a. *Leur disposition générale.* — Les étranglements annulaires de Ranvier sont équidistants pour une même fibre et,
d'autre part, l'observation démontre qu'ils sont d'autant
plus rapprochés ou, ce qui revient au même, d'autant plus
nombreux que les fibres, sur lesquelles on les examine, ont
un diamètre plus petit. C'est ainsi que la distance qui sépare
deux étranglements consécutifs est en moyenne de 90 μ pour
les fibres fines qui n'ont que 2 μ de diamètre, tandis qu'elle
est de 900 μ, c'est-à-dire dix fois plus grande, pour les
fibres grosses qui ont 16 μ de diamètre (A. Key et Retzius).

b. *Leur structure.* — Quelle est la nature des étranglements annulaires ? Nous répondrons à cette question en
indiquant la manière dont se comportent, à leur niveau, les
différentes parties constituantes de la fibre nerveuse :

La *myéline*, tout d'abord, est interrompue au niveau de
chaque étranglement. Si on examine, en effet, des fibres
nerveuses traitées par l'acide osmique, qui, comme on le
sait, a la propriété de colorer la myéline en noir (fig. 8),
on remarque que les étranglements sont marqués dans ce
cas par des barres transversales claires qui vont d'un bord
à l'autre de la fibre nerveuse : on ne saurait demander, de
l'interruption de la myéline sur ce point, une démonstration
à la fois plus simple et plus précise. On constate en outre

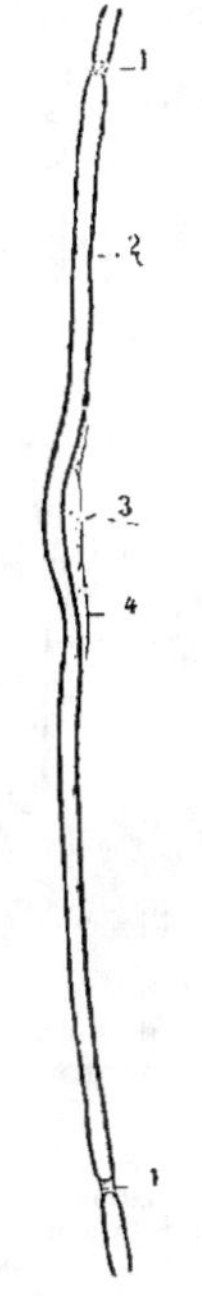

Fig. 8.

Fibre nerveuse à myé-
line, traitée par l'a-
cide osmique.

1, 1, deux étranglements
annulaires. — 2, segment
interannulaire. — 3, noyau
du segment interannulaire.
— 4, protoplasma granuleux
qui l'entoure.

que, au-dessus et au-dessous de l'étranglement, le manchon de myéline se renfle
en forme de baguette de tambour (fig. 6) et se termine par une surface
arrondie régulièrement (Renaut).

Le *cylindraxe*, contrairement à sa gaine myélinique, traverse l'étranglement
sans s'interrompre. Toutefois, il diminue légèrement de calibre : comme nous le
montre la figure 9, il s'effile peu à peu jusqu'au niveau de l'anneau ; puis, après
l'avoir traversé, se renfle graduellement pour reprendre ses dimensions premières.

La *gaine de Schwann*, quand cesse la myéline, s'infléchit en dedans et se rapproche ainsi du cylindraxe, sans toutefois arriver à son contact : nous verrons

tout à l'heure comment se trouve comblé l'espace qui, à ce niveau, sépare le cylindraxe de la gaine de Schwann. S'infléchissant ensuite en dehors, elle s'écarte du cylindraxe et, de nouveau, vient recouvrir la myéline, quand celle-ci, au-dessous de l'étranglement, fait sa réapparition autour du cylindraxe. La gaine de Schwann n'est donc pas interrompue au niveau de l'étranglement de Ranvier et c'est elle qui, par sa partie la plus rapprochée du cylindraxe, forme l'espèce d'anneau élastique, signalé ci-dessus, à la présence duquel est dû l'étranglement.

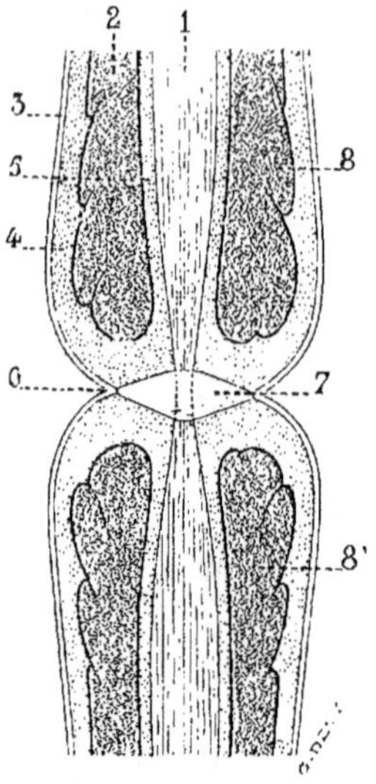

c. Renflement biconique. — Il nous reste, pour en finir avec la structure des étranglements annulaires, à signaler un dernier détail. Entre l'anneau que forme la gaine de Schwann et le cylindraxe, se dispose en sens horizontal un disque biconvexe (fig. 9,7), qui, en raison de sa forme, a reçu de Ranvier le nom de *renflement biconique :* il paraît constitué, en effet, par deux cones, égaux entre eux, qui se seraient réunis par leur base et dans l'axe duquel passerait le cylindraxe (Ranvier). Par son bord périphérique ou équateur, le renflement biconique est immédiatement en contact avec l'anneau de l'étranglement. Il représente ainsi une sorte de diaphragme, séparant l'un de l'autre le manchon de myéline qui est au-dessus et celui qui est au-dessous.

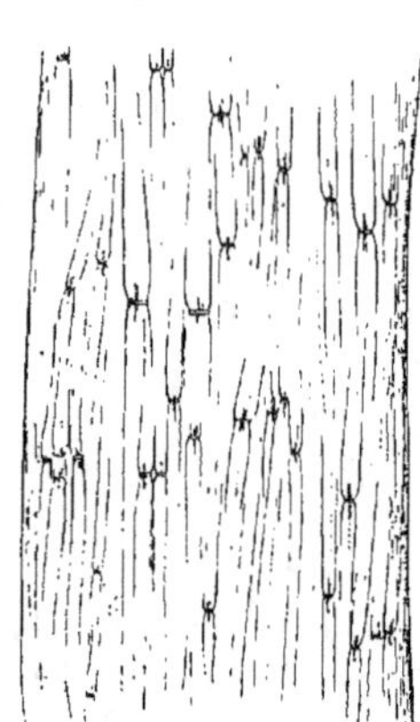

Fig. 10.

Un faisceau nerveux du nerf thoracique de la souris, après imprégnation d'argent (d'après Ranvier).

On voit, au niveau de chaque étranglement annulaire, une petite croix latine, dont la branche longitudinale est formée par le cylindraxe, la branche transversale par l'anneau de l'étranglement annulaire.

Fig. 9.

Schéma montrant le mode de constitution d'un étranglement annulaire.

1, cylindraxe. — 2, gaine de myéline. — 3, gaine de Schwann. — 4, couche protoplasmique sous-jacente à la gaine de Schwann. — 5, gaine de Mauthner, se continuant, au-dessous de la myéline, avec la couche protoplasmique précitée. — 6, étranglement annulaire. — 7, renflement biconique. — 8, 8', deux segments interannulaires consécutifs.

d. Croix latines. — Lorsqu'on soumet un petit nerf (un nerf thoracique de souris par exemple) à l'action d'une solution argentique (fig. 10), on voit se dessiner en noir, le long des fibres nerveuses, de toutes petites croix, que Ranvier a désignées sous le nom de *croix latines.* Ces croix, à bras égaux ou inégaux, répondent chacune à un étranglement annulaire et la description donnée ci-dessus nous en rend l'interprétation facile. La branche transversale de la croix, uniformément colorée, n'est autre que l'anneau de l'étranglement. Quant à la branche longitudinale, elle répond au cylindraxe, et il est à remarquer que sa coloration, d'une part s'atténue graduellement au fur et à mesure qu'on s'éloigne du renflement biconique, d'autre part est formée (fig. 4,1) par une série de bandes transversales sombres, alternant régulièrement avec des bandes claires : ce sont les *stries de Frommann,* dont il a été question plus haut (p. 5).

e. Mode de nutrition des fibrilles nerveuses. — Cette atténuation graduelle de la coloration noire au fur et à mesure qu'on s'éloigne de l'étranglement annulaire nous indique nettement que la solution argentique, à l'action de laquelle a été soumis le nerf, a atteint tout d'abord le cylindraxe au niveau de cet étranglement, puis a diffusé peu à peu en haut et en bas. Le même phénomène s'observe avec les solutions colorantes. Ranvier en a conclu, fort judicieusement du reste, que c'est encore au niveau des étranglements annulaires, là où fait défaut la gaine myélinique, que s'effectuent, pendant la vie, les échanges osmotiques entre les fibrilles cylindraxiles et les liquides nutritifs qui circulent dans l'épaisseur du faisceau nerveux.

3° Segments interannulaires et leur signification. — Les étranglements annulaires, en se succédant régulièrement le long d'une fibre nerveuse à myéline, décomposent celle-ci en un certain nombre de segments superposés bout à bout : ce sont les *segments interannulaires*. La fibre nerveuse, envisagée dans son ensemble, peut donc être considérée comme un composé de segments interannulaires, s'ajoutant les uns aux autres dans le sens de la longueur et ayant chacun pour limites deux étranglements annulaires consécutifs.

L'observation directe nous apprend : 1° que chaque segment interannulaire, quelles que soient ses dimensions (nous avons vu plus haut que sa longueur était en rapport avec le diamètre de la fibre à laquelle il appartient), possède un noyau et n'en possède qu'un ; 2° que ce noyau se trouve placé à la partie moyenne du segment, c'est-à-dire à égale distance de l'étranglement qui est au-dessus et de l'étranglement qui est au-dessous. Nous savons déjà que le noyau en question est entouré de toutes parts par une petite masse de protoplasma et nous savons aussi que ce protoplasma se prolonge au-dessus et au-dessous du noyau sous la forme d'une lame extrêmement mince, qui tapisse dans toute son étendue la surface interne de la gaine de Schwann. Cette lame protoplasmique, arrivée à l'étranglement annulaire (fig. 9,4), s'infléchit en dedans en même temps que la gaine de Schwann et prend part peut-être à la formation du renflement biconique. En tout cas, elle recouvre de dehors en dedans l'extrémité renflée du manchon myélinique, atteint le cylindraxe et là se continue avec la couche protoplasmique qui, sous le nom de *gaine de Mauthner*, enveloppe ce dernier organe.

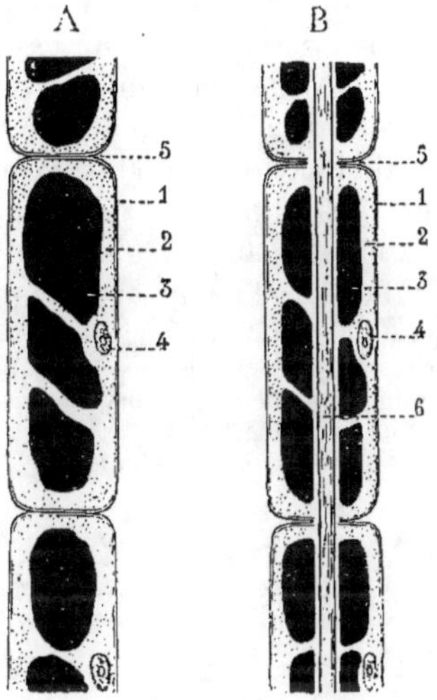

La couche protoplasmique sous-jacente à la gaine de Schwann et la gaine de Mauthner ne sont donc pas deux formations différentes, mais deux portions différentes d'une même formation. Elles constituent, dans leur ensemble, une seule et même lame et cette lame circonscrit une cavité close, que remplit la myéline. Il est à peine besoin de faire remarquer que le cylindraxe, tout en

Fig. 11.

Schéma de la comparaison d'un segment interannulaire à une cellule adipeuse (d'après Mathias Duval).

En A. — Trois cellules adipeuses de forme allongée et placées bout à bout; la cellule moyenne est seule représentée dans toute son étendue. — 1, membrane cellulaire. — 2, protoplasma. — 3, graisse. — 4, noyau. — 5, point de contact des cellules adipeuses consécutives.

En B. — Trois segments interannulaires, dont le moyen est seul représenté dans toute son étendue. — 1, membrane cellulaire, c'est-à-dire gaine de Schwann. — 2, protoplasma. — 3, graisse, c'est-à-dire myéline. — 4, noyau. — 5, point de contact de deux segments interannulaires consécutifs, c'est-à-dire étranglements annulaires. — 6, cylindraxe.

12 NÉVROLOGIE

traversant cette cavité, est toujours situé en dehors d'elle (fig. 9,1), disposition qui rappelle assez bien celle du tendon traversant sa gaine séreuse : la lame protoplasmique sous-jacente à la gaine de Schwann représente le feuillet pariétal de la séreuse; la gaine de Mauthner en représente le feuillet viscéral.

En ce qui concerne la signification morphologique des segments interannulaires, on admet généralement aujourd'hui que chacun d'eux a la valeur d'un élément cellulaire, présentant la plus grande analogie avec la cellule adipeuse. La cellule adipeuse, on le sait, se compose d'une membrane d'enveloppe, d'un protoplasma et d'une masse graisseuse. Or, nous retrouvons toutes ces parties dans un segment interannulaire (fig. 11, A et B) : la membrane d'enveloppe est l'équivalent de la gaine de Schwann; le protoplasma est représenté à la fois par la petite masse protoplasmique qui entoure le noyau, par la lame protoplasmique sous-jacente à la gaine de Schwann et par la gaine de Mauthner; la substance graisseuse, enfin, a pour homologue la myéline, qui, ici comme dans la cellule adipeuse, est un produit d'élaboration du protoplasma. Si donc nous prenons des cellules adipeuses ayant une forme allongée et si nous les ajoutons bout à bout comme le sont les segments interannulaires, nous arrivons à construire ainsi un long cylindre (fig. 11, A), qui ressemblera beaucoup à celui qui représente la fibre nerveuse. Il n'existe en effet, entre les deux formations cylindriques en question, qu'une seule différence vraiment importante : la présence dans l'une, l'absence dans l'autre, du filament cylindraxile.

Le cylindraxe devient ainsi la partie vraiment essentielle de la fibre nerveuse à myéline. Les autres parties, comme nous le démontre nettement le développement, sont des parties ajoutées, des parties accessoires, ayant dans leur ensemble la signification d'un appareil de protection ou de perfectionnement.

Comme nous le verrons plus tard en embryologie, les faisceaux nerveux se composent primitivement de cylindraxes nus, qui s'accroissent de dedans en dehors, et sur lesquels se disposent des cellules conjonctives embryonnaires ou mésenchymateuses : ce sont les *cellules de Vignal*, du nom de l'histologiste qui, le premier, a bien décrit leur provenance et leur évolution. Ces cellules, d'abord globuleuses, puis considérablement allongées, s'appliquent sur le cylindraxe en se

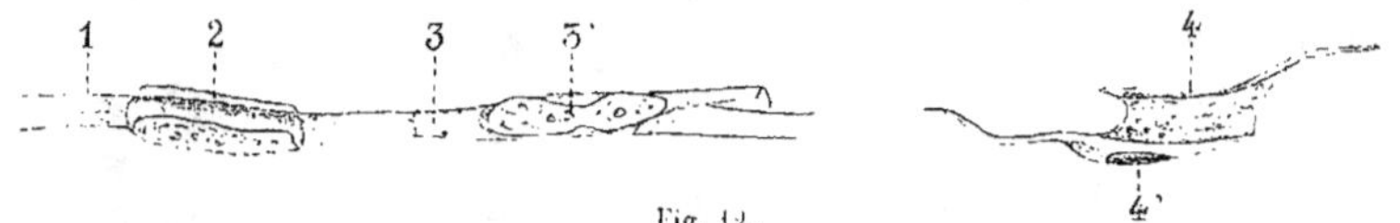

Fig. 12.

Développement des fibres nerveuses (d'après VIGNAL).

1, fibre nerveuse, encore réduite à son cylindraxe. — 2, une cellule mésenchymateuse, entourant partiellement la fibre nerveuse. — autre cellule mésenchymateuse, semblablement placée, dont le noyau 3' est en voie de division. — 4, autre cellule mésenchymateuse en forme de tuile, détachée de la surface d'une fibre nerveuse — 4', son noyau.

moulant exactement sur lui : elles revêtent ainsi (fig. 12) l'aspect de gouttières ou, pour employer une expression classique, l'aspect de tuiles creuses. Ces cellules n'entourent tout d'abord qu'une partie de la circonférence du cylindraxe. Mais, plus tard, leurs bords longitudinaux se rapprochent l'un de l'autre, arrivent à se rencontrer et se fusionnent réciproquement : la gouttière de tout à l'heure se trouve transformée maintenant en un tube complet, en une sorte de manchon, qui engaine le cylindraxe.

Le cylindraxe embryonnaire nous présente ainsi, dans toute sa longueur, une série de manchons cellulaires, situés les uns au-dessus des autres, mais séparés encore par un certain intervalle. Bientôt, par suite de leur accroissement en longueur, ces manchons se rapprochent graduellement l'un de l'autre et, finalement, arrivent au contact par leurs extrémités correspondantes. La ligne circulaire suivant laquelle s'effectue ce contact de deux manchons consécutifs répond, sur le nerf adulte, à un étranglement annulaire et, en conséquence, chaque manchon acquiert la signification d'un segment interannulaire.

Dans les premiers stades de leur évolution, les cellules de Vignal sont réduites, comme toutes les cellules mésenchymateuses, à leur protoplasma cellulaire et à leur noyau. Plus tard, tout en conservant leur même signification, elles subissent deux modifications importantes : elles élaborent aux dépens de leur protoplasma, d'abord leur myéline, puis leur gaine de Schwann, et la fibre nerveuse se trouve, de ce fait, arrivée à son développement complet.

2° *Fibres de Remak.*

Les fibres de Remak, ainsi appelées du nom de l'anatomiste qui, en 1838, les a décrites dans le grand sympathique, sont des fibres nerveuses entièrement dépourvues de myéline et de gaine de Schwann. On les désigne encore sous le nom de *fibres amyéliniques* ou de *fibres pâles.* Ces fibres amyéliniques sont particulièrement abondantes dans les filets nerveux dépendant du grand sympathique; mais on les rencontre encore dans les nerfs cérébro-spinaux, mêlées en proportion plus ou moins grande aux fibres à myéline; le nerf olfactif, dans toute la série des vertébrés, en est exclusivement formé (voy. p. 36). Leurs dimensions sont très variables : les unes sont extrêmement minces ; d'autres, remarquables par leur volume, atteignent les dimensions transversales d'une fibre à myéline ordinaire.

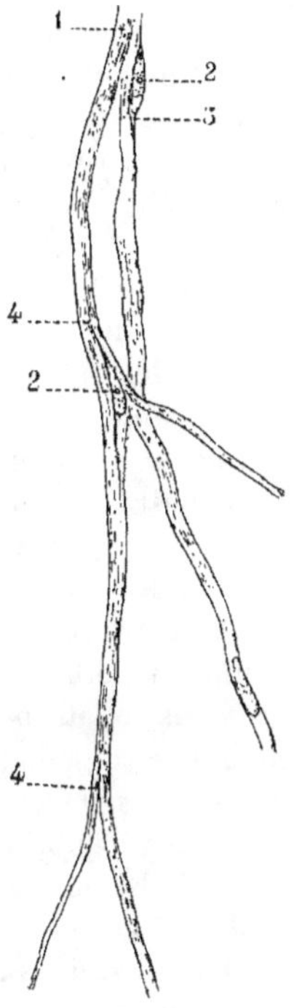

Vue en long, après dissociation convenable, la fibre de Remak (fig. 13) se présente sous la forme d'une tige cylindrique, striée dans le sens de la longueur. A sa surface se voient de loin en loin, mais à des intervalles fort irréguliers, des noyaux ovalaires, à grand axe parallèle à la direction de la fibre. Ces noyaux, du reste, sont contenus dans une petite masse de protoplasma granuleux, qui s'étale à la surface de la fibre en une couche mince, formant à cette dernière une enveloppe plus ou moins étendue, mais toujours incomplète. Si, maintenant, nous examinons les fibres de Remak en coupe transversale (fig. 15,4″), nous voyons que chacune de ces fibres revêt la forme d'un disque et, si nous examinons ces disques à un fort grossissement, après coloration par le carmin, nous constatons que chacun d'eux est constitué en réalité par une série de petits points fortement tassés les uns contre les autres.

Ce double aspect de la fibre de Remak, striée longitudinalement quand on la voit en long, formée par des amas de petits points quand on la voit en coupe, s'explique nettement par la nature même de la fibre, qui est constituée, comme le cylindraxe, par une série de fibrilles dirigées parallèlement et accolées les unes aux autres : les stries longitudinales répondent aux fibrilles ou à leurs interstices et, quant aux petits points, chacun d'eux représente la coupe transversale d'une de ces fibrilles.

Les fibres de Remak présentent cette particularité importante qu'elles se divisent et s'anastomosent entre elles au cours de leur trajet, formant ainsi dans leur ensemble « un vaste plexus dont les mailles sont dans tous les sens » (RANVIER).

La signification morphologique des fibres de Remak a été longtemps controversée. Jusqu'aux travaux de RANVIER, la plupart des histologistes, avec VALENTIN et KÖLLIKER, n'ont voulu voir dans ces fibres que des fibrilles du tissu conjonctif,

Fig. 13.

Portion de réseau des fibres de Remak du pneumogastrique du chien (RANVIER).

1, fibre de Remak. — 2, noyau. — 3, protoplasma. — 4, bifurcation de la fibre.

dépendant de l'appareil de soutènement des cordons nerveux. Et, pourtant, les fibres de Remak ont des réactions chimiques bien différentes de celles du tissu conjonctif : tout d'abord, elles ne donnent pas de gélatine par la coction et, d'autre part, mises en présence des acides, l'acide sulfurique par exemple, elles durcissent au lieu de se dissoudre. Il est universellement admis aujourd'hui que les fibres de Remak sont de véritables fibres nerveuses, servant, au même titre que les fibres à myéline, à la conduction de l'influx nerveux. Comme le fait remarquer fort judicieusement Mathias Duval, il existe des filets nerveux sympathiques qui, par leurs connexions ganglionnaires, tout aussi bien que par leur distribution, sont incontestablement des nerfs et qui sont composés uniquement de fibres de Remak : ces fibres de Remak ont donc la valeur de véritables fibres nerveuses. Du reste, la fibre de Remak peut être facilement rapprochée de la fibre nerveuse à myéline : la fibre proprement dite, je veux dire la fibre sans ses noyaux et son protoplasma, est un vrai cylindraxe, et les fibrilles qui la forment sont de tous points comparables aux fibrilles élémentaires qui entrent dans la composition du cylindraxe des fibres myéliniques; quant aux noyaux et au protoplasma qui les entoure, ils représentent, comme les segments interannulaires des fibres à myéline, des cellules mésenchymateuses (*cellules de Vignal*, p. 12) qui, au cours du développement, se sont appliquées contre le cylindraxe primitif et qui ici, contrairement à ce qui se passe pour les fibres à myéline, n'élaborent ni myéline ni gaine de Schwann.

Au total, les fibres de Remak sont des fibres nerveuses qui sont restées à leur état embryonnaire et qui, tout en étant beaucoup moins complexes que les fibres à myéline, ne diffèrent pas essentiellement de ces dernières. Nous en avons la preuve dans ce fait, mis en lumière par Ranvier, que si l'on suit certaines fibres à myéline du sympathique abdominal, on voit ces fibres, au cours de leur trajet, perdre successivement leur myéline et leur gaine de Schwann et se transformer ainsi en de véritables fibres de Remak. Il convient de rappeler, cependant, que les fibres de Remak, envisagées dans leur disposition générale, se distinguent des fibres à myéline en ce qu'elles s'envoient réciproquement des paquets de fibrilles et forment ainsi dans l'intérieur des cordons nerveux, ainsi que nous l'avons déjà dit plus haut, de véritables plexus.

3° *Tissu conjonctif des nerfs, texture des cordons nerveux.*

Les nerfs, avons-nous dit plus haut, sont un composé de fibres nerveuses, les unes à myéline, les autres sans myéline, accolées et unies ensemble par du tissu conjonctif. Pour prendre une notion exacte de la manière dont se comportent ces différents éléments, il convient d'examiner une coupe transversale pratiquée sur un nerf volumineux, le sciatique par exemple (fig. 14). Nous constatons tout d'abord, à l'aspect seul de la coupe que les fibres nerveuses se groupent systématiquement en un grand nombre de faisceaux indépendants, dits *faisceaux nerveux*, faisceaux très variables dans leur diamètre, mais présentant tous ce caractère essentiel qu'ils sont entourés chacun par une gaine conjonctive, à laquelle Ranvier, nous verrons tout à l'heure pourquoi, a donné le nom de *gaine lamelleuse*. Nous constatons ensuite que chaque gaine lamelleuse laisse échapper, par sa face interne, un certain nombre de prolongements qui pénètrent en sens radiaire dans le faisceau nerveux correspondant et divisent celui-ci en faisceaux plus petits. Nous voyons, enfin, que tous les faisceaux nerveux sont unis les uns aux autres par du tissu conjonctif lâche, qui leur forme une gaine commune. Le tissu conjonc-

tif des nerfs peut donc être divisé en trois systèmes : 1° la *gaine lamelleuse*, qui entoure le faisceau nerveux ; 2° le *tissu conjonctif intra-fasciculaire*, qui est placé dans l'intérieur même des faisceaux nerveux ; 3° le *tissu conjonctif périfasciculaire*, qui est situé en dehors des faisceaux et de leur gaine lamelleuse.

1° Gaine lamelleuse. — La gaine lamelleuse (*périnèvre* de certains auteurs) entoure le faisceau nerveux à la manière d'un tube ou d'un manchon (fig. 14,2).

Sur les faisceaux de tout petit diamètre, cette gaine, relativement simple, est for-

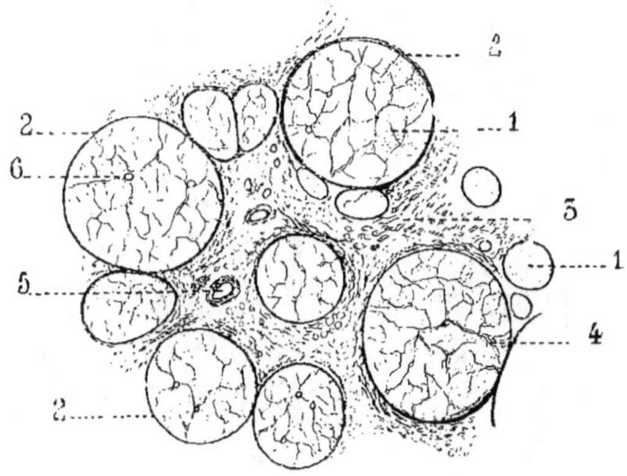

Fig. 14.

Une portion du nerf sciatique, vu en coupe transversale
(d'après Ranvier).

1. 1. faisceaux nerveux. — 2. 2. gaine lamelleuse. — 3. tissu conjonctif interfasciculaire. — 4. tissu conjonctif intra-fasciculaire. — 5. artère dans le tissu conjonctif inter-fasciculaire. — 6, artériole dans le tissu conjonctif intra-fasciculaire.

mée par un seul feuillet, extrêmement mince, transparent, d'aspect hyalin. Il

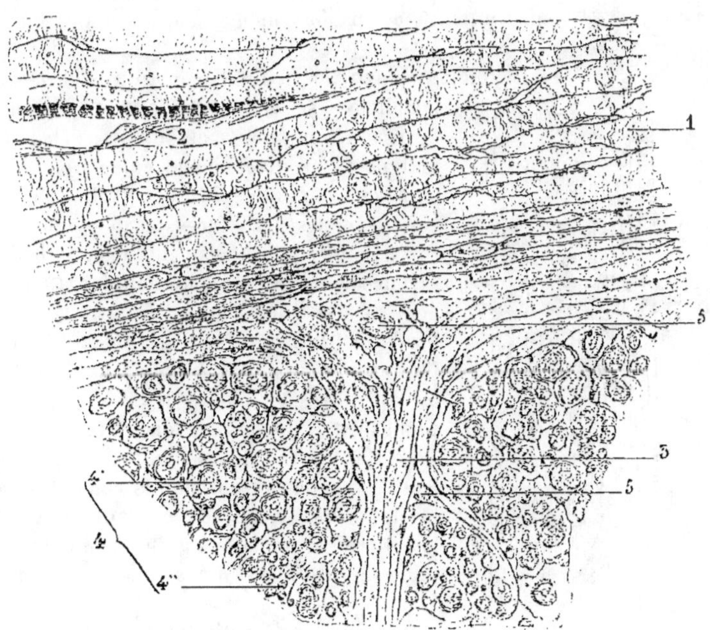

Fig. 15.

Coupe transversale d'un nerf du plexus brachial (d'après Key et Retzius).

1. gaine lamelleuse (épinèvre), avec ses noyaux (*en rouge*). — 2. feuillet anastomotique entre deux lamelles voisines. — 3. prolongement de la gaine lamelleuse dans le faisceau nerveux (tissu conjonctif intra-fasciculaire). — 4, faisceau nerveux, avec : 4′, fibres à myéline ; 4″, fibres de Remak. — 5, vaisseaux.

en est exactement de même pour les petits filets nerveux qui sont unifasciculés ou même réduits à quelques fibres nerveuses. A cet état d'organisation simple, la gaine lamelleuse prend particulièrement le nom de *gaine de Henle* (fig. 17).

Sur les faisceaux plus volumineux, la gaine lamelleuse, beaucoup plus complexe, est constituée par des lamelles multiples (fig. 15,1), qui se disposent concentriquement, autrement dit forment une série de tubes emboîtés les uns dans les autres : elles rappellent assez bien, dans leur ensemble, une main de papier qu'on aurait roulée en cylindre et dont on aurait affronté les bords. Le nombre des lamelles varie ordinairement avec le diamètre des faisceaux nerveux : on en compte jusqu'à 12 et 15 pour un gros faisceau. Quel que soit leur nombre, les divers feuillets de la gaine lamelleuse ne sont pas indépendants les uns des autres, mais, au contraire s'envoient réciproquement des lamelles anastomotiques (fig. 16,2), qui les unissent entre eux et forment ainsi un système continu, auquel Ranvier a donné le nom de *système de tentes*. Il convient d'ajouter que les feuillets en question présentent de distance en distance des orifices arrondis ou ovalaires, grâce auxquels les deux faces d'un même feuillet entrent réciproquement en relation. Ces trous livrent passage aux sucs nutritifs et, parfois même, à des cellules lymphatiques.

Histologiquement, les feuillets constitutifs de la gaine lamelleuse se composent essentiellement de faisceaux conjonctifs et de fibres élastiques, juxtaposés ou diversement entre-croisés, unis entre eux par une substance hyaline. Sur chacune de leurs deux faces, se disposent en un revêtement continu des cellules endothéliales, que décèlent nettement les imprégnations d'argent. Ces cellules (fig. 17) sont polygonales à bords rectilignes ou très légèrement sinueux. Chacune d'elles possède, à son centre, un noyau ovalaire, très visible après coloration sur les coupes transversales des faisceaux nerveux.

Le revêtement endothélial de la gaine lamelleuse rappelle de tous points celui des membranes séreuses et, de ce fait, cette gaine lamelleuse acquiert la signification d'une véritable séreuse : c'est une *séreuse cloisonnée*.

2° Tissu conjonctif intra-fasciculaire. — Le tissu intra-fasciculaire (fig. 15,3) occupe, comme son nom l'indique, l'intérieur même du faisceau nerveux. Il s'y présente sous deux formes (Ranvier) : 1° sous forme de minces

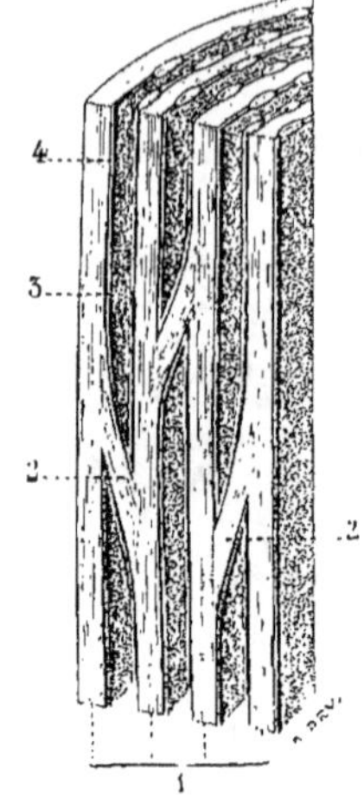

Fig. 16.

Gaine lamelleuse d'un faisceau nerveux, vue en coupe longitudinale (*schématique*).

1, 1, 1, 1, quatre lamelles disposées concentriquement — 2, 2, feuillets anastomotiques unissant deux lamelles voisines. — 3, espaces interlamellaires. — 4, revêtement endothélial (*en rouge*).

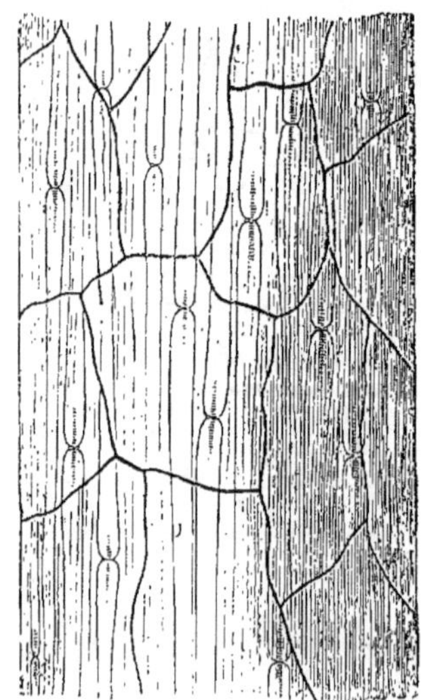

Fig. 17.

Nerf traité par le nitrate d'argent.

On voit superficiellement l'épithélium de la gaine de Henle. A l'intérieur, l'étranglement annulaire et le cylindraxe, colorés en noir, donnent lieu à l'aspect désigné sous le nom de *croix latines de* Ranvier.

cloisons, qui, se détachant de la surface interne de la gaine lamelleuse, pénètrent
dans l'épaisseur du faisceau nerveux et le décomposent en un nombre plus ou
moins considérable de fascicules ; 2° sous forme de fibres conjonctives isolées,
cheminant dans les interstices des fibres nerveuses. Il n'y a pas de fibres élastiques dans le faisceau nerveux.

Aux fibres conjonctives s'ajoutent, dans le tissu conjonctif intra-fasciculaire, de
nombreuses cellules du tissu conjonctif. Ce sont des cellules plates, avec des prolongements plus ou moins longs, prenant exactement les empreintes des fibres
nerveuses ou des fibres conjonctives sur lesquelles elles sont appliquées. La plupart d'entre elles, en rapport avec des fibres nerveuses ou des paquets de fibres
nerveuses, prennent de ce fait la forme de gouttières ou de tuiles creuses.

Le tissu conjonctif intra-fasciculaire nous présente, enfin, le long de ses travées
un certain nombre de cellules lymphatiques.

3° Tissu conjonctif périfasciculaire. — Le tissu conjonctif périfasciculaire ou
interfasciculaire, encore appelé *épinèvre* ou *névrilème*, unit entre eux les différents
faisceaux nerveux qui entrent dans la constitution d'un nerf et, d'autre part, forme
à celui-ci une sorte de gaine qui l'enveloppe de toutes parts.

Par sa nature histologique, le névrilème appartient à la variété du tissu conjonctif lâche et nous présente, comme ce dernier, des faisceaux conjonctifs plus ou
moins volumineux, des fibres élastiques, des cellules plates du tissu conjonctif,
des cellules adipeuses disséminées ou disposées par groupes, enfin des vaisseaux sanguins et lymphatiques. Les fibres conjonctives et les fibres élastiques
présentent ici cette particularité qu'elles affectent une direction longitudinale. Les
cellules adipeuses elles-mêmes se disposent en petits groupes allongés, ayant
leur grand diamètre parallèle à l'axe du cordon nerveux (RANVIER).

Au voisinage des faisceaux nerveux, le tissu conjonctif périfasciculaire se tasse,
devient plus dense et prend peu à peu la forme de lames : il établit ainsi la transition entre le tissu conjonctif lâche et ce tissu extrêmement serré qui forme la
gaine lamelleuse. A la périphérie du nerf, il se confond insensiblement avec le
tissu conjonctif ambiant.

4° Vaisseaux et nerfs.

A l'exception des plus petits filets nerveux, qui sont dépourvus de vaisseaux et
qui empruntent leurs éléments nutritifs aux réseaux vasculaires du voisinage,
tous les nerfs présentent des artères, des veines et des lymphatiques.

1° Artères. — Chaque nerf, soit superficiel, soit profond, possède une artère qui
lui appartient en propre. Cette artère, qui provient des sources les plus diverses,
s'atténue naturellement au fur et à mesure qu'elle s'éloigne de son origine : mais
elle est renforcée ou plutôt remplacée, au cours de son trajet, par des anastomoses
successives que lui envoient les artères voisines. Ces rameaux anastomotiques,
arrivés sur le cordon nerveux, se divisent ordinairement en deux ramuscules, l'un
ascendant, l'autre descendant, lesquels se réunissent avec les rameaux descendants et ascendants des anastomoses similaires situées en amont ou en aval. Il se
passe ici quelque chose d'analogue à ce que nous observons sur la moelle épinière, où les artères spinales antérieures et spinales postérieures se trouvent de
même remplacées (voy. t. III) par les rameaux ascendants et descendants des
artères spinales latérales.

Quenu et Lejars, qui ont soigneusement étudié la circulation des cordons nerveux périphériques, ont établi, en outre, que les artères destinées aux nerfs abordent toujours ces derniers suivant une incidence oblique ou après avoir décrit un trajet récurrent et, d'autre part, qu'elles ne pénètrent jamais dans l'épaisseur du nerf sans s'être préalablement divisées à sa surface en des ramuscules suffisamment déliés pour ne pas troubler les fibres nerveuses dans leur fonctionnement.

En ce qui concerne leur mode de terminaison, les artères des nerfs forment tout d'abord, dans le tissu conjonctif périfasciculaire, des réseaux irréguliers à mailles longitudinales. De ce premier réseau partent des artérioles, qui traversent obliquement les gaines lamelleuses ci-dessus décrites, arrivent dans l'épaisseur du faisceau nerveux, en suivant les cloisons du tissu conjonctif intra-fasciculaire, et finalement se résolvent en un réseau capillaire, dont les mailles, longitudinales, sont immédiatement en contact avec les fibres nerveuses.

2° **Veines**. — Les veines issues de ce réseau capillaire se portent à la surface extérieure du nerf, où elles se disposent suivant une modalité analogue à celle des artères. De loin en loin se détachent des branches efférentes, qui suivent ordinairement le trajet des artères anastomotiques ci-dessus indiquées et dont la terminaison serait la suivante (Quenu et Lejars) : 1° les veines des nerfs superficiels se jettent toutes dans les veines profondes ; quand elles entrent en relation avec les veines superficielles, ce n'est que par une anastomose de petit calibre et l'aboutissant profond n'en existe pas moins ; 2° les veines des nerfs satellites d'un paquet artério-veineux se rendent pour la plupart aux veines musculaires du voisinage ; les autres aboutissent, soit à la grosse veine voisine, soit au réseau des vasa vasorum qui entourent l'artère ; 3° les veines des plexus se rendent aux canaux latéraux qui proviennent des muscles voisins.

3° **Lymphatiques**. — Les faisceaux nerveux ne nous présentent aucune trace de canaux lymphatiques : la lymphe y circule, comme sur bien d'autres points de l'organisme, dans les interstices des éléments anatomiques. Ce n'est que dans le tissu conjonctif périfasciculaire que l'on rencontre de véritables vaisseaux lymphatiques. Ces lymphatiques, injectés par Ranvier sur le grand sciatique du chien, reçoivent à la fois la lymphe qui chemine entre les éléments du faisceau nerveux et celle qui circule en dehors de la gaine lamelleuse. Envisagés au point de vue de leur trajet, les vaisseaux lymphatiques des nerfs se divisent en deux groupes (Ranvier) : les uns remontent le long du nerf pour gagner les ganglions lymphatiques dont ils sont tributaires (les ganglions lombaires pour les lymphatiques du grand sciatique); les autres, se séparant du nerf, s'engagent dans les interstices musculaires voisins.

4° **Nerfs**. — Les nerfs les plus volumineux possèdent, dans leur tissu conjonctif périfasciculaire, des fibres nerveuses qui accompagnent les vaisseaux. Ce sont les *nervi nervorum* de Sappey. Leur signification n'est pas encore nettement élucidée : sans doute, la plupart d'entre eux sont des vaso-moteurs, chargés de régulariser la circulation et les échanges nutritifs ; mais il paraît rationnel d'admettre qu'à côté de ces filets vaso-moteurs se trouvent quelques filets sensitifs.

5° *Terminaisons des nerfs.*

On ne cite plus aujourd'hui que pour mémoire cette opinion ancienne, acceptée, jadis par Valentin, par Emmert, par Prévost et Dumas, d'après laquelle les nerfs arrivés à leur destination se recourbaient sur eux-mêmes en formant des anses et remontaient alors vers les centres en suivant un trajet rétrograde. Les récents progrès de l'anatomie ont nettement établi que les anses en question proviennent d'anastomoses, qui s'échelonnent sur le trajet des nerfs, mais qu'elles ne représentent nullement des terminaisons nerveuses.

Il est universellement admis aujourd'hui que les fibres nerveuses se terminent réellement au sein des territoires anatomiques qu'elles ont pour mission de rattacher aux centres. Mais cette terminaison s'effectue suivant des modalités fort nombreuses, des modalités qui varient, pour ainsi dire, pour chaque organe et pour chaque tissu. Nous avons déjà vu comment se comportent les nerfs dans les os, sur le périoste, sur les ligaments et les synoviales articulaires, sur les fibres musculaires striées, dans le cœur et sur les vaisseaux. Dans les livres suivants, nous aurons à décrire, de même, leur mode de terminaison dans les membranes sensorielles et sur les différents segments des trois grands appareils digestif, respiratoire et génito-urinaire. Nous les verrons alors se terminer, soit librement entre les éléments histologiques, soit dans de petits appareils spéciaux qui atteignent leur plus haut degré de complexité pour les nerfs sensoriels et qui constituent : ici, les corpuscules du goût ; là, les crêtes acoustiques ; ailleurs, les corpuscules de Meissner, les corpuscules de Pacini, les corpuscules de Krause, etc.

En raison même de leur diversité morphologique, les terminaisons nerveuses ne sauraient se prêter à une description générale et le lecteur voudra bien se reporter, pour l'étude de ces terminaisons, à la description des différents organes et systèmes auxquels elles appartiennent.

§ II. — DES GANGLIONS NERVEUX

Les ganglions nerveux sont des renflements plus ou moins volumineux qui sont situés sur le trajet des nerfs, soit cérébro-spinaux, soit sympathiques (fig. 18). Ils diffèrent des nerfs en ce qu'ils possèdent à la fois des fibres et des cellules nerveuses. Du reste, comme nous le verrons plus loin à propos de leur structure, ils présentent avec eux, au double point de vue anatomique et physiologique, des relations intimes.

A. — DISPOSITION GÉNÉRALE DES GANGLIONS

1° Volume. — Le volume des ganglions est fort variable. Un grand nombre d'entre eux sont microscopiques et on en voit qui, comme le ganglion cervical supérieur, présentent plusieurs centimètres de longueur. Entre ces dimensions extrêmes, on trouve tous les intermédiaires.

2° Forme. — Leur forme ne varie pas moins : les uns sont globuleux et plus ou moins régulièrement sphériques ; les autres sont allongés, pyramidaux ou fusiformes ; d'autres sont aplatis ou discoïdes ; il en est de triangulaires, de semi-lunaires, d'étoilés, etc., etc.

3° Couleur et consistance. — La couleur des ganglions oscille d'ordinaire entre le gris clair et le gris rosé. Quant à leur consistance, elle est généralement assez ferme. Mais cette consistance varie, on le conçoit, suivant les proportions relatives de leurs éléments constituants : les cellules, les tubes nerveux et le tissu conjonctif. Elle augmente quand dominent dans le ganglion les fibres nerveuses et le tissu conjonctif. Elle s'atténue, au contraire, et devient très délicate quand les cellules nerveuses sont prédominantes.

4° Rapports et connexions. — Envisagés au point de vue de leurs relations avec les différentes parties du système nerveux périphérique, les ganglions nerveux forment plusieurs groupes.

Nous avons tout d'abord un système parfaitement défini de renflements ganglionnaires : ce sont les *ganglions cérébro-spinaux*. — Les uns, *ganglions spinaux*, sont situés à la partie externe des racines sensitives des nerfs rachidiens (fig. 18). Les autres, *ganglions craniens*, se développent sur le trajet des nerfs sensitifs bulbo-protubérantiels : ganglions plexiforme et jugulaire pour le pneumogastrique, ganglion d'Andersch pour le glosso-pharyngien, ganglions de Corti et de Scarpa pour l'auditif, ganglion géniculé pour l'intermédiaire de Wrisberg, ganglion de Gasser pour le trijumeau.

Nous avons ensuite tous les ganglions qui se développent sur le trajet du sympathique. Ces ganglions, dits *ganglions sympathiques*, se subdivisent en deux séries : les uns s'échelonnant le long du tronc du sympathique ; les autres, comme les ganglions semi-lunaires, appartenant plus spécialement aux branches collatérales de ce système.

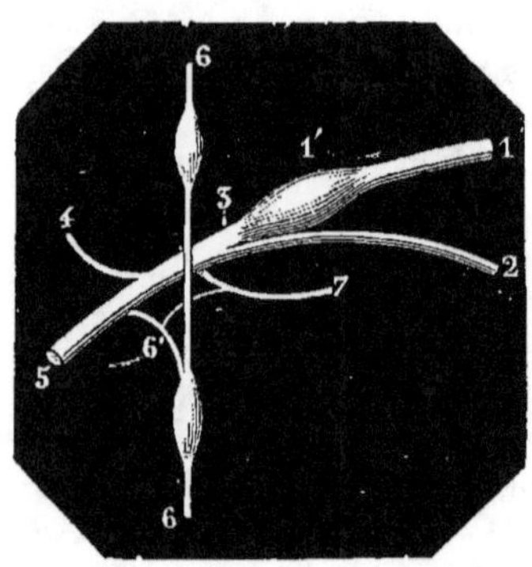

Fig. 18.

Schéma montrant un ganglion spinal et deux ganglions sympathiques.

1, racine postérieure, avec 1', son ganglion. — 2, racine antérieure. — 3, nerf rachidien proprement dit. — 4, sa branche de bifurcation postérieure. — 5, sa branche de bifurcation antérieure. 6, système du grand sympathique, avec 6', un ramus communicans. — 7, nerf sinu vertébral.

Aux ganglions cérébro-spinaux et aux ganglions sympathiques, quelques auteurs ajoutent, comme formant un troisième groupe, certains renflements ganglionnaires qui sont en relation à la fois avec le système sympathique et avec le système cérébro-spinal et qui, de ce fait, sont appelés *ganglions mixtes :* tels sont le ganglion ophthalmique, le ganglion sphéno-palatin, le ganglion otique, le ganglion sous-maxillaire. Ces ganglions mixtes, comme nous le verrons tout à l'heure, présentent la même structure que les ganglions sympathiques et me paraissent devoir être considérés comme une dépendance du système nerveux sympathique.

B. — Structure des ganglions

Tous les ganglions nerveux, quel que soit le groupe auquel ils appartiennent, se composent de cellules et de fibres nerveuses. Mais la nature et la disposition de ces deux éléments est toute différente suivant que l'on examine des ganglions cérébro-spinaux ou des ganglions sympathiques.

1° Ganglions cérébro-spinaux. — Chaque ganglion cérébro-spinal, qu'il appartienne à un nerf rachidien ou à un nerf cranien, nous présente : 1° un stroma conjonctif ; 2° des cellules nerveuses ; 3° des fibres nerveuses ; 4° des vaisseaux.

a. *Stroma conjonctif.* — Le tissu conjonctif des ganglions, continuation de

celui du nerf correspondant, forme tout d'abord à la masse ganglionnaire une
sorte d'enveloppe plus ou moins épaisse, qui l'entoure de toutes parts. De cette
enveloppe se détachent des prolongements qui, en se portant de la périphérie au
centre et en s'unissant entre eux, circonscrivent des espèces de loges, dans
lesquelles se disposent les éléments nerveux. Le stroma conjonctif des ganglions
nerveux nous présente, comme le tissu conjonctif périfasciculaire des cordons
nerveux, des faisceaux de tissu conjonctif diversement entre-croisés, des fibres
élastiques et des cellules adipeuses.

b. *Cellules nerveuses.* — Les cellules nerveuses des ganglions cérébro-spinaux
ont une forme globuleuse, assez régulièrement sphérique. Leurs dimensions, fort
variables, oscillent ordinairement entre 40 et 70 μ : on les divise en grosses,
moyennes et petites. L'examen des coupes nous apprend qu'elles ne sont pas disposées uniformément dans toutes les parties de la masse ganglionnaire : fortement tassées les unes contre les autres dans les couches périphériques (*cellules
marginales*), elles sont, à la partie centrale, beaucoup moins nombreuses et beaucoup moins serrées (*cellules centrales*).

Malgré ces diversités d'aspect, de volume et de disposition, toutes les cellules
constitutives des ganglions cérébro-spinaux ont, morphologiquement, la même
valeur et la même structure. — Le *corps cellulaire* proprement dit se compose
essentiellement de granulations chromophiles (voy. t. III), qui se disposeraient concentriquement au noyau d'après Nissl, qui seraient au contraire irrégulièrement
disséminées d'après Flemming et Lenhossek. Trois régions de la cellule sont
dépourvues de granulations : ce sont le cône d'origine du prolongement cyliu-
draxile, la zone périnucléaire et la périphérie du corps cellulaire (Lenhossek).
Outre les granulations précitées, Flemming a décrit dans le protoplasma cellulaire
des filaments très fins et très serrés, dont l'agencement et la signification ne
sont pas encore nettement élucidés. — Le *noyau*, ordinairement unique, occupe
le centre du corps cellulaire. Il est arrondi ou ovalaire et ses dimensions varient
avec celles de la cellule qui le ren-
ferme. A son centre se voit un nucléole
volumineux (1 à 7 μ).

Chaque cellule ganglionnaire est entourée d'une capsule hyaline, présentant sur sa face interne une série de
noyaux ovalaires (fig. 20). Ces noyaux,
comme nous le démontrent les imprégnations d'argent, appartiennent à
des cellules aplaties et à contours polygonaux, véritables cellules endothéliales, formant un revêtement continu
qui rappelle celui des gaines lamelleuses des nerfs : la cellule ganglion-

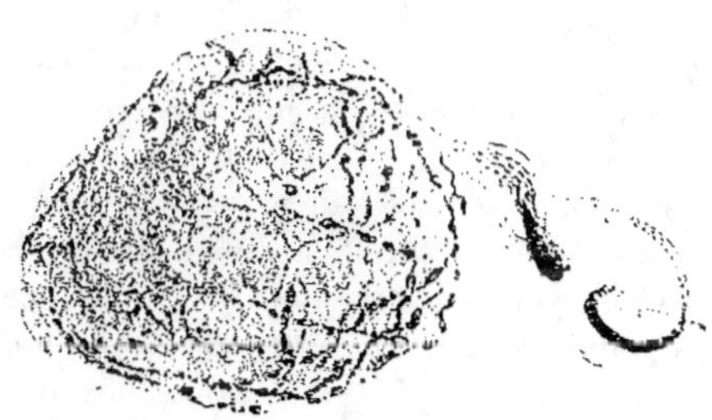

Fig. 19.

Une cellule du ganglion de Gasser, avec son
plexus profond ou péricellulaire (d'après Kax-
koff).

naire, comme le faisceau nerveux, se trouve donc contenue dans une sorte de
séreuse. Au-dessous de la capsule que nous venons de décrire, la méthode de
Golgi révèle l'existence d'un lacis de fines fibrilles (fig. 19), qui s'étalent entre
les cellules endothéliales et le protoplasma cellulaire. Ces fibrilles, décrites d'abord
par Ehrlich chez la grenouille, puis par Cajal chez les mammifères, sont considérées par ce dernier histologiste comme l'arborisation terminale d'une fibre
nerveuse, d'origine mal connue, qui apporterait à la cellule ainsi entourée les

incitations nerveuses élaborées dans une autre cellule plus ou moins éloignée, une cellule sympathique sans doute.

Les cellules des ganglions cérébro-spinaux sont unipolaires et, à ce titre, n'émettent qu'un seul prolongement. Ce prolongement, véritable cylindraxe, émane, comme tous les prolongements cylindraxiles, du protoplasma cellulaire.

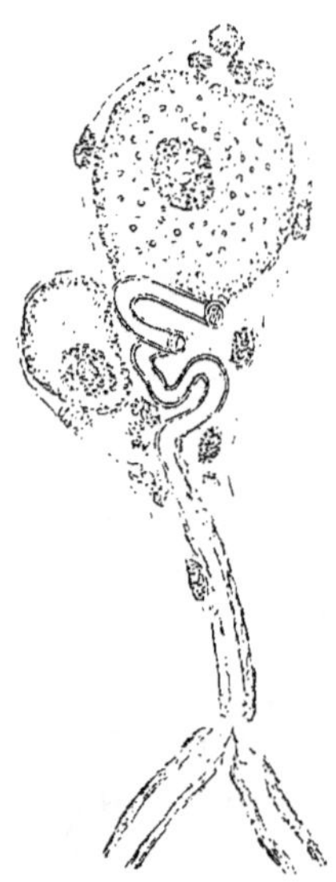

Fig. 20.

Une grande et une petite cellule ganglionnaire du ganglion de Gasser du lapin (KLEIN).

Le cylindraxe, après avoir quitté la cellule, s'enroule et se transforme en une fibre nerveuse à myéline qui se divise un peu plus bas en deux fibres à myéline (fibre en T ou en Y).

Peu après son origine, il s'entoure de myéline et décrit alors à la surface du corps cellulaire, entre ce corps cellulaire et sa capsule, des flexuosités irrégulières et plus ou moins nombreuses. Fuyant ensuite la cellule dont il émane, il prend sa gaine de Schwann, qui le transforme en une fibre nerveuse complète, présente bientôt après un premier étranglement annulaire, puis un second et se partage, au niveau de ce deuxième étranglement, en deux branches divergentes. Ces deux branches divergentes se disposent l'une et l'autre suivant une même ligne droite (fig. 21.e) ou bien s'écartent l'une de l'autre sous un angle variable (fig. 20). Dans le premier cas, elles forment la branche transversale d'un T majuscule, dont la branche verticale serait représentée par la fibre-mère : on dit alors que la fibre nerveuse se bifurque en T. Dans le second cas, les trois fibres rappellent assez bien dans leur disposition générale la lettre Y (fig. 20) et on dit que la fibre qui provient de la cellule se bifurque en Y. Les deux dispositions, on le voit, sont entièrement analogues et les deux expressions fibres en T et fibres en Y deviennent ainsi synonymes.

Les deux branches de bifurcation des fibres en T ont naturellement l'une et l'autre la même signification que la fibre dont elles émanent : ce sont des fibres nerveuses à myéline. De ces deux fibres, l'une, celle qui est la plus grêle, se porte dans le névraxe et s'y résout en une arborisation terminale libre ; l'autre, plus volumineuse, se dirige vers la périphérie et s'y termine également par des extrémités libres. Nous avons déjà vu, à propos de l'anatomie générale des centres nerveux, que la fibre centrale représentait le prolongement cylindraxile de la cellule ganglionnaire et que le prolongement périphérique, malgré sa longueur et sa complexité structurale, devait être considéré comme le prolongement protoplasmique de cette même cellule. Le premier, ne l'oublions pas, jouit de la conduction cellulifuge : le second, de la conduction cellulipète.

c. *Fibres nerveuses*. — Des fibres nerveuses que renferme le ganglion cérébro-spinal, les fibres en T, qui émanent des cellules ganglionnaires, forment sans conteste le groupe le plus important. Mais à ce groupe s'en ajoutent d'autres, d'une signification bien différente. — Nous avons, d'abord, des fibres d'origine spinale, centrifuges et probablement motrices ou vaso-motrices (fig. 101), qui font partie des racines postérieures et qui traversent le ganglion de part en part sans présenter aucune relation avec des éléments cellulaires. — Nous avons ensuite un certain nombre de fibres sympathiques, signalées par CAJAL, qui du ganglion sympathique voisin remontent par les *rami communicantes* jusque dans le ganglion spinal et s'y divisent en deux ou plusieurs branches : de ces branches, les unes ne font que traverser le ganglion pour gagner les racines rachidiennes et, de là, la moelle épinière ; les autres semblent se perdre dans le ganglion lui-même et peut-être, comme le fait remarquer Cajal, se continuent-elles avec les arborisations péricellulaires que nous avons décrites plus haut (p. 21) entre la cellule nerveuse ganglionnaire et sa capsule endothéliale.

d. *Vaisseaux*. — Les ganglions cérébro-spinaux ont une riche circulation sanguine, ce qui indique que leurs fonctions sont très actives. Les vaisseaux cheminent le long des travées du stroma conjonctif et, après des divisions et subdivisions successives, se résolvent en un réseau capillaire, dont les mailles, très étroites, enlacent les cellules et les fibres nerveuses. Il est à remarquer que les capillaires sanguins sont toujours situés en dehors de la capsule endothéliale qui entoure les cellules nerveuses et, par conséquent, n'arrivent jamais en contact immédiat avec le corps cellulaire proprement dit.

Tous les ganglions cérébro-spinaux, avons-nous dit plus haut, se composent de cellules unipolaires, dont le prolongement, toujours unique, se divise, après un assez court trajet et dans l'épaisseur même du ganglion, en deux branches divergentes. Deux ganglions, cependant, font exception à la règle. Ce sont ceux qui sont situés sur le trajet des deux branches du nerf auditif : le *ganglion spinal* ou *ganglion de Corti*, qui est annexé à la branche cochléaire ; le *ganglion de Scarpa*, qui est annexé à la branche vestibulaire. Ces deux ganglions, en effet, sont constitués par des cellules bipolaires, donnant naissance à deux fibres nerveuses, une à chaque pôle : un prolongement externe ou périphérique, qui vient se terminer dans le labyrinthe ; un prolongement interne ou central, qui forme l'une des fibres constituantes du nerf auditif et, avec ce nerf, gagne les centres nerveux (voy. t. II. *Terminaison réelle de l'auditif*). Il existe donc une différence bien nette entre les cellules nerveuses des ganglions auditifs et celles des autres ganglions cérébro-spinaux. Mais cette différence, comme on va le voir, n'a pas l'importance qu'elle paraît avoir au premier abord.

Si nous étudions, en effet, le développement des ganglions cérébro-spinaux, nous constatons que, chez l'embryon, les cellules nerveuses qui les constituent sont parfaitement bipolaires et que ce n'est que plus tard, au cours du développement, qu'elles se transforment graduellement en cellules unipolaires. Cette transformation, dont les différentes phases se trouvent réunies dans la figure ci-contre (fig. 21), résultent de ce fait, mis en lumière par Lenhossek et par Martin, que la cellule ganglionnaire, au lieu de se développer uniformément sur tous ses points, se développe principalement sur un seul côté, sur celui qui regarde la périphérie du ganglion. La cellule *b* nous présente les premiers stades de ce développement unilatéral : la cellule s'est accrue sur le côté gauche, tandis que sur le côté droit elle est restée stationnaire ; les deux prolongements qui, tout à l'heure, se détachaient des deux pôles opposés de la cellule sont implantés maintenant sur ce dernier côté ; ils paraissent s'être rapprochés. Dans la cellule *c*, qui représente un stade ultérieur, nous voyons se con-

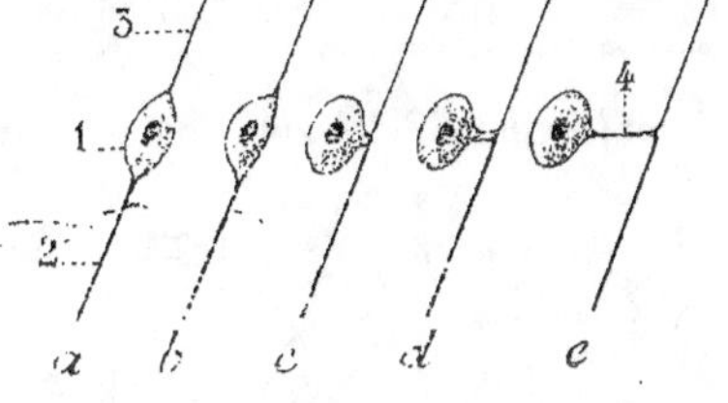

Fig. 21.

Schéma montrant les transformations successives que subit la cellule ganglionnaire bipolaire pour devenir cellule unipolaire.

1, cellule ganglionnaire. — 2, prolongement périphérique. 3, prolongement central. — 4, fibre en T.

tinuer cet accroissement latéral et nous constatons en même temps que la partie de la cellule qui avoisine les deux prolongements s'amincit au point de devenir une sorte de pédicule. Dans les stades suivants, ce pédicule s'amincit et s'allonge (cellule *d*) et c'est lui qui finalement, quand la cellule est arrivée à son complet développement (*e*), constitue le prolongement unique, tel que nous l'avons décrit dans la cellule ganglionnaire de l'adulte.

Les cellules bipolaires des ganglions de l'auditif et les cellules unipolaires des ganglions cérébro-spinaux sont donc des éléments morphologiquement identiques : elles sont exactement semblables chez l'embryon et, si elles différent chez l'adulte, c'est que celles-ci se sont arrêtées à l'un de leurs stades embryonnaires, tandis que celles-là ont évolué et se sont transformées. Du reste, il est des groupes zoologiques, notamment les poissons, chez lesquels les cellules des ganglions spinaux, ayant conservé elles aussi leur disposition embryonnaire, nous présentent deux pôles et deux prolongements, tout comme les cellules des ganglions de l'auditif.

2⁰ Ganglions sympathiques. — Les ganglions sympathiques, qu'ils appartiennent au tronc même du sympathique (*ganglions centraux*) ou à l'une de ses branches (*ganglions périphériques*), nous offrent à considérer comme les ganglions cérébro-spinaux : 1° un stroma conjonctif ; 2° des cellules nerveuses ; 3° des fibres nerveuses ; 4° des vaisseaux.

a. *Stroma conjonctif.* — Les ganglions sympathiques possèdent à leur surface une gaine lamelleuse, qui les entoure de toutes parts et se continue, à la limite du ganglion, avec la gaine lamelleuse des filets nerveux qui en émanent. De la face interne de cette enveloppe se détachent des prolongements très résistants, qui cloisonnent le ganglion et donnent à celui-ci une consistance considérable.

b. *Cellules nerveuses.* — Les cellules des ganglions sympathiques sont multipolaires : elles se distinguent ainsi très nettement des cellules des ganglions cérébro-spinaux, qui, comme nous l'avons vu plus haut, sont toujours unipolaires, du moins chez l'adulte. Du reste, chacune d'elles nous présente une capsule nucléée et un ou deux noyaux arrondis ou ovalaires.

On croyait autrefois que les divers prolongements de la cellule sympathique avaient tous la même valeur et se continuaient chacun avec une fibre de Remak. Mais les recherches récentes (1891) de Ramon y Cajal, confirmées depuis par celles de Retzius, de van Gehuchten, de Lenhossek, de Sala, ne nous permettent pas d'accepter une pareille opinion.

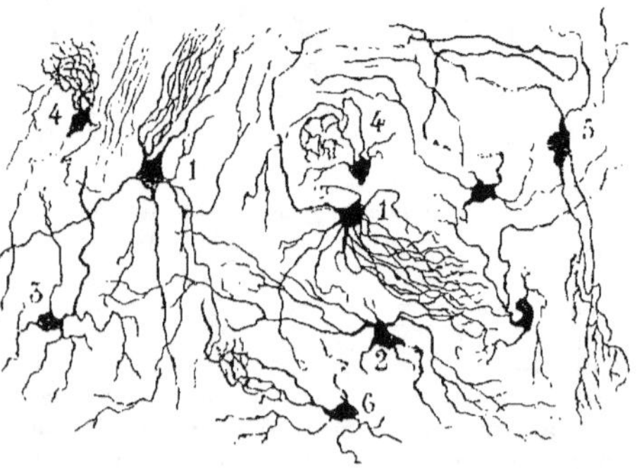

Il est généralement admis aujourd'hui que les cellules sympathiques présentent la plus grande analogie avec les cellules du névraxe et, de ce fait, possèdent deux ordres de prolongements : des prolongements protoplasmiques et des prolongements cylindraxiles. — Les *prolongements protoplasmiques*, au nombre de 2 à 20, se terminent tous dans le ganglion lui-même par des extrémités libres. Leurs ramifications terminales, tantôt se disposent en pinceaux dans les intervalles des cellules voisines, tantôt enlacent ces cellules en leur formant comme une sorte

de nid péricellulaire. — Le *prolongement cylindraxile*, toujours unique, devient

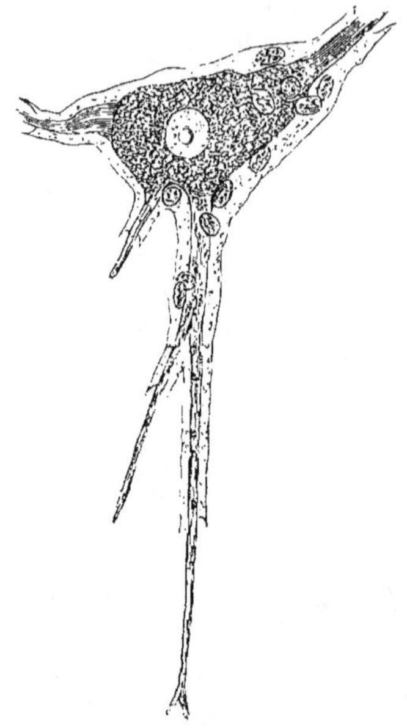

Fig. 22.

Cellule ganglionnaire sympathique de l'homme (d'après Klein).

La cellule ganglionnaire est multipolaire ; chaque prolongement reçoit une gaine de la capsule de la cellule et devient une fibre nerveuse sans myéline.

Fig. 23.

Divers types de cellules sympathiques pris dans les ganglions cervicaux du lapin (d'après Cajal).

(Les cylindraxes sont figurés en rouge.)

1, cellule avec un panache touffu d'expansions courtes. — 2, autre cellule munie d'expansions courtes, fines et abondamment ramifiées. — 3, cellule munie d'expansions courtes, fines et peu nombreuses. — 4, cellule munie d'expansions courtes, fines et peu nombreuses. — 5, 6, deux cellules dont deux expansions se ramifient autour de deux éléments voisins.

une fibre de Remak. Cette fibre s'échappe ensuite du ganglion pour se terminer au delà de celui-ci, suivant les modalités les plus diverses. Nous allons y revenir dans un instant.

Les cellules sympathiques des batraciens anoures (grenouille) diffèrent de celles des mammifères en ce qu'elles nous présentent deux fibres au lieu d'une (fig. 24). Ces deux fibres se distinguent en fibre droite et fibre spirale. — La *fibre droite* (4) naît de la cellule au niveau de l'un de ses pôles et s'en sépare en suivant une direction plus ou moins rectiligne. — La *fibre spirale* (5) décrit tout d'abord autour de la cellule et autour de la fibre droite un certain nombre de tours de spires, qui lui ont valu son nom ; puis, se séparant de la fibre droite, elle suit un trajet indépendant et se transforme bientôt en fibre à myéline.

Jusqu'à ces derniers temps, on a pensé que les deux fibres que nous venons de décrire, la fibre droite et la fibre spirale, étaient l'une et l'autre des prolongements du corps cellulaire : de ce fait, la cellule sympathique des batraciens devenait une cellule bipolaire et différait ainsi essentiellement de la cellule sympathique des mammifères, qui, elle, n'émet qu'une seule fibre nerveuse. La différence n'est qu'apparente, comme le démontrent nettement les recherches entreprises à l'aide de la méthode de Golgi. En réalité, la fibre droite est la seule qui naisse de la cellule ganglionnaire. La fibre spirale n'en naît pas, mais elle s'y termine : c'est une fibre venue d'ailleurs (fibre ganglionnaire afférente) qui, après s'être enroulée autour de la fibre droite et de la cellule elle-même, vient se résoudre, entre le corps cellulaire et sa capsule nucléée, en une arborisation de fines fibrilles, laquelle forme le nid péricellulaire dont il a été question plus haut.

La cellule sympathique des batraciens n'est donc pas essentiellement différente de celle des mammifères : comme cette dernière, elle donne naissance à une seule fibre nerveuse.

c. *Fibres nerveuses.* — Outre les cellules nerveuses et leurs prolongements, les ganglions sympathiques nous présentent de nombreuses fibres nerveuses, les unes à myéline, les autres sans myéline, s'entre-croisant dans tous les sens et formant ainsi dans leur ensemble un réticulum à peu près inextricable. Nous diviserons ces fibres en trois groupes : fibres de passage, fibres afférentes et fibres efférentes.

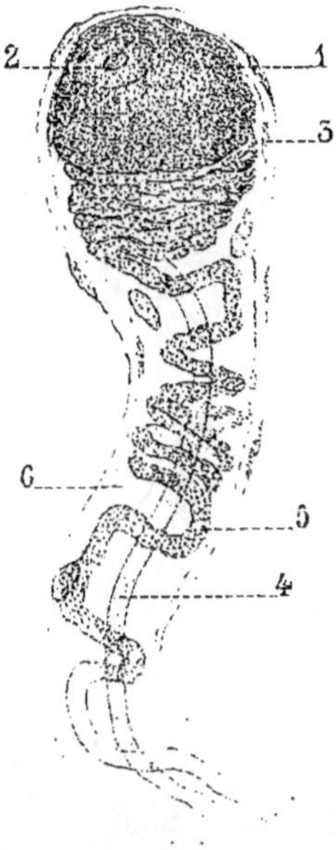

Fig. 24

Cellules nerveuses sympathiques de la grenouille (KEY et RETZIUS).

1, cellule nerveuse, avec : 2, son noyau ; 3, sa capsule nucléée. — 4, fibre droite. — 5, fibre spirale. — 6, gaine commune aux deux fibres.

Les *fibres de passage* ne font que traverser le ganglion sans s'y arrêter. Tout au plus jettent-elles quelques collatérales, qui vont prendre contact avec les cellules nerveuses du ganglion. Ces fibres ont les origines les plus diverses : les unes viennent d'un ganglion sympathique plus ou moins éloigné, les autres d'un filet nerveux sympathique ; un certain nombre émanent du névraxe, etc.

Les *fibres afférentes* ou *ganglipètes* (fig. 25, fibres en rouge) sont celles qui entrent dans le ganglion et s'y terminent. Elles proviennent suivant les cas : 1° d'un autre ganglion sympathique, soit central, soit périphérique, ce sont des *fibres commissurales interganglionnaires* ; 2° d'un nerf sympathique périphérique ; 3° d'un ramus communicans et, par son intermédiaire, des racines rachidiennes et de la moelle, ce sont les *fibres cérébro-spinales*. Quelles que soient leur provenance et leur valeur physiologique, les fibres afférentes ou ganglipètes se terminent toujours dans le ganglion par des extrémités libres, qui, suivant les cas, se perdent entre les cellules ou bien entourent celles-ci d'un véritable nid péricellulaire.

Les *fibres efférentes* ou *ganglifuges* (fig. 25, fibres en noir) ne sont autres que les fibres de Remak, signalées ci-dessus, qui émanent des cellules ganglionnaires. Au sortir du ganglion, les unes se jettent dans le cordon sympathique pour aller se terminer dans l'un des ganglions centraux situé au dessus ou au-dessous ; les autres passent dans un nerf sympathique périphérique, pour se rendre ensuite, soit à un ganglion périphérique, soit à un organe ; d'autres, enfin, se jettent dans le *ramus communicans* correspondant. Ces dernières fibres, *fibres du ramus communicans*, arrivées au tronc rachidien, se comportent comme suit : un certain nombre d'entre elles, s'infléchissant en dehors, passent dans les deux branches de bifurcation du tronc rachidien et se mêlent aux fibres sensitives et

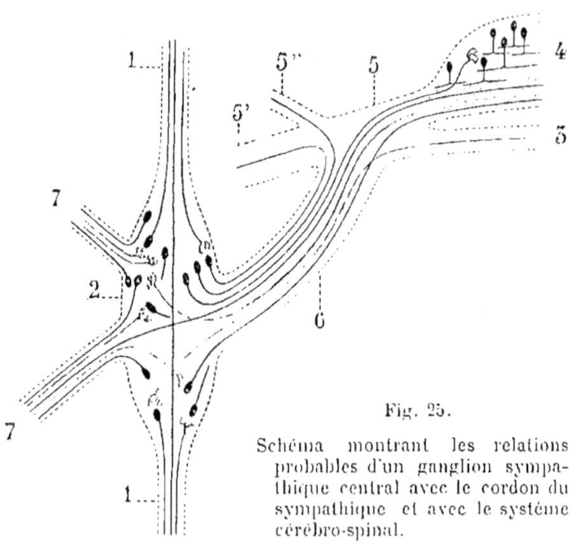

Fig. 25.

Schéma montrant les relations probables d'un ganglion sympathique central avec le cordon du sympathique et avec le système cérébro-spinal.

1, 1, cordon du sympathique. — 2, un ganglion sympathique central. — 3, racine antérieure d'une paire rachidienne. — 4, ganglion spinal et racine postérieure. — 5, tronc rachidien, avec : 5', sa branche de bifurcation antérieure ; 5'', sa branche de bifurcation postérieure. — 6, ramus communicans. — 7, 7, deux branches efférentes du ganglion sympathique.

motrices qui entrent dans la constitution de ces branches ; les autres, s'infléchissant en dedans, gagnent les racines rachidiennes et se terminent, toujours par des extrémités libres, en partie dans le ganglion spinal, en partie dans la moelle (CAJAL).

d. *Vaisseaux*. — Les artères destinées aux ganglions sympathiques se résolvent dans l'épaisseur du ganglion en un réseau capillaire dont les mailles, assez larges, renferment chacune plusieurs cellules ganglionnaires (RANVIER). Les veines, qui en émanent, présentent une disposition spéciale (fig. 26), qui a été bien décrite par RANVIER : ces veines sont d'abord d'un volume remarquable ; puis elles sont tortueuses, variqueuses et se terminent le plus souvent par des sortes de culs-de-sac, dans lesquels viennent s'aboucher quelques-unes des branches afférentes du réseau capillaire.

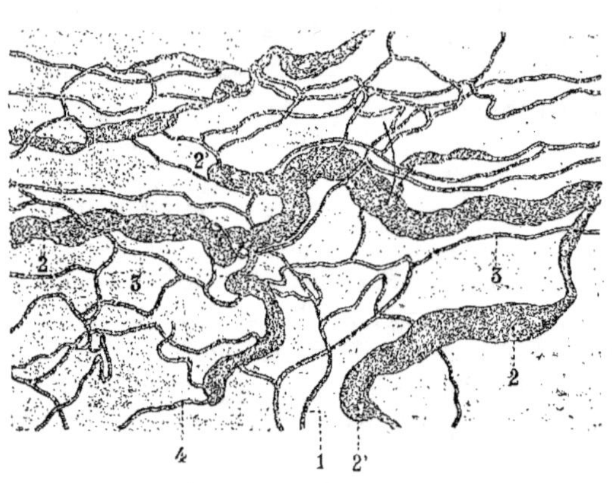

Fig. 26.

Appareil vasculaire d'un ganglion sympathique du lapin (d'après RANVIER).

1, artériole. — 2, veines, avec 2', 2', leurs renflements terminaux en culs-de-sac. — 3, 3, capillaires. — 4, un vaisseau du réseau capillaire, venant se terminer dans le renflement terminal d'une veine.

Outre les ganglions macroscopiques que nous venons de décrire, le système du grand sympathique nous présente encore, disséminés dans la profondeur des organes, une multitude de petits ganglions, que l'on désigne sous le nom de *ganglions viscéraux :* tels sont, à titre d'exemples, les ganglions du plexus d'Auerbach et du plexus de Meissner, que l'on rencontre dans toute la hauteur du canal intestinal. A ces ganglions viscéraux, il convient d'ajouter, sous le nom de *ganglions interstitiels* (CAJAL), ces cellules nerveuses isolées qui ont été signalées dans le tissu conjonctif interstitiel du pancréas par CAJAL, par SALA et par MÜLLER, entre les acini des glandes salivaires par FUSARI et PANASCI, entre les glandes de Lieberkühn et dans les villosités intestinales par DRASCH, par CAJAL et par MÜLLER. Le mode de constitution de ces ganglions viscéraux et interstitiels ne nous est pas encore complètement connu et il varie, du reste, avec les organes auxquels ils sont annexés. Nous ne saurions donc en donner ici une description générale. Nous nous contenterons de résumer dans les cinq propositions suivantes, les recherches entreprises sur ce point par CAJAL :

1° Les ganglions viscéraux sont formés de cellules multipolaires, dont les expansions, après s'être ramifiées plusieurs fois, passent dans les plexus qui se terminent dans les fibres musculaires lisses ou dans les cellules glandulaires ;

2° Tout ganglion possède aussi des fibres de passage (qui se continuent peut-être avec les fibres du grand sympathique vertébral) et des collatérales se terminant entre les cellules nerveuses ;

3° Toute glande, et peut-être tout groupe, si petit soit-il, de fibres lisses contient des cellules nerveuses interstitielles, dont les expansions renforcent le plexus formé par les ganglions viscéraux et les fibres du grand sympathique vertébral ;

4° Tout chiasma représente non seulement un point d'entre-croisement, mais encore un point de bifurcation pour quelques fibres nerveuses de passage et pour des expansions des cellules ganglionnaires viscérales ;

5° Il n'existe d'anastomoses, ni entre les cellules des ganglions viscéraux, ni entre les fibres de passage, ni entre les collatérales. Il en est probablement de même pour les cellules interstitielles.

§ III. — NOMENCLATURE GÉNÉRALE DES NERFS

Nous venons, dans les pages qui précèdent, d'étudier l'anatomie générale du système nerveux périphérique. Considérant maintenant ce système à un point de vue purement descriptif, nous diviserons les différents cordons nerveux qui le constituent en trois groupes, savoir :

1° Les *nerfs craniens ;*

2° Les *nerfs rachidiens ;*

3° Le *grand sympathique.*

Chacun d'eux fera l'objet d'un chapitre spécial.

A consulter, au sujet de l'anatomie générale des nerfs, parmi les travaux récents : RENAUT, *Rech. sur quelques points particuliers de l'hist. des nerfs.* Arch. de Physiol., 1881 ; — VIGNAL, *Mém. sur le développ. des tubes nerveux chez les embryons des mammifères,* Arch. de Physiol., 1883 ; — GRÜNHAGEN, *Ueber ein Endothelialelement der Nervenprimitivscheide,* Arch. f. mikr. Anat., 1884 ; — MONDINO, *Sulla struttura delle fibre nervose midollate periferiche,* Arch. p. la Sc. med., 1884 ; — BOVERI, *Beitr. z. Kenntniss der Nervenfasern,* Arch. d. k. bay. Akad. d. Wiss. z. München, 1885 ; — LAVDOWSKI, *Ueber den feineren Bau der markhaltigen Nervenfasern,* Neurol. Centr., 1885 ; — CATTANI. *L'appareil de soutien de la myéline dans les fibres nerveuses périphériques,* Arch. ital. de Biol., 1886 ; — KRAUSE, *Die Endothelscheide der Nervenfasern,* Intern. Monatsschr. f. Anat., 1886 ; — HIS, *Ueber embryonale Ganglienzellen.* Verh. d. k. Gesellsch. d. Wiss., 1886 ; — JACOBI, *Zum feineren Bau d. periph. Markhaltigen Nervenfasern,* Verh. d. phys.-med. Gesellsch. zu Würzburg, 1886 ; — FLESCH u. KOSEFF, *Bemerk. über die Structur der Ganglienzellen,* Neurol. Centralbl., 1886 ; — SCHIEFFERDECKER, *Beitrage zur Kenntniss des Baues der Nervenfasern,* Arch. f. mikr. Anat., 1887 ; — GEDOELST, *Rech. sur la constitution cellulaire de la fibre nerveuse,* La Cellule, 1887 et 1889 ; — JAKIMOWITCH, *Sur la structure du cylindraxe et des cellules nerveuses,* Journ. de l'anat., 1888 ; — DAAC, *Zur Kenntniss der Spinalganglienzellen beim Saugethier,* Arch. f. mikr. Anat., 1888 ; — JOSEPH, *Zur feineren Structur der Nervenfasern,* Arch. f. Anat. u. Physiol., 1888 ; — PREES, *Nervi nervorum periphericorum,* Arch. slaves de Biol., 1888 ; PETRONE, *Sur la structure des nerfs cérébro-rachidiens,* Intern. Monatsschr. f. Anat., 1888 ; — HIS, *Ueber die embryonale Entwick. der Nervenbahnen,* Anat. Anz., 1888 ; — RANVIER, *Traité techn. d'Histol.,* 2ᵉ édit., Paris, 1889 ; — RETZIUS, *Der Bau des Axelcylinders der Nervenfasern,* Biol. Fören.Förhandl., 1889 ; — DU MÊME, *Zur Kenntniss der Ganglienzellen der Sympathicus,* ibid., 1889 ;

— Gad u. Joseph, *Ueber die Beziehung der Nervenfasern zu der Nervenzellen in den Spinalgan-glien*, Arch. f. Anat. u. Physiol., 1889; — Kühne u. Chittenden, *Ueber das Neuro-Keratin*. Zeitschr. f. Biol., 1889; — Smirnow, *Die Structur der Nervenzellen in Sympathicus der Amphi-bien*, Arch. f. mikr. Anat., 1890; — Capobianco e Germano, *Contrib. alla istol. delle fibre nervose midollate*, Giorn. d. Associaz. d. Natur., Napoli, 1890; — Arnold, *Bemerk. über Spiralfasern u. pericellulare Fadennetze an den Ganglienzellen des Sympathicus*, Anat. Anz., 1890; — Gad u. Hey-mans, *Ueber das Myelin, die myelinhaltigen und myelinlosen Nervenfasern*, Arch. f. Anat. u. Physiol., 1890; — Owsjannikow, *Quelques remarques sur la structure des nerfs*, Rev. des Sc. naturelles, etc. Saint-Pétersbourg, 1890; — Cajal, *Estructura del gran simpatico de los mami-feros*, Gaceta sanitaria, 1891; — Marenghi et Villa, *De quelques particularités de structure des fibres nerveuses à myéline*, Arch. ital. de Biol., 1891; — van Gehuchten. *La cellule nerveuse chez quelques mammifères et chez l'homme*, La Cellule, 1892; — Quenu et Lejars, *Etude anat. sur les vaisseaux sanguins des nerfs*, Arch. de Neurol., 1892; — Schultze, *Ueber circonscripte Binde-gewebhyperplasie oder Bindegewebspindel, nodules hyalins de Renaut*, Virchow's Arch., 1892; — Mann, *Histol. changes induced in sympathetic, motor and sensory nerve cells by functionnal activity*, Journ. of Anat., 1894; — Vas, *Studien über den Bau des Cromatins in den sympathis-chen Ganglien*, Arch. f. mikr. Anat., 1892; — Retzius. *Ueber den Typus der sympathischen Ganglienzellen der höheren Wirbelthiere*, Biol. Unters., 1892; — Sala, *Sulla fina anatomia dei gangli del simpatico*, Monitore zool. italiano, 1892; — Ségall, *Sur des anneaux intercalaires des tubes nerveux produits par imprégnation d'argent*, Journ. de l'Anat., 1892; — Langley, *Medul-lated fibres in grey rami*, Proc. of Physiol. Soc., 1893; — Cajal. *Los ganglios y plexos nerviosos del intestino de los mamiferos*, Madrid, 1893; — Du même, *Sur les ganglions et plexus de l'intestin*, Soc. de Biol., 1893; — Dogiel, *Zur Frage über d. feineren Bau d. sympathischen Nervensystems bei den Säugethieren*, Arch. f. mikr. Anat., 1896; — de Massary, *Sur quelques modifications de structure constantes des racines spinales*, Rev. Neurol., 1895; — Ioutchenko, *Contrib. à l'étude de la structure des ganglions sympathiques chez les mammifères et l'homme*, Arch. de Psychia-trie, etc., 1896; — Langley, *Observations on the medullated fibres of the sympathic system, etc.* Journ. of Physiol., 1896; — Kölliker. *Handb. d. Gewebelehre des Menschen*, 6 Aufl., 1896; — Tonkoff, *Sur les artères nourricières des nerfs et des plexus nerveux de l'homme*, Wratch., 1897. — Lenhossek, *Zur feineren Bau d. spinalen Ganglienzellen des Menschen*, Arch. f. Psychiatrie, 1897.

CHAPITRE PREMIER

NERFS CRANIENS

Nous pouvons définir les nerfs craniens : *les nerfs qui, naissant de l'encéphale ou du bulbe, traversent les trous de la base du crâne pour se rendre aux territoires organiques auxquels ils sont destinés.* Ils ont pour caractères communs : 1° d'obéir à la loi de symétrie et, par conséquent, de naître par paires, les uns sur le côté gauche du névraxe, les autres sur le côté droit ; 2° d'occuper la cavité cranienne, immédiatement ou peu après leur origine ; 3° de traverser successivement, pour sortir de cette cavité, toutes les enveloppes de l'encéphale, la pie-mère, l'arachnoïde, la dure-mère et, enfin, la paroi osseuse du crâne.

1° **Mode d'origine.** — Chacun des nerfs craniens possède, comme nous l'avons déjà vu, une double origine : une origine apparente et une origine réelle. Nous appelons *origine apparente* d'un nerf le point de la surface extérieure du névraxe où il est implanté et où il *semble* prendre naissance ; et nous entendons par *origine réelle* le noyau, simple ou multiple, de substance grise centrale où aboutissent *réellement* ses fibres après un parcours plus ou moins étendu dans la substance même du névraxe.

Pour des raisons d'ordre didactique que l'on comprendra facilement, j'ai cru devoir décrire, à propos des centres nerveux, le trajet caché et les divers noyaux d'origine ou de terminaison des nerfs craniens (voy. t. II, Chap. iv), toutes notions qui seraient manifestement déplacées dans l'étude du système nerveux périphérique. Je me contenterai donc, dans les pages qui vont suivre, d'étudier, à propos de chaque nerf cranien, son origine apparente et d'indiquer par un simple renvoi, pour tout ce qui concerne son origine réelle, la page de ce volume où la trouvera le lecteur.

2° **Classification anatomique.** — Willis, auquel nous devons la division des nerfs en nerfs rachidiens et en nerfs craniens, avait groupé ces derniers en dix paires, savoir : 1° le *nerf olfactif*, dont les branches se tamisent à travers la lame criblée de l'ethmoïde ; 2° le *nerf optique*, qui sort du crâne par le trou optique ; 3° le *moteur oculaire commun*, qui s'engage dans la fente sphénoïdale pour se terminer dans l'orbite ; 4° le *pathétique*, qui se rend également à l'orbite en passant par la fente sphénoïdale ; 5° le *trijumeau*, dont les trois branches s'échappent du crâne, la première par la fente sphénoïdale, la seconde par le trou grand rond, la troisième par le trou ovale ; 6° le *moteur oculaire externe*, qui, comme le moteur oculaire commun et le pathétique, traverse la fente sphénoïdale pour se rendre à l'orbite ; 7° le groupe des deux nerfs *facial* et *auditif*, qui pénètrent l'un et l'autre dans le conduit auditif interne ; 8° le groupe *glosso-pharyngien, pneumogastrique* et *spinal*, qui s'échappe du crâne à travers le trou déchiré postérieur ; 9° le *grand hypoglosse*, qui traverse le trou condylien antérieur ; 10° enfin, le *nerf sous-occipital*, dont WILLIS faisait à tort une paire cranienne.

La classification de WILLIS est basée, comme on le voit, sur l'ordre de succession des orifices ostéo-fibreux que traversent les cordons nerveux pour s'échapper du crâne. Elle ne tient aucun compte, ni de la valeur physiologique de ces nerfs, ni

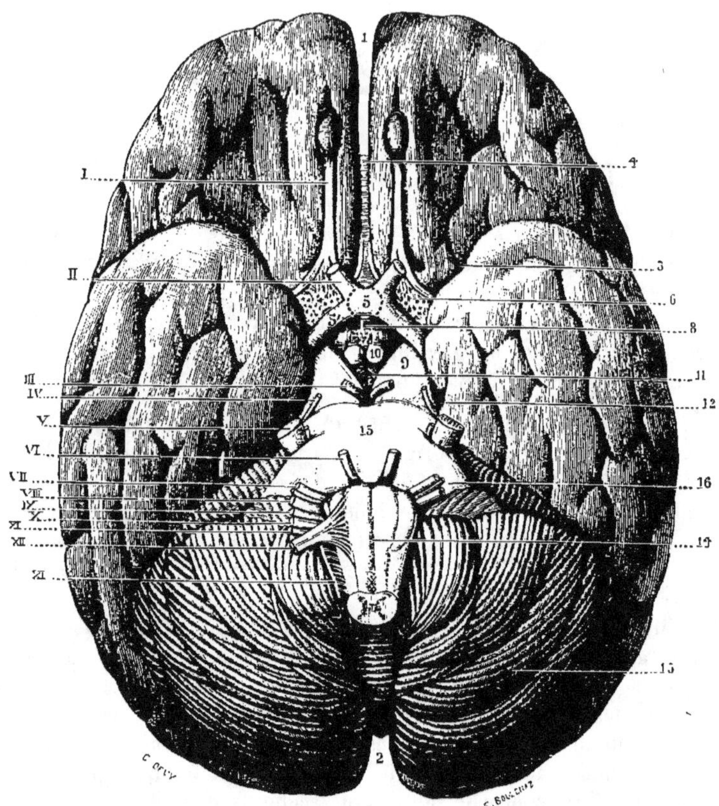

Fig. 27.

Face inférieure de l'encéphale, montrant l'origine des nerfs craniens.

1, extrémité antérieure. et 2. extrémité postérieure de la scissure interhémisph'rique. — 3. scissure de Sylvius. — 4. genou du corps calleux. — 5, chiasma des nerfs optiques. avec 5'. bandelettes optiques. — 6. espace perforé antérieur. — 7, tuber cinereum. — 8. tige pituitaire ; la ligne pointillée qui lui fait suite indique le contour du corps pituitaire. — 9, pédoncules cérébraux. — 10. tubercules mamillaires. — 11. espace perforé postérieur. — 12. partie latérale de la fente cérébrale de Bichat. — 13. protubérance annulaire. — 14, bulbe rachidien. — 15. cervelet. — 16. pédoncule cérébelleux moyen.

I, nerf olfactif. — II, nerf optique. — III. moteur oculaire commun. — IV. pathétique. — V. trijumeau. avec ses deux racines. — VI. moteur oculaire externe. — VII, facial. — VIII. auditif ; entre le facial et l'auditif on voit le petit nerf intermédiaire de Wrisberg. — IX. glosso-pharyngien. — X. pneumogastrique. — XI. spinal. — XII. grand hypoglosse.

de leur mode d'émergence à la surface du névraxe. Elle fut acceptée jusqu'à la fin du dernier siècle.

A cette époque, SŒMMERING et VICQ-D'AZYR lui font subir des modifications importantes. Ils suppriment tout d'abord la dixième paire, le nerf sous-occipital, qu'ils rangent avec raison au nombre des nerfs rachidiens. Ils dédoublent ensuite la septième paire et font du groupe facial-auditif deux paires distinctes. Ils décomposent, de même, la huitième en trois paires (glosso-pharyngien, pneumogastrique, spinal) et arrivent ainsi à la classification qui est adoptée aujourd'hui par tous les anatomistes.

Nous résumons cette classification dans le tableau suivant, où chaque paire nerveuse est mise en regard : 1° du numéro d'ordre qui lui correspond ; 2° de l'orifice de la base du crâne dans lequel il s'engage :

PAIRES NERVEUSES	TROUS DE SORTIE
1re *paire :* NERF OLFACTIF	Trous de la lame criblée.
2e *paire :* NERF OPTIQUE	Trou optique.
3e *paire :* NERF MOTEUR OCULAIRE COMMUN	Fente sphénoïdale.
4° *paire :* NERF PATHÉTIQUE	Fente sphénoïdale.
5e *paire :* NERF TRIJUMEAU	Fente sphénoïdale, trou grand rond et trou ovale.
6e *paire :* NERF MOTEUR OCULAIRE EXTERNE	Fente sphénoïdale.
7e *paire :* NERF FACIAL	Conduit auditif interne.
8e *paire :* NERF AUDITIF	Conduit auditif interne.
9e *paire :* NERF GLOSSO-PHARYNGIEN	Trou déchiré postérieur.
10e *paire :* NERF PNEUMOGASTRIQUE	Trou déchiré postérieur.
11e *paire :* NERF SPINAL	Trou déchiré postérieur.
12e *paire :* NERF GRAND HYPOGLOSSE	Trou condylien antérieur.

3° Classification physiologique. — Au point de vue physiologique, les nerfs craniens se divisent en trois groupes : les *nerfs sensitifs* ou *sensoriels*, les *nerfs moteurs* et les *nerfs mixtes*, ces derniers renfermant à la fois, comme son nom l'indique, des fibres sensitives et des fibres motrices.

a. *Nerfs sensitifs ou sensoriels.* — Les nerfs sensitifs ou sensoriels sont au nombre de trois : l'olfactif (1re *paire*), l'optique (2e *paire*) et l'auditif (8e *paire*).

b. *Nerfs moteurs.* — Les nerfs moteurs comprennent : le moteur oculaire commun (3e *paire*), le pathétique (4e *paire*), le moteur oculaire externe (6e *paire*), le facial (7e *paire*), le spinal (11e *paire*) et le grand hypoglosse (12e *paire*).

c. *Nerfs mixtes.* — Au groupe des nerfs mixtes, enfin, se rattachent les trois nerfs suivants : le trijumeau (5e *paire*), le glosso-pharyngien (9e *paire*) et le pneumogastrique (10e *paire*).

4° Parallèle anatomique des nerfs craniens et des nerfs rachidiens. — Le crâne étant la continuation du rachis et se composant, dans sa partie postérieure tout au moins, d'une série de segments ou métamères équivalents à des vertèbres, il est naturel de penser au premier abord que l'homologie se poursuit de même pour les cordons nerveux qui émanent du névraxe, et qu'en conséquence les nerfs craniens se disposent suivant le même type que les nerfs rachidiens.

Cette opinion est admise aujourd'hui par un grand nombre d'anatomistes, qui ont essayé de grouper les nerfs craniens par paires homologues des paires rachidiennes. Mais, si l'accord est à peu près fait sur le fond même de la question, de grandes divergences s'élèvent dès qu'il s'agit de préciser les détails et de délimiter exactement telle ou telle paire. On peut cependant accepter, à ce sujet, les idées du professeur WIEDERSHEIM, qui résument un grand nombre de travaux tant anatomiques qu'embryologiques. WIEDERSHEIM, en s'appuyant surtout sur les travaux de VAN WIJHE relatifs au développement des sélaciens, est arrivé à admettre pour le crâne neuf métamères, ayant chacun sa paire nerveuse avec sa racine antérieure ou ventrale et sa racine postérieure ou dorsale. L'ordre de succession de ces divers métamères, ainsi que les muscles et les nerfs qui leur correspondent, se trouvent résumés dans le tableau suivant. C'est celui de van Wijhe, légèrement modifié par Wiedersheim en ce qui concerne le vague et l'hypoglosse.

TABLEAU DE LA DISTRIBUTION DES NERFS CRANIENS
DANS LES MÉTAMÈRES DE LA TÊTE

MÉTAMÈRES	MUSCLES CORRESPONDANTS	NERFS CORRESPONDANTS	
		RACINES VENTRALES	RACINES DORSALES
Métamère I	Muscles droit supérieur de l'œil, droit inférieur, droit interne et petit oblique.	Nerf moteur oculaire commun 3e *paire*).	Branche ophthalmique profonde du trijumeau 5e *paire*).
Métamère II	Muscle grand oblique.	Nerf pathétique (4" *paire*).	Nerf trijumeau, moins la branche ophthalmique profonde (5e *paire*).
Métamère III	?	Nerf moteur oculaire externe (6e *paire*).	Nerf acoustico-facial, formé par les deux nerfs auditif (8e *paire*) et facial (7e *paire*).
Métamère IV	Muscles s'atrophiant de bonne heure.	Manque.	
Métamère V	Muscles s'atrophiant de bonne heure.	Manque.	Nerf glosso-pharyngien (9e *paire*).
Métamères VI et VII	?	Deux racines ventrales de l'hypoglosse (12e *paire*).	Nerf vague.
Métamères IX et X	?	Deux racines ventrales de l'hypoglosse (12e *paire*).	Racines dorsales de l'hypoglosse en voie de métamorphose régressive, n'existant en général que pendant la période embryonnaire.

Chez les vertébrés supérieurs, notamment chez l'homme, les segments craniens sont à la fois moins nombreux et moins nettement délimités, un certain nombre d'entre eux ayant complètement disparu ou s'étant incorporés aux segments voisins. A leur tour, et comme conséquence de ce travail de condensation survenu au cours du développement phylogénique, les nerfs craniens se présentent avec une disposition plus complexe et des homologies plus difficiles à dégager.

Tout d'abord, il existe deux nerfs, l'*olfactif* et l'*optique* (je parle bien entendu des cordons nerveux qui sont décrits sous ce nom en anatomie descriptive), qui par leur mode d'origine, tout autant que par leurs fonctions, forment manifestement un groupe à part, nullement assimilable à la série rachidienne.

Les filets radiculaires de l'*hypoglosse* correspondent, de l'avis de tous, à un certain nombre de racines antérieures, analogues de tous points aux racines antérieures des nerfs spinaux. Cette assimilation est d'autant mieux fondée qu'il se développe parfois une racine dorsale, qui vient rejoindre la racine précédente et restituer ainsi son état parfait à la douzième paire cranienne. Cette racine sensitive de l'hypoglosse, qui ne se montre chez l'homme qu'à l'état d'anomalie (voy. *Hypo-*

glosse, p. 124), existe encore normalement et pendant toute la vie chez quelques vertébrés inférieurs.

Parmi les autres nerfs moteurs qui s'échelonnent en avant de l'hypoglosse, nous en rencontrons un certain nombre, le *moteur oculaire externe*, le *pathétique*, le *nerf masticateur* ou *petite racine du trijumeau*, le *moteur oculaire commun*, qui par leurs caractères morphologiques et fonctionnels représentent peut-être encore, au même titre que l'hypoglosse, des racines antérieures. Je dis peut-être, car, selon toutes probabilités, les nerfs précités ne se développent pas exactement (voy. Embryologie) comme les racines ventrales des paires rachidiennes.

Si nous passons maintenant à la série des nerfs dits sensitifs, nous n'en trouvons que deux qui pourraient, au besoin, être assimilés aux racines postérieures ou dorsales des nerfs spinaux : ce sont le *trijumeau sensitif* (grosse racine) et l'*auditif*. Le *glosso-pharyngien* et le *pneumogastrique* s'en écartent visiblement. Ces deux derniers nerfs s'implantent bien sur la même ligne que les racines dorsales des nerfs spinaux ; comme elles encore, ils présentent des ganglions et se développent aux dépens de la bandelette neurale ; mais ils en diffèrent en ce qu'ils possèdent à la fois des fibres sensitives et des fibres motrices. Sans doute, si nous suivons ces différentes fibres jusqu'à leurs origines intra-bulbaires, nous voyons les fibres sensitives se porter dans des noyaux qui sont les équivalents morphologiques des cornes postérieures de la moelle, les fibres motrices aboutir de même à des noyaux équivalents des cornes postérieures ; mais il n'en persiste pas moins ce fait singulier que *leurs fibres motrices sortent du névraxe en suivant le même trajet que les racines dorsales*. Il faut bien le reconnaître, nous n'avons aucune disposition analogue dans la moelle, à moins qu'on ne veuille considérer comme homologues des filets moteurs précités, ces fibres motrices, ci-dessus décrites (t. II), qui sortent du névraxe en suivant les racines postérieures.

Au nombre de ces fibres motrices à trajet postérieur ou dorsal, nous devons ranger les *filets bulbaires du spinal*, qui émergent du sillon collatéral postérieur du bulbe immédiatement au-dessous des nerfs mixtes. Les fibres constitutives du spinal me paraissent avoir la même signification que les fibres motrices du glosso-pharyngien et du pneumogastrique : elles n'en diffèrent que parce que, au lieu de se fusionner avec des fibres sensitives pour former un nerf mixte, elles restent isolées et constituent à elles seules un cordon nerveux exclusivement moteur.

Restent le facial et l'intermédiaire de Wrisberg.

Le *facial proprement dit* est un nerf essentiellement moteur et l'on pourrait être tenté au premier abord de le considérer comme représentant, pour la série cranienne, une branche homologue des racines antérieures des nerfs spinaux. Mais les recherches embryologiques les plus récentes ont établi que le nerf facial naît d'une ébauche qui lui est commune avec l'auditif, qu'il se développe par conséquent comme une racine dorsale. C'est donc, comme le nerf spinal, un nerf moteur à trajet aberrant, je veux dire un filet moteur qui, au lieu de sortir du névraxe par le plan ventral, s'en échappe par le plan dorsal. Réuni à l'acoustique sous le nom d'*acoustico-facial*, il constitue un troisième nerf mixte, en tout semblable aux deux nerfs mixtes situés au-dessous, le glosso-pharyngien et le pneumogastrique.

Quant à l'*intermédiaire de Wrisberg*, c'est, comme nous l'avons déjà dit à propos de son origine réelle (voy. t. II), une racine sensitive, de tous points comparable aux racines postérieures des nerfs rachidiens. Comme ces derniers, elle a un véritable ganglion, qui est le ganglion géniculé.

Ces quelques considérations, que nous avons rendues aussi brèves que possible, sont suffisantes pour nous montrer les difficultés nombreuses que soulève cette question des homologies des nerfs craniens, et nous expliquer en même temps les divergences d'opinions qui séparent à ce sujet les morphologistes les plus compétents.

La seule conclusion qui me paraisse acceptable pour le moment est celle-ci : si quelques nerfs craniens, comme l'hypoglosse, l'intermédiaire de Wrisberg et la grosse racine du trijumeau, peuvent encore, malgré leur complexité relative, être assimilés à des racines rachidiennes, il en est d'autres, et c'est le plus grand nombre, qui se disposent suivant des modalités absolument nouvelles. Parmi ces modalités, les plus importantes sont : 1° la disparition d'un certain nombre de racines, soit ventrales, soit dorsales ; 2° la fusion de quelques-unes de ces racines avec les racines voisines ; 3° enfin l'existence de filets moteurs aberrants, qui suivent le trajet des racines dorsales, soit en restant isolés et indépendants (spinal, facial), soit en s'incorporant à des filets primitivement sensitifs pour donner naissance à des nerfs mixtes (glosso-pharyngien, pneumogastrique).

On comprendra sans peine, après cela, que nous n'essayions pas ici, à propos des nerfs craniens de l'homme, de dresser un tableau de leurs racines ventrales et de leurs racines dorsales, et moins encore de les grouper méthodiquement deux à deux pour constituer des paires craniennes comparables aux paires rachidiennes. Ce travail de synthèse sera possible un jour peut-être. Pour l'instant, il serait purement fantaisiste ; il serait le produit de l'imagination bien plus encore que le résultat de l'observation vraiment scientifique.

Consultez, au sujet des homologies des nerfs craniens et des nerfs rachidiens : Dohrn (A.), *Studien zur Urgeschichte des Wirbelthierkorpers*, Mittheil. aus der zool. Station zu Neapel., t. III, 1882 : t. IV, 1883 ; t. V, 1884 ; t. VI, 1885 : t. VII, 1887 : t. VIII, 1888 ; — Froriep, *Ueber Anlagen von Sinnesorg. am Facialis, Glossoph. und Vagus*, Arch. f. Anat. u. Physiol., 1885 ; — Du même, *Bemerkungen zur Frage nach der Wirbeltheorie des Kopfskelettes*, Anat. Anzeiger, 1887 ; — Gegenbaur, *Die Metamerie des Kopfes u. die Wirbeltheorie des Kopfskelettes*, Morph. Jahrbuch, 1887 ; — His, *Ueber die Anfänge des peripher. Nervensystem*, Arch. für Anat. u. Physiol., 1879 ; — Du même, *Die morphol. Betrachtung der Kopfnerven*, ibid., 1887 ; — Houssay, *Études d'embryologie des vertébrés*, Arch. de Zool. expérimentale, 1890 ; — Marshall, *The segmental value of the cranial nerves*, Journ. of Anat. and Physiol., t. XVI ; — van Wijhe, *Ueber die Mesodermsegmente und die Entwickl. der Nerven der Selachierkopfes*, K. Akad. der Wissenschaft. zu Amsterdam, 1882 ; — Du même, *Ueber Somiten und Nerven im Kopfe von Vögel u. Reptilienembryonen*, Zool. Anzeiger, 1886 ; — Du même. *Ueber die Kopfsegment. und die Phylogenie des Geruchs-organes der Wirbelthiere*, ibid., 1886 ; — Gaskell (W.-H.), *On the relations between the structure, function, distribution and origin of cran. nerves*, etc., Journ. of Anat. and Physiol., 1889 ; — Rabl, *Theorie des Mesoderms*, Morpholog. Jahrbuch, Bd. XV, 1889. — Shore, *On the minute anatomy of the vagus nerve in Selachians, with remark's on the segmental value of the cranial nerves*, Journ. of Anat., 1889. — Zimmermann, *Ueb. die Metamerie des Wirbelthierkopfes*, Verh. d. anat. Ges., 1891.

§ 1. — *Première paire* : Nerf olfactif

La plupart de nos traités classiques comprennent et décrivent sous ce nom : 1° la *bandelette olfactive* et ses diverses racines ; 2° le renflement ovoïde, dit *bulbe olfactif*, qui termine en avant cette bandelette ; 3° les *rameaux nerveux* qui se détachent du bulbe pour descendre dans les fosses nasales. Nous ne pouvons accepter une pareille interprétation, qui est en complet désaccord avec le double enseignement de l'anatomie comparée et de l'embryogénie. La bandelette olfactive et le bulbe olfactif ne sont en effet que des prolongements du cerveau et, seuls, les filets nerveux qui proviennent du bulbe méritent le nom de nerfs olfactifs.

1° Origine apparente. — Les nerfs olfactifs prennent naissance sur la face inférieure du bulbe olfactif, qui est couché, comme on le sait, sur la lame criblée de l'ethmoïde, de chaque côté de l'apophyse crista galli. Leur volume est très inégal. Leur nombre varie, lui aussi, non seulement sur chaque sujet, mais sur le même sujet, d'un côté à l'autre.

2° Relations avec les centres nerveux, voie olfactive. — Voy. t. II.

3° Trajet, distribution. — En quittant le bulbe, les nerfs olfactifs, suivant un trajet descendant, traversent les trous de la lame criblée, enveloppés chacun dans un prolongement de la dure-mère, et arrivent ainsi à la partie supérieure des fosses nasales. Là, ils se séparent en deux groupes, l'un interne, l'autre externe :

a. *Rameaux externes*. — Les rameaux externes (fig. 28), au nombre de douze à vingt (VALENTIN), s'étalent sur le cornet supérieur et sur le cornet moyen, en for-

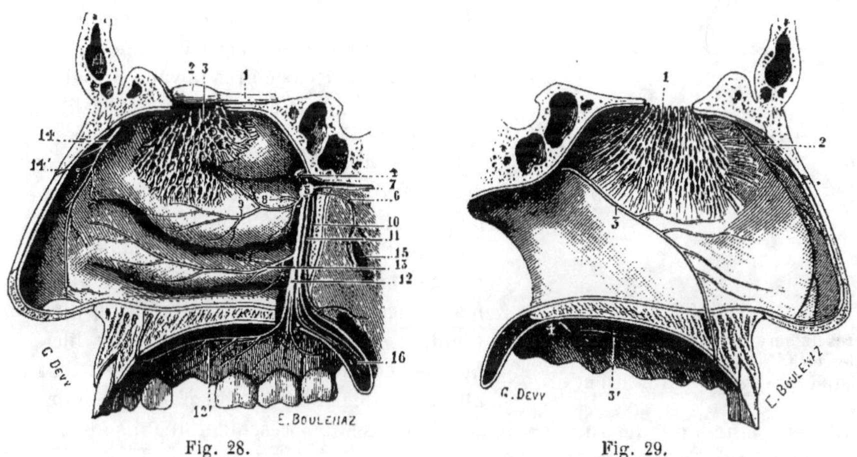

Fig. 28.   Fig. 29.

Fig. 28. — Paroi externe des fosses nasales, pour montrer les rameaux externes du nerf olfactif.

1, bandelette olfactive. — 2, bulbe olfactif. — 3, ramifications externes du nerf olfactif. — 4, nerf maxillaire supérieur. — 5, ganglion sphéno-palatin. — 6, nerf ptérygo-palatin. — 7, nerf vidien. — 8, nerf sphéno-palatin interne, sectionné près de son origine. — 9, nerf sphéno-palatin externe. — 10, nerf palatin postérieur. — 11, nerf palatin moyen.— 12, nerf palatin antérieur, avec 12', son anastomose avec le sphéno-palatin interne. — 13, nerf nasal postérieur. — 14, rameau externe du nasal interne, avec 14', naso-lobaire. — 15, orifice de la trompe d'Eustache. — 16, branches terminales du nerf palatin moyen.

Fig. 29. — Paroi interne des fosses nasales, pour montrer les rameaux internes du nerf olfactif.

1, ramifications du nerf olfactif dans la pituitaire. — 2, filet interne du nasal interne. — 3, nerf sphéno-palatin interne sectionné en arrière. — 3', son anastomose avec le nerf palatin antérieur 4.

mant un riche plexus à mailles losangiques, dont les filets terminaux se perdent dans cette portion de la muqueuse olfactive qui recouvre la face interne des deux cornets précités. La muqueuse des méats correspondants ne paraît recevoir aucun rameau des nerfs olfactifs.

b. *Rameaux internes*. — Les rameaux internes (fig. 29), au nombre de douze à seize (VALENTIN), se portent en dedans vers la cloison des fosses nasales et s'y résolvent en une multitude de filets divergents, qui s'étalent, à la manière d'un éventail, sur la face profonde de la muqueuse. Comme les rameaux externes, les rameaux internes s'envoient mutuellement de nombreuses anastomoses et forment un plexus. Ce plexus, toutefois, est beaucoup moins riche que celui qui s'étale sur la paroi externe des fosses nasales : malgré les anastomoses précitées, qu'ils échangent entre eux, les rameaux internes de l'olfactif affectent une disposition plus ou moins pénicillée. Finalement, ils s'épuisent dans la partie supérieure de la cloison. REMY (*Th. d'agrég.*, 1878, p. 25) a pu suivre quelques filets olfactifs jusque dans la muqueuse des sinus sphénoïdaux.

4° Structure. — Les filets olfactifs diffèrent des nerfs ordinaires, des filets du trijumeau par exemple, par une coloration grisâtre : ce sont des nerfs gris, demi-transparents, gélatineux, ressemblant au tissu tendineux à l'état embryonnaire (SCHULTZE). Cet aspect spécial, qui rappelle les filets sympathiques, provient de ce que les fibres constitutives des nerfs olfactifs sont dépourvues de myéline. Elles présentent ainsi la plus grande analogie avec les fibres de Remak : comme ces dernières, elles sont cylindriques, striées longitudinalement, parsemées de gros noyaux ovalaires à grand axe dirigé dans le sens de la fibre elle-même (fig. 30, A et B).

Les fibres olfactives diffèrent cependant des fibres de Remak par leur volume d'abord, qui est beaucoup plus considérable, puis par l'absence d'anastomoses : elles sont intimement accolées les unes aux autres, mais elles n'échangent jamais de fibrilles. D'autre part, à leur terminaison, les filets nerveux constitués par des fibres de Remak affectent une disposition plus ou moins

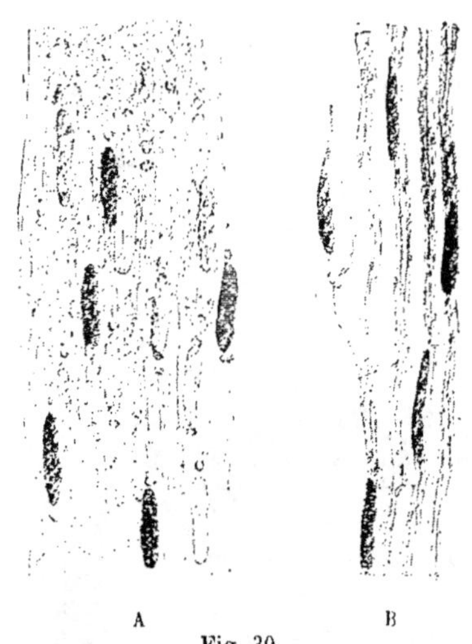

A   B

Fig. 30.

Fibres du nerf olfactif de l'homme : A, réunies en faisceau ; B, isolées par dissociation (d'après A. KEY et RELZIUS).

plexiforme, tandis que les ramifications olfactives nous présentent une disposition plutôt arborescente.

Du reste, les fibres olfactives se groupent en faisceaux, entourés chacun, comme les faisceaux des nerfs à myéline, par une gaine lamelleuse simple ou feuilletée. Ces gaines renferment, dans leur intérieur, un nombre plus ou moins considérable de faisceaux primitifs, séparés les uns des autres par de minces tractus conjonctifs et par des espaces lymphatiques.

5° Terminaison. — Le mode de terminaison des nerfs olfactifs dans la muqueuse nasale sera étudié plus loin, à propos des organes des sens (voy. *Sens de l'olfaction*). Depuis longtemps déjà, SWANN et FISCHER ont signalé, le premier chez les oiseaux, le second chez les batraciens, l'existence d'anastomoses unissant, en pleine muqueuse plantaire, les filets de l'olfactif et les filets du trijumeau ; mais ces anastomoses, comme l'établissent les recherches ultérieures de BROCCHI (*Bull. Soc. philom. de Paris*, 1877), n'existent ni chez les animaux ni chez l'homme.

Variétés : absence des nerfs olfactifs. — Des faits d'absence congénitale de la bandelette olfactive et du bulbe olfactif ont été signalés depuis déjà longtemps par ROSENMÜLLER, par CERUTTI, par PRESSAT, etc. Cette anomalie paraît avoir coïncidé, dans les cas précités, avec l'absence du sens de l'odorat (anosmie). Une pareille coïncidence est en parfait accord avec ce que nous enseignent la physiologie et la clinique, à savoir : que le nerf olfactif est le nerf de l'odorat et que l'anosmie accompagne fatalement la destruction du nerf, que cette destruction soit expérimentale ou pathologique.

Il existe pourtant dans la littérature anatomique deux faits, celui de CL. BERNARD (*Leçons sur le système nerveux*, 1858, p. 229) et celui de Le Bec (*Bull. Soc. de Biologie*, 1883), où l'absence des nerfs olfactifs a été constatée à l'autopsie chez des sujets qui, de leur vivant, possédaient comme tout le monde l'impressionnabilité pour les odeurs. A ces deux faits, je puis en ajouter un troisième : au mois de juin 1890, en faisant l'autopsie d'un sujet qui était mort la veille à l'Hôtel-Dieu de Lyon, dans le service de M. le professeur Lépine, je n'ai trouvé sur son cerveau aucune trace du bulbe olfactif et de la bandelette olfactive ; or, il résulte des renseignements très précis qui m'ont été fournis depuis par sa femme, que le sujet en question jouissait de l'odorat et percevait les odeurs comme le commun des hommes.

Pour expliquer ces faits de persistance de l'odorat malgré l'absence de nerfs olfactifs, certains physiologistes n'ont pas craint, suivant en cela l'exemple de Magendie, de déposséder le nerf olfactif de la fonction de transmettre au cerveau les impressions odorantes et d'accorder ce rôle au nerf de la cinquième paire. Une pareille interprétation ne me paraît nullement acceptable : l'anatomie comparée, la physiologie expérimentale et l'observation anatomo-clinique déposent contre elle, en établissant, par des faits aussi nombreux que précis, que le nerf olfactif est bien réellement le nerf qui relie aux centres nerveux les cellules olfactives de la pituitaire.

M. Duval (*Bull. Soc. d'Anthropologie*, 1884), en étudiant avec soin le cerveau qui fait l'objet de l'observation de Le Bec, a constaté : d'une part, la présence de filets olfactifs dans la muqueuse pituitaire, d'autre part, sur le cerveau lui-même, l'existence de véritables moignons d'implantation des nerfs olfactifs. Il en conclut, avec raison, que ces deux parties extrêmes ne peuvent avoir existé sans la présence de parties intermédiaires établissant leur continuité. Dans ce cas, l'absence des nerfs olfactifs devient une *prétendue absence*, une simple réduction de ces nerfs. Rien d'étonnant alors que la fonction persiste, l'organe existant réellement quoique atténué.

En supposant même (comme c'est probablement le cas pour l'observation que j'ai rapportée plus haut) que l'appareil olfactif fasse complètement défaut, il n'y aurait pas là une raison suffisante pour déposséder le nerf olfactif de ses fonctions classiques au profit du trijumeau. L'exercice du sens de l'odorat s'explique suffisamment, en effet, par un phénomène de suppléance, suppléance d'un nerf non développé par un nerf voisin : les impressions odorantes, au sortir de l'épithélium olfactif, au lieu de suivre les fibres olfactives, comme cela a lieu d'ordinaire, suivent exceptionnellement les filets du trijumeau et n'en arrivent pas moins, par cette voie détournée, par cette voie suppléante, aux centres corticaux des hémisphères.

§ II. — *Deuxième paire :* Nerf optique

Le nerf optique ou nerf de la deuxième paire est le nerf de la vision. Il s'étend du chiasma optique au globe de l'œil et, par conséquent, occupe successivement la cavité cranienne et la cavité orbitaire. Bien que le nerf optique soit un dérivé du cerveau intermédiaire ou thalamencéphale, constitué par des fibres nerveuses qui, comme nous l'avons vu (voy. t. II), appartiennent réellement au névraxe, nous le considérerons ici comme un nerf ordinaire et le suivrons, comme les autres nerfs craniens, depuis son origine à la partie antérieure du chiasma, jusqu'à sa terminaison dans la rétine.

1° Origine apparente. — Le nerf optique se détache de l'angle antéro-externe du chiasma, dont il constitue le prolongement antérieur. Le prolongement postérieur, comme on le sait, est formé par la bandelette optique.

2° Relations avec les centres nerveux, voie optique. — Voy. t. II.

3° Direction et trajet. — Du chiasma, où il prend naissance, le nerf optique se

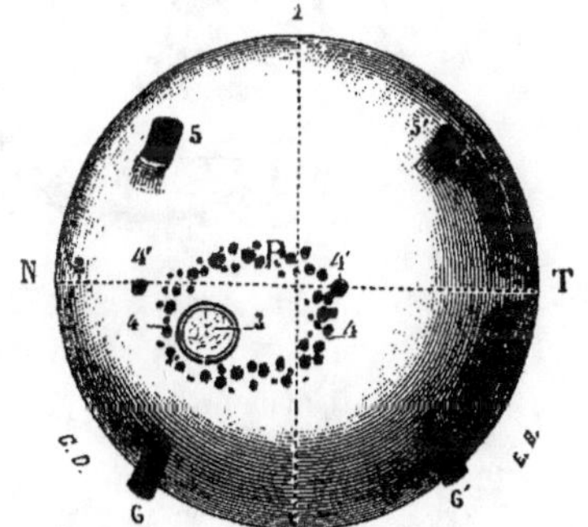

Fig. 31.

Le globe de l'œil, vu par son hémisphère postérieur, pour montrer le point de pénétration du nerf optique (*demi-schématique*).

P, pôle postérieur de l'œil. — N, côté interne ou nasal. — T, côté externe ou temporal.

1, méridien vertical. — 2, méridien horizontal. — 3, nerf optique. — 4, 4, vaisseaux et nerfs ciliaires. — 4', 4', les deux artères ciliaires longues. — 5, 5', les deux vasa vorticosa supérieurs. — 6, 6', le deux vasa vorticosa inférieurs.

dirige obliquement d'arrière en avant et de dedans en dehors. Il atteint ainsi le trou ou canal optique, qu'il traverse d'arrière en avant, pour pénétrer dans l'orbite. Arrivé dans cette cavité, il s'infléchit légèrement sur lui-même, en faisant un coude dont la convexité regarde en dehors. Suivant alors une direction à peu près postéro-antérieure, il se porte vers le globe de l'œil et le pénètre. Le point où se fait l'union du nerf optique avec le globe oculaire ne répond pas exactement au pôle postérieur de ce dernier : il est situé (fig. 31,3) à 3 millimètres en dedans de ce pôle et à 1 millimètre au-dessous.

4° **Divisions et rapports.** — Envisagé au point de vue de ses rapports, le nerf optique peut être divisé en quatre portions, qui sont, en allant d'arrière en avant :

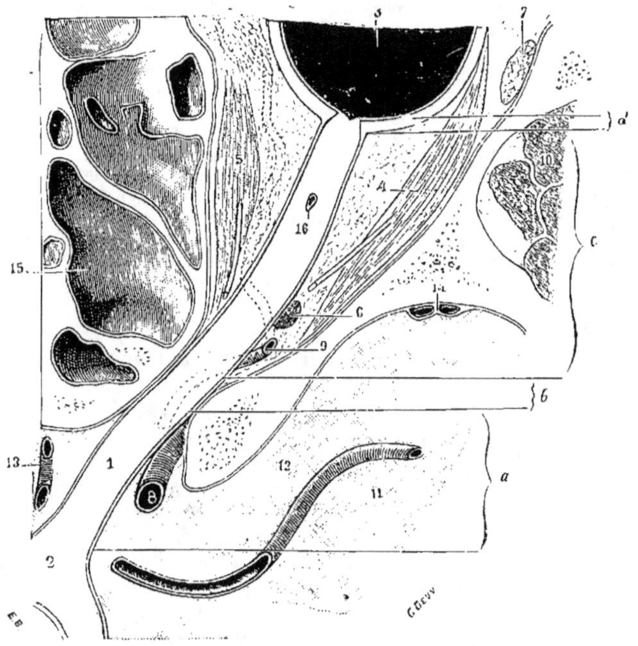

Fig. 32.

Coupe horizontale de l'orbite passant par le nerf optique (sujet congelé).

(La coupe est grossie de 1/2 diamètre.)

1. nerf optique, avec : *a*, sa portion intra-cranienne ; *b*, sa portion canaliculaire ; *c*, sa portion orbitaire ; *d*, sa portion intra-bulbaire. — 2. chiasma. — 3, globe oculaire. — 4, droit externe, avec son nerf. — 5. droit interne, avec son nerf. — 6, ganglion ophthalmique. — 7, glande lacrymale. — 8. carotide interne. — 9, artère ophthalmique (son trajet au-dessous et au-dessus de la coupe est figuré en pointillé). — 10, muscle temporal. — 11, cerveau. — 12. artère cérébrale moyenne, intéressée par la coupe. — 13, artère cérébrale antérieure. — 14, sinus sphéno-pariétal de Breschet. — 15, cellules ethmoïdales. — 16, artère centrale de la rétine.

1° une portion intra-cranienne ; 2° une portion intra-osseuse ou intra-canaliculaire ; 3° une portion intra-orbitaire ; 4° une portion intra-oculaire ou intra-bulbaire. De ces quatre portions, la première mesure de 10 à 12 millimètres, la seconde 6 ou 7 millimètres, la troisième 30 millimètres, la quatrième 6 ou 7 dixièmes de millimètre. Au total, la longueur du nerf optique est, en chiffres ronds, de 5 centimètres.

a. *Portion intra-cranienne.* — La portion intra-cranienne, se ressentant encore

du voisinage du chiasma, est un peu aplatie de haut en bas : elle mesure, à sa
partie moyenne, 5 millimètres de largeur sur 3 millimètres de hauteur. — En haut,
elle répond à la partie externe de l'espace quadrilatère perforé et à la racine
blanche interne du nerf olfactif. — En bas, elle repose successivement sur la
tente de l'hypophyse et sur la partie externe de la gouttière optique. A sa partie
inféro-externe se trouvent la carotide interne et la portion initiale de l'artère
ophthalmique. — Nous ajouterons, au sujet des rapports de la portion intra-
cranienne, que le rebord supérieur du trou optique est prolongé en arrière par
un petit repli falciforme de la dure-mère (voy. *Méninges*), qui s'étale au-dessus
du nerf et que, pour cette raison, on pourrait appeler *tente du nerf optique*.

b. *Portion intra-canaliculaire.* — Nous désignerons sous ce nom la portion du
nerf qui se trouve située dans le trou ou canal optique (voy. *Ostéol.*), entre la
cavité cranienne et la
cavité orbitaire. En en-
trant dans ce canal, le
nerf optique, jusque-là
aplati comme nous l'a-
vons vu, prend la for-
me d'un cordon cylin-
drique, forme qu'il
conservera désormais
jusqu'à sa terminai-
son. Il mesure environ
3 millimètres de dia-
mètre. Le nerf, dans
le canal optique, est
solidement uni à la
paroi du canal. L'ar-
tère ophthalmique, qui
traverse avec lui le
canal optique, est en-
core située (fig. 32, 9)
à sa partie inféro-ex-
terne.

c. *Portion intra-or-
bitaire.* — Le nerf op-

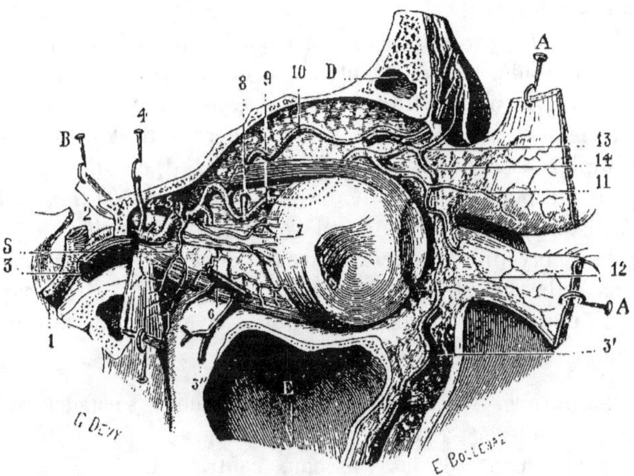

Fig. 33.

Le nerf optique et ses rapports avec les vaisseaux de l'orbite.

1. carotide interne. — 2, artère ophthalmique. — 3. veine ophthalmique, avec :
3' son anastomose avec la faciale; 3" son anastomose avec le plexus ptérygoïdien. —
4, artère lacrymale. — 4', artère centrale de la rétine. — 5. artère musculaire supérieure. — 6. artère musculaire inférieure. — 7. artères ciliaires. — 8, artère ethmoïdale postérieure. — 9. artère ethmoïdale antérieure. — 10. artère sus-orbitaire. —
11, artère palpébrale supérieure. — 12, artère palpébrale inférieure. — 13, artère
frontale. — 14, artère nasale. — 15, artère et veine faciales.

A, paupières, érignées en dedans. — B, nerf optique. — C, glande lacrymale. —
D, sinus frontal. — E, sinus maxillaire.

tique, en débouchant dans l'orbite, traverse tout d'abord un anneau fibreux, que
lui forment les tendons d'origine des quatre muscles droits de l'œil. Puis, quand les
muscles droits s'écartent en divergeant et circonscrivent ainsi une sorte de cône
ou de pyramide, le nerf chemine assez exactement dans l'axe de cette pyramide.

Toutefois, il n'est pas rectiligne. Si nous le suivons d'arrière en avant, nous le
voyons décrire deux courbes (fig. 32, c) : une première courbe ou courbe postérieure, à concavité inférieure et interne; une deuxième courbe ou courbe antérieure, à concavité externe. Il est donc, dans son ensemble, configuré en *S* italique
et, de ce fait, présente une longueur un peu supérieure à la distance qui sépare
en ligne droite le trou optique du pôle postérieur de l'œil. C'est grâce à cette disposition, on le conçoit, que le segment postérieur du globe de l'œil peut à son gré
se mouvoir librement et dans tous les sens : le nerf, en effet, redresse ses courbures quand se déplace son point d'implantation oculaire, et sa longueur, ainsi

accrue, est toujours plus que suffisante, d'une part pour que le nerf ne gêne en rien les mouvements de l'œil, d'autre part pour que ces mouvements ne tiraillent jamais le nerf.

Dans la traversée orbitaire, le nerf optique est entouré de toutes parts par le tissu cellulo-adipeux de cette cavité. Il est particulièrement en rapport : 1° avec l'artère ophthalmique, qui croise obliquement sa face supérieure en se portant de la paroi externe de l'orbite à sa paroi interne ; 2° avec le ganglion ophthalmique, qui s'applique contre sa face externe, à l'union de son tiers postérieur avec les deux tiers antérieurs ; 3° avec les nerfs et les vaisseaux ciliaires, qui se disposent irrégulièrement tout autour de lui ; 4° avec les vaisseaux centraux de la rétine, qui pénètrent dans l'épaisseur du nerf par son côté externe et à 10 millimètres environ en arrière du pôle postérieur de l'œil. Nous reviendrons plus loin sur ces derniers vaisseaux.

d. *Portion intra-bulbaire.* — La portion intra-bulbaire répond à la sclérotique et à la choroïde. En pénétrant dans l'orifice que lui offrent ces deux membranes (voy. *Œil*), le nerf optique, tout en conservant sa forme circulaire, se rétrécit graduellement au point que son diamètre, qui était de 3 millimètres, descend à 1 millimètre et demi. Il s'effile ainsi (fig. 32, *d*) en une sorte de tronc de cône dont la pointe répond à la lamina cribrosa (voy. *Sclérotique*). Cette atténuation du nerf, disons-le tout de suite, relève de ce double fait : 1° en partie, de la disparition de la myéline autour de chacune des fibres nerveuses (le nerf au delà de la lamina cribrosa est complètement amyélinique) ; 2° en partie, de la réduction plus ou moins considérable que subit à ce niveau le tissu névroglique du cordon nerveux.

5° **Structure.** — Envisagé au point de vue de sa structure, le nerf optique nous offre à considérer : 1° le tronc nerveux proprement dit ; 2° les diverses gaines qui l'enveloppent ; 3° les vaisseaux centraux de la rétine.

A. Nerf proprement dit : éléments nerveux et éléments de soutien. — Le nerf optique proprement dit est essentiellement constitué par des fibres nerveuses longitudinales, accolées et parallèles, d'où l'aspect en *moelle de jonc* que présentent les coupes transversales de ce nerf (fig. 35). Ces fibres sont remarquables par leur ténuité : leur diamètre varie d'ordinaire de 2 µ à 10 µ ; mais il en existe de plus ténues encore, incomparables comme finesse, pour employer l'expression de Schwalbe. Elles appartiennent toutes à la classe des fibres à myéline, comme la grande majorité de celles qui entrent dans la constitution des nerfs cérébro-spinaux. Elles diffèrent cependant de ces dernières en ce qu'elles n'ont pas de gaine de Schwann, se rapprochant en cela des fibres nerveuses des centres.

La gaine piale, qui enveloppe le nerf optique et que nous décrirons plus loin, envoie par sa face profonde de nombreuses cloisons conjonctives, les unes relativement épaisses, les autres extrêmement minces, qui s'insinuent entre les fibres nerveuses et les divisent en faisceaux plus ou moins volumineux. Le tissu conjonctif qui forme ces cloisons présente toujours les caractères histologiques du tissu conjonctif lâche. On ne le voit sur aucun point se disposer en gaines lamelleuses, et le nerf optique, à ce sujet, diffère considérablement des nerfs ordinaires.

Outre les cloisons conjonctives précitées, le nerf optique nous présente encore, comme éléments de soutien, du tissu névroglique, et ceci n'a rien que de très naturel, puisque le nerf optique, nous l'avons déjà dit bien des fois, est une dépendance du névraxe. La névroglie du nerf optique forme tout d'abord, immédiatement au-dessous de la gaine piale, une couche mince mais continue, qui repose directement sur les éléments nerveux : c'est la *gaine névroglique* de certains auteurs (fig. 32,7). Elle forme ensuite, dans l'épaisseur même du nerf, un riche réticulum dont les mailles entourent les fibres nerveuses. Aux fibres de ce réticulum se trouvent annexées de nombreuses cellules névrogliques, qui, comme des cellules endothéliales, se disposent souvent en séries le long de la surface externe des faisceaux nerveux. Des cellules analogues sont encore disséminées à l'intérieur des faisceaux (SCHWALBE).

Entre les fibres optiques et leurs éléments de soutien, que ces éléments soient conjonctifs ou névrogliques, se trouvent des espaces en forme de fentes : ce sont les *espaces lymphatiques* du nerf optique (fig. 34). C'est là que circule la lymphe. Ces espaces communiquent, comme l'établissent les injections de SCHWALBE et celles d'AXEL KEY et RETZIUS,

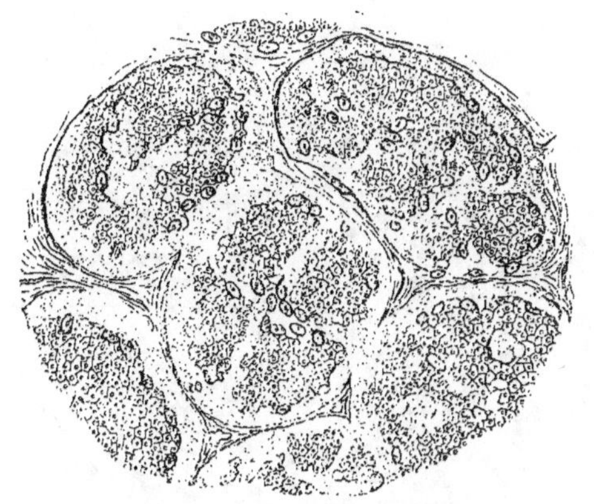

Fig. 34.

Les espaces lymphatiques du nerf optique, vus sur une coupe transversale du nerf (d'après A. KEY et RETZIUS).

Les espaces lymphatiques, injectés au bleu de Prusse, sont représentés en bleu.

d'une part avec les espaces lymphatiques qui entourent le nerf (voy. plus loin), d'autre part avec les cavités arachnoïdienne et sous-arachnoïdienne du cerveau.

B. GAINES DU NERF OPTIQUE. — Dans le crâne, le nerf optique, placé dans les espaces sous-arachnoïdiens, n'est revêtu que par une enveloppe cellulo-vasculaire, prolongement de la pie-mère cérébrale. Mais, au niveau du trou optique, les deux autres méninges se réfléchissent sur lui et l'accompagnent jusqu'au globe de l'œil. Les portions intra-canaliculaire et intra-orbitaire du nerf optique nous présentent donc, comme le névraxe lui-même, trois enveloppes concentriques, que nous désignerons sous le nom de gaine interne, de gaine moyenne et de gaine externe :

La *gaine interne* ou *gaine piale* (fig. 35,6) est une membrane conjonctive, très mince et très délicate, enveloppant le nerf optique sur tout son pourtour et constituant son névrilème proprement dit. Elle est le prolongement de la pie-mère cérébrale et présente les mêmes caractères histologiques que cette dernière. Rappelons, en passant, que la gaine piale du nerf optique, comme la pie-mère cérébrale, est doublée sur sa face profonde d'une mince couche de névroglie, qui la sépare entièrement des fibres nerveuses. FUCHS, auquel nous devons une bonne description de la gaine névroglique du nerf optique, la considère, mais sans preuves bien convaincantes, comme résultant de l'atrophie des faisceaux nerveux périphériques, qui auraient disparu, ne laissant à leur lieu et place que le réticulum névroglique dans lequel ils étaient contenus.

La *gaine externe* ou *gaine durale* (fig. 35,4), beaucoup plus épaisse et plus résistante que la gaine interne, présente une structure franchement fibreuse. Elle se confond, en arrière, sur le pourtour du trou optique, avec la dure-mère cranienne, dont elle n'est qu'un prolongement. Sappey a signalé dans la gaine durale du nerf optique l'existence d'un riche plexus de fibres nerveuses à myéline, provenant des nerfs ciliaires.

La *gaine moyenne* ou *gaine arachnoïdienne* (fig. 35,5) est une membrane extrêmement mince, intermédiaire aux deux gaines précédentes. Elle représente, autour du nerf optique, le feuillet viscéral de l'arachnoïde cranienne (l'arachnoïde des anatomistes allemands).

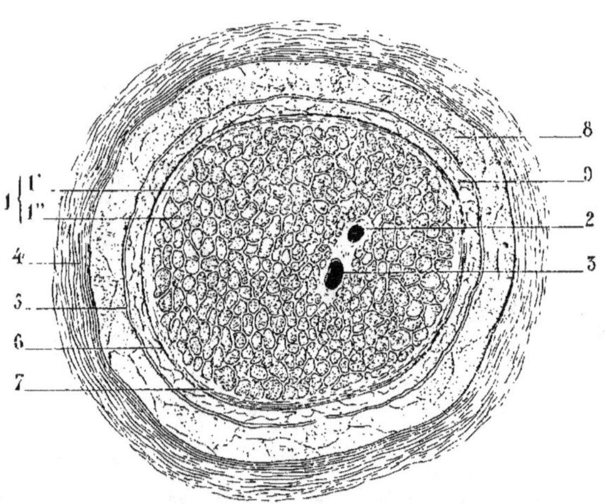

Fig. 35.

Coupe transversale du nerf optique et de ses gaines (*demi-schématique*).

1, nerf optique proprement dit, avec : 1', ses faisceaux nerveux; 1", ses travées conjonctives. — 2, artère centrale de la rétine. — 3, veine centrale de la rétine. — 4, gaine durale. — 5, gaine arachnoïdienne. — 6, gaine piale. — 7, couche névroglique sous-piale. — 8, espace sous-dural (*en bleu*). — 9, espace sous-arachnoïdien (*en bleu*).

C. Espaces lymphatiques périoptiques. — Immédiatement au-dessous de la gaine durale, entre elle et la gaine arachnoïdienne, se trouve un espace en forme de fente : c'est *l'espace arachnoïdien* ou *subdural*, représentant ici la cavité arachnoïdienne ou espace subdural des centres encéphaliques. Cet espace lymphatique est tapissé par un endothélium continu et, d'autre part, est cloisonné à l'infini (fig. 35,8) par un système de tractus conjonctifs très fins, revêtus eux aussi de cellules endothéliales : c'est une séreuse cloisonnée.

En dedans de l'espace arachnoïdien, entre la gaine arachnoïdienne et la gaine piale, nous rencontrons un nouvel espace, *l'espace sous-arachnoïdien* du nerf (fig. 35,9), lequel se continue en arrière avec les espaces sous-arachnoïdiens du cerveau. Comme ces derniers, il est divisé par un système de trabécules conjonctives diversement entre-croisées en une multitude de cavités ou aréoles, dans lesquelles circule la lymphe. C'est à l'espace sous-arachnoïdien du nerf optique qu'aboutissent directement les divers espaces lymphatiques, espaces périfasciculaires et espaces interstitiels, qui se trouvent dans l'épaisseur même du cordon nerveux.

D. Vaisseaux centraux de la rétine. — Au voisinage du globe oculaire, le nerf optique s'enrichit de deux nouveaux éléments : l'artère et la veine centrales de la rétine. — L'*artère centrale de la rétine*, branche de l'ophthalmique, pénètre dans l'épaisseur du nerf par son côté externe et à 10 millimètres environ de la sclérotique. Elle chemine d'abord quelque temps à la face profonde de la gaine piale ; puis elle gagne obliquement la partie centrale du nerf, qu'elle occupera désormais jusqu'à sa bifurcation au niveau de la papille optique. — La *veine centrale* de la rétine accompagne l'artère homonyme dans tout son trajet et présente naturellement les mêmes rapports. Elle provient de la rétine et vient, à sa sortie du nerf optique, se jeter dans la veine ophthalmique supérieure ou bien directement dans le sinus caverneux. Artère et veine, chacune avec ses vaso-moteurs (le *nerf de Tiedmann* n'existe probablement pas en tant que rameau isolé et indépendant), sont contenues dans une masse de tissu conjonctif lâche (fig. 35,2 et 3), dépendant de la gaine piale.

6° Terminaison antérieure du nerf optique. — Le mode de terminaison antérieure du nerf optique nous est nettement indiqué par une coupe, soit horizontale (fig. 36), soit sagittale, intéressant à la fois le cordon nerveux et la paroi oculaire correspondante.

Les faisceaux nerveux, tout d'abord, se dépouillent de leur myéline. Ainsi réduits de volume, ils traversent les mille pertuis de la lamina cribrosa et, arrivés au-devant de cette membrane, s'épanouissent en sens radiaire pour se continuer avec la rétine (voy. *Rétine*).

Les gaines et les espaces périoptiques se comportent de la façon suivante (fig. 36). — La gaine durale, tout d'abord arrivée au globe oculaire, s'infléchit en dehors sous un angle de 100 à 110 degrés et se continue sans ligne de démarcation aucune avec les couches externes de la sclérotique, environ avec les deux tiers externes de cette membrane.

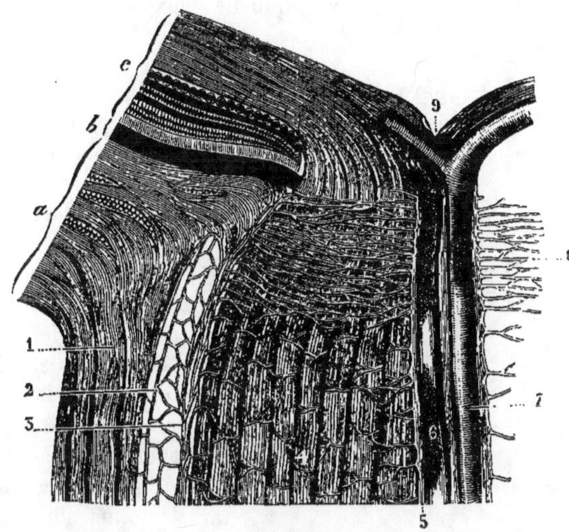

Fig. 36.

Coupe longitudinale du nerf optique à son entrée dans le globe de l'œil (d'après SCHWALBE).

a, sclérotique. — *b*, choroïde. — *c*, rétine, avec ses différentes couches. 1, gaine durale. — 2, gaine arachnoïdienne, — 3, gaine piale. — 4, faisceaux nerveux du nerf optique. — 5, couche centrale de tissu conjonctif. avec 6 et 7, la veine et l'artère centrales de la rétine. — 8, lame criblée. — 9, excavation centrale de la papille. — 10, espace subdural. — 11, espace sous-arachnoïdien.

— La gaine arachnoïdienne, toujours appliquée contre la face interne de la gaine durale, se continue de même avec les faisceaux fibreux de la sclérotique, à l'union de ses deux tiers externes avec son tiers interne. L'espace subdural, que circonscrivent les deux enveloppes précitées, se termine là en formant un cul-de-sac. — La gaine piale, au niveau de la lamina cribrosa, s'infléchit en dehors comme la gaine durale et se continue, à son tour, avec les couches internes de la sclérotique : un certain nombre de ses fibres, celles qui sont les plus internes, entrent en relation avec la choroïde. Quant à l'espace sous-arachnoïdien, il se termine en cul-de-sac comme le précédent, mais un peu en avant de lui : ce cul-de-sac terminal, comme nous le montre la figure 36, est situé en pleine sclérotique, au niveau du plan postérieur de la lamina cribrosa.

7° Vaisseaux du nerf optique. — Le nerf optique reçoit ses vaisseaux de sources multiples. L'artère centrale de la rétine, tout d'abord, abandonne quelques rameaux, toujours fort grêles, à la portion tout antérieure du cordon nerveux. Le reste de sa portion intra-orbitaire est irrigué par les artères ciliaires. Enfin, les deux portions intra-canaliculaire et intra-cranienne reçoivent quelques fines artérioles de la cérébrale antérieure.

§ III. — *Troisième paire* : NERF MOTEUR OCULAIRE COMMUN

Le nerf moteur oculaire commun ou nerf de la troisième paire est le plus volumineux et le plus important des nerfs moteurs de l'œil : il se distribue à tous les muscles de l'orbite, à l'exception de deux, qui sont le droit externe et le grand oblique.

1° Origine apparente. — Ce nerf (fig. 37) naît, par dix à quinze filets, sur le côté interne du pédoncule cérébral, entre la protubérance annulaire et le tubercule mamillaire. Ces filets radiculaires émergent du névraxe, pour la plupart, au niveau d'un sillon, le *sillon de l'oculo-moteur commun*, qui longe le bord interne du pédoncule cérébral, tout à côté de l'espace triangulaire perforé. Un certain nombre, cependant, bien décrits récemment par ZANDER (*Anat. Anzeiger*, 1896), naissent en dehors des précédents, non plus sur le bord interne du pédoncule, mais sur sa face antérieure ou ventrale. Dans son ensemble, la surface d'implantation des faisceaux radiculaires du moteur oculaire commun représente assez bien un V majuscule (ZANDER), dont l'ouverture serait dirigée en avant.

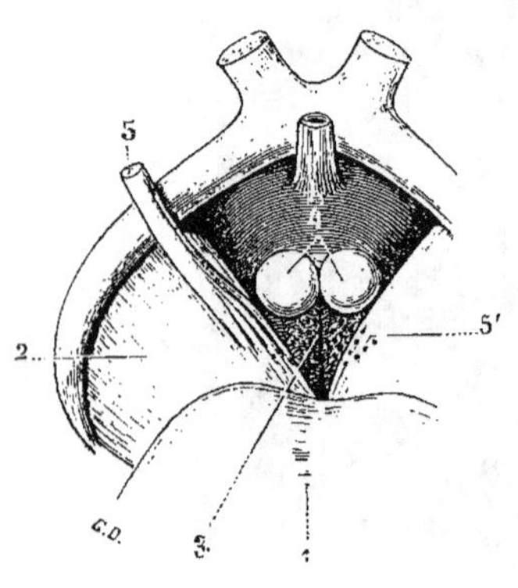

Fig. 37.

Mode d'émergence du moteur oculaire commun.

1. protubérance. — 2, pédoncule cérébral. — 3, espace interpédonculaire. — 4, tubercules mamillaires. — 5, moteur oculaire commun, avec 5', sa surface d'implantation.

Les filets radiculaires les plus postérieurs sont très rapprochés de la ligne médiane et entrent presque en contact, au niveau de cette ligne, avec les filets homologues du côté opposé. Mais on ne voit jamais les filets de gauche et les filets de droite se fusionner ensemble ou même s'entre-croiser, comme l'ont enseigné à tort un certain nombre d'anatomistes, VAROLE et VIEUSSENS entre autres.

Envisagés maintenant au point de vue de leurs rapports réciproques, les filets radiculaires du moteur oculaire commun sont assez bien isolés au niveau de leur origine sur le pédoncule. Mais aussitôt après leur sortie du névraxe, ils convergent les uns vers les autres pour constituer, par leur réunion, un cordon nerveux unique, légèrement aplati d'abord, puis régulièrement arrondi.

2° Origine réelle. — Voy. t. II, *Origines réelles des nerfs craniens.*

3° Trajet. — En quittant le pédoncule, le nerf moteur oculaire commun se dirige obliquement en avant, en dehors et un peu en haut, vers le côté externe de l'apophyse clinoïde postérieure (fig. 44,3). Un peu en avant de cette apophyse, il perfore obliquement la dure-mère et s'engage dans l'épaisseur de la paroi externe du sinus caverneux. Suivant alors un trajet postéro-antérieur, il gagne la fente sphénoïdale et pénètre dans l'orbite, où il se termine suivant une modalité que nous indiquerons tout à l'heure. Voyons auparavant quels sont ses rapports.

4° Rapports. — Les rapports du moteur oculaire commun varient suivant les points que l'on considère, et, à cet effet, nous examinerons successivement le nerf :

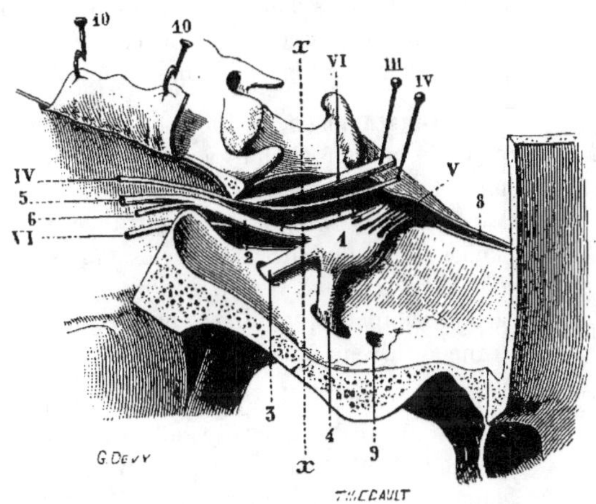

Fig. 38.

Les nerfs de l'œil à leur passage dans le sinus caverneux, vue latérale.

III, moteur oculaire commun. — IV, pathétique. — V, trijumeau. — VI, moteur oculaire externe.

1, ganglion de Gasser. — 2, ophthalmique. — 3, maxillaire supérieur. — 4, maxillaire inférieur. — 5, frontal. — 6, lacrymal. — 7, sinus caverneux. — 8, sinus pétreux supérieur. — 9, trou petit rond. — 10, périoste orbitaire, érigné en haut. — x, x, plan suivant lequel est faite la coupe représentée dans la figure 40.

1° après sa sortie du névraxe ; 2° dans l'épaisseur de la paroi externe du sinus caverneux ; 3° dans la fente sphénoïdale :

a. *Immédiatement après sa sortie du névraxe*, le nerf moteur oculaire commun passe entre deux grosses artères (fig. 39,1), l'artère cérébrale postérieure, qui est en avant, et l'artère cérébelleuse supérieure, qui est en arrière. Le tronc basilaire, d'où proviennent ces deux artères, sépare à ce niveau le nerf du côté droit de celui de gauche. Du reste, le moteur oculaire commun est situé au-dessous du feuillet viscéral de l'arachnoïde, dans le confluent inférieur, c'est dire qu'il baigne en plein dans le liquide céphalo-rachidien. Un peu plus loin, au voisinage de la lame quadrilatère du sphénoïde, l'arachnoïde l'entoure complètement et l'accompagne même, dans une étendue de 1 ou 2 millimètres, jusque dans le canal fibreux de la dure-mère.

b. *Dans l'épaisseur de la paroi externe du sinus caverneux*, le moteur oculaire commun occupe constamment la partie la plus élevée de cette paroi (fig. 38 et 40, III). Au-dessous de lui et dans cette même paroi externe du sinus, on rencontre successivement le pathétique et l'ophthalmique.

c. *Dans la fente sphénoïdale*, enfin, le nerf moteur oculaire commun, encore

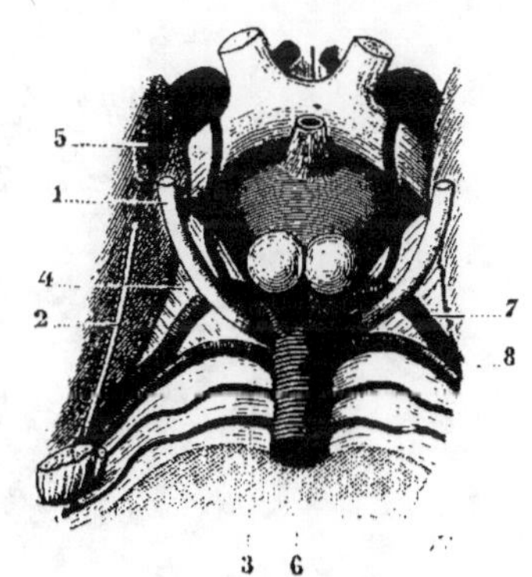

Fig. 39.

Rapports du moteur oculaire commun à son origine.

1, moteur oculaire commun. — 2, pathétique. — 3, protubérance. — 4, pédoncule cérébral. — 5, circonvolution de l'hippocampe. — 6, tronc basilaire. — 7, cérébral postérieur. — 8, cérébelleuse supérieure.

compacte ou déjà divisé en ses deux branches terminales, occupe la partie la plus large de cette fente (fig. 31,7 et 7'). Il pénètre dans l'orbite à travers l'anneau de Zinn, lequel est formé, comme nous le verrons plus tard (voy. *Muscles de l'œil*), par les deux tendons d'origine du muscle droit externe.

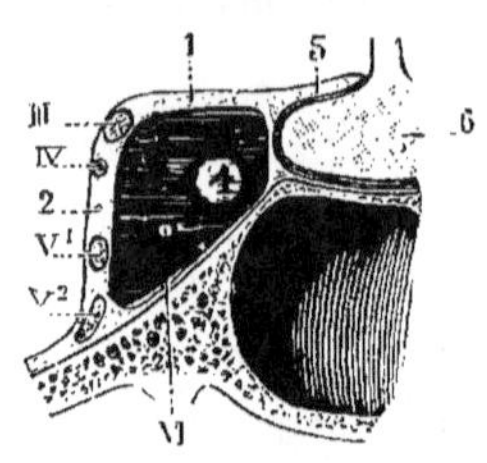

Fig. 40.

Coupe transversale du sinus caverneux, pratiquée suivant la ligne *x x* de la figure 474.

1, paroi supérieure du sinus. — 2, sa paroi externe. — 3, cavité du sinus. — 4, carotide interne. — 5, diaphragme de l'hypophyse. — 6, corps pituitaire.

III, moteur oculaire commun. — IV, pathétique. — V¹, ophthalmique. — V², maxillaire supérieur. — VI, moteur oculaire externe.

5° Anastomoses. — Dans la paroi du sinus caverneux, le moteur oculaire commun reçoit deux anastomoses : l'une, *sensitive*, lui vient de l'ophthalmique; l'autre, *sympathique*, est constituée par un ou plusieurs filets, toujours très grêles, qui se détachent du plexus caverneux, c'est-à-dire de ces ramifications du grand sympathique qui entourent l'artère carotide interne au niveau de la gouttière caverneuse.

6° Distribution. — En entrant dans l'orbite, ou même un peu avant d'y entrer, le moteur oculaire commun (fig. 41, III) se divise en deux branches, l'une supérieure, l'autre inférieure. Ces deux branches, légèrement divergentes, sont séparées l'une de l'autre par un intervalle angulaire, dans lequel s'engage obliquement le nerf nasal, branche de l'ophthalmique.

a. *Branche supérieure.* — La branche supérieure est située tout d'abord en dehors et puis au-dessus du nerf optique. Oblique en haut et en avant, elle gagne

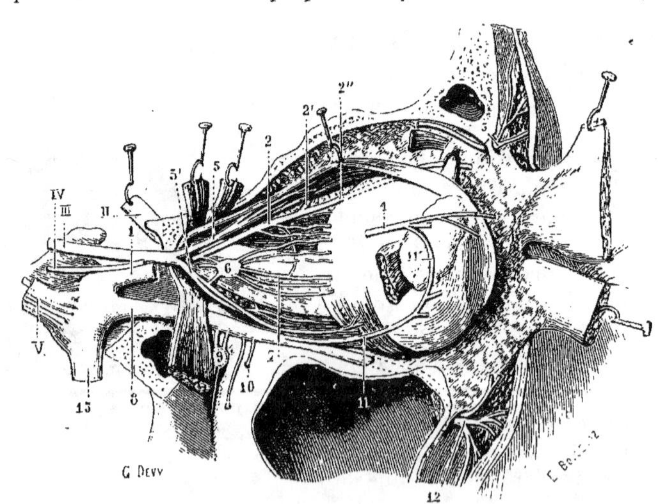

Fig. 41.

Nerf moteur oculaire commun et ganglion ophthalmique.

II, nerf optique, érigné en haut. — III, moteur oculaire commun. — IV, pathétique. — V, trijumeau.

1, ophthalmique. — 2, nasal, avec : 2', nasal interne; 2", nasal externe. — 3, sus-orbitaire. — 4, lacrymal. — 5, branche supérieure du moteur oculaire commun. — 5'. sa branche inférieure. — 6, ganglion ophthalmique, avec ses trois racines. — 7, nerfs ciliaires. — 8, nerf maxillaire supérieur. — 9, ganglion sphéno-palatin. — 10, nerfs dentaires postérieurs. — 11, rameau orbitaire, s'anastomosant, en 11', avec le lacrymal. — 12, nerf sous-orbitaire. — 13, nerf maxillaire inférieur.

la face profonde du muscle droit supérieur de l'œil et se bifurque bientôt en deux rameaux terminaux : 1° un *rameau inférieur*, qui se perd, par trois ou quatre filets, dans le muscle droit supérieur ; 2° un *rameau supérieur*, plus grêle, qui longe quelque temps le bord externe du muscle précédent et se redresse ensuite pour pénétrer dans le muscle releveur de la paupière supérieure.

b. *Branche inférieure*. — La branche inférieure, beaucoup plus considérable que la précédente, se porte directement en avant, comme le tronc dont elle émane et qu'elle continue. Elle se divise, après un parcours de quelques millimètres seulement, en trois rameaux, savoir : 1° un *rameau interne*, très court, qui se perd dans le muscle droit interne de l'œil ; 2° un *rameau inférieur*, fort court également, qui se jette dans le muscle droit inférieur ; 3° un *rameau antérieur*, enfin, remarquable par sa longueur, qui se porte jusqu'à la partie antérieure de l'orbite et se perd sur le bord postérieur du muscle petit oblique, auquel il est destiné. C'est de ce dernier rameau, disons-le en passant, que se détache la grosse racine ou racine motrice du ganglion ophthalmique. Nous y reviendrons naturellement à propos de ce ganglion.

RÉSUMÉ DU NERF MOTEUR OCULAIRE COMMUN

a). *Br. supérieure*	{ R. du droit supérieur.
	} R. du releveur de la paupière.
	R. du droit interne.
b). *Br. inférieure*	\ R. du droit inférieur.
	/ R. du petit oblique *(fournit la grosse racine du ganglion ophthalmique)*.

Variétés. — Le moteur oculaire commun, dans la partie externe du sinus caverneux, envoie quelquefois un filet anastomotique au moteur oculaire externe: mais, contrairement à l'assertion de certains auteurs, cette anastomose n'est nullement constante. Je l'ai cherchée vainement sur une dizaine de sujets, soit enfants, soit adultes. DELBET (in *Arch. d'Ophthalmologie*, 1887) nous fait connaître qu'il n'a jamais pu, lui aussi, en constater l'existence. — La branche supérieure reçoit assez souvent une anastomose, soit de l'ophthalmique, soit du nasal. — Le muscle droit inférieur peut recevoir un filet surnuméraire, soit du rameau du droit interne, soit du rameau du petit oblique. — VOLKMANN a vu le moteur oculaire commun envoyer un rameau au grand oblique. — Je l'ai vu, sur deux sujets, envoyer un rameau surnuméraire au muscle droit externe. — Le rameau du petit oblique perforait le droit inférieur dans un cas de HENLE. — J'ai vu plusieurs fois le ganglion ophthalmique directement appliqué contre le rameau destiné au petit oblique : dans ce cas, le filet nerveux constituant la grosse racine n'existait pas ; ou, plus exactement, les fibres nerveuses destinées au ganglion ophthalmique passaient directement du nerf dans le ganglion sans former de rameau distinct.

§ IV. — *Quatrième paire :* NERF PATHÉTIQUE

Le pathétique ou nerf de la quatrième paire est le plus grêle de tous les nerfs craniens ; par contre, il est celui qui effectue dans le crâne le trajet le plus long. C'est le *nervus trochlearis* des anatomistes anglais et allemands. Il est destiné à un seul muscle, le grand oblique ou oblique supérieur de l'œil.

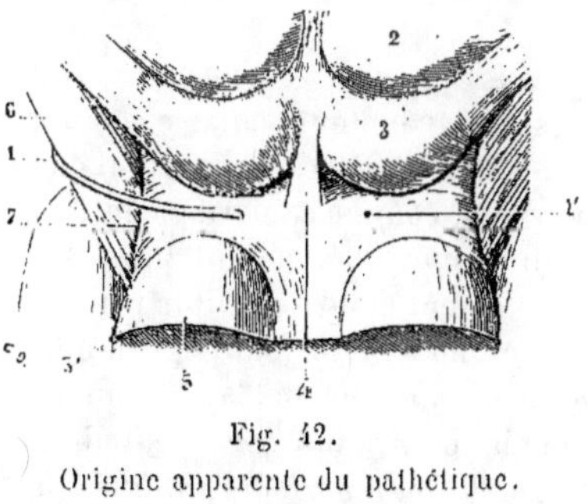

1° Origine apparente. — Le nerf pathétique prend naissance (fig. 42,1) sur la

Fig. 42.

Origine apparente du pathétique.

1. pathétique. — 2, tubercules quadrijumeaux antérieurs. — 3, tubercules quadrijumeaux postérieurs. — 4, frein de la valvule de Vieussens. — 5, pédoncules cérébelleux supérieurs. — 5', pédoncules cérébelleux moyens — 6, pédoncule cérébral. — 7, sillon latéral de l'isthme.

face supérieure de l'isthme de l'encéphale, par un, deux ou trois filets, toujours fort grêles. Cette origine est située immédiatement en arrière des tubercules quadrijumeaux postérieurs, de chaque côté du frein de la valvule de Vieussens.

2° Origine réelle. — Voy. t. II, *Origines réelles des nerfs crâniens.*

3° Trajet. — De son point d'émergence, le nerf pathétique se dirige obliquement en dehors, en bas et en avant. Il contourne successivement la protubérance annu-laire et le pédoncule cérébral et arrive ainsi à la base de l'encéphale. Changeant alors de direction, il se porte d'avant en arrière, traverse la dure-mère au point où s'entre-croisent les deux circonfé-rences de la tente du cervelet (fig. 44,4) et pénètre ainsi dans l'épaisseur de la paroi externe du sinus caverneux. Il par-court cette paroi dans toute son étendue, traverse la fente sphénoïdale et arrive enfin dans l'orbite (fig. 38, IV), où il se termine.

4° Rapports. — Durant ce long trajet de son point d'émergence à son entrée dans l'orbite, le pathétique présente les rapports suivants :

a. *En contournant la protubérance*, il est accompagné par l'artère cérébelleuse supérieure, branche du tronc basilaire.

b. *A la base de l'encéphale*, il vient se placer entre le nerf moteur oculaire com-mun, qui est en dedans, et le trijumeau qui est en dehors, et arrive ainsi au sommet du rocher. Jusqu'ici, le nerf chemine constamment entre le feuillet viscéral de l'arachnoïde et la pie-mère, dans les espaces sous-arachnoïdiens par conséquent.

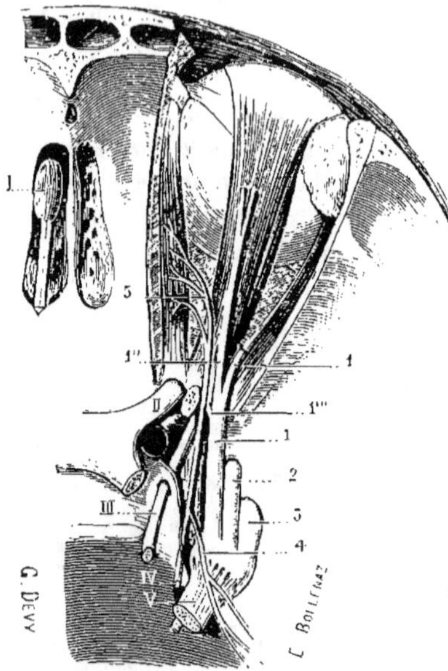

Fig. 43.

Nerf pathétique, trajet, rapports et distribution.

I. olfactif. — II. optique. — III. moteur oculaire commun. — IV. pathétique. — V. trijumeau.

1, ophthalmique, avec : 1'. lacrymal ; 1''. frontal ; 1''', nasal. — 2, maxillaire supérieur. — 3, maxillaire inférieur. — 4, nerf récurrent de la tente du cervelet. — 5, terminaison du pathétique dans le muscle grand oblique.

c. *Dans la paroi externe du sinus caverneux* (fig. 40), le pathétique est situé au-dessous du moteur oculaire commun, au-dessus de l'ophthalmique. Un intervalle de 2 à 3 millimètres sépare tout d'abord le moteur oculaire commun et le pathé-tique. Mais, comme ce dernier nerf est à peu près horizontal, tandis que le premier est obliquement descendant (fig. 38), il s'ensuit que les deux nerfs se rapprochent graduellement et doivent finir par se rencontrer. C'est, en effet, ce qui a lieu : un peu en arrière de la fente sphénoïdale, le pathétique prend contact avec le côté externe du moteur oculaire commun, croise ce nerf et lui devient supérieur, comme le montre la figure sus-indiquée.

d. *Dans la fente sphénoïdale* (fig. 51,3), le nerf pathétique est situé à la partie supéro-interne de cette fente, en dehors de l'anneau de Zinn. A côté de lui et un peu en dehors, se trouve le nerf frontal.

5° Anastomoses. — Comme le nerf précédent, le pathétique, en traversant la paroi externe du sinus caverneux, contracte des connexions intimes avec le grand sympathique et l'ophthalmique :

a. *Avec le sympathique.* — Le grand sympathique lui envoie un ou deux filets anastomotiques très fins, provenant du plexus caverneux.

b. *Avec l'ophthalmique.* — L'anastomose du pathétique avec l'ophthalmique est beaucoup plus complexe et, quoique constante, présente des variations individuelles fort nombreuses. L'ophthalmique envoie généralement deux rameaux au pathétique. — Le *premier rameau* se détache de l'ophthalmique, tout près du ganglion de Gasser. Il se porte en haut et en avant, traverse de bas en haut le tronc du pathétique à travers une boutonnière que lui forme celui-ci et, s'infléchissant alors en arrière, il vient se perdre en de nombreux filets dans la tente du cervelet et dans la partie inférieure de la faux du cerveau; ce premier rameau, qui adhère plus ou moins au pathétique (fig. 43, 4), est connu, en raison de son trajet rétrograde, sous le nom de *nerf récurrent de la tente du cervelet* ou *nerf récurrent d'Arnold.* — Le *deuxième rameau* se sépare de l'ophthalmique un peu en avant du précédent. Il se porte obliquement vers le pathétique, avec lequel il se confond le plus généralement. On le voit quelquefois s'accoler simplement au nerf pathétique et s'en séparer bientôt pour venir se jeter dans le lacrymal.

6° Distribution. — Indépendamment du nerf récurrent de la tente du cervelet (fig. 43,4), qui doit être considéré comme une branche de l'ophthalmique, le pathétique fournit dans l'intérieur du crâne quelques filets fort grêles, parfaitement décrits par VALENTIN, qui se rendent à la dure-mère de la région. Tout comme le nerf récurrent d'Arnold, ces derniers filets sont sensitifs et représentent des filets d'emprunt dépendant de l'ophthalmique.

Dans l'orbite, le nerf pathétique chemine, comme le nerf frontal, immédiatement au-dessous du périoste. Situé tout d'abord sur le côté interne de ce dernier nerf, il s'en sépare bientôt pour se porter obliquement en avant et en dedans. Il croise alors à angle aigu la branche supérieure du moteur oculaire commun, ainsi que les deux muscles releveur de la paupière et droit supérieur de l'œil, atteint ainsi le grand oblique et s'épanouit alors en un certain nombre de filets divergents qui pénètrent ce muscle par son bord supérieur.

RÉSUMÉ DU NERF PATHÉTIQUE

a'. *Br. collatérales*	N. récurrent de la tente du cervelet. Quelques filets pour la dure-mère.
b). *Br. terminales*	R. du grand oblique.

Variétés. — HIRSCHFELD décrit, comme émanant de la portion intracranienne du pathétique, un filet accessoire du nerf récurrent d'Arnold, qui, comme ce dernier, se rend à la tente du cervelet. — Le pathétique traversait le releveur de la paupière supérieure dans un cas de THANE. — Il peut envoyer un rameau à l'orbiculaire des paupières. — Il peut encore envoyer une racine supplémentaire au ganglion ophthalmique. Je l'ai observée plusieurs fois : dans un cas, la grosse racine, que fournit normalement le moteur oculaire commun, n'existait pas. — On l'a vu en outre envoyer un rameau, soit au frontal, soit au lacrymal, soit au nerf nasal ; BÉRAUD (*Gaz. méd.*, 1858, p. 36), à tort selon moi, considère ce dernier rameau comme constant. — VALENTIN considère comme constante l'existence d'un ou de plusieurs filets anastomotiques jetés entre le pathétique et le frontal, soit en arrière de la fente sphénoïdale, soit dans l'orbite elle-même.

§ V. — *Cinquième paire :* NERF TRIJUMEAU

Le trijumeau, nerf de la cinquième paire, est le plus volumineux des nerfs craniens. C'est un nerf mixte, présentant les plus grandes analogies avec les paires rachidiennes ; comme nous le verrons en effet, au cours de notre description, il possède deux racines distinctes : l'une motrice, l'autre sensitive, cette dernière pourvue d'un ganglion. Par ses filets sensitifs, le trijumeau tient sous sa dépendance la sensibilité de la face et de la moitié antérieure de la tête. Par ses filets moteurs, il innerve tous les muscles masticateurs.

1° Origine apparente. — Le trijumeau naît sur le côté externe de la face inférieure de la protubérance, au moment où cette dernière se confond avec les pédoncules cérébelleux moyens : c'est, en effet, immédiatement en dehors de ce nerf que passe le plan, tout conventionnel du reste, qui établit la limite respective de la protubérance et du pédoncule cérébelleux. Cette origine du trijumeau se fait par deux racines, une grosse (*portio major*) et une petite (*portio minor*) :

a. *Grosse racine*. — La grosse racine ou racine sensitive, remarquable par son volume, se compose de quarante à soixante faisceaux nerveux, non seulement accolés, mais reliés entre eux par de nombreuses anastomoses. Elle est fortement étranglée à la base et laisse après elle, quand on l'arrache, une espèce de saillie mamelonnée, que Bichat considérait à tort comme une surface d'implantation des fibres nerveuses.

b. *Petite racine*. — La petite racine ou racine motrice (*nerf masticateur* des physiologistes) est située en avant et en dedans de la racine sensitive, dont elle est généralement séparée à son émergence par un petit faisceau de la protubérance, connu depuis longtemps sous le nom de *languette de Wrisberg*. Cette deuxième racine, beaucoup plus petite que la précédente, n'est constituée que par cinq, six ou sept faisceaux nerveux, dix au plus.

2° Origine réelle. — Voy. t. II.

3° Trajet. — De la face inférieure de la protubérance, les deux racines du trijumeau se dirigent obliquement en haut, en avant et en dehors, vers la partie interne du rocher, où elles se terminent chacune d'une façon différente. Nous avons donc intérêt à les suivre séparément :

a. *Trajet de la grosse racine*. — La grosse racine, après sa sortie du névraxe (fig. 45, A et B), s'aplatit peu à peu dans le sens vertical, de façon à présenter désormais deux faces, l'une supérieure, l'autre inférieure. La largeur du nerf, qui est de 4 millimètres environ au sortir de la protubérance, atteint successivement 5 ou 6 millimètres à sa partie moyenne, 7 ou 8 millimètres au niveau du bord supérieur du rocher.

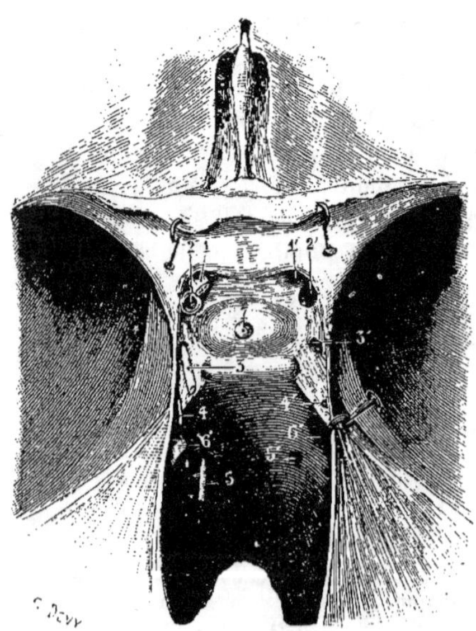

Fig. 44.

Le trijumeau et les nerfs de l'œil à leur passage à travers la dure-mère.

1, nerf optique. — 2, carotide interne. — 3, moteur oculaire commun. — 4, pathétique. — 5, moteur oculaire externe. — 6, trijumeau. — 1', 2', 3', 4', 5', 6', les orifices de la dure-mère (orifices duraux) destinés à ces nerfs. — 7, diaphragme de l'hypophyse et tige pituitaire.

Arrivée au bord supérieur du rocher, la grosse racine du trijumeau s'engage dans un orifice spécial (voy. *Méninges*), que lui forment à la fois le bord supérieur de l'os et la dure-mère sus-jacente, représentée à ce niveau par la grande circonférence de la tente du cervelet. Cet orifice, de forme oblongue à grand axe

transversal, bien plus grand qu'il ne le faudrait pour livrer passage au nerf, se
trouve situé immédiatement en dehors et un peu en arrière de l'apophyse clinoïde
(postérieure. Il conduit notre racine dans une loge fibreuse, le *cavum Meckelii
cavité de Meckel*, qui occupe la partie la plus interne de la face antérieure du
rocher et qui est formée, ainsi que nous l'avons vu plus haut (t. II) à propos
des méninges, par un dédoublement de la dure-mère.

En pénétrant dans le cavum de Meckel, la grosse racine du trijumeau s'aplatit
de plus en plus. En même temps, ses faisceaux constitutifs, jusque-là réunis en un
cordon compacte, se dissocient, s'écartent les uns des autres à la manière d'un
éventail, s'envoient mutuellement de nombreuses anastomoses, forment en un mot
un véritable plexus, qui, en raison de sa configuration, a reçu le nom de *plexus
triangulaire du trijumeau*. Finalement, ces faisceaux aboutissent au bord supérieur d'un volumineux ganglion, le *ganglion de Gasser*, que nous décrirons dans
un instant.

b. *Trajet de la petite racine.* — La petite racine (fig. 45. A et B), large de
1 millimètre et demi à 2 millimètres,
longe le côté interne de la grosse racine jusque dans le cavum de Meckel.
Là, quand la grosse racine s'étale

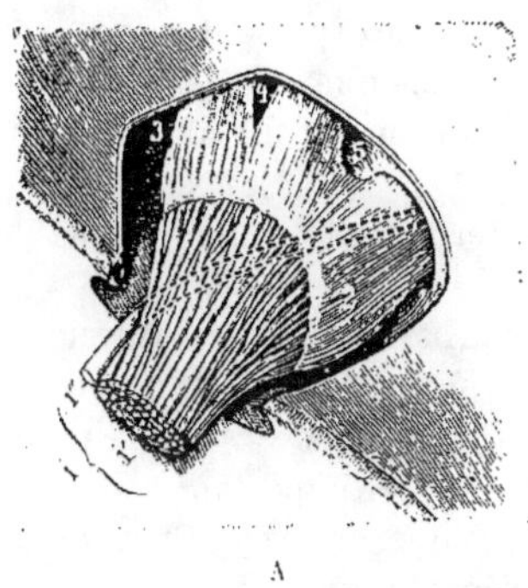
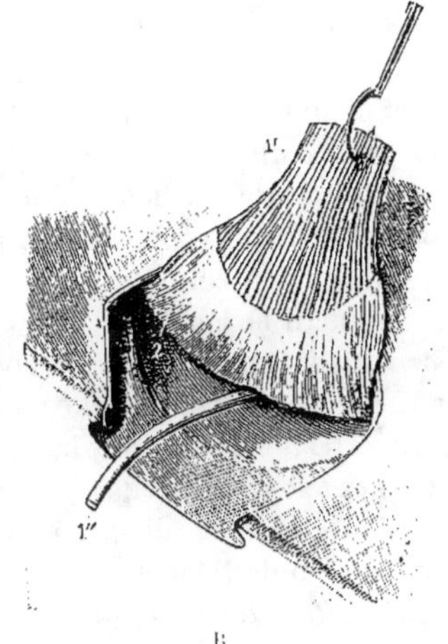

A   B

Fig. 45.

Le trijumeau et son ganglion (côté droit) : A, vus en place : B, érignés en avant et en dehors.
1. trijumeau, avec : 1' sa grosse racine: 1" sa petite racine. — 2. ganglion de Gasser. — 3. nerf ophthalmique.
4, nerf maxillaire supérieur. — 5, nerf maxillaire inférieur.

transversalement pour former le plexus triangulaire, la petite racine s'engage
au-dessous d'elle, et, poursuivant son trajet oblique en avant et en dehors, elle
atteint bientôt le ganglion de Gasser. Elle glisse alors entre la masse ganglionnaire et la face antérieure du rocher, arrive à l'origine du nerf maxillaire inférieur
et, là, se fusionne avec cette branche nerveuse. En entrant dans le cavum de
Meckel, la petite racine du trijumeau subit un mouvement de torsion sur son axe,
en vertu duquel ses faisceaux internes deviennent externes et vice versa. En même
temps, elle s'aplatit de haut en bas et augmente graduellement de largeur jusqu'à sa terminaison. Nous ajouterons qu'en passant au-dessous du ganglion de
Gasser, la racine motrice du trijumeau n'entre nullement en connexion avec ce
ganglion. Elle ne fait que s'accoler à lui, de la même façon que la racine motrice
de chaque paire rachidienne s'accole au ganglion spinal correspondant.

4° **Rapports.** — Par sa face supérieure, la grosse racine du trijumeau est en rapport avec le cervelet, qui la recouvre. Sa face inférieure, doublée de la petite racine, répond à la face postérieure du rocher. Situées tout d'abord entre l'arachnoïde et la pie-mère, les deux racines reçoivent, au voisinage du rocher, une gaine arachnoïdienne commune qui les accompagne jusqu'au ganglion de Gasser.

5° Ganglion de Gasser et ses branches. — Le ganglion de Gasser est une masse de substance nerveuse d'un gris jaunâtre, couchée sur la partie interne de la face antérieure du rocher, qui, comme nous l'avons vu en ostéologie (chap. III), se creuse à ce niveau d'une dépression pour le recevoir.

a. *Configuration extérieure.* — Envisagé au point de vue de sa configuration extérieure, le ganglion de Gasser affecte la forme d'un croissant, ou mieux d'un haricot fortement aplati dont le hile serait tourné en haut et en arrière et dont le bord convexe regarderait en bas et en avant. Il nous présente ainsi deux faces, deux bords et deux extrémités ou cornes :

Sa *face antérieure* ou plutôt *antéro-externe* est en rapport avec la dure-mère, qui lui adhère assez intimement pour en rendre la dissection difficile.

Sa *face postérieure* ou *postéro-interne* répond à l'os, dont elle est séparée par une lame fibreuse dépendant de la dure-mère. Le ganglion de Gasser se trouve ainsi contenu tout entier dans une loge fibreuse (le *cavum de Meckel*) résultant, comme cela a été dit plus haut, d'un dédoublement de la dure-mère cranienne. Mais il s'en faut de beaucoup que la masse ganglionnaire présente avec son enveloppe fibreuse des rapports partout identiques : tandis que sa face antérieure adhère intimement à cette enveloppe, sa face postérieure ne lui est unie que par du tissu conjonctif lâche.

Son *bord supérieur*, concave, reçoit l'extrémité externe de la grosse racine du trijumeau, étalée en forme de plexus.

Son *bord inférieur*, convexe, laisse échapper trois grosses branches nerveuses, dites *branches terminales du trijumeau*. Nous les retrouverons tout à l'heure.

Son *extrémité externe*, dirigée en dehors et un peu en arrière, occupe la partie externe du cavum de Meckel. Elle ne présente aucun rapport important.

Son *extrémité interne*, enfin, répond à la carotide interne (voy. *Dure-mère*), dont elle n'est séparée que par une simple lame fibreuse, formant, à ce niveau, la paroi externe du sinus caverneux.

b. *Structure.* — Le ganglion de Gasser, étant l'homologue des ganglions spinaux, présente dans sa structure tous les caractères histologiques de ces derniers : il est essentiellement constitué par des amas irréguliers de cellules nerveuses, que traversent des faisceaux de fibres nerveuses entre-croisées dans tous les sens. Ces cellules, comme celles des ganglions spinaux, sont unipolaires. Le prolongement qui en émane, véritable fibre en T, se bifurque après un court trajet en deux branches divergentes (fig. 46) : une branche interne, qui se rend à la protubérance en suivant la grosse

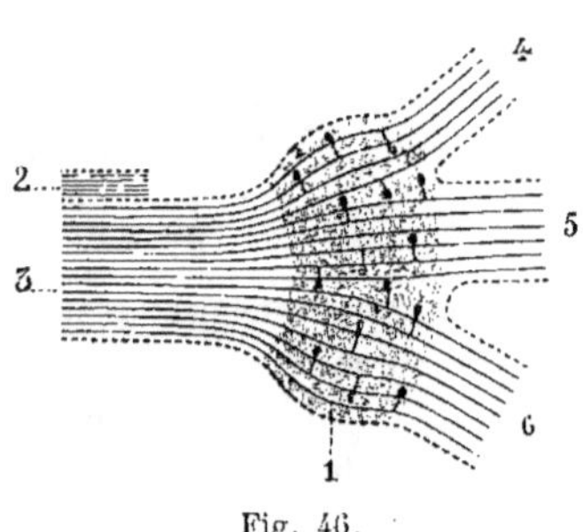

Fig. 46.

Constitution anatomique du ganglion de Gasser.

1, ganglion de Gasser, avec : 2, sa petite racine ou trijumeau moteur; — 3, sa grosse racine ou trijumeau sensitif. — 4, nerf ophthalmique. — 5, nerf maxillaire supérieur. — 6, nerf maxillaire inférieur.

racine ; une branche externe, qui se jette dans l'une des trois branches du trijumeau et, avec elle, se porte à la périphérie.

Dans un travail récent (1897) KANKOFF, un élève de DOGIEL, a constaté dans le ganglion de Gasser l'existence de deux ordres de cellules : des cellules volumineuses, à cylindraxe épais et onduleux, se colorant à peine par le bleu de méthylène ; des cellules petites, à cylindraxe rectiligne, se colorant fortement en présence du bleu de méthylène.

D'autre part, KANKOFF a rencontré tout autour des cellules ganglionnaires des arborisations nerveuses terminales, analogues à celles que DOGIEL a signalées dans les ganglions spinaux. Ces arborisations terminales se disposent en plexus et KANKOFF décrit autour de chaque cellule deux plexus distincts : un plexus superficiel ou péricapsulaire, situé, comme son nom l'indique, à la surface extérieure de la capsule péricellulaire ; un plexus profond ou péricellulaire, situé au-dessous de la capsule, à la surface même du corps cellulaire. Le premier est formé par des fibres amyéliniques relativement épaisses ; le second (fig. 47), par des fibres beaucoup plus fines, fortement variqueuses, issues des précédentes.

L'origine de ces fibrilles terminales, disposées tout autour des cellules du ganglion de Gasser, nous est complètement inconnue. KANKOFF, cependant, incline à penser qu'elles

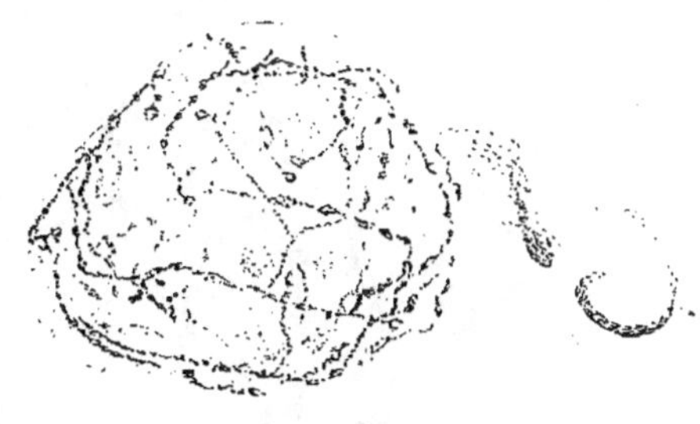

Fig. 47

Une cellule du ganglion de Gasser, avec son plexus profond ou péricellulaire (d'après KANKOFF).

pourraient bien provenir des cellules nerveuses de petites dimensions signalées ci-dessus. Si cette opinion était confirmée, les cellules en question seraient tout entières (je veux dire avec leurs prolongements protoplasmiques et leur prolongement cylindraxile, contenues dans le ganglion.

e. *Ganglions accessoires.* — Il n'est pas extrêmement rare de rencontrer, le long du bord concave du ganglion de Gasser, un ou deux petits ganglions accessoires qui sont reliés, soit au ganglion normal, soit à la grosse racine, par des filets nerveux fort minces. Une pareille disposition rappelle de tous points ces ganglions surnuméraires (p. 133) que l'on observe parfois sur le trajet des racines postérieures des nerfs rachidiens, entre la moelle et le ganglion normal.

f. *Branches afférentes sympathiques.* — Le ganglion de Gasser reçoit, par son côté interne, un ou plusieurs filets sympathiques (voy. *Grand sympathique*) qui lui viennent du plexus caverneux.

g. *Branches efférentes.* — Le ganglion émet, sur son côté externe et sur sa face postérieure, quelques filets, excessivement ténus et fort variables en nombre, qui se distribuent à la dure-mère de la région sphéno-temporale. VALENTIN a signalé, en outre, plusieurs petits rameaux efférents qui se détachent de la face postérieure du ganglion et qui « se dirigent en arrière et en dehors vers le sinus pétreux inférieur et les parties avoisinantes de la dure-mère ». Ces filets sensitifs, destinés à la dure-mère, méritent d'être signalés ; mais ils sont bien peu importants quand on les compare aux *trois branches*

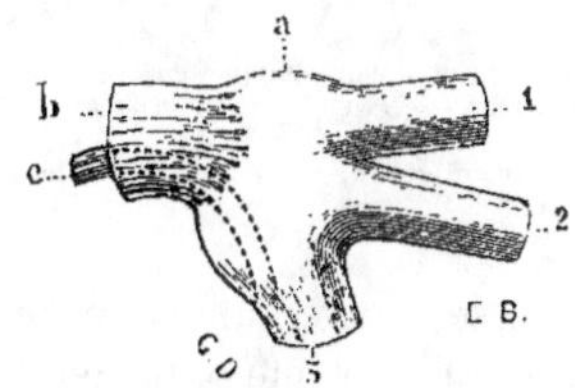

Fig. 48.

Ganglion de Gasser du côté droit, avec ses racines et ses trois branches terminales.

a, ganglion de Gasser. — b, sa racine sensitive. — c, racine motrice du trijumeau.
1, ophthalmique. — 2, maxillaire supérieur. — 3, maxillaire inférieur.

terminales du trijumeau. Ces trois branches s'échappent, comme nous l'avons dit plus haut, du bord inférieur du ganglion de Gasser et divergent immédiatement à la manière d'une patte d'oie. Ce sont, en allant de dedans en dehors (fig. 48) :

1° Le *nerf ophthalmique*, qui pénètre dans l'orbite à travers la fente sphénoïdale ;

2° Le *nerf maxillaire supérieur*, qui sort du crâne par le trou grand rond ;

3° Le *nerf maxillaire inférieur*, qui traverse le trou ovale.

En se séparant du ganglion de Gasser, chacune de ces trois branches est encore
aplatie, rubanée, plexiforme. Ce n'est que plus loin qu'elle revêt la forme d'un
cordon cylindrique, d'un véritable tronc nerveux. A chacune d'elles, et en un point
plus ou moins éloigné de son origine, mais toujours en dehors de la cavité cra-

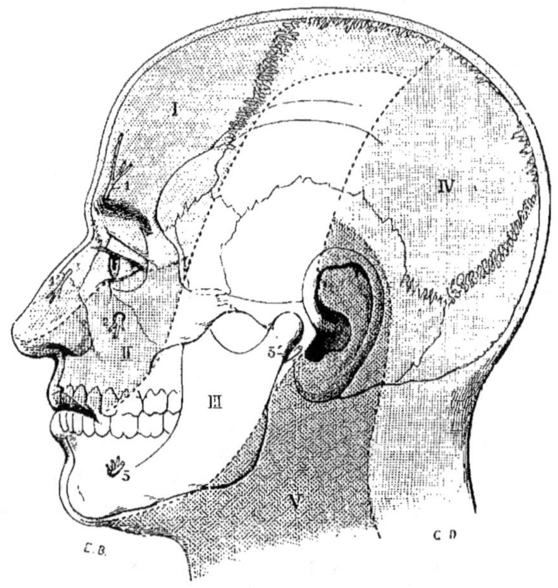

Fig. 49.

Territoires sensitifs de la tête, pour montrer la distribution générale
des trois branches du trijumeau.

I, territoire de l'ophthalmique (*en vert*). — II, territoire du maxillaire supérieur (*en rose*). — III, territoire du maxillaire inférieur (*en jaune*). — IV, branches postérieures des nerfs cervicaux, nerf sous-occipital (*en bleu*). — V, plexus
cervical superficiel (*en violet*).

1, nerf sus-orbitaire. — 1', nerf naso-lobaire. — 2, nerf sous-orbitaire. — 3, nerf mentonnier. — 3', nerf auriculo-
temporal.

nienne, se trouve annexé un petit ganglion, avec ses rameaux afférents ou racines
et ses rameaux efférents ou rameaux de terminaison. Ce sont : 1° pour le nerf
ophthalmique, le *ganglion ophthalmique*; 2° pour le nerf maxillaire supérieur, le
ganglion sphéno-palatin ou *ganglion de Meckel*; 3° pour le nerf maxillaire inférieur, le *ganglion otique* ou *ganglion d'Arnold*. Nous décrirons chacun de ces
ganglions à la suite du nerf auquel il correspond par sa situation et ses relations
anatomiques.

RÉSUMÉ DU NERF TRIJUMEAU

a). *Br. collatérales* . . . . | Quelques filets pour la dure-mère.

b). *Br. terminales.* . . . .
    1° NERF OPHTHALMIQUE.
    2° NERF MAXILLAIRE SUPÉRIEUR.
    2° NERF MAXILLAIRE INFÉRIEUR (*auquel
    se réunit la racine motrice*);

A. — *Première branche :* NERF OPHTHALMIQUE ET GANGLION OPHTHALMIQUE

Le nerf ophthalmique (fig. 50,1), la plus interne et la plus antérieure des trois
branches terminales du trijumeau, se détache de la partie interne du ganglion de

Gasser. De là, il se porte obliquement en haut, en avant et en dedans, s'engage dans l'épaisseur de la paroi externe du sinus caverneux et se dirige vers la fente sphénoïdale, qui le conduit dans l'orbite.

Dans cette première partie de son trajet, l'ophthalmique (fig. 40,V¹) chemine dans la paroi externe du sinus caverneux, dont il occupe successivement la partie inférieure, la partie moyenne et la partie supérieure. Il est situé au-dessous du pathétique, en dehors de la carotide et du moteur oculaire externe. Envisagé plus spécialement dans ses rapports avec le pathétique (fig. 38), l'ophthalmique est séparé tout d'abord de ce dernier nerf par un intervalle de 3 ou 4 millimètres. Il s'en rapproche ensuite graduellement et finit même par l'atteindre, pour occuper à partir de ce point son côté externe. Tous les deux croisent alors à angle aigu le nerf moteur oculaire commun et viennent se placer au-dessus de lui.

Avant de pénétrer dans l'orbite, l'ophthalmique reçoit du plexus caverneux un ou deux filets anastomotiques, et, à son tour, envoie un petit rameau à chacun des trois nerfs moteurs de l'œil : le pathétique, le moteur oculaire commun et le moteur oculaire externe. Il abandonne en outre un important rameau sensitif, le *nerf récurrent d'Arnold*, qui, après avoir perforé le pathétique, vient se distribuer, comme nous l'avons déjà vu (p. 49), à la tente du cervelet et à la partie postérieure de la faux du cerveau. Ce rameau méningien et les filets anastomotiques destinés aux trois nerfs moteurs de l'œil peuvent être considérés comme les branches collatérales de l'ophthalmique.

En atteignant la fente sphénoïdale, ce nerf se divise en trois branches terminales, savoir : une branche interne ou *nerf nasal*, une branche externe ou *nerf lacrymal*, une branche moyenne ou *nerf frontal*.

1° Nerf nasal. — Le nerf nasal (fig. 50,6), encore appelé *nerf naso-ciliaire*, pénètre dans l'orbite, en passant par la partie supéro-interne de la fente sphénoïdale à travers l'anneau de Zinn. Il vient se placer, immédiatement après, au-dessous du releveur de la paupière et du droit supérieur de l'œil. Obliquant alors en avant et en dedans, il se porte vers la paroi interne de la cavité orbitaire et suit cette paroi jusqu'au trou orbitaire interne antérieur (voy. OSTÉOL., Chap. III), où il se termine en se bifurquant.

A. BRANCHES COLLATÉRALES. — Mais déjà, au cours de son trajet, le tronc du nasal a fourni quelques rameaux collatéraux, dont les principaux sont les suivants : 1° un filet très grêle, qui se sépare du nasal avant ou peu après son entrée dans l'orbite, et qui aboutit à l'angle supérieur et postérieur du ganglion ophthalmique : c'est la *racine longue* ou *racine sensitive* de ce ganglion ; 2° un ou deux *nerfs ciliaires (longs nerfs ciliaires)*, quelquefois trois ou quatre, qui se portent au-dessus du nerf optique, rejoignent le groupe des nerfs ciliaires issus du ganglion ophthalmique et en partagent la distribution ; 3° un filet *sphéno-ethmoïdal*, décrit par LUSCHKA, qui s'engage dans le trou orbitaire interne postérieur et aboutit à la muqueuse du sinus sphénoïdal et des cellules ethmoïdales postérieures.

B. BRANCHES TERMINALES. — Les deux branches terminales du nasal, résultant de la bifurcation de ce nerf, se distinguent en nasal externe et nasal interne :

a. *Nasal externe.* — Le nasal externe (fig. 50,8), continuant la direction du tronc du nasal, dont il émane, suit la paroi interne de l'orbite, en longeant le bord inférieur du muscle grand oblique. Arrivé à 5 ou 6 millimètres en arrière du rebord orbitaire, il se divise en trois rameaux : 1° un *rameau supérieur*, qui se porte vers la partie interne de la paupière supérieure et l'espace intersourcilier ; 2° un *rameau inférieur*, qui se distribue au lac lacrymal, au canal nasal, à la caroncule lacrymale et aux conduits lacrymaux ; 3° un *rameau moyen* ou *antérieur*, qui se dirige horizontalement en avant, sort de l'orbite en compagnie d'une petite artériole située le plus souvent à son côté interne, et, finalement, vient se ramifier dans la peau de la racine du nez.

Dans ces dernières années et à l'instigation de BADAL, on a préconisé, comme un moyen thérapeutique à diriger contre le glaucome, l'élongation ou l'arrachement du nerf nasal externe, préalablement mis à découvert par une incision pratiquée au niveau du rebord orbitaire. Il n'est pas inutile d'insister, à ce sujet, sur ce fait que le nasal externe se divise toujours, comme l'ont établi les dissections de LAGRANGE, de DELBET et les nôtres, à 5 ou 6 millimètres en arrière du rebord orbitaire, bien souvent plus loin, en un certain nombre de rameaux divergents. Il en résulte que l'incision précitée ne mettra jamais sous les yeux de l'opérateur le tronc nerveux lui-même, mais seulement l'un de ses rameaux. Le nasal externe, en tant que tronc nerveux, se termine en réalité dans l'orbite, et c'est dans cette cavité, non en dehors d'elle, qu'il faudrait le chercher. — Voy. à ce sujet, BADAL, *Ann. d'oculistique*, 1882, p. 241 ; TROUSSEAU, *Th. Paris*, 1883 ; LAGRANGE, *Arch. d'Ophthalmologie*, t. VI, p. 43 ; DELBET, *ibid.*, 1887.

b. *Nasal interne*. — Le nasal interne (fig. 50,7) ou *filet ethmoïdal* du rameau nasal, s'engage immédiatement après son origine dans le conduit orbitaire interne antérieur et arrive ainsi dans le crâne, où il chemine sur la lame criblée de l'ethmoïde, au-dessous du bulbe olfactif. Il fournit alors à la dure-mère de la région quelques filets fort grêles, signalés par FROMENT en 1846. Puis, quittant de nouveau la cavité cranienne, il descend dans la fosse nasale correspondante en passant, non pas à travers la fente ethmoïdale, comme le disent la plupart des auteurs, mais à travers le trou ethmoïdal (OSTÉOL., Chap. III), et s'y divise en deux filets, l'un interne, l'autre externe. — Le *filet interne* (fig. 29,2), destiné à la cloison, se porte en dedans et se termine par deux ou trois ramuscules très fins dans la muqueuse de la partie antérieure de cette cloison. — Le *filet externe* (fig. 28,14) se porte en dehors vers la paroi externe des fosses nasales. Après avoir donné, de même, quelques ramuscules à la muqueuse de la partie antérieure de cette paroi externe, il s'engage dans une gout-

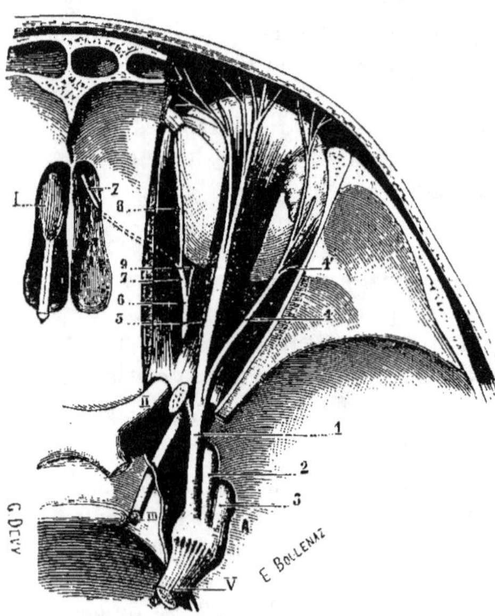

Fig. 50.

Branche ophthalmique du trijumeau.

I, nerf olfactif. — II, nerf optique. — III, moteur oculaire commun. — V, trijumeau, avec ses deux racines.

1, ophthalmique. — 2, maxillaire supérieur. — 3, maxillaire inférieur. — 4, nerf lacrymal, avec 4', son anastomose avec le rameau orbitaire du maxillaire supérieur. — 5, nerf frontal et ses branches. — 6, nerf nasal, avec ses deux branches. — 7, nasal interne, et 8, nasal externe. — 9, un nerf ciliaire.

tière (quelquefois un véritable canal) que lui offre à cet effet la face postérieure de l'os nasal. Puis, s'échappant de la fosse nasale entre le bord inférieur de ce dernier os et le cartilage qui lui fait suite, il vient, sous le nom très significatif de nerf *naso-lobaire*, s'épuiser en ramifications de plus en plus ténues dans la peau du lobule du nez.

2° Nerf frontal. — Le nerf frontal (fig. 50,5) pénètre dans l'orbite par la partie supérieure et interne de la fente sphénoïdale, mais en dehors de l'anneau de Zinn, qui le sépare du nerf nasal (fig. 51,4). Arrivé dans l'orbite, il chemine directement d'arrière en avant le long de la paroi supérieure de cette cavité, entre le releveur de la paupière et le périoste, envoie chemin faisant une anastomose au nasal externe et se bifurque, un peu en arrière du rebord orbitaire, en deux rameaux, qui sont le frontal externe et le frontal interne :

a. *Frontal externe*. — Le frontal externe, qu'on désigne encore sous le nom de *nerf sus-orbitaire*, traverse le trou sus-orbitaire (quelquefois une simple échancrure) avec l'artère de même nom et se termine alors par trois ordres de rameaux : 1° des *rameaux frontaux* ou *ascendants*, qui cheminent, soit au-dessus, soit au-dessous du muscle frontal, et se perdent, en partie dans le péricrâne, en partie dans la peau de la région frontale ; on peut les suivre jusqu'à la suture lambdoïde ; 2° des *rameaux palpébraux* ou *descendants*, qui se distribuent à la peau et à la muqueuse de la paupière supérieure ; 3° un *rameau osseux*, toujours très grêle, qui s'engage, au niveau du trou sus-orbitaire, dans un conduit osseux spécial, se porte directement en haut dans l'épaisseur de l'os frontal et se termine, en partie dans le diploé et le péricrâne, en partie dans la muqueuse des sinus frontaux.

b. *Frontal interne*. — Le frontal interne est presque toujours un peu plus grêle que le frontal externe, avec lequel il présente du reste une grande analogie de distribution. Il sort de l'orbite entre ce dernier nerf et la poulie du grand oblique, et s'épuise, au niveau du rebord orbitaire, en trois ordres de rameaux : 1° des *rameaux frontaux*, pour le périoste et la peau du front ; 2° des *rameaux palpébraux*, pour la peau et la muqueuse de la paupière supérieure (partie interne) ; 3° des *rameaux nasaux*, pour la peau de la région intersourcilière.

Le nerf frontal fournit à peu près constamment un troisième rameau, le *nerf sus-trochléaire* d'ARNOLD. Ce rameau, dans la plupart des cas, n'est autre que l'anastomose, indiquée ci-dessus, que le frontal envoie au nasal externe. Toujours très grêle, le nerf sus-trochléaire se détache du nerf frontal dans le tiers postérieur de l'orbite, se dirige obliquement en avant et en dedans, passe au-dessus de la poulie du grand oblique, comme l'indique son nom, et s'anastomose avec le nasal externe, dont il partage la distribution.

3° Nerf lacrymal. — Le nerf lacrymal est la plus grêle des trois branches de division de l'ophthalmique. Il pénètre dans l'orbite par la partie la plus externe et la plus étroite de la fente sphénoïdale (51,5), et s'appliquant immédiatement contre le périoste de la paroi externe de la cavité orbitaire, il se dirige vers la glande lacrymale.

Dans cette première partie de son trajet, le nerf lacrymal longe le bord supérieur du muscle droit externe et s'anastomose avec deux nerfs, le pathétique et le rameau orbitaire du maxillaire supérieur. — L'*anastomose avec le pathétique* est constituée par un filet nerveux, de dimensions variables, que ce dernier nerf envoie au lacrymal. Il est très probable que ce filet provient réellement de l'ophthalmique et n'a fait que

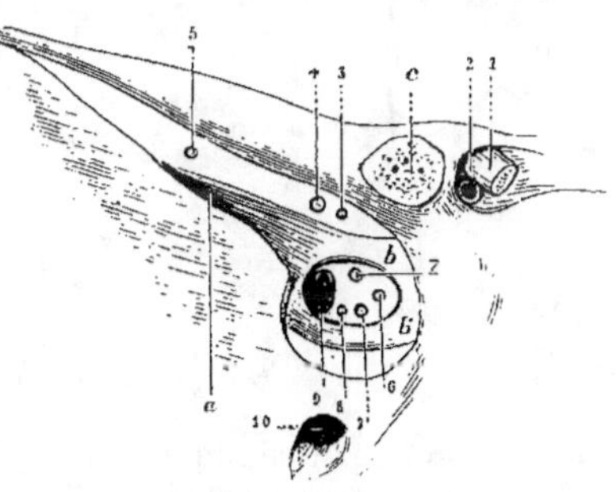

Fig. 51.

Schéma représentant la situation des nerfs de l'orbite au niveau de la fente sphénoïdale.

a. muscle droit externe, avec *b*. et *b'*. ses deux tendons d'insertion circonscrivant l'anneau de Zinn. — *c*. apophyse clinoïde antérieure réséquée.

1, nerf optique. — 2. artère ophthalmique. — 3, pathétique. — 4. frontal. — 5. lacrymal. — 6, nasal. — 7. branche supérieure, et 7'. branche inférieure du moteur oculaire commun. — 8, moteur oculaire externe. — 9. veine ophthalmique. — 10. trou grand rond.

s'accoler pendant quelque temps au côté externe du pathétique. — L'*anastomose avec le rameau orbitaire* consiste en un petit filet qui se détache du lacrymal, un peu en arrière de la glande lacrymale, et rejoint le rameau orbitaire situé au-dessous, en décrivant une anse à concavité tournée en arrière (fig. 41,11'). Cette dernière anastomose n'est pas constante et présente du reste les plus grandes variétés individuelles.

En atteignant la glande lacrymale, qu'il traverse souvent, le nerf lacrymal se divise en deux sortes de rameaux, des rameaux lacrymaux et des rameaux palpébraux :

a. *Rameaux lacrymaux.* — Les rameaux lacrymaux, toujours très courts et en nombre indéterminé, naissent tantôt isolément, tantôt par un tronc commun. Ils se distribuent à la glande lacrymale.

b. *Rameaux palpébraux.* — Les rameaux palpébraux, continuant le trajet du lacrymal, atteignent la paupière supérieure à l'union de son tiers externe avec ses deux tiers internes. Ils s'épuisent, par le plus grand nombre de leurs filets, dans la peau et la muqueuse de la partie externe de la paupière supérieure, et, par quelques filets transversaux, dans la peau de la région temporale.

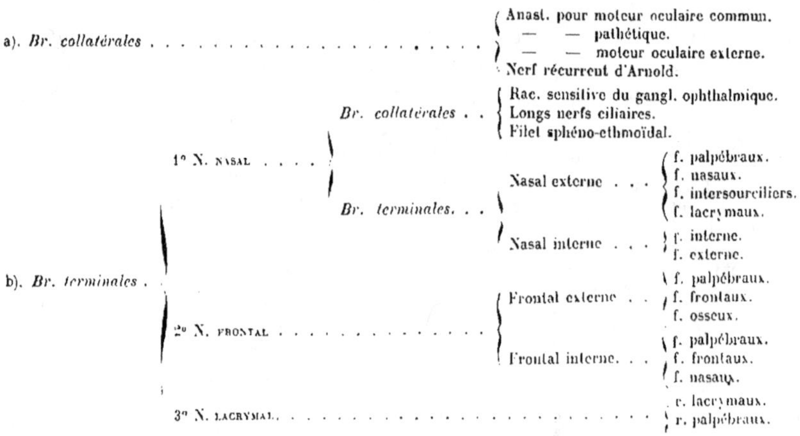

Ganglion ophthalmique ou ciliaire.

Le ganglion ophthalmique, qu'on désigne encore sous le nom de *ganglion ciliaire*, est un petit renflement d'un gris jaunâtre, situé sur le côté externe du nerf optique à la réunion de son tiers postérieur avec ses deux tiers antérieurs. Aplati dans le sens transversal, il affecte le plus souvent (fig. 52,1) la forme d'un quadrilatère aux angles légèrement arrondis. Il mesure en moyenne 2 millimètres dans le sens antéro-postérieur, 1 millimètre seulement dans le sens vertical. Ainsi disposé, le ganglion ophthalmique présente deux faces et quatre angles. De ses deux faces, l'une, l'interne, est accolée au nerf optique ; l'autre, l'externe, répond au tissu cellulo-graisseux de l'orbite. De ses quatre angles, deux sont antérieurs, deux sont postérieurs : c'est par ces quatre angles que le ganglion ophthalmique entre en relation, d'une part avec les différents cordons nerveux auxquels il est annexé, d'autre part avec les territoires organiques auxquels il est destiné. Comme tous les ganglions sympathiques, qui ne sont que de petits centres d'innervation périphérique, le ganglion ophthalmique reçoit des rameaux nerveux et il en émet : les premiers sont ses *branches afférentes* ou *racines;* les seconds, ses *branches efférentes* ou *branches de terminaison.*

1° **Branches afférentes**. — Les branches afférentes ou racines du ganglion ophthalmique sont au nombre de trois : une racine sensitive, une racine motrice, une racine sympathique (fig. 52).

a. *Racine sensitive.* — La racine sensitive (4) lui vient du nasal. Elle se détache de ce nerf, avant ou peu après son entrée dans l'orbite, et aboutit à l'angle posté-

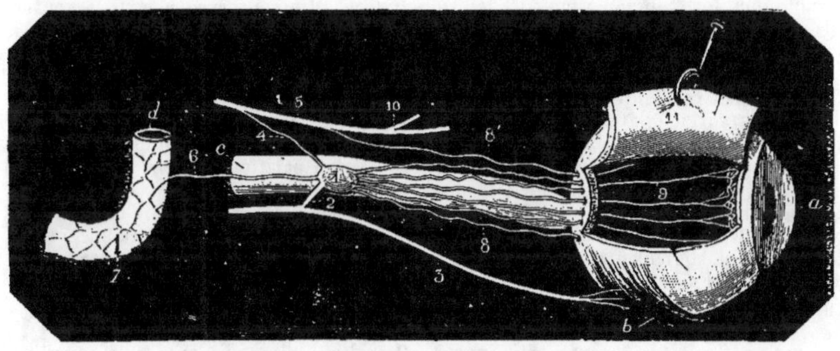

Fig. 52.

Ganglion ophthalmique, vu par son côté externe.

a, globe de l'œil du côté droit. — *b*, muscle petit oblique. — *c*, nerf optique. — *d*, artère carotide interne.
1, ganglion ophthalmique. — 2, sa *racine motrice*, provenant de 3, rameau que le moteur oculaire commun envoie au petit oblique. — 4, sa *racine sensitive*, provenant de 5, nerf nasal. — 6, sa *racine sympathique*, provenant de 7, plexus caverneux. — 8, nerfs ciliaires. — 8', un nerf ciliaire, provenant directement du nasal. — 9, les nerfs ciliaires dans leur trajet intra-oculaire. — 10, bifurcation du tronc du nasal en nasal interne et en nasal externe. — 11, un segment de la sclérotique, incisé et érigné en haut.

rieur et supérieur du ganglion. On l'appelle encore *racine longue* ou *racine grêle :* racine longue en raison de la longueur de son trajet, racine grêle en raison de sa ténuité.

Indépendamment de cette première racine sensitive qui est située au-dessus du nerf optique, il existerait, d'après VALENTIN et HYRTL, une deuxième racine sensitive qui passerait au-dessous du nerf optique et qui, partant comme la précédente du nerf nasal, aboutirait à la partie postérieure et inférieure du ganglion : c'est la *racine longue inférieure*. VALENTIN la considère comme constante.

b. *Racine motrice.* — La racine motrice (2) se détache, comme nous l'avons déjà vu, du long rameau que le moteur oculaire commun envoie au petit oblique. Se portant obliquement en haut et en avant, elle aboutit à l'angle postérieur et inférieur du ganglion, dont elle n'est séparée, à son origine, que par un intervalle de 1, de 2 ou de 3 millimètres. Cette branche afférente du ganglion ophthalmique est donc très courte. Elle est en même temps beaucoup plus volumineuse que la branche que lui envoie le nerf nasal : aussi la désigne-t-on souvent, en raison de l'un ou l'autre de ces deux caractères, sous les noms de *racine courte* ou de *grosse racine.* Quelques expériences récentes d'APOLANT (1896) nous apprennent que les fibres de l'oculo-moteur commun, sectionnées à leur émergence du névraxe, dégénèrent jusqu'au ganglion ophthalmique, mais pas au delà. Il en résulte que les fibres constitutives de notre racine motrice se terminent réellement dans le ganglion ophthalmique par des extrémités libres, et, comme conséquence, que les cellules de ce ganglion représentent de nouveaux neurones qui transmettent aux muscles intrinsèques de l'œil les incitations que leur apportent les fibres de l'oculo-moteur commun.

c. *Racine sympathique*. — La racine sympathique (6) prend naissance dans le plexus caverneux, je veux dire dans le plexus nerveux qui entoure la carotide interne à son passage dans le sinus caverneux. Il entre dans l'orbite avec le nerf nasal et se jette dans le bord postérieur du ganglion ophthalmique, soit isolément, soit en se fusionnant préalablement avec la racine sensitive.

Depuis LONGET, on décrit, non seulement au ganglion ophthalmique, mais à tous les ganglions qui se disposent le long des branches du trijumeau : 1° une racine sensitive ; 2° une racine motrice ; 3° une racine sympathique ou végétative. Une pareille classification des rameaux afférents des ganglions, fort commode pour la description, peut être conservée et nous la conservons ; mais elle ne doit pas être prise à la lettre dans le sens physiologique de ces expressions. La plupart de ces racines, en effet, proviennent d'un nerf mixte et constituent naturellement, dès leur origine, un petit tronc mixte dans lequel l'expérimentation physiologique trouve des fibres nerveuses sensitives, motrices ou végétatives déjà mélangées. Pour citer quelques exemples (MORAT), les éléments irido-dilatateurs, qui sont de provenance sympathique, se rendent au ganglion ophthalmique par ce rameau long et grêle qui lui vient du nasal sous le nom de racine sensitive. De même, les éléments vaso-dilatateurs de la voûte palatine, contenus dans le nerf palatin antérieur (voy. plus loin, traversent ou côtoient le ganglion sphéno-palatin ; mais ici encore ils proviennent, non pas de la racine sympathique de ce ganglion, mais bien du nerf maxillaire supérieur, par la racine dite sensitive. Les vaso-dilatateurs du voile du palais contenus dans le nerf palatin postérieur proviennent bien du nerf vidien, mais, justement, pas de sa racine sympathique : ils sont fournis par sa racine motrice (grand nerf pétreux superficiel), laquelle provient du facial, probablement du nerf de Wrisberg.

1° Branches efférentes, nerfs ciliaires. — Les branches efférentes du ganglion ophthalmique constituent les *nerfs ciliaires*. Ces nerfs prennent tous naissance sur les deux angles antérieurs du ganglion et se partagent, dès leur origine, en deux groupes : un groupe supérieur, composé de 3 ou 4 rameaux ; un groupe inférieur, plus important, qui en renferme de 5 à 7. Ces 8 ou 10 rameaux, bientôt rejoints par le ou les nerfs ciliaires que fournit directement le nerf nasal (p. 55) et qui forment les *longs nerfs ciliaires*, se portent vers le globe oculaire en décrivant des flexuosités nombreuses. Ils sont très fins et baignent en plein dans le tissu cellulo-graisseux qui entoure le nerf optique.

Dans cette première partie de leur trajet, les nerfs ciliaires fournissent quelques filets très déliés : 1° à la gaine externe du nerf optique ; 2° à l'artère ophthalmique ou à ses branches.

Parvenus au globe oculaire, les nerfs ciliaires perforent la sclérotique tout autour de l'entrée du nerf optique. Ils cheminent alors (fig. 52. 9), comme autant de méridiens, entre la sclérotique et la choroïde, dans la couche de tissu conjonctif lâche qui unit l'une à l'autre ces deux membranes et que l'on désigne sous le nom de *lamina fusca* (voy. *Choroïde*). Chemin faisant, ils abandonnent quelques gros rameaux à la sclérotique et à la choroïde et arrivent ainsi sur la face externe du muscle ciliaire. Là, ils forment un riche plexus, très nettement décrit par ARNOLD et par IVANOFF. De ce plexus s'échappent en divergeant une multitude de petits filets terminaux, destinés au muscle ciliaire, à l'iris et à la cornée. Nous nous contenterons, pour l'instant, de ces indications sommaires : nous reviendrons sur ces terminaisons nerveuses, pour les décrire alors avec quelques détails, en étudiant le globe de l'œil (voy. ORGANES DES SENS).

3° Signification morphologique. — La signification morphologique du ganglion ophthalmique a été longtemps controversée et la place qu'il convient de lui assigner en anatomie générale, malgré les recherches nombreuses qu'a suscitées une pareille question, est encore incertaine. Tandis que certains auteurs, avec Jerogoff, le considèrent comme un ganglion spinal, d'autres, comme Retzius, le rattachent au système du grand sympathique. Krause, à son tour, conciliant les deux opinions, n'hésite pas à regarder le ganglion ophthalmique comme formé par deux ganglions distincts, l'un appartenant au sympathique, l'autre représentant un ganglion spinal, ganglions fusionnés sur la plupart des sujets, mais séparés parfois par anomalie.

Dans un travail récent publié dans les *Morphol. Arbeiten de* Schwalbe, de 1896, Holtzmann a repris la question de la structure du ganglion ophthalmique, et ses recherches, poursuivies comparativement dans de nombreux groupes zoologiques, nous apprennent que cette structure varie beaucoup suivant les espèces. C'est ainsi que, chez les batraciens, le ganglion renferme à la fois des cellules sympathiques et des cellules rappelant celles des ganglions spinaux. Chez les oiseaux (poulet, pigeon, canard, oie), on ne rencontre que des éléments à type spinal. Mêmes discordances chez les mammifères : chez le chien, le ganglion nous présente, comme chez les batraciens, des cellules sympathiques et des cellules à type spinal en proportions variées ; chez le chat, il est purement sympathique ; chez le lapin, il est constitué exclusivement par des cellules à type spinal ; mais on rencontre des éléments ganglionnaires sympathiques sur la portion orbitaire de l'oculo-moteur.

Au total, la signification morphologique du ganglion ophthalmique, envisagée dans la série, est fort variable : le ganglion est, suivant les espèces, un ganglion sympathique, un ganglion spinal ou un ganglion mixte, je veux dire un ganglion renfermant à la fois des éléments à type spinal et des éléments sympathiques.

Variétés. — Les variations anatomiques de l'ophthalmique et de ses branches sont excessivement nombreuses ; nous ne signalerons ici que les principales, renvoyant le lecteur, pour les anomalies moins importantes, à la *Névrologie* de Valentin, aux *Anomalies des nerfs* de Krause et Tegelmann et au mémoire de Svitzer, *Von einigen nicht haüfig vorkommenden Variationen der Augennerven*, Copenhague, 1845.

1° Branches de l'ophthalmique. — Le *nerf lacrymal* reçoit parfois une anastomose, soit du nasal, soit du frontal. Schlemm a vu cette anastomose naître de la racine sensitive du ganglion ophthalmique. — On l'a vu présenter un volume anormal et remplacer, dans ce cas, une portion du sus-orbitaire. — Je l'ai vu, deux fois, envoyer un filet au groupe des ciliaires. — On l'a vu fournir un petit rameau qui accompagnait l'artère ciliaire longue.

Le *nerf frontal* envoie assez fréquemment une anastomose au lacrymal. — Cruveilhier a vu le nerf sus-trochléaire traverser le sinus frontal.

Le *nerf nasal* envoie quelquefois un filet au sinus frontal. — Fæsebeck (*Arch. f. Med. u. Phys.*, 1839) l'a vu envoyer quelques filets au muscle releveur. — Cruveilhier (*Anat.*, III, 514) signale un filet récurrent, qui se détache du nasal interne sur la lame criblée, retourne à l'orbite par un conduit spécial et se jette soit dans le nasal externe, soit dans le frontal. — Dans un cas de Svitzer, le nasal envoyait une anastomose au moteur oculaire commun et au moteur oculaire externe. — J'ai vu, dans deux cas, le nasal externe faire défaut et être suppléé par un rameau du frontal. — Dans un autre cas, que j'ai observé en 1874, ce même nasal externe se partageait en deux branches : l'une suivait le trajet ordinaire ; l'autre pénétrait dans l'os frontal à 15 millimètres en arrière du rebord orbitaire, en ressortait un peu au-dessus de l'articulation naso-frontale et se ramifiait alors dans la peau de la racine du nez.

2° Ganglion ophthalmique. — On l'a vu absent (Haller) ; il est probable que, dans ce cas, les cellules nerveuses, qui le constituent normalement, étaient éparses sur les filets qui sont en relation avec le ganglion, comme on l'observe du reste dans quelques espèces animales, les amphibiens et les sélaciens par exemple (Schwalbe). — Par contre, on rencontre parfois, mais bien rarement, un petit ganglion accessoire, lequel est situé, selon les cas, soit au-dessus, soit au-dessous du ganglion principal.

La *racine sensitive* est bien souvent multiple, comme aussi elle peut faire défaut : dans ce dernier cas, les filets sensitifs sont probablement apportés au ganglion par la racine motrice, devenant ainsi une racine mixte. Il est rationnel d'admettre que lorsque la racine sensitive fait défaut, les nerfs ciliaires directs, c'est-à-dire ceux qui émanent directement du nerf nasal, sont

plus nombreux ou plus volumineux que d'habitude. — On a vu cette racine sensitive naître anormalement du ganglion de Gasser, du tronc même de l'ophthalmique, du nerf lacrymal. — On l'a
vue donner un filet à l'élévateur de la paupière, un ou plusieurs filets au groupe des ciliaires. —
Le ganglion ophthalmique est relié quelquefois au ganglion sphéno-palatin par un filet anastomotique, que HYRTL considère à tort comme étant toujours un faisceau fibreux ; ce filet, figuré
par ARNOLD, a présenté à VALENTIN de véritables fibres nerveuses.

La *racine courte* ou *motrice* a été vue absente, double ou multiple (4 filets dans un cas de
SVITZER). — Elle peut provenir du tronc même du moteur oculaire commun ou de sa branche de
bifurcation supérieure. — Elle peut provenir aussi du moteur oculaire externe : W. KRAUSE
estime que, dans ce cas, elle n'a fait que s'accoler à ce dernier nerf, et qu'elle émane en réalité
du moteur oculaire commun. — Une racine surnuméraire, issue du moteur oculaire externe,
peut exister concurremment avec la racine normale fournie par le moteur oculaire commun. —
Cette racine motrice peut fournir directement quelques rameaux ciliaires.

La *racine sympathique* peut naître du plexus caverneux par plusieurs radicules distinctes. —
On a signalé une racine accessoire partant du plexus carotico-tympanique. — PATRUBAN et
VALENTIN signalent un filet qui, du plexus carotidien, se rendait directement au globe oculaire
sans présenter aucune connexion avec le ganglion.

Le nombre des *filets efférents* du ganglion ophthalmique est fort variable : ce nombre
diminue d'ordinaire, quand augmente celui des longs nerfs ciliaires provenant directement du
nasal — HENLE décrit un filet ciliaire, plus long que les autres, perforant la sclérotique à la
partie antérieure du globe oculaire. — DELBET (*loc. cit.*) a vu, une fois, un nerf ciliaire se diriger
jusqu'à l'hémisphère antérieur de l'œil, puis revenir sur ses pas en se recourbant en anse et
traverser la sclérotique dans l'hémisphère postérieur.

B. — *Deuxième branche :* NERF MAXILLAIRE SUPÉRIEUR
ET GANGLION SPHÉNO-PALATIN

Branche moyenne du trijumeau, le nerf maxillaire supérieur se détache du bord
inférieur du ganglion de Gasser, entre l'ophthalmique qui est en dedans et le
maxillaire inférieur qui est en dehors (fig. 60,5). De là, il se porte d'arrière en
avant et un peu de dedans en dehors, vers le trou grand rond. Il sort du crâne par
cet orifice et arrive dans la fosse ptérygo-maxillaire (voy. OSTÉOL., Chap. III), qu'il
traverse d'arrière en avant. Il s'engage alors dans la gouttière sous-orbitaire,
puis dans le canal sous-orbitaire et débouche enfin par le trou sous-orbitaire,
pour se terminer dans les parties molles de la joue.

Dans le crâne, le nerf maxillaire supérieur, comme le ganglion de Gasser dont
il émane, est contenu dans un dédoublement de la dure-mère. Au voisinage du
ganglion, il est aplati, rubané, plexiforme. Ce n'est que plus loin, en traversant le
trou grand rond, qu'il se condense et s'arrondit pour revêtir, à partir de ce point,
la forme d'un cordon plus ou moins cylindrique. — Dans la fosse ptérygo-maxillaire, il baigne en plein dans le tissu graisseux demi-fluide qui remplit cette
cavité osseuse. — Dans la gouttière sous-orbitaire, il est séparé des parties
molles de l'orbite par une lame fibreuse, qui le recouvre en transformant cette
gouttière en canal. — Dans le canal sous-orbitaire, il répond sur tout son pourtour à la paroi osseuse de ce conduit. — A la joue, enfin, ses ramifications
terminales reposent sur la face antérieure du muscle canin. Elles sont situées
immédiatement sous la peau.

Depuis le ganglion de Gasser, où il prend naissance, jusqu'au trou sous-orbitaire, où il fournit ses branches terminales, les *rameaux sous-orbitaires*, le nerf
maxillaire supérieur donne cinq branches collatérales, savoir : une dans le crâne,
le *rameau méningien moyen* ; quatre en dehors du crâne, le *rameau orbitaire*,
les *rameaux du ganglion sphéno-palatin*, les *rameaux dentaires postérieurs*, le
rameau dentaire antérieur. Nous décrirons tout d'abord ces différents rameaux
du nerf maxillaire supérieur et étudierons en dernier lieu le ganglion qui lui est
annexé, le *ganglion sphéno-palatin*.

1° Rameau méningien moyen. — Nous désignerons sous ce nom un filet nerveux extrêmement fin, qui se détache du nerf maxillaire supérieur avant son passage à travers le trou grand rond et se distribue à la dure-mère de la région, en accompagnant l'artère méningée moyenne.

2° Rameau orbitaire. — Le rameau orbitaire (fig. 53,7) se détache de la face supérieure du nerf maxillaire supérieur, immédiatement après sa sortie du trou

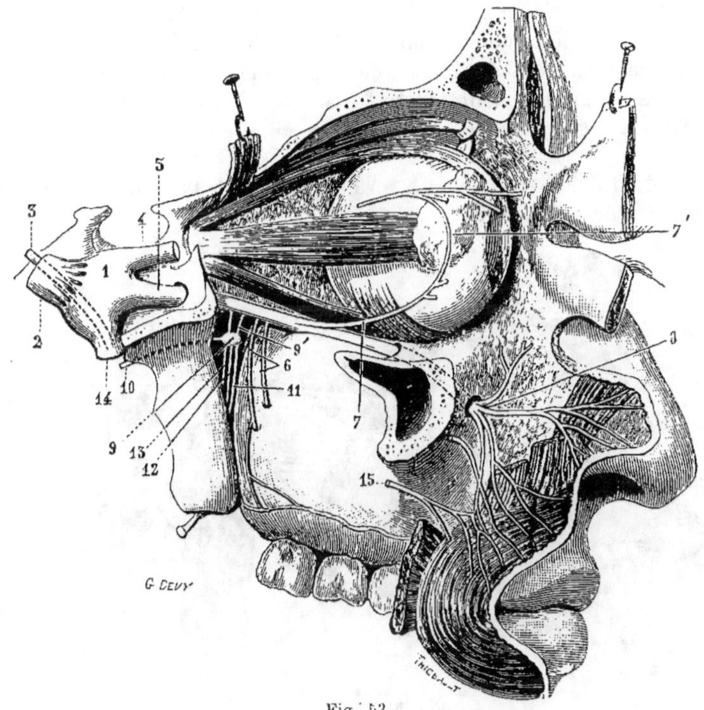

Fig. 53.

Nerf maxillaire supérieur, vue latérale.

1. ganglion de Gasser. — 2. grosse racine du trijumeau. — 3, sa petite racine. — 4, ophthalmique. — 5. nerf maxillaire supérieur. — 6, nerfs dentaires postérieurs. — 7, rameau orbitaire, s'anastomosant, en 7, avec le lacrymal. — 8, bouquet sous-orbitaire. — 9. ganglion sphéno-palatin, avec 9', ses racines sensitives. — 10. nerf vidien. — 11, 12, 13, nerfs palatins antérieur, moyen et postérieur. — 14. nerf maxillaire inférieur. — 15, un rameau du facial, s'anastomosant avec des filets sous-orbitaires.

grand rond. Se portant directement en avant, il traverse la fosse ptérygo-maxillaire, pénètre dans l'orbite à travers la fente sphéno-maxillaire et se divise, sur la paroi externe de cette cavité, en deux rameaux plus petits, un rameau supérieur ou lacrymo-palpébral et un rameau inférieur ou temporo-malaire :

a. *Rameau lacrymo-palpébral.* — Le rameau lacrymo-palpébral se dirige en haut et en avant vers la glande lacrymale. Il se partage lui-même en deux filets : 1° un *filet lacrymal*, qui s'anastomose, comme nous l'avons déjà vu (p. 58), avec la branche lacrymale de l'ophthalmique et se rend à la glande lacrymale ; 2° un *filet palpébral*, qui passe au-dessous de la glande lacrymale et se distribue à la paupière supérieure.

b. *Rameau temporo-malaire.* — Le rameau temporo-malaire pénètre dans le conduit malaire (OSTÉOL., Chap. III) et se divise, en même temps que ce conduit, en deux rameaux secondaires : 1° un *filet malaire*, qui sort à la face externe de l'os malaire et se perd dans la peau de la pommette ; 2° un *filet temporal*, qui débouche dans la fosse temporale, s'y anastomose avec le nerf temporal profond antérieur et vient se distribuer, après avoir perforé le muscle temporal, dans la peau de la région temporale.

3° **Rameaux du ganglion sphéno-palatin**. — Ces rameaux (fig. 53,9'), au nombre de deux ou trois, toujours très grêles et très courts, se détachent du maxillaire supérieur à la partie moyenne de la fosse ptérygo-maxillaire. De là, ils se portent verticalement en bas et se perdent, presque immédiatement après leur origine, dans le ganglion sphéno-palatin, dont ils constituent l'une des racines sensitives. Nous les retrouverons à propos de ce ganglion.

4° **Rameaux dentaires postérieurs**. — Au nombre de deux ou trois, les rameaux dentaires postérieurs (fig. 54,2) se séparent du nerf maxillaire supérieur au

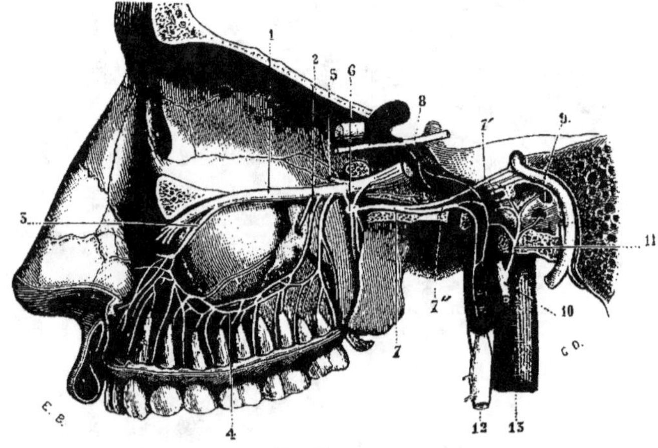

Fig. 54.

Rameaux dentaires du nerf maxillaire supérieur (d'après Hirschfeld).

1, nerf maxillaire supérieur. — 2, nerfs dentaires postérieurs. — 3, nerf dentaire antérieur. — 4, plexus dentaire. — 5, rameau orbitaire, sectionné tout près de son origine. — 6, ganglion sphéno-palatin, suspendu au nerf maxillaire supérieur par deux racines sensitives. — 7, nerf vidien, avec : 7', son filet cranien, et 7'', son filet carotidien. — 8, nerf moteur oculaire commun et son anastomose avec le plexus carotidien. — 9, nerf facial. — 10, nerf glosso-pharyngien, avec 11, rameau de Jacobson. — 12, ganglion supérieur du grand sympathique. — 13, veine jugulaire interne.

moment où celui-ci va s'engager dans la gouttière sous-orbitaire. Se portant en bas et un peu en dehors, ils descendent sur la tubérosité du maxillaire, envoient quelques filets à la muqueuse buccale et aux gencives et s'engagent ensuite dans les conduits osseux que nous avons décrits, en Ostéologie, sur la partie postérieure du maxillaire. Ils descendent ainsi, dans l'épaisseur de l'os, jusqu'au voisinage des dents molaires. Là, ils se divisent et s'anastomosent de façon à former une sorte de plexus, à mailles irrégulières, d'où s'échappent quatre ordres de filets terminaux, savoir : 1° des *filets dentaires*, qui pénètrent dans les racines des grosses et des petites molaires et se distribuent aux parties sensibles des dents ; 2° des *filets alvéolaires*, qui se rendent au périoste des alvéoles ; 3° des *filets muqueux*, qui viennent se ramifier dans la muqueuse du sinus maxillaire ; 4° des *filets osseux*, qui se perdent dans le maxillaire lui-même.

5° Rameau dentaire antérieur. — Le rameau dentaire antérieur (fig. 54,3) naît du maxillaire supérieur à 8 ou 10 millimètres en arrière du trou sous-orbitaire. De là, il se dirige obliquement en bas, vers les incisives, en suivant un conduit spécial creusé dans l'épaisseur du maxillaire (Ostéol., Chap. III). Dans son trajet, il fournit quelques filets récurrents, qui vont s'anastomoser avec le plexus dentaire que nous venons de décrire. Il s'épuise ensuite en quatre ordres de filets, savoir : 1° des *filets nasaux*, qui se rendent à la muqueuse du canal nasal ; 2° des *filets dentaires*, pour les racines des deux incisives et de la canine correspondante ; 3° des *filets alvéolaires*, pour le périoste alvéolaire et la muqueuse gingivale ; 4° des *filets osseux*, pour la portion du maxillaire qu'il traverse.

En se réunissant avec les nerfs dentaires postérieurs, le nerf dentaire antérieur forme au-dessus des racines des dents une anse plexiforme (fig. 490, 4), dont la concavité est dirigée en haut et qui porte le nom de *plexus dentaire*. Il existe, en outre, un peu au-dessus de la canine, toujours dans l'épaisseur de l'os, un petit ganglion plexiforme, décrit par Bochdaleck (*OEsterr. Jahrbuch*. t. XIX, p. 233), auquel aboutissent des filets du dentaire antérieur et un filet provenant du nerf nasal postérieur : c'est le *ganglion de Bochdaleck*. La nature ganglionnaire de ce plexus nerveux a été mise en doute par Valentin.

6° Rameaux sous-orbitaires. — A sa sortie du trou sous-orbitaire, le nerf maxillaire supérieur s'épanouit en un grand nombre de rameaux et ramuscules terminaux, dont l'ensemble constitue le *bouquet sous-orbitaire* (fig. 53,8). Envisagés au point de vue de leur distribution, ces filets nerveux du bouquet sous-orbitaire se divisent en trois groupes, savoir : 1° des *filets ascendants* ou *palpébraux*, qui viennent se perdre en haut dans la peau et la muqueuse de la paupière inférieure ; 2° des *filets descendants* ou *labiaux*, qui se dirigent en bas vers la lèvre supérieure et se perdent, en partie dans la peau et les bulbes pileux, en partie dans la muqueuse et la couche glandulaire sous-jacente ; 3° des *filets internes* ou *nasaux*, qui, se portant en dedans, s'épuisent dans la peau de l'aile du nez et aussi dans la peau qui tapisse le vestibule des fosses nasales.

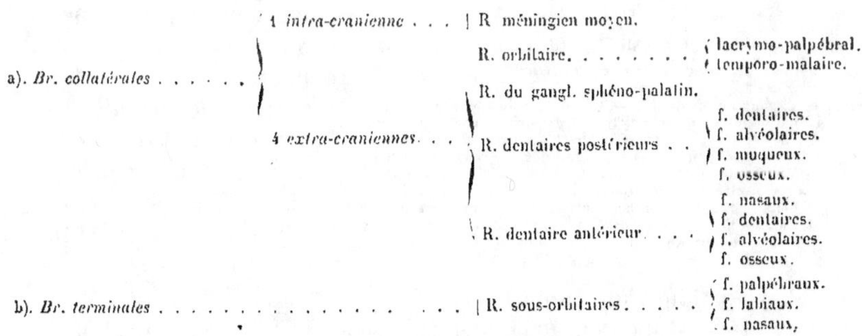

Ganglion sphéno-palatin ou ganglion de Meckel.

Découvert par Meckel en 1749 et parfaitement étudié dans ses relations anatomo-physiologiques par Longet près d'un siècle plus tard, en 1842, le ganglion sphéno-palatin est un petit renflement grisâtre, de forme triangulaire, que l'on rencontre dans la fosse ptérygo-maxillaire, immédiatement en dehors du trou sphéno-palatin. Il est situé (fig. 53,9) au-dessous du nerf maxillaire supérieur, dont il n'est séparé que par un petit intervalle de quelques millimètres. De même que le ganglion l'ophthalmique, il reçoit des filets nerveux (*branches afférentes*) et il en émet (*branches efférentes*).

1° Branches afférentes, nerf vidien. — Nous avons déjà indiqué, à la page 64, les deux ou trois petits filets qui, du nerf maxillaire supérieur, descendent sur le ganglion. Ce sont là (fig. 53, 9') de vraies racines sensitives, pénétrant en partie dans la masse ganglionnaire, en partie aussi ne faisant que s'accoler à elle pour se jeter, un peu plus bas, dans ses branches efférentes.

.1. NERF VIDIEN, SA CONSTITUTION ANATOMIQUE. — Indépendamment de ces racines, issues du nerf maxillaire supérieur lui-même, le ganglion sphéno-palatin en possède trois autres, qui sont réunies en un seul tronc, le *nerf vidien*. Ce nerf vidien (fig. 55,14) aboutit au côté postérieur du ganglion. Si nous le suivons à partir de ce point en nous acheminant vers ses origines, nous le voyons s'engager dans le canal vidien qui est situé en arrière (OSTÉOL., Chap. III), le parcourir dans toute sa longueur et arriver ainsi au-dessous du trou déchiré antérieur. Là, il s'infléchit en haut, traverse la lame fibreuse qui ferme cet orifice et se divise alors en deux rameaux, un rameau carotidien et un rameau cranien :

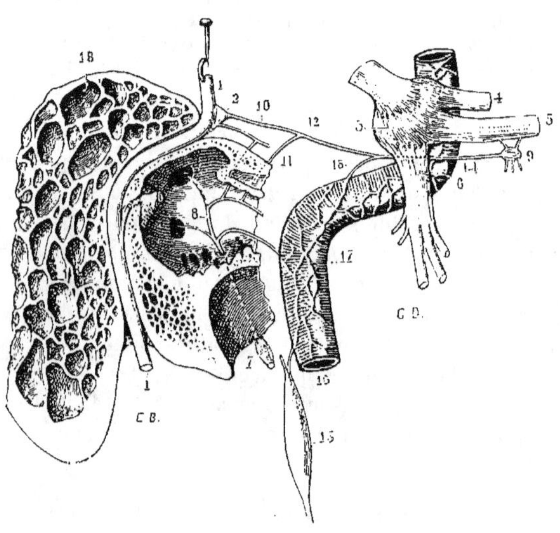

Fig. 55.

Ganglion sphéno-palatin et ses différentes racines, vus par le côté externe (*demi-schématique*).

1. nerf facial. — 2. ganglion géniculé. — 3. ganglion de Gasser, avec ses trois branches : 4. ophthalmique ; 5. maxillaire supérieur ; 6. maxillaire inférieur. — 7. glosso-pharyngien (ganglion d'Andersch), avec 8. le nerf de Jacobson. — 9. ganglion sphéno-palatin. — 10. grand nerf pétreux superficiel. — 11. grand nerf pétreux profond. — 12. filet cranien du nerf vidien, formé par la réunion des deux rameaux précédents. — 13. filet carotidien du même nerf. — 14. nerf vidien. — 15. ganglion cervical supérieur du sympathique. — 16. carotide interne. — 17. plexus carotidien. — 18. rocher, scié parallèlement à la portion descendante de l'aqueduc de Fallope.

a. *Rameau carotidien.* — Le rameau carotidien (13) pénètre, comme son nom l'indique, dans le canal carotidien du rocher et se perd dans le plexus nerveux du grand sympathique qui entoure à ce niveau la carotide interne.

b. *Rameau cranien.* — Le rameau cranien (12), se séparant du précédent, mais restant toujours dans le crâne, se dirige en dehors et un peu en arrière. Il s'engage alors dans une petite gouttière que lui offre la face antérieure du rocher et se subdivise bientôt lui-même en deux rameaux secondaires : l'un, sous le nom de *grand nerf pétreux superficiel* (10), pénètre dans l'hiatus de Fallope et aboutit au facial au niveau du ganglion géniculé ; l'autre, sous le nom de *grand nerf pétreux profond* (11), traverse également le rocher, arrive dans la caisse du tympan et se jette dans le rameau de Jacobson, branche du glosso-pharyngien (voy. ce nerf), dont il n'est en réalité qu'un rameau collatéral.

B. LE NERF VIDIEN, SUIVI DE SES ORIGINES VERS LE GANGLION. — Tel est le nerf vidien, suivi du ganglion vers son origine, comme le suit le scalpel dans les salles de dissection Si nous l'envisageons maintenant en sens inverse, à un point de vue plus conforme à son véritable rôle, nous le voyons constitué par deux rameaux : 1° un *rameau carotidien*, émanant du plexus sympathique qui entoure l'artère carotide interne dans son passage à travers le rocher ; 2° un *rameau cranien*, situé sur la face antérieure du rocher, au-dessous du ganglion de Gasser et formé lui-même par la réunion d'un filet moteur issu du facial et d'un filet sensitif issu du glosso-pharyngien. Rameau carotidien et rameau cranien convergent l'un et l'autre vers le trou déchiré antérieur. Là, ils se réunissent en un tronc commun, qui n'est autre que le *nerf vidien*. Ce tronc, ainsi constitué, traverse tout d'abord le trou déchiré antérieur, qui l'amène au-dessous du crâne. Se portant alors d'arrière en avant, il s'engage dans le canal vidien, le parcourt dans toute son étendue, débouche dans la fosse ptérygo-maxillaire, y rencontre le ganglion sphéno-palatin et disparaît dans la partie postérieure de ce ganglion.

C. RÉSUMÉ. — Au total, le ganglion sphéno-palatin reçoit, comme le ganglion ophthalmique, trois racines physiologiquement différentes, savoir :

1° Une *racine sensitive* : cette racine est double ; l'une émane du nerf maxillaire supérieur ; l'autre, par l'intermédiaire du nerf vidien, lui vient du glosso-pharyngien *(grand pétreux profond)* ;

2° Une *racine motrice* : elle lui vient du facial *(grand pétreux superficiel)* par l'intermédiaire du nerf vidien ;

3° Une *racine sympathique* : elle provient du plexus carotidien et aboutit encore au ganglion par l'intermédiaire du nerf vidien *(filet carotidien)*.

Nous pouvons maintenant aborder la description des branches efférentes.

2° Branches efférentes. — Les branches efférentes du ganglion de Meckel (fig. 53 et 56), à la fois très nombreuses et très importantes, peuvent être groupées comme suit : un rameau pharyngien, des filets orbitaires, le nerf sphéno-palatin et les nerfs palatins.

1° RAMEAU PHARYNGIEN OU PTÉRYGO-PALATIN. — Ce rameau (fig. 56,6), que l'on désigne encore sous le nom de *nerf de Bock*, du nom de l'anatomiste qui l'a le premier bien décrit, se détache de la partie postérieure et interne du ganglion sphéno-palatin. Se portant de là obliquement en arrière et en dedans, il s'engage dans le conduit ptérygo-palatin (OSTÉOL., Chap. III), et se divise, à sa sortie de ce canal, en plusieurs filets terminaux, qui se distribuent : les uns, à la muqueuse de la partie supérieure et postérieure des fosses nasales ; les autres, à la partie de la muqueuse pharyngienne qui avoisine la trompe d'Eustache.

2° FILETS ORBITAIRES. — Ce sont des filets très grêles qui se détachent de la partie supérieure et antérieure du ganglion et pénètrent dans l'orbite par la fente sphéno-maxillaire. Très variables en nombre, deux, trois ou quatre, ils sont également très variables dans leur terminaison. On rencontre généralement un filet pour le périoste de la partie inféro-externe de l'orbite. On peut rencontrer, en outre, un filet pour le nerf optique (ARNOLD), un filet pour le ganglion ophthalmique (TIEDMANN), un filet pour le nerf moteur oculaire externe (BOCK).

3° NERF SPHÉNO-PALATIN. — Le nerf sphéno-palatin naît sur la face interne du ganglion sphéno-palatin et pénètre immédiatement dans les fosses nasales à travers le trou sphéno-palatin (OstÉol., Chap. iii). Là il se divise en deux branches, le nerf sphéno-palatin externe et le nerf sphéno-palatin interne :

a. *Nerf sphéno-palatin externe*. — Le nerf sphéno-palatin externe (fig. 56,9), destiné à la paroi externe des fosses nasales, se résout en cinq ou six filets, qui se distribuent à la muqueuse du cornet supérieur et du cornet moyen.

b. *Nerf sphéno-palatin interne*. — Le nerf sphéno-palatin interne (fig. 57,3), beaucoup plus long que le précédent, se porte sur la paroi interne des fosses

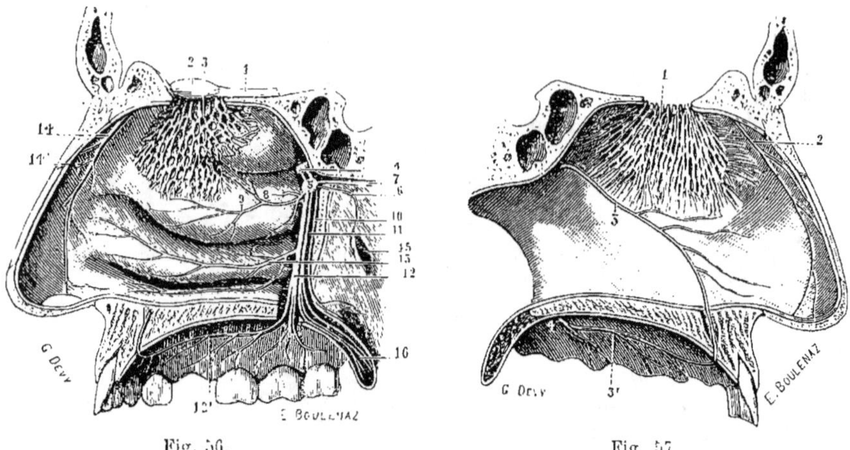

Fig. 56.Fig. 57.

Fig. 56. — Le nerf sphéno-palatin externe, vu sur la paroi externe des fosses nasales.

1, bandelette olfactive. — 2, bulbe olfactif. — 3, ramifications externes du nerf olfactif. — 4, nerf maxillaire supérieur. — 5, ganglion sphéno-palatin. — 6, nerf ptérygo-palatin. — 7, nerf vidien. — 8, nerf sphéno-palatin interne, sectionné près de son origine. — 9, nerf sphéno-palatin externe — 10, nerf palatin postérieur. — 11, nerf palatin moyen. — 12, nerf palatin antérieur, avec 12', son anastomose avec le sphéno-palatin interne. — 13, nerf nasal postérieur. — 14, rameau externe du nasal interne, avec 14', naso-lobaire. - 15, orifice de la trompe d'Eustache. — 16, branches terminales du nerf palatin moyen.

Fig. 57. — Le nerf sphéno-palatin interne, vu sur la paroi interne des fosses nasales.

1, ramifications du nerf olfactif dans la pituitaire. — 2, filet interne du nasal interne. — 3, nerf sphéno-palatin interne, sectionné en arrière. — 3', son anastomose avec le nerf palatin antérieur 4.

nasales et la parcourt en diagonale depuis sa partie postérieure et supérieure jusqu'au conduit palatin antérieur, en lui abandonnant deux ou trois filets très déliés et d'une dissection difficile. Arrivé au conduit palatin antérieur, le nerf sphéno-palatin interne s'y engage et arrive ainsi à la voûte palatine, où il se perd dans la muqueuse de la région rétro-alvéolaire. Dans le conduit palatin antérieur, les deux nerfs sphéno-palatins internes, celui du côté droit et celui du côté gauche, s'adossent l'un à l'autre, mais sans échanger entre eux de filets anastomotiques, comme quelques auteurs l'ont prétendu par erreur.

4° Nerfs palatins. — Les nerfs palatins (fig. 56) se détachent de la partie inférieure du ganglion sphéno-palatin et descendent verticalement vers la voûte palatine, en suivant des conduits spéciaux déjà décrits (OstÉol., Chap. iii) entre le maxillaire supérieur et le palatin. Ces nerfs sont au nombre de trois; on les distingue, d'après leur situation respective, en palatin antérieur, palatin moyen, palatin postérieur :

a. *Nerf palatin antérieur*. — Le nerf palatin antérieur (12), le plus volumineux des trois, s'engage dans le conduit palatin postérieur, arrive à la partie postérieure et externe de la voûte palatine et se divise alors en deux groupes de filets terminaux : 1° des *filets postérieurs*, très grêles, qui se distribuent à la muqueuse du voile du palais et à la couche glanduleuse sous-jacente ; 2° des *filets antérieurs*, plus longs et plus volumineux, qui s'épuisent en ramuscules de plus en plus ténus dans la muqueuse des gencives et de la voûte palatine ; ces derniers filets s'anastomosent parfois (12') avec les filets terminaux du sphéno-palatin interne.

Dans son trajet à travers le conduit palatin, le nerf palatin antérieur abandonne quelques filets collatéraux à la muqueuse du sinus maxillaire et un rameau beaucoup plus important, le *nerf nasal postérieur et inférieur* (13). Ce dernier nerf s'échappe du conduit palatin par un petit canal spécial (quelquefois un simple orifice), qui l'amène dans les fosses nasales, sur l'extrémité postérieure du cornet inférieur. De là, il chemine d'arrière en avant sur la face interne de ce cornet et se distribue, par des filets ascendants et des filets descendants, à cette portion de la muqueuse pituitaire qui revêt le méat moyen, le cornet inférieur et le méat inférieur.

b. *Nerf palatin moyen.* — Le nerf palatin moyen (11) est le plus grêle du groupe. Il s'engage, un peu en arrière du précédent, dans un conduit palatin accessoire et vient se terminer dans la muqueuse du voile du palais et dans la couche glanduleuse sous-jacente.

c. *Nerf palatin postérieur.* — Le nerf palatin postérieur (10) descend de même dans un conduit palatin accessoire jusqu'à la voûte palatine. Là, il se divise en deux groupes de rameaux : des *rameaux sensitifs*, pour la muqueuse des deux faces du voile du palais ; des *rameaux moteurs*, pour les muscles péristaphylin interne et palato-staphylin. Si l'on veut bien se rappeler que le ganglion sphéno-palatin reçoit comme unique racine motrice le grand nerf pétreux superficiel, issu du facial, et que, d'autre part, les branches efférentes de ce ganglion n'innervent que deux muscles, le péristaphylin interne et le palato-staphylin, on en conclura naturellement que ces deux muscles sont, en réalité, innervés par le nerf facial.

3° Signification morphologique. — Le ganglion sphéno-palatin a exactement la même signification que le ganglion ophthalmique : il appartient au groupe des ganglions sympathiques et il en présente tous les caractères histologiques.

Variétés. — L'une ou l'autre branche du rameau orbitaire peut faire défaut, suppléée dans ce cas par les nerfs voisins. — Ce même rameau orbitaire peut fournir un filet surnuméraire à la peau du front. C. Krause l'a vu fournir un nerf ciliaire. — Cruveilhier a vu le nerf dentaire postérieur naître dans le canal sus-orbitaire. — Entre le dentaire postérieur et le dentaire antérieur, il peut exister un dentaire moyen. — Le ganglion sphéno-palatin envoyait un rameau au sinus sphénoïdal dans un cas de Longet, un rameau au plexus caverneux dans un cas de Fæsebeck. — Les filets nasaux et palpébraux du sous-orbitaire peuvent se détacher du tronc nerveux avant le dentaire antérieur et sortir du maxillaire par un canal spécial, situé en dedans et au-dessus du trou sous-orbitaire normal (Ostéologie, Chap. iii). — Il n'est pas rare de voir quelques-unes des branches efférentes du ganglion sphéno-palatin. les branches palatines notamment, se détacher en totalité ou en partie du tronc même du maxillaire supérieur.

C. — Troisième branche : NERF MAXILLAIRE INFÉRIEUR
ET GANGLION OTIQUE

Troisième et dernière branche du trijumeau, le nerf maxillaire inférieur (fig. 53,14) est constitué par deux racines : une *racine sensitive*, qui se détache de la partie la plus externe du ganglion de Gasser, immédiatement en dehors du nerf maxillaire supérieur : une *racine motrice*, qui n'est autre que la petite racine du trijumeau, que nous avons vue naître de la protubérance et que nous avons conduite (p. 51) jusqu'à la face profonde du ganglion de Gasser.

La racine sensitive, superficiellement placée, est, comme le maxillaire supérieur,
aplatie et plexiforme : la racine motrice, située au-dessous d'elle, affecte la forme
d'un petit cordon blanchâtre, légèrement aplati de haut en bas. L'une et l'autre,
comprises dans un dédoublement de la dure-mère, se dirigent en dehors et un peu
en avant vers le trou ovale. Jusque-là, elles restent simplement accolées et conservent toute leur indépendance. Ce n'est que dans le trou ovale et surtout à la
sortie de cet orifice que les deux racines entrent en relation : on les voit, tout
d'abord, se dissocier et s'envoyer mutuellement des faisceaux plus ou moins anas-

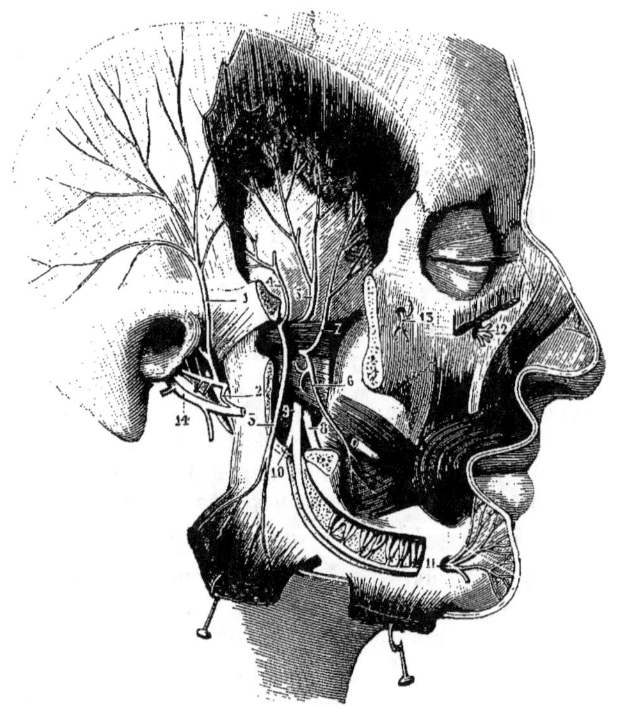

Fig. 58.

Nerf maxillaire inférieur, vue latérale.

1, nerf auriculo-temporal. — 2, son anastomose avec le facial. — 3, nerf massétérin, avec 4, nerf temporal profond
postérieur. — 5, nerf temporal profond moyen. — 6, nerf buccal, avec 7, temporal profond antérieur. — 8, nerf lingual.
— 9, nerf dentaire inférieur, avec 10, nerf mylo-hyoïdien et 11, nerf mentonnier. — 12, nerf sous-orbitaire. —
13, rameau malaire. — 14, facial.

tomosés (*plexus rétiforme* de SANTORINI) ; puis, elles se fusionnent entièrement
pour constituer un tronc unique, qui est le nerf maxillaire inférieur.

Ce nerf, on le voit, est un nerf mixte, présentant une analogie remarquable avec
les nerfs rachidiens, qui possèdent comme lui une racine motrice et une racine
sensitive, cette dernière pourvue d'un ganglion.

Le nerf maxillaire inférieur est fort court. A quelques millimètres au-dessous
du trou ovale, il s'épanouit en un bouquet terminal de sept branches nerveuses.
Ces branches, très dissemblables par leur volume et par leur importance, peuvent
d'après leur direction être classées comme suit : 1° trois branches externes, qui
sont le *nerf temporal profond moyen*, le *nerf massétérin* et le *nerf buccal ;* 2° une
branche interne, le *nerf du ptérygoïdien interne ;* 3° une branche postérieure, le

nerf auriculo-temporal ; 4° deux branches descendantes, le *nerf dentaire infé-rieur* et le *nerf lingual.*

Au nerf maxillaire inférieur est annexé un petit ganglion, le *ganglion otique* ou *ganglion d'Arnold.*

1° Nerf temporal profond moyen. — Le nerf temporal profond moyen (fig. 58,5) se détache de la partie antérieure et externe du nerf maxillaire inférieur, immé-diatement au-dessous du trou ovale. De là, il se porte obliquement en dehors et en avant, entre la paroi supérieure de la fosse zygomatique, contre laquelle il est appliqué, et le muscle ptérygoïdien externe, sur lequel il repose. Il arrive ainsi à la crête antéro-postérieure (crête sphéno-temporale) qui sépare la fosse zygoma-tique de la fosse temporale. S'infléchissant alors en haut et en dehors, il chemine quelque temps entre la paroi cranienne et la face profonde du muscle temporal et, finalement, se perd dans ce muscle. Au moment de passer dans la fosse temporale, le nerf temporal profond moyen contracte généralement des anastomoses avec les deux nerfs suivants, le massétérin et le buccal. Ces anastomoses sont parfois assez multipliées pour former, dans ce cas, une sorte de plexus.

2° Nerf massétérin. — Le nerf massétérin (fig. 58.3), né du maxillaire inférieur au même niveau que le précédent, se dirige en dehors et un peu en arrière, che-minant entre la paroi supérieure de la fosse zygomatique et le muscle ptérygoï-dien externe. Il sort de la fosse zygomatique en croisant le bord supérieur de ce dernier muscle, traverse de dedans en dehors l'échancrure sigmoïde du maxillaire inférieur et arrive ainsi à la face profonde du masséter, dans lequel il se termine par plusieurs rameaux divergents.

Mais déjà, au cours de son trajet, le nerf massétérin a abandonné trois rameaux collatéraux, savoir :

1° Un *filet anastomotique,* pour le nerf temporal profond moyen ;

2° Un *filet sensitif,* quelquefois double, pour l'articulation temporo-maxillaire ;

3° Le *nerf temporal profond postérieur* (4) : celui-ci, plus important que les deux autres, se détache du massétérin au niveau de la crête sphéno-temporale ; de là, il s'infléchit en haut, en contournant cette crête, chemine alors entre la paroi du crâne et la face profonde du temporal et se termine dans la partie postérieure de ce muscle.

3° Nerf buccal. — Le nerf buccal (fig. 58,6) naît du maxillaire supérieur au-dessous du trou ovale, soit par une racine unique, soit par deux racines, qui, d'abord distinctes, ne tardent pas à se réunir. Ce nerf, se portant en dehors et un peu en avant, s'engage dans l'interstice qui sépare les deux portions du muscle ptérygoïdien externe. Puis, s'infléchissant en bas et en avant, il descend vers le muscle buccinateur, en passant entre l'apophyse coronoïde du maxillaire infé-rieur et la tubérosité du maxillaire supérieur.

A. BRANCHES COLLATÉRALES. — Dans ce trajet descendant, le nerf buccal aban-donne un certain nombre de branches collatérales :

1° Il fournit, tout d'abord, un ou deux rameaux musculaires au muscle ptérygoï-dien externe qu'il traverse, ce sont les *rameaux du ptérygoïdien externe ;*

2° Il fournit ensuite un rameau ascendant (7), qui est le *nerf temporal profond antérieur ;* ce rameau se sépare du buccal au moment où ce dernier se dégage du muscle ptérygoïdien externe ; il se porte ensuite en haut et un peu en avant, au-dessous du muscle temporal, et se perd dans la partie antérieure de ce muscle.

après s'être anastomosé avec le filet temporal du rameau orbitaire du maxillaire supérieur (p. 63).

B. Branches terminales. — En atteignant la face externe du muscle buccinateur, le nerf buccal s'épanouit en de nombreux rameaux terminaux, que l'on distingue en rameaux superficiels et en rameaux profonds. Tous ces rameaux sont sensitifs.

1° Les *rameaux superficiels* ou *cutanés* s'épuisent en filets très grêles à la face profonde de la peau des joues. L'un d'eux s'anastomose, en avant du canal de Sténon, avec un rameau du facial, en formant avec ce dernier une arcade à concavité dirigée en haut et en arrière.

2° Les *rameaux profonds* ou *muqueux* perforent le muscle buccinateur et viennent se distribuer à la muqueuse buccale et à la couche glanduleuse sous-jacente.

4° Nerf du ptérygoïdien interne. — Le nerf du ptérygoïdien interne (fig. 59,10) se détache de la partie interne du nerf maxillaire inférieur un peu au-dessous du trou ovale. Immédiatement après son émergence, il s'accole au ganglion otique ou même le traverse. Puis, se dirigeant obliquement en bas et un peu en dehors, il vient se terminer dans le muscle ptérygoïdien interne, qu'il pénètre par sa face interne.

Le nerf du ptérygoïdien interne fournit assez fréquemment, dans le voisinage du ganglion otique, un petit filet au muscle ptérygoïdien externe. Fréquemment aussi, ce filet nerveux du ptérygoïdien externe se détache du ganglion lui-même.

5° Nerf auriculo-temporal. — Le nerf auriculo-temporal (fig. 58.4), qu'on désigne encore parfois sous le nom de *nerf temporal superficiel* par opposition aux trois nerfs temporaux profonds ci-dessus décrits, se détache de la partie postérieure du maxillaire inférieur par deux racines plus ou moins plexiformes, lesquelles, naissant sur un même point et ne se réunissant l'une à l'autre qu'après un trajet de 1 ou 2 centimètres, forment dans leur ensemble une sorte de boutonnière, à travers laquelle passe l'artère méningée moyenne. Formé par ces deux racines, le nerf auriculo-temporal se dirige tout d'abord en arrière et en dehors, vers le col du condyle du maxillaire inférieur. Puis, contournant ce col, il s'infléchit brusquement en haut, passe entre le tubercule zygomatique et le conduit auditif externe et arrive ainsi à la région temporale, où il se termine.

A. Branches collatérales. — Le nerf auriculo-temporal fournit un grand nombre de branches collatérales, que l'on peut, pour la commodité de l'étude et d'après leur émergence, classer en deux groupes : 1° branches se détachant en dedans du condyle ; 2° branches naissant au niveau du condyle.

a. *Du ganglion otique au condyle*, le nerf auriculo-temporal. en partie plexiforme, fournit : 1° un filet pour le ganglion otique ; 2° un *filet anastomotique* pour le nerf dentaire inférieur ; 3° des *filets vasculaires* pour l'artère méningée moyenne et pour l'artère maxillaire interne; 4° un *filet articulaire*, enfin, pour l'articulation temporo-maxillaire.

b. *Au niveau du col du condyle*, il envoie au facial un ou deux rameaux anastomotiques (fig. 72,7) et abandonne successivement : 1° des *rameaux parotidiens*, qui se perdent dans la parotide en traversant parfois de petits ganglions (Cruveilhier) ; 2° des *filets auriculaires inférieurs*, destinés au conduit auditif externe; 3° un *filet auriculaire antérieur*, qui se distribue à la peau du tragus et de la partie antérieure du pavillon de l'oreille ; 4° des *filets vasculaires*, enfin, qui se jettent sur l'artère temporale superficielle.

B. BRANCHES TERMINALES. — Après avoir fourni ces différents rameaux, le nerf auriculo-temporal, considérablement amoindri dans son volume, poursuit son trajet ascendant dans le tissu cellulaire sous-cutané de la région temporale et s'épanouit en de nombreux filets divergents, lesquels se perdent dans la peau des tempes. On peut suivre ces filets terminaux jusqu'au delà de la bosse pariétale.

6° Nerf dentaire inférieur. — Le nerf dentaire inférieur (fig. 59,8) est la plus volumineuse de toutes les branches qui émanent du maxillaire inférieur. Conti-

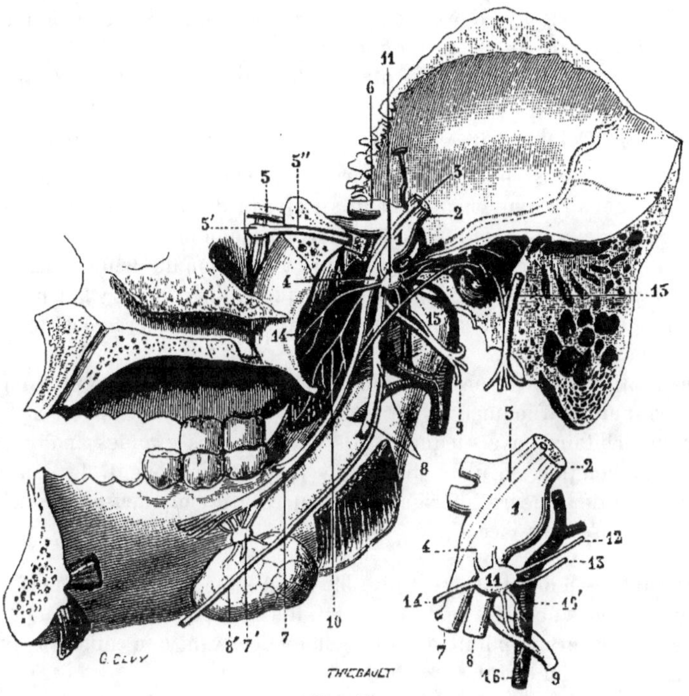

Fig. 59.

Nerf maxillaire inférieur et ganglion otique, vus en dedans.

(Le ganglion de Gasser a été retourné en haut et en dehors.)

1, ganglion de Gasser. — 2, sa racine sensitive. — 3, sa racine motrice, allant se perdre dans 4, le nerf maxillaire inférieur. — 5, maxillaire supérieur, avec : 5', ganglion sphéno-palatin et 5'', nerf vidien. — 6, ophthalmique. — 7, nerf lingual, avec 7', ganglion sous-maxillaire. — 8, nerf dentaire inférieur, avec 8', son rameau mylo-hyoïdien. — 9, nerf auriculo-temporal. — 10, nerf du ptérygoïdien interne. — 11, ganglion otique, réuni au maxillaire inférieur par deux racines sensitives. — 12, autre racine, venant du facial et du glosso-pharyngien. — 13, nerf du muscle interne du marteau. — 14, nerf du péristaphylin externe. — 15, nerf facial, avec 15', corde du tympan. — 16, artère méningée moyenne ; on voit, sur cette artère, un plexus nerveux d'où émane 16', la racine sympathique du ganglion otique.

nuant la direction de ce tronc nerveux, il se porte en bas et un peu en avant vers l'orifice supérieur du canal dentaire. Dans cette première partie de son trajet, il est situé tout d'abord entre les deux muscles ptérygoïdiens, puis entre le ptérygoïdien interne et la branche du maxillaire inférieur. Arrivé au canal dentaire, le nerf dentaire inférieur s'y engage avec l'artère et la veine de même nom et le parcourt jusqu'au niveau du trou mentonnier, où il se divise en deux branches terminales.

A. Branches collatérales. — Dans ce long trajet, le nerf dentaire inférieur fournit de nombreuses branches collatérales.

C'est d'abord, en allant de haut en bas, le *rameau anastomotique du lingual*, rameau toujours très court, quelquefois double (fig. 59), qui se détache du nerf dentaire à 1 ou 2 centimètres au-dessous du ganglion otique et, de là, se porte vers le lingual en suivant une direction oblique en bas et en avant.

Nous trouvons ensuite le *nerf mylo-hyoïdien* : ce rameau (fig. 59,8') se sépare du dentaire inférieur au moment où celui-ci s'engage dans le canal dentaire ; il gagne immédiatement après la gouttière mylo-hyoïdienne, contre laquelle l'applique une lame fibreuse et, après avoir fourni dans bien des cas un filet récurrent qui remonte vers le lingual en perforant ou en contournant les faisceaux postérieurs du mylo-hyoïdien, il s'épuise en filets terminaux dans le muscle mylo-hyoïdien et le ventre antérieur du digastrique.

Dans le canal dentaire enfin, le nerf dentaire inférieur fournit : 1° des *filets dentaires*, pour les racines des grosses et des petites molaires ; 2° des *filets gingivaux*, pour la muqueuse des gencives ; 3° des *filets osseux*, pour le périoste et l'os.

B. Branches terminales. — Les branches terminales du dentaire inférieur naissent, comme nous l'avons vu plus haut, au niveau du trou mentonnier. Elles sont au nombre de deux, le nerf incisif et le nerf mentonnier :

a. *Nerf incisif*. — Le nerf incisif, continuant la direction du dentaire inférieur dont il émane, pénètre dans le canal incisif (Ostéol., Chap. iii) et y fournit trois filets : l'un pour la racine de la canine, les deux autres pour les racines des deux incisives correspondantes.

b. *Nerf mentonnier*. — Le nerf mentonnier (fig. 58,11), beaucoup plus important, s'échappe par le trou mentonnier et arrive ainsi à la région du menton Comme le sous-orbitaire, avec lequel il présente les plus grandes analogies, il s'épanouit en un bouquet de filets divergents, qui se distribuent, les uns à la peau du menton et de la lèvre inférieure, les autres à la muqueuse labiale et à la couche glanduleuse sous-jacente.

7° Nerf lingual. — Le nerf lingual (fig. 59,7) est situé en avant du nerf dentaire inférieur. D'abord accolé à ce dernier nerf, il s'en sépare bientôt à angle très aigu, pour se porter vers la pointe de la langue en décrivant une courbe à concavité dirigée en haut et en avant.

A. Rapports. — Il présente ainsi deux portions, une *portion descendante* et une *portion horizontale*. — Sa première portion ou portion descendante est située tout d'abord entre le pharynx et le ptérygoïdien externe, plus bas entre les deux ptérygoïdiens et, finalement, entre le ptérygoïdien interne et la branche du maxillaire. — Sa deuxième portion ou portion horizontale chemine au-dessous de la muqueuse du plancher de la bouche, en dehors de l'hypoglosse, au-dessus de la glande sous-maxillaire et du muscle mylo-hyoïdien. Avant d'atteindre la pointe de la langue, où il se termine, le nerf lingual vient se loger dans l'interstice qui sépare le muscle lingual du génio-glosse ; il a, à son côté interne, le canal de Wharton.

B. Anastomoses. — Au cours de son trajet, le lingual présente quatre anastomoses. — La *première*, située un peu au-dessous du ganglion otique, n'est autre que le rameau, déjà décrit, que lui envoie le nerf dentaire inférieur. — La *deuxième*, beaucoup plus importante, est constituée par la *corde du tym-*

pan (fig. 59,15′), rameau du facial (voy. plus loin, p. 85) qui le rejoint un peu au-dessous, quelquefois au-dessus de l'anastomose précédente. — La *troisième* anastomose (fig. 92,10) s'étend du nerf lingual au nerf grand hypoglosse : elle a la forme d'une arcade à concavité dirigée en arrière, dont l'une des extrémités naît du nerf lingual à la partie moyenne de sa portion buccale, dont l'autre se perd dans l'hypoglosse au moment où ce nerf croise la face externe du muscle hyo-glosse. Cette anastomose peut être double ou même plexiforme. — La *quatrième* anastomose, enfin, lui vient du nerf mylo-hyoïdien et a été déjà décrite à propos de ce nerf. Elle n'est pas constante.

C. Distribution. — Du nerf lingual émanent une multitude de rameaux et ramuscules très variables par leur volume et par leur nombre, mais assez constants dans leur mode de distribution :

a. Le plus grand nombre de ces filets terminaux sont destinés à la muqueuse linguale, à la portion de cette muqueuse qui recouvre la face inférieure de la langue, ses bords et les deux tiers antérieurs de sa face dorsale. Nous aurons à étudier plus tard les particularités intéressantes, que présente leur mode de terminaison (voy. Organes des sens).

b. Quelques-uns, mais en plus petit nombre, se perdent dans la muqueuse du voile du palais et dans les amygdales, ainsi que dans la muqueuse des gencives et du plancher de la bouche.

c. D'autres, enfin, relient le nerf lingual à deux petites masses ganglionnaires qui lui sont annexées, le *ganglion sous-maxillaire* et le *ganglion sublingual*.

D. Ganglion sous-maxillaire. — Le ganglion sous-maxillaire (fig. 60,1) est un petit renflement de forme ovoïde et de couleur rougeâtre, situé entre le nerf lingual, qui est au-dessus, et la glande sous-maxillaire, qui est au-dessous. Son volume est fort variable, mais son existence est constante. Par sa situation, par son rôle et par sa structure, il appartient au groupe des ganglions sympathiques, au même titre que les trois ganglions ophthalmique, otique et sphéno-palatin. Il nous présente, comme ces derniers, des branches afférentes et des branches efférentes :

a. Branches afférentes. — Les branches afférentes ou racines sont constituées par trois ou quatre filets nerveux, qui descendent du lingual sur la face supérieure du ganglion. Il est généralement admis aujourd'hui que ces filets afférents proviennent en partie du nerf lingual et en partie de sa principale

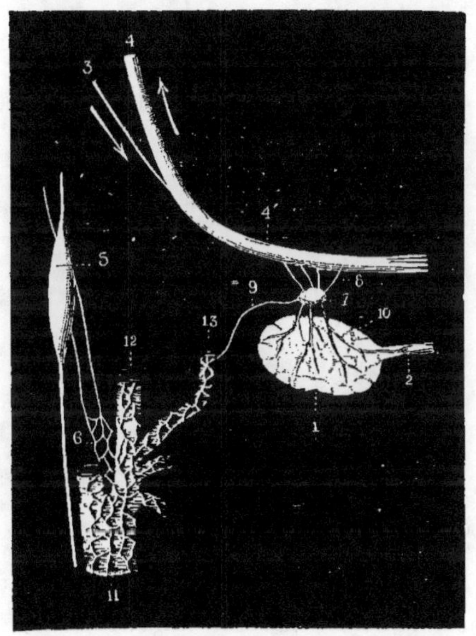

Fig. 60.

Schéma représentant le mode d'innervation de la glande sous-maxillaire.

1, glande sous-maxillaire. — 2, canal de Wharton. — 3, corde du tympan. — 4, nerf lingual sensitif. — 4′, nerf lingual mixte. — 5, ganglion cervical supérieur. — 6, plexus intercarotidien. — 7, ganglion sous-maxillaire. — 8, ses racines descendantes provenant du lingual. — 9, sa racine sympathique. — 10, ses filets efférents. — 11, carotide primitive. — 12, carotide externe. — 13, artère faciale.

anastomose, la corde du tympan. Une dernière racine, celle-ci sympathique, lui est fournie par le plexus nerveux qui entoure l'artère faciale, artère qui, comme nous l'avons déjà vu, se creuse un sillon et quelquefois même un canal complet sur l'extrémité postérieure de la glande sous-maxillaire.

b. *Branches efférentes*. — Les branches efférentes du ganglion sous-maxillaire, toujours très grêles, descendent de la face inférieure du ganglion sur la glande sous-maxillaire, où elles se terminent en traversant parfois de nouveaux ganglions, qui ont été parfaitement décrits par Paladino (Naples, 1876) chez l'homme et chez le cheval. Quelques-uns de ces filets efférents se distribuent au canal de Wharton.

E. Ganglion sublingual. — Découvert par Blandin, le ganglion sublingual est un renflement minuscule, situé entre le nerf lingual et la glande sublinguale. Il est à cette dernière glande ce que le précédent ganglion est à la glande sous-maxillaire : il reçoit du lingual ses filets afférents et jette sur la glande sublinguale ses branches efférentes. Ce ganglion n'est pas constant.

RÉSUMÉ DU NERF MAXILLAIRE INFÉRIEUR

	N. temporal profond moyen	r. musculaires.
a). 3 *branches externes*	N. massétérin	r. articulaires. n. temporal prof. post. r. musculaires.
	N. buccal	r. du ptérygoïdien externe. n. temporal prof. antér. r. cutanés. r. muqueux.
b). 1 *branche interne*	N. du ptérygoïdien interne	r. musculaires.
c). 1 *branche postérieure*	N. auriculo-temporal	f. vasculaires. f. articulaire. r. parotidiens. r. auriculaires. r. temporaux.
d). 2 *branches descendantes*	N. dentaire inférieur	r. pour le lingual. n. mylo-hyoïdien. f. dentaires. n. incisif. n. mentonnier.
	N. lingual	f. linguaux. f. tonsillaires. f. pour gangl. sous-maxil. f. pour gangl. sublingual.

Ganglion otique ou *ganglion d'Arnold*.

Le ganglion otique, encore appelé *ganglion d'Arnold* du nom de l'anatomiste qui l'a découvert (1828), est un petit renflement rougeâtre, de forme ovoïde, couché transversalement sur le côté interne du nerf maxillaire inférieur, immédiatement au-dessous du trou ovale. Tandis que sa face externe répond à ce nerf, sa face interne est en rapport avec le muscle péristaphylin externe, qui le sépare de la trompe d'Eustache. Son extrémité postérieure répond à l'artère méningée moyenne qui, comme on le sait, gagne le trou petit rond pour pénétrer dans le crâne. Le ganglion otique, comme les ganglions précédemment décrits, nous offre à considérer deux ordres de branches : des branches qui lui arrivent (*branches afférentes*) et des branches qui en partent (*branches efférentes*).

1° **Branches afférentes ou racines.** — Le ganglion otique reçoit quatre racines, savoir (fig. 61) : un ou plusieurs rameaux du maxillaire supérieur, une racine motrice, une racine sensitive et une racine sympathique.

a. *Rameaux du maxillaire supérieur.* — Ces rameaux se détachent du tronc nerveux au niveau même du ganglion ; aussi sont-ils très courts. Leur signification physiologique est encore un sujet de discussion : on ne peut savoir, en effet, s'ils proviennent du faisceau moteur ou du faisceau sensitif du maxillaire inférieur, lesquels sont intimement fusionnés à ce niveau.

b. *Racine motrice.* — La racine motrice (5) est constituée par le petit nerf pétreux superficiel, branche du facial. Comme le grand nerf pétreux superficiel, qui se rend au ganglion sphéno-palatin, le petit nerf pétreux superficiel émane du facial au niveau du ganglion géniculé, débouche à la face antérieure du rocher par un conduit spécial, sort du crâne par un petit pertuis situé entre le trou petit rond et le trou ovale et, finalement, vient se jeter dans la partie postérieure du ganglion otique.

c. *Racine sensitive.* — La racine sensitive du ganglion otique (6), analogue à la racine sensitive du ganglion sphéno-palatin, pro-

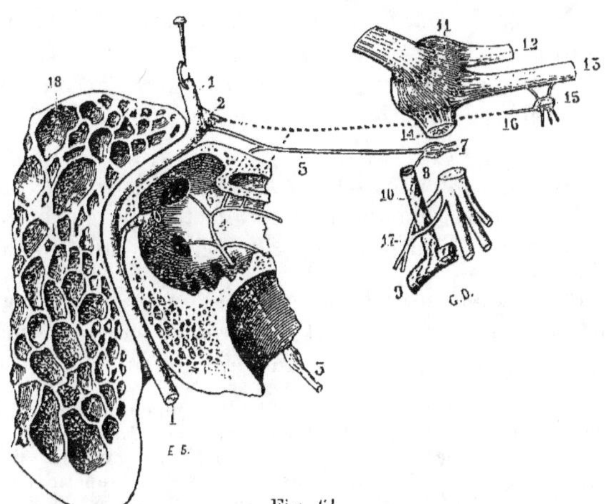

Fig. 61.

Ganglion otique et ses différentes racines, vus par le côté externe *(demi-schématique).*

1. nerf facial. — 2. ganglion géniculé. — 3, glosso-pharyngien, avec 4, le nerf de Jacobson. — 5, petit nerf pétreux superficiel. — 6, petit nerf pétreux profond. — 7, ganglion otique. — 8, sa racine sympathique. — 9. artère maxillaire interne. — 10. artère méningée moyenne. — 11. ganglion de Gasser, avec ses trois branches : 12. ophthalmique ; 13, maxillaire supérieur ; 14, maxillaire inférieur. — 15, ganglion sphéno-palatin. — 16, nerf vidien. — 17, nerf auriculo-temporal — 18, rocher, scié parallèlement à la portion descendante de l'aqueduc de Fallope.

vient, sous le nom de *petit nerf pétreux profond,* du nerf de Jacobson, branche du glosso-pharyngien. C'est un filet fort grêle, qui, comme le grand nerf pétreux profond, se détache du nerf de Jacobson sur la paroi interne de la caisse du tympan. Il débouche à la face antérieure du rocher par un petit conduit osseux, qui s'ouvre un peu en arrière de l'hiatus de Fallope, et se fusionne presque immédiatement après avec le petit nerf pétreux superficiel, qui le conduit au ganglion otique.

d. *Racine sympathique.* — La racine sympathique du ganglion otique (fig. 61,8 et 62,16') est représentée par un filet très grêle, abandonné au ganglion par le plexus sympathique qui entoure l'artère méningée moyenne.

2° Branches efférentes. — Les filets nerveux qui émanent du ganglion otique sont encore mal connus, au point de vue physiologique tout au moins. On s'accorde cependant à décrire (fig. 59 et 62) :

1° Un *premier rameau moteur,* pour les muscles ptérygoïdien interne et péristaphylin externe ; nous avons déjà vu (p. 72) que ce rameau pouvait également se détacher du tronc même du nerf maxillaire supérieur.

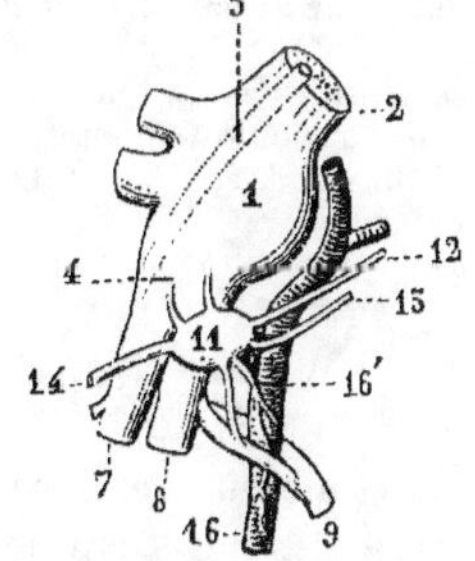

Fig. 62.

Ganglion otique et ses branches efférentes, vus par le côté externe.

Se reporter, pour les chiffres, à la légende de la figure 59.

2° Un *deuxième rameau moteur*, qui se porte obliquement en haut et en arrière et vient se perdre dans le muscle interne du marteau. Au point où ce petit nerf va pénétrer le muscle pour s'y distribuer, il présente un petit renflement formé par des cellules ganglionnaires et très visible chez les animaux, notamment chez le chien : c'est le *ganglion du muscle interne du marteau*, récemment découvert par Morat.

3° Un ou plusieurs *rameaux sensitifs*, qui s'accolent d'abord au nerf auriculo-temporal et s'en séparent ensuite pour venir se distribuer à la muqueuse de la caisse du tympan.

Il existerait, en outre, d'après Bischoff et Rauber, entre le ganglion otique et la corde du tympan, une anastomose affectant le plus souvent la forme d'un plexus et renfermant à sa surface de petites cellules ganglionnaires.

3° Signification morphologique. — Comme les deux ganglions ophthalmique et sphéno-palatin, le ganglion otique présente tous les caractères histologiques des ganglions sympathiques : c'est un ganglion du sympathique cranien.

Variétés. — Cruveilhier signale un filet de communication entre le nerf maxillaire supérieur et le nerf maxillaire inférieur avant leur sortie du crâne. — Le temporal profond moyen envoie quelques filets à la peau (Cruveilhier). — On a vu le buccal se détacher du ganglion de Gasser (Gaillet, *Bull. Soc. anat.*, Paris, 1853 , du maxillaire supérieur dans la fosse ptérygo-maxillaire (Turner), du nerf dentaire inférieur (Gegenbaur. — Le nerf du ptérygoïdien interne peut provenir du lingual (Paletta). — C. Krause l'a vu s'anastomoser avec le nerf du muscle interne du marteau. — J'ai constaté, dans un cas, une double anastomose entre le lingual et le dentaire inférieur. — D. Mollière (*Thèse de Paris*, 1881) signale un filet qui, du nerf dentaire inférieur, se jette sur l'artère homonyme. Il signale aussi la bifurcation prématurée du tronc nerveux en nerf mentonnier et nerf incisif; ou même sa trifurcation, dès l'entrée du canal, en un nerf molaire, un nerf mentonnier et un nerf incisif. — Le même auteur (*loc. cit.*) aurait rencontré des grains ganglionnaires sur le trajet du nerf incisif. — J'ai vu plusieurs fois le nerf mentonnier s'échapper du canal dentaire par deux orifices distincts. — Finkelstein (*Orvosi Helilap.*, 1878, n° 35) n'a observé qu'une fois, sur onze sujets, l'anastomose jetée entre le nerf mylo-hyoïdien et le lingual et regardée par Sappey comme normale. — Le ganglion otique était semi-lunaire dans une observation d'Arnold, fusiforme dans une observation de Valentin. — F. Esebeck a vu ce ganglion envoyer un filet sensitif au sinus sphénoïdal. — Cruveilhier a rencontré un petit ganglion sur le trajet du petit nerf pétreux superficiel. — Le ganglion sous-maxillaire peut envoyer quelques filets au grand hypoglosse (Meckel, Arnold). — Bosc (*Ueber d. Gangl. maxillare*, thèse Giessen, 1859) a observé un petit ganglion accessoire sur des filets qui se rendaient des racines du ganglion sous-maxillaire à la muqueuse buccale. — Les rapports des différentes branches du maxillaire inférieur avec le ligament ptérygo-épineux de Civinini (voy. *Sphénoïde*, p. 118) sont excessivement variables. Sur douze sujets, qu'il a examinés à ce sujet, Liddell a vu passer : 1° *au-dessus du ligament*, les nerfs temporaux, le buccal et le nerf du ptérygoïdien externe : 2° *au-dessous du ligament*, l'auriculo-temporal, le nerf du ptérygoïdien interne et le dentaire inférieur. Quant au lingual, Blacker, sur 22 cas, l'a rencontré 16 fois sur le côté interne du ligament et 6 fois sur son côté externe.

§ VI. — *Sixième paire* : Nerf moteur oculaire externe

Le nerf moteur oculaire externe ou nerf de la sixième paire (fig. 63, VI) est le plus grêle des nerfs craniens, après le pathétique. Il s'étend du bulbe à la cavité orbitaire, où il innerve un seul muscle, le droit externe de l'œil. C'est le *nervus abducens* ou, tout simplement, l'*abducens* des anatomistes anglais et allemands.

1° Origine apparente. — Le moteur oculaire externe prend naissance à la face antérieure du bulbe, dans le sillon transversal qui sépare la pyramide de la protubérance. Il n'est pas rare de voir l'un de ses faisceaux radiculaires, plus antérieurs que les autres, émerger de la protubérance elle-même, mais en un point qui est toujours très rapproché de la pyramide.

2° Origine réelle. — Voy. t. II, *Origines réelles des nerfs craniens.*

3° Trajet. — De la base de la pyramide bulbaire, le nerf moteur oculaire externe se porte d'abord en avant et en haut, vers le bord latéral de la lame quadrilatère du sphénoïde. Là (fig. 44,5), il perfore cette portion de la dure-mère qui unit l'apophyse clinoïde postérieure au sommet du rocher (voy. *Dure-mère*) et arrive bientôt dans le sinus caverneux. Il parcourt ce sinus d'avant en arrière, parvient ainsi à la fente sphénoïdale et traverse cette fente pour gagner l'orbite, où il se termine.

4° Rapports. — Les rapports du pathétique varient naturellement suivant les régions où on le considère :

a. *Du bulbe au sinus caverneux*, le nerf moteur oculaire externe chemine entre la protubérance et la gouttière basilaire de l'occipital. Le feuillet viscéral de l'arachnoïde l'applique contre la protubérance dans la plus grande partie de son étendue. Ce n'est qu'au moment où il va perforer la dure-mère, que la membrane séreuse l'enveloppe entièrement et lui forme alors une gaine complète, laquelle, du reste, est toujours très courte.

b. *Après avoir traversé la dure-mère*, le nerf moteur oculaire externe répond tout d'abord à la paroi externe du sinus pétreux inférieur. Comme lui, il contourne le sommet du rocher pour pénétrer dans le sinus caverneux, où il chemine entre le nerf ophthalmique, qui est en dehors, et la carotide interne, qui est en dedans (fig. 40, VI). Dans son trajet

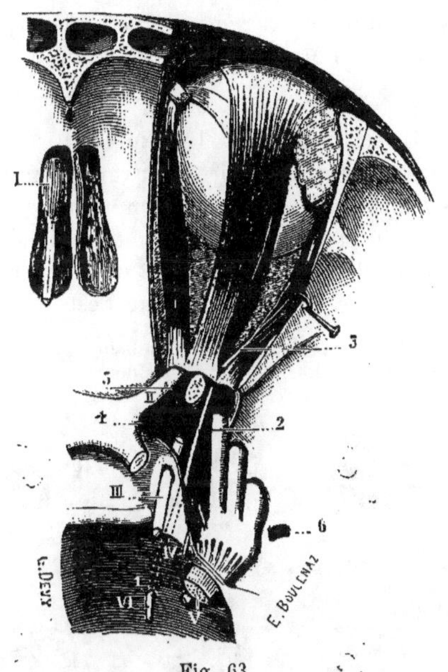

Fig. 63.

Nerf moteur oculaire externe, vu d'en haut.

I, nerf olfactif. — II, nerf optique. — III, moteur oculaire commun. — IV, pathétique, avec son rameau récurrent. — V, trijumeau, avec ses trois branches. — VI, moteur oculaire externe.
1, entrée de ce dernier nerf dans le canal fibreux de la dure-mère. — 2, son passage dans le sinus caverneux. — 3, sa terminaison dans le muscle droit externe. — 4, carotide interne. — 5, artère ophthalmique. — 6, artère méningée moyenne.

de l'orifice dural au côté externe de la carotide, le moteur oculaire externe décrit ordinairement deux courbures : une courbure postérieure, située dans le plan vertical, à concavité inférieure ; une courbure antérieure, située dans le plan horizontal, à concavité antéro-interne. De ces deux courbures, la première embrasse dans sa concavité la partie la plus interne du bord supérieur du rocher ; la deuxième répond au côté postérieur d'abord, puis au côté externe de la carotide.

c. *Dans la fente sphénoïdale* (fig. 51,8), le moteur oculaire externe est situé dans la partie la plus large de cet orifice. Il passe dans l'anneau de Zinn avec le nerf nasal, les deux branches du moteur oculaire commun et la veine ophthalmique. Il occupe, dans cet anneau, le côté externe de la branche inférieure du nerf moteur oculaire commun.

5° Anastomoses. — Dans son trajet à travers le sinus caverneux, deux anastomoses importantes, l'une avec l'ophthalmique, l'autre avec le grand sympathique, viennent renforcer le moteur oculaire externe. — *L'anastomose avec* *l'ophthalmique* a été déjà signalée à propos de ce dernier (p. 55). — L'*anastomose avec le grand sympathique* est généralement constituée par des filets multiples (deux ou trois), qui se détachent du plexus carotidien et vont, en suivant un trajet ascendant, se jeter dans le moteur oculaire externe au niveau de son bord inférieur.

Grâce à cette double anastomose, le nerf moteur oculaire externe, qui est exclusivement moteur à son origine bulbaire, possède maintenant, intimement unies à ses fibres motrices, un certain nombre de fibres sensitives et de fibres vaso-motrices.

6° Distribution. — Une fois entré dans l'orbite (fig. 63, IV), le nerf moteur oculaire externe se porte en avant et un peu en dehors, en se séparant à angle aigu de la branche inférieure du moteur oculaire commun, qui lui est d'abord accolée. Après un trajet de 1 centimètre à 1 centimètre 1/2 environ, il s'épanouit en un pinceau de filets terminaux, qui se perdent sur la face interne du muscle droit externe de l'œil, auquel ce nerf est exclusivement destiné.

Variétés. — Quelques filets radiculaires du nerf moteur oculaire externe peuvent naître de l'olive et du sillon qui sépare les deux pyramides (CRUVEILHIER). — W. KRAUSE l'a vu naître par trois racines, qui émergeaient de la protubérance à 8 millimètres de son bord postérieur. — Le même anatomiste a vu le moteur oculaire externe fournir le nerf nasal, ainsi que deux rameaux ciliaires. — Ce nerf peut envoyer une racine accessoire au ganglion ophthalmique. — Il peut recevoir (MECKEL, VALENTIN) un filet anastomotique du ganglion otique. — Il peut faire défaut et être suppléé, dans ce cas, par une branche du moteur oculaire commun.

Quant aux rapports variables que présente le moteur oculaire externe, d'une part avec la carotide interne, d'autre part avec la paroi externe du sinus, je les résume dans la figure ci-contre fig. 64, où se trouvent réunies les principales modalités que présente le tronc nerveux à cet égard.

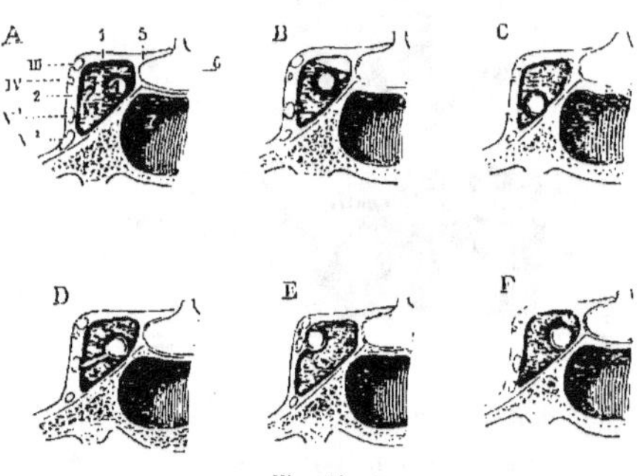

Fig. 64.

Rapports variables du moteur oculaire commun dans le sinus caverneux.

(Pour les indications, se reporter à la figure 40, page 46.)

Il n'est pas rare de voir le moteur oculaire externe émerger du bulbe par deux racines. Ces deux troncs radiculaires, qui se fusionnent d'ordinaire presque immédiatement après leur émergence, peuvent conserver leur indépendance sur une plus ou moins grande étendue de leur parcours. Dans ce cas, la dure-mère possède deux orifices distincts, un pour chacun des deux troncs. — J'ai disséqué avec soin, sur trois sujets, le nerf moteur oculaire externe ainsi divisé en deux troncs. J'ai toujours vu ces deux troncs présenter exactement le même trajet et les mêmes rapports et se fusionner ensemble avant d'atteindre la fente sphénoïdale. Dans un cas, le tronc radiculaire interne était accompagné d'une branche artérielle très volumineuse, qui provenait de la carotide interne à sa partie ascendante et venait se distribuer, après un long parcours, à la dure-mère de la gouttière basilaire.

§ VII. — *Septième paire : NERF FACIAL*

Le nerf facial constitue la septième paire de nerfs craniens. Il se distribue à tous les muscles peauciers de la tête et du cou et, de ce fait, devient le nerf de la physionomie, le nerf de l'expression comme on l'appelle quelquefois. Mais à cela ne se borne pas son action : il innerve encore les muscles moteurs des osselets de l'ouïe, ainsi que quelques muscles du voile du palais, et par l'une de ses branches, la corde du tympan, qui exercera longtemps encore la sagacité des physiologistes, il prend une large part à la sécrétion de la salive, à la vascularisation de la muqueuse linguale et à la perception des saveurs. Comme on le voit, le nerf facial est un des nerfs les plus importants de l'économie par les fonctions multiples qui lui sont dévolues. Il est aussi l'un des plus complexes par ses origines, par son trajet et par sa distribution.

1° Origine apparente. — Le nerf de la septième paire naît dans la fossette latérale du bulbe (fig. 27, VII) par deux racines parfaitement distinctes, l'une interne, l'autre externe. — La *racine interne*, de beaucoup la plus importante, constitue le facial proprement dit. Elle émerge du bulbe en arrière et en dehors du moteur oculaire externe, entre le bord inférieur de la protubérance et l'extrémité supérieure de l'olive. — La *racine externe*, relativement toute petite, se trouve située entre la précédente et le nerf auditif. WRISBERG, en raison de sa situation, le désignait sous le nom de *nerf intermédiaire* : c'est le *nerf intermédiaire de Wrisberg* ou, tout simplement, le *nerf de Wrisberg*.

2° Origine réelle. — Voy. t. II, *Origines réelles des nerfs crâniens*.

3° Trajet. — Le facial proprement dit et l'intermédiaire de Wrisberg, comme nous l'avons déjà vu à propos de leur origine réelle, sont des nerfs de valeur très différente et il convient de les examiner séparément.

A. FACIAL PROPREMENT DIT. — De la fossette sus-olivaire, où il prend naissance, le facial proprement dit se porte obliquement en haut, en avant et en dehors vers le conduit auditif interne, dans lequel il s'engage en compagnie de l'auditif et de l'intermédiaire. Arrivé dans le fond du conduit auditif interne, le facial, s'infléchissant en avant, pénètre dans l'aqueduc de Fallope, qui lui est spécialement destiné (OSTÉOL., Chap. III), et le parcourt dans toute son étendue, en suivant régulièrement toutes ses inflexions.

Le nerf facial, dans l'aqueduc de Fallope, nous présente donc, comme le canal osseux lui-même, deux coudes et trois portions déterminées par ces coudes, savoir (fig. 65) : 1° une *première portion*, horizontale

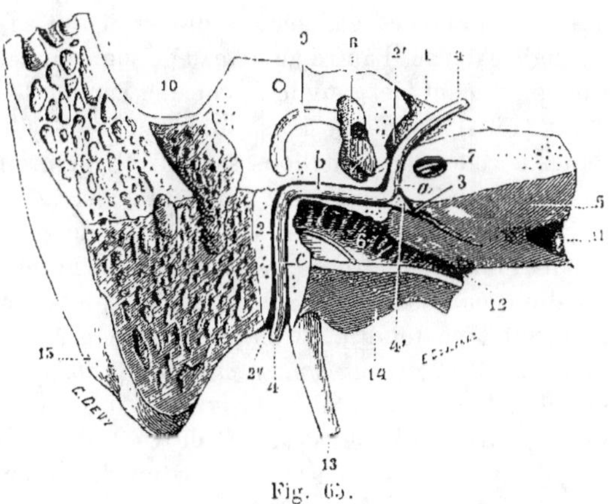

Fig. 65.

Le nerf facial dans l'aqueduc de Fallope (côté droit, vue antéro-supérieure).

1, conduit auditif interne. — 2, aqueduc de Fallope, avec : 2' son orifice interne; 2", son orifice externe ou trou stylo-mastoïdien. — 3, hiatus de Fallope. — 4, nerf facial. avec : *a*, sa première portion ; *b*, sa seconde portion : *c*, sa troisième portion. — 4', ganglion géniculé. — 5, face antérieure du rocher. — 6, caisse du tympan. — 7, limaçon. — 8, vestibule. — 9, canal demi-circulaire externe. — 10, gouttière du sinus latéral. — 11, canal carotidien. — 12, trompe osseuse. — 13, apophyse styloïde. — 14, apophyse vaginale. — 15, apophyse mastoïde.

et antéro-postérieure, longue de 3 à 5 millimètres, qui va du fond du conduit auditif interne au premier coude ; ce premier coude, ne l'oublions pas, se trouve situé en regard de l'hiatus de Fallope ; 2° une *deuxième portion*, transversale, légèrement oblique de dedans en dehors et de haut en bas, allant d'un coude à l'autre et mesurant de 10 à 12 millimètres de longueur ; 3° une *troisième portion*, enfin, dirigée verticalement en bas et s'étendant du deuxième coude au trou stylo-mastoïdien ; elle mesure, comme la précédente, de 10 à 12 millimètres de longueur.

A sa sortie du trou stylo-mastoïdien, le facial se dirige en bas et en avant et, après un trajet de 10 à 15 millimètres, en pleine parotide, il se divise en deux branches terminales, la *branche temporo-faciale* et la *branche cervico-faciale*, lesquelles couvrent ensuite de leurs ramifications divergentes la moitié correspondante de la face et du cou.

B. Intermédiaire de Wrisberg, ganglion géniculé. — Le nerf de Wrisberg, suivant exactement le même trajet que le facial, s'engage avec lui dans le conduit auditif interne. Puis, s'infléchissant en avant, il pénètre également dans l'aqueduc de Fallope, arrive au premier coude du facial et, là, se termine dans un ganglion, qui, en raison de sa situation sur le point où le facial change de direction (coude ou genou), a reçu le nom de *ganglion géniculé*.

Le ganglion géniculé (fig. 65,4') se présente ordinairement sous la forme d'une petite pyramide triangulaire, dont la base, dirigée en arrière, coiffe le premier coude du facial et dont le sommet, dirigé en avant, est en regard de l'hiatus de Fallope. Sa coloration est blanc grisâtre ou gris rosé. Quant à son développement, il varie beaucoup suivant les sujets : dans certains cas, il est à peine visible ; dans d'autres, il est assez volumineux pour doubler la largeur du nerf à l'endroit où il lui est adossé. C'est au niveau de son angle interne que le ganglion géniculé reçoit le nerf intermédiaire de Wrisberg. Nous verrons plus loin quelles sont les deux branches collatérales du facial qui se détachent, l'une au niveau de son angle externe, l'autre au niveau de son sommet.

Histologiquement, le ganglion géniculé, comme l'ont établi les recherches de Lenhossek (1894), se compose essentiellement de cellules unipolaires, exactement identiques à celles des ganglions spinaux. Leur prolongement unique, véritable fibre nerveuse en T, se bifurque après un trajet variable en deux branches divergentes : une branche interne, qui, sortant du ganglion par son côté interne, passe dans l'intermédiaire de Wrisberg ; une branche externe, qui, s'échappant du ganglion par son côté externe, se mêle aux fibres propres du facial pour passer ensuite, en totalité ou en partie, dans la corde du tympan. Nous savons déjà (voy. t. II, *Terminaisons réelles de l'intermédiaire*) que les données de la physiologie expérimentale (Mathias Duval), tout comme les recherches anatomiques de Sapolini, de Penzo et de Cannieu tendent à nous faire considérer la corde du tympan comme la continuation de l'intermédiaire de Wrisberg.

Au total, l'intermédiaire de Wrisberg (treizième nerf cranien de Sapolini), avec son ganglion géniculé, a la signification d'une racine sensitive, qui est annexée au facial proprement dit, comme la racine postérieure d'un nerf rachidien est annexée à la racine antérieure correspondante. De ce fait, le facial, primitivement moteur et exclusivement moteur, devient, en aval du ganglion géniculé, un véritable nerf mixte, possédant à la fois, simplement accolées ou plus ou moins mélangées, les fibres motrices qui lui appartiennent en propre et les fibres sensitives qui lui viennent du nerf de Wrisberg.

4° **Rapports**. — Au point de vue de ses rapports, le nerf facial doit être examiné séparément dans le crâne, dans le conduit auditif interne, dans l'aqueduc de Fallope et au-dessous du trou stylo-mastoïdien :

a. *Dans le crâne*, le facial répond, par sa face supérieure, à la protubérance, au pédoncule cérébelleux moyen et au cervelet. Par sa face inférieure, il repose successivement sur la partie externe de la gouttière basilaire, sur le sinus pétreux inférieur, qu'il croise à angle droit, et sur la face postérieure du rocher.

b. *Dans le conduit auditif interne*, le nerf facial suit exactement le même trajet rectiligne que le nerf auditif, qui est situé au-dessous de lui et qui se creuse en gouttière pour le recevoir (fig. 66,4). Quant au nerf de Wrisberg, il chemine entre les deux, justifiant encore ici, par sa situation, le nom de *nerf intermédiaire*, que lui donnent aujourd'hui tous les anatomistes. Nous avons déjà vu, à propos des méninges et nous le rappellerons ici en passant, que l'arachnoïde

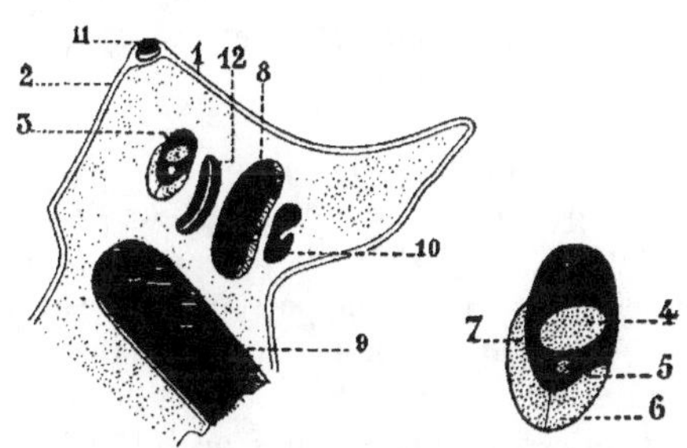

Fig. 66.

Coupe sagittale du conduit auditif interne passant par sa partie moyenne (côté gauche, segment externe de la coupe).

(La coupe du conduit auditif (3) est figurée à part, à droite de la figure 66, avec un grossissement de trois diamètres.)

1, face antérieure du rocher. — 2, sa face postérieure. — 3, conduit auditif interne, avec : 4 facial; 5, intermédiaire; 6, branche cochléaire; 7, branche vestibulaire. — 8, canal carotidien. — 9, golfe de la jugulaire. — 10, trompe d'Eustache. — 11, sinus fibreux supérieur. — 12, limaçon.

jette sur les trois nerfs facial, auditif et intermédiaire une gaine commune, qui les accompagne ordinairement jusqu'au fond du conduit auditif interne.

c. *Dans l'aqueduc de Fallope*, le nerf facial est accompagné par l'artère stylo-mastoïdienne. Il remplit entièrement le conduit osseux et, par conséquent, se trouve en rapport dans toute son étendue avec ses parois.

d. *Au-dessous du trou stylo-mastoïdien*, le nerf facial s'engage dans l'épaisseur de la glande parotide et ne se dégage de cette glande qu'au niveau du bord postérieur du masséter et après sa bifurcation en branches terminales. On ne saurait donc extirper la parotide sans intéresser le tronc nerveux.

5° Anastomoses. — Dans le conduit auditif interne, le nerf facial et le nerf auditif sont reliés l'un à l'autre par deux anastomoses (ARNOLD), l'une interne, l'autre externe (fig. 67). — *L'anastomose interne* (fig. 67,4) est représentée par des fibres nerveuses qui naissent de l'intermédiaire et qui vont s'accoler d'autre part, les unes à l'auditif, les autres au facial. La signification de ces fibres, je veux dire leur origine et leur mode de terminaison, nous est complètement inconnue. — *L'anastomose externe* (fig. 67,5) est formée par deux ou trois petits filets,

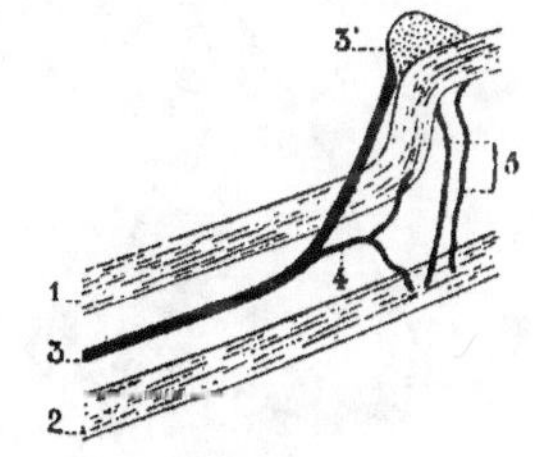

Fig. 67.

Schéma montrant les diverses anastomoses du facial et de l'auditif.

1, facial. — 2, auditif. — 3, intermédiaire de Wrisberg, avec 3', ganglion géniculé. — 4, anastomose interne. — 5, anastomose externe.

qui se détachent du facial au niveau de son premier coude, dans l'aqueduc de Fallope par conséquent, et qui de là se rendent au ganglion de Scarpa, lequel, comme nous le verrons plus loin, se trouve situé sur le trajet de la branche vestibulaire de l'auditif. Ici encore nous n'avons aucune donnée précise sur la signification anatomo-physiologique des fibres qui constituent cette anastomose.

Au delà du conduit auditif interne, le nerf facial, soit par son tronc, soit par ses branches, contracte plusieurs autres anastomoses avec le glosso-pharyngien, avec le trijumeau, avec le pneumogastrique, avec le plexus cervical superficiel. Nous décrirons ces anastomoses au cours de notre description et au fur et à mesure qu'elles s'offriront à nous.

6° Distribution. — Indépendamment des *branches terminales* ci-dessus mentionnées et qui sont au nombre de deux, la branche temporo-faciale et la branche cervico-faciale, le nerf facial fournit dix *branches collatérales* : les cinq premières se détachent de la portion du nerf qui est contenue dans l'aqueduc de Fallope et s'engagent, immédiatement après leur origine, dans des conduits spéciaux qui sont branchés sur l'aqueduc, ce sont les *branches intra-pétreuses ;* les cinq autres prennent naissance en dehors du rocher, un peu au-dessous du trou stylo-mastoïdien, ce sont les *branches extra-pétreuses.* Nous étudierons successivement, en suivant précisément l'ordre dans lequel elles se séparent du tronc nerveux :

1° Les *branches collatérales intra-pétreuses ;*
2° Les *branches collatérales extra-pétreuses :*
3° Les *branches terminales.*

A. — Branches collatérales intra-pétreuses

Ces branches sont, en allant de haut en bas, le grand nerf pétreux superficiel, le petit nerf pétreux superficiel, le nerf du muscle de l'étrier, la corde du tympan, le rameau anastomotique du pneumogastrique :

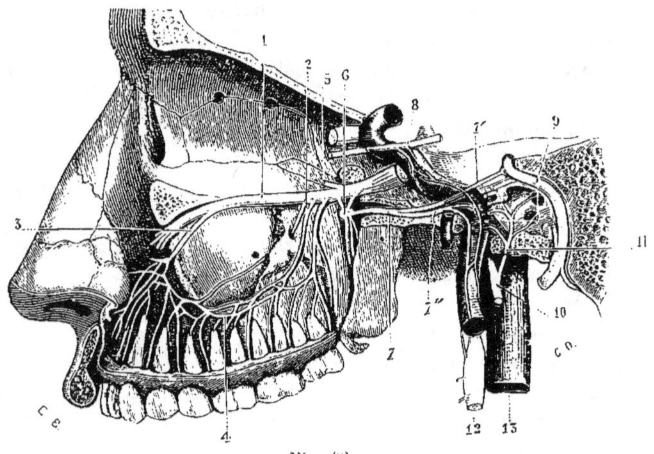

Fig. 68.

Le nerf facial dans l'aqueduc de Fallope, nerfs pétreux (d'après HIRSCHFELD).

1. nerf maxillaire supérieur. — 2. nerfs dentaires postérieurs. — 3. nerf dentaire antérieur. — 4. plexus dentaire. — 5. rameau orbitaire, sectionné tout près de son origine. — 6. ganglion sphéno-palatin, suspendu au nerf maxillaire supérieur par deux racines sensitives. — 7, nerf vidien, avec : 7', son filet crânien et 7'', son filet carotidien. — 8, nerf moteur oculaire commun et son anastomose avec le plexus carotidien. — 9, nerf facial. — 10, nerf glosso-pharyngien, avec 11, le rameau de Jacobson. — 12, ganglion supérieur du grand sympathique. — 13, veine jugulaire interne.

1° Grand nerf pétreux superficiel. — Le grand nerf pétreux superficiel (fig. 55 et 68) se détache du sommet du ganglion géniculé, en face de l'hiatus de Fallope. Il sort du rocher par cet hiatus et chemine alors sur la face antérieure de l'os, dans une gouttière spéciale qui l'amène au trou déchiré antérieur.

Sur la face antérieure du rocher, le grand nerf pétreux superficiel reçoit du nerf glosso-pharyngien un petit filet sensitif, le *grand nerf pétreux profond*, que nous retrouverons en étudiant la neuvième paire.

Arrivé au trou déchiré antérieur, le grand pétreux superficiel se réunit à un rameau du plexus carotidien pour former le nerf vidien (voy. ce nerf, p. 66). Finalement, il aboutit, par le trou déchiré antérieur et par le canal vidien, à la partie postérieure du ganglion sphéno-palatin.

Le grand nerf pétreux superficiel est, physiologiquement, un nerf fort complexe. On admet généralement qu'il renferme outre les fibres du glosso-pharyngien et du sympathique qui viennent se joindre à lui, les trois ordres de fibres suivantes : 1° des *fibres motrices*, qui proviennent du facial et qui, par l'intermédiaire du ganglion sphéno-palatin et du nerf palatin postérieur (p. 69), se rendent aux deux muscles péristaphylin interne et palato-staphylin ; 2° des *fibres gustatives*, qui proviennent de l'intermédiaire de Wrisberg ou plus exactement de son ganglion et qui se distribuent à la muqueuse palatine : 3° des *fibres sensitives*, qui, cheminant en sens inverse des fibres précédentes, vont du ganglion sphéno-palatin au nerf facial. On sait que le nerf facial, au-dessous du trou stylo-mastoïdien, est non seulement moteur, mais encore sensitif. Il est à croire que cette sensibilité, qui est une sensibilité d'emprunt, lui vient en partie de ces dernières fibres et, par conséquent, du maxillaire supérieur, branche du trijumeau.

2° Petit nerf pétreux superficiel. — Le petit nerf pétreux superficiel (fig. 61 et 68) se sépare du facial au niveau de l'angle externe du ganglion géniculé : il ne paraît, du reste, avoir aucune relation avec le ganglion. Aussitôt après son émergence du tronc du facial, il s'engage dans un petit canal spécial, qui le conduit à la face antérieure du rocher, un peu en arrière et au-dessous de l'hiatus de Fallope. Il se loge alors dans une gouttière parallèle à celle du grand pétreux, sort du crâne par un petit pertuis situé entre le trou ovale et le trou petit rond et vient se terminer dans le ganglion otique, dont il constitue la racine motrice (voy. p. 77). Comme le grand pétreux superficiel, le petit pétreux superficiel, en passant sur la face antérieure du rocher, reçoit le *petit pétreux profond*, anastomose sensitive, que lui envoie le glosso-pharyngien et que nous décrirons plus longuement à propos de ce dernier nerf.

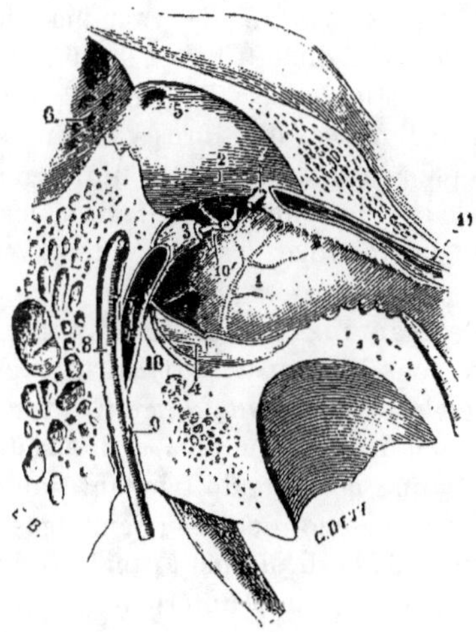

3° Nerf du muscle de l'étrier. — Ce nerf, remarquable par sa ténuité, se sépare du facial dans sa portion descendante. Il sort de l'aqueduc, mais non du rocher, par un canalicule particulier qui le conduit dans le canal de la pyramide (voy. *Oreille moyenne*).

Fig. 69.

Le muscle de l'étrier et son nerf.

1, paroi interne de la caisse. — 2, fenêtre ovale avec l'étrier en place. — 3, pyramide. — 4, partie inférieure de la membrane du tympan. — 5, canal tympano-mastoïdien. — 6, antre mastoïdien. — 7, tendon du muscle interne du marteau, s'échappant du bec de cuiller. — 8, aqueduc de Fallope et nerf facial, avec 9, corde du tympan. — 10, muscle de l'étrier, avec 10', son tendon. — 11, conduit du muscle du marteau.

Il y rencontre le muscle de l'étrier (fig. 69,10) et se termine dans ce muscle.

4° Corde du tympan. — La corde du tympan (fig. 59, 13') est un rameau relativement volumineux, qui se sépare du facial un peu en aval du précédent, à 3 ou 4 millimètres au-dessous du trou stylo-mastoïdien.

Suivant immédiatement après un trajet récurrent, la corde du tympan se porte en haut et en avant, s'engage dans un canal osseux particulier, le *canal postérieur de la corde*, et arrive à la partie postérieure et supérieure de la caisse du tympan. Elle traverse cette caisse d'arrière en avant, en décrivant une courbe à concavité dirigée en bas. Puis, poursuivant son trajet, elle s'engage dans un nouveau canal osseux de 8 à 10 millimètres de longueur, le *canal antérieur de la corde*, lequel est situé un peu au-dessus de la scissure de Glaser. Elle sort de ce canal par un orifice voisin de l'épine du sphénoïde et arrive ainsi à la base du crâne. Elle se porte alors vers le nerf lingual, qu'elle aborde à angle très aigu et avec lequel elle se fusionne.

Dans son passage à travers la caisse (fig. 59), la corde du tympan présente des rapports qu'il est important de signaler. Elle s'applique, à la manière d'un arc, contre la partie toute supérieure de la membrane du tympan. Cet arc, que décrit la portion libre de la corde, passe exactement entre le manche du marteau, qui est en dehors, et la branche verticale de l'enclume, qui est en dedans et un peu en arrière. D'autre part, il se trouve situé, dans toute l'étendue de son trajet, entre la couche interne ou muqueuse et la couche moyenne ou fibreuse de la membrane du tympan.

Une fois fusionnée avec le lingual, la corde du tympan partage le trajet et la distribution de ce dernier nerf. Elle se termine, comme lui :

1° Dans les deux glandes sous-maxillaire et sublinguale, auxquelles elle envoie des fibres vaso-dilatatrices et des fibres sécrétoires ;

2° Dans la muqueuse de la moitié antérieure de la langue, à laquelle elle fournit très probablement des fibres vaso-dilatatrices pour les vaisseaux, des fibres sécrétoires pour les glandes et des fibres gustatives pour les corpuscules du goût. (Au sujet de la valeur fonctionnelle de la corde du tympan et en particulier de sa fonction gustative, voyez les traités de physiologie.)

5° Rameau anastomotique du pneumogastrique. — Ce rameau, qu'on désigne encore sous le nom de *rameau auriculaire du pneumogastrique* (ARNOLD), de *rameau de la fosse jugulaire* (CRUVEILHIER), se détache du facial à 4 ou 5 millimètres au-dessous du trou stylo-mastoïdien. Il naît par conséquent à la même hauteur que la corde du tympan. Mais, tandis que la corde se dirige en avant, le rameau anastomotique du pneumogastrique se porte directement en arrière. Il suit, tout d'abord, un petit canal osseux qui l'amène dans la fosse jugulaire. Longeant alors la paroi antérieure de cette fosse, il contourne en demi-cercle la veine jugulaire interne et arrive au ganglion supérieur du pneumogastrique, dans lequel il se termine (voy. fig. 81, p. 103).

On admet généralement que le rameau de la fosse jugulaire est en réalité constitué par deux rameaux accolés, de valeur très différente et cheminant en sens inverse : 1° un *rameau moteur*, allant du facial au ganglion jugulaire du pneumogastrique ; 2° un *rameau sensitif*, provenant de ce même ganglion jugulaire et se dirigeant vers le facial.

Ce dernier rameau, arrivé dans l'aqueduc de Fallope, croise le facial sur son côté postérieur et lui abandonne un petit filet descendant. Puis, poursuivant sa route, il sort de l'aqueduc de Fallope et s'engage dans un petit canal osseux (*canaliculus mastoïdeus*), qui l'amène à la base du crâne entre le conduit auditif externe et l'apophyse mastoïde. Là, notre rameau sensitif se divise en deux filets, dont l'un s'anastomose avec le nerf auriculaire postérieur, tandis que l'autre vient se distribuer à la face interne du pavillon et à la paroi postéro-inférieure du conduit auditif.

B. — BRANCHES COLLATÉRALES EXTRA-PÉTREUSES

Les branches collatérales extra-pétreuses du nerf facial sont également au nombre de cinq, savoir : le rameau anastomotique du glosso-pharyngien, le rameau auriculaire postérieur, le rameau du digastrique, le rameau du stylo-mastoïdien et, enfin, le rameau lingual.

1° Rameau anastomotique du glosso-pharyngien. — C'est un filet très grêle qui, comme l'indique son nom, unit le facial au glosso-pharyngien. Il n'est pas constant. Quand il existe (fig. 70,5), il se dé-
tache du facial immédiatement au-dessous du trou stylo-mastoïdien. Se dirigeant ensuite de dehors en dedans, il contourne en anse (*anse de Haller*) le côté antérieur de la veine jugulaire interne et vient se terminer dans le tronc du glosso-pharyngien, un peu au-dessous du ganglion d'Andersch.

2° Rameau auriculaire postérieur. — Le nerf auriculaire postérieur (fig. 73,7) se sépare également du facial à sa sortie du trou stylo-mastoïdien. De là, se portant transversalement en dehors, il gagne le bord antérieur de l'apophyse mastoïde, contourne ce bord en s'infléchissant en haut et arrive ainsi dans la région mastoïdienne, sur les insertions supérieures du muscle sterno-cléido-mastoïdien. Il reçoit à

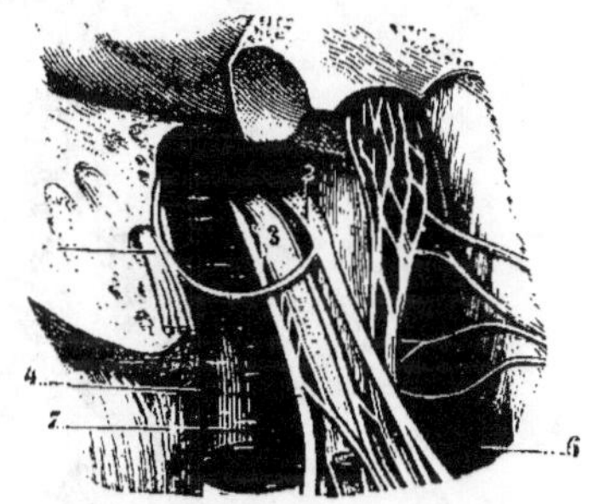

Fig. 70.

Anastomose du facial et du glosso-pharyngien (d'après BOURGERY).

1, facial. — 2. glosso-pharyngien, avec son ganglion. — 3, pneumogastrique. — 4, spinal. — 5, anastomose du facial et du glosso-pharyngien. — 6, carotide interne. — 7, jugulaire interne.

ce niveau une anastomose, plus ou moins importante, du rameau auriculaire du plexus cervical superficiel et se divise alors en deux filets, un filet ascendant et un filet horizontal :

Le *filet ascendant* ou *supérieur* se porte en haut entre l'apophyse mastoïde et le pavillon de l'oreille et vient se terminer dans les deux muscles auriculaire postérieur et auriculaire supérieur.

Le *filet horizontal* ou *postérieur* se dirige en arrière. Il longe quelque temps la ligne courbe occipitale supérieure. Puis, s'infléchissant en haut, il vient se perdre, par deux ou trois rameaux divergents, dans le muscle occipital.

3° Rameau du digastrique. — Le rameau du digastrique (fig. 71,4) naît au-dessous du trou stylo-mastoïdien et va se jeter dans le ventre postérieur du digastrique, qu'il pénètre ordinairement par son tiers postérieur, quelquefois par sa partie moyenne.

4° Rameau du stylo-hyoïdien. — Le rameau du stylo-hyoïdien se sépare du facial au même niveau que le rameau du digastrique, très souvent (comme dans la figure 71) par un tronc commun avec ce dernier nerf. De là, il se porte obliquement en bas, en avant et en dedans et se termine, après un trajet fort court, dans le muscle stylo-hyoïdien.

5° Rameau lingual. — Ce nerf (fig. 71,6), remarquable par son long trajet,

s'étend du trou stylo-mastoïdien à la base de la langue. Situé tout d'abord sur le
côté externe et antérieur du muscle stylo-pharyngien, il atteint bientôt la face latérale du pharynx, où quelques filets du glosso-pharyngien viennent constamment
le rejoindre et le renforcer. Il s'insinue ensuite entre le pilier antérieur du voile du

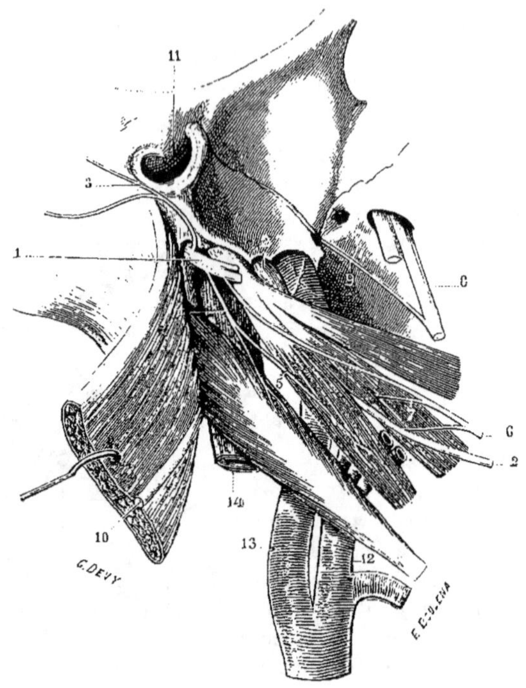

Fig. 71.

Branches extra-pétreuses du nerf facial.

1, nerf facial. — 2, 2, glosso-pharyngien. — 3, rameau auriculaire du facial. — 4, nerf du digastrique. — 5, nerf
du stylo-hyoïdien. — 6, rameau lingual du facial. — 7, rameau anastomotique provenant du glosso-pharyngien et se
fusionnant, après avoir traversé le muscle stylo-pharyngien, avec le rameau lingual. — 8, nerf lingual. — 9, corde du
tympan. — 10, spinal. — 11, conduit auditif externe. — 12, carotide externe. — 13, carotide interne. — 14, jugulaire interne.

palais et l'amygdale et arrive ainsi à la base de la langue, où il se termine par
deux ordres de filets : 1° des *filets muqueux*, qui s'épuisent, avec les ramifications terminales du glosso-pharyngien, dans la muqueuse linguale ; 2° des *filets
musculaires*, qui se portent aux deux muscles glosso-staphylin et stylo-glosse.

C. — BRANCHES TERMINALES

Les branches terminales du facial (fig. 73, 4 et 5) sont au nombre de deux,
l'une supérieure ou temporo-faciale, l'autre inférieure ou cervico-faciale :

1° **Branche temporo-faciale.** — La branche supérieure ou temporo-faciale,
logée d'abord dans l'épaisseur de la parotide, se porte en haut et en avant vers le
col du condyle du maxillaire inférieur. Là, elle reçoit du nerf auriculo-temporal
un ou plusieurs rameaux anastomotiques déjà décrits (p. 72) et se partage immédiatement après en trois ou quatre rameaux, lesquels, se divisant et se subdivisant
à leur tour, se résolvent finalement en une multitude de filets divergents et de

plus en plus ténus. Ces filets, fréquemment anastomosés entre eux, anastomosés
aussi avec les branches terminales du trijumeau, qui leur apportent une sensibilité
dite récurrente, remplissent l'espace angulaire compris entre une ligne verticale
qui descend de la région temporale vers le col du condyle et une ligne horizontale
qui, de ce même condyle, se dirige vers la commissure
des lèvres.

Pour la commodité de la description, on divise ces filets
terminaux de la branche temporo-faciale en un certain
nombre de groupes dont les noms seuls indiquent nettement la terminaison. Ce sont :

a. Des *filets temporaux*, qui se dirigent vers la région
temporale et se distribuent au muscle auriculaire antérieur ;

b. Des *filets frontaux*, qui se portent obliquement en
haut et en avant, vers le muscle frontal dans lequel ils se
terminent ;

c. Des *filets palpébraux*, situés au-dessous des précédents, qui se distribuent au sourcilier et à l'orbiculaire
des paupières ;

d. Des *filets nasaux* ou *sous-orbitaires*, qui longent
tout d'abord le canal de Sténon et viennent se perdre par
de nombreux rameaux dans les muscles grand zygomatique, petit zygomatique, canin, élévateur propre de
la lèvre supérieure, élévateur propre de l'aile du nez
et de la lèvre supérieure, pyramidal, triangulaire du nez,
dilatateur des narines et myrtiforme ;

e. Des *filets buccaux supérieurs*, destinés au muscle
buccinateur et à la moitié supérieure de l'orbiculaire des
lèvres. Des filets nasaux et des filets buccaux se détachent constamment un certain nombre de ramuscules
fort déliés, qui viennent se perdre sur les parois de l'artère faciale (*filets vasculaires*).

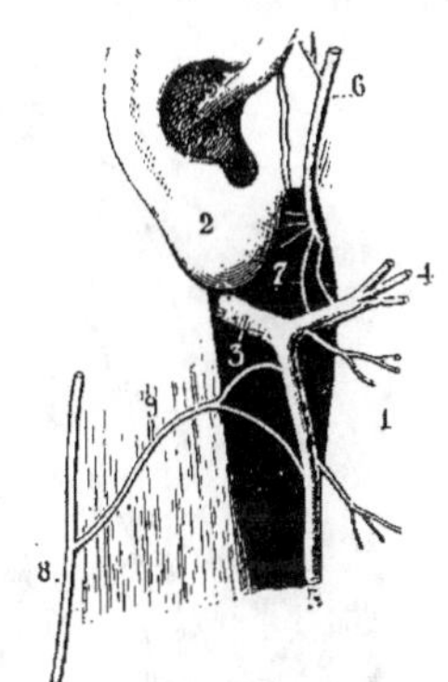

Fig. 72.

Anastomoses des deux
branches terminales du
facial avec l'auriculo-
temporal et la branche
auriculaire du plexus
cervical.

1, branche du maxillaire supérieur. — 2, lobule de l'oreille.
— 3, nerf facial. — 4, sa branche
temporo-faciale. — 5, sa branche
cervico-faciale. — 6, nerf auriculo-temporal, avec 7, deux filets
anastomotiques pour la branche
temporo-faciale. — 8, branche
auriculaire du plexus cervical,
avec 9, rameau anastomotique
pour la branche cervico-faciale.

2° Branche cervico-faciale. — La branche inférieure ou branche cervico-faciale
est d'abord située, comme la précédente, dans l'épaisseur de la parotide. Suivant
la direction du tronc dont elle émane, elle se porte obliquement en bas et en avant,
reçoit ordinairement un ou deux filets anastomotiques (rameaux sensitifs) de la
branche auriculaire du plexus cervical superficiel, et, arrivée à l'angle du maxillaire inférieur, se partage en trois ou quatre rameaux divergents, qui se divisent
et se subdivisent eux-mêmes en de nombreux filets terminaux. On les distingue en
trois groupes, savoir :

a. Des *filets buccaux inférieurs*, qui se distribuent au risorius de Santorini, au
muscle buccinateur et à la moitié inférieure de l'orbiculaire des lèvres ;

b. Des *filets mentonniers*, qui se terminent dans les muscles triangulaire des
lèvres, carré du menton, houppe du menton, en s'anastomosant, pour former le
plexus mentonnier, avec les ramifications du nerf mentonnier, branche du dentaire inférieur ;

c. Des *filets cervicaux*, qui descendent obliquement dans la région sus-hyoïdienne pour se distribuer au muscle peaucier du cou ; on voit généralement l'un

des filets cervicaux du facial s'anastomoser avec la branche transverse du plexus cervical superficiel.

Indépendamment des filets terminaux que nous venons de décrire et qui tous se rendent à des muscles, on rencontre toujours, quand on dissèque le facial avec

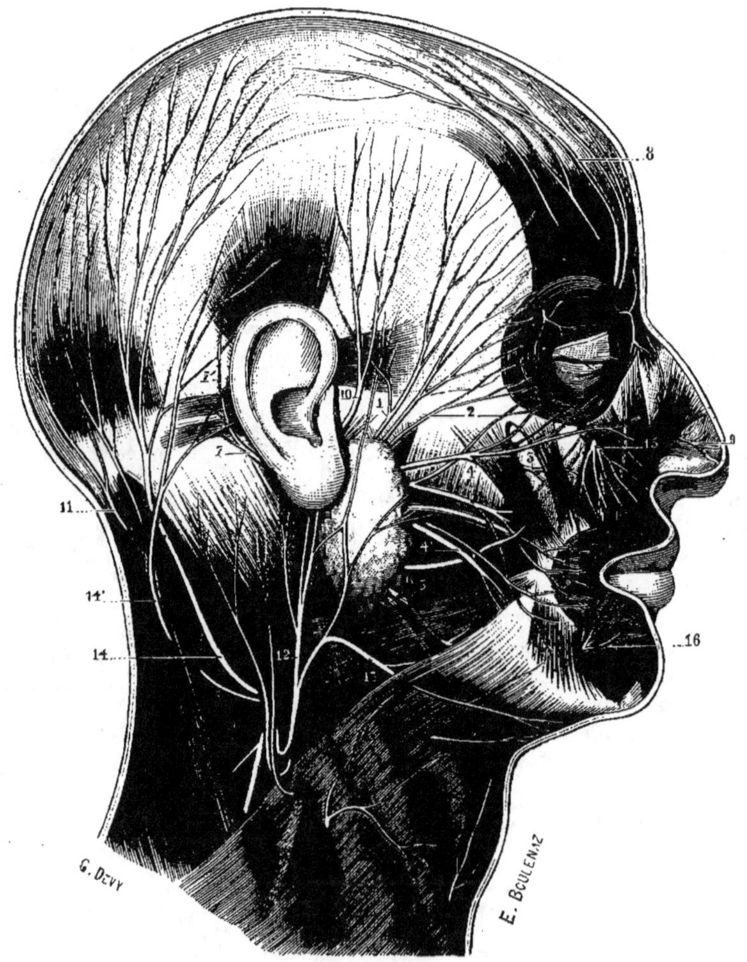

Fig. 73.

Nerfs superficiels de la tête et du cou.

1, rameaux frontaux du facial. — 2, ses rameaux palpébraux. — 3, ses rameaux sous-orbitaires. — 4, 4'. ses rameaux buccaux supérieurs et inférieurs. — 5, ses rameaux mentonniers. — 6, ses rameaux cervicaux. — 7, rameau de l'auriculaire postérieur, avec 7', filet de l'auriculaire supérieur. — 8, ramifications du nerf frontal. — 9, filet naso-lobaire. — 10, nerf auriculo-temporal. — 11, nerf sous-occipital d'Arnold. — 12, branche auriculaire du plexus cervical superficiel. — 13, sa branche cervicale transverse. — 14, sa branche mastoïdienne, avec 14', petite mastoïdienne. — 15, rameaux sous-orbitaires du nerf maxillaire supérieur. — 16, ramifications du nerf mentonnier.

soin, quelques fines ramifications qui se distribuent manifestement à la peau. Ces filets cutanés, manifestement sensitifs, n'appartiennent pas au facial, lequel est à son origine exclusivement moteur. Ils proviennent des filets anastomotiques sensitifs, ci-dessus décrits, qui viennent se mêler aux fibres propres du facial, soit au niveau du tronc nerveux lui-même, soit au niveau de ses deux branches terminales.

RÉSUMÉ DU NERF FACIAL

a). 5 *branches collatérales intra-pétreuses*.	Grand nerf pétreux superficiel. Petit nerf pétreux superficiel. N. du muscle de l'étrier. Corde du tympan. R. anast. du pneumogastrique.		
b'. 5 *branches collatérales extra-pétreuses*.	R. anast. du glosso-pharyngien. R. auriculaire postérieur. R. du digastrique. R. du stylo-hyoïdien.		
	R. lingual	f. muqueux. f. musculaires.	
c). 2 *branches terminales*	Br. temporo-faciale . . .	f. temporaux. f. frontaux. f. palpébraux. f. nasaux. f. buccaux supérieurs.	
	Br. cervico-faciale. . . .	f. buccaux inférieurs. f. mentonniers. f. cervicaux.	

Variétés. — Dans le voisinage de la scissure de Glaser, la corde du tympan est reliée parfois au plexus tympanique (voy. *Glosso-pharyngien*) par une fine anastomose. — F. ESEBECK (*Arch. f. Anat. u. Phys.*, 1837) a vu la corde du tympan donner seulement deux anastomoses au nerf lingual et se porter isolément vers la glande sous-maxillaire. — Fréquemment, le rameau du digastrique envoie une anastomose au glosso-pharyngien. — Souvent aussi, ce même rameau s'anastomose avec le grand sympathique, avec le pneumogastrique, avec le laryngé supérieur (constant d'après certains auteurs), avec le spinal. — VALENTIN (*Névrologie*, Chap. III) a vu partir de ce rameau des filets vasculaires pour l'artère carotide et la veine jugulaire internes. — SABATIER *Traité d'Anat.*, 1791, a vu un filet anormal se détacher du rameau digastrique et se porter sur la face externe du muscle sterno-cléido-mastoïdien.

§ VIII. — Huitième paire : NERF AUDITIF

Le nerf auditif ou acoustique constitue la huitième paire cranienne. C'est un nerf sensoriel, destiné à recueillir et à transmettre aux centres les impressions dites acoustiques.

1° Origine apparente. — Ce nerf se détache du bulbe par deux racines bien distinctes quoique très rapprochées : une racine interne et une racine externe.

a. *Racine interne.* — La racine interne, encore appelée *racine vestibulaire*, naît dans la fossette latérale du bulbe, immédiatement en dehors du nerf facial et de l'intermédiaire de Wrisberg. Elle a la forme d'un faisceau aplati.

b. *Racine externe.* — La racine externe, encore appelée *racine cochléaire*, est placée en dehors de la précédente. Elle prend contact avec le bulbe au niveau de la partie antéro-externe du pédoncule cérébelleux moyen, et là, elle semble se continuer avec les stries acoustiques ou barbes du calamus. Il n'en est rien cependant : les fibres constitutives de la racine externe, comme nous l'avons déjà vu en étudiant le système nerveux central, se terminent réellement sur le côté antéro-externe du pédoncule cérébelleux inférieur dans deux amas de substance grise, qui sont le *noyau antérieur de l'auditif* et le *tubercule acoustique latéral*.

2° Origine réelle, voie acoustique. — Voy. t. II, chap. IV.

3° Trajet. — Formé par la réunion des deux racines interne et externe, le tronc

de l'auditif se porte obliquement de dedans en dehors, d'arrière en avant et de bas
en haut. Il contourne le pédoncule cérébelleux moyen, en longeant le bord antérieur du lobule du pneumogastrique, et arrive au conduit auditif interne. Il
s'engage dans ce conduit et le parcourt dans toute son étendue.

4° **Rapports**. — Durant tout ce trajet, le nerf auditif est accompagné, comme
nous l'avons déjà vu, par le facial et l'intermédiaire de Wrisberg.

a. *Dans le crâne*, les trois nerfs cheminent côte à côte, entre la base du crâne
et le pédoncule cérébelleux moyen.

b. *Dans le conduit auditif interne*, les trois nerfs, encore accolés, présentent la
disposition suivante (fig. 66) : l'auditif, qu'accompagne l'artère auditive interne,
branche du tronc basilaire, occupe la partie in-
férieure du canal et s'y dispose en une forme de
gouttière à concavité dirigée en haut (fig. 74) ;
le facial, arrondi ou légèrement aplati de haut en
bas, repose dans cette gouttière ; quant à l'intermédiaire, il est, comme précédemment, situé
entre les deux. Du reste, les trois nerfs auditif,
facial et intermédiaire sont reliés entre eux par
un tissu conjonctif lâche. Ils cheminent en outre
sous une gaine arachnoïdienne commune, qui les
accompagne jusqu'au fond du conduit auditif
interne.

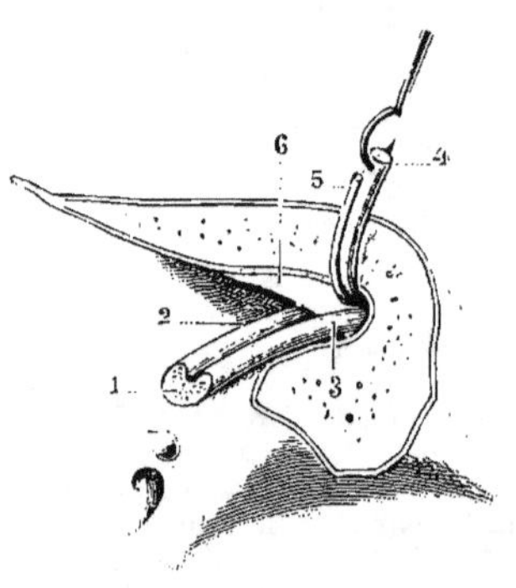

Fig. 74.

Le nerf auditif vu en place dans le
conduit auditif interne.

1. nerf auditif, avec : 2. sa branche
cochléaire ; 3. sa branche vestibulaire. —
4. facial, érigné en haut et en dehors. — 5.
intermédiaire de Wrisberg. — 6. repli semi-
lunaire.

5° **Anastomoses**. — Les anastomoses de l'auditif avec l'intermédiaire et le facial ont été déjà
décrites à propos de ce dernier nerf (voy. p. 83).

6° **Distribution**. — En atteignant le fond du
conduit auditif interne, le plus souvent même
avant de l'atteindre, le nerf auditif se partage
en deux branches terminales :

1° Une *branche antérieure* ou *cochléenne*, qui, comme son nom l'indique, se
distribue au limaçon ;

2° Une *branche postérieure* ou *vestibulaire*, qui se subdivise à son tour, dans
le conduit auditif interne, en trois rameaux, destinés au vestibule et aux canaux
demi-circulaires.

Ces branches terminales, analogues en cela aux deux nerfs sensoriels que nous
avons déjà étudiés, le nerf olfactif et le nerf optique, qui traversent le premier la
lame criblée de l'ethmoïde, le second la lame criblée de la sclérotique, se tamisent,
elles aussi, à travers les fossettes criblées qui ferment en dehors le conduit auditif
interne (OstÉol., Chap. iii). Elles arrivent alors dans les différentes portions de
l'oreille interne (limaçon, vestibule, canaux demi-circulaires), où elles se terminent
suivant des modalités que nous décrirons en détail quand nous étudierons les
organes des sens (voy. *Oreille interne*).

7° **Structure**. — Le nerf auditif se compose, comme les nerfs ordinaires, de
fibres nerveuses à myéline, disposées parallèlement à l'axe du cordon nerveux et
réunies les unes aux autres par du tissu conjonctif. Ces fibres nerveuses, cependant, ne sont pas toutes d'égal volume et l'on doit, à ce point de vue, diviser le nerf
auditif en deux parties : une partie postérieure, formée par des fibres relativement

volumineuses ; une partie antérieure, comprenant des fibres beaucoup plus fines.
De ces deux parties, la première répond à la branche vestibulaire ; la seconde
représente la branche cochléaire. La différence morphologique de ces deux parties
répond donc à une différence dans leur mode de distribution périphérique et,
probablement aussi, dans leurs attributions fonctionnelles. Nous ajouterons que,
d'après ERLITKY, les fibres de Remak, déjà très rares dans la portion à fibres
grosses, paraissent faire complètement défaut dans la portion à fibres fines.

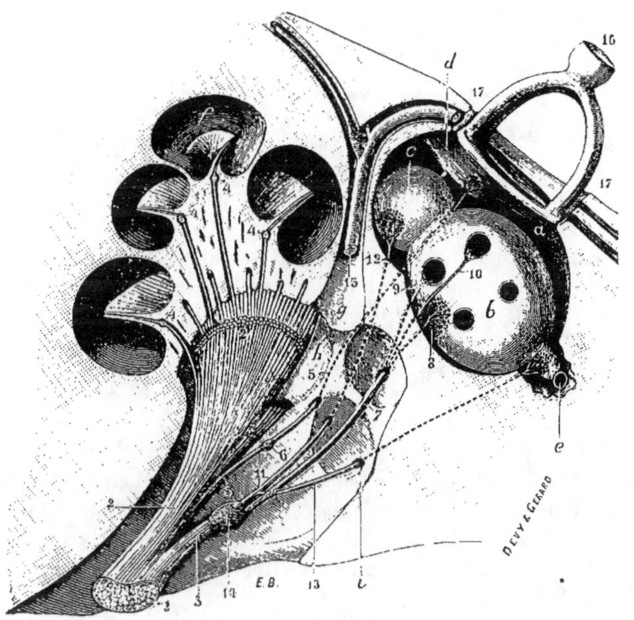

Fig. 75.

Schéma montrant le mode de distribution du nerf auditif.

a, vestibule, avec : *b*. utricule ; *c*. saccule ; *d*. portion initiale du canal cochléaire ; *e*. ampoule du canal demi-circulaire postérieur. — *f*. limaçon. · *g*. aqueduc de Fallope. — *h*, fond du conduit auditif interne, avec ses quatre
fossettes. — *i*. foramen singulare de Morgagni.

1, tronc de l'auditif. — 2, sa branche cochléenne, avec 2'. section de ses faisceaux superficiels, destinés à la moitié
du limaçon, qui a été enlevée dans la figure. -- 3, sa branche vestibulaire. — 4, ganglion de Corti. — 5, petit rameau
destiné à la portion vestibulaire du canal cochléaire. - 6, ganglion de Bœttcher. — 7, nerf vestibulaire supérieur, fournissant : 8, le nerf utriculaire ; 9, le nerf ampullaire supérieur ; 10, le nerf ampullaire externe. — 11, nerf vestibulaire
inférieur, fournissant : 12, le nerf sacculaire ; 13, le nerf ampullaire postérieur. 14, ganglion de Scarpa. 15, nerf
facial. — 16, étrier dans la fenêtre ovale. -- 17, caisse du tympan.

Le nerf auditif nous présente en outre, à sa surface ou dans son épaisseur, de
nombreuses cellules nerveuses, signalées depuis longtemps déjà par HYRTL, par
STANNIUS, par KÖLLIKER, par PIERRET. ERLITKY, qui les a étudiées de nouveau
en 1882, déclare ne les avoir jamais rencontrées que sur les faisceaux à fibres
grosses, autrement dit sur la portion du nerf qui représente la branche vestibulaire.
Ces cellules, de forme bipolaire, tantôt éparses, tantôt réunies en îlots plus ou
moins considérables, me paraissent avoir la même signification que les cellules
constitutives du ganglion de Scarpa, qui se développe sur le trajet du nerf vestibulaire et que nous étudierons plus loin à propos de l'innervation de l'oreille interne.
Ce sont des cellules ganglionnaires disséminées le long du nerf vestibulaire,
rappelant vraisemblablement ces cellules éparses qui ont été signalées par plusieurs auteurs (voy. p. 133) sur les racines postérieures des nerfs spinaux.

ERLITKY a émis l'opinion que les fibres efférentes d'un certain nombre des cellules nerveuses précitées s'échappaient du nerf auditif pour rejoindre et renforcer l'intermédiaire de Wrisberg. Cette opinion, tout hypothétique du reste, ne repose sur aucun fait précis. Si ces relations entre les cellules nerveuses de l'auditif et l'intermédiaire étaient nettement établies, il faudrait admettre que ces cellules, ou bien représentent des cellules centrales analogues à celles qui forment les noyaux terminaux de l'intermédiaire, ou bien sont des cellules ganglionnaires périphériques, que l'on devrait, dans ce cas, homologuer à celles du ganglion géniculé.

RÉSUMÉ DU NERF AUDITIF

a′. *Branche collatérale.* . . . . { aucune.

b . *Branches terminales.* . . . . . . { Br. cochléenne.
{ Br. vestibulaire.

§ IX. — *Neuvième paire :* NERF GLOSSO-PHARYNGIEN

Le nerf glosso-pharyngien constitue la neuvième paire des nerfs craniens. Nerf mixte dès son origine, comme le démontrent les expériences de CHAUVEAU, de VOLKMANN et de KLEIN, ce nerf renferme à la fois des fibres sensitives et des fibres motrices : ses fibres motrices président à quelques mouvements du pharynx et des piliers du voile du palais ; ses fibres sensitives recueillent, sur les diverses muqueuses auxquelles elles se distribuent, à la fois des impressions de sensibilité générale et des impressions gustatives.

1° Origine apparente. — Le glosso-pharyngien naît à la partie supérieure du sillon latéral du bulbe, entre le faisceau latéral et le corps restiforme, au-dessous de l'auditif, au-dessus du pneumogastrique (voy. *Bulbe*). Cette origine se fait constamment par plusieurs filets radiculaires (cinq ou six), qui sont primitivement indépendants, mais qui ne tardent pas à se réunir pour constituer un cordon arrondi.

2° Origine réelle. — Voy. SYSTÈME NERVEUX CENTRAL, ch. IV.

3° Trajet. — Immédiatement après son émergence du bulbe (fig. 87,5), le nerf glosso-pharyngien se porte en dehors et un peu en avant vers le trou déchiré postérieur, qu'il traverse et qui l'amène à la base du crâne. Il se dirige alors en bas et en avant, et arrive à la base de la langue, où il se termine. Se coudant alors à angle droit pour devenir descendant, il s'engage dans ce trou, le traverse et arrive ainsi à la base du crâne. Il se dirige ensuite de haut en bas et d'arrière en avant et arrive à la base de la langue, où il se termine.

4° Rapports. — Le glosso-pharyngien nous offre ainsi à considérer trois portions : une portion intra-cranienne, une portion intra-osseuse ou intra-pariétale et une portion cervicale.

a. *Dans sa portion intra-cranienne* (fig. 76,5),

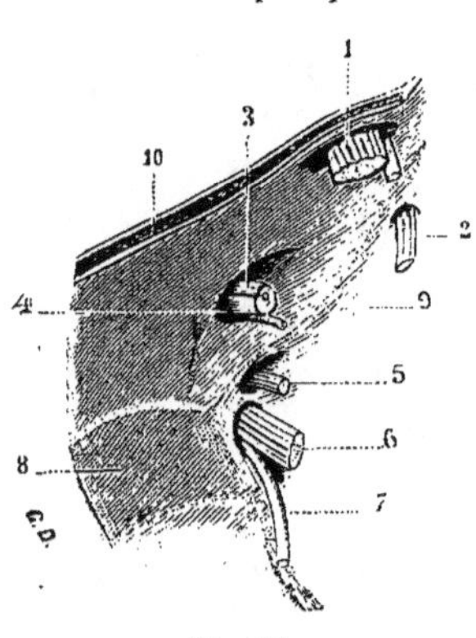

Fig. 76.

Les derniers nerfs craniens s'engageant dans leurs orifices duraux.

1, trijumeau. — 2, moteur oculaire externe — 3, facial avec 3′ intermédiaire de Wrisberg. — 4, auditif. — 5, glosso-pharyngien. — 6, pneumogastrique. — 7, spinal. — 8, sinus latéral. — 9, sinus pétreux inférieur. — 10, sinus pétreux supérieur.

le glosso-pharyngien est situé entre le flocculus ou lobule du pneumogastrique, qui le recouvre, et l'occipital, sur lequel il repose. Il chemine, tout d'abord, dans

les espaces sous-arachnoïdiens, entre la pie-mère et le feuillet viscéral de l'arachnoïde. Il est ensuite enveloppé par cette dernière membrane dans une véritable
gaine, où se trouvent également contenus le pneumogastrique et le spinal. Cette
gaine, commune aux trois nerfs qui s'échappent par le trou déchiré postérieur,
s'étend jusqu'à l'entrée de cet orifice.

b. *Dans sa portion intra-pariétale* (fig. 81,2), le glosso-pharyngien occupe la

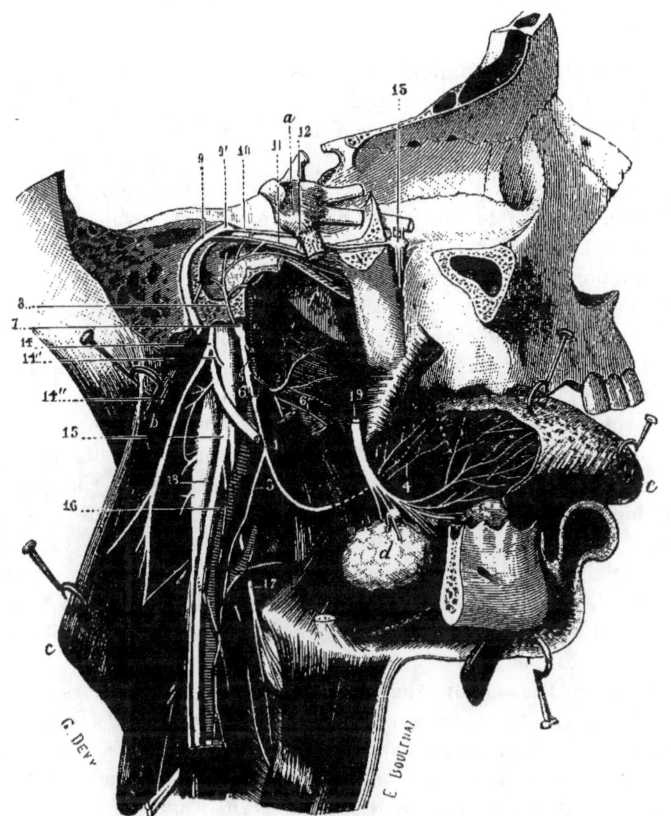

Fig. 77.

Nerfs glosso-pharyngien et spinal, vue latérale.

1. glosso-pharyngien. — 2, sa branche pharyngienne. — 3, son rameau carotidien. — 4, sa terminaison à la langue. —
5, rameau du stylo-hyoïdien et du digastrique. — 6, rameau du stylo-glosse et du stylo-pharyngien, avec 6'. rameau pour
le stylo-glosse. — 7. ganglion d'Andersch. — 8, nerf de Jacobson et ses six rameaux. — 9. nerf facial, avec 9', son ganglion géniculé. — 10, grand nerf pétreux superficiel. — 11, petit nerf pétreux superficiel. — 12, ganglion otique. —
13, ganglion sphéno-palatin. — 14, spinal, avec : 14'. sa branche interne ; 14'', sa branche externe. — 15, pneumogastrique. — 16, ses rameaux carotidiens. — 17, nerf laryngé supérieur. — 18. ganglion cervical supérieur du grand sympathique, — 19, nerf lingual.

a. ganglion de Gasser. — b, jugulaire interne. — c, sterno-cléido-mastoïdien. — d, glande sous-maxillaire. — e, langue,
fortement érigée à gauche.

(La ligne pointillée, que l'on voit sur la face dorsale de la langue, indique la situation qu'occupe le V lingual.)

partie la plus antérieure et la plus interne du trou déchiré antérieur. Il est séparé
des deux autres nerfs qui traversent cet orifice, ainsi que de la veine jugulaire
interne, par une lame fibro-cartilagineuse formant cloison (fig. 76).

. c. *Dans sa portion cervicale* (fig. 77,1), c'est-à-dire du trou déchiré postérieur à
la langue, le nerf glosso-pharyngien décrit une longue courbe à concavité dirigée

en haut et en avant. A sa sortie du crâne, il est placé tout d'abord sur le côté interne des muscles styliens, entre la carotide interne, qui est en dedans, et la veine jugulaire, qui est en dehors. Un peu plus bas, il contourne l'artère pour venir se placer en avant d'elle, chemine quelque temps sur la face postérieure du stylo-pharyngien, et s'engage ensuite dans l'intervalle qui sépare ce dernier muscle du muscle stylo-glosse. Il longe alors les côtés du pharynx et de l'amygdale, arrive à la base de la langue et, finalement, s'épanouit au-dessous de la muqueuse linguale.

5° Ganglions du glosso-pharyngien. — A sa sortie du trou déchiré postérieur, le glosso-pharyngien présente sur son trajet un petit renflement ganglionnaire, de coloration grisâtre, qui a été décrit par ANDERSCH en 1791, et qui depuis porte son nom : c'est le *ganglion d'Andersch*. On l'appelle encore, en raison de ses rapports immédiats avec le rocher, le *ganglion pétreux*. Il a une coloration grisâtre et une forme légèrement ovoïde ; son grand diamètre, dirigé verticalement, mesure 2 ou 3 millimètres. Envisagé au point de vue de ses rapports avec le rocher, il répond à la partie moyenne du bord postérieur de cet os ; il est logé, là, dans une petite excavation en forme de pyramide triangulaire, la *fossette pétreuse* (OSTÉOL., Chap. III), que certains anatomistes désignaient autrefois sous le nom très significatif de *receptaculum ganglioli noni nervi capitis*. Le ganglion d'Andersch est l'homologue d'un ganglion spinal : il en a la valeur et la structure.

Un peu au-dessus du ganglion d'Andersch, le glosso-pharyngien nous présente un deuxième ganglion, appelé *ganglion d'Ehrenritter*, du nom de l'anatomiste qui l'a découvert à la fin du siècle dernier (1790). Ce ganglion, beaucoup moins important que le précédent, se rencontre ordinairement sur le côté postérieur du nerf, au moment où celui-ci va s'engager dans le trou déchiré postérieur. Il est du reste très variable dans son développement : affectant, dans certains cas, la forme d'un véritable renflement, tous les caractères extérieurs d'un ganglion nettement différencié, il se réduit, dans d'autres, à une simple traînée de cellules nerveuses qui ne sont perceptibles qu'à l'aide du microscope.

Le ganglion d'Ehrenritter est une dépendance du ganglion d'Andersch et a la même signification que ce dernier ganglion. Il rappelle de tous points ces ganglions aberrants ou accessoires (véritables renflements ou simples traînées de cellules), qui ont été signalés depuis longtemps déjà, sur le trajet des racines postérieures des nerfs rachidiens, par le professeur HYRTL et décrits à nouveau dans ces dernières années par RATTONE (voy. p. 133).

6° Anastomoses. — A sa sortie du crâne, le glosso-pharyngien s'anastomose avec trois nerfs, le pneumogastrique, le facial, le grand sympathique :

a. *Avec le pneumogastrique.* — L'anastomose avec le pneumogastrique est constituée par un rameau très court et très grêle, qui s'étend du pneumogastrique au glosso-pharyngien immédiatement au-dessous du trou déchiré. Ce rameau anastomotique aborde le glosso-pharyngien au niveau du ganglion d'Andersch ou un peu au-dessous. CRUVEILHIER le considère comme un rameau du spinal qui va renforcer le glosso-pharyngien.

b. *Avec le facial.* — L'anastomose avec le facial a été déjà décrite (voy. ce nerf p. 87).

c. *Avec le grand sympathique.* — L'anastomose avec le grand sympathique se fait par un filet très grêle, qui se détache, soit du ganglion d'Andersch, soit un peu plus bas, du tronc même du glosso-pharyngien. De là, ce filet anastomotique se porte verticalement en bas et s'unit, après un trajet très court, au rameau carotidien du ganglion cervical supérieur.

d. *Autres anastomoses*. — D'autres anastomoses, tout aussi importantes, sont établies entre le facial et le glosso-pharyngien, par la première branche collatérale de ce dernier nerf, le rameau de Jacobson. Nous les retrouverons tout à l'heure en décrivant ce nerf.

7° **Distribution**. — Le nerf glosso-pharyngien, au cours de son trajet, fournit deux ordres de branches : des *branches collatérales* et des *branches terminales*.

A. — BRANCHES COLLATÉRALES

Les branches collatérales du glosso-pharyngien sont le nerf de Jacobson, le nerf du stylo-pharyngien, le nerf du stylo-glosse, les rameaux carotidiens, les rameaux pharyngiens, les rameaux tonsillaires.

1° **Nerf de Jacobson**. — Ce nerf, déjà signalé par ANDERSCH en 1792, a été pour la première fois bien décrit en 1818 par JACOBSON, médecin danois, qui lui a donné son nom. C'est le *nervus tympanicus* de certains auteurs. Le nerf de Jacobson ou nerf tympanique, remarquable par la complexité de son trajet et par la multiplicité de ses relations avec les nerfs voisins, prend naissance sur le côté antéro-externe du ganglion d'Andersch. Il s'engage immédiatement après (fig. 68,2) dans un conduit osseux spécial, le *canal tympanique* ou *canal de Jacobson*, que nous avons déjà étudié (voy. OSTÉOLOGIE) à la face postéro-inférieure du rocher et qui l'amène à la partie inférieure de la caisse du tympan. Arrivé dans cette cavité, le nerf de Jacobson se jette dans une gouttière verticalement ascendante, qui est creusée sur la paroi interne de la caisse, immédiatement au-dessous du promontoire. Puis, sur le promontoire lui-même, il se partage en six rameaux divergents, qui se logent chacun dans une ramification de la gouttière précitée. De ces rameaux qui constituent les branches terminales du

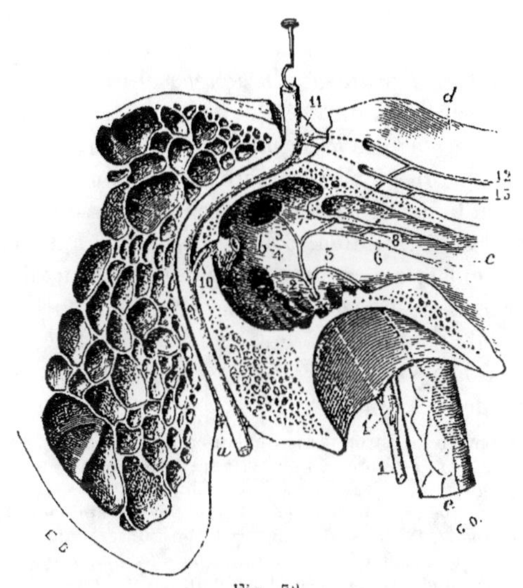

Fig. 78.

Le nerf de Jacobson sur la paroi interne
de la caisse du tympan.

1, nerf glosso-pharyngien, avec 1', ganglion d'Andersch. — 2, nerf de Jacobson, avec ses six filets : 3, filet carotico-tympanique ; 4, filet de la fenêtre ronde ; 5, filet de la fenêtre ovale ; 6, filet de la trompe ; 7, grand pétreux profond ; 7', petit pétreux profond. — 9, nerf facial dans l'aqueduc. — 10, corde du tympan. — 11, ganglion géniculé. — 12, grand nerf pétreux superficiel. — 13, petit nerf pétreux superficiel.

a, trou stylo-mastoïdien. — b, promontoire. — c, trompe d'Eustache. — d, face antérieure du rocher. — e, carotide interne et plexus carotidien.

nerf de Jacobson, deux se dirigent en arrière, deux en avant, deux en haut :

a. *Rameaux postérieurs*. — Les deux rameaux postérieurs, très grêles, sont destinés à la muqueuse de la caisse : l'un (4) se perd sur le pourtour de la fenêtre ronde ; l'autre (5) s'épuise en fines ramifications au voisinage de la fenêtre ovale.

b. *Rameaux antérieurs*. — Des deux rameaux antérieurs, l'un, rameau muqueux (6), se distribue à la muqueuse de la trompe d'Eustache ; l'autre, filet anastomotique (3), se porte dans le canal carotidien, en traversant un conduit osseux spécial, et se perd dans le plexus sympathique qui entoure à ce niveau la carotide interne. Ce dernier rameau est généralement désigné, en raison de ses relations, sous le nom de *filet carotico-tympanique*.

c. *Rameaux supérieurs.* — Les deux rameaux supérieurs ou ascendants ont un trajet beaucoup plus long : mais ils nous sont déjà en grande partie connus. Tous les deux, s'échappant de la caisse du tympan, s'engagent dans des conduits osseux spéciaux qui les amènent sur la face antérieure du rocher. — Là, le rameau le plus interne (7) se réunit, sous le nom de *grand nerf pétreux profond*, au grand nerf pétreux superficiel, qui provient du facial, pour former le nerf vidien. Il aboutit finalement au ganglion sphéno-palatin, dont il constitue l'une des racines sensitives (voy. *Nerf vidien*, p. 66). — Le rameau le plus externe (8) se réunit de même, sous le nom de *petit nerf pétreux profond*, au petit nerf pétreux superficiel, qui émane du facial, et se porte avec lui au ganglion otique, dont il constitue l'une des racines sensitives (voy. *Ganglion otique*, p. 76). — Pour atteindre leurs ganglions respectifs, les deux pétreux profonds, fusionnés avec les deux pétreux superficiels, suivent, à partir de la face antérieure du rocher, des trajets fort complexes que nous avons déjà décrits et sur lesquels il nous paraît inutile de revenir.

d. *Résumé : rameaux muqueux et rameaux anastomotiques.* — Au total, des six filets terminaux du nerf de Jacobson, trois se distribuent à la muqueuse du voisinage : ce sont les *filets muqueux*. Les trois autres, *filets anastomotiques*, se jettent dans un plexus sympathique et dans deux ganglions annexes du trijumeau. Ce sont là de nouvelles anastomoses unissant le ganglion d'Andersch, d'une part au plexus carotidien, d'autre part au ganglion sphéno-palatin du nerf maxillaire supérieur et au ganglion otique du nerf maxillaire inférieur. C'est à cet ensemble de rameaux anastomotiques, ensemble fort complexe comme on le voit, que certains anatomistes étrangers donnent le nom de *plexus tympanique*. Nous avons déjà vu qu'à ce plexus tympanique aboutissait quelquefois un rameau de la corde du tympan.

Le nerf de Jacobson présente, sur certains points de son trajet, des traînées de cellules ganglionnaires. Il est entouré, en outre, dans son passage à travers le canal tympanique, d'une petite masse ganglionnaire rougeâtre et oblongue, que VALENTIN avait prise pour un ganglion (*ganglium tympanicum seu intumescentia gangliosa ramum tympanicum ambians*). W. KRAUSE (*Medicin. Centralblatt*, 1878, p. 737), qui a fait une intéressante étude de ce renflement, le considère comme une glande vasculaire sanguine, *la glande tympanique*. Cette glande tympanique ne serait qu'un reliquat d'une circulation embryonnaire, qui persiste quelquefois chez l'homme à titre d'anomalie, mais qui existe normalement chez quelques mammifères, notamment chez les cheiroptères, chez les insectivores et chez les rongeurs.

2° Nerf du stylo-pharyngien. — Le nerf du stylo-pharyngien se détache du tronc principal à des hauteurs variables, tantôt au voisinage du trou déchiré, tantôt à 3 ou 4 centimètres au-dessous de cet orifice. Quel que soit le niveau où il prend origine, il se porte obliquement en bas et en avant, gagne la face postérieure du stylo-pharyngien et se distribue à ce muscle par un ou deux filets. Le nerf du stylo-pharyngien jette assez souvent un petit rameau sur le muscle stylo-hyoïdien. Fréquemment aussi, mais non toujours, il envoie un rameau au ventre postérieur du digastrique, d'où le nom de *rameau du digastrique et du stylo-pharyngien* qu'on donne quelquefois à ce nerf. Ce rameau du digastrique, quand il existe, s'anastomose, soit à la surface du digastrique, soit dans son épaisseur, avec le rameau que le facial (p. 87) envoie à ce muscle.

3° Nerf du stylo-glosse et du glosso-staphylin. — Ce rameau se détache du glosso-pharyngien un peu au-dessous du précédent. Comme lui, il se porte à la face postérieure du muscle stylo-pharyngien, le traverse d'arrière en avant, sans lui abandonner un seul filet, arrive ainsi à sa face antérieure et se réunit alors avec le *rameau lingual*, ci-dessus décrit (p. 87), que le facial envoie aux deux muscles glosso-staphylin et stylo-glosse.

4° Rameaux carotidiens. — Au nombre de deux ou trois, ces rameaux se portent vers la carotide interne et descendent, le long de ce vaisseau, vers la bifurcation de la carotide primitive. Là, ils contribuent à former, entre les deux carotides, avec quelques rameaux issus du pneumogastrique et des rameaux plus nombreux venus du ganglion cervical supérieur, un important plexus, le *plexus intercarotidien*, que nous retrouverons plus tard en décrivant le grand sympathique. C'est de ce plexus intercarotidien, disons-le tout de suite, que s'échappent les plexus nerveux secondaires qui accompagnent, jusqu'à leur terminaison, les diverses branches de la carotide externe.

5° Rameaux pharyngiens. — Au nombre de deux ou trois, quelquefois davantage, ces rameaux, tout aussi variables par leur volume que par leur nombre, se portent sur les côtés du pharynx et s'y anastomosent avec d'autres rameaux pharyngiens provenant du pneumogastrique et du ganglion cervical supérieur. De l'entrelacement de ces nombreux rameaux, issus de trois sources différentes, résulte un important plexus, le *plexus pharyngien*, d'où émanent trois ordres de filets terminaux, savoir : 1° des *filets moteurs*, pour les muscles constricteurs du pharynx ; 2° des *filets sensitifs*, pour la muqueuse du pharynx ; 3° des *filets vasculaires*, enfin, pour les vaisseaux de cet organe.

6° Rameaux tonsillaires. — Ces rameaux se détachent du glosso-pharyngien un peu au-dessus de la base de la langue. Toujours très nombreux, ils se portent sur la face externe de l'amygdale et forment là, en s'anastomosant entre eux, un petit plexus, le *plexus tonsillaire* d'ANDERSCH. De ce plexus tonsillaire partent des filets très déliés, lesquels se distribuent à la muqueuse qui recouvre l'amygdale et le pilier antérieur du voile du palais. Quelques-uns de ces filets s'arrêtent vraisemblablement dans l'amygdale elle-même.

B. — BRANCHES TERMINALES

Après avoir fourni successivement les nombreuses branches collatérales que nous venons de décrire, le glosso-pharyngien, réduit à la moitié de son volume primitif, pénètre dans l'épaisseur de la base de la langue et s'y partage ordinairement en deux branches principales, l'une interne, l'autre externe.

Ces deux branches, se divisant et se subdivisant à leur tour, se résolvent en une multitude de petits filets qui se croisent et s'anastomosent dans tous les sens : leur ensemble constitue un riche plexus, que l'on désigne sous le nom de *plexus lingual*. Finalement, ces filets vont se perdre dans la muqueuse de la base de la langue, au niveau et en arrière du **V** lingual.

En avant et en arrière du trou borgne, qui forme le sommet du **V**, les filets internes de l'un des glosso-pharyngiens se réunissent avec les filets correspondants du glosso-pharyngien du côté opposé : ils forment ainsi, tout autour du trou borgne, un petit plexus en couronne, qui a été décrit par VALENTIN sous le nom de *plexus coronaire du trou borgne.*

RÉSUMÉ DU NERF GLOSSO-PHARYNGIEN

		3 fil. muqueux.	f. de la fenêtre ronde. f. de la fenêtre ovale. f. de la trompe d'Eustache.
N. de Jacobson . .		3 fil. anastomo-tiques.	f. carotico-tympanique. grand pétreux profond. petit pétreux profond.
a) *Br. collatérales* .	N. du stylo-pharyngien. N. du stylo-glosse et du glosso-staphylin. R. carotidiens. R. pharyngiens. R. tonsillaires.		
b). *Br. terminales* .	R. linguaux *(plexus du trou borgne)*.		

Variétés. — A la place de l'anastomose que le facial envoie au glosso-pharyngien, on a vu (CRUVEILHIER. RICHET, moi-même) un filet du facial descendre directement à la base de la langue et au voile du palais. — CRUVEILHIER a vu le nerf de Jacobson constitué par un filet du pneumogastrique réuni à un filet du glosso-pharyngien ; dans un autre cas, il était formé par l'anastomose d'un filet émané du rameau de la fosse jugulaire avec un rameau du glosso-pharyngien. — Il résulte d'une observation de W. KRAUSE que lorsque la branche tympanique de l'artère stylo-mastoïdienne se sépare du nerf de Jacobson et pénètre dans la caisse par un conduit spécial, la glande tympanique, dont il a été question plus haut, est située autour de l'artère et non autour du nerf. — Le rameau du stylo-pharyngien envoie assez souvent quelques filets sensitifs à la muqueuse des amygdales et de la base de l'épiglotte (W. KRAUSE). — J'ai vu, dans un cas où le glosso-pharyngien était considérablement réduit, le rameau lingual du facial beaucoup plus volumineux que d'habitude. Il y avait évidemment suppléance partielle du glosso-pharyngien par ce rameau lingual.

§ X — *Dixième paire :* NERF PNEUMOGASTRIQUE

Le pneumogastrique ou nerf de la dixième paire, que l'on désigne encore sous le nom de nerf vague (*Vagus*), est le plus long et certainement aussi le plus important de tous les nerfs craniens. Il s'étend depuis le bulbe jusqu'au-dessous du diaphragme, jetant des rameaux, chemin faisant, sur tous les viscères contenus dans les trois régions du cou, du thorax et de l'abdomen.

1° Origine apparente. — Le nerf pneumogastrique prend naissance dans le sillon latéral du bulbe, sur la même ligne que le glosso-pharyngien, qui est au-dessus, et le spinal, qui est au-dessous (fig. 27, X). Cette origine a lieu, comme pour le glosso-pharyngien, par un certain nombre de filets radiculaires (sept ou huit), qui, convergeant les uns vers les autres, ne tardent pas à se réunir pour constituer le tronc nerveux.

2° Origine réelle. — Voy. t. II, *Origines réelles des nerfs craniens.*

3° Trajet. — Du sillon latéral du bulbe où il émerge, le pneumogastrique se dirige obliquement en haut, en dehors et un peu en avant, vers le trou déchiré postérieur. Là, se coudant à angle droit, il s'engage dans ce trou et arrive ainsi à la base du crâne. A partir de ce point, le pneumogastrique suit un trajet verticalement descendant : il traverse successivement le cou et le thorax ; il traverse ensuite le diaphragme au niveau de son orifice œsophagien et débouche alors dans la cavité abdominale, où il se termine, par de nombreux rameaux divergents, sur l'estomac, dans le foie et dans le plexus solaire.

4° Rapports. — Ce rapide coup d'œil jeté sur le pneumogastrique nous permet de le diviser en cinq portions, savoir : une portion intra-cranienne, une portion intra-pariétale, une portion cervicale, une portion thoracique et une portion abdominale. Les rapports que présentent ces différentes portions du nerf doivent être étudiés séparément pour chacune d'elles :

a. *Dans le crâne*, le pneumogastrique présente exactement les mêmes rapports que le glosso-pharyngien, qui est placé immédiatement en avant de lui : il chemine entre la paroi cranienne et le flocculus. Il est situé tout d'abord entre la pie-mère et l'arachnoïde. Il reçoit ensuite de cette dernière membrane une gaine complète, qui lui est commune avec le glosso-pharyngien et le spinal et qui l'accompagne jusqu'au trou déchiré postérieur.

b. *Dans le trou déchiré postérieur*, le pneumogastrique est situé en arrière du glosso-pharyngien, en avant du spinal et de la veine jugulaire interne. Il est accolé au spinal, mais non au glosso-pharyngien : une petite lame fibro-cartilagineuse, déjà signalée bien des fois (fig. 76), le sépare de ce dernier nerf.

c. *Au cou*, le pneumogastrique chemine dans l'espace angulaire postérieur que forment, en s'adossant l'une à l'autre, d'une part la veine jugulaire interne, d'autre part, la carotide interne, continuée en bas par la carotide primitive (fig. 79). Le nerf répond donc : en dehors, à la veine ; en dedans, à l'artère ; en avant, à la ligne d'adossement de ces deux vaisseaux. Une gaine commune, de nature fibreuse ou simplement conjonctive, enveloppe ces trois organes jusqu'à l'orifice supérieur du thorax. Le grand sympathique cervical, situé en dehors de la gaine, chemine verticalement au-devant de l'aponévrose prévertébrale, en arrière de la veine jugulaire interne : il est donc, par rapport au pneumogastrique, postérieur et externe.

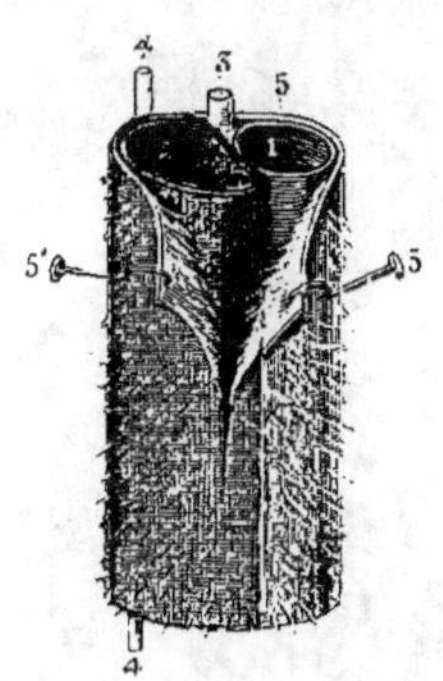

Fig. 79.

Schéma indiquant les rapports des gros vaisseaux du cou avec le pneumogastrique et le grand sympathique (*côté droit*).

1, carotide primitive. — 2, jugulaire interne. — 3. pneumogastrique. — 4. grand sympathique. — 5. gaine conjonctive. —5'. la même, incisée à sa partie antérieure et érignée pour laisser voir les vaisseaux.

d. *A son entrée dans le thorax*, le pneumogastrique se comporte différemment à droite et à gauche. Cette asymétrie dans le trajet du nerf est la conséquence naturelle de l'asymétrie que présentent les troncs artériels de la région (fig. 85), la sous-clavière et la carotide provenant, à droite, d'un tronc commun qui est le tronc brachio-céphalique, tandis qu'à gauche elles naissent isolément de la crosse aortique. — *A droite*, le pneumogastrique croise verticalement la face antérieure de l'artère sous-clavière, ayant en avant de lui la veine de même nom. — *A gauche*, le pneumogastrique, continuant son trajet descendant le long de la carotide primitive, chemine tout d'abord entre cette dernière artère et l'artère sous-clavière, laquelle est presque verticale à ce niveau. Il croise ensuite verticalement la face antérieure ou face gauche de la crosse aortique.

e. *Dans le thorax*, les deux pneumogastriques occupent le médiastin postérieur. Ici encore ils suivent un trajet un peu différent à gauche et à droite. — *A gauche*, le nerf, en quittant l'aorte, passe en arrière de la bronche gauche et vient se placer ensuite sur la face antérieure de l'œsophage. — *A droite*, le pneumogastrique chemine tout d'abord dans l'espace angulaire que forment, en s'adossant l'un à l'autre, l'œsophage et la trachée. Il croise ensuite, en arrière, la bronche droite et vient s'appliquer finalement contre la face postérieure de l'œsophage.

f. Dans l'abdomen, comme dans la portion inférieure du thorax, les deux pneumogastriques occupent l'un et l'autre la ligne médiane : le gauche, placé en avant de l'œsophage, descend sur la face antérieure de l'estomac ; le droit, au contraire, situé en arrière de l'œsophage, se porte en arrière de l'estomac, où nous le retrouverons dans un instant.

Cette situation de deux nerfs homologues, qui cheminent l'un et l'autre sur la ligne médiane, peut paraître singulière au premier abord. L'embryologie nous l'explique très nettement. Au début de la formation du tube digestif, l'estomac, comme nous le verrons plus tard, n'est qu'un simple renflement de ce tube, occupant exactement la ligne médiane et présentant deux faces latérales, l'une droite, l'autre gauche. A ce moment, les deux pneumogastriques occupent, comme tous les nerfs, une situation latérale et se ramifient, l'un sur la face gauche, l'autre sur la face droite de l'estomac embryonnaire. Mais bientôt l'estomac se tord sur son axe de gauche à droite, de telle sorte que le pylore se porte du côté droit et que, des deux faces précitées de l'estomac, la gauche devient antérieure, la droite devient postérieure. Les deux nerfs pneumogastriques suivent tout naturellement, dans leur changement de position, les deux faces de l'estomac sur lesquelles ils s'étalent, et voilà pourquoi, chez le nouveau-né et chez l'adulte, le pneumogastrique gauche est placé en avant de l'œsophage et de l'estomac, tandis que le pneumogastrique droit occupe le plan postérieur de ces mêmes organes.

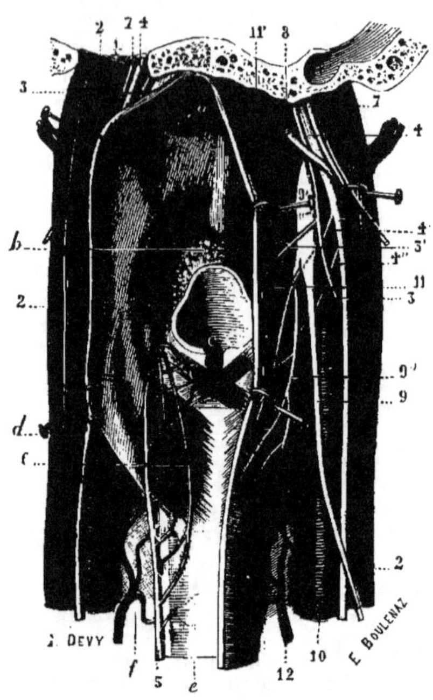

Fig. 80.

Les quatre derniers nerfs craniens.
à leur sortie du crâne, vue postérieure.

(Le pharynx a été ouvert en arrière et sa moitié gauche érignée en dehors, pour laisser voir la face postérieure du larynx.)

1, trou déchiré postérieur. — 2, veine jugulaire interne. — 3, glosso-pharyngien, avec 3', ses rameaux pharyngiens. — 4, pneumogastrique, avec : 4', son rameau pharyngien et 4", son rameau laryngé supérieur. — 5, nerf laryngé inférieur ou récurrent. — 6, anastomose de Galien. — 7, spinal. — 8, grand hypoglosse. — 9, grand sympathique, avec : 9', son ganglion cervical supérieur et 9", ses rameaux pharyngiens. — 10, artère carotide primitive. — 11, artère pharyngienne inférieure, avec 11', sa branche méningée postérieure. — 12, artère thyroïdienne inférieure.

a, fosses nasales, — *b*, base de la langue. — *c*, épiglotte. — *d*, pharynx érigné en dehors. — *e*, œsophage. — *f*, corps thyroïde.

5° Ganglions du pneumogastrique. — Le tronc du pneumogastrique se renfle sur deux points de son parcours et présente ainsi deux ganglions superposés : l'un supérieur ou ganglion jugulaire ; l'autre inférieur ou ganglion plexiforme. Tous les deux, du reste, ont la même signification morphologique : ce sont, au même titre que le ganglion de GASSER ou le ganglion d'Andersch, des homologues des ganglions spinaux.

a. Ganglion jugulaire. — Le plus élevé des deux ganglions du pneumogastrique, le ganglion jugulaire (fig. 81,3'), est situé dans le trou déchiré postérieur. Il revêt la forme d'une petite masse ovoïde, mesurant de 4 à 6 millimètres de hauteur. Sa coloration est grisâtre, sa surface inégale et comme raboteuse.

b. Ganglion plexiforme. — Le ganglion plexiforme (*plexus ganglioformis, plexus nodosus* de quelques auteurs) est situé immédiatement au-dessous du précédent, à la partie toute supérieure par conséquent de la portion cervicale du pneumogastrique (fig. 92,15'). Il a l'aspect d'un fuseau, présentant son maximum de largeur à sa partie moyenne et s'effilant peu à peu à ses deux extrémités. Il mesure en moyenne 20 à 25 millimètres de longueur, sur 4 ou 5 millimètres de largeur. Envisagé au point de vue de ses rapports, le ganglion plexiforme est placé en arrière du glosso-pharyngien et de la carotide interne, en avant et un peu en dedans du ganglion cervical supérieur du grand sympathique. Le nerf de la douzième paire, l'hypoglosse, le contournant en spirale, occupe tout d'abord son côté postérieur, puis son côté externe et, enfin, son côté antérieur.

6° Anastomoses. — Au voisinage du trou déchiré postérieur, le pneumogastrique s'anastomose avec le spinal, le glosso-pharyngien, le facial, le grand hypoglosse, le grand sympathique et les deux premiers nerfs rachidiens :

a. *Avec le spinal.* — L'anastomose avec le spinal est double. — Tout d'abord, à son passage dans le trou déchiré, le nerf spinal s'accole au ganglion jugulaire, auquel il est relié par un ou deux filets, à la fois très courts et très grêles. — Plus bas, au-dessous du trou déchiré, le spinal se partage, comme nous le verrons dans le paragraphe suivant, en deux branches volumineuses, dont l'une, l'interne, se jette tout entière dans le ganglion plexiforme.

b. *Avec le glosso-pharyngien.* — L'anastomose avec le glosso-pharyngien a été déjà décrite avec ce dernier nerf (p. 96). Rappelons que c'est un filet très court et très grêle qui s'étend du pneumogastrique au ganglion d'Andersch immédiatement au-dessous du trou déchiré postérieur.

c. *Avec le facial.* — L'anastomose avec le facial nous est également connue : elle est établie par le *rameau auriculaire du nerf vague* d'ARNOLD ou *rameau de la fosse jugulaire* de CRUVEILHIER, que nous avons décrit plus haut en étudiant le facial (p. 87). Nous nous contenterons de rappeler ici que ce rameau auriculaire, au sortir du ganglion jugulaire du pneumogastrique, se porte vers l'aqueduc de Fallope, où il rencontre le facial, et jette sur ce nerf un petit filet descendant (fig. 81,5);

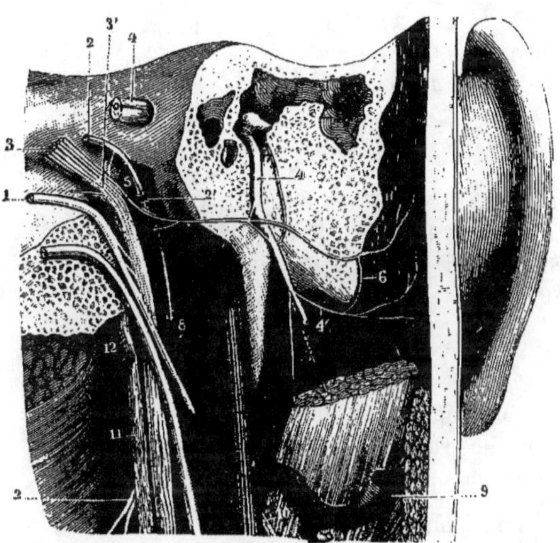

Fig. 81.

Rameau auriculaire du pneumogastrique
(imité d'ARNOLD).

1, spinal. — 2, glosso-pharyngien, avec 2' ganglion d'Andersch. — 3, pneumogastrique, avec 3' ganglion jugulaire. — 4, facial, avec 4', son rameau auriculaire. — 5, rameau auriculaire du pneumogastrique. — 6, anastomose unissant le rameau auriculaire du pneumogastrique avec le rameau homonyme du facial. — 7, veine jugulaire interne. — 8, artère carotide interne. — 9, artère occipitale. — 10, grand sympathique.

puis, continuant son trajet, s'engage dans un petit canal osseux (*canaliculus mastoïdeus*), qui l'amène à la base du crâne entre l'apophyse mastoïde et le conduit auditif externe, et là, se divise en deux branches : l'une, qui s'anastomose avec le nerf auriculaire postérieur ; l'autre, qui se distribue à la face postérieure du pavillon et à la paroi postéro-inférieure du conduit auditif externe.

d. *Avec le grand hypoglosse.* — L'anastomose avec le grand hypoglosse se compose d'un, de deux ou trois filets fort grêles, que ce dernier nerf abandonne au ganglion plexiforme, au moment où il le contourne.

e. Avec le grand sympathique. — L'anastomose avec le grand sympathique est constituée par un ou deux filets, qui se détachent du ganglion cervical supérieur du grand sympathique et se perdent à la surface du ganglion plexiforme. Au-dessous de ce ganglion, le cordon du sympathique entre encore en relation avec le pneumogastrique par de nombreux filets anastomotiques, qui se jettent dans les branches collatérales de ce dernier nerf et que nous signalerons ultérieurement au fur et à mesure que nous étudierons ces branches.

f. Avec les premiers nerfs rachidiens. — L'anastomose du pneumogastrique avec les premiers nerfs rachidiens n'est pas constante. Quand elle existe, elle est constituée par un petit rameau qui se détache de l'arcade formée par les deux premières paires cervicales et vient se jeter, presque immédiatement après son origine, dans le ganglion plexiforme.

7° Distribution. — Les branches que fournit le pneumogastrique, durant son long trajet du bulbe à l'abdomen, sont fort nombreuses. Nous les distinguerons en quatre groupes, suivant la région à laquelle elles se distribuent :

1° *Branche intra-cranienne ;* .
2° *Branches cervicales ;*
3° *Branches thoraciques ;*
4° *Branches abdominales.*

A. — BRANCHE INTRA-CRANIENNE

Du côté externe du ganglion jugulaire se détache un rameau très grêle, qui rentre dans le crâne par le trou déchiré postérieur et vient se distribuer à la dure-mère, dans le voisinage du sinus latéral. Nous désignerons ce rameau, évidemment sensitif, sous le nom de *nerf méningien postérieur* du pneumogastrique.

B. — BRANCHES CERVICALES

Le pneumogastrique fournit à la région du cou les nerfs suivants : le nerf pharyngien, des rameaux cardiaques, le nerf laryngé supérieur et le nerf laryngé inférieur ou récurrent.

1° Nerf pharyngien. — Le nerf pharyngien (fig. 80,4'), tantôt simple, tantôt double ou même triple, se détache de la partie supérieure et externe du ganglion plexiforme, où il se continue en partie avec la branche anastomotique du spinal, ci-dessus décrite. Se portant ensuite obliquement en bas et en avant, il passe sur le côté externe de l'artère carotide interne, et, après avoir abandonné quelques filets descendants au plexus intercarotidien (voy. *Grand sympathique*), il arrive sur les côtés du pharynx, où ses ramifications concourent à la formation du *plexus pharyngien*, de concert avec d'autres rameaux pharyngiens issus du glosso-pharyngien et du grand sympathique. Nous avons déjà dit que les branches efférentes de ce plexus se distribuaient, les unes aux muscles, les autres à la muqueuse du pharynx (voy. *Pharynx*).

2° Rameaux cardiaques cervicaux. — Les rameaux cardiaques cervicaux, encore appelés *rameaux cardiaques supérieurs* du pneumogastrique (nous rencontrerons plus loin des *rameaux cardiaques moyens*, venant du laryngé récurrent, et des *rameaux cardiaques inférieurs*, fournis par le pneumogastrique thoracique), sont représentés par deux rameaux, quelquefois trois, qui se détachent de la portion cervicale du pneumogastrique à des hauteurs diverses. Ces rameaux, suivant un trajet descendant, pénètrent dans le thorax en passant en avant des gros troncs artériels de la région et viennent se jeter dans le plexus cardiaque, qui est situé, comme on le sait, à la base du cœur et que nous retrouverons plus tard, en étudiant le grand sympathique (voy. *Sympathique*).

3° **Nerf laryngé supérieur.** — Le nerf laryngé supérieur (fig. 77, 17), à la fois sensitif et moteur, naît de la partie inférieure et interne du ganglion plexiforme et se porte ensuite vers le larynx, en décrivant une courbe à concavité dirigée en haut et en avant. Dans ce trajet, il croise obliquement le côté interne de la carotide interne, s'applique contre le pharynx et se partage, un peu en arrière de l'os hyoïde, en deux rameaux, l'un supérieur, l'autre inférieur :

a. *Rameau inférieur.* — Le rameau inférieur (fig. 82, 6'), plus connu sous le nom de *nerf laryngé*

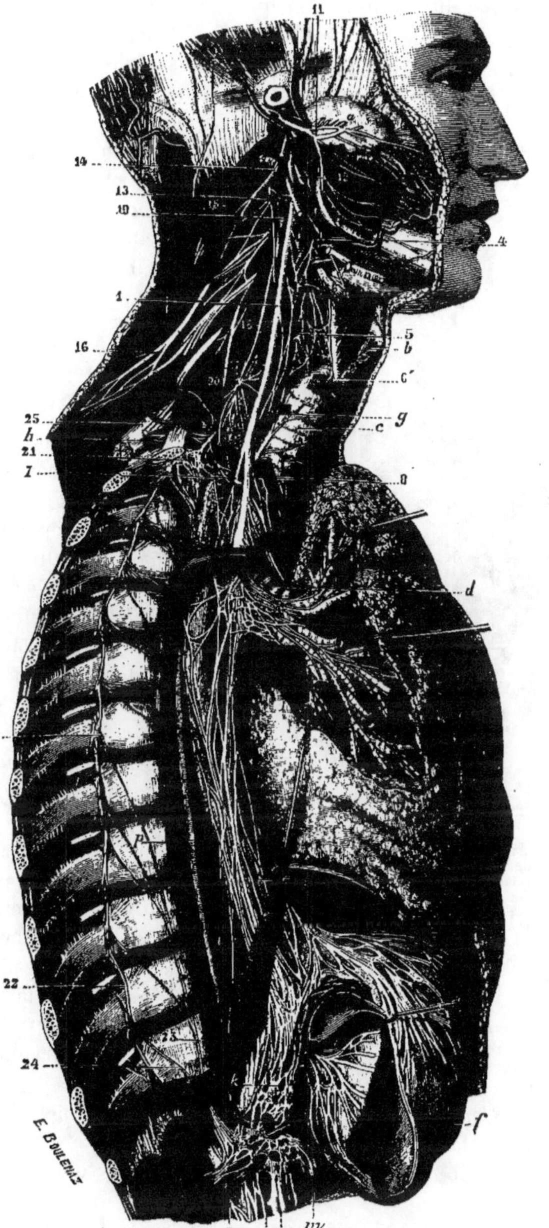

1, portion cervicale du pneumogastrique. — 2, sa portion thoracique. — 3, ganglion semi-lunaire droit. — 4, plexus intercarotidien. — 5, nerf cardiaque supérieur. — 6, laryngé supérieur, avec 6', laryngé externe. — 7, laryngé récurrent — 8, branches cardiaques inférieures. — 9, plexus bronchique. — 10, plexus solaire. — 11, facial. — 12, glosso-pharyngien. — 13, hypoglosse. — 14, branche externe du spinal, avec : 15, son rameau pour le sterno-cléido-mastoïdien ; 16, son rameau pour le trapèze. — 17, nerf phrénique. — 18, sympathique cervical, avec : 19, ganglion cervical supérieur ; 20, ganglion cervical moyen ; 21, ganglion cervical inférieur. — 22, sympathique thoracique, avec : 23, grand splanchnique ; 24, petit splanchnique. — 25, plexus brachial.

a, parotide, érignée en haut. — b, larynx — c, trachée. — d, bronches et ses divisions. — e, œsophage. — f, estomac, coupé et érigné pour montrer à la fois ses faces antérieure et postérieure. — g, carotide primitive. — h, artère sous-clavière. — i, aorte thoracique. — i, aorte abdominale. — k, tronc cœliaque. — l, artère rénale. — m, artère mésentérique supérieure. — n, veine cave supérieure. — o, veine azygos. — p, canal thoracique.

Fig. 82.

Pneumogastrique droit (d'après Hirschfeld).

externe, se porte obliquement en bas et en avant, entre le constricteur inférieur du pharynx et le corps thyroïde. Il arrive ainsi au muscle crico-thyroïdien et innerve ce muscle. Perforant ensuite de dehors en dedans la membrane crico-thyroïdienne, il vient se distribuer en ramuscules terminaux à la muqueuse de la portion sous-glottique du larynx, ainsi qu'à la muqueuse du ventricule. Dans son trajet descendant, le nerf laryngé externe envoie quelques filets très déliés au corps thyroïde et au constricteur inférieur du pharynx. Il contracte avec le grand sympathique, sur la face externe de ce dernier muscle, quelques anastomoses dont l'ensemble, plus ou moins complexe, constitue le *plexus de Haller*.

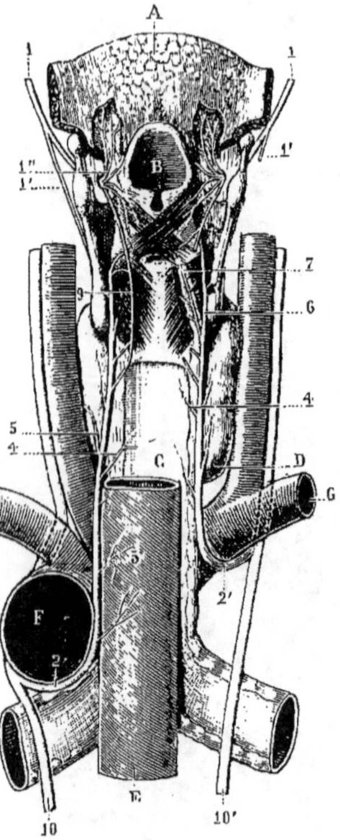

b. *Rameau supérieur*. — Le rameau supérieur (fig. 82,6 et 83,1") continue le trajet du laryngé supérieur et suit une direction à peu près horizontale. Il est situé, tout d'abord, sur le constricteur inférieur du pharynx ; il chemine ensuite, parallèlement à la grande corne de l'os hyoïde, entre le muscle thyro-hyoïdien, qui est en avant, et la membrane thyro-hyoïdienne, qui est en arrière, perfore cette dernière membrane et arrive alors dans l'épaisseur des replis aryténo-épiglottiques, où il s'épanouit en un bouquet de filets terminaux. Ces filets se distinguent, d'après leur direction, en antérieurs, moyens, postérieurs :

Les *filets antérieurs* se distribuent à la muqueuse des deux faces de l'épiglotte, ainsi qu'à une petite portion de la muqueuse linguale.

Les *filets moyens* se ramifient dans les replis aryténo-épiglottiques et dans la muqueuse qui tapisse la portion sous-glottique du larynx.

Les *filets postérieurs*, enfin, se distribuent à la portion de la muqueuse pharyngienne qui recouvre la face postérieure du larynx. Parmi ces filets, il en est un, plus long que les autres, qui se porte verticalement en bas entre la muqueuse et le muscle crico-aryténoïdien postérieur et vient s'anastomoser ou plutôt se confondre avec un filet ascendant du laryngé inférieur : cette longue anastomose longitudinale (fig. 83, 9), jetée entre les deux nerfs laryngés, est généralement connue sous le nom d'*anse nerveuse de Galien*.

Fig. 83.

Nerfs du larynx, vue postérieure.

1, laryngé supérieur, avec : 1', son rameau laryngé externe ; 1", ses rameaux linguaux. — 2, laryngé inférieur ou récurrent du côté gauche. — 2', laryngé inférieur du côté droit. — 3, rameaux œsophagiens. — 4, rameaux trachéens. — 5, rameaux thyroïdiens. — 6, rameaux du crico-aryténoïdien postérieur et du crico-aryténoïdien latéral. — 7, rameau de l'ary-aryténoïdien. — 9, anse nerveuse de Galien. — 10, 10', nerfs pneumogastriques.

A, larynx. — B, épiglotte. — C, trachée. — D, corps thyroïde. — E, œsophage. — F, crosse aortique. — G, sous-clavière droite.

c. *Résumé*. — En résumé, nous voyons le nerf laryngé supérieur innerver : 1° toute la muqueuse qui tapisse le larynx ; 2° deux muscles seulement, le constricteur inférieur du pharynx et le crico-thyroïdien.

4° Nerf laryngé inférieur ou récurrent. — Le nerf laryngé inférieur (fig. 83,2 et 2')prend naissance à la partie supérieure du thorax et remonte de là vers le larynx, en suivant un trajet rétrograde, d'où le nom de *nerf récurrent* qui lui a été donné.

A. Trajet et rapports. — Comme la portion du pneumogastrique dont il émane, le nerf récurrent diffère sensiblement à gauche et à droite, dans sa longueur, dans son trajet et dans ses rapports; quant à sa distribution périphérique, elle est la même des deux côtés du corps.

a. Récurrent droit. — Le récurrent du côté droit (fig. 83,2') se détache du pneumogastrique au moment où ce nerf croise la face antérieure de l'artère sous-clavière. Il contourne cette artère en passant successivement sur sa face inférieure et sur sa face postérieure, et, devenu ascendant de descendant qu'il était, il s'élève vers le larynx en suivant le bord droit de l'œsophage. Arrivé sur le constricteur inférieur du pharynx, il perfore ce muscle et vient se loger alors, à la face postérieure du larynx, dans la gouttière verticale que forment le cartilage cricoïde et le cartilage thyroïde.

b. Récurrent gauche. — Le récurrent du côté gauche (fig. 83,2) se détache du pneumogastrique au niveau de la face antérieure de la crosse aortique. Il naît donc plus bas que le précédent et, de ce fait, se trouve être plus long que lui de toute la distance qui, en verticale, sépare la sous-clavière droite de la crosse aortique. Le récurrent gauche se comporte du reste, à l'égard de la crosse de l'aorte, de la même façon que se comporte le récurrent droit à l'égard de la sous-clavière : il contourne le vaisseau d'avant en arrière, puis de bas en haut, en formant autour de lui une anse à concavité supérieure. Il arrive ainsi sur la face antérieure de l'œsophage, dans le sillon que forme ce dernier organe en s'adossant à la trachée. C'est en suivant ce sillon qu'il parvient au constricteur inférieur du pharynx, pour le perforer, passer au-dessous de lui et gagner finalement la gouttière crico-thyroïdienne. Chez le fœtus (Chaput), le récurrent gauche embrasse par sa concavité, non pas l'aorte, mais le côté inférieur du canal artériel.

B. Branches collatérales. — Dans le long trajet qu'il parcourt depuis son origine jusqu'au larynx, le nerf récurrent fournit de nombreuses branches collatérales, savoir :

1° *Des rameaux cardiaques (rameaux cardiaques moyens)*, en nombre variable, qui se détachent de l'anse formée par chaque nerf récurrent autour de l'artère qu'il contourne et viennent se perdre à la base du cœur dans le plexus cardiaque (voy. *Cœur*) ;

2° Des *rameaux œsophagiens*, toujours très nombreux et très

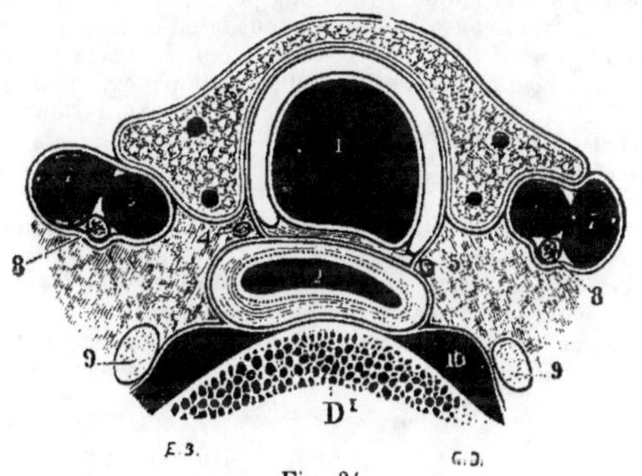

Fig. 84.

Coupe transversale de l'œsophage et de la trachée, pratiquée au niveau de la première dorsale, pour montrer la situation respective des deux récurrents (en partie d'après Braune).

1, trachée. — 2, œsophage. — 3, corps thyroïde, avec son enveloppe conjonctive. — 4, nerf récurrent gauche. — 5, nerf récurrent droit. — 6, carotide primitive. — 7, jugulaire interne. — 8, pneumogastrique. — 9, ganglion sympathique. — 10, muscles prévertébraux. — D¹, corps de la première dorsale.

grêles, qui se portent sur l'œsophage, où ils se terminent, les uns dans la couche musculaire de ce conduit, les autres dans sa couche muqueuse ;

3° Des *rameaux trachéens*, qui se distribuent de même à la couche musculaire et à la couche muqueuse de la trachée ;

4° Des *rameaux pharyngiens* (un ou deux seulement), destinés au muscle constricteur inférieur du pharynx.

C. Branches terminales. — Arrivé au larynx sur le côté postéro-externe du cartilage cricoïde, le laryngé récurrent fournit cinq branches terminales, dont une est anastomotique, les quatre autres musculaires :

a. *Rameau anastomotique*. — Le rameau anastomotique (fig. 83,9) se détache du laryngé inférieur à la partie inférieure de la gouttière crico-thyroïdienne. Se portant verticalement en haut, il croise successivement les deux muscles crico-aryténoïdien postérieur et ary-aryténoïdien et vient se réunir avec un filet descendant, déjà décrit (p. 106), du nerf laryngé supérieur pour former cette longue anastomose connue sous le nom d'*anse nerveuse de Galien*.

b. *Rameaux musculaires*. — Au nombre de quatre, ces rameaux musculaires se portent à tous les muscles du larynx, sauf le muscle crico-thyroïdien, lequel est déjà innervé par le laryngé supérieur. — Le *premier* de ces rameaux (fig. 83) se dirige obliquement en haut et en dedans. Il s'engage au-dessous du muscle crico-aryténoïdien postérieur et se perd dans ce muscle. — Le *second*, suivant exactement la même direction, passe lui aussi sous le muscle crico-aryténoïdien latéral, s'en dégage au niveau de son bord supérieur et gagne alors la face profonde du muscle ary-aryténoïdien où il se termine. — Le *troisième*, souvent double, se détache du récurrent un peu au-dessus du précédent. Il se distribue au muscle crico-aryténoïdien latéral, qu'il pénètre par sa face superficielle. — Le *quatrième*, enfin, qui représente, à vrai dire, la terminaison du nerf récurrent, s'infléchit un peu en avant et se perd dans le muscle thyro-aryténoïdien.

Nerf de Cyon. — Cyon et Ludwig ont décrit, chez un certain nombre de mammifères, un rameau nerveux dont l'excitation centripète a pour effet d'abaisser la tension sanguine dans les artères périphériques et auquel on donne, pour cette raison, le nom de *nerf dépresseur*.

Chez le lapin, où il a été surtout étudié, le nerf dépresseur naît par deux racines : l'une, constante, provient du laryngé supérieur ; l'autre, qui fait souvent défaut, se détache du pneumogastrique, un peu au-dessous du ganglion plexiforme. Le tronc qui résulte de la réunion de ces deux filets radiculaires descend dans le thorax, le long du grand sympathique, et vient se terminer dans le cœur. Mais ce nerf, considéré chez les autres mammifères, se présente rarement avec cette indépendance anatomique qui le caractérise chez le lapin. Chez l'homme, notamment, il aurait perdu toute individualité et se serait fusionné avec le tronc du sympathique.

Contrairement à cette opinion, Vitti *Ricerché di morphologia comparata sopra il nervo depressore*, etc., in Atti della Soc. Toscana di Scienze naturali, vol. IV, 1883), en se basant sur un grand nombre de dissections poursuivies comparativement chez l'homme et les animaux, admet que le nerf de Cyon est représenté chez l'homme par un rameau du laryngé supérieur, qui se porte directement ou indirectement dans le plexus cardiaque. Il a rencontré ce rameau, considéré généralement comme anormal et rare, 153 fois sur 200 dissections.

C. — Branches thoraciques

Dans le thorax, le nerf pneumogastrique fournit des rameaux cardiaques, des rameaux pulmonaires et des rameaux œsophagiens :

1° Rameaux cardiaques thoraciques. — Les rameaux cardiaques thoraciques (fig. 85) sont encore appelés *rameaux cardiaques inférieurs* pour les distinguer des *rameaux cardiaques supérieurs*, qui naissent à la région du cou (p. 104), et des *rameaux cardiaques moyens*, qui proviennent du laryngé récurrent (p. 107). Ils se détachent du tronc du pneumogastrique au-dessous de l'origine des nerfs récurrents, descendent entre la trachée et la crosse aortique et, finalement, aboutissent au plexus cardiaque. Un certain nombre de leurs divisions se distribuent au péricarde. Rappelons en passant que les rameaux cardiaques du pneumogastrique, tant les cardiaques cervicaux que les cardiaques thoraciques, échangent fréquemment, au cours de leur trajet, des filets anastomotiques avec le

grand sympathique ou ses branches (voy. *Sympathique*). Il est encore très fréquent
de voir un ou plusieurs des rameaux cardiaques du pneumogastrique se fusionner,
après un parcours variable, avec les rameaux cardiaques du sympathique et perdre
ainsi leur individualité.

2° Rameaux pulmonaires. — Au niveau de la bifurcation de la trachée, le pneumogastrique semble se dissocier et se résoudre en une multitude de rameaux et de

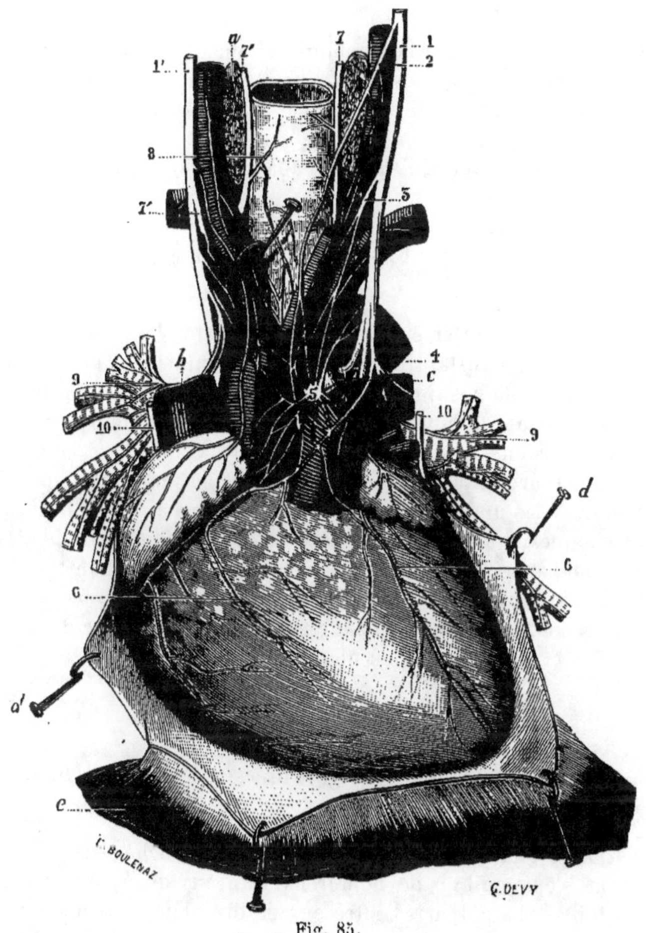

Fig. 85.

Rameaux cardiaques du pneumogastrique.

1, pneumogastrique gauche. — 1', pneumogastrique droit. — 2, nerf cardiaque supérieur. — 3, nerf cardiaque moyen.
— 4, nerf cardiaque inférieur. — 5. ganglion et plexus cardiaques. — 6, branches efférentes de ce plexus. — 7, nerf
récurrent gauche, et 7', nerf récurrent droit.— 8, ses rameaux trachéens. — 9, plexus pulmonaire antérieur. — 10, nerf
phrénique.
  a, corps thyroïde. — b, veine cave supérieure. — c, cordon fibreux, reliquat du canal artériel. — d, péricarde, érigné
en bas et en dehors. — e, diaphragme.

ramuscules, qui s'anastomosent et s'entrelacent dans tous les sens. Ces rameaux
(fig. 82,9) se portent, les uns en avant, les autres en arrière de la bronche
correspondante et constituent autour d'elle un vaste plexus : c'est le *plexus bron-*
chique ou *pulmonaire*, que l'on divise parfois, mais sans utilité aucune, en *plexus*

pulmonaire antérieur (la portion qui est située en avant de la bronche) et en *plexus pulmonaire postérieur* (la portion qui est située en arrière). Il n'existe en réalité que deux plexus pulmonaires : le plexus pulmonaire du côté droit, disposé autour de la bronche droite, et le plexus pulmonaire du côté gauche, disposé autour de la bronche gauche. Encore devons-nous ajouter que ces deux plexus sont réunis l'un à l'autre, sur la ligne médiane, par de nombreuses anastomoses transversales, qui ont pour effet d'associer les deux pneumogastriques pour une action commune et bilatérale.

Du plexus pulmonaire s'échappent de nombreux rameaux, savoir :

a. Des *rameaux trachéens*, destinés à la partie inférieure de la trachée ;

b. Des *rameaux œsophagiens*, qui se distribuent aux différentes tuniques de la portion moyenne de l'œsophage ;

c. Des *filets péricardiques*, qui se distribuent à la partie supérieure et postérieure du péricarde ;

d. Des *filets pulmonaires*, enfin, qui se portent vers le hile du poumon et pénètrent dans cet organe en suivant les différentes ramifications de l'arbre bronchique.

3° Rameaux œsophagiens inférieurs. — Au-dessous du plexus pulmonaire, les deux pneumogastriques, un instant dissociés, se reconstituent pour occuper, sur le pourtour de l'œsophage, la position que nous avons déjà indiquée (p. 101). Cette reconstitution n'est pourtant que partielle ; car, ici encore, les deux nerfs, au lieu de former de vrais cordons, compactes et de forme cylindrique comme à la région cervicale, sont représentés chacun par des branches multiples, qui s'anastomosent fréquemment les unes avec les autres et forment ainsi, tout autour de l'œsophage, un riche plexus à mailles allongées dans le sens vertical. Ce plexus, à la constitution duquel participent pour une part égale les deux pneumogastriques, porte le nom de *plexus œsophagien*. Il abandonne à l'œsophage une série nombreuse de petits rameaux (*rameaux œsophagiens inférieurs*), qui se distribuent à la fois à la muqueuse et à la couche musculaire.

D. — BRANCHES ABDOMINALES

Arrivés dans l'abdomen, les deux pneumogastriques se comportent différemment à droite et à gauche :

1° Pneumogastrique gauche. — Le pneumogastrique gauche, situé sur le côté antérieur du cardia, s'épanouit en de nombreux rameaux divergents sur la face antérieure de l'estomac. La plupart d'entre eux se distribuent à cet organe. Les plus externes, cependant, vont beaucoup plus loin : après avoir longé quelque temps la petite courbure, ils s'engagent entre les deux feuillets de l'épiploon gastro-hépatique, se portent vers le hile du foie et pénètrent dans ce viscère en suivant les divisions de la veine porte.

2° Pneumogastrique droit. — Le pneumogastrique droit (fig. 82), situé en arrière de l'œsophage et du cardia, recouvre de ses branches collatérales la face postérieure de l'estomac. Il abandonne ensuite de nombreux rameaux au plexus solaire et, finalement, vient se terminer dans l'angle interne du ganglion semilunaire du côté droit (3). D'autre part, à l'angle externe de ce même ganglion aboutit le nerf grand splanchnique droit (23), qui descend sur la face latérale droite de la colonne dorsale (voy. *Grand sympathique*). Pneumogastrique droit et grand splanchnique du même côté forment les deux branches d'une longue arcade dont la partie moyenne est constituée par le bord supérieur concave du ganglion semi-lunaire : c'est à cette arcade qu'on donne le nom d'*anse mémorable de Wrisberg* (voy. fig. 171, p. 263). Nous la retrouverons naturellement en étudiant le grand sympathique.

RÉSUMÉ DU NERF PNEUMOGASTRIQUE

a). *Br. intra-cranienne.* . . | N. méningien postérieur.

b). *Br. cervicales* . . . . .
, N. pharyngien.
R. cardiaques cervicaux.
N. laryngé supérieur . . . . , r. supérieur ou laryngé externe.
' r. inférieur.

N. laryngé inférieur. . . . .
r. cardiaques moyens.
r. œsophagiens supérieurs.
r. trachéens.
r. pharyngiens.
r. laryngés.

c). *Br. thoraciques* . . . .
R. cardiaques thoraciques.

Plexus pulmonaire . . . . .
r. trachéens.
r. œsophagiens moyens.
r. péricardiques.
r. pulmonaires.

Plexus œsophagien. . . . . | r. œsophagiens inférieurs.

d). *Br. abdominales.* . . .
Pneumogastrique gauche . .
r. gastriques.
r. hépatiques.

Pneumogastrique droit . . .
r. gastriques.
r. pour plexus solaire.
r. pour gangl. semi-lunaire.

Rapports généraux avec le système sympathique. — Le nerf pneumogastrique est dès son origine un nerf à la fois sensitif et moteur, et, de plus, il gouverne plusieurs des actes importants de la nutrition. C'est donc bien, comme le disait BICHAT, un nerf qui participe à la fois aux fonctions de la vie animale et aux fonctions de la vie végétative. Ses rapports morphologiques et fonctionnels avec le sympathique sont affirmés par l'anatomie descriptive, par l'anatomie comparée et surtout par la physiologie.

Le grand sympathique et le vague sont en rapport inverse de développement (WEBER), tellement que chez les poissons cyclostomes, où le sympathique manque ou à peu près, il est remplacé par le nerf vague, qui va jusqu'à l'anus. Chez beaucoup de mammifères, le tronc du vague et le cordon cervical du sympathique sont plus ou moins confondus, comme chez les carnassiers, les ruminants, les pachydermes, les solipèdes et les singes. Chez l'homme, ces deux nerfs acquièrent leur maximum d'indépendance, coïncidant avec le maximum de développement du sympathique (MECKEL, WEBER, CUVIER). Mais, à leur terminaison, ils sont reliés par des plexus importants, *plexus cardiaque, pulmonaire, cœliaque,* etc., etc.), qu'ils contribuent l'un et l'autre à former et dans lesquels leurs fibres sont mêlées, confondues, au point de ne pouvoir plus être différenciées.

Ils échangent non seulement leurs fibres, mais même leurs fonctions : le sympathique est moteur du cœur et modérateur de l'estomac et de l'intestin ; c'est l'inverse pour le pneumogastrique. En somme, ils concourent l'un et l'autre, dans des proportions inégales suivant les espèces animales, au gouvernement de la vie végétative (fonctions digestive, circulatoire, pulmonaire, etc.).

Il y a seulement pour le pneumogastrique cette différence qu'il contient également dans sa partie supérieure des nerfs de la sensibilité consciente et du mouvement volontaire, représentés par exemple par les nerfs du larynx, de telle sorte qu'il appartient par quelques-unes de ses fibres au système nerveux de la vie de relation et par les autres au système nerveux de la vie végétative.

Au fond, la distinction entre ces deux systèmes ne doit pas être recherchée exclusivement dans la distinction ou les rapports des troncs nerveux qui les composent, mais aussi dans des caractères plus profonds tirés de la structure et de la fonction. Or, les histologistes paraissent être d'accord pour admettre que tous les nerfs moteurs volontaires sont dépourvus de ganglions sur leur trajet, depuis la moelle jusqu'aux muscles, qu'au contraire tous les nerfs moteurs involontaires sont ganglionnaires. Les branches motrices involontaires du pneumogastrique n'échappent pas à cette règle ; aussi sont-elles confondues souvent avec le grand sympathique lui-même sous le nom général de *nerfs sympathiques*, que leur donnent quelques physiologistes (Dastre et Morat).

Variétés — Hyrtl (*Jahrb. d. k. k. œsterr. States*, 1836) a rencontré un petit ganglion accessoire au-dessous du ganglion jugulaire. — Le tronc du pneumogastrique peut s'accoler au ganglion cervical supérieur du grand sympathique et présenter avec lui des connexions intimes (Longet). — Il peut être situé dans l'espace angulaire antérieur formé par la carotide et la jugulaire (Malgaigne, Quain, moi-même . J'ai rencontré deux fois cette disposition toujours sur le côté gauche. — Sa portion cervicale a été vue divisée en deux branches. — Cruveilhier a vu la branche descendante de l'hypoglosse s'accoler au tronc du pneumogastrique.

Le *rameau auriculaire* ou *anastomose du facial* présente de nombreuses variétés : Arnold l'a vu naître à 4 millimètres au-dessous du ganglion jugulaire: le même observateur l'a vu constitué par trois rameaux distincts ; il faisait défaut dans un cas de Voigt. — Voy. au sujet du rameau auriculaire, Zuckerkandl., in *Sitzungsb. d. K. Akad.* Vienne. 1870.

Le *nerf laryngé supérieur* peut passer en dehors de la carotide interne (Reid). — Il peut naître à la fois du pneumogastrique et du grand sympathique (Chassaignac. *Bull. Soc. anal.*, 1836). — On l'a vu donner une branche surnuméraire aux muscles sterno-hyoïdiens, thyro-hyoïdiens (C. Krause), au crico-aryténoïdien latéral (Valentin).

Le *laryngé externe* se détachait directement du pneumogastrique dans un cas de Cruveilhier : j'ai rencontré une fois une disposition pareille sur le côté gauche d'un jeune sujet. — Finkelstein *Jahresb.*, 1879 l'a vu se détacher à la fois du laryngé supérieur et du pneumogastrique. Dans un autre cas, il partait d'un petit plexus, à la constitution duquel participaient à la fois le laryngé supérieur et le pneumogastrique. Ces faits sont loin d'être rares. — Le même observateur a vu le laryngé externe recevoir un petit filet anastomotique du ganglion cervical supérieur.

On a vu le *nerf laryngé inférieur* donner des fibres accessoires au muscle crico-thyroïdien (fréquent , à la glande thyroïde Schlemm), à l'articulation crico-thyroïdienne (Cruveilhier). — Wrisberg a rencontré, en arrière de la bronche droite, un ganglion surnuméraire auquel aboutissaient deux rameaux du pneumogastrique droit. — L'absence de l'anse anastomotique de Galien est considérée comme exceptionnelle par Andersch. — Quand la sous-clavière droite naît directement de la crosse aortique en passant derrière l'œsophage, le nerf récurrent, fort court, se porte directement au larynx sans contourner cette artère. L'embryologie explique nettement (voy. W. Krause, *Handb. d. Anat. des Mensch.*, Suppl., p. 202) une pareille disposition, qui a été signalée par Stedmann, par Reid, par Demarquay.

Cruveilhier a rencontré sur un sujet un filet vasculaire qui se portait du plexus pulmonaire sur le pourtour de l'aorte. — Tagrchi, dans un cas où le pneumogastrique gauche occupait le côté gauche antéro-externe de l'artère, a vu ce nerf émettre un rameau qui avait la destination de la branche descendante de l'hypoglosse.

§ XI. — *Onzième paire :* Nerf spinal

Le nerf spinal, qui constitue la onzième paire des nerfs craniens, est un nerf exclusivement moteur. Il s'étend de la moitié inférieure du bulbe rachidien et de la moitié supérieure de la moelle cervicale au trou déchiré postérieur, au-dessous duquel il se termine, en partie dans le tronc du pneumogastrique, en partie dans les deux muscles les plus importants du cou, le sterno-cléido-mastoïdien et le trapèze. On le désigne encore sous les noms divers de *nerf accessoire du nerf vague* (*vagi accessorius*), de *nerf accessoire* de Willis, ou, tout simplement, de *nerf accessoire*.

1° Origine apparente. — Le spinal prend naissance à la fois sur le bulbe et sur la moelle. De là, la division toute naturelle de ses racines en deux groupes, les racines bulbaires et les racines médullaires :

a. *Racines bulbaires*. — Les racines bulbaires (fig. 86,2), au nombre de quatre ou cinq, naissent dans le sillon latéral du bulbe, au-dessous des racines du pneumogastrique, au-dessus des racines postérieures du premier nerf cervical.

b. *Racines médullaires*. — Les racines médullaires (fig. 86,1) se détachent du cordon latéral de la moelle un peu en avant de la ligne d'émergence des racines postérieures des nerfs rachidiens. Les plus inférieurs de ces filets radiculaires répondent le plus souvent à la quatrième paire rachidienne ; mais on peut les voir assez fréquemment s'arrêter à la troisième ou descendre jusqu'à la cinquième. Une disposition qui est constante, c'est que l'intervalle qui sépare les racines médullaires du spinal des racines postérieures rachidiennes correspondantes diminue graduellement au fur et à mesure qu'on se rapproche du bulbe.

2° Origine réelle. — Voy. t. II, *Origines réelles des nerfs craniens.*

3° Trajet. — Des différents filets radiculaires qui constituent le nerf spinal, les filets supérieurs se dirigent horizontalement en dehors, les filets moyens obliquement en haut et en dehors, les filets inférieurs directement en haut (fig. 86, 1 et 2). Ces derniers filets se condensent d'ordinaire en un petit troncule verticalement ascendant, qui s'accole au cordon latéral de la moelle épinière jusqu'au niveau du premier nerf cervical. Là, il s'en sépare en décrivant une courbe à concavité inférieure et externe, augmente progressivement par suite de l'adjonction des filets radiculaires moyens et supérieurs, qui viennent successivement s'incorporer à lui, et pénètre dans le crâne en contournant le bord latéral du trou occipital. Il se porte alors transversalement en dehors vers le trou déchiré postérieur, et finalement s'engage dans ce trou pour arriver à la région cervicale, où il se termine.

4° Rapports. — Le tronc du spinal nous présente donc trois portions, qui sont, en allant de son origine à sa terminaison : une portion rachidienne, une portion cranienne et une portion intra-pariétale.

a. *Dans sa portion rachidienne* ou *ascendante*, le spinal chemine entre le ligament dentelé, qui est en avant, et les racines postérieures des premiers nerfs

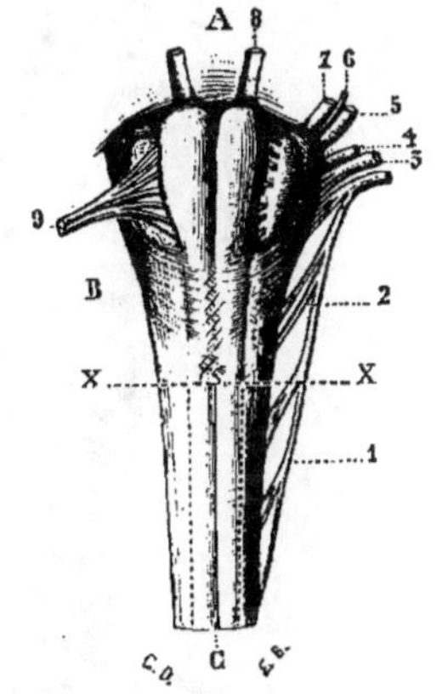

Fig. 86.

Origines apparentes du spinal.

x, x, limite séparative de la moelle et du bulbe. — A, protubérance. — B, bulbe. — C, moelle épinière.

1, racines médullaires du spinal. — 2, ses racines bulbaires. — 3, nerf pneumogastrique. — 4, nerf glosso-pharyngien. — 5, nerf auditif. — 6, nerf intermédiaire de Wrisberg. — 7, nerf facial. — 8, nerf moteur oculaire commun. — 9, nerf grand hypoglosse.

cervicaux, qui sont en arrière. Le spinal croise ces derniers sous un angle droit ou très voisin de l'angle droit. Tout à fait en haut (fig. 87,9), il s'accole aux deux premières racines postérieures et très souvent entre en relation avec elles (voy. plus loin). Au niveau du trou occipital, limite séparative des deux portions rachidienne et cranienne, le spinal répond à la partie latérale de cet orifice : il est situé en arrière de l'hypoglosse et de l'artère vertébrale, en avant et au-dessous du lobule rachidien du cervelet.

b. *Dans sa portion cranienne,* le spinal chemine immédiatement en arrière du pneumogastrique, entre la base du crâne et le cervelet. Il est enveloppé d'une gaine arachnoïdienne, qui lui est commune avec le pneumogastrique et le glosso-pharyngien et qui l'accompagne jusqu'au trou déchiré postérieur.

c. *Dans sa portion intra-pariétale,* enfin, il est situé en arrière du ganglion jugulaire du pneumogastrique, auquel il est intimement accolé, en avant et en dedans du sinus latéral, qui traverse lui aussi le trou déchiré postérieur pour aller former, au-dessous de ce trou, la veine jugulaire interne.

5° Anastomoses. — Le spinal, depuis son origine jusqu'à sa bifurcation

au-dessous du crâne, s'anastomose : 1° avec les deux premiers nerfs cervicaux ;
2° avec le pneumogastrique.

a. *Avec les deux premiers nerfs cervicaux.* — En croisant les racines postérieures du deuxième et du premier nerf cervical, le spinal prend contact avec ces
racines et très fréquemment entre en relation avec elles, avec la première surtout,

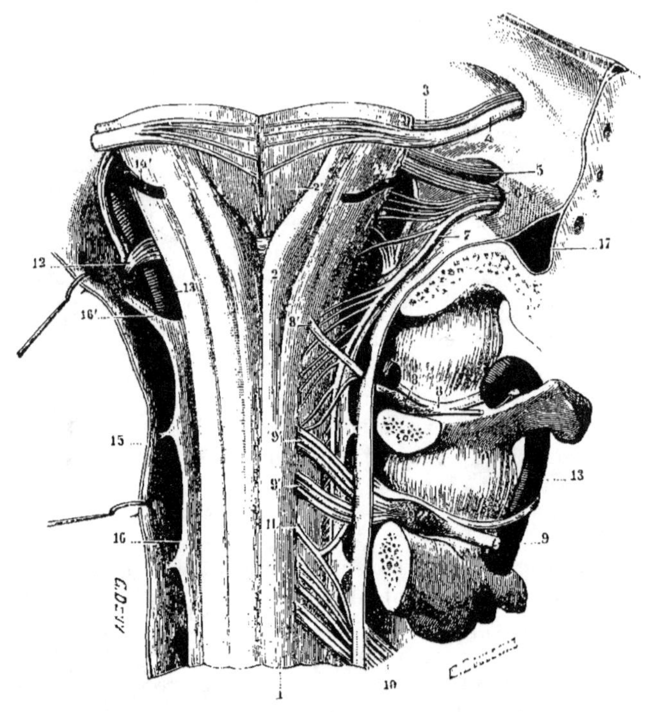

Fig. 87.

Les nerfs bulbaires et les premiers nerfs rachidiens, vue postérieure.

1, moelle épinière, vue par sa face postérieure. — 2, bulbe rachidien, avec 2' quatrième ventricule. — 3, facial. —
4, auditif. — 5, glosso-pharyngien. — 6, pneumogastrique. — 7, spinal. — 8, premier nerf cervical, avec : 8' sa
racine postérieure, 8" son ganglion. — 9, deuxième nerf cervical, avec : 9' sa racine postérieure ; 9" son ganglion. —
10, troisième nerf cervical. — 11, un faisceau radiculaire postérieur, se rendant, après bifurcation, aux deuxième et troisième nerfs cervicaux. — 12, grand hypoglosse. — 13, artère vertébrale, injectée au suif. — 14, artère cérébelleuse
postéro-inférieure. — 15, dure-mère rachidienne. — 16, ligament dentelé, avec 16' sa dent supérieure. — 17, sinus
latéral.

par des filets anastomotiques. Ces anastomoses, du reste, nous présentent, quant à
leur nombre, quant à leur fréquence, quant à leur disposition et leur degré de
complexité, des variations extrêmement nombreuses : tantôt ce sont des filets qui
se portent des faisceaux radiculaires sur le tronc du spinal ; tantôt ce sont des
filets qui, cheminant en sens inverse, vont du spinal aux racines. Ces anastomoses
entre spinal et racines postérieures se rencontrent surtout dans la région de la première racine, et elles sont parfois tellement complexes qu'il est difficile ou même
impossible de les interpréter convenablement, je veux dire d'indiquer, pour le ou
les filets anastomotiques, s'ils appartiennent au spinal ou au système radiculaire.
Parmi les variétés que présente l'anastomose du spinal avec la première racine
postérieure, nous signalerons celle où cette racine postérieure (qui, comme on
le sait, est toujours peu développée) se détache en totalité du spinal.

Il est à peine besoin de faire remarquer combien ces différentes anastomoses sont singulières et même invraisemblables : le fait d'un faisceau radiculaire sensitif allant renforcer le spinal est en contradiction formelle avec les données expérimentales qui nous apprennent que ce nerf, à son entrée dans le trou déchiré, est exclusivement moteur ; et, d'autre part, on ne saurait admettre sans réserve qu'un nerf moteur, comme le spinal, jette un de ses faisceaux constitutifs dans une racine sensitive, et à fortiori fournisse cette racine.

Aussi, depuis longtemps déjà, MORITZ HOLL (1878) avait-il émis l'opinion que les anastomoses précitées entre le spinal et les racines postérieures des nerfs cervicaux ne sont qu'apparentes. TROLARD, dans un travail récent (1896), est arrivé aux mêmes conclusions : il a manifestement vu, dans tous les cas qu'il a examinés, les filets anastomotiques d'origine radiculaire s'accoler au spinal et, après un trajet plus ou moins long, se séparer de ce dernier nerf pour se jeter dans une racine postérieure. Il nous parait rationnel d'admettre qu'il en est de même dans tous les cas, et dès lors les anastomoses entre le spinal et les racines postérieures des nerfs cervicaux trouvent leur explication dans les deux formules suivantes : 1° les filets que les racines postérieures envoient au spinal, ce dernier nerf ne se les incorpore pas d'une façon définitive; il les restitue toujours, après les avoir conservés plus ou moins longtemps à sa surface, aux faisceaux représentant les racines postérieures ; 2° les filets que le spinal envoie aux racines postérieures n'appartiennent pas en propre à ce nerf; ce sont des filets d'emprunt, dont l'origine doit toujours être recherchée dans les racines postérieures elles-mêmes.

Ganglion du spinal. — Depuis longtemps déjà, VULPIAN a signalé l'existence de cellules nerveuses dans l'angle de réunion de quelques-unes des racines du spinal. HYRTL, de son côté, a rencontré parfois, sur ces mêmes racines, de véritables petits ganglions. Ces ganglions, qui sont loin d'être rares (TROLARD les a constatés trois fois sur douze sujets, je les ai rencontrés moi-même trois fois sur dix sujets), se développent de préférence au point de croisement du spinal et de la première racine postérieure (fig. 88,2). Les auteurs ne sont pas plus d'accord au sujet du ganglion spinal qu'au sujet des anastomoses du nerf spinal avec les racines postérieures des nerfs rachidiens : tandis que les uns considèrent le ganglion en question comme appartenant réellement au nerf spinal, les autres le rattachent au système radiculaire postérieur. Je me range entièrement à cette dernière opinion, et, pour moi, les cellules ganglionnaires, soit éparses, soit agminées, que l'on désigne improprement sous le nom de ganglions du spinal, se disposent toujours sur le trajet d'un filet sensitif provenant des racines postérieures. Ici, pas plus qu'ailleurs, un ganglion ne saurait se développer sur un nerf moteur.

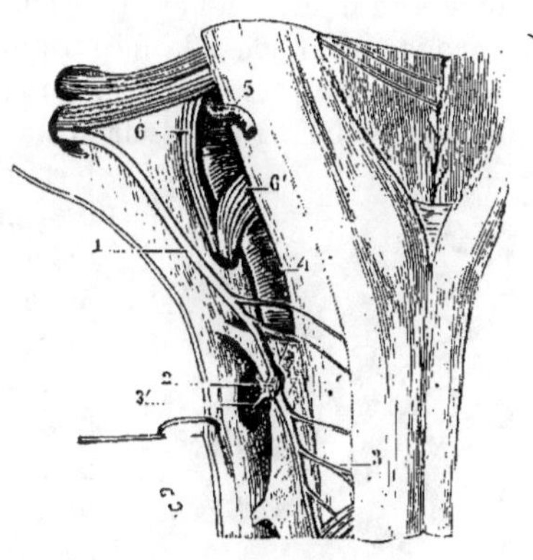

Fig. 88.

Ganglion du spinal.

1, spinal. — 2, son prétendu ganglion. — 3, 3', première racine postérieure, s'incorporant au spinal et abandonnant ensuite ce tronc nerveux pour traverser le ganglion (qui lui appartient réellement) et gagner son orifice dural. — 4, artère vertébrale. — 5, artère cérébelleuse postérieure et inférieure. — 6, 6', faisceaux supérieurs et faisceaux inférieurs du grand hypoglosse.

b. *Avec le pneumogastrique.* — Dans le trou déchiré postérieur, le spinal contracte une deuxième anastomose avec le ganglion jugulaire du pneumogastrique. Nous l'avons déjà décrite à propos de ce dernier nerf (p. 103) : elle est constituée par un ou deux filets nerveux, très courts, qui réunissent l'un à l'autre le tronc nerveux et le ganglion, mais sur la nature desquels l'expérimentation physiologique, pas plus que la dissection, n'a encore pu nous fixer.

6° **Distribution**. — Au sortir du trou déchiré postérieur, le spinal se partage en deux branches terminales, une branche interne et une branche externe :

a. *Branche interne*. — La branche interne (fig. 77,14') est principalement formée par les filets radiculaires émanés du bulbe. Elle est fort courte ; elle se porte en avant et en dedans et se perd, presque immédiatement après son origine, sur la partie externe et supérieure du ganglion plexiforme du pneumogastrique. A partir de ce point, la branche interne du spinal et le pneumogastrique sont entièrement fusionnés et l'anatomiste est impuissant, avec ses méthodes de recherches ordinaires, à déceler ce qui appartient à l'un ou à l'autre de ces deux nerfs. Mais ici, comme sur bien d'autres points, l'expérimentation physiologique (excitation par les courants, sections nerveuses et dégénérescence vallérienne) vient à son aide et elle nous enseigne que la branche interne du spinal, motrice comme le tronc dont elle émane, aboutit finalement : 1° au constricteur supérieur du pharynx (CHAUVEAU), par le nerf pharyngien du pneumogastrique ; 2° à tous les muscles intrinsèques du larynx, le crico-thyroïdien excepté (CHAUVEAU), par le nerf laryngé inférieur ou récurrent ; 3° au plexus cardiaque et de là au cœur, par les rameaux cardiaques du pneumogastrique.

b. *Branche externe*. — La branche externe (fig. 77,14'') du spinal est principalement constituée par les fibres radiculaires issues de la moelle cervicale. Plus volumineuse que la précédente, elle se porte obliquement en bas, en arrière et en dehors. Elle passe au-dessous des muscles digastrique et stylo-hyoïdien, entre la veine jugulaire interne et l'artère occipitale, contourne la partie postéro-inférieure de la carotide et arrive à la face profonde du sterno-cléido-mastoïdien. Elle perfore alors ce muscle, en lui abandonnant de nombreux rameaux, traverse ensuite obliquement le triangle sus-claviculaire, s'engage au-dessous du trapèze et se termine dans ce muscle par un certain nombre de rameaux divergents.

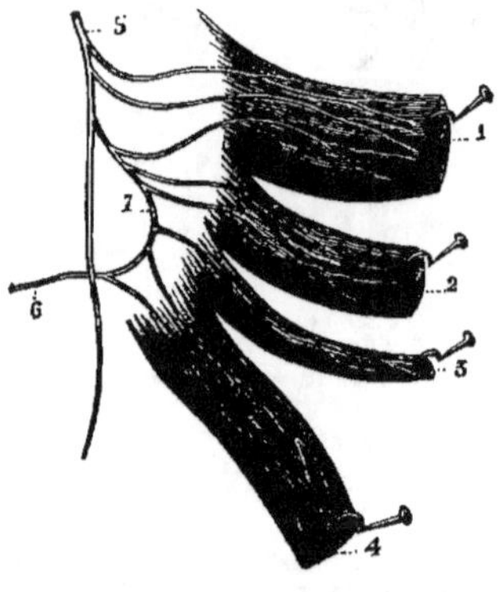

La branche externe du spinal se distribue donc à deux muscles : le sterno-cléido-mastoïdien et le trapèze.

Avant de pénétrer dans le sterno-cléido-mastoïdien, les rameaux du spinal destinés à ce muscle s'anastomosent, pour la plupart, avec une branche du troisième nerf cervical et forment avec elle, au-dessous et dans l'épaisseur du muscle, un petit plexus. Il serait intéressant, dans cette innervation double du groupe sterno-cléido-mastoïdien (voy. MYOLOGIE, t. I, p. 669), d'étudier l'innervation isolée de chacun de ses faisceaux constitutifs et d'établir, pour chacun d'eux, la part qui revient au spinal et à la troisième paire cervicale. MAUBRAC, qui a consacré à cette question un intéressant mémoire (*Thèse de Bordeaux*, 1883), est arrivé à ce sujet aux conclusions suivantes (fig. 89) : les quatre faisceaux du groupe sterno-cléido-mastoïdien (*cléido-mastoïdien, sterno-mastoïdien, cléido-occipital, sterno-occipital*) sont tous innervés par des filets venus d'une anastomose qui est formée entre le spinal et la branche antérieure de la troisième paire cervicale. Outre ces fibres issues de l'anastomose précitée, le cléido-mastoïdien reçoit toujours des

Fig. 89.

Schéma indiquant le mode d'innervation du groupe sterno-cléido-mastoïdien (d'après MAUBRAC).

1, cléido-mastoïdien. — 2, sterno-mastoïdien. — 3, sterno-occipital. — 4, cléido-occipital. — 5, nerf spinal (sa branche externe). — 6, rameau provenant de la troisième cervicale. — 7, anse nerveuse résultant de l'anastomose de ce dernier rameau avec une branche collatérale du spinal.

filets directs du nerf spinal. De leur côté, le sterno-occipital et le cléido-occipital
en reçoivent souvent de la troisième paire cervicale.

De même que les rameaux du sterno-cléido-mastoïdien, les rameaux destinés
au trapèze ne se terminent dans l'épaisseur de ce muscle qu'après avoir reçu des
filets anastomotiques des branches antérieures des troisième, quatrième et cinquième nerfs cervicaux.

RÉSUMÉ DU NERF SPINAL

a). *Br. collatérales*. . . . . . | (aucune).

b). *Br. terminales* . . . . . .

Br. interne . . . . { R. pharyngiens.
{ R. laryngés.
{ R. cardiaques.

Br. externe . . . . . . { N. du sterno-cléido-mastoïdien.
{ N. du trapèze.

Variétés. — D'après les recherches de HOLL (*Arch. f. Anat. u. Phys.*, 1878. p. 499), portant sur
quarante sujets, les racines du spinal descendraient jusqu'à la troisième cervicale dans une proportion de 7 p. 100, jusqu'à la quatrième dans une proportion de 27 p. 100, jusqu'à la cinquième
dans une proportion de 35 p. 100, jusqu'à la sixième dans une proportion de 26 p. 100, jusqu'à
la septième dans une proportion de 5 p. 100.

CRUVEILHIER a vu une racine postérieure du premier nerf cervical se bifurquer : une branche
poursuivait son trajet normal jusqu'au ganglion intervertébral ; l'autre s'infléchissait en haut
pour rejoindre le nerf spinal.

REMAK a rencontré un petit ganglion sur le spinal dans le trou déchiré postérieur. mais il n'est
nullement établi que le renflement observé par REMAK ne soit pas simplement un renflement
conjonctif. — CRUVEILHIER a vu fréquemment les filets bulbaires supérieurs former un petit groupe
distinct du spinal et du pneumogastrique, recevoir au niveau du trou déchiré un filet anastomotique de ce dernier nerf et se jeter alors dans le nerf spinal ou bien rester encore distincts de
ce tronc nerveux. — La branche externe peut contourner le muscle sterno-cléido-mastoïdien,
au lieu de le traverser (TURNER). — Cette même branche peut s'anastomoser, au cou, avec
l'hypoglosse ou même le pneumogastrique (LOBSTEIN).

§ XII. — *Douzième paire :* NERF GRAND HYPOGLOSSE

Le nerf grand hypoglosse constitue la douzième paire cranienne. C'est un nerf
exclusivement moteur, s'étendant du bulbe à tous les muscles de la région sous-
hyoïdienne, au muscle génio-hyoïdien et aux muscles de la langue.

1° **Origine apparente.** — Le grand hypoglosse naît à la face antérieure du bulbe
rachidien (fig. 90,1), dans le sillon longitudinal qui sépare l'olive de la pyramide
antérieure, le *sillon préolivaire* ou *sillon de l'hypoglosse*.

Cette origine se fait par dix à quinze filets (1' et 1''), disposés en une série régulièrement verticale et nettement distincts à leur point d'émergence. Il n'est pas
extrêmement rare de voir quelques-uns de ces filets radiculaires émerger en
dehors du sillon préolivaire, soit en avant de ce sillon, à la surface de la pyramide
antérieure, soit en arrière, à la surface même de l'olive.

Les filets radiculaires de l'hypoglosse ne remontent jamais jusqu'à l'extrémité
supérieure du sillon préolivaire. Les plus élevés s'arrêtent d'ordinaire à l'union
du tiers supérieur avec les deux tiers inférieurs de l'olive. Les plus inférieurs descendent jusqu'à l'entre-croisement des pyramides et se superposent exactement à
la racine antérieure du premier nerf cervical.

2° **Origine réelle.** — Voy. t. II, *Origines réelles des nerfs craniens.*

3° **Trajet.** — Du sillon préolivaire, où ils sont implantés, les filets d'origine de
l'hypoglosse convergent en dehors vers le trou condylien antérieur. Ils sont géné-

ralement partagés en deux groupes : les *filets supérieurs* (1'), légèrement descendants, se réunissent ensemble, à peu de distance du bulbe, pour constituer un petit tronc : les *filets inférieurs* (1''), obliquement ascendants, se condensent de même en un troncule distinct, situé au-dessous du précédent. Ces deux troncules, résumant tous les filets radiculaires de l'hypoglosse, traversent la dure-mère, tantôt par un orifice commun, tantôt par deux orifices distincts quoique très rapprochés. Ils s'engagent ensuite dans le trou condylien antérieur et s'y fusionnent en un tronc unique, qui débouche à la base du crâne sous la forme d'un cordon arrondi.

Du trou condylien antérieur, le nerf grand hypoglosse se porte obliquement en bas et en avant, jusqu'au bord antérieur du muscle sterno-cléido-mastoïdien, qu'il croise à angle aigu. Il suit alors une direction à peu près horizontale jusqu'au bord postérieur du muscle mylo-hyoïdien. Là, il s'infléchit de nouveau pour se porter en haut et en avant, et finalement vient s'épanouir à la face inférieure de la langue.

Dans son trajet extra-cranien, le nerf grand hypoglosse est, comme on le voit, successivement descendant, horizontal et ascendant. Comme le glosso-pharyngien, il décrit dans son ensemble une longue courbe (fig. 92, 13), dont la concavité est dirigée en avant et en haut.

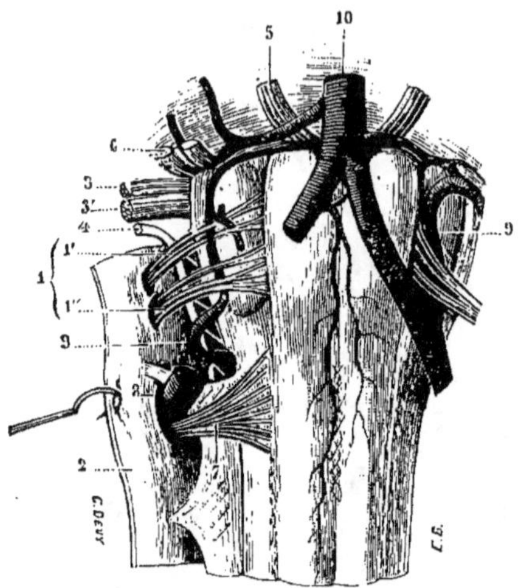

Fig. 90.

Mode d'émergence du nerf grand hypoglosse.

1, grand hypoglosse, avec : 1' ses faisceaux supérieurs; 1'' ses faisceaux inférieurs. — 2, dure-mère. — 3, pneumogastrique. — 3', glosso-pharyngien. — 4, spinal. — 5, moteur oculaire externe. — 6, facial-auditif. — 7, première paire rachidienne (racine antérieure ou motrice). — 8, artère vertébrale. — 9, artère cérébelleuse postérieure et inférieure. — 10, tronc basilaire.

4° **Rapports**. — Dans l'étude de ses rapports, il convient de diviser le grand hypoglosse en quatre parties : une portion intra-cranienne, qui s'étend de l'émergence du nerf au trou condylien antérieur ; une portion descendante, qui s'étend du trou condylien au bord antérieur du muscle sterno-cléido-mastoïdien ; une portion horizontale, comprise entre ce dernier point et le muscle mylo-hyoïdien ; une portion ascendante, enfin, qui va du mylo-hyoïdien à la terminaison du nerf.

a. *Dans leur portion intra-cranienne* (fig. 91), les filets radiculaires de l'hypoglosse occupent tout d'abord les espaces sous-arachnoïdiens : ils sont situés entre l'artère vertébrale, qui est en avant, et l'artère cérébelleuse inférieure et postérieure, qui est en arrière. Les deux troncules qui leur font suite cheminent, au voisinage de leur orifice dural, dans une gaine séreuse, toujours très courte, que leur fournit l'arachnoïde.

b. *Dans sa portion descendante* (fig. 92), le grand hypoglosse est situé tout d'abord entre le muscle petit droit antérieur de la tête et la carotide interne, un peu en dedans des trois nerfs qui débouchent du crâne par le trou déchiré postérieur. Il contourne ensuite en demi-spirale le ganglion plexiforme du pneumogastrique, passe entre la carotide interne et la jugulaire et vient alors se placer dans le faisceau des muscles styliens, entre le stylo-pharyngien et le stylo-glosse qui sont en dedans, le stylo-hyoïdien et le ventre postérieur du digastrique, qui sont

en dehors. Il croise enfin la face externe de la carotide externe et atteint le bord
antérieur du muscle sterno-cléido-mastoïdien, limite de sa portion descendante.

c. *Dans sa portion horizontale* (fig. 92), le nerf grand hypoglosse se trouve
situé entre la grande corne de l'os hyoïde, qui est au-dessous, et le tendon intermédiaire du digastrique, qui est au-dessus. Il s'applique en dedans, d'abord
contre le muscle constricteur moyen du pharynx, puis contre le muscle hyo-
glosse. En dehors, il est successivement recouvert par plusieurs plans, qui sont,

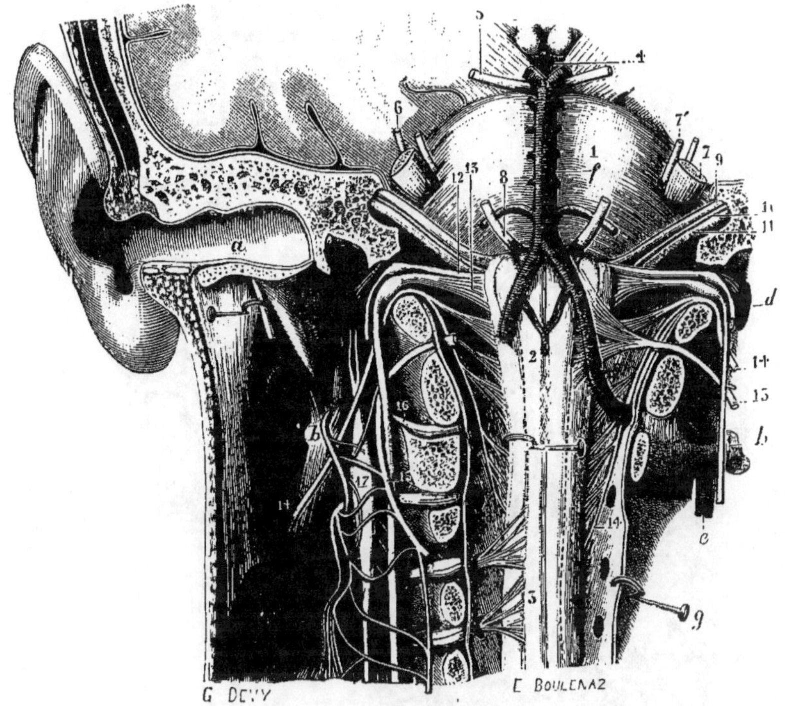

Fig. 91.

Ensemble du bulbe et de la protubérance, vu par le plan antérieur (imité de Bourgery).

Le crâne et le canal rachidien ont été sciés verticalement suivant le diamètre transverse qui passe au-devant des oreilles ;
la coupe du cerveau passe au travers des pédoncules cérébraux, un peu en avant de la protubérance.)

1, protubérance. — 2, bulbe rachidien. — 3, moelle épinière. — 4, espace interpédonculaire. — 5, moteur oculaire
commun. — 6, pathétique. — 7 et 7'. grosse racine et petite racine du trijumeau. — 8, moteur oculaire externe. —
9, facial. — 10, intermédiaire de Wrisberg. — 11, auditif. — 12, glosso-pharyngien. — 13, pneumogastrique. — 14. spinal.
— 15, grand hypoglosse. — 16, première paire cervicale. — 17, ganglion cervical supérieur du grand sympathique.

a. conduit auditif externe. — b, apophyse transverse de l'atlas. — c. carotide interne. — d, jugulaire interne. —
e, artère vertébrale. — f, tronc basilaire. — g, dure-mère rachidienne, érignée en dehors.

en allant des couches profondes vers les couches superficielles : 1° la glande sous-
maxillaire ; 2° le muscle stylo-hyoïdien ; 3° l'aponévrose cervicale superficielle ;
4° le peaucier du cou ; 5° la peau.

Quant aux rapports du grand hypoglosse avec l'artère linguale, ils peuvent être
résumés comme suit : le nerf et l'artère restent contigus jusqu'au bord postérieur
du muscle hyoglosse ; là, ils se séparent, le nerf passant en avant, l'artère en
arrière de ce muscle hyoglosse ; arrivés à la partie antérieure du muscle, les
deux organes se rejoignent de nouveau. Il résulte d'une pareille disposition, on
le conçoit, que, pour lier l'artère linguale au-dessus de la grande corne de l'o

hyoïde, il faut de toute nécessité inciser préalablement le muscle hyo-glosse, en arrière duquel se trouve le vaisseau en question.

d. *Dans sa portion ascendante* (fig. 92), le grand hypoglosse chemine à la face inférieure de la langue, entre le mylo-hyoïdien, qui est en dehors, et les

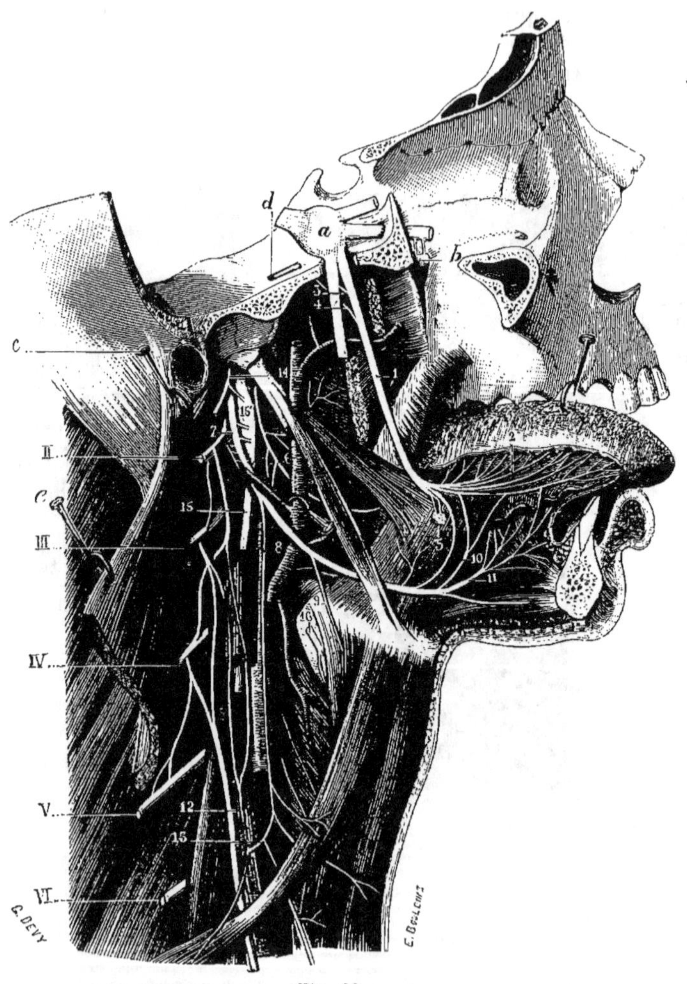

Fig. 92.

Nerfs de la langue, vus par leur côté externe.

1, nerf lingual. — 2, ses ramifications à la face dorsale de la langue. — 3, son anastomose avec le dentaire inférieur. — 4, corde du tympan. — 5, ganglion sous-maxillaire. — 6, glosso-pharyngien. — 7, grand hypoglosse. — 8, sa branche descendante. — 9, son rameau pour le thyro-hyoïdien. — 10, son anastomose avec le lingual. — 11, sa terminaison dans les muscles de la langue. — 12, branche descendante du plexus cervical. — 13, anse de l'hypoglosse, avec ses rameaux pour les muscles sous-hyoïdiens. — 14, spinal. — 15, pneumogastrique, avec 15', son ganglion plexiforme. — 16, laryngé supérieur sectionné.

II, III, IV, V, VI, les deuxième, troisième, quatrième, cinquième et sixième nerfs cervicaux.

a, ganglion de Gasser. — b, ganglion sphéno-palatin. — c, jugulaire interne. — d, artère méningée moyenne. — e, muscle sterno-cléido-mastoïdien.

muscles hyo-glosse et génio-glosse, qui sont en dedans. Dans cette partie de son trajet, il est situé un peu au-dessous du canal de Wharton et du nerf lingual.

5° **Anastomoses.** — Dans son trajet à travers les parties molles du cou, le nerf de la douzième paire s'anastomose successivement avec le grand sympathique, le pneumogastrique, les deux premiers nerfs cervicaux et le nerf lingual :

a. *Avec le grand sympathique.* — L'anastomose avec le grand sympathique est établie par un filet très grêle, qui se détache de l'hypoglosse à sa sortie du trou condylien et qui vient se jeter, soit dans le ganglion cervical supérieur du grand sympathique, soit dans le filet carotidien de ce ganglion.

b. *Avec le pneumogastrique.* — L'anastomose avec le pneumogastrique a été déjà décrite à propos de ce dernier nerf (p. 103).

c. *Avec les deux premiers nerfs cervicaux.* — L'anastomose avec les deux premiers nerfs cervicaux comprend deux ou trois filets, qui naissent de l'arcade formée par ces deux nerfs au-devant de l'atlas et qui se portent, l'un vers la portion la plus élevée de l'hypoglosse, les deux autres un peu au-dessous, dans cette portion de l'hypoglosse, qui s'enroule en demi-spirale autour du ganglion plexiforme. Le premier de ces filets est très probablement un filet sensitif à trajet récurrent.

d. *Avec le lingual.* — L'anastomose avec le lingual, déjà décrite avec ce dernier nerf (p. 75), est situé sur la face externe du muscle hyo-glosse. Elle affecte, comme on le sait, la forme d'une arcade, simple ou multiple, à concavité dirigée en arrière (fig. 92, 10).

6° Distribution. — Le grand hypoglosse fournit deux ordres de branches : des branches collatérales et des branches terminales.

A. — BRANCHES COLLATÉRALES

Avant sa sortie du crâne, le tronc nerveux abandonne un petit rameau méningien. Après sa sortie du crâne, il fournit successivement, en allant de haut en bas, un rameau vasculaire et quatre rameaux musculaires, savoir : la branche descendante, le rameau du thyro-hyoïdien, le rameau de l'hyo-glosse et du stylo-glosse, le rameau du génio-hyoïdien. Au total, le grand hypoglosse nous présente six branches collatérales, dont une intra-cranienne, les cinq autres extra-craniennes.

1° Rameau méningien. — Le rameau méningien, décrit par Luschka (*Zeitschr. für rat. Med.*, 1863), se détache de l'hypoglosse dans le canal condylien antérieur, tout près de son orifice externe. Suivant à partir de son origine un trajet récurrent, il vient se distribuer par des filets excessivement grêles, en partie dans l'os occipital, en partie sur les parois du sinus occipital postérieur. Ce filet méningien, vraisemblablement sensitif, puisqu'il se perd dans des parties qui sont dépourvues de fibres musculaires, doit provenir par récurrence, soit du pneumogastrique, soit du lingual, soit du premier nerf cervical, trois nerfs sensitifs avec lesquels s'anastomose le grand hypoglosse après sa sortie du crâne.

2° Rameau vasculaire. — Simple ou multiple, ce rameau se sépare de l'hypoglosse à sa sortie du trou condylien et, après s'être anastomosé avec des filets du grand sympathique, il vient se terminer sur le côté interne de la veine jugulaire.

3° Branche descendante. — La branche descendante (fig. 92,8), la plus importante des collatérales de l'hypoglosse, se détache du tronc nerveux au moment où il croise la carotide externe. De là, elle se porte verticalement en bas et vient se placer sur le côté externe de la carotide primitive, qu'elle longe jusqu'au tendon intermédiaire du muscle omo-hyoïdien. Arrivée là, elle s'anastomose, sur le côté antéro-externe de la veine jugulaire, avec la branche descendante interne du plexus cervical (fig. 92,13), en formant avec ce dernier nerf une petite arcade, souvent plexiforme, dont la concavité est dirigée en haut : c'est l'*anse de l'hypoglosse*. De la convexité de cette anse se détachent plusieurs rameaux, lesquels viennent en divergeant se perdre dans les deux ventres de l'omo-hyoïdien, dans le sterno-hyoïdien et dans le sterno-thyroïdien. Le dernier de ces muscles, le muscle sterno-thyroïdien, reçoit le plus souvent des rameaux multiples : l'un de ces rameaux descend jusqu'à la partie postérieure du sternum et envoie quelquefois (mais non toujours, comme l'a écrit VALENTIN) un filet anastomotique au nerf phrénique et un filet au plexus cardiaque.

VALEUR ANATOMIQUE DE LA BRANCHE DESCENDANTE. — Nous venons de voir qu'à la constitution de l'anse de l'hypoglosse concourent à la fois le grand hypoglosse et le plexus cervical profond. Il serait intéressant de savoir la part respective qu'il convient d'assigner à l'un et à l'autre de ces deux systèmes dans la formation de cette longue arcade. Cette question n'est malheureusement pas encore élucidée d'une façon complète, malgré les recherches nombreuses dont elle a été l'objet. Voici quelles seraient, d'après les dissections de MORITZ HOLL (*Beobacht. über die Anastomosen des Nervus Hypoglossus*, in Zeitschr. für Anat., und Entwick., Bd. 11, 1876, p. 82), les relations réelles du grand hypoglosse avec les premières paires rachidiennes (fig. 93). Trois groupes de rameaux détachés des nerfs cervicaux se rendent au tronc de l'hypoglosse, savoir :

1° Des rameaux qui abordent le tronc par sa partie supérieure et poursuivent dans sa gaine un trajet centripète (2') ; ces rameaux émanent du premier nerf cervical et pourraient bien constituer le nerf méningien de LUSCHKA ;

2° Des rameaux qui abordent encore le tronc nerveux par sa partie supérieure et suivent dans sa gaine un trajet descendant ; ils émanent du premier et du deuxième nerf cervical (3. 3'. 3") ; ils se séparent en partie de l'hypoglosse pour constituer une portion, mais une portion seulement, de sa branche descendante (6) ;

3° Des rameaux (5 et 5') qui émanent du deuxième et du troisième nerf cervical et qui, sous le nom de branche descendante du plexus cervical, se dirigent en bas vers l'anse nerveuse de l'hypoglosse. Là, ils s'infléchissent de bas en haut et remontent jusqu'au tronc de l'hypoglosse, le long de la branche descendante de

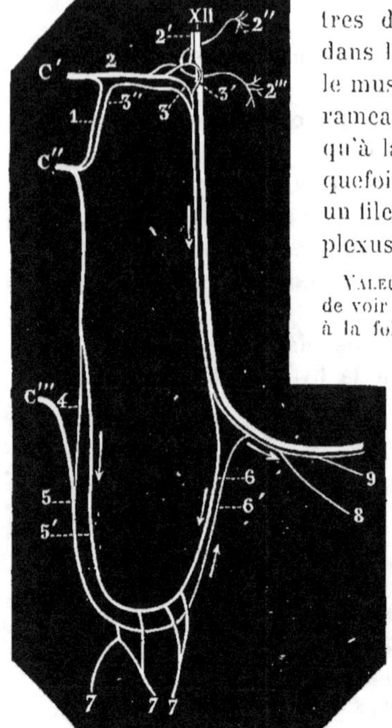

Fig. 93

Schéma indiquant les relations du nerf grand hypoglosse avec les premiers nerfs cervicaux (d'après M. HOLL).

XII, grand hypoglosse. — C'. C", C'". les trois premiers nerfs cervicaux. — 1, anastomose des deux premiers nerfs cervicaux. — 2. branche du premier nerf cervical, fournissant le nerf centripète 2'. et les nerfs du petit droit antérieur de la tête 2" et du grand droit antérieur de la tête 2'". — 3. 3', 3", trois rameaux s'accolant à l'hypoglosse et le suivant dans son trajet descendant. — 4, anastomose entre le deuxième nerf cervical et le troisième. — 5. 5', deux rameaux formant la branche descendante du plexus cervical. — 6. 6'. branche descendante de l'hypoglosse. — 7, 7. 7. nerfs des muscles sous-hyoïdiens. — 8. nerf du thyro-hyoïdien. — 9, nerf du génio-hyoïdien.

ce dernier nerf. Puis, se coudant de nouveau et se portant en avant, ils s'accolent à l'hypoglosse et suivent quelque temps son trajet ; mais ils s'en séparent bientôt pour se porter vers les muscles thyro-hyoïdien et génio-hyoïdien (8 et 9).

Il résulte de cette description, que HOLL a nettement représentée dans la figure schématique ci-contre : 1° que la branche descendante de l'hypoglosse ne renferme aucun filet émanant de ce tronc nerveux ; 2° que cette branche descendante est constituée exclusivement par deux rameaux du plexus cervical, dont l'un est descendant, l'autre ascendant. Pour HOLL., le nerf grand hypoglosse est spécialement destiné aux faisceaux musculaires de la langue ; il ne se distribue à aucun des muscles de la région hyoïdienne. Ceux-ci reçoivent leurs filets nerveux des rameaux des trois premiers nerfs cervicaux, ci-dessus indiqués, qui ne font que s'accoler quelques instants au grand hypoglosse pour s'en séparer ensuite.

Une pareille conclusion, aussi radicale que nettement formulée, ne saurait être acceptée sans contrôle. Nous devons rappeler, en effet, qu'à une époque plus récente, VERTHEIMER (*Bull. de la Soc. de Biologie de Paris*, 1884, p. 570), utilisant la méthode expérimentale, a démontré que, chez le chien et le lapin, l'hypoglosse contribue à innerver les muscles sous-hyoïdiens.

Il en a conclu par analogie, mais par analogie seulement, qu'il doit en être de même chez l'homme.

4° Rameau du thyro-hyoïdien. — Le rameau du thyro-hyoïdien (fig. 92,9) se détache du tronc de l'hypoglosse, sur un point qui est situé un peu en arrière du bord postérieur du muscle hyo-glosse. Puis, se portant en bas et en avant, il croise obliquement la grande corne de l'os hyoïde, arrive sur la face antérieure du muscle thyro-hyoïdien et se perd dans le tiers supérieur de ce muscle.

5° Rameau des muscles hyo-glosse et stylo-glosse. — En croisant la face externe du muscle hyo-glosse, le tronc de l'hypoglosse abandonne plusieurs filets ascendants qui se perdent, les uns dans le muscle hyo-glosse, les autres dans le muscle stylo-glosse. Ces derniers filets remontent parfois, en suivant un trajet récurrent, jusqu'au voisinage de l'apophyse styloïde.

6° Rameau du génio-hyoïdien. — Ce rameau (fig. 92) se détache, un peu en avant du précédent, du bord inférieur du nerf grand hypoglosse. Il se porte directement d'arrière en avant et, après un court trajet, arrive sur le côté externe du muscle génio-hyoïdien, où il se termine.

B. — BRANCHES TERMINALES

Après avoir fourni successivement les différentes branches collatérales que nous venons de décrire, le nerf grand hypoglosse, considérablement amoindri, chemine quelque temps sur la face externe du génio-glosse (fig. 92). Puis, il s'enfonce dans l'épaisseur de ce muscle, où il s'épanouit en de nombreuses branches terminales. Ces branches terminales de l'hypoglosse, fréquemment anastomosées entre elles, anastomosées aussi avec les dernières ramifications du nerf lingual, forment dans leur ensemble une sorte de plexus, dont la disposition en arcades rappelle assez exactement les nombreuses anastomoses que contractent les divisions terminales du facial. Finalement, elles se perdent dans les différents faisceaux musculaires de la langue (voy. *Langue*).

RÉSUMÉ DU NERF GRAND HYPOGLOSSE

a). *Branches collatérales* . . .	intra-cranienne. . .	R. méningien.
	extra-craniennes . .	R. vasculaire. Br. descendante. R. du thyro-hyoïdien. R. de l'hyo-glosse et du stylo-glosse. R. du génio-hyoïdien.
b) *Branches terminales.*		N. des muscles de la langue.

Variétés. — VALENTIN a vu le grand hypoglosse renforcé par un filet de la racine postérieure du premier nerf cervical. Ce filet anastomotique me paraît être l'équivalent du rameau que nous décrirons plus bas sous le nom de racine postérieure ou sensitive de l'hypoglosse. — BUFFET-DELMAS (*Poitou médical*, 1892) a vu le grand hypoglosse se détacher du ganglion plexiforme du pneumogastrique ; aucun filet nerveux ne passait par le trou condylien antérieur. L'anomalie était bilatérale : à droite, la branche descendante interne naissait également du ganglion plexiforme ; à gauche, elle provenait du nerf grand hypoglosse. — Dans un cas observé par CRUVEILHIER, le grand hypoglosse donnait un petit filet à la première paire cervicale, avant de recevoir celui que lui envoie cette paire nerveuse. D'autre part, aux lieu et place de la branche descendante interne du plexus cervical, on voyait « quatre rameaux émanés des nerfs de la première, de la deuxième, de la troisième et de la quatrième paire cervicale, qui formaient, avec la branche descendante de l'hypoglosse et avec les rameaux qui en émanent, une succession d'arcades ou anses situées au-devant des artères carotides externe et primitive ». — Un rameau cardiaque peut se détacher (HYRTL) de l'anse de l'hypoglosse. Mais, dans ce cas, il existe généralement une anastomose de ce dernier nerf avec le pneumogastrique, ce qui nous autorise à penser que le rameau cardiaque en question n'est en réalité qu'une branche du pneumogastrique, qui s'accole quelque temps à la branche descendante de l'hypoglosse. — J'ai vu, dans un cas, la branche descendante de l'hypoglosse constituée par deux rameaux complétement distincts et à peu près d'égal volume. — Elle peut ne pas s'anastomoser avec le plexus cervical : j'ai rencontré deux fois une pareille disposition. Dans les deux cas, la branche descendante de l'hypoglosse se distribuait par des rameaux distincts aux muscles sterno-hyoïdien et omo-hyoïdien. — Cette branche descendante de l'hypoglosse s'accole quelquefois, dans une certaine étendue de son parcours, au tronc du pneumogastrique et semble s'en détacher. Une dissection attentive démontrera toujours qu'il y a simple accolement et non fusion entre les deux troncs nerveux. — C. Krause a vu l'hypoglosse envoyer un filet au muscle mylo-hyoïdien.

J'ai vu, dans deux cas, le grand hypoglosse constitué par trois troncules radiculaires, lesquels traversaient le sac dural par trois orifices distincts, superposés dans le sens vertical. Ces trois troncules étaient vraisemblablement les homologues des trois faisceaux nerveux dont se compose, d'après Froriep, l'hypoglosse de l'embryon (voy. plus bas).

Valentin décrit, comme émanant de l'hypoglosse, des filets vasculaires, qui se jettent sur la carotide interne et même sur la linguale. — On voit même quelquefois, d'après le même anatomiste, « un gros filet » qui descend de la partie postérieure de l'hypoglosse vers la bifurcation de la carotide primitive, et semble se perdre dans le ganglion inter-carotidien.

Indépendamment des anastomoses que nous avons décrites plus haut entre le grand hypoglosse et les nerfs qui cheminent dans son voisinage, Bach et Arnold ont signalé, entre l'hypoglosse d'un côté et l'hypoglosse du côté opposé, une anastomose médiane et ansiforme, située tantôt entre le génio-hyoïdien et le génio-glosse, tantôt dans l'épaisseur même du génio-hyoïdien : c'est l'anse sus-hyoïdienne de l'hypoglosse de Hyrtl. Sitzungsb. der kais. Akad., Wien, 1865). Elle se rencontre environ une fois sur dix sujets.

Racine dorsale ou racine ganglionnaire de l'hypoglosse. — En 1833, Mayer (Ueber das Gehirn, das Ruckenmark und die Nerven, in Nova acta Acad. natur. curios., t. XVI, part. II, p. 743) a découvert et décrit chez quelques mammifères une racine postérieure de l'hypoglosse, qui émerge du sillon latéral du bulbe, sur la même ligne que les filets radiculaires du spinal et du pneumogastrique, et vient, après un trajet naturellement très court, se fusionner avec la racine antérieure. Un petit ganglion nerveux se trouve constamment sur le parcours de cette racine postérieure qui doit vraisemblablement, au point de vue physiologique, être de même nature que les racines postérieures ou sensitives des nerfs rachidiens.

Plus récemment, Vulpian (Journal de la physiologie de l'homme et des animaux, t. V, 1862, p. 5) a vérifié chez le chien, le chat et le porc, les

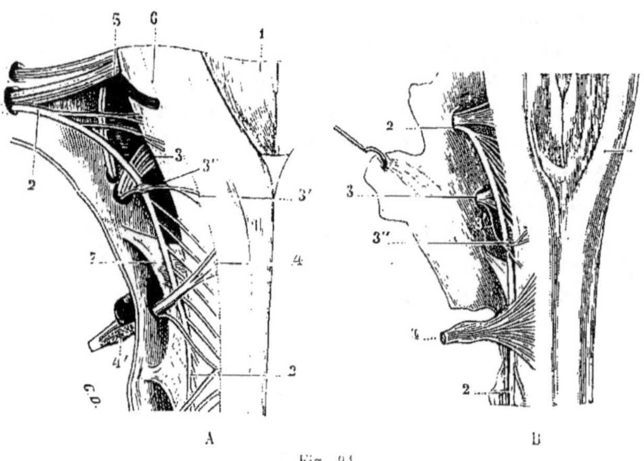

A   B

Fig. 94.

La racine postérieure de l'hypoglosse : A, chez l'homme (anomalie); B, chez le mouton, d'après Beck (état normal).

1, bulbe, vue postérieure. — 2, nerf spinal. — 3, grand hypoglosse, avec : 3' sa racine postérieure; 3", son ganglion. — 4, racine postérieure du premier nerf rachidien, avec 4', son ganglion. — 5, artère vertébrale. — 6, artère cérébelleuse postérieure et inférieure. — 7, ligament dentelé.

assertions de Mayer et nous a donné de la racine postérieure de l'hypoglosse une description des plus détaillées tant au point de vue de sa disposition anatomique qu'au point de vue de ses relations et de sa structure.

La racine dorsale de l'hypoglosse apparait quelquefois chez l'homme par anomalie : mais cette anomalie est extrêmement rare. Froriep et Beck, dans un travail récent (1895), nous apprennent qu'ils ont examiné 36 sujets sans en trouver la moindre trace. Jusqu'en 1890, je n'avais rencontré qu'une seule fois la racine postérieure de l'hypoglosse et il n'existait alors que quatre autres faits dont deux appartiennent à Mayer, le troisième à Vulpian, le quatrième à Chiarugi. Depuis cette époque, Kazzander (1891) a signalé un nouveau fait et j'ai rencontré moi-même, au mois de juin dernier, deux hypoglosses qui présentaient une racine postérieure (fig. 530, A). Dans l'un de ces deux cas, la racine supplémentaire passait en avant du spinal et il en était de même de la racine postérieure du premier nerf rachidien.

A. FRORIEP (*Arch. f. Anatomie and Physiologie*, 1882, p. 279), qui a poursuivi sur des embryons de ruminants le mode d'évolution du grand hypoglosse, a pu constater que ce nerf se développe à la manière d'un nerf rachidien ordinaire et possède, comme ce dernier, une racine antérieure et une racine postérieure, celle-ci munie d'un ganglion. Quant à la racine antérieure, elle se compose primitivement de trois faisceaux superposés, que FRORIEP distingue en faisceau cranien ou antérieur, faisceau moyen et faisceau caudal ou postérieur. En outre, en correspondance avec ces trois faisceaux, existent, non pas une seule protovertèbre, mais trois protovertèbres parfaitement distinctes : la protovertèbre occipitale, qui est située immédiatement au-dessus de la future région cervicale, et deux autres protovertèbres qui font suite à cette dernière et se fusionnent bientôt avec elle dans le cours du développement. Les trois faisceaux de l'hypoglosse suivent entre ces trois protovertèbres le trajet suivant : le faisceau postérieur passe entre la protovertèbre occipitale et la deuxième protovertèbre rudimentaire ; le faisceau moyen chemine entre les deux protovertèbres rudimentaires ; le faisceau antérieur, enfin, passe en avant de la première protovertèbre. Il résulte d'une pareille disposition que le segment postérieur de la boîte cranienne se compose de plusieurs pièces vertébrales, primitivement distinctes, et que l'hypoglosse lui-même répond, non pas à un seul nerf, mais à trois nerfs rachidiens, le dernier seul de ces trois nerfs possédant une racine sensitive.

Toutes ces dispositions, très nettes chez l'embryon, disparaissent graduellement chez l'adulte, par suite d'un travail d'absorption ou de condensation, qui transforme les trois protovertèbres primitives en une seule pièce osseuse, l'occipital, et les trois faisceaux nerveux en un tronc unique, le tronc de l'hypoglosse.

BIBLIOGRAPHIE RÉCENTE DES NERFS CRANIENS

1° Généralités. — IHS, *Die morphol. Betrachtung der Kopfnerven.* Arch. f. Anat. u. Physiol., 1887 ; — GASKELL, *On the relation between the structure, function, distribution and origin of the cranial nerves*, Journ. of Physiol., 1889 ; — KUPFFER, *Die Entwickel. der Kopfnerven der Vertebraten*, Verh. d. anat. Gesellesch., 1891 ; — BREGLIA, *Consideraz. su di una nuova classificazione dei nervi cranici*, Journ. del l'Assoz. dei Natural. e Med., 1892 : — Wesphal, *Ueber die Markscheidenbildung der Gehirnnerven des Menschen*, Arch. f. Psych., Bd. XXIX, 1897.

Voyez aussi les indications bibliographiques de la page 34.

2° Nerf optique et nerfs moteurs de l'œil. — SCHILLER, *Sur le nombre et le calibre des fibres nerveuses du nerf oculo-moteur chez le chat nouveau-né et chez le chat adulte*, C. R. Acad. des Sc., 1889 ; — PFITZNER, *Ueber Form u. Grosse des Intervaginalraumes des Sehnerven im Bereich des canalis opticus.* Arch. f. Ophthalm., t. XXXVI, 1890 ; — DE BERARDINIS, *Ricerche sul nevroglio del nervo ottico*, Monit. Zool., 1895 : — ROBINSON, *On the formation and structure of the optic nerve*, Journ. of Anat. and Physiol., 1896 ; — DEYL, *Sur le lieu d'entrée de l'art. centrale de la rétine dans le nerf optique chez l'homme*, Casopis ceskych lekaru, 1896 ; — ZANDER, *Ueber d. Anordnung der Wurzelbündel des Nerv. oculo-motorius beim Austritt dem Gehirn*, Anat. Anz., Bd. XII, 1896 ; — SYMANSKI, *Ueber den Austritt der Wurzelfasern des Nerv. oculo-motorius aus dem Gehirn beim Menschen u. einigen Säugethieren*, Dissert., Konigsberg, 1896.

3° Trijumeau. — SCHWALBE, *Ueber die morphol. Bedeutung des Ganglion ciliare.* Sitz. d. Jenaische Gesellsch., 1878 ; — DU MÊME, *Das ganglion oculo-motorii*, etc., Jen. Zeitschr. 1879 : — OXODI, *Beitr. zur vergl. Anat. d. Ganglion ciliare*, Orvosi Hekap., 1881 ; — KRAUSE (W.), *Ueber d. Doppelnatur d. Gangl. ciliare*, Morph. Jahrb., 1881 ; — DELBET, *Note sur les nerfs de l'orbite.* Arch. d'ophthalm., t. VIII, 1887 ; — JEGOROW, *Rech. anat.-physiol. sur le ganglion ophthalmique*, Arch. slaves de Biol., 1886 et 1887 ; — BEARD, *The ciliary or motoroculi ganglion of the ophthalmicus profundus in Sharks*, Anat. Anz., 1887 ; — EWART, *Development of the ciliary or motoroculi ganglion*, etc., Proc. of the roy. Soc., 1890 ; — DOVON, *Rech. sur les nerfs vaso-moteurs de la rétine et en particulier du nerf trijumeau*, Arch. de Physiol., 1891 : — BOUCHERON, *Nerfs ciliaires superficiels chez l'homme.* Soc. de Biol., 1891 ; — RETZIUS, *Ueber das Ganglion ciliare*, Anat. Anz., 1894, et Biol. Untersuch, Bd. VI, 1894 ; — D'ERCHIA, *Contributo allo studio della struttura e delle connessioni del ganglio ciliare.* Monit. Zool., 1895 ; — FUNKE, *Beitr. z. Anat. des ramus maxillaris nervi trigemini*, Diss. Königsberg, 1896 ; — APOLANT, *Ueber das Ganglion ciliare.* Arch. f. Anat., 1896 ; — HOLTZMANN, *Bemerk. über Ciliarganglion u. Ciliarnerven*, Morph. Arbeit., 1896.

4° Nerfs facial et acoustique. — FRORIEP, *Ueber das Homologen der Chorda tympani bei niederen Wirbelthieren*, Anat. Anz., 1887 ; — CANNIEU, *Rech. sur le nerf auditif, ses rameaux et ses ganglions.* Rev. de Laryngologie, 1894 ; — BIRMINGHAM, *The nerve of Wrisberg.* Journ. of Anat. and Physiol., 1895 ; — PENZO, *Ueber das Ganglion geniculi*, etc., Anat. Anz., 1895 ; — CHIARUGI, *Rudimenti di un nervo intercalato fra l'acustico faciale e il glossofaringeo in embrioni di mammiferi*, Monit. Zool. ital., 1896 ; — RUGE, *Ueber das peripherische Gebiet des Nerv. facialis bei Wirbelthiere.* Zeitschr. z. 70 Geburtst. v. GEGENBAUR, 1896 ; — KASKOFF, *Zur Frage über den Bau des Ganglion Gasseri bei den Säugethieren*, Interm. Monatsschr. f. Anatomie, 1897.

5° Nerfs glosso-pharyngien, pneumogastrique et spinal. — HOLL, *Ueber d. Nervus accessorius*

Willisii, Arch. f. Anat., 1878 ; — KREIDMANN, *Anat. Untersuch. über d. Nerv. depressor beim Menschen u. Hunde*, Arch. f. Anat., 1878 ; — VITI, *Rech. de morphologie sur le nerf dépresseur chez l'homme et chez les autres mammifères*, Arch. Anat. de Biol., 1884 ; — HINTS, *Ueber den Umfang der peripheren Verbreitung der accessorichen Nerven des Vagus*, Orvosi hetilap, 1888 ; — DEES, *Zur Anat. und Physiol. des Nervus vagus*, Arch. f. Psych., 1888 ; — ONODI, *Zur Frage vom Nervus laryngeus medius*, Centralbl. f. d. med. Wiss., 1888 ; — TAGUCHI, *Ueber eine seltene Anomalie des Verlaufs des Vagusstammes*, etc., Arch. f. Anat., 1888 ; — DU MÊME, *Die Lage des Nervus recurrens nervi vagi zur Arteria thyreoidea inferior*, ibid., 1889 ; — BREISACHER, *Versuche über den Nervus laryngeus superior*, Centr. f. d. Med. Wiss., 1889 ; — VARAGLIA e CONTI, *Cellule nervose lungo il decorso dei nervi cardiaci ed in alcuni altri nervi dell'uomo*, Atti del XXIII Congresso della Assoz. med. ital., 1889 ; — SHORE, *The morphology of the vagus nerve*, Journ. of Anat., 1889 ; — ALPIGER, *Anatom. Studie über das gegenseitige Verhalten der vagus, und sympathicusäste im Gebiete des Kehlkopfes*, Langenbeck's Arch., 1890 ; — FINKELSTEIN, *Der Nerv. depressor beim Menschen, Kaninchen, Hunde*, etc., Arch. f. Anat., 1890 ; — KAZZANDER, *Ueber d. Nerv. accessorius Willisii u. seine Beziehungen zu d. oberen Cervicalnerven*, Arch. f. Anat., 1891 ; — HÉDON, *Sur la présence, dans le nerf laryngé supérieur, de fibres vaso-dilatatrices et sécrétoires pour la muqueuse du larynx*, C. R. Acad. des Sc., 1896 ; — MEYER, *Durchschneidungsversuche am Nervus glosso-pharyngeus*, Arch. f. mikr. Anat., 1896 ; — KEITH, *The relative position of the spinal accessory nerve to the jugulare veine and transverse process of the atlas*, etc., Journ. of Anat., 1896, vol. X ; — TROLARD, *Le ganglion du spinal*, Journ. de l'Anat., 1896.

6° **Grand hypoglosse**. — FROMIEP, *Ueber ein Ganglion des Hypoglossus und Wirbelanlagen in der Occipitalregion*, Arch. f. Anat., 1882 ; — DU MÊME, *Ueber Anlagen von Sinnesorganen an Facialis, Glosso-pharyngeus u. Vagus, über die genetische Stellung des vagus zum hypoglossus*, etc., Arch. f. Anat., 1885 ; — CHIARUGI, *Sur l'existence d'une racine dorsale rudimentaire avec ganglion pour le nerf hypoglosse chez l'homme*, Arch. de Biol. ital., 1889 ; — KAZZANDER, Anatom. Anz., 1891 ; — FROMIEP u. BECK, *Ueber das Vorkommen dorsaler Hypoglossuswurzeln mit Ganglion in der Reihe der Säugethiere*, Anat. Anz., Bd. X, 1895 ; — BECK, *Ueber den Austritt d. N. hypoglossus u. N. cervicalis primus aus dem Centralorgane beim Menschen*, etc., Anat. Heft., 1895.

Voyez aussi, au sujet des nerfs craniens, les indications bibliographiques qui suivent les *origines* et *terminaisons réelles* de chacun de ces nerfs (voy. SYSTÈME NERVEUX CENTRAL, Chap. IV, art. 2).

CHAPITRE II

NERFS RACHIDIENS

Les nerfs rachidiens, que l'on désigne encore sous le nom de nerfs spinaux, peuvent être définis : les *nerfs qui naissent de la moelle épinière et qui traversent les trous de conjugaison* (voy. Ostéol.) *pour se rendre aux territoires organiques auxquels ils sont destinés.* Ils diffèrent ainsi nettement des nerfs craniens, qui naissent du bulbe ou de l'encéphale et qui, eux, traversent les trous de la base du crâne. Envisagés au point de vue physiologique, les nerfs rachidiens appartiennent tous à la classe des nerfs mixtes, c'est-à-dire qu'ils possèdent à la fois, diversement entremêlées, des fibres motrices et des fibres sensitives. Du reste, comme les nerfs craniens, ils naissent par paires (*paires rachidiennes*) à droite et à gauche de la moelle épinière.

1° **Nombre et division**. — Les nerfs rachidiens se divisent, comme les vertèbres, en cervicaux, dorsaux, lombaires, sacrés et coccygien :

a. Les *nerfs cervicaux* sont au nombre de huit de chaque côté. Le premier passe entre l'occipital et l'atlas, le huitième entre la septième vertèbre cervicale et la première dorsale.

b. Les *nerfs dorsaux* sont au nombre de douze. Le premier s'échappe par le trou de conjugaison qui est formé par la première vertèbre dorsale et la seconde ; le douzième, par le trou de conjugaison que circonscrivent la dernière vertèbre dorsale et la première lombaire.

c. Les *nerfs lombaires* sont au nombre de cinq. Ils passent par les cinq trous de conjugaison suivants.

d. Les *nerfs sacrés*, au nombre de cinq également, s'échappent du canal vertébral, les quatre premiers par les trous sacrés, le cinquième entre le sacrum et le coccyx.

e. Le *nerf coccygien* enfin, situé au-dessous du précédent, longe tout d'abord la corne coccygienne, en contourne la base et passe sous un ligament oblique de haut en bas et de dehors en dedans, qui va de cette base à la deuxième pièce du coccyx (Trolard). C'est à tort que certains anatomistes désignent ce nerf sous le nom de sixième nerf sacré : le sacrum, ne possédant que cinq vertèbres, ne peut avoir que cinq nerfs et celui-ci est un véritable nerf coccygien, répondant au trou de conjugaison, naturellement rudimentaire chez l'homme, qui sépare la première vertèbre coccygienne de la deuxième.

Au total, il existe chez l'homme, à l'état normal, 62 paires rachidiennes, soit 31 nerfs de chaque côté.

Il n'est pas rare de rencontrer dans le canal lombo-sacré, sur le pourtour du *filum terminale* (voy. t. II), un ou deux autres petits nerfs, extrêmement grêles, qui partent de l'extrémité inférieure de la moelle et, sans voir le jour, se perdent d'un façon ou d'une autre dans le tissu conjonctif du filum. Ce sont les rudiments des nerfs caudaux des mammifères à queue. Ces nerfs s'atrophient chez l'homme comme s'atrophient les segments vertébraux auxquels ils sont destinés. Mais, comme tous les organes atrophiés, ils sont susceptibles de prendre sur certains sujets un développement voisin de l'état normal. J'ai rencontré plusieurs fois deux nerfs coccygiens, représentant les 31ᵉ et 32ᵉ paires, et l'on trouve signalée dans un mémoire de SCHLEMM (*Müller's Arch.*, 1834) l'existence d'un troisième nerf coccygien représentant la 33ᵉ paire (voy., à ce sujet, RAUBER, *Die letzten spinalen Nerven u. Ganglien*, in Morphol. Jahrbuch de 1877).

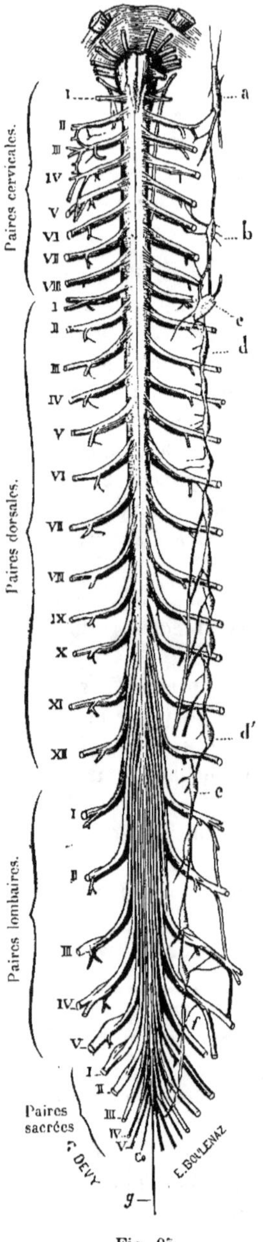

2° Mode d'origine. — Les nerfs rachidiens se détachent de la moelle épinière par deux ordres de racines, les unes *antérieures* ou *ventrales*, les autres *postérieures* ou *dorsales*. Nous savons déjà que les premières sont motrices, les secondes sensitives. Du reste, comme les nerfs craniens, les racines rachidiennes ont une origine apparente et une origine réelle :

a. *Origine apparente*. — L'origine apparente est le point de la surface de la moelle d'où émergent les racines : c'est là, en effet, qu'elles semblent prendre naissance. Les racines antérieures, comme nous l'avons déjà vu en étudiant la moelle (p. 43), naissent par plusieurs filets irrégulièrement superposés sur la partie antéro-latérale de la moelle, un peu en dehors du sillon médian antérieur. Les racines postérieures, nous l'avons encore vu à propos de la moelle épinière (p. 44), émergent par des filets également multiples sur la partie postéro-latérale de la moelle, un peu en dehors du sillon médian postérieur, dans un sillon spécial, que nous avons appelé sillon collatéral postérieur.

b. *Origine réelle*. — Ici, comme pour les nerfs craniens, les fibres constitutives des racines rachidiennes pénètrent dans la moelle et, après un parcours variable, aboutissent à des noyaux de substance grise, qui deviennent ainsi leurs *noyaux d'origine* s'il s'agit de fibres motrices (racines antérieures), leurs *noyaux de terminaison* s'il s'agit de fibres sensitives (racines postérieures). Ces origines et terminaisons réelles des nerfs rachidiens ont été longuement décrites à propos du système nerveux central. Nous n'y reviendrons pas ici.

Fig. 95.

Fig. 95. — Face antérieure de la moelle, montrant l'ensemble des paires rachidiennes dans leurs rapports avec le cordon du sympathique.

a, ganglion cervical supérieur du grand sympathique. — *b*, ganglion cervical moyen. — *c*, ganglion cervical inférieur. — *d*, *d'*, ganglions thoraciques. — *e*, ganglions lombaires. — *f*, ganglions sacrés. — *g*, filum terminale. — *Co*, nerf coccygien. — Les chiffres romains indiquent numériquement les paires rachidiennes.

3º Trajet extra-médullaire. — Les fibres radiculaires de la racine antérieure se portent obliquement en dehors et un peu en arrière vers le trou de la dure-mère (*canal dural*) qui doit leur livrer passage. Un peu avant d'atteindre cet orifice ou au moment de l'atteindre, ils se réunissent en un faisceau unique, *tronc radiculaire antérieur*, lequel s'engage dans la partie antérieure du canal dural. De même, les filets radiculaires postérieurs se dirigent obliquement en dehors et un peu en avant, se réunissent en un seul faisceau, *tronc radiculaire postérieur*, et pénètrent dans la partie postérieure du canal dural. Le canal fibreux que la dure-mère offre aux racines rachidiennes se trouve situé, sauf pour un certain nombre de racines que nous indiquerons plus loin, dans le trou de conjugaison correspondant.

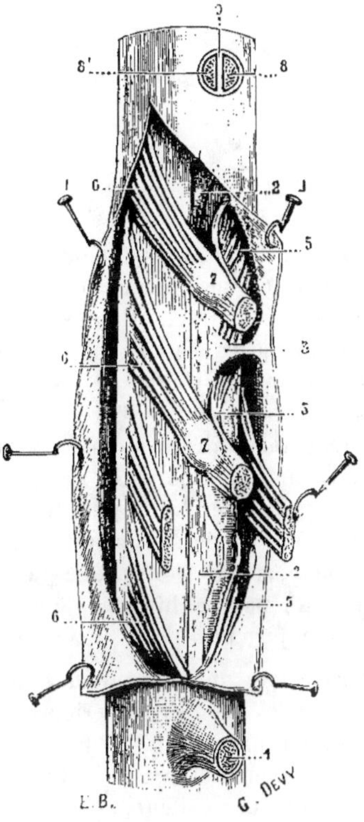

Arrivés à la partie externe du trou de conjugaison, les deux troncs radiculaires antérieur et postérieur s'unissent à leur tour pour constituer un tronc mixte, qui est le *nerf rachidien*. Cette fusion des deux racines est intime : il est absolument impossible de démêler, au delà du trou de conjugaison, ce qui appartient à l'une ou à l'autre.

L'obliquité de chaque paire de racines varie suivant les régions (fig. 95) : les racines du premier nerf rachidien sont légèrement ascendantes ; les racines du deuxième et du troisième nerf affectent une direction à peu près horizontale ; les racines des nerfs suivants sont obliquement descendantes, formant avec la moelle épinière, dont elles émanent, un angle aigu ouvert en bas. L'ouverture de cet angle, que nous appellerons *angle d'émergence*, tend à diminuer de plus en plus au fur et à mesure qu'on se rapproche de l'extrémité inférieure de la moelle : c'est ainsi que les nerfs qui sortent par les trous de conjugaison de la région lombaire et de la région sacrée suivent une direction qui se rapproche beaucoup de la verticale. C'est à l'ensemble de ces derniers nerfs, formant dans le canal lombo-sacré un

Fig. 96.

Un tronçon de moelle, vu par sa face latérale droite, pour montrer les racines des nerfs rachidiens.

1, dure-mère, incisée et érignée. — 2, ligament dentelé. — 3, une dent de ce ligament, insérée sur la dure-mère. — 4, un nerf rachidien dans la gaine que lui fournit la dure-mère. — 5, 5, 5, racines antérieures. — 6, 6, 6, racines postérieures. — 7, 7, ganglions spinaux. — 8, 8' racine antérieure et racine postérieure, juxtaposées dans le canal fibreux de la dure-mère. — 9, cloison fibreuse verticale séparant les deux racines.

volumineux paquet de cordons verticaux et parallèles, qu'on a donné le nom de *queue de cheval* (voy. *Moelle épinière*).

Il résulte de l'obliquité des racines antérieures et postérieures des nerfs rachidiens que le point d'émergence de ces racines est situé, sauf pour les deux premiers nerfs cervicaux, à un niveau plus élevé que le trou de conjugaison vers lequel elles convergent pour sortir du canal rachidien. Cette distance verticale qui sépare les deux points précités, l'émergence du nerf et son trou de conjugaison, varie, on le conçoit, avec le degré d'obliquité de chaque paire rachidienne. Sur un sujet de dix-huit ans, dont la moelle mesurait 41 centimètres de longueur, j'ai constaté que cette distance était représentée par les chiffres suivants :

		CÔTÉ DROIT	CÔTÉ GAUCHE
Pour la 3e *paire cervicale*		18 mill.	17 mill.
— 5e — —		25 —	25 —
— 1re *paire dorsale*.		33 —	32 —
— 5e — —		47 —	47 —
— 10e — —		68 —	68 —
— 12e — —		111 —	110 —
— 1re *paire lombaire*.		114 —	114 —
— 2e — —		138 —	134 —
— 3e — —		151 —	151 —
— 4e — —		163 —	164 —
— 5e — —		181 —	180 —
— 1re *paire sacrée* .		188 —	188 —
— 5e — —		280 —	280 —

Dans leur trajet intra-rachidien, les racines antérieures restent complètement indépendantes des racines postérieures, et vice versa. Par contre, dans chaque ordre de racines, racines antérieures ou racines postérieures. on voit parfois des filets radiculaires s'anastomoser avec des filets radiculaires voisins. Ces anastomoses se font, soit entre les filets constitutifs d'une même racine, soit entre les filets de deux racines différentes. Dans ce dernier cas, l'anastomose se présente sous trois modalités principales : tantôt c'est le filet radiculaire le plus inférieur d'une racine qui rejoint la racine sous-jacente et s'incorpore à elle; tantôt, au contraire, c'est le filet le plus élevé de la racine qui est au-dessous qui rejoint la racine située au-dessus; d'autres fois, c'est un filet radiculaire intermédiaire à deux racines, qui se bifurque (fig. 87, 11) pour se jeter à la fois dans la racine sus-jacente par sa branche supérieure et dans la racine sous-jacente par sa branche inférieure.

4º **Parallèle anatomique des deux ordres de racines**. — Les racines antérieures et les racines postérieures, si profondément distinctes au point de vue fonctionnel, présentent, même à un point de vue purement anatomique, de nombreux caractères différentiels. Ces caractères portent sur le mode d'émergence des racines, sur leur volume, sur la présence ou l'absence d'un ganglion :

a. *Mode d'émergence*. — Dans leur mode d'émergence, d'abord, les filets radiculaires antérieurs se disposent de chaque côté de la moelle en une série fort irrégulière, se rapprochant tantôt plus, tantôt moins du sillon médian antérieur ; l'ensemble de leurs points d'émergence forme. comme nous l'avons déjà dit antérieurement, une espèce de bande longitudinale de 1 ou 2 millimètres de largeur. Les filets radiculaires postérieurs, au contraire, sont disposés dans le sillon collatéral postérieur en une série parfaitement linéaire, à direction verticale.

b. *Volume*. — Les racines postérieures possèdent plus de filets que les racines antérieures correspondantes : le nombre moyen de ces filets est de 6 à 8 pour les racines postérieures, de 4 à 6 seulement pour les racines antérieures. En outre, chaque filet radiculaire, pris isolément, est un peu plus volumineux dans les racines postérieures que dans les racines antérieures. Il en résulte que le volume total de chaque racine postérieure est plus considérable que celui de la racine antérieure correspondante. Le rapport volumétrique des deux ordres de racines est établi par les chiffres suivants : la racine antérieure étant 1, la racine postérieure devient 1 et demi à la région dorsale, 2 à la région lombaire, 3 à la région cervicale.

La *racine postérieure du premier nerf cervical*, faisant exception à la règle, est plus petite que la racine antérieure correspondante. Elle est du reste très variable : tantôt elle est formée par un seul filet ; tantôt elle résulte de la réunion de deux ou trois filets, qui se réunissent d'ordinaire au voisinage du spinal et contractent avec le nerf des relations plus ou moins intimes ; d'autres fois, elle reçoit du spinal un filet de renforcement, et, dans certains cas, elle se détache tout entière du spinal (voy. ce nerf, p. 115). Mais, quel que soit son mode de constitution, la racine postérieure du premier nerf cervical est toujours très grêle. Elle peut même faire entièrement défaut, et cette disposition n'est pas extrêmement rare : Kazzander l'a constatée dans une proportion de 8 p. 100.

Dans ce dernier cas, la première paire rachidienne présente la plus grande analogie avec la dernière paire crânienne, l'hypoglosse, qui lui fait suite immédiatement. Nous savons en effet que le grand hypoglosse (voy. p. 124) représente aujourd'hui chez l'homme un certain nombre de paires nerveuses qui, au cours du développement phylogénique, ont perdu leur racine postérieure. Dans les conditions ordinaires, la première paire rachidienne a encore sa racine postérieure ; mais cette racine est aujourd'hui fort réduite et peut-être finira-t-elle, suivant en cela la destinée de celle de l'hypoglosse, par disparaître complètement.

c. *Présence d'un ganglion.* — Le caractère le plus important qui différencie les deux racines rachidiennes, c'est la présence, sur la partie externe de la racine postérieure, d'un petit renflement ganglionnaire, appelé *ganglion spinal.* La racine antérieure n'en présente aucun vestige.

5° Ganglions spinaux. — Les ganglions spinaux ou ganglions intervertébraux sont de petites masses de couleur gris cendré, affectant une forme ovoïde ou ellipsoïde à grand axe dirigé transversalement (fig. 96,7). Les racines postérieures les abordent par leur extrémité interne, appelée quelquefois *pôle d'immersion.* Elles les pénètrent, les traversent et en ressortent à l'extrémité opposée ou *pôle d'émergence,* sans toutefois se modifier dans leur volume. C'est au sortir de son ganglion que la racine postérieure se fusionne avec la racine antérieure correspondante pour former le nerf rachidien.

Les ganglions spinaux se trouvent logés généralement dans les trous de conjugaison (voy. Ostéol.) Quelques-uns cependant font exception à cette règle. Ce sont : les ganglions des deux premiers nerfs cervicaux, les ganglions des nerfs sacrés et le ganglion du nerf coccygien. — Le *ganglion du premier nerf cervical,* extrêmement variable dans sa position comme dans son volume, est situé, selon les cas : 1° au niveau de l'orifice dural de la première paire rachidienne ; 2° en dedans de cet orifice (5 p. 100 d'après Kazzander), le plus souvent au niveau de la rencontre de la racine postérieure avec le spinal ; 3° en dehors de l'orifice dural (disposition de beaucoup la plus commune). Enfin le ganglion de la racine postérieure du premier nerf cervical peut manquer (9 fois p. 100 d'après Kazzander). Il est rationnel d'admettre que, dans ce cas, le ganglion est remplacé par des traînées de cellules nerveuses, qui se disposent le long de la racine postérieure ou de ses filets d'origine. — Le *ganglion du deuxième nerf cervical* se trouve situé entre la partie antérieure de l'arc postérieur de l'atlas et la partie correspondante de la lame de l'axis, dans un étroit espace qui est, à ce niveau, l'homologue d'un trou de conjugaison. — Les *ganglions des nerfs sacrés* sont situés dans le canal sacré, entre la paroi latérale de ce canal et le cul-de-sac dural. Ils sont donc intrarachidiens et non intervertébraux. — Le *ganglion du nerf coccygien* n'est pas constant, mais son absence n'est bien certainement qu'apparente. Ses cellules constitutives, quand elles ne se groupent pas en un ganglion nettement différencié, n'en existent pas moins, disséminées dans ce cas à la surface du faisceau nerveux.

La structure intime des ganglions spinaux a déjà été étudiée à propos de l'anatomie générale du système nerveux périphérique (p. 20). Nous nous contenterons de rappeler ici que les dernières recherches entreprises sur ce point tendent à faire rejeter l'existence de cellules bipolaires ou multipolaires et, du même coup, les

divers systèmes théoriques édifiés sur la présence de ces éléments histologiques.
Il est universellement admis aujourd'hui que les cellules qui entrent dans la constitution des ganglions spinaux sont, chez l'adulte, des cellules unipolaires dont le
prolongement, toujours unique, vient se brancher, après un trajet variable mais
ordinairement très court, sur l'une des fibres nerveuses de la racine postérieure
correspondante. Cette union de la fibre d'origine cellulaire avec la fibre radiculaire
se fait constamment au niveau d'un étranglement annulaire (fig. 20) suivant un
angle à ouverture variable (fibres en T et fibres en Y de Ranvier). Autrement dit,
et cette interprétation est bien plus rationnelle que la précédente, la fibre nerveuse

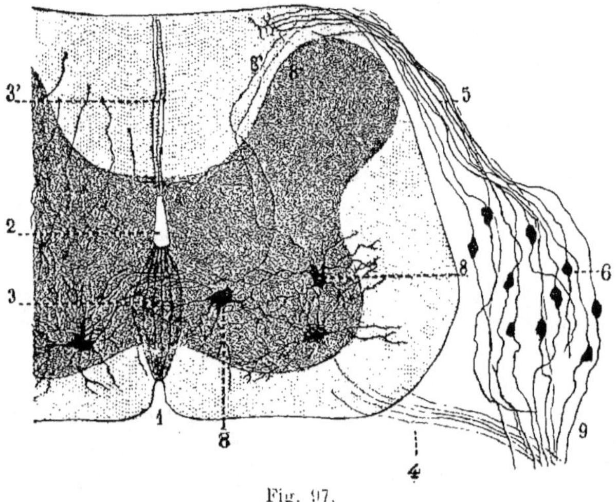

Fig. 97.

Coupe transversale de la moelle embryonnaire du poulet, montrant les fibres centrifuges
(motrices ou vaso-motrices) de la racine postérieure (d'après van Gehuchten).

1, sillon médian antérieur. — 2, canal central. — 3, cône épendymaire antérieur. — 3', cône épendymaire postérieur.
— 4, racines antérieures ou motrices. — 5, racines postérieures. — 6, ganglion spinal. — 7, une cellule radiculaire
antérieure. — 8, 8, deux cellules radiculaires postérieures, avec 8' et 8', leur cylindraxe passant dans les racines postérieures. — 9, réunion des deux racines antérieure et postérieure pour former le nerf rachidien.

qui émane d'une cellule ganglionnaire se partage, après un court trajet, en deux
branches de direction contraire : une branche ascendante, qui passe dans la racine
postérieure et remonte vers la moelle ; une racine descendante, qui passe dans le
nerf rachidien et, de là, se rend à la périphérie. Nous rappellerons en passant que
la cellule ganglio-spinale est primitivement bipolaire et que ce n'est que plus tard,
au cours du développement ontogénique et par une série de transformations successives, schématisées dans la figure 19, qu'elles revêtent la forme unipolaire
qui les caractérise chez l'adulte.

Les recherches de Stiénon (1880) nous apprennent : d'une part, que le nombre
des fibres nerveuses contenues dans une racine postérieure est la même, qu'on
prenne cette racine avant son entrée dans le ganglion ou après son émergence ;
d'autre part, que pour un ganglion déterminé, le nombre des cellules qui entrent
dans sa constitution est sensiblement le même que celui des fibres nerveuses qui
le traversent. Nous pouvons donc conclure : 1° que chaque cellule ganglionnaire
entre en relation, dans le ganglion spinal, avec une fibre radiculaire ; 2° que, vice
versa, la fibre radiculaire *sensitive* entre en relation, dans le ganglion, avec
une cellule ganglionnaire. Dans cette deuxième proposition, j'ai écrit avec inten-

tion, et en soulignant, chaque fibre radiculaire *sensitive* : c'est que les racines postérieures des nerfs rachidiens ne possèdent pas que des fibres sensitives; elles renferment encore, ainsi que nous l'avons vu à propos de la moelle épinière, un certain nombre de fibres centrifuges, motrices ou vaso-motrices, qui de la moelle se rendent au nerf rachidien. Or, ces dernières fibres, comme nous le montre nettement la figure 97, traversent le ganglion, tout comme les fibres sensitives, mais sans présenter la moindre connexion avec les cellules nerveuses ganglionnaires.

On rencontre parfois sur le trajet des racines postérieures, entre la moelle et le ganglion spinal ordinaire, de petits ganglions accessoires, qui depuis long-temps déjà ont été signalés par HYRTL sous le nom de *ganglia aberrantia*. C'est le plus souvent sur les nerfs lombaires et sur les nerfs sacrés que l'on observe une pareille disposition. Plus récemment, RATTONE (*Internat. Monatsschrift f. Anatomie u. Histologie*, 1884) a décrit sur les racines postérieures des nerfs rachidiens de nombreuses cellules nerveuses, tantôt éparses, tantôt réunies en de petits amas (fig. 98) : ce sont de véritables ganglions aberrants en miniature.

6° Caractères propres aux nerfs des différentes régions. — Les nerfs des différentes régions du rachis diffèrent les uns des autres, comme nous l'avons vu plus haut, par le degré d'obliquité de leurs racines, par la longueur de leur trajet intra-rachidien, par le développement comparatif de leurs racines antérieure et postérieure. Ils diffèrent aussi par leur volume, et on peut établir en principe que le volume des nerfs est généralement proportionnel à l'étendue et à l'importance des territoires qui leur sont dévolus.

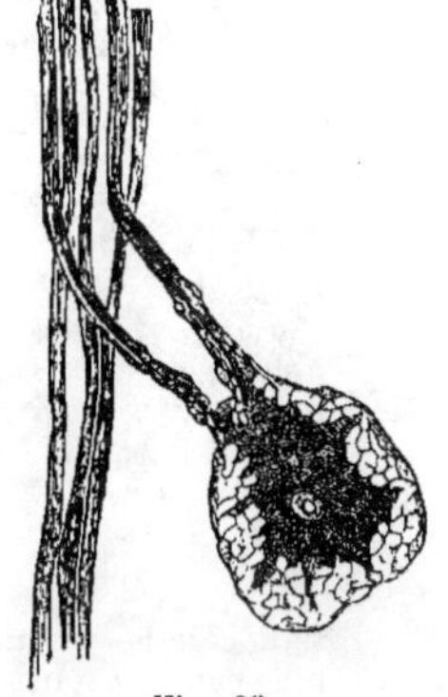

Fig. 98.

Une cellule nerveuse, placée sur le trajet d'une racine postérieure (d'après RATTONE).

Les *nerfs cervicaux* augmentent de volume du premier au sixième. Le septième et le huitième présentent à peu près le même développement que le sixième. Nous verrons plus loin que, tandis que les quatre premiers nerfs cervicaux sont destinés au cou, les quatre derniers se distribuent au membre supérieur : c'est pour cela qu'ils sont, de tous les nerfs cervicaux, les plus volumineux.

Les *nerfs dorsaux*, sauf le premier, qui se rend au membre supérieur et qui présente les mêmes caractères que les quatre derniers cervicaux, sont relativement peu développés. Cette réduction des nerfs dorsaux provient de ce que ces nerfs, destinés surtout aux parois thoraciques, ont un champ de distribution relativement fort restreint.

Les *nerfs lombaires*, qui se rendent aux membres inférieurs, sont beaucoup plus volumineux. Leur volume augmente du premier au cinquième.

Les *nerfs sacrés*, destinés eux aussi au membre inférieur, nous présentent encore un volume remarquable : le premier est même le plus volumineux de tous les nerfs rachidiens. Ce développement va en diminuant du premier au dernier. Le cinquième est relativement tout petit.

Le *nerf coccygien*, plus réduit encore, est de beaucoup le plus grêle de tous les nerfs rachidiens.

7° Rapports. — Pour sortir du canal vertébral, les racines rachidiennes doivent forcément traverser les trois enveloppes de la moelle ou méninges. Chacune de ces enveloppes se comporte à leur égard d'une façon spéciale. — La *pie-mère*, membrane cellulo-vasculaire, s'étale régulièrement sur chaque racine d'abord, puis sur le nerf mixte, en formant le névrilème. — L'*arachnoïde*, membrane séreuse, n'est en rapport avec les racines qu'au niveau du point où ces racines s'engagent dans l'orifice que leur offre la dure-mère. Au niveau de cet orifice, les deux feuillets viscéral et pariétal se continuent réciproquement l'un avec l'autre, en formant aux racines une gaine circulaire toujours très courte. — La *dure-mère*, enfin, membrane fibreuse, se réfléchissant en dehors au niveau du point où elle est perforée par les racines, forme à celles-ci des gaines tubuleuses, qui les accompagnent dans les trous de conjugaison et se fusionnent peu à peu, au delà de ces trous, avec la gaine conjonctive du nerf. Nous avons déjà indiqué plus haut, à propos de la dure-mère rachidienne (voy. *Méninges*), la manière dont se comporte cette membrane par rapport aux racines spinales. Nous ne saurions y revenir ici sans tomber dans des redites.

Dans le canal vertébral, depuis leur émergence jusqu'à leur orifice dural, les racines rachidiennes, chacune avec les vaisseaux qui l'accompagnent, cheminent dans l'espace sous-arachnoïdien (fig. 99), entre la pie-mère et le feuillet viscéral de l'arachnoïde. Les deux ordres de racines, les antérieures et les postérieures, sont séparés à

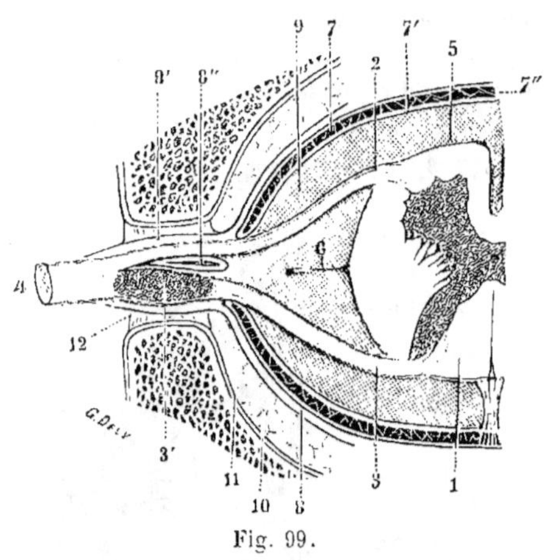

Fig. 99.

Coupe horizontale de la colonne vertébrale passant par le trou de conjugaison, pour montrer la gaine durale des racines rachidiennes (*schématique*).

1. moelle épinière. — 2. racines antérieures. — 3. racines postérieures. — 4, nerf rachidien. — 5. pie-mère. — 6, ligament dentelé. — 7, arachnoïde. — 8, dure-mère, avec : 8', gaine durale des racines et du nerf rachidiens; 8'', cloison conjonctive, séparant les deux gaines radiculaires. — 9, espace sous-arachnoïdien. — 10, trou de conjugaison — 11, périoste. — 12, tractus conjonctifs allant de la gaine durale au périoste.

leur origine par le cordon latéral de la moelle, et, sur les côtés de la moelle, par le ligament dentelé.

Dans le trou de conjugaison, les deux racines correspondantes sont encore séparées l'une de l'autre par une mince cloison fibreuse ou tout au moins conjonctive, tantôt simple, tantôt double, qui dépend de la dure-mère (fig. 96, 9). Cette cloison, disposée verticalement, divise le prolongement tubuleux que cette membrane envoie dans chaque trou de conjugaison en deux conduits secondaires (fig. 99) : l'un antérieur, occupé par la racine motrice ; l'autre postérieur, réservé à la racine sensitive et à son ganglion. Ajoutons que dans les trous de conjugaison, qui sont, comme on le sait, beaucoup plus larges que ne le comporte le volume des nerfs rachidiens, ceux-ci entrent en rapport avec les veines rachidiennes, toujours très volumineuses et plus ou moins disposées en plexus.

Rapport des racines rachidiennes avec les apophyses épineuses. — Depuis qu'un certain nombre d'affections intra-rachidiennes sont entrées dans le domaine de la thérapeutique chirurgicale, il y a intérêt pour le chirurgien à connaître exactement les rapports qui existent entre le point d'émergence des diverses racines rachidiennes avec les apophyses épineuses, qui, sur le vivant, sont les seuls points de repère utilisables. Des recherches dans ce sens ont été entreprises depuis longtemps déjà par JADELOT et par NÜHN, et tout récemment par REID (1889) et par CHIPAULT (1894).

REID a examiné à ce point de vue spécial six sujets adultes, dont cinq hommes et une femme. Je résume, dans le tableau suivant, les résultats de ses recherches : les indications données ne sont, bien entendu, que des indications moyennes, qui, comme telles, ne sauraient convenir à tous les cas.

ORIGINES SPINALES DES NERFS RACHIDIENS
RAPPORTÉES AUX APOPHYSES ÉPINEUSES

(La lettre *a* indique, pour une paire rachidienne, le point le plus élevé de son émergence, la lettre *b* le point le plus inférieur; C, D, L, vertèbres cervicales, dorsales, lombaires.)

2ᵉ *paire cervicale* .
- *a.* Un peu au-dessus de l'arc postérieur de l'atlas.
- *b.* Entre l'arc postérieur de l'atlas et l'ap. épineuse de l'axis.

3ᵉ . . . .
- *a.* Un peu au-dessous de l'arc postérieur de l'atlas.
- *b.* A l'union des 2/3 supérieurs avec le 1/3 inférieur de l'ap. épineuse de l'axis.

4ᵉ . . . .
- *a.* Juste au-dessous du bord supérieur de l'ap. épineuse de l'axis.
- *b.* Au milieu de l'ap. épineuse de C³.

5ᵉ . . . .
- *a.* Juste au-dessous du bord inférieur de l'ap. épineuse de l'axis.
- *b.* Juste au-dessous du bord inférieur de l'ap. épineuse de C³.

6ᵉ . . . .
- *a.* Bord inférieur de l'ap. épineuse de C⁴.
- *b.* Bord inférieur de l'ap. épineuse de C⁵.

7ᵉ . . . .
- *a.* Au-dessous du bord supérieur de l'ap. épineuse de C⁴.
- *b.* Au-dessus du bord inférieur de l'ap. épineuse de C⁶.

8ᵉ . . . .
- *a.* Bord supérieur de l'ap. épineuse de C⁵.
- *b.* Bord supérieur de l'ap. épineuse de C⁷.

1ʳᵉ *paire dorsale* . .
- *a.* Entre les ap. épineuses de C⁵ et C⁶.
- *b.* A l'union des 2/3 supérieurs avec le 1/3 inférieur de l'espace compris entre les ap. épineuses de C⁷ et de D¹.

2ᵉ . . . .
- *a.* Bord inférieur de l'ap. épineuse de C⁷.
- *b.* Juste au-dessus du bord inférieur de l'apophyse épineuse de D¹.

3ᵉ . . . .
- *a.* Juste au-dessus du milieu de l'ap. épineuse de C⁷.
- *b.* Au bord inférieur de l'ap. épineuse de D².

4ᵉ . . . .
- *a.* Juste au-dessous du bord supérieur de l'ap. épineuse de D¹.
- *b.* A l'union du 1/3 sup. avec les 2/3 inf. de l'ap. épineuse de D³.

5ᵉ . . . .
- *a.* Bord supérieur de l'ap. épineuse de D².
- *b.* A l'union du 1/4 sup. avec les 3/4 inf. de l'ap. épineuse de D⁴.

6ᵉ . . . .
- *a.* Bord inférieur de l'ap. épineuse de D².
- *b.* Juste au-dessous du bord supérieur de l'ap. épineuse de D⁵.

7ᵉ . . . .
- *a.* A l'union du 1/3 sup. avec les 2/3 inf. de l'ap. épineuse de D⁴.
- *b.* Juste au-dessus du bord inférieur de l'ap. épineuse de D⁵.

8ᵉ . . . .
- *a.* A l'union des 2/3 supérieurs avec le 1/3 inférieur de l'espace compris entre les ap. épineuses de D⁴ et de D⁵.
- *b.* A l'union du 1/4 sup. avec les 3/4 inf. de l'ap. épineuse de D⁶.

9ᵉ . . . .
- *a.* Entre les ap. épineuses de D⁵ et de D⁶.
- *b.* Bord supérieur de l'ap. épineuse de D⁷.

10ᵉ . . . .
- *a.* Entre les ap. épineuses de D⁶ et de D⁷.
- *b.* Milieu de l'ap. épineuse de D⁸.

11ᵉ . . . .
- *a.* A l'union du 1/4 sup. avec les 3/4 inf. de l'ap. épineuse de D⁷.
- *b.* Juste au-dessus de l'ap. épineuse de D⁹.

12ᵉ . . . .
- *a.* A l'union du 1/4 sup. avec les 3/4 inf. de l'ap. épineuse de D⁸.
- *b.* Juste au-dessous de l'ap. épineuse de D⁹.

1ʳᵉ *paire lombaire* . .
- *a.* Entre les ap. épineuses de D⁸ et de D⁹.
- *b.* Bord inférieur de l'ap. épineuse de D¹⁰.

2ᵉ . . . .
- *a.* Milieu de l'ap. épineuse de D¹⁰.
- *b.* A l'union du 1/3 sup. avec les 2/3 inf. de l'ap. épineuse de D¹¹.

3ᵉ . . . .
- *a.* Milieu de l'ap. épineuse de D¹².
- *b.* Juste au-dessous de l'ap. épineuse de D¹¹.

4ᵉ . . . .
- *a.* Juste au-dessous de l'ap. épineuse de D¹⁰.
- *b.* A l'union du 1/4 sup. avec les 3/4 inf. de l'ap. épineuse de D¹².

5ᵉ . . . .
- *a.* A l'union du 1/3 sup. avec les 2/3 inf. de l'ap. épineuse de D¹¹.
- *b.* Milieu de l'ap. épineuse de D¹².

1ʳᵉ *paire sacrée* . .
- *a.* Juste au-dessus du bord inférieur de l'ap. épineuse de D¹¹.

5ᵉ . . . .
- *b.* Bord inférieur de l'ap. épineuse de L¹.

Paire coccygienne .
- *a.* Bord inférieur de l'ap. épineuse de L¹.
- *b.* Juste au-dessous du bord supérieur de l'ap. épineuse de L².

Les recherches de Chipault portent sur 20 sujets dont 3 fœtus nés avant terme, 2 nouveau-nés à terme, 8 enfants et 7 adultes. L'auteur, tout en reconnaissant qu'il existe, ici comme ailleurs, des variations individuelles considérables, a cru pouvoir formuler, en manière de conclusion, cette proposition à la fois très simple et très pratique : « A la région cervicale, il faut ajouter un au numéro d'une apophyse déterminée par le palper pour avoir le numéro des racines qui naissent à son niveau ; à la région dorsale supérieure, il faut ajouter deux ; à partir de la sixième apophyse épineuse dorsale, jusqu'à la onzième, il faut ajouter trois ; la partie inférieure de la onzième dorsale et l'espace interépineux sous-jacent répondent aux trois dernières paires lombaires ; la douzième apophyse dorsale et l'espace interépineux sous-jacent aux paires sacrées. »

Cette formule, ajoute Chipault, est applicable aussi bien à la femme adulte qu'à l'homme adulte. Chez l'enfant, il faut la modifier légèrement, au moins pour les racines dorsales et les premières lombaires, et dire : « A la région dorsale supérieure, de la première à la quatrième apophyse, il faut ajouter trois pour avoir le numéro de la racine correspondante ; à la région dorsale moyenne, de la cinquième à la neuvième apophyse, il faut ajouter quatre. »

8° Distribution générale. — Au sortir du trou de conjugaison, les nerfs rachidiens, à peine formés, abandonnent un petit rameau collatéral, le *nerf sinu-vertébral* de Luschka. Ce rameau (fig. 100,7), grossi par une anastomose que lui envoie le grand sympathique, retourne dans le canal rachidien en suivant un trajet récurrent, et se distribue, par des filets excessivement ténus, aux vaisseaux, aux méninges et aux corps vertébraux eux-mêmes.

Après avoir fourni le rameau récurrent de Luschka, les nerfs rachidiens se divisent chacun en deux branches terminales, d'inégal volume, une branche antérieure et une branche postérieure. — Les *branches postérieures* ou *dorsales*, relativement petites, se portent en arrière. Elles sont destinées aux muscles et aux ligaments de la région dorsale du corps. — Les *branches antérieures* ou *ventrales*, beaucoup plus volumineuses, semblent être la continuation des troncs rachidiens. Elles se portent en avant et en dehors et se distribuent à la région ventrale du corps, c'est-à-dire aux muscles et aux téguments des parties latérales et antérieures du cou, du thorax et de l'abdomen, ainsi qu'aux membres supérieurs et inférieurs.

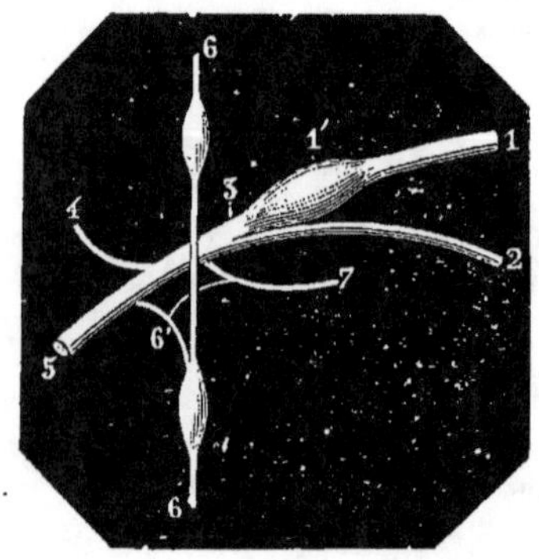

Fig. 100.

Schéma indiquant le mode de constitution d'un nerf rachidien.

1, racine postérieure, avec 1', son ganglion. — 2, racine antérieure — 3, nerf rachidien proprement dit. — 4, sa branche de bifurcation antérieure. — 6, système du grand sympathique, avec 6', un ramus communicans. — 7, nerf sinu-vertébral.

Les branches postérieures et les branches antérieures des nerfs rachidiens, envisagées dans leur mode de distribution générale, se comportent d'une façon bien différente : tandis que les branches postérieures, véritablement remarquables par la grande analogie de leur distribution, restent pour ainsi dire indépendantes et marchent solitaires vers les territoires organiques qui leur sont dévolus, les branches antérieures, infiniment plus complexes, vont pour la plupart à la rencontre les unes des autres, s'unissent et s'entrelacent suivant les modalités les plus diverses, de façon à former dans leur ensemble ce qu'on est convenu d'appeler des *plexus*. Cette disposition en plexus, qui a pour conséquence de faire innerver certaines régions ou certains organes par plusieurs nerfs spinaux, proviendrait, d'après Gegenbaur, des changements de position que subissent ces régions ou organes au cours du développement.

On compte cinq plexus, savoir : le *plexus cervical*, formé par les branches antérieures des quatre premiers nerfs cervicaux ; le *plexus brachial*, à la constitution duquel concourent les branches antérieures des quatre derniers nerfs cervicaux et la branche antérieure du premier nerf dorsal ; le *plexus lombaire*, constitué par les branches antérieures des quatre premiers nerfs lombaires ; le *plexus sacré*, formé par les branches antérieures du cinquième nerf lombaire et des quatre premiers nerfs sacrés ; le *plexus coccygien*, enfin, à la constitution duquel concourent, par leur branche antérieure, les deux derniers nerfs sacrés et le nerf coccygien.

Les branches antérieures des nerfs dorsaux, contrairement aux branches précédentes, ne forment pas de plexus ; sous le nom de *nerfs intercostaux*, elles cheminent isolément sur les parois du thorax.

Nous décrirons donc successivement, dans sept articles distincts :

1° Les *branches postérieures des nerfs rachidiens ;*

2° Le *plexus cervical ;*

3° Le *plexus brachial ;*

4° Les *nerfs intercostaux ;*

5° Le *plexus lombaire ;*

6° Le *plexus sacré ;*

7° Le *plexus sacro-coccygien.*

Nous résumerons, dans un huitième et dernier article, les données récemment acquises sur la question des *localisations sensitives et motrices* dans les différentes racines rachidiennes.

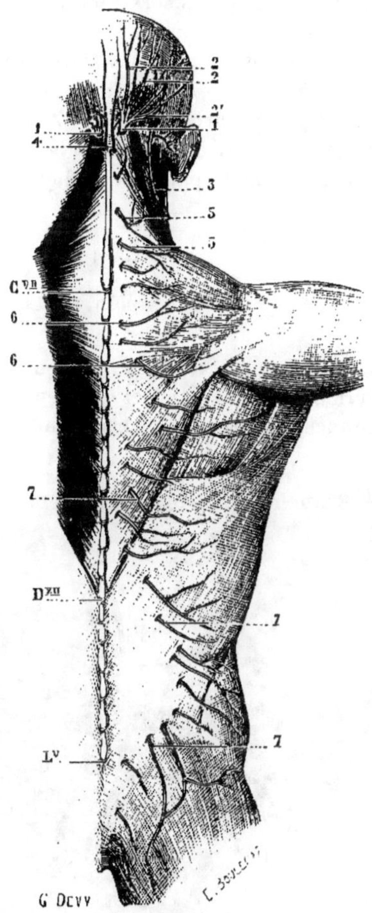

Fig. 101.

Branches postérieures des nerfs rachidiens, vues superficiellement au-dessous de la peau.

1, branche postérieure du deuxième nerf rachidien (grand nerf sous-occipital d'Arnold). — 2, 2, ses ramifications à la région occipitale. — 2', son anastomose avec 3, la branche mastoïdienne du plexus cervical. — 4, branche postérieure du troisième nerf rachidien. — 5, branches cervicales. — 6, branches thoraciques. — 7, branches abdomino-pelviennes. — C^{VII}, septième cervicale. — D^{XII}, douzième dorsale. — L^V, cinquième lombaire.

ARTICLE I

BRANCHES POSTÉRIEURES DES NERFS RACHIDIENS

Au nombre de trente et une de chaque côté, comme les nerfs dont elles émanent, les branches postérieures se séparent des troncs rachidiens immédiatement en dehors des trous de conjugaison. De là, elles se dirigent horizontalement en arrière, passent entre les apophyses transverses des deux vertèbres correspondantes et arrivent ainsi au-dessous des masses musculaires qui remplissent les gouttières vertébrales. Poursuivant leur trajet antéro-postérieur, elles cheminent dans les interstices celluleux qui séparent ces muscles et se partagent bientôt en deux ordres de rameaux : 1° des *rameaux musculaires*, pour les muscles de la nuque, du dos, des lombes et des gouttières sacrées ; 2° des *rameaux cutanés*, pour la peau de ces mêmes régions. Seule, la première branche postérieure fait exception à la règle et se distribue exclusivement à des muscles.

Au point de vue de leur mode de distribution, les branches postérieures des nerfs rachidiens se répartissent en quatre groupes, savoir :

1° Les *branches sous-occipitales*, comprenant les branches postérieures des deux premières paires cervicales ;

2° Les *branches cervicales*, au nombre de sept, constituées par les branches postérieures des six derniers nerfs cervicaux et du premier nerf dorsal ;

3° Les *branches thoraciques*, au nombre de sept également, comprenant les branches postérieures des 2e, 3e, 4e, 5e, 6e, 7e et 8e nerfs dorsaux ;

4° Les *branches abdomino-pelviennes*, comprenant les branches postérieures de toutes les autres paires rachidiennes, au nombre de quinze par conséquent.

§ I. — BRANCHES SOUS-OCCIPITALES

(Branches postérieures des 1er et 2e nerfs cervicaux.)

Contrairement à ce qui a lieu pour les autres paires rachidiennes, les branches postérieures des premier et deuxième nerfs cervicaux sont plus volumineuses que les branches antérieures correspondantes. Chacune d'elles mérite une description à part.

1° **Branche postérieure du premier nerf cervical**. — La branche postérieure du premier nerf cervical (fig. 102, 1) sort du canal vertébral, entre l'occipital et l'arc postérieur de l'atlas, en dedans de l'artère vertébrale qui lui est contiguë. Elle arrive ainsi dans la masse cellulo-graisseuse qui comble le triangle formé par le grand droit postérieur de la tête et les deux obliques, et se partage alors en de nombreux rameaux. De ces rameaux, l'un est anastomotique ; les autres sont des rameaux musculaires :

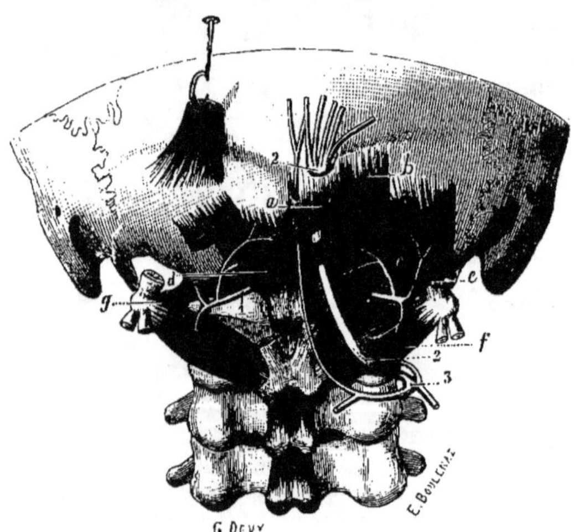

Fig. 102.

Branches postérieures des trois premiers nerfs rachidiens.

1, branche postérieure de la première paire rachidienne, donnant des rameaux aux muscles droits et obliques de la tête. — 2, branche postérieure de la deuxième paire. — 3, branche postérieure de la troisième paire.

a, trapèze. — b, grand complexus. — c, grand droit postérieur de la tête. — d, petit droit. — e, petit oblique. — f, grand oblique. — g, artère vertébrale.

a. *Rameau anastomotique*. — Le rameau anastomotique, suivant un trajet descendant, contourne en arrière les masses latérales de l'atlas et vient se réunir, au-dessous du muscle grand oblique, à un filet ascendant de la branche postérieure du deuxième nerf cervical.

b. *Rameaux musculaires.* — Les rameaux musculaires se distribuent aux muscles voisins. On les distingue, d'après leur direction, en trois groupes : 1° *rameaux internes*, pour les muscles grand droit et petit droit postérieur de la tête ; 2° *rameau externe*, pour le muscle petit oblique ; 3° *rameau inférieur*, pour le muscle grand oblique.

2° Branche postérieure du deuxième nerf cervical. — La branche postérieure du deuxième nerf cervical (fig. 102,2), qu'on désigne encore, en raison de son importance, sous le nom de *grand nerf occipital* ou *sous-occipital* d'ARNOLD, est trois ou quatre fois plus volumineuse que la branche antérieure correspondante. Elle s'échappe du canal rachidien entre l'arc postérieur de l'atlas et la lame sous-jacente de l'axis, immédiatement au-dessous du muscle grand oblique de la tête. Contournant ensuite le bord inférieur de ce muscle, elle se porte en haut et en dedans, traverse successivement le grand complexus et le trapèze et arrive sous la peau de la région occipitale, où elle se termine.

A. BRANCHES COLLATÉRALES. — Chemin faisant, le grand nerf occipital émet plusieurs branches collatérales, dont deux sont anastomotiques, les autres destinées à des muscles :

a. *Rameaux anastomotiques.* — Des deux branches anastomotiques, l'une, ascendante, se réunit avec la branche anastomotique, déjà décrite, du premier nerf cervical ; l'autre, descendante, s'unit de même avec un rameau ascendant de la branche postérieure du troisième nerf cervical. De cette double anastomose résultent deux arcades superposées, qui embrassent, l'une les masses latérales de l'atlas, l'autre l'apophyse transverse de l'axis. Ces deux arcades, décrites par CRUVEILHIER sous le nom de *plexus cervical postérieur*, abandonnent, par leur convexité, de nombreux filets qui se distribuent aux muscles voisins.

b. *Rameaux musculaires.* — Les branches collatérales fournies aux muscles par le grand nerf occipital sont multiples : l'une se détache au niveau du bord inférieur du grand oblique de la tête et se distribue à la fois à ce dernier muscle, au grand complexus, au petit complexus et au splénius ; d'autres prennent naissance au-dessous du grand complexus et au-dessous du trapèze et se perdent dans l'un et l'autre de ces deux muscles.

B. BRANCHES TERMINALES. — Les branches terminales ou branches cutanées du grand nerf occipital s'épanouissent en de nombreux rameaux divergents, dont l'ensemble occupe toute la région occipitale (fig. 101,2). Ces rameaux sont situés immédiatement au-dessous du cuir chevelu, au-dessus du muscle occipital et de l'aponévrose épicranienne. Au point de vue de leur distribution, ils sont exclusivement destinés à la peau et à ses annexes. Le muscle occipital, comme nous l'avons déjà vu (p. 87), est innervé par le rameau auriculaire du nerf facial.

Variétés. — Dans certains cas, la branche postérieure du premier nerf cervical fournit un rameau cutané qui se distribue à la partie postérieure de la tête. Ce rameau s'anastomose au-dessous de la peau avec les filets terminaux du grand nerf occipital. Le grand nerf occipital peut fournir un rameau auriculaire pour la face interne du pavillon (W. KRAUSE). — Il peut fournir encore la branche postérieure du premier nerf occipital, ou, vice versa, être remplacé par cette dernière branche. — On l'a vu s'arrêter à la peau de la nuque. — CRUVEILHIER a vu les anastomoses en arcades qui relient les branches postérieures des trois premiers nerfs cervicaux faire défaut; elles étaient suppléées dans ce cas par un plexus situé entre le grand complexus et le splénius. — De petits renflements gangliformes peuvent exister sur les branches postérieures des premier, troisième, quatrième, cinquième nerfs cervicaux (CRUVEILHIER), des sixième et septième (HIRSCHFELD); ils n'ont été observés jusqu'ici que sur les rameaux musculo-cutanés de ces branches postérieures.

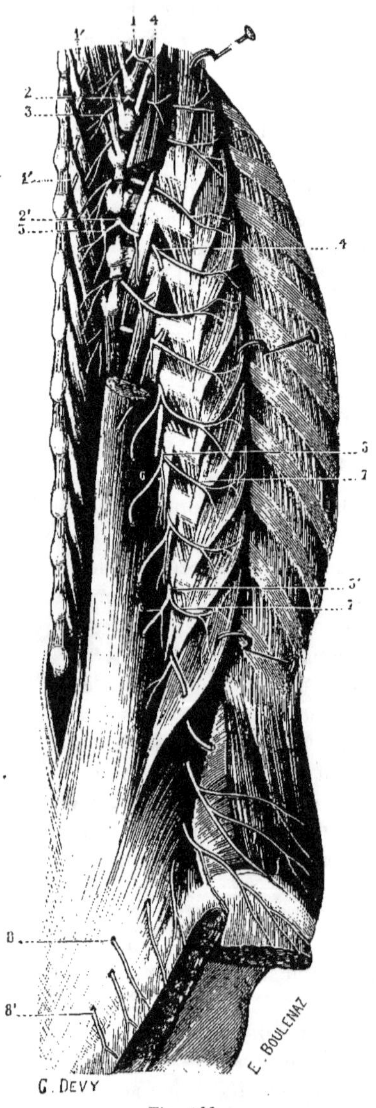

Fig. 103.

Branches postérieures des nerfs rachidiens, vues profondément dans les gouttières vertébrales.

1, dernière branche cervicale ; 1', rameau cutané. — 2, 2, deux branches thoraciques, avec : 3, leur rameau interne ; 4, leur rameau externe. — 5, 5', deux branches abdomino-pelviennes, avec : 6, leur filet interne ; 7, leur filet externe. — 8, 8', branches postérieures des nerfs sacrés.

§ II. — BRANCHES CERVICALES

(Branches postérieures des 3e, 4e, 5e, 6e, 7e, 8e nerfs cervicaux et 1er nerf dorsal.)

Les branches cervicales (fig. 101,5), au nombre de sept, décroissent successivement de volume en allant de haut en bas. Immédiatement après leur arrivée dans les gouttières vertébrales, elles se portent obliquement en bas et en dedans, entre le grand complexus, qui les recouvre, et le transversaire épineux, sur lequel elles reposent. Dans cette première partie de leur trajet, elles fournissent des filets moteurs aux muscles grand complexus, transversaire du cou et transversaire épineux. A quelques millimètres de la ligne médiane, elles perforent le splénius d'abord, le trapèze ensuite, et arrivent ainsi dans le tissu cellulaire sous-cutané. Là, elles s'infléchissent de dedans en dehors et se distribuent à la peau de la nuque.

Cette description générale s'applique à toutes les branches cervicales. Seule, la première de ces branches, qui répond à la troisième paire cervicale, présente en outre les deux particularités suivantes :

1º Elle fournit un petit rameau ascendant, qui s'anastomose derrière l'axis avec un rameau descendant du grand nerf occipital, pour constituer l'arcade inférieure, déjà mentionnée, du plexus cervical postérieur ;

2º Elle émet un deuxième rameau cutané, qui, après avoir perforé le trapèze, s'élève verticalement en haut en longeant la ligne médiane et vient, comme le grand nerf occipital, se terminer dans la peau de la région occipitale.

§ III. — BRANCHES THORACIQUES

(Branches postérieures des 2e, 3e, 4e, 5e, 6e, 7e et 8e nerfs dorsaux.)

Les branches thoraciques (fig. 101,6), destinées au thorax proprement dit, sont au nombre de sept et proviennent des 2e, 3e,

4e, 5e, 6e, 7e et 8e nerfs dorsaux. Elles passent en dedans du ligament costo-transversaire supérieur (voy. ARTHROLOGIE), et, dès leur entrée dans la gouttière vertébrale, elles se divisent chacune en deux rameaux : un rameau externe ou musculaire et un rameau interne ou musculo-cutané.

a. *Rameau externe.* — Le rameau externe (fig. 103,4) se porte dans l'espace celluleux qui sépare le long dorsal du sacro-lombaire et se ramifie dans ces deux muscles.

b. *Rameau interne.* — Le rameau interne (fig. 103,3) ou musculo-cutané, s'infléchissant en dedans vers la ligne médiane, glisse tout d'abord sur la face postérieure du transversaire épineux, auquel il fournit quelques filets. Arrivé au sommet des apophyses épineuses, il traverse successivement les insertions d'origine du grand dorsal et du trapèze et arrive dans le tissu cellulaire sous-cutané. Fuyant alors la ligne médiane, il se porte en dehors et se perd en de fines ramifications dans la peau du dos et de l'épaule.

§ IV. — BRANCHES ABDOMINO-PELVIENNES

(*Branches postérieures des* 9e, 10e, 11e, 12e *nerfs dorsaux ;* 1er, 2e, 3e, 4e, 5e *nerfs lombaires ;* 1er, 2e, 3e, 4e *et* 5e *nerfs sacrés : nerf coccygien.*)

Les branches abdomino-pelviennes (fig. 101,7) comprennent les branches postérieures des quinze dernières paires rachidiennes. Elles sont destinées, comme leur nom l'indique, à la paroi postérieure de l'abdomen et du bassin.

Les branches abdomino-pelviennes les plus élevées s'engagent dans l'interstice celluleux qui sépare le long dorsal du sacro-lombaire ; les branches les plus inférieures pénètrent directement dans la masse commune. Après avoir fourni des rameaux collatéraux au sacro-lombaire, au long dorsal et au transversaire épineux, les unes et les autres arrivent aux téguments, en traversant l'aponévrose lombaire, et, là, se divisent en deux groupes de filets : des *filets internes* (fig. 103,6), qui se portent en dedans et se distribuent à la peau qui avoisine la ligne médiane ; des *filets externes* (fig. 103,7), qui se portent en dehors et en bas et viennent se terminer dans la peau des trois régions lombaire, fessière et sacro-coccygienne.

Les branches postérieures des nerfs sacrés présentent cette double particularité : 1° qu'elles débouchent par les trous sacrés postérieurs ; 2° qu'elles s'anastomosent en arcades dans les gouttières sacrées, avant de s'épuiser dans les muscles et la peau de la région. CRUVEILHIER a appelé l'attention des anatomistes sur un filet sensitif qui se détache de l'arcade formée par les deux premiers nerfs sacrés, se dirige ensuite verticalement en bas entre le petit ligament sacro-sciatique et le grand fessier, et finalement traverse ce muscle pour se rendre à la peau.

ARTICLE II

PLEXUS CERVICAL

(*Branches antérieures des* 1er, 2e, 3e *et* 4e *nerfs cervicaux.*)

On donne le nom de plexus cervical à la série d'anastomoses que forment, avant leur distribution périphérique, les branches antérieures des quatre premiers nerfs cervicaux.

1º Mode de constitution du plexus. — Il suffit de jeter un simple coup d'œil sur la figure ci-dessous (fig. 104) pour voir comment se comportent les quatre branches précitées pour former le plexus cervical.

La *branche antérieure de la première paire cervicale*, située entre l'occipital et l'atlas, suit tout d'abord la gouttière de l'artère vertébrale. Elle se sépare de ce vaisseau au niveau du trou qui occupe la base de l'apophyse transverse de l'atlas, et, s'infléchissant alors en avant et en bas, elle vient se réunir avec un rameau ascendant de la branche antérieure du deuxième nerf cervical.

De leur côté, les branches antérieures des deuxième, troisième et quatrième paires cervicales, à leur sortie du trou de conjugaison, se logent dans la gouttière que leur présente la face supérieure des apophyses transverses correspondantes. Elles cheminent ainsi de dedans en dehors, entre les deux muscles intertransversaires, en arrière de l'artère vertébrale qui les croise à angle droit, et arrivent jusqu'au sommet des apophyses transverses, où elles s'envoient mutuellement des anastomoses, — La *branche antérieure de la deuxième paire* se partage en deux rameaux, dont l'un, ascendant, se réunit à la branche antérieure de la première paire, tandis que l'autre, descendant, vient s'anastomoser avec la troisième paire. — La *branche antérieure de la troisième paire cervicale* se bifurque également en deux rameaux : un rameau ascendant, qui se réunit, en avant de l'apophyse transverse de l'axis, avec le rameau descendant de la branche précédente ; un rameau descendant, qui s'anastomose avec un rameau ascendant de la branche suivante. — La *branche antérieure de la quatrième paire* s'anastomose de même par un rameau ascendant avec le rameau descendant de la troisième et envoie un petit filet anastomotique à la branche antérieure de la cinquième paire, qui, comme nous l'avons dit plus haut, se rend au plexus brachial.

L'ensemble de ces diverses anastomoses constitue le plexus cervical. Ce plexus cervical est formé, comme on le voit, par trois arcades nerveuses, qui se super-

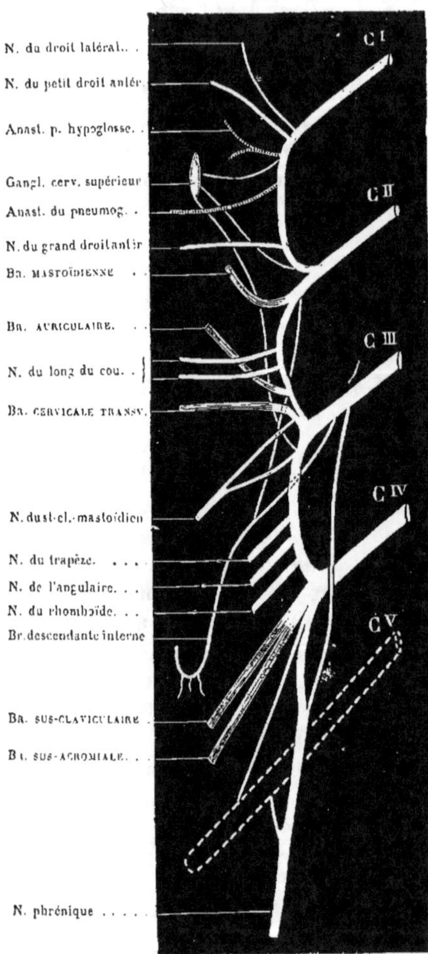

Fig. 104.

Schéma indiquant le mode de constitution
du plexus cervical.

(Les branches légèrement teintées en noir appartiennent au plexus cervical superficiel ; les autres, au plexus cervical profond.)

Cᴵ, Cᴵᴵ, Cᴵᴵᴵ, Cᴵⱽ, Cⱽ. première, deuxième, troisième, quatrième et cinquième paires cervicales.

posent dans le sens vertical au-devant des apophyses transverses des trois premières vertèbres cervicales.

2° Situation et rapports. — Le plexus cervical est profondément situé en arrière du bord postérieur du sterno-cléido-mastoïdien, entre les muscles prévertébraux qui sont en dedans, et les insertions cervicales du splénius et de l'angulaire, qui sont en dehors. La veine jugulaire interne, la carotide interne et le pneumogastrique descendent verticalement un peu en dehors du plexus. En avant de lui, enfin, s'étalent un feuillet aponévrotique et une couche graisseuse, cette dernière parsemée de ganglions lymphatiques, qui rendent parfois fort difficile la dissection des branches nerveuses, soit afférentes, soit efférentes.

3° Anastomoses. — Au niveau des arcades ci-dessus décrites, le plexus cervical s'anastomose avec les trois nerfs suivants :

a. *Avec le grand hypoglosse,* par deux ou trois filets qui se détachent de la première arcade, ou arcade préatloïdienne, et qui se jettent, l'un dans la partie la plus élevée de l'hypoglosse, les deux autres dans la portion de ce nerf qui contourne le pneumogastrique (voy. p. 120).

b. *Avec le pneumogastrique,* par un filet, non constant, qui naît également de l'arcade préatloïdienne, pour aboutir au ganglion plexiforme (voy. p. 104).

c. *Avec le grand sympathique,* par trois ou quatre filets fort grêles qui se détachent de chacune des branches constitutives du plexus, et se terminent, soit dans le ganglion cervical supérieur, soit dans le ganglion cervical moyen.

Par ses branches efférentes, le plexus cervical s'anastomose encore avec le spinal, le facial, le grand sympathique, le grand hypoglosse. Ces nouvelles anastomoses seront décrites ultérieurement au fur et à mesure que nous étudierons les branches auxquelles elles appartiennent.

4° Distribution. — Quinze branches émanent du plexus cervical. On les divise, d'après leur situation, en deux groupes :

1° *Branches superficielles* ou *cutanées ;*
2° *Branches profondes* ou *musculaires.*

§ I. — BRANCHES CERVICALES SUPERFICIELLES

(*Plexus cervical superficiel.*)

Les branches superficielles, dont l'ensemble constitue le *plexus cervical superficiel* de quelques anatomistes, sont au nombre de cinq. Réunies tout d'abord sur la partie moyenne du bord postérieur du sterno-cléido-mastoïdien, elles se séparent bientôt, comme autant de rayons divergents, pour gagner les territoires cutanés auxquels elles sont destinées. De ces cinq branches, l'une se porte directement en avant, c'est la branche cervicale transverse ; deux se portent en haut, la branche auriculaire et la branche mastoïdienne ; deux, enfin, se dirigent en bas, la branche sus-claviculaire et la branche sus-acromiale (fig. 104 et 105).

1° Branche cervicale transverse. — La branche cervicale transverse (fig. 105,5) tire son origine de l'anastomose qui unit les deuxième et troisième paires cervicales. Après avoir contourné le bord postérieur du sterno-cléido-mastoïdien, elle glisse d'arrière en avant sur la face externe de ce muscle, au-dessous du peaucier et de la veine jugulaire externe, à laquelle elle abandonne dans la plupart des cas un petit rameau ascendant, le *rameau de la jugulaire externe* (6). En atteignant le bord antérieur du muscle sterno-cléido-mastoïdien, la branche cervicale transverse se partage en deux ordres de rameaux, les uns ascendants, les autres descendants. Ces rameaux terminaux, situés tout d'abord au-dessous du peaucier, perforent ce muscle en des points variables et se distribuent : les premiers à la peau de la région sus-hyoïdienne, les seconds à la peau de la région sous-hyoïdienne. On voit généralement quelques ramuscules s'arrêter dans les faisceaux musculaires du peaucier ; mais ces ramuscules sont très probablement sensitifs, le peaucier recevant ses rameaux moteurs du nerf facial.

2° Branche auriculaire. — La branche auriculaire (fig. 105,2) se détache également de l'anastomose des deuxième et troisième cervicales, le plus souvent par un tronc commun avec la branche précédente. Immédiatement après son origine, elle contourne d'arrière en avant le bord postérieur du sterno-cléido-mastoïdien, et, se portant alors obliquement en haut et en avant, elle gagne le pavillon de l'oreille, auquel elle est destinée.

Chemin faisant, elle fournit : 1° un ou deux *filets anastomotiques*, pour la branche inférieure du nerf facial ; 2° plusieurs *filets parotidiens*, qui se perdent en partie dans la parotide elle-même, en partie dans la peau qui recouvre cette glande.

Arrivée au niveau de l'oreille, la branche auriculaire vient se placer dans le sillon qui sépare le lobule de l'apophyse mastoïde et se partage bientôt en deux rameaux, l'un interne, l'autre externe. — Le *rameau interne*, continuant son trajet ascendant, se ramifie dans la peau qui recouvre la face interne du pavillon de l'oreille. — Le *rameau externe* perfore de dedans en dehors le pavillon de l'oreille, un peu au-dessus du lobule, arrive à sa face externe et se distribue à la peau qui recouvre l'hélix et la concavité de la conque.

3° Branche mastoïdienne. — Née de la deuxième paire cervicale, la branche mastoïdienne se dirige (fig. 105) vers l'apophyse mastoïde, en longeant le bord postérieur du sterno-cléido-mastoïdien ; elle suit donc, comme le muscle lui-même, un trajet oblique en haut et en arrière.

En atteignant le crâne, elle se divise en deux rameaux, l'un antérieur, l'autre postérieur. — Le *rameau antérieur* se ramifie dans la peau qui recouvre la région mastoïdienne et la partie postérieure de la région temporale. — Le *rameau postérieur*, moins important, se distribue à la peau de la région occipitale, où il s'anastomose avec les filets externes du grand nerf occipital d'ARNOLD.

Entre la branche mastoïdienne et la branche auriculaire, on rencontre parfois une branche supplémentaire, généralement fort grêle, qui se dirige de bas en haut comme les deux précédentes : c'est la *petite mastoïdienne* (fig. 105,4). Après avoir jeté un rameau en arrière au-dessus du trapèze, elle gagne la face externe du sterno-cléido-mastoïdien et vient se terminer dans la peau qui recouvre l'apophyse mastoïde.

4° Branche sus-claviculaire. — La branche sus-claviculaire (fig. 105,7) tire son origine de la quatrième paire cervicale. Se portant immédiatement après en bas et en avant, elle se dégage du bord postérieur du sterno-cléido-mastoïdien et s'épanouit en une nombreuse série de rameaux divergents, qui viennent se terminer dans la peau de la région sous-claviculaire, depuis le sternum jusqu'au bord externe du grand pectoral. Ces rameaux, primitivement placés sous le peaucier, sont obligés de traverser ce muscle pour atteindre la région cutanée à laquelle ils se distribuent. Ils passent en outre en avant de la veine jugulaire externe, con-

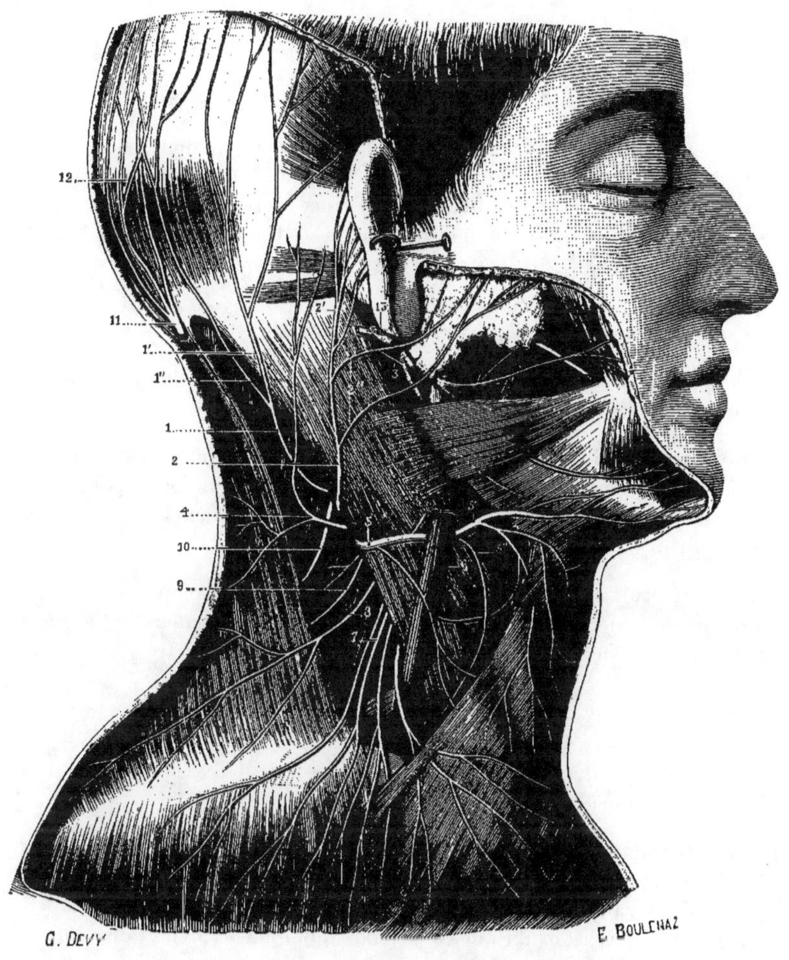

Fig. 105.

Plexus cervical superficiel.

1, branche mastoïdienne, avec : 1', son rameau antérieur ; 1", son rameau postérieur. — 2, branche auriculaire, avec : 2', ses rameaux auriculaires ; 2", ses rameaux parotidiens. — 3, anastomose de cette dernière branche avec le facial. — 4, petite mastoïdienne. — 5, branche cervicale transverse, avec : 5', ses rameaux sus-hyoïdiens ; 5", ses rameaux sous-hyoïdiens. — 6, rameau de la jugulaire externe. — 7, branches sus-claviculaires. — 8, branches sus-acromiales. — 9, branche trapézienne du plexus cervical. — 10, branche trapézienne du spinal. — 11, nerf sous-occipital. — 12, son anastomose avec la branche mastoïdienne du plexus cervical. — 13, nerf facial.

trairement à la branche cervicale transverse que nous avons vue cheminer en arrière de ce vaisseau.

5° Branche sus-acromiale. — La branche sus-acromiale (fig. 105,8) émane encore de la quatrième paire cervicale, par un tronc qui lui est commun avec la branche sus-claviculaire. Se portant obliquement en bas et en dehors, elle croise successivement le triangle sus-claviculaire, la face externe du trapèze, le bord antérieur de la clavicule, et vient se distribuer par de nombreux rameaux divergents dans la peau qui recouvre le moignon de l'épaule.

§ II. — BRANCHES CERVICALES PROFONDES

(*Plexus cervical profond.*)

Les branches profondes du plexus cervical, qui forment par leur ensemble le *plexus cervical profond* de certains auteurs, sont au nombre de dix. Elles naissent successivement des trois arcades nerveuses ci-dessus décrites et se divisent, suivant leur direction, en quatre groupes : 1° *branches ascendantes;* 2° *branches descendantes;* 3° *branches internes;* 4° *branches externes.*

A. — BRANCHES ASCENDANTES

Les branches ascendantes (fig. 106) sont au nombre de deux : le nerf du droit latéral et le nerf du petit droit antérieur.

1° Nerf du droit latéral. — Le nerf du droit latéral est un filet très grêle qui se détache de la première paire cervicale, au moment où elle s'infléchit pour aller s'anastomoser avec la seconde. De là, il se porte verticalement en haut et se perd dans le muscle droit latéral de la tête.

2° Nerf du petit droit antérieur. — Ce nerf naît au même niveau que le précédent, quelquefois par un tronc qui leur est commun. Il est également fort grêle et se perd dans le muscle petit droit antérieur de la tête qu'il pénètre par sa face profonde.

B. — BRANCHES DESCENDANTES

Les branches descendantes (fig. 106) sont au nombre de deux : la branche descendante interne et le nerf phrénique.

1° Branche descendante interne. — La branche descendante interne du plexus cervical (fig. 106, 17) se détache à la fois de la deuxième paire cervicale et de la troisième par deux rameaux qui ne tardent pas à se réunir. Ainsi constitué, le nerf se porte en bas au-dessous du muscle sterno-cléido-mastoïdien et descend, le long de la veine jugulaire interne, jusqu'au niveau du point où le muscle omo-hyoïdien croise ce vaisseau. Là, la branche descendante du plexus cervical s'anastomose avec la branche descendante du grand hypoglosse, pour former cette arcade importante, déjà décrite à propos du nerf grand hypoglosse p. 121), d'où s'échappent les rameaux du sterno-hyoïdien, de l'omo-hyoïdien et du sterno-thyroïdien.

2° Nerf phrénique. — Le nerf phrénique, remarquable par la longueur de son trajet, tout autant que par l'importance de ses fonctions, s'étend du plexus cervical au muscle diaphragme : c'est le *nerf diaphragmatique* ou *nerf respiratoire interne* de certains auteurs. Ce nerf, en raison de son importance, a été minutieusement étudié autrefois par KRÜGER, par HALLER, par WRISBERG, par VALENTIN, etc. Il a été décrit à nouveau au milieu de ce siècle par LUSCHKA dans une monographie remarquable, à laquelle on n'a pour ainsi dire rien ajouté depuis.

A. Origine. — Les origines du nerf phrénique présentent de nombreuses variétés. Dans la majorité des cas, ce nerf tire sa principale origine de la quatrième paire cervicale. Puis, il se trouve renforcé, presque immédiatement après, par

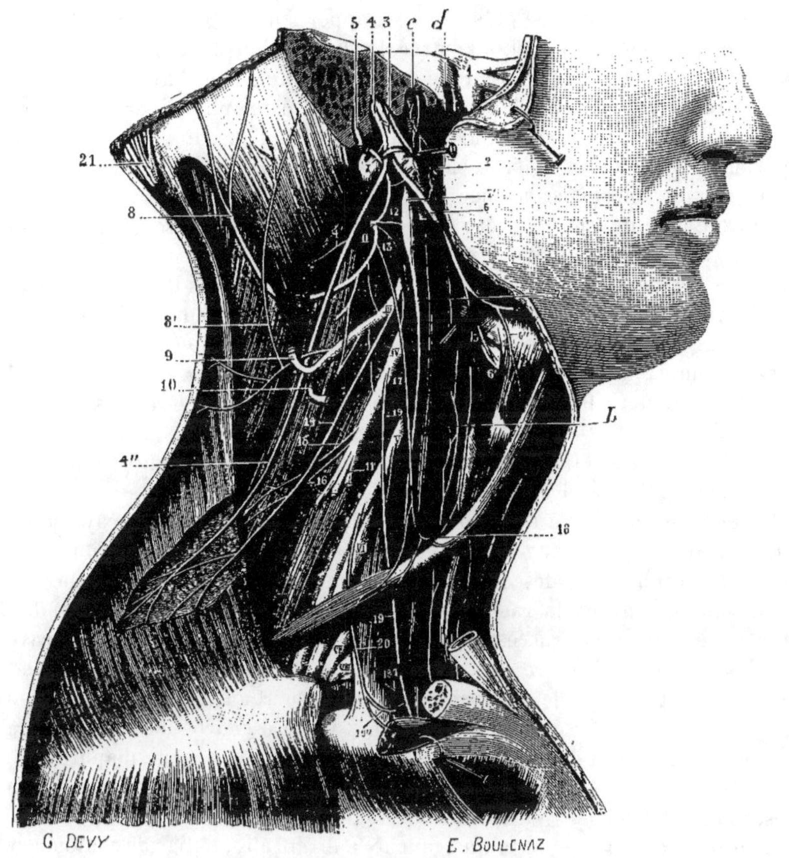

Fig. 106.

Plexus cervical profond.

I, II, III, IV, V, VI, VII, VIII, branches antérieures des huit nerfs cervicaux. — 1, trijumeau avec ses trois branches. — 2, glosso-pharyngien. — 3, pneumogastrique, avec 3', son nerf laryngé supérieur. — 4, spinal, avec : 4', sa branche destinée au sterno-cléido-mastoïdien ; 4''. sa branche destinée au trapèze. — 5, facial. — 6, grand hypoglosse, avec : 6', sa branche descendante ; 6'', son rameau pour le thyro-hyoïdien. — 7, grand sympathique, avec 7', son ganglion cervical supérieur. — 8, branche mastoïdienne du plexus cervical. — 8', petite mastoïdienne. — 9, branche auriculaire. — 10, branche cervicale transverse. — 11, branche sus-claviculaire et branche sus-acromiale. — 12, anastomose pour le grand sympathique. — 13, nerf du grand droit antérieur. — 14, branche trapézienne du plexus cervical. — 15, nerf de l'angulaire. — 16, nerf du rhomboïde. — 17, branche descendante interne. — 18, anse de l'hypoglosse, avec ses rameaux efférents pour les muscles sous-hyoïdiens. — 19, nerf phrénique, avec : 19', son anastomose avec le grand sympathique, et 19'', son anastomose avec le nerf du sous-clavier. — 20, nerf du sous-clavier. — 21, nerf sous-occipital.

a, jugulaire interne. — *b*, carotide primitive. — *c*, carotide interne. — *d*, méningée moyenne. — *e*, sous-clavière.

deux rameaux additionnels, qui proviennent, l'un de la troisième paire cervicale, l'autre de la cinquième.

B. Trajet. — Ainsi constitué, le nerf phrénique se porte verticalement en bas, suit tout d'abord la face antérieure du scalène antérieur, puis, arrivé à l'extrémité inférieure de ce muscle, passe dans le thorax. En entrant dans le thorax, il oblique un peu en dedans, embrassant dans une légère courbe le sommet du cône pulmonaire. Bientôt après, il croise en avant la racine du poumon, longe la face latérale du péricarde et arrive sur la face supérieure du diaphragme, où il se termine suivant une modalité que nous indiquerons tout à l'heure.

C. RAPPORTS. — Le phrénique présente des rapports importants, que nous examinerons successivement, au cou, à l'entrée du thorax, dans le thorax lui-même :

a. *Au cou.* — Au cou, le nerf phrénique descend, comme nous l'avons dit, sur la face antérieure du scalène antérieur, contre lequel il est appliqué par une mince aponévrose. Il est recouvert par le muscle omo-hyoïdien d'abord, puis, sur un plan plus superficiel, par le muscle sterno-cléido-mastoïdien. Le pneumogastrique et le grand sympathique sont placés un peu en dedans de lui. L'artère cervicale ascendante longe son côté interne. L'artère cervicale transverse le croise en avant, un peu au-dessus de l'insertion inférieure du scalène.

b. *A l'entrée du thorax.* — A peu près identiques au cou, les deux nerfs phréniques diffèrent un peu l'un de l'autre à leur entrée dans le thorax. — Le phrénique droit passe entre l'artère et la veine sous-clavière, toujours en dehors du pneumogastrique et du grand sympathique. — Le phrénique gauche descend derrière le tronc veineux brachio-céphalique, parallèlement à l'artère sous-clavière et en dehors d'elle.

c. *Dans le thorax.* — Dans le thorax, les rapports du nerf phrénique sont encore différents à droite et à gauche :

Tout d'abord, le phrénique droit longe le côté externe de la veine cave supérieure, tandis que le phrénique gauche, en quittant la face postérieure du tronc veineux brachio-céphalique, descend sur le côté gauche de la crosse aortique.

Plus bas, au-dessous de la racine du poumon, le phrénique droit répond à l'oreillette droite. Il croise successivement l'orifice auriculaire de la veine cave supérieure, l'orifice auriculaire de la veine cave inférieure et atteint le diaphragme sur le côté externe de ce dernier vaisseau. Quant au phrénique gauche, il contourne de haut en bas et de dedans en dehors le bord gauche du cœur jusqu'à la pointe : c'est au niveau de cette pointe qu'il prend contact avec le diaphragme.

Si nous jetons les yeux sur la figure 107 nous constatons : 1° que le phrénique droit descend verticalement jusqu'au diaphragme en suivant un trajet direct, presque rectiligne ; 2° que le phrénique gauche, au contraire, obligé de contourner la pointe du cœur, qui est, comme on le sait, fortement déjetée à gauche de la ligne médiane, suit, de ce fait, un chemin détourné, un chemin plus long. Comme, d'autre part, la voussure diaphragmatique s'élève un peu moins haut à gauche qu'à droite, il y a là une double condition anatomique qui fait que, dans leur portion thoracique, le phrénique gauche est plus long que le phrénique droit.

Dans son trajet thoracique, le nerf phrénique est accompagné par l'artère diaphragmatique supérieure, branche de la mammaire interne, et par la veine de même nom.

D. ANASTOMOSES. — Au cours de son trajet, le nerf phrénique s'anastomose avec trois nerfs : le nerf du sous-clavier, le grand sympathique et le grand hypoglosse.

a. *L'anastomose avec le nerf du sous-clavier* (fig. 106,19″) est constituée par un filet très ténu, qui se détache de ce dernier nerf au-devant du scalène antérieur et se jette dans le phrénique au moment de son entrée dans le thorax.

b. *L'anastomose avec le grand sympathique* (fig. 106,19′) est généralement double : un premier filet, à direction plus ou moins transversale, unit les deux nerfs dans le tiers inférieur du cou; un deuxième filet, situé au-dessous du précédent, se détache du ganglion cervical inférieur, contourne d'arrière en avant la face inférieure de l'artère sous-clavière et rejoint le phrénique en avant de ce vaisseau.

c. L'anastomose avec l'hypoglosse (fig. 107,6) est représentée par un petit rameau

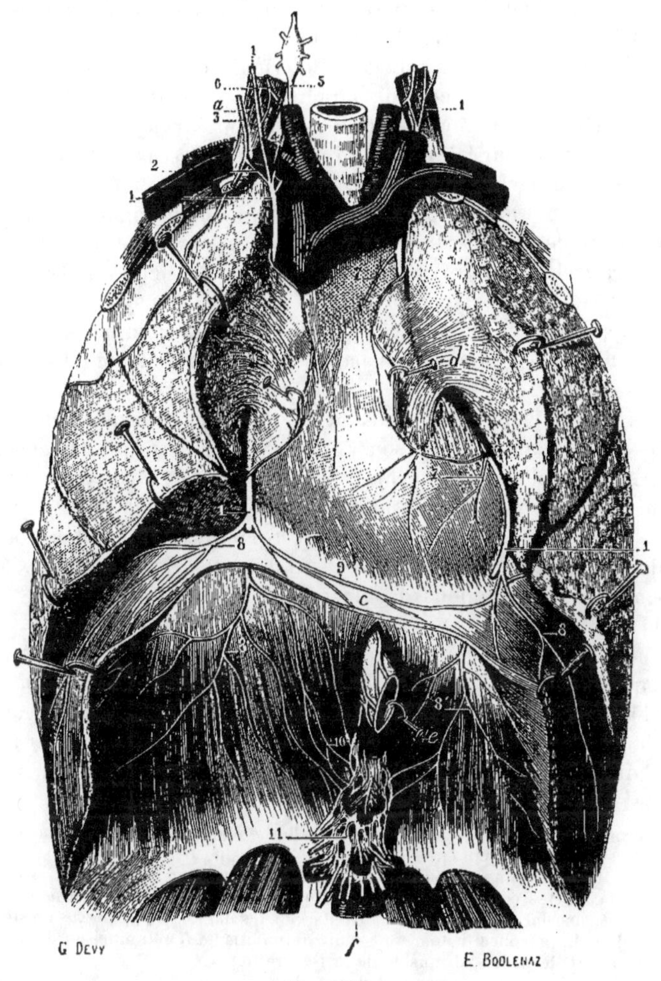

Fig. 107.

Nerf phrénique.

1, nerf phrénique. — 2, son anastomose avec 3, le rameau du sous-clavier. — 4, son anastomose avec 5, le grand sympathique. — 6, anse de l'hypoglosse, envoyant une anastomose au phrénique. — 7, filets péricardiques du phrénique. — 8, 8, ses filets diaphragmatiques supérieurs. — 8', 8', ses filets diaphragmatiques inférieurs. — 9, anastomose transversale des deux phréniques. — 10, filets se rendant au plexus solaire 11.

a, muscle scalène antérieur. — b, veine cave supérieure. — c, diaphragme. — d, plèvre. — e, œsophage, légèrement érigné à gauche. — f, aorte abdominale.

descendant qui va de l'anse de l'hypoglosse au phrénique. Cette anastomose n'est pas constante, mais elle est niée à tort par certains auteurs. Je l'ai constatée, pour ma part, sur plusieurs sujets. HIRSCHFELD l'a figurée dans son atlas et WRISBERG l'a rencontrée 5 fois sur 37 dissections.

E. DISTRIBUTION. — Au cours de leur trajet, les nerfs phréniques abandonnent quelques fins rameaux à la plèvre costale, à la plèvre médiastine et au péricarde (Luschka). Puis, arrivés sur la face supérieure du diaphragme, le gauche à 3 centimètres environ en dehors du centre phrénique, le droit sur le côté externe de l'orifice quadrilatère qui livre passage à la veine cave inférieure, les deux nerfs s'épanouissent chacun en de nombreux rameaux divergents, que nous diviserons, d'après leur situation, en supérieurs et inférieurs :

a. *Rameaux supérieurs.* — Les rameaux supérieurs ou sous-pleuraux cheminent tout d'abord entre la plèvre et le diaphragme. Ils se perdent finalement dans les différentes portions du muscle, tout en jetant quelques filets sur la plèvre diaphragmatique et sur la veine cave inférieure (Luschka). Nous rappellerons en passant que le nerf phrénique, tout en étant le nerf principal du diaphragme, n'est pas le seul qui se rende à ce muscle. Le diaphragme reçoit encore en effet, au voisinage de ses insertions costales, un certain nombre de filets nerveux, toujours fort grêles, qui proviennent des six derniers nerfs intercostaux.

b. *Rameaux inférieurs.* — Les rameaux inférieurs ou sous-péritonéaux rampent quelque temps entre le péritoine et le diaphragme. Chemin faisant, ils fournissent quelques filets au péritoine et disparaissent ensuite dans le muscle, qu'ils pénètrent de bas en haut.

Mais tous les rameaux sous-péritonéaux ne sont pas des rameaux musculaires. On en voit constamment un ou deux, souvent très volumineux, qui descendent en avant des piliers du diaphragme, fournissent quelques filets à ces piliers, jettent ensuite plusieurs rameaux sur les capsules surrénales, et finalement se terminent dans le plexus solaire. Ces filets viscéraux du nerf phrénique présentent souvent, dans leur trajet, surtout à droite, de petits renflements ganglionnaires. A elle seule, la présence de ces ganglions dénote qu'aux filets en question sont venus s'incorporer de nombreuses fibres sympathiques.

Luschka a encore décrit, comme émanant du nerf phrénique, quelques *filets péritonéaux*, qui se rendent : 1° à la portion du péritoine qui revêt la paroi antérieure de l'abdomen, depuis le sternum jusqu'à l'ombilic ; 2° aux ligaments coronaires, triangulaires et suspenseurs du foie. Quant aux *filets hépatiques* du nerf phrénique droit, admis et décrits en détail par certains auteurs, ils attendent encore leur démonstration.

Les branches terminales du phrénique gauche et celles du phrénique droit s'anastomosent réciproquement à la surface du diaphragme ou dans son épaisseur. D'autre part, d'après Pansini (*Il Progresso medico*, 1888), chacun des deux nerfs phréniques forme sur la moitié correspondante du diaphragme un plexus très compliqué, à la constitution duquel participent en même temps des rameaux issus des trois derniers nerfs intercostaux. Sur les mailles de ce plexus existent des ganglions propres, dont la présence dénote un certain automatisme fonctionnel du diaphragme, qui est, comme on le sait, le principal muscle de la respiration.

Pour les *Variétés* du nerf phrénique, voy. p. 152.

C. — Branches internes

Les branches internes (fig. 106) sont également au nombre de deux, destinées aux muscles grand droit antérieur et long du cou.

1° **Nerf du grand droit antérieur.** — Le grand droit antérieur de la tête reçoit généralement du plexus cervical deux ou trois filets, qui se détachent de la première et de la deuxième arcade du plexus et gagnent ensuite, par un trajet transversal et très court, la face postérieure du muscle.

2° **Nerf du long du cou.** — Le muscle long du cou reçoit également des filets multiples, qui présentent avec les précédents la plus grande analogie. Ils peuvent provenir des quatre premières paires cervicales.

D. — BRANCHES EXTERNES

On en compte quatre (fig. 106), destinées aux quatre muscles suivants : le sterno-mastoïdien, le trapèze, l'angulaire et le rhomboïde.

1° Nerf du sterno-cléido-mastoïdien. — Le nerf du muscle sterno-cléido-mastoïdien naît, par deux racines, de la deuxième et de la troisième arcade du plexus cervical. De là, il se porte à la face profonde du sterno-cléido-mastoïdien et s'anastomose dans l'épaisseur de ce muscle, comme nous l'avons déjà vu (p. 116), avec la branche externe du spinal.

2° Nerf du trapèze. — Ce nerf (fig. 106,14) tire son origine de la troisième paire cervicale, quelquefois de la quatrième. Se portant obliquement en bas et en dehors, il longe la branche externe du spinal, au-dessous de laquelle il est situé, lui envoie un rameau anastomotique et se perd dans la masse profonde du muscle trapèze. Le trapèze, comme le sterno-cléido-mastoïdien, reçoit donc ses nerfs de deux sources différentes.

3° Nerf de l'angulaire. — Le nerf de l'angulaire (fig. 106,15) naît au même niveau que le précédent. Il se jette dans le muscle angulaire de l'omoplate, après avoir contourné le scalène postérieur.

4° Nerf du rhomboïde. — Le nerf du rhomboïde (fig. 106,16) se détache également de la première ou de la quatrième paire cervicale. Il contourne le scalène postérieur, se dirige vers l'angle de l'omoplate et se perd dans les faisceaux supérieurs du muscle rhomboïde.

RÉSUMÉ DU PLEXUS CERVICAL

1° Branches superficielles : PLEXUS CERVICAL SUPERFICIEL

a'. 2 *ascendantes*	Br. auriculaire	r. parotidiens. r. auriculaire int. r. auriculaire ext.
	Br. mastoïdienne	r. antérieur. r. postérieur.
b). 1 *transversale*	Br. cervicale transverse	r. ascendants. r. descendants.
c). 2 *descendantes*	Br. sus-claviculaire Br. sus-acromiale	r. sus-claviculaires. r. sus-acromiaux.

2° Branches profondes : PLEXUS CERVICAL PROFOND

a). 2 *ascendantes*	N. du droit latéral. N. du petit droit antérieur.	
b). 2 *descendantes*	Br. descendante interne. N. phrénique	r. sous-pleuraux. r. sous-péritonéaux.
c). 2 *internes*	N. du grand droit antérieur. N. du long du cou.	
d). 4 *externes*	N. du sterno-cléido-mastoïdien. N. du trapèze. N. de l'angulaire. N. du rhomboïde.	

Variétés. — La branche supplémentaire *petite mastoïdienne*, que nous avons signalée plus haut, entre la branche auriculaire et la branche mastoïdienne, n'est le plus souvent qu'un rameau collatéral de cette dernière branche; ce rameau peut être double. — J'ai vu dans un cas la petite mastoïdienne, aussi volumineuse que la mastoïdienne ordinaire, s'élever jusqu'à la région temporale et remplacer le rameau antérieur de cette dernière branche.

CRUVEILHIER a vu deux filets parotidiens de la branche auriculaire aboutir à deux petits ganglions. — BOCK et GRUBER et, plus récemment, ROMITI ont vu quelques-uns des filets sus-claviculaires traverser la clavicule. Je possède actuellement six clavicules perforées : sur deux d'entre elles tout au moins, l'orifice anormal livrait passage à un rameau nerveux du groupe sus-claviculaire; les quatre autres proviennent de sujets macérés et je ne puis savoir si elles étaient traversées par un nerf ou par un vaisseau.

Le nerf phrénique peut recevoir des filets surnuméraires : 1° de la deuxième cervicale; 2° de la sixième cervicale; 3° du plexus brachial; 4° du pneumogastrique; 5° du ganglion cervical supérieur; 6° d'une anastomose reliant le pneumogastrique au grand hypoglosse. — Le phrénique peut abandonner un rameau au scalène antérieur. — On l'a vu perforer ce muscle au lieu de contourner son bord interne. — On l'a vu également passer en avant de la veine sous-clavière (QUAIN), ou même la perforer (LONGET). — Il peut exister un *phrénique accessoire*, se détachant généralement des cinquième et sixième paires cervicales, longeant le nerf principal et ne se réunissant à lui que très profondément dans le thorax. — En même temps qu'il reçoit un filet accessoire de la sixième paire, le nerf phrénique lui envoie souvent un rameau (CRUVEILHIER).

ARTICLE III

PLEXUS BRACHIAL

(*Branches antérieures des 5ᵉ, 6ᵉ, 7ᵉ, 8ᵉ nerfs cervicaux et 1ᵉʳ nerf dorsal.*)

On désigne sous le nom de plexus brachial l'entrelacement nerveux que forment, avant leur distribution périphérique, les branches antérieures des quatre dernières paires cervicales et de la première dorsale.

1° Mode de constitution du plexus. — En débouchant des trous de conjugaison et des espaces intertransversaires, les cinq branches constitutives du plexus brachial se comportent de la façon suivante. — La cinquième cervicale, très obliquement descendante, s'unit avec la sixième pour former un cordon unique, lequel se bifurque bientôt en deux branches, l'une supérieure, l'autre inférieure ; il en résulte un **X** majuscule renversé (**✕**). — De même la première dorsale, obliquement ascendante, s'unit à la huitième cervicale dont la direction est à peu près transversale, pour former un deuxième cordon qui se partage lui aussi en deux branches, l'une supérieure, l'autre inférieure. Il en résulte un nouvel **✕** renversé, situé au-dessous du premier. — Entre ces deux **X** nerveux chemine isolément la septième cervicale jusqu'au niveau de la première côte. Là, elle se divise en deux branches à la manière d'un **Y** renversé (**➤**) : la branche supérieure se réunit à la branche de bifurcation inférieure de l'**X** qui est au-dessus; la branche inférieure s'unit de même avec la branche de bifurcation supérieure de l'**X** qui est au-dessous.

Voilà la description, assurément bien simple et toute schématique, qu'on trouve dans presque tous les livres. On la rencontre plus rarement sur les sujets, où le mode de constitution du plexus brachial est en réalité beaucoup plus compliqué. Il suffit, pour s'en convaincre, de jeter un coup d'œil sur un certain nombre de préparations ou de dessins faits d'après nature. On y constatera presque toujours une intrication tellement complexe qu'elle se prête difficilement à une analyse claire et précise ; elle s'y prête d'autant moins qu'elle est sujette à des variations individuelles fort nombreuses.

2° Situation et rapports. — Considéré dans son ensemble, le plexus brachial représente assez bien un triangle dont le sommet tronqué occupe le creux axillaire et dont la base, située sur les côtés de la colonne vertébrale, correspond exactement à la série des trous de conjugaison qui livrent passage à ses cinq branches constitutives.

Pour se rendre de la colonne vertébrale à la région de l'aisselle, le plexus brachial passe au-dessous de la clavicule, de telle sorte qu'on peut, au point de vue

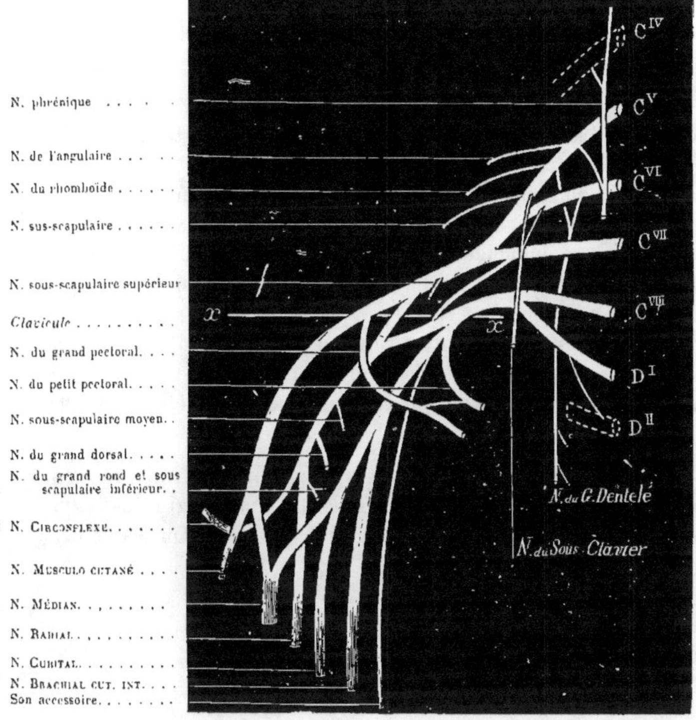

Fig. 108.

Schéma indiquant le mode de constitution du plexus brachial.

(Les branches légèrement teintées représentent les branches terminales ; les autres, les branches collatérales.)

C IV, C V, C VI, C VII, C VIII, quatrième, cinquième, sixième, septième et huitième paires cervicales.
D I, D II, première et deuxième paires dorsales.

de ses rapports, le diviser en trois portions : une *portion sus-claviculaire* ou *cervicale*, une *portion rétro-claviculaire*, une *portion sous-claviculaire* ou *axillaire*.

a. *Au cou.* — Le plexus brachial traverse le triangle sus-claviculaire, dont il occupe de préférence l'angle postéro-inférieur. Il repose là sur le scalène postérieur et se trouve recouvert à la fois par le muscle omo-hyoïdien, par les deux aponévroses cervicales moyenne et superficielle, par le peaucier du cou et enfin par la peau. L'artère cervicale profonde le croise de bas en haut et traverse quelquefois l'une de ses mailles.

b. *En arrière de la clavicule*, le plexus est séparé de cet os par le muscle sous-clavier, revêtu de son aponévrose. D'autre part, il repose sur la première côte et sur la digitation supérieure du muscle grand dentelé.

c. *Dans l'aisselle*, enfin, le plexus brachial est situé en arrière des deux muscles pectoraux et en avant du tendon du muscle sous-scapulaire, qui le sépare de l'articulation de l'épaule.

Les rapports du plexus brachial avec l'artère sous-clavière et l'artère axillaire qui lui fait suite, sont les suivants. Dans l'intervalle compris entre les deux scalènes, l'artère est située à la partie inférieure du plexus et un peu en avant de lui. Plus bas, en arrière de la clavicule, elle est placée directement en avant de la partie moyenne du plexus. Dans l'aisselle, enfin, elle chemine au milieu des cordons nerveux et s'engage notamment, comme nous aurons l'occasion de le voir plus tard, entre les deux branches d'origine du nerf médian.

3° **Anastomoses**. — Le plexus brachial s'anastomose à différentes hauteurs :

a. *Avec le plexus cervical*, par une branche qui descend de la quatrième cervicale à la cinquième.

b. *Avec le grand sympathique*, sur deux points : 1° par un ou deux filets, qui, de la cinquième et de la sixième paires, se rendent au ganglion cervical moyen ; 2° par quatre autres filets, qui se détachent des sixième, septième, huitième cervicales et première dorsale et se jettent dans le nerf vertébral, l'une des branches du ganglion cervical inférieur.

c. *Avec le deuxième nerf intercostal*, par un rameau généralement très grêle, qui, de ce nerf, se rend à la cinquième branche d'origine du plexus brachial, en croisant obliquement la deuxième côte. Ce rameau anastomotique a été rencontré par Cunningham 27 fois sur 37 sujets.

4° **Distribution**. — Les branches fournies par le plexus brachial, abstraction faite de quelques rameaux très grêles qui se perdent dès leur origine dans les muscles scalènes (*nerfs des scalènes*), sont au nombre de dix-huit. On les divise, pour la commodité de l'étude, en deux groupes :

1° *Branches collatérales ;*
2° *Branches terminales.*

Nous les étudierons séparément dans deux paragraphes distincts.

§ I. — Branches collatérales du plexus brachial

Les branches collatérales du plexus brachial sont au nombre de douze. Nous les diviserons, d'après la direction qu'elles prennent après leur émergence du plexus, en *branches antérieures*, *branches postérieures*, *branches inférieures* ou *descendantes*.

A. — Branches antérieures

Les branches antérieures sont au nombre de trois : le nerf du sous-clavier, le nerf du grand pectoral et le nerf du petit pectoral.

1° **Nerf du sous-clavier**. — Le nerf du sous-clavier (fig. 109, 3), extrêmement grêle, mais constant, se détache généralement par deux racines des cinquième et sixième cervicales, quelquefois de la septième. Il descend en avant du plexus brachial et de l'artère sous-clavière et gagne la face supérieure du scalène antérieur, où il se partage en deux rameaux : un *rameau musculaire*, qui se perd dans la portion moyenne du muscle sous-clavier ; un *rameau anastomotique*, qui se rend au nerf phrénique (voy. p. 148).

2° Nerf du grand pectoral. — Le nerf du grand pectoral (fig. 109, 5), qu'on désigne encore quelquefois sous le nom de *grand nerf thoracique antérieur*, se détache du plexus brachial au niveau de la clavicule. Suivant à partir de ce point un trajet oblique en bas et en dedans, il passe en avant de l'artère sous-clavière, arrive à la face profonde du grand pectoral et s'épanouit en un grand nombre de rameaux divergents, qui se perdent dans ce muscle. Au moment où il croise l'ar-

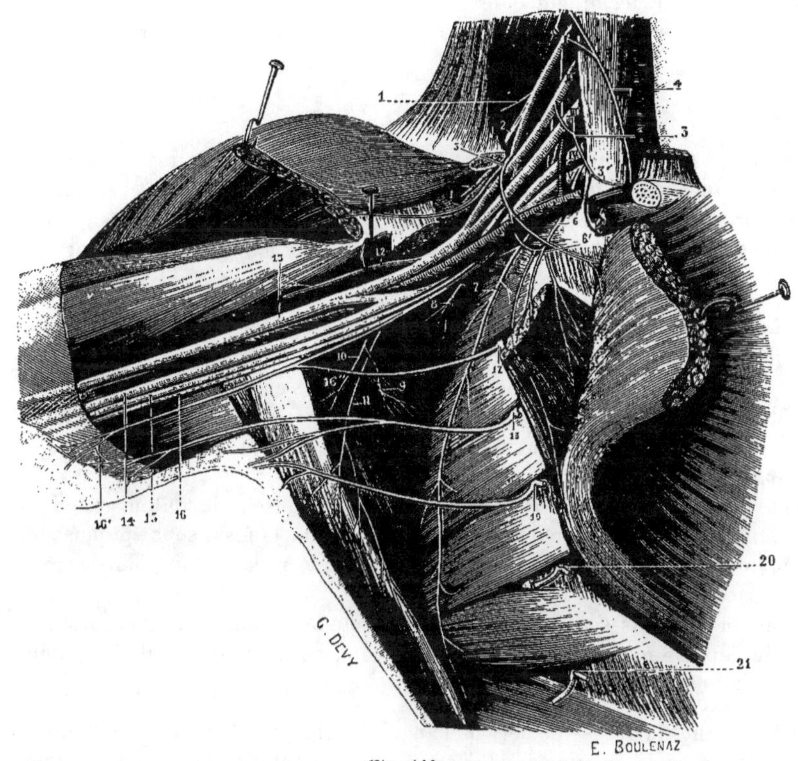

Fig. 109.

Plexus brachial, vue antérieure.

I, II, III, IV, cinquième, sixième, septième et huitième paires cervicales. — V, première paire dorsale. — 1, tronc commun des nerfs de l'angulaire et du rhomboïde. — 2, nerf sus-scapulaire. — 3, nerf du sous-clavier, avec 3', son anastomose avec 4, le phrénique. — 5, nerf du grand pectoral. — 6, nerf du petit pectoral, avec 6', son anastomose avec le nerf précédent. — 7, nerf du grand dentelé. — 8, nerf supérieur du sous-scapulaire. — 9, nerf inférieur du même muscle. — 10, nerf du grand rond. — 11, nerf du grand dorsal. — 12, nerf musculo-cutané. — 13, nerf médian. — 14, nerf cubital. — 15, nerf brachial cutané interne. — 16, accessoire du brachial cutané interne, avec 16' et 16", ses anastomoses avec les rameaux perforants de 17 et 18, deuxième et troisième nerfs intercostaux. — 19, 20, 21, quatrième, cinquième et sixième nerfs intercostaux.

tère sous-clavière, ce nerf abandonne un filet anastomotique qui contourne ce vaisseau en décrivant une anse à concavité supérieure, et vient se réunir au nerf suivant.

3° Nerf du petit pectoral. — Le nerf du petit pectoral (fig. 109,6), appelé encore *petit nerf thoracique antérieur*, se sépare du plexus au même niveau que le nerf du grand pectoral. Il passe en arrière de l'artère sous-clavière et s'anasto-mose avec le rameau descendant que lui envoie le nerf du grand pectoral, de façon à former une arcade qui embrasse ce vaisseau. De la convexité de cette arcade par-tent deux ordres de rameaux, des rameaux superficiels et des rameaux profonds ;

a. *Rameaux superficiels*. — Les rameaux superficiels, après avoir traversé l'aponévrose clavi-pectorale (voy. *Myologie*), gagnent l'espace cellulaire compris entre le petit pectoral et le grand pectoral, et finalement se perdent dans ce dernier muscle.

b. *Rameaux profonds*. — Les rameaux profonds cheminent au-dessous du petit pectoral et pénètrent dans ce muscle par sa face profonde. De ces filets profonds, les uns se terminent dans le petit pectoral, les autres ne font que le traverser et viennent se perdre ensuite à la face profonde du grand pectoral.

B. — BRANCHES POSTÉRIEURES

Les branches postérieures du plexus brachial, toutes musculaires, se dirigent en arrière comme leur nom l'indique. Elles sont au nombre de sept, savoir : le nerf sus-scapulaire, le nerf de l'angulaire, le nerf du rhomboïde, le nerf supérieur du sous-scapulaire, le nerf inférieur du sous-scapulaire, le nerf du grand dorsal et le nerf du grand rond.

1° Nerf sus-scapulaire. — Le nerf sus-scapulaire (fig. 112,1) tire son origine de la cinquième paire cervicale, au moment où elle va se réunir à la sixième. De là, il se porte obliquement en bas, en dehors et en arrière, s'engage au-dessous du trapèze et de l'omo-hyoïdien, passe dans l'échancrure coracoïdienne, convertie en trou par un ligament, et arrive ainsi dans la fosse sus-épineuse, au-dessous du muscle sus-épineux.

Après avoir fourni quelques rameaux à ce dernier muscle, il contourne le bord externe de l'épine de l'omoplate et débouche alors dans la fosse sous-épineuse, où il se termine par plusieurs rameaux divergents qui se perdent tous dans l'épaisseur du muscle sous-épineux.

Au total, le nerf sus-scapulaire, nerf essentiellement moteur, innerve les deux muscles de l'épaule qui s'étalent sur la face postérieure ou dorsale du scapulum, le sus-épineux et le sous-épineux.

2° Nerf de l'angulaire. — Le nerf de l'angulaire (fig. 109,1) se détache tantôt de la quatrième cervicale, comme nous l'avons déjà vu, tantôt de la cinquième ; quelquefois, mais beaucoup plus rarement, de l'une et de l'autre. Il glisse tout d'abord sur le scalène postérieur, contourne ensuite ce muscle et vient se placer à la face profonde du muscle angulaire de l'omoplate, dans la masse duquel il se perd par de nombreux rameaux. Quelques-uns de ces rameaux se prolongent parfois jusqu'au rhomboïde.

3° Nerf du rhomboïde. — Ce nerf (fig. 109,1), de même que le précédent, peut naître, soit de la quatrième, soit de la cinquième paire cervicale. Se portant en bas et en arrière, il chemine d'abord entre le scalène postérieur et l'angulaire jusqu'au niveau de l'angle supérieur du scapulum. Il s'engage ensuite entre les côtes et le rhomboïde et se perd à la face profonde de ce muscle tout près de ses insertions scapulaires. Un de ses filets (CRUVEILHIER) perfore le rhomboïde d'avant en arrière et vient s'anastomoser, dans l'épaisseur du muscle trapèze, avec les branches rachidiennes postérieures.

4° Nerf supérieur du sous-scapulaire. — Né de la partie postérieure du plexus brachial, un peu au-dessus de la clavicule, le nerf supérieur du sous-scapulaire (fig. 110,8"), toujours très grêle, se porte en bas et en dehors vers le bord supérieur du muscle sous-scapulaire, dans lequel il se termine.

5° Nerf inférieur du sous-scapulaire. — Ce nerf (fig. 110, 8) présente des variations individuelles fort nombreuses. Tantôt unique, tantôt multiple, il tire son origine, soit du plexus lui-même, soit de l'une de ses branches, le nerf circonflexe ou le nerf du grand rond. Sa terminaison est malgré tout invariable : le nerf inférieur du sous-scapulaire se distribue, après un trajet naturellement très court, aux faisceaux moyens et aux faisceaux inférieurs du muscle sous-scapulaire.

6° Nerf du grand dorsal. — Le nerf du grand dorsal (fig. 110, 9) se détache de la portion axillaire du plexus brachial, soit directement, soit par l'intermédiaire du nerf circonflexe. Il se porte verticalement en bas entre le sous-scapulaire et le grand dentelé et gagne la face profonde du muscle grand dorsal, auquel il se distribue.

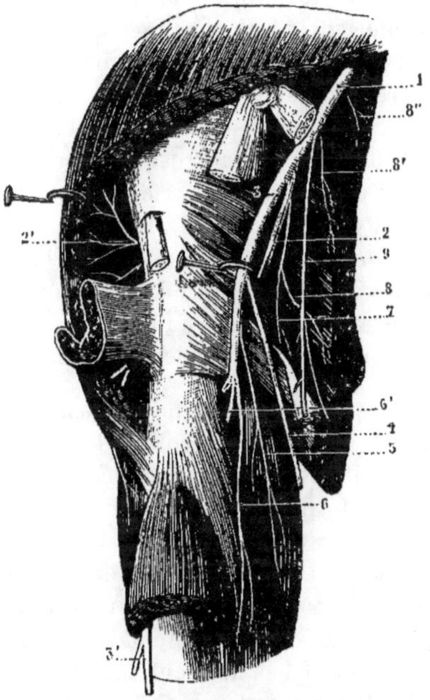

7° Nerf du grand rond. — Comme le précédent, en dehors duquel il est situé, le nerf du grand rond (fig. 110, 7) naît, tantôt du plexus, tantôt du nerf circonflexe. Il naît aussi, dans certains cas, par un tronc commun avec le précédent. Quel que soit son mode d'origine, il descend sur la face antérieure du grand rond et se perd dans ce muscle après s'être divisé en trois ou quatre rameaux.

Fig. 110.

Nerfs profonds du creux maxillaire.

1, tronc commun du radial et du circonflexe. — 2, nerf circonflexe, avec 2'. ses ramifications à la face profonde du deltoïde. — 3, nerf radial, disparaissant dans la gouttière de torsion. — 3'. le même dans la gouttière de torsion. — 4, son rameau cutané interne. — 5, nerf de la longue portion du triceps. — 6, nerf du vaste interne. — 6', nerf du vaste externe. — 7, nerf du grand rond. — 8, nerf inférieur du sous-scapulaire, naissant par un tronc commun avec le précédent. — 8'. et 8", nerf moyen et nerf supérieur du sous-scapulaire. — 9, nerf du grand dorsal.

C. — BRANCHES INFÉRIEURES OU DESCENDANTES

Les branches inférieures ou descendantes du plexus brachial sont au nombre de deux seulement : le nerf du grand dentelé et l'accessoire du brachial cutané interne.

1° Nerf du grand dentelé. — Le nerf du grand dentelé ou nerf thoracique inférieur (fig. 109, 7), remarquable par son volume, naît des cinquième et sixième paires cervicales, immédiatement après leur sortie des espaces intertransversaires. Suivant à partir de ce point un trajet verticalement descendant, il chemine tout d'abord entre le scalène postérieur et le plexus brachial, puis sur la face latérale du thorax, dans l'angle dièdre, ouvert en avant, que forment par leur rencontre le muscle sous scapulaire et le muscle grand dentelé. Il se distribue à ce dernier muscle, en fournissant un filet à chacune de ses digitations.

2° Accessoire du brachial cutané interne. — L'accessoire du brachial cutané interne (fig. 109, 16) est un nerf à la fois très long et très grêle, situé le long du bord inférieur du plexus brachial et s'étendant depuis la région cervicale jusqu'au coude. Il tire son origine du cordon nerveux qui est formé par la réunion de la dernière cervicale et de la première dorsale. Peu après son origine, il passe sous la clavicule, croise successivement le sous-scapulaire, le grand rond et le grand dorsal, perfore l'aponévrose brachiale pour devenir sous-cutané, s'accole au nerf brachial cutané interne et descend jusqu'au coude, où il se termine en s'anastomosant avec ce dernier nerf.

Chemin faisant, l'accessoire du brachial cutané interne s'anastomose, dans l'aisselle (16' et 16''), avec les rameaux perforants des deuxième et troisième nerfs intercostaux. Il fournit, au cours de son trajet, de nombreux rameaux sensitifs qui se distribuent à la peau de la face interne du bras.

En résumé, de toutes les branches collatérales du plexus brachial, une seule est sensitive : c'est la dernière, l'accessoire du brachial cutané interne. Toutes les autres sont des branches motrices, destinées aux différents muscles qui avoisinent l'aisselle. Jusqu'ici, nous avons groupé ces branches d'après leur direction et étudié successivement celles qui vont en avant, celles qui vont en arrière, celles qui se portent en bas. Si nous les considérons maintenant au point de vue de la hauteur à laquelle elles se séparent du plexus brachial, nous arrivons à ce groupement nouveau qui complète le précédent :

1° Sept branches naissent au-dessus de la clavicule. Ce sont : le *nerf du sous-clavier*, le *nerf de l'angulaire*, le *nerf du rhomboïde*, le *nerf sus-scapulaire*, le *nerf supérieur du sous-scapulaire*, le *nerf du grand dentelé* et l'*accessoire du brachial cutané interne*.

2° Deux branches naissent au niveau de la clavicule. Ce sont : le *nerf du grand pectoral* et le *nerf du petit pectoral*.

3° Trois branches, enfin, naissent au-dessous de la clavicule. Ce sont : le *nerf inférieur du sous-scapulaire*, le *nerf du grand dorsal* et le *nerf du grand rond*.

RÉSUMÉ DES BRANCHES COLLATÉRALES DU PLEXUS BRACHIAL

a). 3 *branches antérieures*.	N. du sous-clavier. N. du grand pectoral. N. du petit pectoral.
b). 7 *branches postérieures*	N. sus-scapulaire. N. de l'angulaire. N. du rhomboïde. N. supérieur du sous-scapulaire. N. inférieur du sous-scapulaire. N. du grand dorsal. N. du grand rond.
c). 2 *branches descendantes*.	N. du grand dentelé. Access. du brachial cutané interne.

Variétés. — Le mode d'entrelacement des diverses branches constitutives du plexus brachial présente des variations trop nombreuses pour qu'on puisse même les signaler sommairement (voy., à ce sujet, KAUFMANN, *Die Variet. d. Plexus brachialis*, Giessen, 1864). — Dans un cas observé par DEMARQUAY (*Bull. Soc. anat.*, 1844, p. 73), une portion du plexus brachial était située en avant du scalène antérieur; quelques branches même traversaient ce muscle.

Le *nerf du sous-clavier* peut s'anastomoser (W. KRAUSE) avec un rameau des nerfs des pectoraux. — Le *nerf du rhomboïde* peut naître du nerf du grand dentelé (CRUVEILHIER). Il envoie parfois un filet à la digitation supérieure du petit dentelé postérieur et supérieur (FRIEDLÄNDER). — Le *nerf sus-scapulaire* envoie parfois un filet au scalène postérieur, au petit rond, au sous-scapulaire (W. KRAUSE). — Le *nerf du grand dentelé* recevait, dans un cas de CRUVEILHIER, un rameau

de renforcement de la septième cervicale. — Le *nerf du grand pectoral* envoie parfois quelques
rameaux cutanés à la peau de la région mammaire. Il envoie aussi très fréquemment un rameau
à la portion claviculaire du deltoïde (normal d'après C. KRAUSE et TURNER). — Le *nerf inférieur du
sous-scapulaire* peut naître, soit du radial, soit du circonflexe. — L'*accessoire du brachial cutané
interne* peut faire défaut (WEBER-HILDEBRANDT). Son mode d'union avec les rameaux perforants
des intercostaux est très variable. J'ai vu plusieurs fois ces deux ordres de rameaux se réunir en
plexus à la partie interne du bras.

§ II. — BRANCHES TERMINALES DU PLEXUS BRACHIAL

Les branches terminales du plexus brachial sont au nombre de six : le nerf
circonflexe, le brachial cutané interne, le nerf musculo-cutané, le nerf médian, le
nerf cubital et le nerf radial. Toutes
ces branches prennent naissance
dans le creux de l'aisselle et se séparent de la partie inférieure du
plexus de la façon suivante : le médian naît par deux racines, l'une
externe, l'autre interne, lesquelles
convergent en bas à la manière des
deux branches d'un V ; le nerf musculo-cutané se détache de la racine
externe du nerf médian ; la racine
interne de ce même nerf donne
successivement naissance au brachial cutané interne et au cubital ;
enfin, le radial et le circonflexe

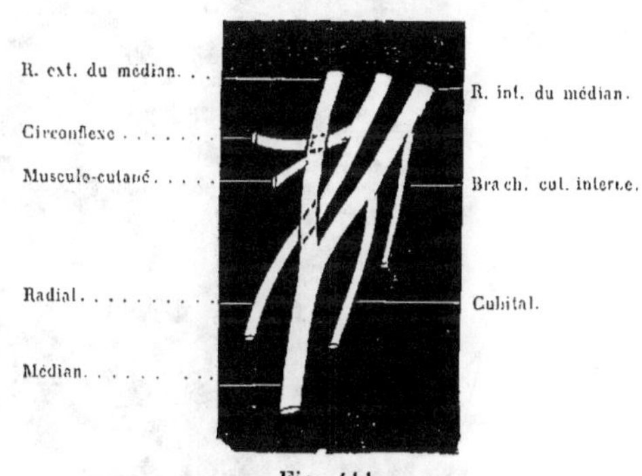

Fig. 111.

Schéma indiquant le mode d'origine des branches
terminales du plexus brachial.

naissent par un tronc commun, lequel est profondément situé en arrière et en
dehors des quatre branches précédentes. Nous résumons dans le schéma ci-dessus
(fig. 111) ces divers modes d'origine.

A. — NERF CIRCONFLEXE

1° Origine. — Le nerf circonflexe (fig. 110 et 112), ainsi appelé parce qu'il contourne à la manière d'un demi-cercle le col chirurgical de l'humérus, tire son
origine d'un tronc nerveux qui lui est commun avec le radial et qui occupe, dans
le creux axillaire, la partie postérieure ou profonde du plexus brachial. Ses fibres
proviennent du cinquième et du sixième nerf cervical.

2° Trajet. — Ainsi constitué, le circonflexe se porte obliquement de haut en bas
et de dedans en dehors. Il chemine tout d'abord sur la face interne du sous-scapulaire, contourne ensuite le bord inférieur de ce muscle et s'engage alors, en compagnie de l'artère circonflexe postérieure, dans un espace quadrilatère que nous
avons déjà décrit en myologie (voy. *Myologie*) et qui est formé, en dehors par
l'humérus, en dedans par la longue portion du triceps, en haut par le petit rond,
en bas par le grand rond (fig. 112, 4). En débouchant de ce quadrilatère, le nerf
circonflexe, situé désormais à la face postérieure de l'épaule, chemine entre le
deltoïde et le col chirurgical de l'humérus, autour duquel il décrit une courbe à
concavité dirigée en haut et en avant.

3° Distribution. — Envisagé au point de vue de sa distribution périphérique, le
nerf circonflexe fournit des branches collatérales et des branches terminales :

A. Branches collatérales. — Les branches collatérales sont au nombre de deux, le nerf du petit rond et le nerf cutané de l'épaule :

a. *Nerf du petit rond.* — Le nerf du petit rond (fig. 112, 5) se détache du tronc nerveux au moment où celui-ci franchit d'avant en arrière le quadrilatère précité. De là, il se dirige en dedans et se perd dans le petit rond.

b. *Nerf cutané de l'épaule.* — Le rameau cutané de l'épaule (6) naît au même niveau. Il se dégage du deltoïde en contournant le bord postérieur de ce muscle.

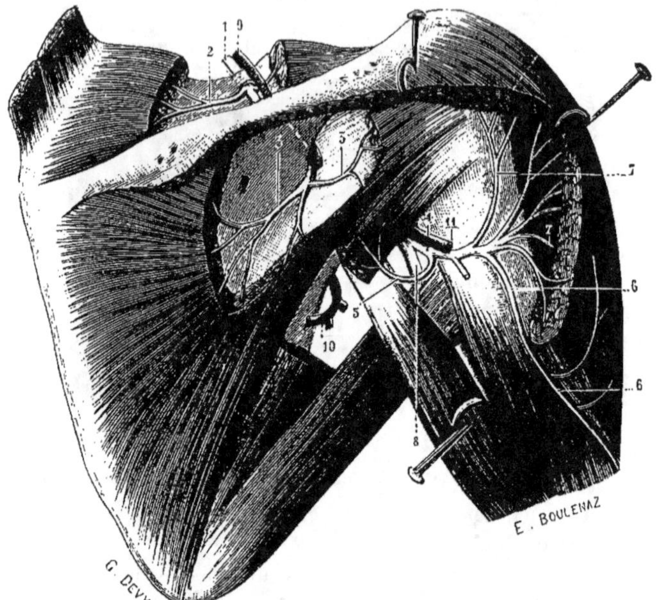

Fig. 112.

Les deux nerfs sus-scapulaire et circonflexe, vus à la face postérieure de l'épaule.

1. nerf sus-scapulaire, avec : 2. ses rameaux pour le sus-épineux : 3. ses rameaux pour le sous-épineux. — 4. nerf axillaire ou circonflexe, avec : 5. le nerf du petit rond ; 6. le rameau cutané de l'épaule : 7. 7. ses rameaux deltoïdiens. — 8, nerf radial. — 9, artère scapulaire supérieure. — 10. artère scapulaire inférieure. — 11, artère circonflexe postérieure.

et, après avoir perforé l'aponévrose, il recouvre le moignon de l'épaule et la face externe du bras de ses ramifications divergentes. Toutes ces ramifications se perdent dans la peau.

B. Branches terminales. — Les branches terminales du nerf circonflexe (fig. 112, 8), toujours fort nombreuses et disposées en éventail, s'épuisent dans la masse du deltoïde, qu'elles pénètrent par sa face profonde. Constamment, ces branches envoient quelques ramuscules à l'articulation de l'épaule.

En résumé, le nerf circonflexe possède deux ordres de fibres, des fibres motrices et des fibres sensitives : 1° par ses fibres motrices, il tient sous sa dépendance deux muscles, le petit rond et le deltoïde ; 2° par ses fibres sensitives, il innerve la peau du moignon de l'épaule et de la partie externe et supérieure du bras.

RÉSUMÉ DU NERF CIRCONFLEXE

a). *Branches collatérales.* . . . . { N. du petit rond.
{ N. cutané de l'épaule.
b). *Branches terminales* . . . . | R. du deltoïde.

Variétés. — On a vu le circonflexe traverser le muscle sous-scapulaire (W. Krause). — Il peut envoyer un filet à ce dernier muscle (assez fréquent'. — On l'a vu fournir de même un rameau surnuméraire au sous-épineux et à la longue portion du triceps. J'ai rencontré deux fois cette dernière disposition : dans les deux cas, le filet nerveux destiné au long triceps était très grêle et se perdait dans la partie supérieure du muscle.

B. — Nerf brachial cutané interne

1° Origine. — Le nerf brachial cutané interne (fig. 109, 113 et 114), la deuxième des branches terminales du plexus brachial, se détache, comme nous l'avons déjà dit plus haut, de la racine interne du nerf médian. Il tire ses fibres du huitième nerf dorsal et du premier cervical.

2° Trajet. — Situé tout d'abord en dedans et en arrière de l'artère axillaire, le brachial cutané interne vient se placer ensuite en avant de ce vaisseau, en se dirigeant vers le point où la veine basilique vient s'aboucher dans la veine axillaire. Il s'accole alors à cette veine basilique, perfore avec elle l'aponévrose superficielle à l'union du tiers supérieur avec les deux tiers inférieurs du bras, et, devenu sous-cutané, descend verticalement vers le coude.

3° Distribution. — Un peu au-dessous de son origine, le brachial cutané interne fournit un *filet cutané brachial* (quelquefois deux), qui, après avoir perforé l'aponévrose, se distribue à la peau de la région interne du bras; on peut suivre ce filet jusqu'au pli du coude. Arrivé au tiers inférieur du bras, un peu au-dessus de l'épitrochlée, le brachial cutané interne se partage en deux branches terminales, l'une postérieure, l'autre antérieure.

a. *Branche postérieure.* — La branche postérieure ou épitrochléenne passe en arrière de l'épitrochlée, gagne la face postérieure de l'avant-bras et se distribue par de nombreux rameaux à la peau de la région postéro-interne de l'avant-bras, depuis le coude jusqu'au poignet.

b. *Branche antérieure.* — La branche antérieure ou cubitale, plus volumineuse que la précédente, continue la direction du tronc primitif et atteint le pli du coude. Là, elle se divise en plusieurs rameaux, qui passent, les uns en avant, les autres en arrière de la veine médiane basilique. Ces rameaux descendent verticalement à la face antérieure de l'avant-bras jusqu'au niveau du carpe, et, chemin faisant, recouvrent de leurs divisions secondaires la région antéro-interne de l'avant-bras. Ils se distribuent à la peau de cette région. Constamment la branche de bifurcation antérieure du nerf brachial cutané interne s'anastomose : 1° à la face antérieure de l'avant-bras, avec les filets terminaux du nerf musculo-cutané; 2° un peu au-dessus du poignet, avec un rameau issu du nerf cubital.

En résumé, le nerf brachial cutané interne, nerf exclusivement sensitif, abandonne quelques filets importants à la peau de la région interne du bras, et innerve, à lui tout seul, la peau de la moitié interne de l'avant-bras.

RÉSUMÉ DU NERF BRACHIAL CUTANÉ INTERNE

a). *Branches collatérales.* . . . . | R. cutané du bras.
b). *Branches terminales* . . . . . { Br. postérieure ou épitrochléenne. Br. antérieure ou cubitale.

Variétés. — Le nerf brachial cutané interne naît quelquefois des septième et huitième nerfs cervicaux, ou bien du premier nerf dorsal, ou bien à la fois de ces trois derniers nerfs. — Il peut, comme son accessoire, s'anastomoser avec les rameaux perforants des deuxième et troisième intercostaux. — Il fournit quelquefois son accessoire. — Deville (*Soc. anat.*, 1849) l'a vu traverser la veine axillaire. J'ai observé deux faits analogues. — Il fournit au tiers supérieur du bras un filet très grêle (constant d'après Cruveilhier), qui vient se perdre dans la capsule articulaire du coude, un peu au-dessous de l'épitrochlée. — Sa branche postérieure peut venir directement du plexus brachial. — Cette branche postérieure peut être fournie par le cubital. — Elle peut à son tour, plus développée que d'habitude, remplacer, à la main, la branche dorsale du cubital.

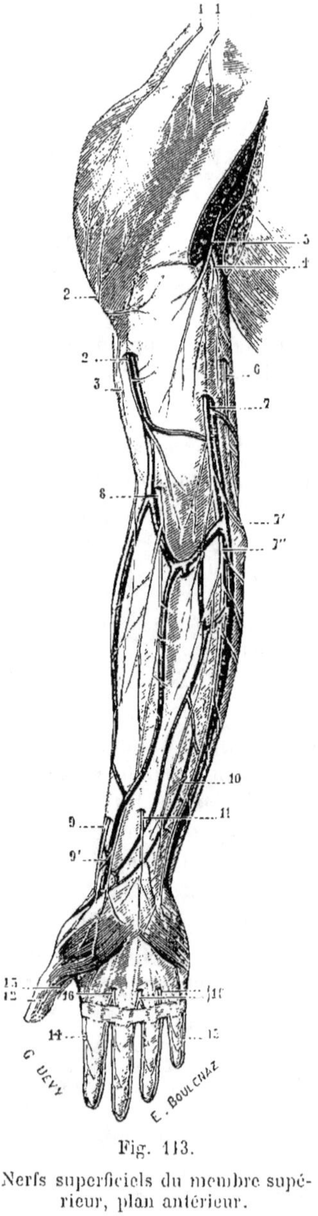

C. — NERF MUSCULO-CUTANÉ

1° Origine. — Le nerf musculo-cutané du plexus brachial (fig. 109, 113 et 116) prend naissance dans le creux axillaire, où il se détache de la racine externe du nerf médian. Ses fibres proviennent du cinquième et du sixième nerf cervical.

2° Trajet. — A sa sortie de la racine externe du médian, le nerf musculo-cutané se dirige obliquement en bas et en dehors. Il croise tout d'abord le tendon du muscle sous-scapulaire, gagne ensuite le côté interne du muscle coraco-brachial et bientôt le perfore, d'où le nom de *nerf perforant du coraco-brachial*, que lui donnent certains auteurs.

A sa sortie de ce dernier muscle, il se trouve placé entre le biceps, qui est en avant, et le brachial antérieur, qui est en arrière.

Il traverse alors en diagonale la face antérieure du bras, arrive à la région du pli du coude, et, après avoir longé pendant quelque temps le côté externe du tendon du biceps, il perfore l'aponévrose superficielle pour devenir sous-cutané et se ramifier, comme nous le verrons tout à l'heure, dans la moitié externe de la peau de l'avant-bras.

3° Distribution. — Au cours de son trajet, le nerf musculo-cutané fournit deux ordres de branches : des branches collatérales et des branches terminales.

A. Branches collatérales. — Dans sa portion brachiale, le nerf musculo-cutané fournit des branches collatérales aux trois muscles antérieurs du bras. le coraco-brachial, le biceps et le brachial antérieur (fig. 116) :

a. *Nerf du coraco-brachial.* — Le nerf du

Fig. 113.

Nerfs superficiels du membre supérieur, plan antérieur.

1, 1. branche sus-acromiale du plexus cervical. — 2, 2. rameau cutané du nerf circonflexe. — 3. rameau cutané externe du radial. — 4. rameau supérieur du brachial cutané interne. — 5. rameau perforant du deuxième nerf intercostal. — 6, accessoire du brachial cutané interne. — 7. brachial cutané interne, avec ses deux branches de bifurcation : 7', la branche postérieure ou épitrochléenne ; 7'', la branche antérieure ou cubitale. — 8, branche cutanée ou antibrachiale du nerf musculo-cutané. — 9. branche terminale antérieure du radial, avec 9'. son anastomose avec l'une des divisions de la branche précédente. — 10. anastomose d'un filet perforant du nerf cubital avec l'une des divisions du brachial cutané interne. — 11. rameau cutané palmaire du médian. — 12, 13. collatéral externe et collatéral interne du pouce. — 14, collatéral externe de l'index. — 15, collatéral interne du petit doigt. — 16, 16, troncs des autres collatéraux.

coraco-brachial (8) se détache du musculo-cutané tout près de son émergence.
Il est généralement double : le *rameau supérieur* pénètre dans la portion supérieure du muscle et se prolonge jusque dans la courte portion du biceps ; le
rameau inférieur, beaucoup plus long, ne pénètre
dans le coraco-brachial que dans le voisinage de
son insertion à l'humérus.

b. *Nerf du biceps.* — Le nerf du biceps (9) naît du
musculo-cutané après sa sortie du muscle coraco-
brachial. Il se divise presque immédiatement après
son origine en deux rameaux, qui se distribuent,
l'un à la courte portion, l'autre à la longue portion
du biceps. Ces deux rameaux se subdivisent ordinairement en plusieurs filets avant de pénétrer dans
leurs muscles respectifs.

c. *Nerf du brachial antérieur.* — Le nerf du brachial antérieur (10) naît un peu au-dessous du précédent et se divise en trois ou quatre filets divergents,
qui se perdent le plus souvent dans le tiers supérieur du muscle. De ces filets, il en est un cependant, plus long que les autres, que l'on voit descendre jusqu'à la portion du brachial antérieur qui
avoisine le coude : on peut lui donner le nom de
long filet du brachial antérieur.

Indépendamment de ces rameaux musculaires, qui sont
constants comme les muscles auxquels ils sont destinés, le
nerf musculo-cutané fournit encore sur bien des sujets : 1° un
filet osseux, qui s'engage avec l'artère dans le trou nourricier
de l'humérus ; 2° un *filet périostique*, qui se perd dans le
périoste avoisinant la fosse coronoïde ; 3° un *filet vasculaire*
(fig. 116,11), qui se termine à la partie moyenne du bras ou
au voisinage du coude, soit sur l'artère humérale, soit sur l'une
des veines humérales. Si je m'en rapporte à mes propres recherches, ce dernier filet se rencontrerait avec une proportion
de 18 p. 100 ; je l'ai vu, sur un sujet, se rendre à une anastomose qui unissait l'une à l'autre les deux veines humérales.

Fréquemment encore (1 fois sur 3), le nerf musculo-cutané
s'anastomose, à la partie moyenne du bras, avec le tronc du
nerf médian. Mais, contrairement à la description classique
qui fait partir cette anastomose du médian pour aboutir au
musculo-cutané après un trajet oblique en bas et en dehors,
je crois pouvoir affirmer, en me basant sur 105 observations,
que cette anastomose, quand elle existe, est oblique en bas
et en dedans et se rend du musculo-cutané au médian. L'anastomose dirigée en sens contraire, c'est-à-dire allant du médian au musculo-cutané, constitue une disposition tout à fait
exceptionnelle : je ne l'ai observée que deux fois sur 105 cas.
— Voy. à ce sujet, L. TESTUT, *Rech. anat. sur l'anastomose
du médian et du musculo-cutané*, in Journ. de l'Anat., 1883,
p. 103.

B. BRANCHES TERMINALES. — Devenu sous-cutané

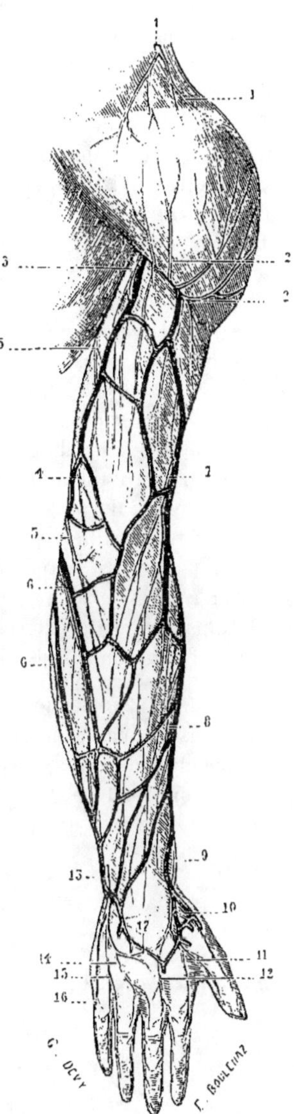

Fig. 114.

Nerfs superficiels du membre
supérieur, plan postérieur.

1. ramifications de la branche sus-acromiale du plexus cervical. — 2, 2. rameaux cutanés du nerf axillaire. —
3, 3. rameaux perforants des deuxième et troisième nerfs intercostaux. — 4. rameau cutané interne du radial. —
5. branche postérieure ou épitrochléenne du brachial cutané interne.   6. 6. rameaux postérieurs de la branche antérieure du même nerf. — 7. rameau cutané externe du radial. — 8. rameaux postérieurs du musculo-cutané. — 9. terminaison de la branche antérieure ou cutanée du radial, avec : 10. son rameau externe ; 11. son rameau moyen ; 12, son rameau interne. — 13, branche dorsale du cubital, avec : 14. son rameau externe ; 15. son rameau moyen ; 16, son rameau interne. — 17. anastomose entre le radial et le cubital.

un peu au-dessus de l'interligne articulaire du coude, le nerf musculo-cutané se
divise en deux branches terminales, l'une antérieure, l'autre postérieure :

a. *Branche postérieure.* — La branche postérieure, se portant en bas et en
dehors, passe en arrière de la veine médiane céphalique, gagne successivement la
face externe et la face postérieure de l'avant-bras et descend jusqu'au niveau du
carpe, en fournissant de nombreux rameaux à la peau de la région postéro-externe
de l'avant-bras. Il n'est pas rare de voir la branche postérieure du musculo-cutané,
descendant plus bas que d'habitude, jeter de fins rameaux sur la région du premier
métacarpien et dans le premier espace interosseux. Ces rameaux peuvent, sur certains sujets, être suivis jusqu'à la commissure du pouce et de l'index.

b. *Branche antérieure.* — La branche antérieure continue la direction descendante du tronc dont elle émane. Elle passe en avant de la médiane céphalique et
chemine ensuite à la face antérieure de l'avant-bras, entre la veine médiane, qui
est en dedans, et la veine radiale, qui est en dehors. Elle s'épuise, chemin faisant,
dans la peau de la région antéro-externe de l'avant-bras. On peut suivre ses filets
terminaux jusqu'aux plis transversaux du poignet, et très souvent même jusque
sur l'éminence thénar. Ces filets thénariens, quand ils existent, sont extrêmement
variables : se limitant dans certains cas à la partie toute supérieure de l'éminence
thénar, ils descendent, dans d'autres, jusqu'à la racine du pouce, empiétant
ainsi sur le territoire du rameau cutané palmaire du médian.

Un peu au-dessus du poignet, la branche antérieure du musculo-cutané s'anastomose avec le nerf radial, qui est encore sous-aponévrotique.

Elle fournit en outre, dans la même région, un ou deux ramuscules, qui se
portent à la rencontre de l'artère radiale, en perforant l'aponévrose, cheminent
quelque temps avec cette artère, et finalement viennent se distribuer aux parties
molles de l'articulation radio-carpienne.

En résumé, le nerf musculo-cutané, sensitif et moteur comme son nom l'indique,
fournit : 1° des rameaux moteurs *(branches collatérales)* aux trois muscles de la
région antérieure du bras; 2° des rameaux sensitifs *(branches terminales)* à la
peau de la moitié externe de l'avant-bras et, dans bien des cas, à la peau qui
recouvre, tant en avant qu'en arrière, le premier métacarpien ou métacarpien du
pouce.

RÉSUMÉ DU NERF MUSCULO-CUTANÉ

a). *Branches collatérales.*	N. du coraco-brachial. N. du biceps. N. du brachial antérieur. Filet osseux. Filet périostique. Filet vasculaire.
b). *Branches terminales.*	Br. postérieure. Br. antérieure.

Variétés. — Le nerf musculo-cutané naît dans l'aisselle par deux rameaux, qui peuvent ne se
réunir qu'au niveau du coude *(duplicité du nerf).* — Au lieu de perforer le coraco-brachial, il
glisse sur son côté interne (10 p. 100). — Le rameau du coraco-brachial naît parfois de la racine
externe du nerf médian un peu au-dessus du musculo-cutané. — Le nerf musculo-cutané peut
perforer le biceps. — Deux fois sur cent, il envoie un rameau au rond pronateur. — Un filet
articulaire pour le coude se détache, soit du rameau du brachial antérieur, soit du rameau du
biceps. — L'anastomose pour le médian se détache parfois (7 p. 100) avant le muscle coraco-
brachial; elle peut, dans ce cas, soit perforer le coraco-brachial, soit se rendre directement au
nerf médian; on l'a vue ne rejoindre ce nerf qu'à la partie moyenne de l'avant-bras; cette anastomose peut être double; elle peut en outre être rectiligne, en anse, en plexus. — A la main, on
a vu la branche postérieure du musculo-cutané fournir les deux collatéraux dorsaux du pouce

(HEPBURN), les deux collatéraux dorsaux de l'annulaire et le collatéral dorsal externe du petit doigt. — Le nerf musculo-cutané peut faire défaut en tant que nerf distinct : dans ce cas, ses différents rameaux se détachent isolément du tronc du médian ; le musculo-cutané n'est pas absent, mais ses éléments se sont fusionnés avec le nerf médian. On peut du reste, en s'appuyant sur l'anatomie comparée, considérer le nerf musculo-cutané comme n'étant qu'une grosse branche collatérale de ce dernier nerf.

Voyez, à ce sujet, L. TESTUT, *Mémoire sur la portion brachiale du nerf musculo-cutané*, in *Mém. de l'Académie de Médecine*, 1884 ; et *Intern. Monatsschrift. f. Anatomie und Histologie*, 1884, p. 303-341.

D. — NERF MÉDIAN

1° Origine — Le nerf médian (fig. 116, 117 et 119), l'une des branches les plus importantes du plexus brachial, naît de la portion axillaire de ce plexus par deux cordons volumineux, l'un interne, l'autre externe, que l'on désigne ordinairement sous le nom de *racines du médian*.

Ces deux racines (fig. 115, 3' et 3″), séparées tout d'abord par un intervalle de 5 ou 6 millimètres, convergent ensuite l'une vers l'autre et se réunissent à la manière des deux branches d'un V. La racine externe, la plus considérable des deux, donne naissance, comme nous l'avons déjà vu, au nerf musculo-cutané ; la racine interne laisse échapper de même le nerf cubital et le nerf brachial cutané interne. Entre les deux racines chemine l'artère axillaire, gagnant le plan postérieur du sommet du V.

L'expérimentation et les observations anatomo-cliniques, plus encore que la dissection, nous apprennent que le médian tire son origine des trois derniers nerfs cervicaux et du premier nerf dorsal.

2° Trajet. — Ainsi constitué, le nerf médian, d'abord légèrement aplati, puis assez régulièrement cylindrique, descend verticalement sur le côté interne du bras et arrive à la face antérieure de l'épitrochlée. Là, obliquant légèrement en dehors, il se rapproche peu à peu de l'axe du membre, l'atteint et devient ainsi véritablement *médian*, situation qui lui a valu son nom. Reprenant alors sa direction verticale, il traverse successivement la face antérieure de l'avant-bras, la face antérieure du poignet et arrive à la paume de la main, où il s'épanouit en six branches, ses six branches terminales.

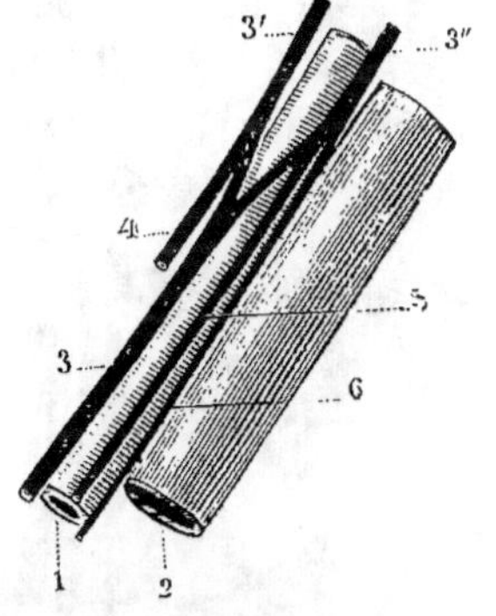

Fig. 115.

Origine axillaire du médian.

1. artère axillaire. — 2. veine axillaire. — 3. médian, avec : 3' sa racine externe ; 3″ sa racine interne. — 4. musculo-cutané. — 5. cubital. — 6, brachial cutané interne.

3° Rapports. — Dans ce long trajet, le nerf médian présente des rapports importants, que nous examinerons séparément dans l'aisselle, au bras, au pli du coude, à l'avant-bras, au poignet et à la main.

a. Dans l'aisselle (fig. 116, 4), le tronc du médian est situé en arrière du tendon du grand pectoral, en avant et un peu en dehors de l'artère axillaire. Il est appliqué, comme le vaisseau lui-même, contre la face interne du muscle coraco-brachial. Le nerf musculo-cutané longe son côté externe. Sur son côté interne cheminent trois autres nerfs : le nerf cubital d'abord ; puis, en dedans du cubital, le brachial cutané interne et son accessoire.

b. Au bras (fig. 116, 4), le médian chemine le long du bord interne du biceps, dans l'interstice celluleux qui sépare ce dernier muscle du brachial antérieur. Il repose donc, en arrière, sur le brachial antérieur, tandis qu'en avant il est recouvert par les faisceaux internes du biceps. En dedans, dans l'intervalle compris entre les deux muscles, il répond directement à l'aponévrose brachiale, et, au delà de l'aponévrose, au tissu cellulaire sous-cutané et à la peau. Le médian présente avec l'humérale les rapports suivants : situé tout d'abord en dehors de l'artère, il

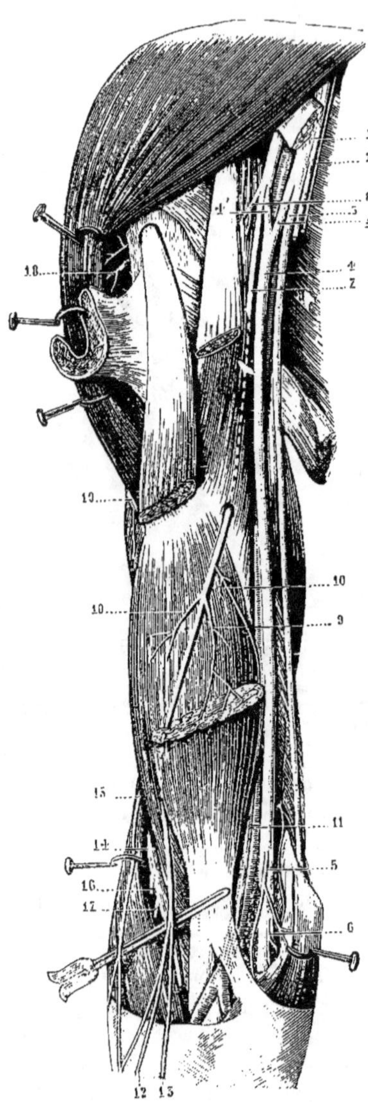

Fig. 116.

Nerfs profonds du bras.
face antérieure.

passe en avant d'elle à la partie moyenne du bras et s'en sépare de nouveau, un peu au-dessus du coude, pour se placer alors sur son côté interne. Les deux organes, nerf médian et artère humérale, ne sont donc pas exactement parallèles ; tout en descendant l'un et l'autre vers le coude, tout en restant même très rapprochés, ils se croisent dans leur trajet à la manière des deux branches d'un **X**. Il arrive parfois que, dans ce croisement, le nerf passe en arrière de l'artère au lieu de passer en avant.

c. *Au pli du coude* (fig. 117,1). le nerf médian, situé en dedans de l'humérale, est séparé du vaisseau par un espace triangulaire à sommet supérieur. D'abord sous-aponévrotique, il s'engage bientôt, en atteignant les muscles épitrochléens, entre le faisceau épitrochléen et le faisceau coronoïdien du rond pronateur. Arrivé au-dessous du rond pronateur, il croise obliquement l'artère cubitale en passant en avant d'elle. Puis, poursuivant son trajet, il perfore les insertions d'origine du fléchisseur commun superficiel des doigts et passe à l'avant-bras.

d. *A l'avant-bras* (fig. 117,1), le nerf médian occupe assez exactement, comme nous l'avons dit plus haut, le milieu de la face antérieure. Il chemine entre le fléchisseur commun superficiel des doigts et le fléchisseur commun profond, dans l'interstice celluleux qui sépare ce dernier muscle du long fléchisseur du pouce. Dans son trajet antibrachial. le médian est accompagné par une petite artère, *l'artère du nerf médian*, branche de l'interosseuse antérieure. Cette artère, ordinairement très grêle, peut, dans certains cas, atteindre les dimensions de la radiale.

e. *Au poignet* (fig. 119,3), le médian, situé en dehors du paquet des tendons du fléchis-

1. brachial cutané interne. — 2. son accessoire. — 3. cubital. — 4, médian. avec : 4'. sa racine externe : 4''. sa racine interne. — 5. rameau pour le rond pronateur. — 6. rameau pour le grand et le petit palmaire — 7. musculo-cutané. avec : 8. rameau du coraco brachial : 9. rameau du biceps : 10. rameau pour le brachial antérieur : 11. filet vasculaire pour l'humérale ; 12, 13. ses branches cutanées ou antibrachiales. — 14. nerf radial. avec : 15. son rameau cutané externe : 16. son rameau pour le long supinateur ; 17, son rameau pour le premier radial externe. — 18, nerf circonflexe, avec 19, son rameau cutané de l'épaule.

seur superficiel des doigts, chemine tout d'abord entre le tendon du grand palmaire, qui est en dehors, et celui du petit palmaire, qui est en dedans. Il s'engage ensuite sous le ligament annulaire antérieur du carpe, enveloppé comme les tendons qui l'accompagnent par la synoviale des fléchisseurs.

f. *A la main* (fig. 119,3), enfin, ses branches terminales, débouchant du canal du carpe, se trouvent situées immédiatement en dedans de l'éminence thénar. Elles s'étalent en éventail en avant des tendons fléchisseurs, en arrière de l'aponévrose palmaire et de l'arcade palmaire superficielle, qui les croise à angle droit.

4° Distribution. — Au cours de son long trajet, le nerf médian fournit deux ordres de branches : des branches collatérales et des branches terminales.

A. BRANCHES COLLATÉRALES. — Le nerf médian traverse la région antérieure du bras sans abandonner aucune branche collatérale ; nous avons déjà vu (p. 163) qu'il reçoit assez fréquemment (1 fois sur 3) un rameau anastomotique du nerf musculo-cutané. Au coude et à l'avant-bras, au contraire, il fournit des branches collatérales fort nombreuses, que l'on peut, d'après leur origine et leur destination, répartir en cinq groupes : les rameaux articulaires, le nerf supérieur du rond pronateur, les rameaux musculaires postérieurs, le nerf interosseux, le nerf cutané palmaire.

a. *Rameaux articulaires.* — Ce sont de tout petits filets, décrits par RÜDINGER, qui se rendent à l'articulation du coude. On en rencontre ordinairement deux, l'un supérieur, l'autre inférieur. — Le *filet articulaire supérieur* se détache de la portion brachiale du médian, à une hauteur variable. Obliquant ensuite en bas et en dehors, il gagne la face antérieure de l'articulation du coude, en suivant le plus souvent l'épaisseur du muscle brachial antérieur. Il se distribue aux ligaments antérieurs de cette articulation. — Le *filet articulaire inférieur* provient, dans la plupart des cas, du rameau que le médian envoie au muscle rond pronateur. Il se distribue,

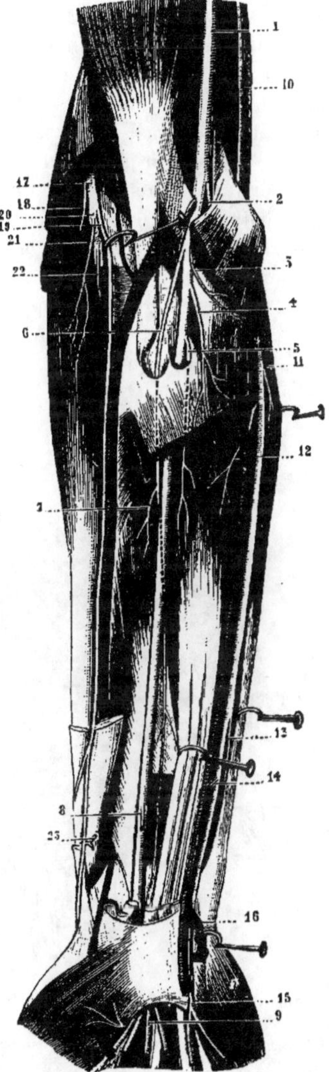

Fig. 117.

Nerfs profonds de l'avant-bras,
face antérieure.

1, nerf médian, avec : 2. son rameau pour le rond pronateur ; 3, son rameau pour le grand et le petit palmaire ; 4, son rameau pour le fléchisseur superficiel ; 5. son rameau pour le fléchisseur profond ; 6, son rameau interosseux ; 7, son rameau pour le fléchisseur propre du pouce ; 8, son rameau cutané palmaire ; 9, ses branches terminales. — 10, nerf cubital, avec : 11, son rameau pour le cubital antérieur ; 12, son rameau pour le fléchisseur profond ; 13, sa branche cutanée dorsale ; 14, son filet anastomotique pour le brachial cutané interne ; 15, sa branche palmaire superficielle ; 16, sa branche palmaire profonde. — 17, nerf radial, avec : 18, son rameau pour le premier radial externe ; 19. sa branche terminale antérieure ; 20, sa branche terminale postérieure ; 21, son rameau pour le deuxième radial externe ; 22, son rameau pour le court supinateur ; 23, son anastomose avec le musculo-cutané.

comme le précédent, aux ligaments antérieurs de l'articulation du coude.

b. *Nerf supérieur du rond pronateur.* — Le nerf supérieur du rond pronateur se détache du tronc médian un peu au-dessus de l'épitrochlée et pénètre dans la face profonde du rond pronateur, après avoir envoyé quelques filets très grêles à la partie interne de l'articulation du coude.

c. *Rameaux musculaires.* — Les rameaux musculaires (fig. 117) que le nerf médian abandonne à l'avant-bras se distinguent, d'après la direction qu'ils prennent, en antérieurs et postérieurs :

Les *rameaux musculaires antérieurs* se séparent du médian dans le tiers supérieur de l'avant-bras, tantôt isolément, tantôt par des troncs communs. Quel que soit leur mode d'origine, leur distribution est constante : ils se portent dans le rond pronateur (qui se trouve ainsi avoir deux nerfs), dans le grand palmaire, dans le petit palmaire et dans le fléchisseur commun superficiel des doigts.

Les *rameaux musculaires postérieurs* se détachent au même niveau que les précédents. On en compte généralement trois : l'un d'eux, obliquant un peu en dehors, vient se terminer dans le tiers supérieur du long fléchisseur propre du pouce ; les deux autres, se portant en dedans et en bas, se perdent dans les deux faisceaux externes du fléchisseur commun profond des doigts. Les deux faisceaux internes de ce dernier muscle, comme nous le verrons bientôt, sont innervés par le cubital.

d. *Nerf interosseux.* — Le nerf interosseux (fig. 117,6) naît également dans le tiers supérieur de l'avant-bras. Satellite de l'artère interosseuse antérieure, il s'applique comme elle sur le ligament interosseux et descend verticalement en bas entre le long fléchisseur propre du pouce et le fléchisseur commun profond des doigts. Après avoir fourni quelques filets à ces deux muscles, il s'engage sous le carré pronateur, lui abandonne plusieurs rameaux et se termine, un peu au-dessous de ce muscle, dans les parties molles de l'articulation radio-carpienne.

e. *Nerf cutané palmaire.* — Le nerf cutané palmaire (fig. 119,4) se détache du tronc du médian à 2 ou 3 centimètres au-dessus du poignet. Il longe quelque temps le tronc dont il émane, perfore ensuite l'aponévrose entre le tendon du grand palmaire et celui du petit palmaire et se divise alors en deux rameaux : un *rameau externe*, qui vient se distribuer à la peau de l'éminence thénar ; un

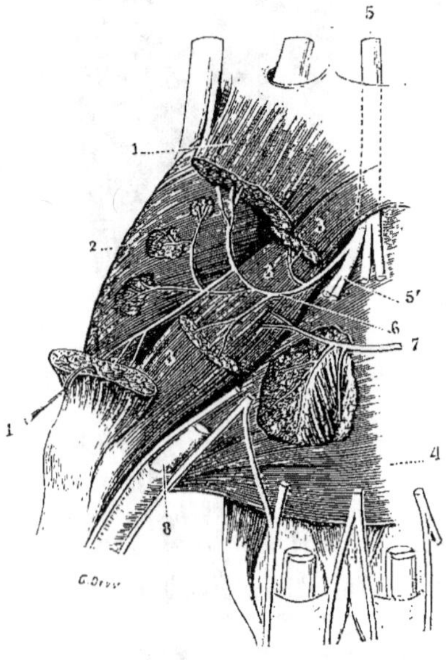

Fig. 118.

Rameaux moteurs de l'éminence thénar.

1, court abducteur du pouce. — 2. opposant. — 3, 3'. faisceau superficiel et faisceau profond du court fléchisseur. — 4, adducteur du pouce. — 5. nerf médian avec 5'. ses branches terminales. — 6. nerf des muscles thénar. — 7, branche profonde du cubital. se terminant dans l'adducteur et dans le faisceau profond du court fléchisseur. — 8, tendon du long fléchisseur propre du pouce.

rameau interne, qui descend en avant du ligament annulaire antérieur du carpe et se ramifie dans la peau de la région palmaire moyenne.

B. BRANCHES TERMINALES. — Les branches terminales du nerf médian naissent toutes ensemble en arrière du ligament annulaire antérieur du carpe et suivent, immédiatement après leur origine, un trajet fortement divergent. Elles sont au nombre de six (fig. 119) : nous les distinguerons en première, deuxième, troisième, etc., en allant de dehors en dedans.

a. Première branche. — La première, qui est aussi la plus courte, est destinée aux muscles de l'éminence thénar : on pourrait l'appeler le *nerf des muscles thénar* (fig. 118, 6). Immédiatement après son origine, il se porte en dehors, en décrivant une courbe à concavité supérieure, et se divise ordinairement, en atteignant l'éminence thénar, en trois rameaux : un rameau superficiel pour le muscle court abducteur du pouce ; deux rameaux profonds, l'un pour l'opposant, l'autre pour le faisceau externe du court fléchisseur. J'ai vu plusieurs fois ce nerf du court fléchisseur naître isolément de la deuxième branche du médian. D'autres fois, il en existait deux, l'un provenant comme à l'ordinaire de la première branche, l'autre fourni par la seconde branche.

b. Deuxième branche. — La deuxième, exclusivement cutanée, longe le tendon du long fléchisseur propre du pouce, croise la face antérieure de l'articulation métacarpo-phalangienne et vient former le *collatéral palmaire externe du pouce.*

c. Troisième branche. — La troisième suit un trajet analogue et vient, sur le côté interne du pouce, constituer le *collatéral palmaire interne* de ce doigt.

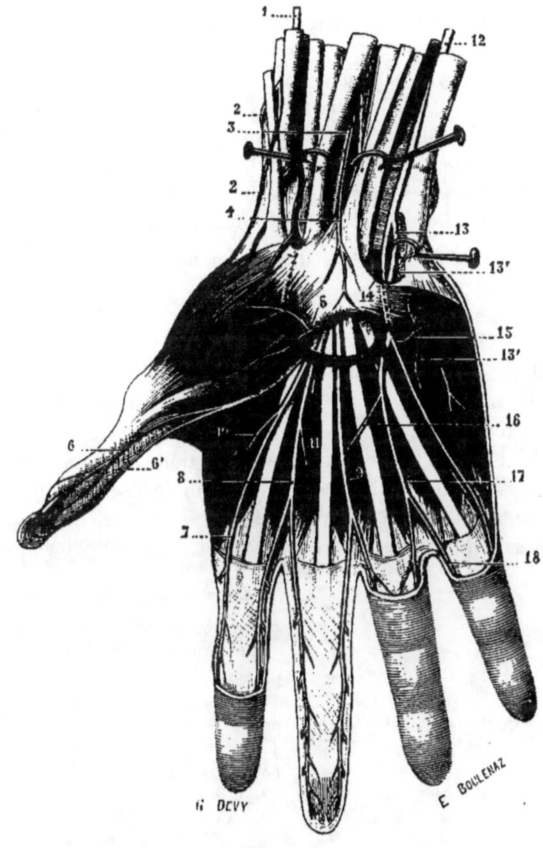

Fig. 119.

Nerfs de la région palmaire, branches superficielles.

1, branche antérieure du radial, avec 2, 2, ses rameaux de bifurcation. — 3, nerf médian. — 4, son rameau cutané palmaire. — 5, rameau pour les muscles thénar. — 6, 6', les deux collatéraux du pouce. — 7, collatéral externe de l'index. — 8, tronc commun du collatéral interne de l'index et du collatéral externe du médius. — 9, tronc commun du collatéral interne du médius et du collatéral externe de l'annulaire. — 10, nerf du premier lombrical. — 11, nerf du deuxième lombrical. — 12, nerf cubital. — 13, sa branche profonde, avec 13', son rameau pour les muscles hypothénar ; 14, sa branche superficielle. — 15, nerf du palmaire cutané. — 16, anastomose avec le médian. — 17, tronc commun du collatéral interne de l'annulaire et du collatéral externe du petit doigt. — 18, collatéral interne du petit doigt.

d. Quatrième branche. — La quatrième, légèrement oblique en bas et en dehors, croise la face antérieure de l'adducteur du pouce, fournit un filet au premier lombrical (*nerf du premier lombrical*) et se porte sur le côté externe de la première phalange de l'index. Là, elle se divise en deux rameaux : l'un, antérieur, qui forme le *collatéral palmaire externe de l'index ;* l'autre postérieur, un peu grêle, qui constitue son *collatéral dorsal externe.*

e. *Cinquième branche.* — La cinquième descend verticalement en avant du deuxième espace interosseux, donne un filet au deuxième lombrical (*nerf du deuxième lombrical*) et se bifurque, à la racine des doigts, en deux rameaux secondaires, qui sont destinés : l'externe, au côté interne de l'index ; l'interne, au côté externe du médius. Chacun de ces rameaux, arrivé à son doigt respectif, se bifurque, à son tour, pour former le *collatéral palmaire* et le *collatéral dorsal.*

f. *Sixième branche.* — La sixième se porte obliquement vers le troisième espace interosseux, reçoit une anastomose du nerf cubital (voy. ce nerf) et se bifurque, à la racine des doigts, en deux rameaux : l'un, externe, forme le *collatéral palmaire interne du médius ;* l'autre, interne, constitue le *collatéral palmaire externe de l'annulaire.* Comme précédemment, chacun de ces deux collatéraux palmaires fournit le collatéral dorsal correspondant.

En résumé, le nerf médian, nerf mixte, fournit des rameaux musculaires et des rameaux cutanés :

a. Les *rameaux musculaires* innervent : 1° tous les muscles de la région antérieure de l'avant-bras, à l'exception du cubital antérieur et des deux faisceaux internes du fléchisseur commun profond des doigts, qui reçoivent leurs nerfs du cubital ; 2° les deux premiers lombricaux et tous les muscles de l'éminence thénar, à l'exception de l'adducteur du pouce et du faisceau interne du court fléchisseur.

b. Par ses *rameaux cutanés*, il tient sous sa dépendance la sensibilité de la peau : 1° de l'éminence thénar et de la région palmaire moyenne ; 2° de la face palmaire du pouce ; 3° de la face palmaire et de la plus grande partie de la face dorsale de l'index, du médius et de la moitié externe de l'annulaire.

RÉSUMÉ DU NERF MÉDIAN

- a). *Branches collatérales.*
  - R. articulaires.
  - N. supérieur du rond pronateur.
  - R. musculaires ant^rs pour.
    - rond pronateur.
    - grand palmaire.
    - petit palmaire.
    - fléch. superficiel des doigts.
  - R. musculaires post^rs pour.
    - fléch. propre du pouce.
    - 1/2 fléch. comm. prof. des doigts.
  - N. interosseux.
  - N. cutané palmaire.
- b). *Branches terminales.*
  - 1re *br.*
    - N. de l'abducteur du pouce.
    - N. du court fléchisseur du pouce (faisceau externe).
    - N. de l'opposant du pouce.
  - 2e *br.* — 1er collatéral palmaire.
  - 3e *br.* — 2e collatéral palmaire.
  - 4e *br.*
    - N. du premier lombrical.
    - 3e collatéral palmaire et 3e collatéral dorsal.
  - 5e *br.*
    - N. du deuxième lombrical.
    - 4e collatéral palmaire et 4e collatéral dorsal.
    - 5e collatéral palmaire et 5e collatéral dorsal.
  - 6e *br.*
    - 6e collatéral palmaire et 6e collatéral dorsal.
    - 7e collatéral palmaire et 7e collatéral dorsal.

Variétés. — J'ai vu plusieurs fois les deux racines du médian unies par une anastomose oblique, simple ou multiple. — J'ai vu également ces deux racines ne se réunir qu'à la partie moyenne du bras et même, une fois, au niveau du coude. — Sur les rapports variables des racines du médian avec les vaisseaux, voyez l'intéressant travail du professeur Calori, in *Memorie della Accademia di Bologna*, 1878, t. VIII, p. 443. — 20 fois sur 100, le médian, au bras, passe en arrière de l'artère humérale (Gruber), au lieu de passer sur sa face antérieure. — On l'a vu situé en dedans de l'artère dans toute sa longueur. — Le nerf médian fournit parfois un rameau vasculaire à l'artère cubitale. Je l'ai vu, dans un cas, perforé au pli du coude par l'artère cubitale et jeter sur la face antérieure de ce vaisseau deux filets très courts et très grêles. — Dans un autre cas, le médian se partageait, à la partie moyenne de l'avant-bras, en deux branches d'égal volume : l'externe fournissait les rameaux musculaires de l'éminence thénar, les nerfs des deux premiers lombricaux et les quatre premiers collatéraux ; l'interne donnait deux anastomoses au cubital et se terminait par les trois derniers collatéraux.

Le médian s'anastomose assez souvent et à des niveaux divers avec le musculo-cutané et le nerf cubital (voy. ces nerfs p. 163 et p. 175).

Le rameau destiné au fléchisseur propre du pouce envoie des filets au radius. — Le nerf interosseux fournit, de même, quelques filets au périoste, soit du radius, soit du cubitus. Ce nerf interosseux peut, à travers le ligament interosseux radio-cubital, s'anastomoser avec la branche postérieure du radial. CRUVEILHIER l'a vu une fois traverser le ligament interosseux, arriver à la région postérieure de l'avant-bras et perforer de nouveau ce ligament pour venir se distribuer au carré pronateur. — Le rameau cutané palmaire envoie parfois un filet au muscle palmaire cutané. — GRUBER a vu le troisième collatéral palmaire se détacher du médian à l'avant-bras et perforer le muscle fléchisseur superficiel avant d'atteindre la région palmaire. — Il arrive très fréquemment que les branches digitales, soit du médian, soit du cubital, soient traversées par les branches artérielles, issues de l'arcade palmaire superficielle (voy., au sujet de ces boutonnières, HARTMANN, *Bull. de la Soc. anat.*, 1888).

E. — NERF CUBITAL

1° Origine. — Le nerf cubital (*N. ulnaris* des anatomistes anglais et allemands) se détache de la racine interne du médian, un peu au-dessous du brachial cutané interne (fig. 115,5). Il tire ses fibres du dernier nerf cervical et du premier nerf dorsal. C'est un nerf volumineux, un peu moins volumineux cependant que le médian, s'étendant, comme lui, de la région de l'aisselle à l'extrémité des doigts.

2° Trajet. — Suivant à partir de son origine un trajet verticalement descendant, le nerf cubital (fig. 116, 117 et 119) longe le côté interne du bras, comme le médian, mais sur un plan un peu postérieur. Arrivé à l'épitrochlée, il passe en arrière de cette saillie osseuse et descend à la face postérieure du coude, jusqu'à l'extrémité supérieure de la diaphyse du cubitus. Là, il contourne d'arrière en avant le côté interne de cette diaphyse, gagne ainsi la face antérieure de l'avant-bras et descend alors verticalement jusqu'à la région du poignet, où il se termine en se bifurquant.

3° Rapports. — Dans ce long trajet, le nerf cubital présente des rapports très importants, que nous examinerons successivement, comme pour le médian, dans l'aisselle, au bras, au coude, à l'avant-bras et au poignet :

a. *Dans l'aisselle* (fig. 116, 3), le cubital chemine entre l'artère axillaire, qui est en dehors, et la veine homonyme, qui est en dedans. Recouvert, en avant, par le grand et le petit pectoral, il croise, en arrière, le sous-scapulaire d'abord, puis les tendons réunis des muscles grand rond et grand dorsal. Dans cette première portion de son trajet, le nerf cubital est très rapproché du médian : il n'en est pour ainsi dire séparé que par l'artère, qui est placée entre les deux.

b. *Au bras* (fig. 116, 3) le nerf cubital présente tout d'abord avec l'artère humérale les mêmes rapports qu'avec l'axillaire : il longe le côté postéro-interne du vaisseau. Puis, se portant un peu en arrière, il s'en sépare et s'en sépare de plus en plus au fur et à mesure qu'elle s'éloigne de l'aisselle : au niveau de l'épitrochlée, nous le savons, les deux organes sont séparés l'un de l'autre par toute l'épaisseur de l'os. Dans sa traversée brachiale, le nerf cubital occupe la loge du triceps. Il est en rapport : en arrière, avec le muscle vaste interne, dont les faisceaux l'entourent d'une façon plus ou moins complète ; en avant, avec l'aponévrose inter-musculaire interne (voy. MYOLOGIE), qui le sépare du muscle brachial antérieur, de l'artère humérale et du nerf médian.

c. *Au coude* (fig. 117, 10), le nerf cubital est situé au fond d'une gouttière

(*gouttière épitrochléo-olécranienne*), qui est formée par l'épitrochlée en dedans, par l'olécrâne en dehors. Il chemine là entre les deux faisceaux d'origine du muscle cubital antérieur. Une petite bandelette fibreuse, transversalement étendue de l'olécrâne à l'épitrochlée (*bandelette épitrochléo-olécranienne*), le sépare de la peau. Nous avons déjà vu en myologie, et nous le rappellerons ici en passant, que cette bandelette, que l'on considère à tort comme une portion de l'aponévrose antibrachiale, épaissie à ce niveau pour protéger le nerf, n'est que le reliquat d'un muscle épitrochléo-cubital, disparu chez l'homme, mais normal chez un grand nombre de mammifères.

d. *A l'avant-bras* (fig. 117, 10), le nerf cubital repose, en arrière, sur le fléchisseur profond des doigts d'abord, puis sur le carré pronateur. En avant, il est recouvert, dans la moitié supérieure de l'avant-bras, par le muscle cubital antérieur. Dans la moitié inférieure ou dans le tiers inférieur de l'avant-bras (cela varie suivant les sujets), le nerf, s'étant dégagé du muscle cubital antérieur, chemine maintenant sur le côté externe de son tendon ; il n'est plus recouvert alors que par l'aponévrose anti-brachiale. Nous ajouterons qu'à 8 ou 10 centimètres au-dessous du pli du coude, le nerf cubital est rejoint par l'artère cubitale, qui l'accompagnera désormais jusqu'au poignet, en longeant constamment son côté externe.

e. *Au poignet* (fig. 119, 12), le nerf cubital, restant superficiel tandis que le médian devient profond, passe en avant du ligament annulaire antérieur du carpe, dans une coulisse qui lui est propre (voy. *Myologie*, Chap. vi), entre le pisiforme, qui est en dedans, et l'os crochu, qui est en dehors. L'artère cubitale est toujours située sur son côté externe.

4° Distribution. — Le nerf cubital, comme le médian, fournit au cours de son trajet deux ordres de branches, des branches collatérales et des branches terminales :

A. BRANCHES COLLATÉRALES. — Dans son trajet brachial, le nerf cubital n'abandonne aucune branche collatérale. A l'avant-bras, au contraire, il fournit de nombreux rameaux, que nous grouperons de la façon suivante : des rameaux articulaires, des rameaux musculaires, un rameau anastomotique et un rameau cutané, qui est le nerf cutané dorsal de la main.

a. *Rameaux articulaires.* — Les rameaux articulaires, en nombre variable (deux ou trois ordinairement), mais toujours fort grêles, se détachent du cubital à son passage dans la gouttière épitrochléo-olécranienne et se perdent dans les parties avoisinantes de l'articulation du coude.

b. *Rameaux musculaires.* — Les rameaux musculaires naissent un peu au-dessous, mais à des hauteurs variables. Ils se rendent aux deux muscles cubital antérieur et fléchisseur commun profond des doigts. — Les *rameaux du cubital antérieur*, au nombre de deux ou trois, pénètrent ce muscle par sa face profonde. L'un d'eux peut être suivi jusqu'à la partie inférieure du corps musculaire. — Le *rameau du fléchisseur profond*, tantôt simple, tantôt double, chemine quelque temps à la face antérieure du muscle, puis disparaît dans son épaisseur. Il ne se distribue qu'aux deux faisceaux internes du fléchisseur, les deux faisceaux externes étant innervés par le médian.

c. *Rameau anastomotique.* — Le rameau anastomotique se sépare du cubital un peu au-dessous de la partie moyenne de l'avant-bras. Il se divise ensuite en deux filets : un *filet cutané* (fig. 113, 10), qui perfore l'aponévrose au-dessus du poignet et s'anastomose avec le brachial cutané interne ; un *filet vasculaire*, qui se jette sur l'artère cubitale et se perd dans les parois de ce vaisseau.

d. *Nerf cutané dorsal de la main*. — Le nerf cutané dorsal de la main se détache du cubital à trois ou quatre travers de doigt au-dessus du poignet. Se portant ensuite en bas, en dedans et en arrière, il contourne le cubitus, en passant entre la face interne de cet os et le tendon du cubital antérieur, et arrive à la région postérieure de l'avant-bras, où il se divise en trois rameaux (fig. 126,3). On les distingue en rameau interne, rameau moyen et rameau externe :

Le *rameau interne* longe le bord interne de la main et vient former le nerf collatéral dorsal interne du petit doigt.

Le *rameau moyen*, après avoir fourni quelques filets à la peau de la région dorsale de la main, se dirige vers l'extrémité inférieure du quatrième espace interosseux. Il se termine là en fournissant le collatéral dorsal externe du petit doigt et en envoyant un petit bouquet de filaments à la peau qui recouvre la face dorsale de la première phalange de l'annulaire.

Le *rameau externe* s'anastomose, vers l'extrémité supérieure du deuxième ou du troisième espace interosseux, avec l'une des divisions du nerf radial et se porte ensuite vers l'extrémité inférieure de ce même espace, où il se termine en envoyant quelques filets très grêles, d'une part à la face dorsale de la première phalange de l'annulaire (*côté externe*), d'autre part à la face dorsale de la première phalange du médius (*côté interne*).

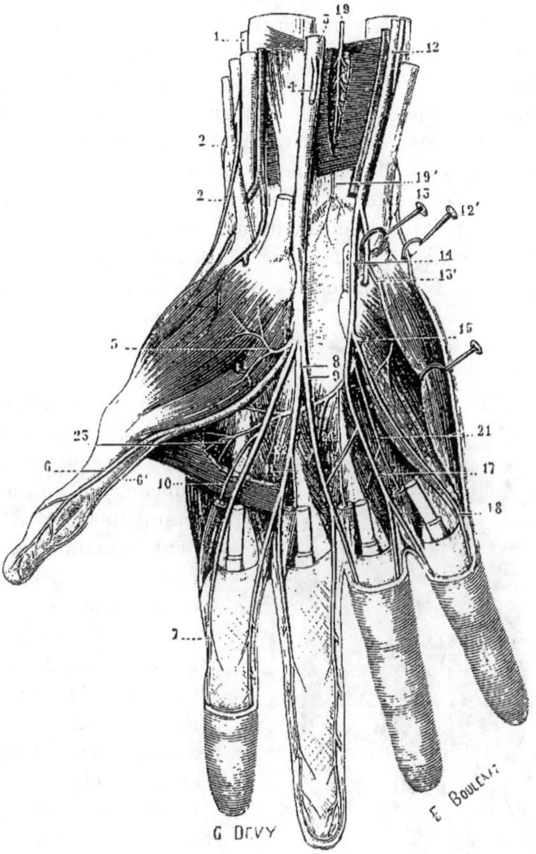

B. BRANCHES TERMINALES. — Le nerf cubital, avons-nous dit plus haut, se divise, au niveau du poignet,

Fig. 120.

Branche superficielle et branche profonde du cubital.

De 1 à 11, comme dans la figure précédente (p. 169). — 12, nerf cubital, avec 12', sa branche cutanée dorsale. — 13, sa branche profonde, avec 13', son rameau pour les muscles hypothénar. — 14, sa branche superficielle. — 15, nerf du palmaire cutané. — 16, anastomose avec le médian. — 17, tronc commun du collatéral interne de l'annulaire et du collatéral externe du petit doigt. — 18, collatéral interne du petit doigt. — 19, nerf interosseux, avec 19', sa terminaison au carpe. — 20, nerf du troisième lombrical. — 21, nerf du quatrième lombrical. — 22, rameau pour les interosseux. — 23, rameau pour l'adducteur du pouce.

en deux branches terminales. Ces deux branches se distinguent, d'après leur situation, en branche superficielle et branche profonde :

a. *Branche superficielle.* — La branche superficielle (fig. 120,14) se porte verticalement en bas, en suivant, comme son nom l'indique, un trajet tout superficiel.

Peu après son origine, elle fournit quelques rameaux très grêles, qui se rendent à la peau de l'éminence hypothénar et au palmaire cutané, quelquefois aussi au court fléchisseur du petit doigt. Puis, elle se partage en deux branches secondaires, l'une interne, l'autre externe.

La *branche interne* croise obliquement l'éminence hypothénar et vient former le *nerf collatéral palmaire interne du petit doigt.*

La *branche externe*, plus volumineuse que le précédent, descend en avant du quatrième espace interosseux et se divise, au niveau de l'extrémité inférieure de cet espace, en deux rameaux : un rameau interne, qui va former le *collatéral palmaire externe du petit doigt ;* un rameau externe, qui constitue le *collatéral palmaire interne du médius.* De ce dernier rameau se détache le nerf collatéral dorsal correspondant. Un peu au-dessous de son origine, la branche externe que nous venons de décrire fournit un petit rameau anastomotique (fig. 119,16), qui se dirige obliquement en bas et en dehors et se jette, après un court trajet, dans la sixième branche du médian. De cette anastomose partent (ARLOING et TRIPIER) quelques ramuscules cutanés et vasculaires.

b. *Branche profonde.* — La branche profonde du cubital (fig. 120,13), plus volumineuse que la précédente, est exclusivement musculaire. Elle prend ordinairement naissance sur le côté interne du pisiforme, quelquefois un peu plus haut. De là, elle se dirige obliquement en bas, en arrière et en dehors, traverse les insertions supérieures du court fléchisseur du petit doigt, contourne en dehors et en bas l'apophyse unciforme de l'os crochu et débouche, en quittant cette apophyse, dans la région palmaire profonde. Elle se porte alors de dedans en dehors, en croisant les extrémités supérieures des métacarpiens et en décrivant dans son ensemble une longue courbe à concavité dirigée en dehors et en haut : c'est l'*arcade nerveuse palmaire* du cubital.

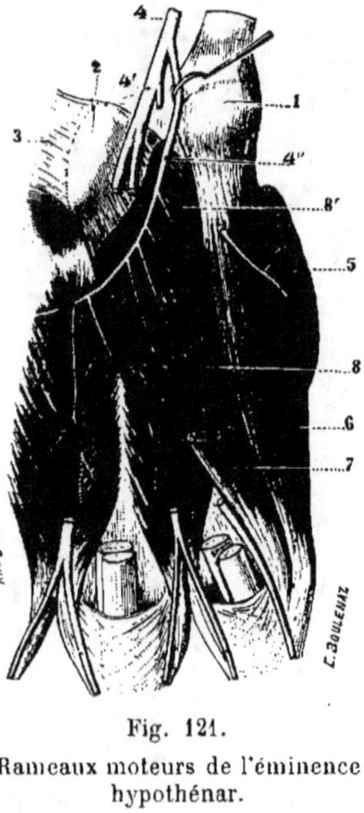

Cette arcade ne fournit aucun rameau par sa concavité, sauf quelques filets articulaires, extrêmement ténus, qui se perdent dans les différentes articulations du poignet.

De sa convexité, au contraire, se détachent des rameaux fort nombreux, qui sont en allant de dedans en dehors : 1° des rameaux pour les trois muscles sous-aponévrotiques de l'éminence hypothénar (fig. 121), l'adducteur, le court fléchisseur et l'opposant du petit doigt ; ces rameaux se séparent ordinairement du tronc nerveux entre le pisiforme et l'os crochu ; 2° deux rameaux toujours très grêles, pour les deux derniers lombricaux ; contrairement aux deux premiers, qui reçoivent leurs nerfs par leur face superficielle, les deux derniers lombricaux reçoivent les leurs par leur face profonde ; 3° des rameaux pour les trois interosseux palmaires et les quatre interosseux dorsaux ; 4° des rameaux pour l'adducteur du pouce (fig. 118, 7) et pour le faisceau interne (faisceau profond de quelques

Fig. 121.

Rameaux moteurs de l'éminence hypothénar.

1, pisiforme. — 2, apophyse unciforme de l'os crochu. — 3, ligament annulaire antérieur du carpe. — 4, nerf cubital, avec : 4', sa branche superficielle ; 4", sa branche profonde. — 5, palmaire cutané. – 6, court abducteur. — 7, court fléchisseur. — 8, 8', opposant.

auteurs) du court fléchisseur du pouce ; nous savons déjà que le faisceau externe ou superficiel de ce muscle est innervé par le médian. Ces derniers rameaux destinés à l'éminence hypothénar peuvent être considérés comme les filets terminaux de la branche profonde du cubital.

RAUBER signale encore, comme émanant de la branche profonde du cubital, un rameau très grêle, qui perfore, avec l'artère, le premier espace interosseux et vient s'anastomoser, à la face dorsale de la main, avec l'un des rameaux dorsaux du radial.

EN RÉSUMÉ, le nerf cubital fournit, comme le médian, deux ordres de rameaux, des rameaux musculaires et des rameaux cutanés :

a. Ses *rameaux musculaires* innervent : 1° à l'avant-bras, le cubital antérieur et les deux faisceaux internes du fléchisseur commun profond des doigts ; 2° à la main, les quatre muscles de l'éminence hypothénar, les deux derniers lombricaux, l'adducteur du pouce, le faisceau profond du court fléchisseur du pouce et tous les interosseux tant palmaires que dorsaux.

b. Ses *rameaux cutanés* président à la sensibilité de la peau : 1° de la moitié interne de la région dorsale de la main ; 2° de l'éminence hypothénar ; 3° du petit doigt ; 4° de la moitié interne de l'annulaire.

RÉSUMÉ DU NERF CUBITAL.

	R. articulaires.	
a). Branches collatérales.	R. musculaires, pour.	cubital antérieur. 1/2 fléchis. comm. profond des doigts.
	R. anastomotique.	
	N. cutané dorsal. . .	r. carpiens et métacarpiens. 9ᵉ et 10ᵉ collatéraux dorsaux.
b). Branches terminales.	*Br. superficielle.* . .	n. du palmaire cutané. anast. avec le médian. 8ⁿ, 9ᵉ et 10ᵉ collatéraux palmaires.
	Br. profonde	n. des muscles hypothénar. n. des 3ᵉ et 4ᵉ lombricaux. n. des interosseux. n. de l'adducteur du pouce. n. du court fléchisseur du pouce (faisc. int.).

Variétés. — Le nerf cubital est parfois renforcé à son origine par un filet surnuméraire, qui provient de la septième cervicale ou bien de la racine externe du médian (QUAIN). — W. KRAUSE (*Arch. f. Anat. u. Phys.*, 1864) l'a vu se réunir au brachial cutané interne par une anastomose ansiforme située à 6 centimètres au-dessus de l'épitrochlée. — Il passe quelquefois en avant de l'épitrochlée (GRUBER, ZUCKERKANDL). — TURNER (*Nat. hist. Review*, 1864) l'a vu envoyer quelques filets au fléchisseur superficiel des doigts. — On l'a vu fournir trois filets aux trois faisceaux internes du fléchisseur commun profond. — Je l'ai vu, deux fois, fournir leurs filets aux trois derniers lombricaux. — Il peut innerver, de même, le premier lombrical (WILSON). — Lorsque le muscle épitrochléo-cubital (voy. MYOLOGIE) existe, ce muscle reçoit un filet du nerf cubital. — Plusieurs fois, j'ai vu les branches cutanées terminales du cubital former, en avant de l'éminence hypothénar, un véritable plexus. — Dans un cas, que j'ai observé en 1887, le cubital fournissait au tiers supérieur de l'avant-bras un long rameau, qui descendait à la région palmaire et s'y divisait en quatre filets : le premier pour le nerf médian, le deuxième pour la branche superficielle du cubital, les deux autres pour les deux lombricaux internes.

VILLAR (*Bull. Soc. anat.*, 1888) a vu, à la partie moyenne de l'avant-bras, le médian et le cubital s'envoyer mutuellement une anastomose.

Assez fréquemment (une fois sur trois ou une fois sur quatre), les deux nerfs cubital et médian s'anastomosent au tiers supérieur de l'avant-bras. Cette anastomose, située entre les muscles épitrochléens et le fléchisseur commun profond des doigts, présente du reste des variations individuelles fort nombreuses : elle est simple ou complexe, transversale ou oblique, volumineuse ou réduite à un filet fort grêle. Sa signification physiologique est encore fort obscure et cette signification varie certainement suivant les cas.

L'anastomose palmaire du cubital et du médian peut se détacher du tronc du cubital avant sa bifurcation. — Elle peut manquer. — Par contre, elle peut être double. — Elle peut être disposée en V, en Y ou former, entre les deux nerfs, un véritable plexus. — Je l'ai vue plusieurs fois traversée par une artère digitale ou même par l'arcade palmaire superficielle.

Assez souvent, la branche profonde du cubital s'anastomose, au niveau des muscles hypothénar, avec le rameau que le médian envoie au faisceau externe du court fléchisseur du pouce. Dernièrement, j'ai vu cette anastomose formée par un véritable plexus. — Dans un cas observé par RICHE, le nerf du premier lombrical s'anastomosait avec un rameau de la branche profonde du cubital.

Sur la face dorsale de la main, le cubital peut suppléer le radial ou, vice versa, être remplacé par lui (voy. *Radial*, p. 180).

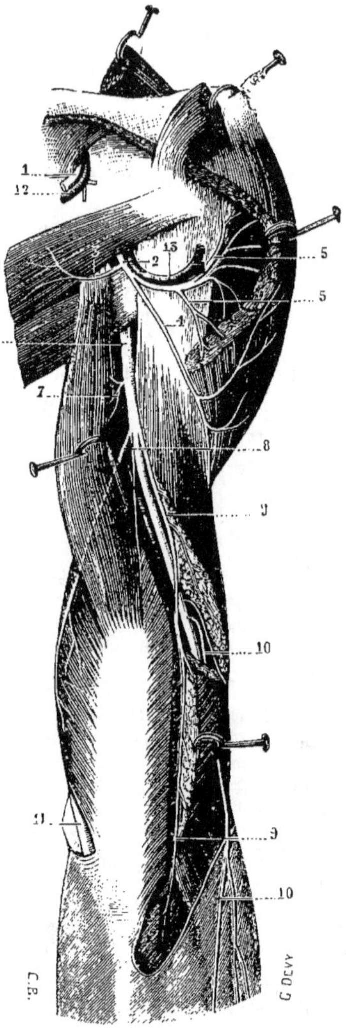

Fig. 122.

Le nerf circonflexe et le nerf radial, vus à la face postérieure de l'épaule et du bras.

1, nerf sus-scapulaire. — 2, nerf circonflexe, avec : 3, le nerf du petit rond ; 4, son rameau cutané de l'épaule ; 5, 5, ses rameaux deltoïdiens. — 6, nerf radial, avec : 7, rameaux de la longue portion du triceps ; 8, rameau du vaste interne ; 9, rameau du vaste externe et de l'anconé ; 10, son rameau cutané externe. — 11, nerf cubital. — 12, artère scapulaire supérieure. — 13, artère circonflexe postérieure.

F. — NERF RADIAL

Le nerf radial (fig. 110, 2 et 122, 6) est l'une des branches les plus considérables du plexus brachial : il n'a d'égal, à ce point de vue, que le nerf médian, qu'il surpasse quelquefois en volume. Du reste, comme le médian et le cubital, il s'étend depuis le creux de l'aisselle jusqu'à l'extrémité inférieure des doigts.

1° Origine. — Le radial naît, à la partie postérieure du plexus brachial, d'un tronc qui lui est commun avec le circonflexe et à la constitution duquel concourent à la fois les cinq branches du plexus. Le nerf radial tire plus particulièrement ses fibres des sixième, septième et huitième nerfs cervicaux, quelquefois aussi du cinquième.

2° Trajet. — Immédiatement après son origine, le radial se porte obliquement en bas, en dehors et en arrière. Il sort de l'aisselle au niveau de son angle postéro-externe et s'engage alors dans la gouttière de torsion de l'humérus, qu'il parcourt dans toute son étendue. Il longe ensuite le bord externe de cet os, le contourne d'arrière en avant, en perforant l'aponévrose intermusculaire externe, et arrive ainsi au pli du coude, où il se termine en se bifurquant. Le radial contourne donc l'humérus à la manière d'une demi-spirale, d'où le nom de *nerf musculo-spiral* que lui donnent les anatomistes anglais, QUAIN et GRAY entre autres.

3° Rapports. — Le nerf radial, se terminant au pli du coude en tant que tronc nerveux, ne nous présente que deux portions, une portion axillaire et une portion brachiale.

a. *Dans l'aisselle* (fig. 120,2), le radial est profondément placé en arrière de l'artère axillaire, qui le sépare du médian et du cubital. Il repose tout d'abord sur le sous-scapulaire, puis sur les tendons réunis du grand dorsal et du grand rond.

b. *Au bras*, le radial occupe successivement la face postérieure ou plan d'extension et la face antérieure ou plan de flexion. — *Sur la face postérieure* (fig. 122,6), il chemine dans la gouttière de torsion, en compagnie de l'artère humérale profonde et des veines homonymes. En dehors de lui, se trouve le vaste externe ; en dedans de lui, le vaste interne. La longue portion du triceps le recouvre et le sépare de l'aponévrose superficielle et de la peau. — *Sur la face antérieure* (fig. 123,1), le radial chemine dans une gouttière profonde, qui est formée en dedans par le brachial antérieur, en dehors par le long supinateur et le premier radial externe. Il repose directement sur la face externe de l'os et se trouve toujours accompagné par l'artère humérale profonde et ses veines.

4° **Distribution.** — Au cours de son trajet, le nerf radial fournit deux ordres de branches, des branches collatérales et des branches terminales :

A. BRANCHES COLLATÉRALES. — Depuis son origine jusqu'à sa bifurcation, le nerf radial fournit huit branches collatérales, savoir (fig. 122) : le rameau cutané interne, les rameaux de la longue portion du triceps, le rameau du vaste externe et de l'anconé, le rameau cutané externe, le rameau du brachial antérieur, les rameaux du long supinateur et du premier radial externe.

. a. *Rameau cutané interne.* — Le rameau cutané interne (fig. 123,3) se sépare du radial à la partie supérieure du bras au moment où le tronc nerveux va s'engager dans la gouttière de torsion. D'abord sous-aponévrotique, il perfore bientôt l'aponévrose brachiale et se distribue, par plusieurs filets, à la peau de la région postéro-interne du bras. L'un de ces filets descend ordinairement jusqu'au voisinage de l'olécrane.

b. *Rameaux de la longue portion du triceps.* — Ces rameaux sont destinés, comme leur nom l'indique, à la longue portion du triceps brachial. Au nombre de trois ou quatre, ils se distinguent en *rameaux supérieurs*, qui pénètrent le muscle à sa partie supérieure, et en *rameaux inférieurs*, qui descendent jusqu'au voisinage de son tendon olécranien.

c. *Nerf du vaste interne.* — Le nerf du vaste interne se perd dans l'épaisseur de ce muscle par des filets toujours multiples. De ces filets, il en est un que l'on pourrait appeler *long filet du vaste interne* et qui descend verticalement en bas le long du bord interne de l'humérus, le long du nerf cubital par conséquent, pour ne

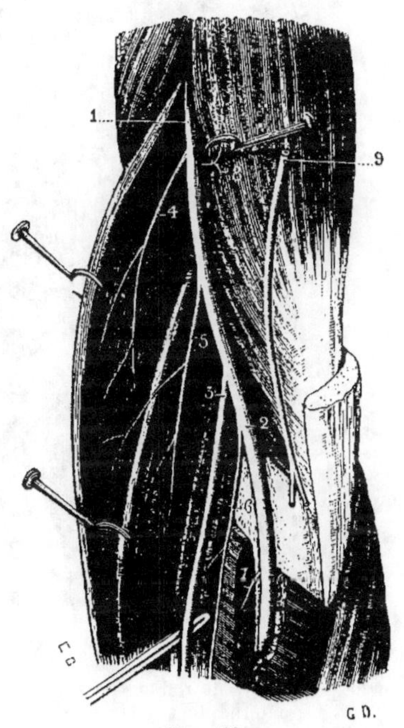

Fig. 123.

Le nerf radial au pli du coude.

1, nerf radial. — 2, sa branche de bifurcation postérieure. — 3, sa branche de bifurcation antérieure. — 4, nerf du long supinateur. — 5, nerf du premier radial externe. — 6, nerf du deuxième radial externe. — 7, nerf du court supinateur. — 8, petit rameau destiné au brachial antérieur. — 9, nerf musculo-cutané (sa branche cutanée).

pénétrer dans le vaste interne qu'au voisinage du coude. Ce dernier filet s'accole parfois au nerf cubital d'une façon tellement intime qu'on pourrait le prendre, au premier abord, pour une anastomose jetée entre le radial et le cubital.

d. *Nerf du vaste externe et de l'anconé.* — Ce rameau (fig. 122,9), remarquable par sa longueur, se détache du tronc nerveux dans la gouttière de torsion. Après avoir fourni plusieurs filets au vaste externe, il vient se terminer dans le muscle anconé.

e. *Rameau cutané externe.* — Le rameau cutané externe (fig. 114,4) se sépare du radial dans la partie inférieure de la gouttière de torsion. Il perfore le vaste externe et l'aponévrose brachiale au niveau des insertions supérieures du long supinateur et se distribue, par des filets descendants, à la peau de la région postérieure de l'avant-bras.

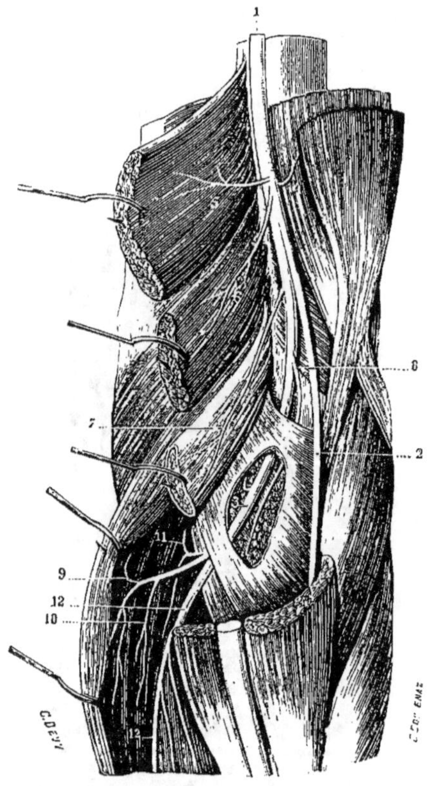

Fig. 124.

Branche postérieure du radial vue sur le côté externe du coude.

1, tronc du radial. — 2, sa branche antérieure. — 3, sa branche postérieure. — 4, filet destiné au brachial antérieur. — 5, nerf du long supinateur. — 6, nerf du premier radial externe. — 7, nerf du second radial externe. — 8, nerf du court supinateur. — 9, nerf de l'extenseur commun des doigts. — 10, nerf de l'extenseur propre du petit doigt. — 11, nerf du cubital postérieur. — 12, nerf destiné aux muscles profonds de la face postérieure de l'avant-bras.

f. *Rameau du brachial antérieur.* — Le rameau du brachial antérieur est un filet fort grêle (fig. 123,8), qui se détache du radial au moment où celui-ci arrive à la face antérieure du bras. Il se perd dans les faisceaux les plus externes du muscle brachial antérieur. Ce rameau, qui n'est signalé, ni par CRUVEILHIER, ni par HIRSCHFELD, ni par SAPPEY, est pourtant à peu près constant : je l'ai observé, pour ma part, avec une proportion de 75 p. 100.

g. *Nerf du long supinateur.* — Le nerf du long supinateur naît au même niveau que le précédent ou un peu au-dessous. Il se porte obliquement en bas et en dehors, et vient se terminer à la face profonde du long supinateur.

h. *Nerf du premier radial externe.* — Ce nerf se détache du radial un peu au-dessous du précédent. Il se distribue au muscle premier radial externe, qu'il pénètre par sa face profonde.

B. BRANCHES TERMINALES. — Un peu au-dessus de l'interligne articulaire du coude, le nerf radial (fig. 123) se partage en deux branches terminales, l'une antérieure ou cutanée, l'autre postérieure ou musculaire.

a. *Branche postérieure ou musculaire.* — La branche postérieure, la plus considérable des deux, tire ses fibres du sixième et du septième nerf cervical, quelquefois aussi du huitième. Presque immédiatement après son origine, elle fournit un rameau au deuxième radial externe (*nerf du deuxième radial externe*). Se portant ensuite en bas, en dehors ou en arrière, elle perfore le court supinateur, auquel elle envoie plusieurs rameaux (*nerf du court supinateur*), contourne en spirale le col du radius et arrive ainsi à la face postérieure de l'avant-bras, entre les muscles de la couche superficielle et les muscles de la couche profonde.

Là, la branche postérieure du radial fournit (fig. 124 et 125) un nombre considérable de rameaux, tous musculaires. — Les uns, *rameaux postérieurs*, se dirigent vers les trois muscles de la couche superficielle, l'extenseur commun des doigts, l'extenseur propre du petit doigt et le cubital postérieur. — Les autres, *rameaux antérieurs*, se distribuent aux quatre muscles de la couche profonde, le long abducteur du pouce, le long extenseur du pouce et l'extenseur propre de l'index.

Après avoir fourni ces nombreux rameaux musculaires, la branche postérieure du radial, considérablement amoindrie, s'engage avec les tendons de l'extenseur commun des doigts sous le ligament annulaire postérieur du carpe et s'épanouit, sur le dos de la main, en de nombreux filets articulaires qui se perdent dans les articulations radio-carpiennes, carpiennes et carpo-métacarpiennes. D'après RÜDINGER et RAUBER, ces filets articulaires peuvent être suivis, le long des espaces interosseux de la main, jusqu'aux articulations métacarpo-phalangiennes.

b. *Branche antérieure ou cutanée.* — La branche de bifurcation antérieure du radial (fig. 117, 19) beaucoup plus petite que la précédente, comprend des fibres qui proviennent du sixième nerf cervical, quelquefois aussi du cinquième ou du septième. Cette branche, destinée exclusivement à la peau du dos de la main et des doigts, descend verticalement en bas, en dedans du long supinateur et des radiaux, en dehors de l'artère radiale, qui est venue la rejoindre. Elle croise ainsi successivement les insertions radiales du court supinateur, du rond pronateur et du fléchisseur superficiel des doigts, qui la séparent du radius. Arrivée au tiers inférieur de l'avant-bras, elle s'anastomose, comme nous l'avons vu, avec une division du nerf musculo-cutané. Puis, obliquant en dehors, elle contourne le radius, perfore l'aponévrose antibrachiale le

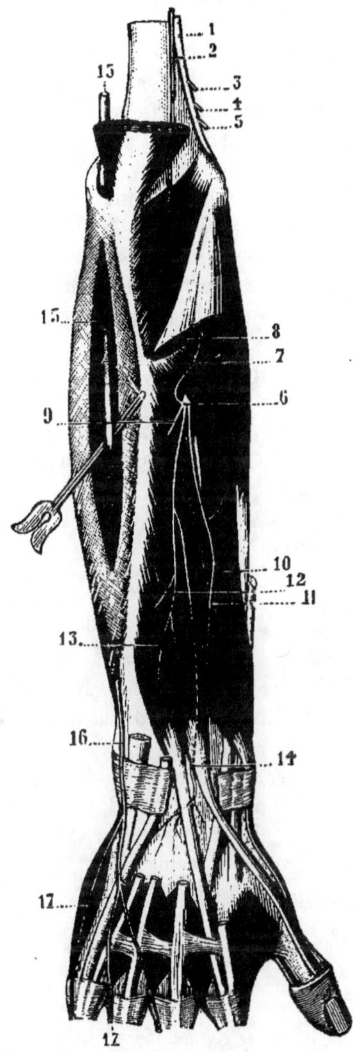

Fig. 125.

Branche postérieure du radial, vue à la face postérieure de l'avant-bras.

1, tronc du radial. — 2, nerf du vaste externe et de l'anconé. — 3, petit filet pour le brachial antérieur. — 4, nerf du long supinateur. — 5, nerf du premier radial externe. — 6, branche postérieure du radial, débouchant à la face postérieure de l'avant-bras. — 7, nerf de l'extenseur commun des doigts. — 8, nerf de l'extenseur propre du petit doigt. — 9, nerf du cubital postérieur. — 10, nerf du long abducteur du pouce. — 11, nerf du court extenseur du pouce. — 12, nerf du long extenseur du pouce. — 13, nerf de l'extenseur propre de l'index. — 14, branche terminale pour le carpe. — 15, nerf cubital, avec 16, sa branche cutanée dorsale. — 17, collatéraux dorsaux des doigts.

long du bord postérieur du long supinateur et se divise alors en trois rameaux, que l'on distingue en externe, moyen, interne (fig. 126, 4) :

a. *Rameau externe.* — Le rameau externe, continuant la direction du nerf qui le fournit, longe le bord externe de la main et vient constituer le *nerf collatéral dorsal externe du pouce.* Il abandonne parfois, tout près de son origine, un filet à l'éminence thénar. Ce *filet thénarien,* bien décrit par LEJARS (1890), se distribue en partie à la peau de l'éminence thénar, en partie au muscle court abducteur du pouce, qui, recevant d'autre part un rameau du médian, se trouve avoir ainsi une double innervation.

b. *Rameau moyen.* — Le rameau moyen descend en arrière du premier espace interosseux et se subdivise lui-même en deux filets : un filet externe, qui forme le *nerf collatéral dorsal interne du pouce ;* un filet interne, qui s'épuise en filaments très fins dans la peau qui recouvre la face dorsale de la première phalange de l'index.

c. *Rameau interne.* — Le rameau interne enfin, après s'être anastomosé comme nous l'avons déjà vu (p. 173) avec une division du nerf cubital, abandonne quelques filets très grêles à la peau du dos de la main et se partage ensuite en deux filets terminaux. Ces deux filets, se séparant à angle aigu, se portent, l'un vers la racine de l'index, l'autre vers la racine du médius, et fournissent chacun un pinceau de ramuscules à la peau qui recouvre la face dorsale de la première phalange de ces deux doigts.

EN RÉSUMÉ, le nerf radial, comme le médian et le cubital, fournit des branches musculaires et des branches cutanées :

a. Par ses *branches musculaires,* il innerve : 1° tous les muscles de la région postérieure du bras ; 2° tous les muscles de la région externe et de la région postérieure de l'avant-bras ; 3° un muscle de l'éminence thénar, le court abducteur du pouce (pas constant).

b. Par ses *branches cutanées,* il préside à la sensibilité de la peau : 1° de la partie postéro-interne du bras ; 2° de la face postérieure de l'avant-bras (partie moyenne seulement) ; 3° de la moitié externe du dos de la main ; 4° de la face dorsale du pouce ; 5° de la face dorsale de la première phalange de l'index ; 6° de la face dorsale (moitié externe seulement) de la première phalange du médius.

RÉSUMÉ DU NERF RADIAL

a). *Branches collatérales*		r. cutané interne.
		n. du triceps et de l'anconé.
		r. cutané externe.
		r. du brachial antérieur.
		r. du long supinateur.
		r. du premier radial externe.
b). *Branches terminales.*	*Br. postérieure* .	r. du deuxième radial externe.
		r. du court supinateur.
		r. pour tous les muscles de la région postérieure de l'avant-bras, excepté l'anconé.
		r. articulaires.
	Br. antérieure .	r. pour le court abducteur du pouce.
		r. carpiens et métacarpiens.
		1er et 2e collatéraux dorsaux.

Variétés. — Le nerf radial peut, pour gagner la face postérieure du bras, passer par le quadrilatère que suit le circonflexe, au-dessus du grand rond par conséquent. — J'ai vu plusieurs fois le nerf radial donner un rameau au muscle sous-scapulaire. — Il envoie un petit rameau au trou nourricier de l'humérus. — Le rameau de la longue portion du triceps fournit un filet arti-

culaire à la capsule de l'épaule (W. Krause). — Villar (*Bull. Soc. anat.*, 1888) a vu le radial
émettre un rameau qui, après un certain trajet, se bifurquait : l'une des branches se rendait au
vaste interne ; l'autre se fusionnait avec le nerf cubital. — Le nerf de l'anconé est décrit comme
provenant du nerf du vaste externe (Cruveilhier), du nerf du vaste interne (Henle), de la branche
terminale postérieure du radial (Lusckha). Krause estime que ce muscle reçoit deux rameaux :
l'un, supérieur, qui vient du tronc du radial, en empruntant l'un ou l'autre des rameaux des
vastes ; l'autre, inférieur, qui émane de la branche postérieure du radial. — Du nerf de l'anconé
se détache un rameau articulaire pour le coude (Langer). — On a vu la branche terminale antérieure double. — Cette dernière branche peut fournir un rameau à la paume de la main.

Sur le dos de la main, la branche antérieure du radial peut être remplacée, en partie ou même
quelquefois en totalité, par les nerfs voisins : le musculo-cutané, la branche postérieure du
radial et même le cubital, que j'ai vu dans un cas s'avancer jusqu'au côté interne du pouce. —
Par contre, la branche cutanée du radial peut, plus importante qu'à l'ordinaire, se distribuer au
quatrième doigt ou même au cinquième, prenant ainsi la place du cubital. J'ai observé deux faits
de ce genre : dans le premier cas, la branche dorsale du cubital s'arrêtait à la racine du petit
doigt et ne prenait aucune part à l'innervation des doigts ; dans le second, elle se terminait sur
le côté interne du petit doigt, en constituant un dixième collatéral très grêle.

G. — Nerfs collatéraux des doigts

Chacun des cinq doigts reçoit quatre rameaux nerveux qui cheminent verticalement le long de ses bords et que l'on désigne, pour cette raison, sous le nom de
nerfs collatéraux des doigts. De ces quatre nerfs, deux sont principalement destinés à la face antérieure : ce sont les collatéraux palmaires, que l'on distingue,
d'après leur situation, en collatéral palmaire interne et collatéral palmaire externe.
Les deux autres se distribuent à la face dorsale : ce sont les collatéraux dorsaux,
que l'on distingue également en collatéral dorsal interne et collatéral dorsal
externe.

1° Collatéraux palmaires. — Les collatéraux palmaires longent latéralement
les tendons fléchisseurs et se partagent, au niveau de la dernière phalange, en
deux filets terminaux : l'un, antérieur, qui s'épanouit dans la pulpe des doigts ;
l'autre, postérieur, qui se ramifie dans le derme sous-unguéal. Chaque collatéral
palmaire s'anastomose en outre : en avant, avec le deuxième collatéral palmaire
du doigt auquel il appartient ; en arrière, avec le collatéral dorsal correspondant.

2° Collatéraux dorsaux. — Les collatéraux dorsaux s'épuisent, en filaments
très grêles, sous la peau qui recouvre la face dorsale des doigts.

3° Provenance des nerfs collatéraux des doigts. — Ce mode de distribution
générale des collatéraux étant connu, il ne sera pas inutile de rappeler sommairement quelle est leur provenance :

a. Les *collatéraux palmaires* étant au nombre de dix, les sept premiers, en
allant du pouce au petit doigt, proviennent du médian ; les trois autres sont
fournis par le cubital (fig. 119 et 120).

b. Les *collatéraux dorsaux* sont également au nombre de dix. On admettait
autrefois, et quelques classiques admettent encore aujourd'hui, que les cinq premiers sont fournis par le radial, les cinq derniers par le cubital. Les recherches de
Henle (*Nervenlehre*, 1873, p. 499) et de Richelot (*Arch. de Physiologie*, 1875,
p. 116), confirmées aujourd'hui par la plupart des anatomistes, ne nous permettent pas d'accepter cette formule comme parfaitement exacte. Les deux collatéraux dorsaux du pouce proviennent bien du radial ; de même, les deux collatéraux
dorsaux du petit doigt émanent du cubital et descendent, comme sur le pouce,
jusqu'à la phalange unguéale. Mais, pour les trois doigts du milieu, index, médius et annulaire, l'innervation est tout autre. Les rameaux dorsaux, collatéraux

dorsaux tout rudimentaires, que le radial et le cubital envoient à ces trois doigts (fig. 126), se distribuent exclusivement à la face dorsale de la première phalange et ne dépassent pas ou ne dépassent que très peu l'articulation de la première phalange avec la seconde. Les rameaux destinés à la face dorsale de la deuxième et de la troisième phalange, véritables collatéraux dorsaux de ces trois doigts du milieu, sont fournis par les collatéraux palmaires correspondants : par le médian, pour l'index et le médius ; par le médian encore, pour le côté externe de l'annulaire ; par le cubital, enfin, pour le côté interne du même doigt (fig. 126 et 128).

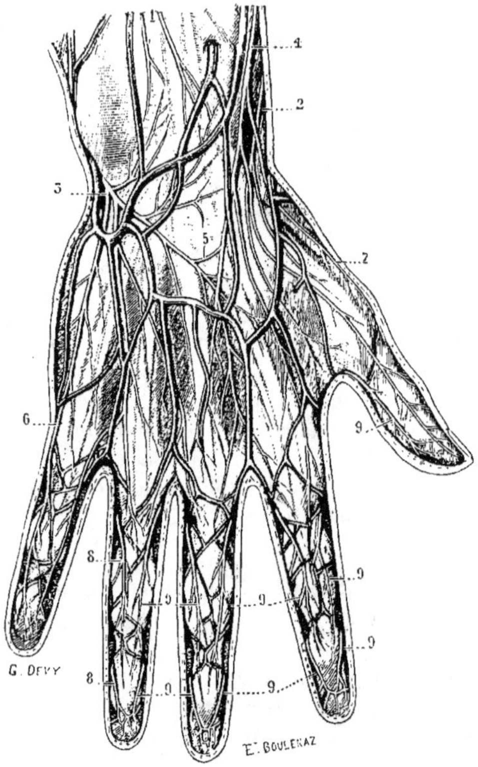

4° Mode de terminaison des collatéraux des doigts, sensibilité récurrente. — Nous venons de voir que chacun des doigts reçoit quatre nerfs collatéraux, deux pour la région palmaire, deux pour la région dorsale. Si nous nous en tenions à ces simples données fournies par le scalpel, nous en conclurions que chaque nerf collatéral se distribue à une région déterminée des doigts et que chaque doigt possède en conséquence quatre territoires à innervation indépendante.

Les recherches expérimentales d'Arloing et Tripier (*Arch. de Physiologie*, 1869, p. 33 et 307) sont en opposition formelle avec de pareilles conclusions. Ces expérimentateurs sectionnent, sur le chien, l'un des quatre collatéraux qui se rendent à un doigt. Cette section devrait, ce semble, entraîner la paralysie dans un quart de la peau du doigt. Or, il n'en est rien : aucun changement ne survient dans la sensibilité. La section de deux nerfs collatéraux la modifie à peine. Celle de trois nerfs collatéraux ne fait que l'atténuer, et il faut, pour l'abolir entièrement, sectionner à la fois les quatre collatéraux. L'enseignement qui découle de ces expériences est que le champ de distribution des nerfs collatéraux est beaucoup plus étendu qu'on serait tenté de le croire avec les seules données de l'anatomie descriptive. Chacun d'eux, soit par ses rameaux directs, soit par les rameaux anastomotiques qu'il jette sur les nerfs voisins, couvre de ses ramifications terminales toutes les parties du doigt, et, comme corollaire, chaque partie du doigt, si minime soit-elle, reçoit des fibres nerveuses des quatre collatéraux.

Fig. 126.

Nerfs de la face dorsale de la main.

1, rameaux cutanés de la face dorsale de l'avant-bras. — 2, nerf musculo-cutané. — 3, nerf cubital. — 4, nerf radial. — 5, anastomose entre ces deux nerfs. — 6, collatéral dorsal interne du petit doigt. — 7, collatéral dorsal externe du pouce. — 8, rameaux provenant d'une branche palmaire du cubital. — 9, 9, 9, 9, 9, 9, rameaux provenant des branches palmaires du médian.

Les expériences d'ARLOING et TRIPIER ont mis en lumière ce deuxième fait que, lorsqu'un nerf cutané de la main a été sectionné, le bout central et le bout périphérique sont l'un et l'autre également sensibles. Toutefois, cette sensibilité du bout périphérique n'est qu'une sensibilité d'emprunt, appartenant en réalité aux filets nerveux voisins. Elle s'explique nettement par la disposition anatomique suivante : au moment de se terminer dans les téguments des doigts, les nerfs collatéraux jettent sur les nerfs voisins un certain nombre de leurs fibres, lesquelles, se réfléchissant sur elles-mêmes et suivant un trajet récurrent, remontent vers les centres. Il s'ensuit que, lorsqu'on excite le bout périphérique d'un nerf sectionné, l'excitation rencontre dans ce bout périphérique un certain nombre de fibres qui ont conservé leurs relations avec la moelle et qui, comme telles, sont capables de la recueillir et de la transporter par un chemin détourné jusqu'aux centres récepteurs. C'est de la *sensibilité récurrente* tout à fait analogue à celle que MAGENDIE a constatée depuis longtemps sur les racines antérieures des paires rachidiennes.

Cette explication anatomique n'est pas une simple hypothèse et les fibres récurrentes existent réellement. ARLOING et TRIPIER, en effet, examinant, un mois après l'opération, les deux bouts d'un nerf sectionné, ont constaté la présence : 1° dans le bout périphérique, d'un certain nombre de fibres nerveuses restées saines ; 2° dans le bout central, d'un certain nombre de fibres dégénérées. Ces fibres ne sont autres que nos fibres récurrentes, qui ont dégénéré dans le bout central parce qu'elles ont été séparées de leur ganglion spinal, qui est leur véritable centre trophique, qui, au contraire, sont restées saines dans le bout périphérique parce qu'elles ont conservé leurs relations avec ce même ganglion spinal.

Si l'existence des fibres récurrentes, sur les nerfs de la main est un fait anatomique nettement établi, il est impossible de rien préciser en ce qui concerne leur terminaison ultime. Tout ce qu'on peut dire, c'est que la sensibilité récurrente est d'autant plus prononcée qu'on se rapproche davantage de l'extrémité terminale des nerfs. Elle s'atténue graduellement au fur et à mesure qu'on s'éloigne des doigts, et, déjà au pli du coude, elle n'existe plus. Aucune de ces fibres ne remonte donc jusqu'aux centres. Il est probable qu'après un certain parcours, variable pour chacune d'elles, elles se séparent du nerf qui leur avait servi momentanément de substratum et qu'elles viennent alors se terminer dans les téguments.

§ III. — RÉSUMÉ DE L'INNERVATION DU MEMBRE SUPÉRIEUR

Le membre supérieur ou thoracique reçoit trois ordres de nerfs : 1° des *nerfs vasculaires*, vaso-constricteurs et vaso-dilatateurs, qui se distribuent aux vaisseaux et qui, en réglant l'apport du sang, tiennent sous leur dépendance la calorification et la nutrition ; 2° des *nerfs moteurs*, qui se terminent dans les muscles de la vie de relation et qui président aux mouvements, si variés et si importants chez l'homme, du bras, de l'avant-bras et de la main ; 3° des *nerfs sensitifs*, enfin, affectés à la sensibilité.

1° Nerfs vasculaires. — Les nerfs vasculaires forment autour des artères de riches plexus, portant le même nom que les vaisseaux sur lesquels ils sont situés et qu'ils enlacent de leurs mailles irrégulières. Ces nerfs proviennent en majeure partie du plexus sous-clavier (voy. *Grand sympathique*), lequel à son tour tire son origine du ganglion cervical inférieur. Mais, au fur et à mesure qu'ils s'éloignent de leur lieu d'origine, les plexus périvasculaires sont bien certainement renforcés par des filets additionnels, qui se détachent, sur des points divers, des différentes branches du plexus brachial. J'ai déjà signalé plus haut le filet vasculaire que le nerf musculo-cutané envoie à l'artère humérale et qui se rencontre chez l'homme dans une proportion de une fois sur six. Des filets de même nature se détachent, à l'avant-bras, du nerf cubital et du nerf radial et se jettent sur les artères homonymes. J'ai vu dans un cas, comme je l'ai déjà signalé plus haut, le nerf médian traversé au pli du coude par l'artère cubitale et fournissant à ce vaisseau deux filets à la fois très courts et très grêles. J'ai rencontré aussi assez fréquemment, à la région palmaire, des filets nerveux très ténus qui se détachaient des branches palmaires du médian ou du cubital et se terminaient sur les artères digitales.

Quelle est la nature de ces rameaux que les nerfs du système cérébro-spinal jettent, au cours de leur trajet, sur les artères voisines ? Vont-ils se terminer dans les fibres lisses de ces artères, et, dans ce cas, les sollicitent-ils à se contracter, ou bien exercent-ils sur elles une influence d'arrêt ? Sont-ce, au contraire, des nerfs sensibles, transportant continuellement aux centres médullaires ou périphériques des sensations de pression intra-vasculaire et réglant ainsi, par voie réflexe, les circulations locales ? Nous l'ignorons complètement : seule, l'expérimentation physiologique pourrait résoudre le problème.

2° Nerfs moteurs. — Les muscles de l'épaule, du bras, de l'avant-bras et de la main reçoivent leurs nerfs du plexus brachial.

A. PROVENANCE DES DIFFÉRENTS NERFS MUSCULAIRES. — Le tableau suivant indique, pour chaque muscle, le mode d'origine de son nerf :

I. — MUSCLES DE L'ÉPAULE

1° *Delloïde*	n. circonflexe.
2° *Sus-épineux*	n. sus-scapulaire.
3° *Sous-épineux*	n. sus-scapulaire.
4° *Petit rond*	n. circonflexe.
5° *Grand rond*	n. du grand rond.
6° *Sous-scapulaire*	(n. supérieur du sous-scapulaire. (n. inférieur du sous-scapulaire.

II. — MUSCLES DU BRAS

a. Région antérieure.

1° *Longue portion du biceps*	n. musculo-cutané,
2° *Courte portion du biceps*	n. musculo-cutané.
3° *Coraco-brachial*	n. musculo-cutané.
4° *Brachial antérieur*	(n. musc.-cut. (*ram. principal*). (n. radial (*ram. accessoire*).

b. Région postérieure.

1° *Longue portion du triceps*	n. radial.
2° *Vaste interne*	n. radial.
3° *Vaste externe*	n. radial.

III. — MUSCLES DE L'AVANT-BRAS

a. Région antérieure.

1° *Rond pronateur*	n. médian.
2° *Grand palmaire*	n. médian.
3° *Petit palmaire*	n. médian.
4° *Cubital antérieur*	n. cubital.
5° *Fléchisseur commun superficiel*	n. médian.
6° *Fléchisseur commun profond* (*moitié interne*	n. cubital.
(*moitié externe*	n. médian.

7° *Fléchisseur propre du pouce* . . . . n. médian.
8° *Carré pronateur*. . . . . n. médian.

b. Région postérieure.

1° *Extenseur commun des doigts* . . . . n. radial.
2° *Extenseur propre du petit doigt* . . . . n. radial.
3° *Cubital postérieur*. n. radial.
4° *Anconé* . . . . n. radial.
5° *Long abducteur du pouce* . . . . n. radial.
6° *Court extenseur du pouce* . . . . n. radial.
7° *Long extenseur du pouce*. . . . . n. radial.
8° *Extenseur propre de l'index* . . . . n. radial.

c. Région externe.

1° *Long supinateur*. . . . . n. radial.
2° *Premier radial externe*. . . . . n. radial.
3° *Deuxième radial externe*. . . . . n. radial.
4° *Court supinateur* . . . . n. radial.

IV. — MUSCLES DE LA MAIN

a. Région thénar.

1° *Court abducteur du pouce* . . . . { n. médian. / n. radial.

2° *Court fléchisseur du pouce* { *faisceau externe*. . . . . n. médian. / *faisceau interne*. . . . . n. cubital.

3° *Opposant du pouce* . . . . n. médian.
4° *Adducteur du pouce*. n. cubital.

b. Région hypothénar.

1° *Palmaire cutané*. . . . . n. cubital.
2° *Adducteur du petit doigt* . . . . n. cubital.
2° *Court fléchisseur du petit doigt*. . . . . n. cubital.
4° *Opposant du petit doigt*. . . . . n. cubital.

c. Région palmaire moyenne.

1° *Premier lombrical*. . . . . n. médian.
2° *Deuxième lombrical* . . . . n. médian.
3° *Troisième lombrical* . . . . n. cubital.
4° *Quatrième lombrical*. n. cubital.
5° *Interosseux palmaires* . . . . n. cubital.
6° *Interosseux dorsaux*. n. cubital.

B. RÉSUMÉ. — En résumé, le nerf *circonflexe* se rend à deux muscles de l'épaule, le deltoïde et le petit rond. — Le nerf *radial* innerve tous les muscles de la région postérieure du bras, ainsi que tous les muscles des deux régions postérieure et externe de l'avant-bras. — Le nerf *musculo-cutané* se distribue aux trois muscles de la région antérieure du bras. — Le nerf *médian*, à son tour, innerve tous les muscles de la région antérieure de l'avant-bras, à l'exception du cubital antérieur et des deux faisceaux internes du fléchisseur commun profond des doigts. Il innerve aussi, à la main, les deux premiers lombricaux et tous les muscles de l'éminence thénar, moins l'adducteur du pouce et le faisceau interne du court fléchisseur du pouce. — Le nerf *cubital*, enfin, innerve tous les autres muscles, c'est-à-dire : à l'avant-bras, le cubital antérieur et les deux faisceaux internes du fléchisseur commun profond des doigts ; à la main, tous les muscles de l'éminence hypothénar, l'adducteur du pouce, le faisceau interne du court fléchisseur du pouce, les deux derniers lombricaux et tous les interosseux, soit palmaires, soit dorsaux.

C. NERF FLÉCHISSEUR ET NERF EXTENSEUR. — Mais le mode de distribution des nerfs moteurs du membre supérieur peut être ramené à une formule beaucoup plus simple. En effet, les trentre-trois muscles du bras, de l'avant-bras et de la main, considérés à un point de vue général, peuvent être divisés en deux groupes. Les uns se disposent à la face postérieure ou dorsale du membre et produisent des mouvements d'extension, dont la supination de l'avant-bras n'est qu'une variété : ce sont les *muscles supinato-extenseurs*. Les autres, antagonistes des premiers, s'étalent à la face antérieure ou ventrale du membre et tiennent sous leur dépendance les mouvements de flexion, dont la pronation de l'avant-bras n'est encore qu'une variété : ce sont les *muscles pronato-fléchisseurs*.

De ces deux groupes musculaires, le premier reçoit ses nerfs du radial, qui devient ainsi le *nerf supinato-extenseur* ou tout simplement le *nerf extenseur du membre supérieur*. Le deuxième groupe musculaire est innervé par le médian, par le musculo-cutané et par le cubital. Mais ces trois nerfs occupent, dans l'aisselle, le même plan superficiel. De plus, le cubital et le musculo-cutané se détachent l'un et l'autre du médian, et nous pouvons parfaitement, rattachant ces trois nerfs à un seul et même système, considérer le médian comme le tronc principal, le musculo-cutané et le cubital comme deux branches collatérales de ce tronc nerveux. L'anatomie comparée justifie pleinement une telle synthèse. L'innervation du groupe musculaire pronato-fléchisseur se trouve ainsi ramenée à l'unité : tous les muscles qui le constituent reçoivent leurs rameaux nerveux du nerf médian, qui devient alors le *nerf pronato-fléchisseur*, ou, tout simplement, le *nerf fléchisseur du membre supérieur*.

Au total, l'innervation motrice du membre supérieur se réduit à cette formule aussi simple que précise : tous les rameaux destinés aux muscles proviennent de deux troncs nerveux :

a. L'un, le *nerf extenseur* (nerf radial), occupe le plan postérieur ou dorsal du membre et innerve tous les muscles qui, en se contractant, produisent l'extension ou la supination ;

b. L'autre, le *nerf fléchisseur* (nerf médian avec ses deux branches principales, le cubital et le musculo-cutané), chemine sur le plan antérieur ou ventral du membre et se distribue à tous les muscles qui, au point de vue fonctionnel, se rattachent à la flexion ou à la pronation.

3° Nerfs sensitifs. — Les nerfs sensitifs se rendent sur tous les points où il y a des impressions à recueillir : dans les os, dans le périoste, dans les muscles eux-mêmes, sur les aponévroses, sur les ligaments, sur les séreuses articulaires, dans la peau. De tous ces nerfs, les plus importants, ceux qu'il est le plus indispensable de connaitre, sont bien certainement les nerfs cutanés. Chacun d'eux se distribue à une partie déterminée des téguments, qui constitue ce qu'on est convenu d'appeler son *territoire*. Ces territoires cutanés de l'innervation sensitive sont fort nombreux et il convient de les étudier séparément sur l'épaule, au bras, à l'avant-bras, au poignet et à la main (voy. fig. 127 et 128).

A. Épaule. — La face antérieure de l'épaule reçoit ses nerfs de la branche sus-acromiale du plexus brachial (1). Sa face postérieure est encore innervée, dans sa partie toute supérieure, par cette même branche sus-acromiale (1) ; dans sa partie moyenne et dans sa partie inférieure, elle reçoit ses nerfs du circonflexe (2).

B. Bras. — Le bras nous présente quatre territoires, que nous distinguerons, d'après leur situation, en antérieur, postérieur, interne et externe :

a. *Territoire antérieur*. — Le territoire antérieur occupe la partie moyenne de la face antérieure du bras et répond assez exactement aux limites du muscle biceps ; c'est le territoire du nerf brachial cutané interne (4).

b. *Territoire postérieur*. — Le territoire postérieur revêt de même la forme

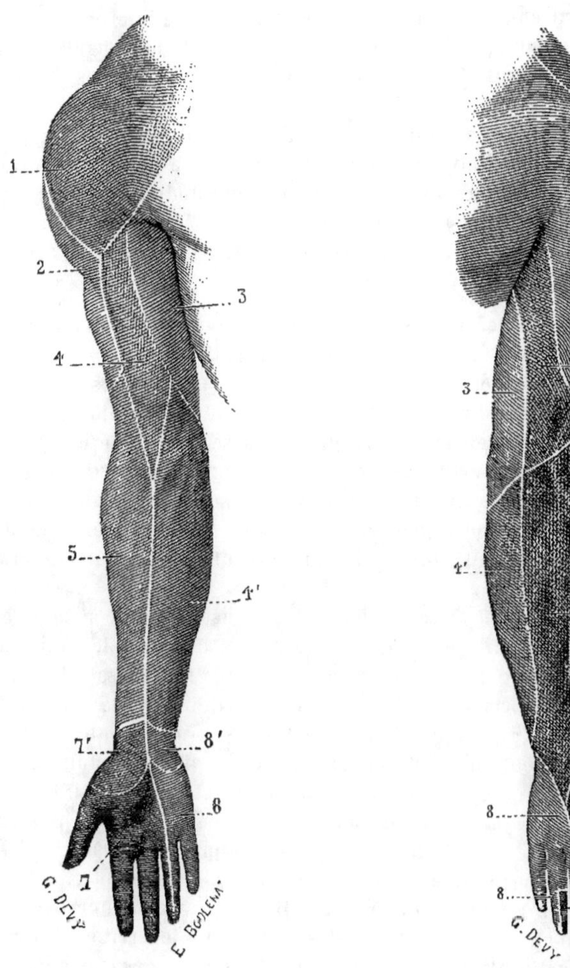

<table>
<tr><td>Fig. 127.</td><td>Fig. 128.</td></tr>
</table>

Territoires des nerfs cutanés du membre supérieur, vus sur la face antérieure.

Territoires des nerfs cutanés du membre supérieur, vus sur la face postérieure.

1, rameaux du plexus cervical. — 2, nerf circonflexe ou axillaire. — 3, accessoire du brachial cutané interne. — 4, 4', brachial cutané interne. - - 5, musculo-cutané. — 6, 6', 6'', radial. — 7, médian, avec 7', son rameau cutané palmaire. — 8, cubital, avec 8', son rameau cutané palmaire.

d'une bande longitudinale, occupant la partie moyenne de la face postérieure du bras ; il reçoit ses nerfs du radial (6).

c. *Territoire externe*. — Le territoire externe appartient au nerf circonflexe (2) : il longe le côté externe du bras et s'arrête d'ordinaire à trois ou quatre travers de doigt au-dessus de l'épicondyle.

d. *Territoire interne*. — Le territoire interne occupe le côté interne du bras : il est innervé par l'accessoire du brachial cutané interne (3), anastomosé, comme on le sait, avec les rameaux perforants du deuxième et du troisième intercostal. Ce territoire descend jusqu'à l'épitrochlée.

C. Avant-bras. — A l'avant-bras, nous avons tout d'abord deux grands territoires : celui du brachial cutané interne (4), occupant le côté interne de l'avant-bras ; celui du musculo-cutané (5), situé sur le côté externe. L'un et l'autre remontent en haut un peu au-dessus du pli du coude et descendent en bas jusqu'à la région du poignet.

Le territoire du brachial cutané interne et le territoire du musculo-cutané se rejoignent en avant le long de la ligne axiale du membre. En arrière, au contraire, ils sont séparés l'un de l'autre par une zone ou bande longitudinale, qui reçoit ses nerfs du radial et qui constitue un troisième territoire, le territoire radial de l'avant-bras (1) : il fait suite, en haut, au territoire radial du bras et se continue, en bas, avec le territoire radial du dos de la main.

D. Poignet et main. — Les territoires nerveux du poignet et de la main doivent être examinés séparément à la face palmaire et à la face dorsale :

a. *Face palmaire.* — A la face palmaire, tout d'abord, nous avons deux territoires seulement : celui du médian en dehors (7',7), celui du cubital en dedans (8,8'). La limite séparative de ces deux territoires est assez bien indiquée par une ligne légèrement oblique, qui partirait du milieu du poignet et aboutirait à l'extrémité libre de l'annulaire en suivant la ligne axiale de ce dernier doigt. Il convient d'ajouter que, sur l'éminence thénar, le médian est très souvent remplacé, en totalité ou en partie seulement, soit par le musculo-cutané, soit par le filet thénarien du radial.

b. *Face dorsale.* — A la face dorsale, nous retrouvons encore le médian et le cubital. Mais à ces deux nerfs vient s'en ajouter un troisième, le radial (6"), ce qui porte à trois le nombre des territoires sensitifs de la face dorsale de la main et des doigts. L'étendue respective de chacun de ces territoires est la suivante :

Le *territoire du cubital* (8) comprend dans ses limites la moitié interne du dos de la main, le petit doigt tout entier et une partie seulement de l'annulaire et du médius : sur l'annulaire, il occupe la première phalange et la moitié interne des deux autres ; sur le médius, la moitié interne seulement de la première phalange.

Le *territoire du radial* (6"), à son tour, s'étend sur la moitié externe du dos de la main, sur le pouce, sur la première phalange de l'index et sur la moitié externe seulement de la première phalange du médius. Il convient d'ajouter (ceci peut avoir son importance en clinique) que, sur le dos de la main, le territoire du radial et celui du cubital se pénètrent plus ou moins, dans la plupart des cas, au niveau de leurs points de contact sur la ligne médiane, je veux dire qu'ils sont séparés l'un de l'autre, non pas par une simple ligne, mais plutôt par une zone mixte, innervée à la fois par le cubital et le radial. La largeur de cette zone mixte varie beaucoup suivant les sujets : Zander a vu plusieurs fois la peau de la région dorsale de la main être innervée à la fois par les deux nerfs précités depuis son bord radial jusqu'à son bord cubital.

Le *territoire du médian* (7), enfin, fort réduit, comme nous le montre la figure 128, est limité aux trois doigts du milieu, et occupe sur ces doigts les régions respectées par le cubital et par le radial, c'est-à-dire : 1° sur l'index, le dos de la deuxième et de la troisième phalange ; 2° sur le médius, le dos également de la deuxième et de la troisième phalange ; 3° sur l'annulaire, la moitié externe seulement de ces mêmes phalanges, la moitié interne appartenant au territoire du cubital.

ARTICLE IV

NERFS INTERCOSTAUX

(Branches antérieures des 1er, 2e, 3e, 4e, 5e, 6e, 7e, 8e, 9e, 10e, 11e et 12e nerfs dorsaux.)

Les nerfs intercostaux, ainsi appelés parce qu'ils parcourent d'arrière en avant les espaces intercostaux, sont constitués par les branches antérieures des douze paires dorsales. A la fois sensitifs et moteurs, ils sont destinés aux parois du thorax et de l'abdomen. Au nombre de douze, ils se distinguent en premier, deuxième, troisième, etc., en allant de haut en bas : le premier est situé dans le premier espace intercostal, le douzième immédiatement au-dessous de la douzième côte.

Les nerfs intercostaux présentent des *caractères généraux*, qui permettent de les comprendre dans une description commune, et aussi des *caractères particuliers* qui les distinguent les uns des autres.

§ I. — Caractères communs a tous les nerfs intercostaux

1° Origine. — Les nerfs intercostaux prennent ce nom, immédiatement en dehors des trous de conjugaison, au moment où les troncs nerveux rachidiens se bifurquent chacun en une branche postérieure et une branche antérieure. Ils répondent à ce niveau au ligament costo-transversaire supérieur, qui sépare l'une de l'autre, pour chaque paire dorsale, ces deux branches de bifurcation.

2° Anastomoses, trajet et rapports. — Dès son origine, chaque nerf intercostal abandonne deux filets anastomotiques (*rami communicantes*) au cordon du grand sympathique (fig. 171) : un *filet supérieur ou ascendant*, qui se rend au ganglion thoracique situé au-dessus ; un *filet inférieur ou descendant*, qui se porte dans le ganglion situé au-dessous.

Après avoir fourni ces deux rameaux, le nerf intercostal se dirige en dehors vers l'espace intercostal correspondant. Il chemine d'abord entre le muscle intercostal externe et la lame fibreuse qui prolonge jusqu'aux corps vertébraux le muscle intercostal interne. Il s'engage ensuite entre les deux muscles intercostaux et conserve cette situation jusqu'à l'extrémité antérieure de l'espace intercostal, où il se termine.

Considéré dans ses rapports avec les côtes, le nerf intercostal est situé tout d'abord à égale distance de la côte qui est au-dessus et de la côte qui est au-dessous. Mais, en atteignant la région de l'angle, il s'infléchit en haut pour se rapprocher du bord inférieur de la côte qui est au-dessus et il s'accole alors au côté inférieur des vaisseaux intercostaux, qui cheminent parallèlement à lui en occupant la gouttière costale. On sait que l'artère intercostale est située immédiatement au-dessus du nerf, la veine intercostale immédiatement au-dessus de l'artère.

3° Distribution. — Dans leur long trajet demi-circulaire autour du thorax, les nerfs intercostaux fournissent de nombreux rameaux, que l'on peut distinguer en rameaux musculaires, rameaux sous-costaux, rameaux anastomotiques, rameaux cutanés ou perforants :

1° RAMEAUX MUSCULAIRES. — Très nombreux, toujours très grêles et d'une longueur très variable, ces rameaux se perdent dans les muscles intercostaux internes et externes, dans les sous-costaux, dans le triangulaire du sternum, dans les surcostaux, dans les muscles de l'abdomen.

Les quatre premiers nerfs intercostaux fournissent en outre (RIELENDER) quelques filets très déliés, qui viennent se distribuer aux quatre digitations du muscle petit dentelé postérieur et supérieur. De même, les trois avant-derniers nerfs intercostaux (9°, 10°, 11°) envoient des filets au petit dentelé postérieur et inférieur.

D'autre part, les six derniers nerfs intercostaux, de préférence les septième, huitième et onzième, abandonnent un certain nombre de rameaux au muscle diaphragme. Ces rameaux phréniques des nerfs intercostaux, décrits depuis déjà longtemps par LUSCHKA (1853) et étudiés à nouveau par CAVALIÉ (1896), sont extrêmement grêles. Ils se détachent des branches intercostales au moment où ces dernières vont franchir les insertions costales du diaphragme. De là, ils se portent vers le muscle, soit isolément, soit en compagnie de petites artérioles issues des intercostales. Ils se distribuent exclusivement à la portion marginale du diaphragme, la plus grande partie du muscle étant innervée par le nerf phrénique.

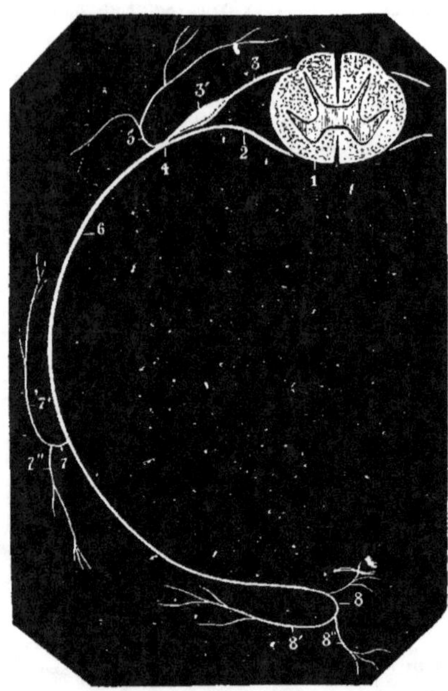

Fig. 129.

Schéma montrant le mode d'origine et de distribution d'un nerf dorsal.

1, moelle épinière, coupée en travers. — 2, racine antérieure. — 3, racine postérieure, avec 3', son ganglion. — 4, tronc du nerf dorsal. — 5, sa branche postérieure. — 6, sa branche antérieure ou nerf intercostal. — 7, rameau perforant latéral, avec : 7'. son filet postérieur ; 7'', son filet antérieur. — 8, rameau perforant antérieur, avec : 8', son filet externe ; 8'', son filet interne.

2° RAMEAUX SOUS-COSTAUX. — Je désigne sous ce nom des filets excessivement déliés qui, après avoir perforé le muscle intercostal interne, se portent sur la face interne, soit de la côte qui est au-dessus, soit de la côte qui est au-dessous. Ils se terminent dans le périoste, dans l'os, probablement aussi dans le feuillet pariétal de la plèvre.

3° RAMEAUX ANASTOMOTIQUES. — Indépendamment des *rami communicantes* signalés plus haut, qui unissent les nerfs intercostaux aux ganglions thoraciques du grand sympathique, quelques nerfs intercostaux s'anastomosent avec les nerfs intercostaux voisins à l'aide de petits filets qui croisent, soit verticalement, soit obliquement, la face interne des côtes.

4° RAMEAUX CUTANÉS OU PERFORANTS. — Ils sont au nombre de deux pour chaque nerf : un rameau perforant latéral et un rameau perforant antérieur (fig. 129).

a. *Rameau perforant latéral.* — Le rameau perforant latéral (7) se sépare du nerf intercostal à la partie moyenne de l'espace intercostal. Il perfore alors de dedans en dehors le muscle intercostal externe et se partage immédiatement après en deux rameaux secondaires : l'un, *antérieur* (7''), qui se dirige d'arrière en avant et vient se distribuer à la peau de la région antérieure du thorax ; l'autre, *postérieur* (7'), qui se porte en arrière et s'épuise dans la peau de la paroi latérale,

b. *Rameau perforant antérieur.* — Le rameau perforant antérieur (8) constitue la portion terminale du nerf intercostal. Toujours moins considérable que le précédent, ce rameau arrive à la peau dans le voisinage de la ligne médiane antérieure et se partage immédiatement après en deux groupes de filets : des *filets internes* (8″), qui se distribuent à la peau de la région médiane du tronc ; des *filets externes* (8'), qui se portent l'avant en arrière à la rencontre du rameau antérieur du nerf perforant latéral, et s'épuisent, comme ce dernier, dans la peau de la paroi antérieure du thorax.

II. — Caractères particuliers des différents nerfs intercostaux.

1° **Premier nerf intercostal.** — Le premier nerf intercostal se distingue de tous les autres intercostaux par sa ténuité relative. Il ne représente, du reste, qu'une bien faible portion de la première branche dorsale, la plus grosse portion de cette branche se rendant, comme nous l'avons déjà vu, au plexus brachial.

Le premier nerf intercostal se caractérise encore par ce fait qu'il n'a pas de rameau perforant latéral. L'équivalent de ce rameau doit être recher

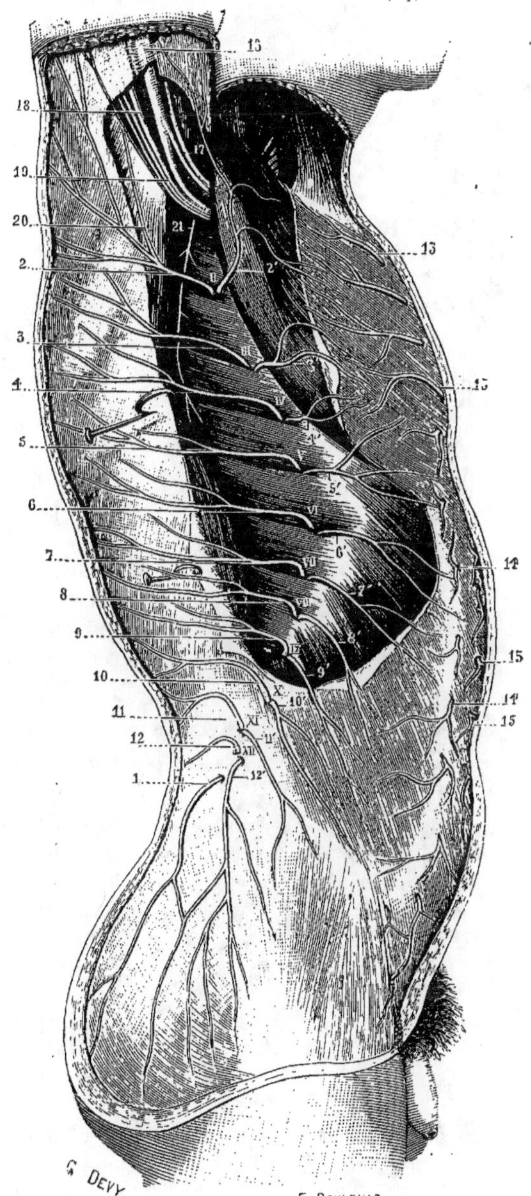

Fig. 130.

Rameaux perforants des nerfs intercostaux.

1, rameau du premier nerf lombaire, destiné à la fesse. — II, III. IV..... XII, rameaux perforants latéraux des deuxième, troisième, quatrième.... douzième nerfs intercostaux, avec : 2, 3, 4..... 12, leurs filets postérieurs ; 2', 3', 4'.... 12', leurs filets antérieurs. — 13, 13, perforants antérieurs thoraciques. — 14, 14, perforants externes abdominaux. — 15, 15, perforants internes abdominaux. — 16, nerf médian. — 17, nerf musculo-cutané. — 18, nerf cubital. — 19, nerf brachial cutané interne et son accessoire. — 20, son anastomose avec le rameau perforant latéral du deuxième intercostal. — , nerf du grand dentelé.

ché (Schwalbe) dans une partie des fibres nerveuses qui sont apportées au plexus brachial par la branche antérieure de la première paire dorsale et qui viennent s'accoler ensuite au nerf brachial cutané interne ou à son accessoire.

Envisagé au point de vue de son trajet et de sa distribution, le premier nerf intercostal contourne le bord externe de la première côte, s'étend jusqu'au sternum et de là se distribue à la peau.

2° Deuxième nerf intercostal. — Le deuxième nerf intercostal est remarquable en ce que son rameau perforant latéral, au lieu de se distribuer aux téguments du thorax, se porte en dehors, pénètre dans l'aisselle, s'y anastomose avec l'accessoire du brachial cutané interne et, finalement, s'épuise dans la peau de la région interne du bras. Nous avons déjà vu que ce nerf envoyait ordinairement (Cuningham) un rameau anastomotique à la branche qui, de la première paire dorsale, se rend au plexus brachial.

3° Troisième nerf intercostal. — Son rameau perforant latéral débouche, comme celui du nerf précédent, sur la paroi interne du creux de l'aisselle. Il abandonne un petit filet à la peau de la région mammaire et vient se distribuer ensuite à la peau de la face interne du bras, en s'anastomosant avec l'accessoire du brachial cutané interne.

4° Quatrième et cinquième nerfs intercostaux. — Ces deux nerfs se distinguent par les trois particularités suivantes : 1° le filet postérieur de leur rameau perforant latéral se distribue à la face postérieure de l'épaule ; 2° le filet antérieur de ce même rameau est

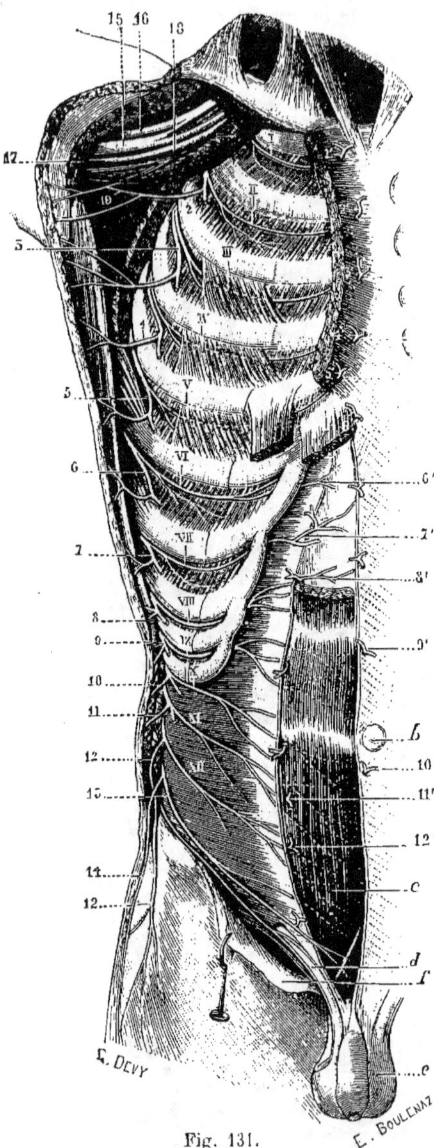

Fig. 131.

Nerfs intercostaux, vus latéralement après ablation des muscles superficiels.

(Les muscles intercostaux externes ont été réséqués dans les troisième, quatrième et cinquième espaces intercostaux, enlevés entièrement dans les autres espaces.)

I, II, III.... XII, premier, deuxième, troisième..... douzième nerfs intercostaux, avec : 1, 2, 3, 4, 5, 6, 7, 8, 9, 10, 11, 12, leurs rameaux perforants latéraux ; 1', 2', 3', 4', 5', 6', 7', 8', 9', 10', 11', 12', leurs rameaux perforants antérieurs. — 13, premier nerf lombaire, avec 14, son rameau fessier. — 15, nerf médian. — 16, musculo-cutané. — 17, nerf cubital. — 18, nerf brachial cutané interne et son accessoire. — 19, son anastomose avec le rameau perforant latéral du deuxième intercostal.

a, veine axillaire. — b, ombilic. — c, muscle grand droit réséqué en haut. — d, cordon. — e, bourse. — f, aponévrose du grand oblique, érignée en bas.

principalement destiné à la glande mammaire et au mamelon ; 3° leur extrémité antérieure, enfin, fournit, au voisinage du sternum, quelques filets moteurs au muscle triangulaire.

5° Sixième et septième nerfs intercostaux. — Les sixième et septième nerfs intercostaux rentrent dans la description générale. Ils présentent cependant, comme caractères distinctifs, quelques rameaux plus ou moins grêles, qui se détachent du tronc nerveux à des niveaux variables et qui se distribuent à la partie supérieure des muscles grand oblique et grand droit de l'abdomen.

6° Huitième, neuvième, dixième et onzième nerfs intercostaux. — Les huitième, neuvième, dixième et onzième nerfs intercostaux sont situés tout d'abord dans les espaces intercostaux formés par les fausses côtes, entre l'intercostal externe et l'intercostal interne. Arrivés à l'extrémité antérieure de ces espaces, ils croisent obliquement les cartilages costaux, s'engagent alors entre les muscles larges de l'abdomen, auxquels ils abandonnent de nombreux filets, et atteignent ainsi le bord externe du grand droit. Là, ils fournissent un *premier rameau perforant antérieur*, qui traverse d'arrière en avant le bord externe de ce muscle et se distribue ensuite à la peau. Puis, ils pénètrent dans la gaine du grand droit, abandonnent plusieurs filets à ce muscle, et finalement perforent son bord interne (*deuxième rameau perforant antérieur*) pour venir se distribuer à la peau de la région médiane de l'abdomen.

Il résulte de la description qui précède que le muscle grand droit de l'abdomen est traversé d'arrière en avant par une double rangée verticale de rameaux perforants, qui sont destinés à la peau et qui correspondent, l'un au bord externe du muscle, l'autre à son bord interne (fig. 130 et 131).

Quant aux rameaux perforants latéraux des 8°, 9°, 10° et 11° nerfs intercostaux, ils perforent le grand oblique avant de se rendre au territoire cutané auquel ils sont destinés. Ils suivent du reste, pour atteindre ce territoire, un trajet de plus en plus oblique en bas et en avant.

7° Douzième nerf intercostal. — Le douzième nerf intercostal, auquel nous ne donnons ce nom que par analogie, puisqu'il ne chemine pas dans un espace intercostal comme les nerfs précédents, mais bien au-dessous de la dernière côte, sort du canal rachidien entre la douzième vertèbre dorsale et la première lombaire. Après avoir envoyé un rameau anastomotique au premier nerf lombaire, il croise en avant les insertions costales du muscle carré des lombes, longe le bord inférieur de la douzième côte, s'engage entre le transverse et le petit oblique, puis entre le petit oblique et le grand oblique, et se termine de la même façon que les quatre branches précédemment décrites.

Le rameau perforant latéral du douzième nerf intercostal se distingue de tous les autres par son trajet et sa distribution. Après avoir perforé le muscle grand oblique, il se porte verticalement en bas dans le tissu cellulaire sous-cutané, croise la crête iliaque et s'épanouit alors en de nombreux et longs rameaux, qui se perdent dans la peau de la région fessière.

RÉSUMÉ D'UN NERF INTERCOSTAL

a). *Rameaux anastomotiques*, pour . . . . . $\left\{\begin{array}{l}\text{grand sympathique.}\\ \text{nerfs intercostaux voisins.}\end{array}\right.$

b). *Rameaux sous-costaux*, pour . . . . . . $\left\{\begin{array}{l}\text{périoste.}\\ \text{os.}\\ \text{plèvre costale.}\end{array}\right.$

c). *Rameaux musculaires*, pour . . . .
- intercostaux internes et externes.
- sous-costaux.
- surcostaux.
- petits dentelés postérieurs.
- muscles de l'abdomen.

d). *Rameaux cutanés* . . . .
- perforant antérieur.
- perforant postérieur.

Variétés. — Les nerfs intercostaux se divisent parfois en deux rameaux, qui cheminent parallèlement dans les espaces intercostaux et se réunissent de nouveau après un trajet plus ou moins long. — Les anastomoses entre les nerfs intercostaux voisins ne sont pas constantes et sont sujettes à de nombreuses variations. On les observe le plus souvent (W. KRAUSE) entre le deuxième et le quatrième. — Le premier nerf intercostal peut s'épuiser dans les muscles intercostaux du premier espace et manquer ainsi de rameau perforant antérieur. — La branche cutanée fessière du douzième nerf intercostal peut être fournie par le premier nerf lombaire : dans ce cas, le rameau perforant latéral du douzième nerf intercostal se distribue aux téguments compris entre la douzième côte et la crête iliaque. — L'anastomose du douzième nerf intercostal avec le premier nerf lombaire est très variable dans son volume et dans sa situation : elle peut se faire le long du bord externe du carré des lombes ou même dans l'épaisseur de la paroi abdominale.

ARTICLE V

PLEXUS LOMBAIRE

(Branches antérieures des 1er, 2e, 3e et 4e nerfs lombaires.)

On donne le nom de plexus lombaire à l'ensemble des anastomoses que contractent entre elles, avant leur distribution périphérique, les branches antérieures des quatre premiers nerfs lombaires.

1° Mode de constitution du plexus. — Pour former le plexus, les quatre nerfs précités, au sortir des trous de conjugaison, se comportent comme suit (fig. 132) :

a. La *branche antérieure de la première paire lombaire* reçoit une anastomose du douzième nerf intercostal et envoie à son tour à la branche antérieure de la deuxième lombaire une anastomose oblique en bas et en dehors. Puis elle se partage en deux branches, appelées branches abdomino-génitales.

b. La *branche antérieure de la deuxième lombaire* envoie de même une forte anastomose à la branche antérieure de la troisième et se divise ensuite en deux branches, qui sont le nerf fémoro-cutané et le génito-crural.

c. La *branche antérieure de la troisième lombaire*, après avoir fourni un rameau d'origine au nerf obturateur, poursuit son trajet de dedans en dehors et constitue le nerf crural.

d. La *branche antérieure de la quatrième lombaire*, enfin, se partage en trois rameaux : un rameau ascendant, qui rejoint le nerf crural et le renforce ; un rameau moyen, qui n'est autre que la portion principale du nerf obturateur ; un rameau descendant, qui se porte vers la branche antérieure de la cinquième paire lombaire et se réunit à elle pour constituer le tronc lombo-sacré, l'une des branches d'origine les plus importantes du plexus sacré.

2° Forme. — Il résulte de la description qui précède que chacune des branches antérieures des nerfs lombaires est reliée aux branches voisines par des anastomoses obliques, qui abordent les troncs nerveux ou s'en détachent sous des angles aigus. Comme le fait judicieusement remarquer HIRSCHFELD, la première branche s'anastomose avec la seconde tout près du trou de conjugaison ; la seconde s'anas-

tomose avec la troisième un peu plus en dehors ; la troisième s'anastomose avec
la quatrième plus en dehors encore ; ce qui fait que, dans son ensemble, le plexus
lombaire affecte la forme d'un triangle dont la base repose sur la colonne vertébrale et dont le sommet répond à l'union de la troisième lombaire avec le rameau
ascendant de la quatrième.

3° Situation et rapports. — Le plexus lombaire est profondément situé dans
l'angle dièdre que forment les corps vertébraux avec les apophyses transverses
correspondantes. Il est recouvert par le muscle psoas, que la plupart de ses
branches efférentes sont obligées de
traverser pour se rendre à leur champ
de distribution. Le sympathique lombaire est situé en dedans et en avant
de lui, sur la partie antéro-latérale des
corps vertébraux.

4° Anastomoses. — Le plexus lombaire contracte les trois anastomoses
suivantes :

a. Il s'anastomose tout d'abord, à
sa partie supérieure, avec le dernier
nerf intercostal par la branche, ci-
dessus mentionnée, que ce dernier
nerf envoie au premier nerf lombaire.

b. Il s'anastomose également, à sa
partie inférieure, avec le plexus sacré,
par le rameau descendant que la quatrième lombaire jette dans le nerf
lombo-sacré.

c. Il est relié enfin aux ganglions
du sympathique lombaire par des
rami communicantes, qui sont ordinairement au nombre de deux pour
chacune de ses branches constitutives.
Rappelons, en passant, que ces *rami*

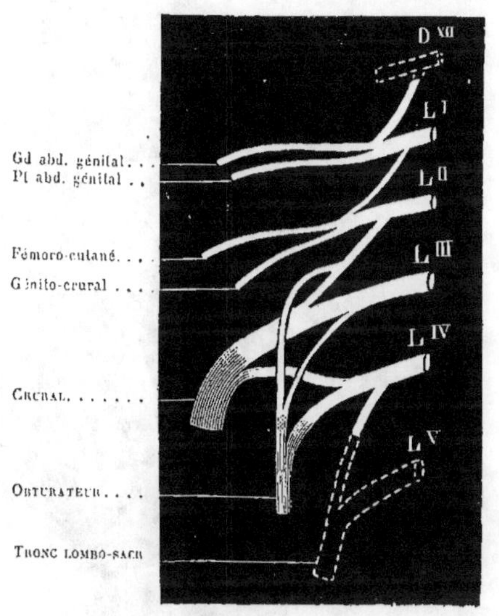

Fig. 132.

Schéma indiquant le mode de constitution
du plexus lombaire.

Dᴠᴵᴵ, douzième paire dorsale. — Lɪ, Lɪɪ, Lɪɪɪ, Lɪᴠ, Lᴠ, les
cinq paires lombaires.

(Les branches légèrement teintées en noir représentent
les branches terminales du plexus ; les autres, les branches
collatérales.)

communicantes, pour arriver au cordon du sympathique, traversent les arcades
que présente le psoas à son insertion sur les corps vertébraux.

5° Distribution. — Indépendamment de quelques rameaux, naturellement très
courts, qu'il abandonne au muscle carré des lombes, au grand psoas et au petit
psoas (*nerfs du carré des lombes, du grand psoas, du petit psoas*), le plexus
lombaire fournit six branches que l'on divise, comme celles du plexus brachial,
en deux groupes :

1° *Branches collatérales ;*
2° *Branches terminales.*

§ I. — BRANCHES COLLATÉRALES DU PLEXUS LOMBAIRE

Les branches collatérales (fig. 133) sont au nombre de quatre, savoir : le nerf
grand abdomino-génital, le nerf petit abdomino-génital, le nerf fémoro-cutané et
le nerf génito-crural.

1° Nerf grand abdomino-génital. — Le nerf grand abdomino-génital (fig. 133, 1)
tire son origine du premier nerf lombaire. Il traverse le psoas à sa partie postérieure
et supérieure, et, se portant obliquement en bas et en dehors, il glisse tout d'abord

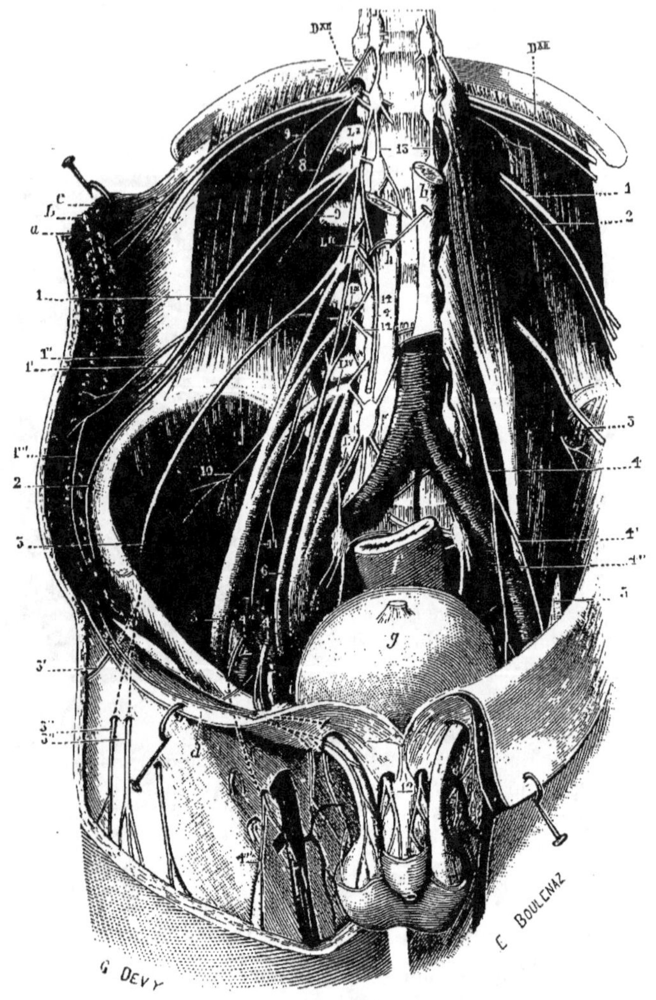

Fig. 133.

Plexus lombaire et ses branches.

D^{XII}, douzième nerf intercostal. — L^I, L^II, L^III, L^IV, L^V, branches antérieures des premier, deuxième, troisième, quatrième et cinquième nerfs lombaires.
1, nerf grand abdomino-génital, avec : 1', son rameau fessier ; 1'', son rameau abdominal ; 1''', son rameau génital. —
2, nerf petit abdomino-génital. — 3, fémoro-cutané, avec : 3', son rameau fessier ; 3'', son rameau fémoral — 4, nerf
génito-crural, avec : 4', son rameau génital ; 4'', son rameau crural. — 5, nerf crural. — 6, nerf obturateur. — 7, nerf
lombo-sacré. — 8, anastomose du douzième intercostal avec le premier nerf lombaire. — 9, 9, nerfs du carré des lombes.
— 10, nerf du muscle iliaque. — 11, nerf du muscle psoas. — 12, nerf dorsal de la verge. — 13, portion lombaire du
grand sympathique. — 14, 14, rami communicantes.
a, muscle grand oblique ; — b, petit oblique ; — c, transverse ; — d, aponévrose du grand oblique, érignée en
bas pour laisser voir le canal inguinal ; — e, veine saphène interne ; — f, rectum ; — g, vessie ; — h, h, piliers du diaphragme ; — i, cordon inguinal.

entre le carré des lombes et le péritoine. Il s'engage ensuite entre le muscle transverse et le muscle petit oblique, longe la crête iliaque, et, après avoir fourni un

rameau cutané pour la région fessière (ce rameau n'est pas constant), il se divise à la partie antérieure de cette crête en deux rameaux, un rameau abdominal et un rameau génital :

a. *Rameau abdominal.* — Le rameau abdominal (1″) se porte transversalement de dehors en dedans, d'abord entre le transverse et le petit oblique, puis entre les deux obliques. Il donne plusieurs filets à ces trois muscles, et, comme les intercostaux, se termine, au niveau du bord externe du grand droit de l'abdomen, en fournissant deux filets : 1° un filet cutané, qui se dirige d'arrière en avant et, sous le nom de *premier perforant cutané antérieur*, vient se distribuer à la peau qui répond au côté externe du grand droit ; 2° un filet musculo-cutané, qui s'engage dans l'épaisseur du muscle grand droit, lui abandonne un certain nombre de ramuscules et finalement le perfore d'arrière en avant au voisinage de son bord interne, pour venir, sous le nom de *deuxième perforant cutané antérieur*, se terminer dans les téguments qui avoisinent la ligne médiane.

b. *Rameau génital.* — Le rameau génital (1‴), continuant la direction du tronc dont il émane, se porte obliquement de haut en bas et de dehors en dedans. Comme le précédent, il traverse le petit oblique, chemine quelque temps entre le petit oblique et le grand oblique et s'engage ensuite dans le canal inguinal, qu'il parcourt dans toute son étendue. Au sortir de ce canal, il fournit les deux filets suivants : 1° un *filet pubien*, qui se porte transversalement vers la peau du pubis ; 2° un *filet génital*, qui descend verticalement en bas et se perd, par plusieurs ramifications très déliées, dans la peau du scrotum chez l'homme, dans la peau des grandes lèvres chez la femme.

2° Nerf petit abdomino-génital. — Le nerf petit abdomino-génital (fig. 133, 2) naît également du premier nerf lombaire. Beaucoup plus grêle que le nerf précédent, au-dessous duquel il est situé, il chemine parallèlement à lui dans l'épaisseur de la paroi abdominale, et comme lui se divise, dans le voisinage de l'épine iliaque antéro-supérieure, en deux rameaux, un rameau abdominal et un rameau génital :

a. *Rameau abdominal.* — Le rameau abdominal, destiné à la paroi abdominale, se réunit, dans la plupart des cas, avec le rameau abdominal de la branche précédente et en partage la distribution. Quand il reste indépendant, il se termine en envoyant des filets moteurs aux muscles de l'abdomen et des filets cutanés aux téguments qui les recouvrent.

b. *Rameau génital.* — Le rameau génital traverse le canal inguinal et se termine, comme le rameau de même nom du nerf grand abdomino-génital, en fournissant un *filet pubien* pour la peau du pubis et un *filet génital* pour la peau du scrotum chez l'homme, de la grande lèvre chez la femme.

3° Nerf fémoro-cutané. — Le nerf fémoro-cutané (fig. 133, 3) se détache ordinairement de la branche antérieure de la deuxième paire lombaire. Il traverse obliquement la partie postérieure du psoas, croise le muscle iliaque contre lequel l'applique le fascia iliaca et s'échappe du bassin par l'échancrure innominée qui est comprise entre les deux épines iliaques antérieures. A sa sortie du bassin, il se loge dans un dédoublement de l'aponévrose fémorale et se divise, à un ou deux travers de doigt au-dessous de l'épine iliaque antéro-supérieure, quelquefois plus haut, en deux rameaux, un rameau fessier et un rameau fémoral :

a. *Rameau fessier.* — Le rameau fessier (3'), se portant en dehors et en arrière, croise le muscle tenseur du fascia lata et s'épanouit ensuite en plusieurs filets divergents, qui se distribuent à la peau de la région fessière.

b. *Rameau fémoral*. — Le rameau fémoral (3"), continuant le trajet vertical du nerf dont il émane, descend jusqu'au genou, en couvrant de ses ramifications la peau de la région antéro-externe de la cuisse (fig. 137, 1").

4° **Nerf génito-crural**. — Le nerf génito-crural (fig. 133, 4) tire son origine du deuxième nerf lombaire. Il s'engage immédiatement après dans l'épaisseur du psoas, qu'il traverse obliquement de haut en bas et d'arrière en avant. Dégagé du psoas, il glisse quelque temps le long de la face antérieure de ce muscle, chemine ensuite en avant des artères iliaque primitive et iliaque externe et se partage, un peu au-dessus du ligament de Fallope, en deux rameaux terminaux, un rameau génital et un rameau crural :

a. *Rameau génital*. — Le rameau génital (4') se dirige vers l'orifice abdominal du canal inguinal. Là, il abandonne quelques filets, toujours forts grêles, qui se perdent dans le muscle transverse, dans le petit oblique, jusque dans le crémaster. Puis il parcourt dans toute son étendue le canal inguinal, en sort par son orifice cutané et se distribue alors à la peau du scrotum chez l'homme, à la peau de la grande lèvre chez la femme.

b. *Rameau crural*. — Le rameau crural (4") se porte, avec l'artère iliaque externe, vers l'anneau crural. Il croise perpendiculairement l'artère circonflexe iliaque, sort du bassin par le côté externe de l'anneau crural et arrive dans le triangle de Scarpa. Dans ce triangle, il est situé au-devant de l'artère fémorale, immédiatement au-dessous de l'aponévrose superficielle, qui, comme on le sait, prend ici le nom de fascia cribriformis (voy. MYOLOGIE). Il descend ainsi jusqu'à 2 ou 3 centi-

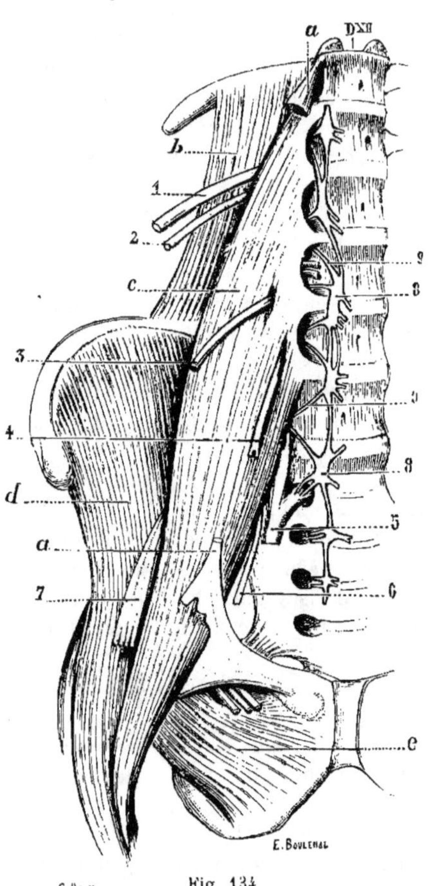

Fig. 134.

Rapports des branches du plexus lombaire avec le muscle psoas iliaque.

DXII, douzième dorsale. — a, a, petit psoas, réséqué dans sa partie moyenne. — b, carré des lombes. — c, grand psoas. — d, muscle iliaque. — e, obturateur externe.
1, nerf grand abdomino-génital. — 2, nerf petit abdomino-génital. — 3, nerf fémoro-cutané. — 4, nerf génito-crural. — 5, tronc lombo-sacré. — 6, nerf obturateur. — 7, nerf crural. — 8, ganglions du grand sympathique. — 9, *rami communicantes*.

mètres au-dessous de l'arcade fémorale. S'infléchissant alors d'arrière en avant, il perfore le fascia cribriformis, et, arrivé dans le tissu cellulaire sous-cutané, se partage en plusieurs filets cutanés qui se distribuent à la peau de la partie antérieure et supérieure de la cuisse.

RÉSUMÉ DU PLEXUS LOMBAIRE

<table>
<tr><td rowspan="8">a'. Branches collatérales. . .</td><td rowspan="2">N. gr. abdomino-génital.. . . .</td><td>r. abdominal.</td></tr>
<tr><td>r. génital.</td></tr>
<tr><td rowspan="2">N. pet. abdomino-génital . . .</td><td>r. abdominal.</td></tr>
<tr><td>r. génital.</td></tr>
<tr><td rowspan="2">N. fémoro-cutané . . . .</td><td>r. fessier.</td></tr>
<tr><td>r. fémoral.</td></tr>
<tr><td rowspan="2">N. génito-crural . . . .</td><td>r. génital.</td></tr>
<tr><td>r. crural.</td></tr>
<tr><td>b). Branches terminales . . .</td><td colspan="2">N. OBTURATEUR (voy. plus loin p. 199).
N. CRURAL (voy. plus loin p. 201).</td></tr>
</table>

Variétés. — Le *grand abdomino-génital* s'anastomose fréquemment avec le douzième nerf intercostal dans l'épaisseur de la paroi abdominale, un peu au-dessus de la crête iliaque. — Il fournit quelquefois un rameau cutané, plus ou moins développé, pour la région fessière (voy., à propos de cette branche. HOLL., *Ueber die Lindennerven*, in Wiener med. Jahrbücher, 1880).

Le *petit abdomino-génital* est quelquefois fort grêle. — On l'a vu manquer (HIRSCHFELD).

Le *fémoro-cutané* suit quelquefois le même trajet que le crural, jusqu'à l'arcade de Fallope. — Il peut se détacher de ce même nerf crural, soit dans le bassin, soit au niveau même de l'arcade de Fallope. — Les deux nerfs fémoro-cutané et crural peuvent s'anastomoser dans leur trajet intra-pelvien. — La branche fessière du fémoro-cutané peut manquer : elle est suppléée, dans ce cas, par le rameau cutané fessier du nerf grand abdomino-génital ou bien par quelques filets qui se détachent du fémoro-cutané, à 10 ou 12 centimètres au-dessous de l'arcade crurale, et se portent ensuite à la fesse par un trajet récurrent. — J'ai vu le nerf manquer totalement. Il était suppléé, dans ce cas : pour sa branche fessière, par le rameau cutané fessier du grand abdomino-génital ; pour sa branche fémorale, par le nerf génito-crural. — Je l'ai vu plusieurs fois recevoir, avant sa bifurcation, une anastomose du nerf crural.

Le *génito-crural* peut s'anastomoser (HIRSCHFELD) avec l'un des ganglions lombaires du grand sympathique. — Il se divise quelquefois, dans l'épaisseur même du psoas, en rameau crural et rameau génital. — On a vu le rameau génital, plus développé que d'habitude, remplacer les rameaux génitaux des branches abdomino-génitales. — Par contre, la branche crurale peut être fort grêle ou manquer entièrement. — Il n'est pas rare de voir le génito-crural fournir un filet vasculaire à l'artère iliaque externe.

§ II. — BRANCHES TERMINALES DU PLEXUS LOMBAIRE

Les branches terminales du plexus lombaire (fig. 133) sont au nombre de deux seulement : le nerf obturateur et le nerf crural. Le nerf lombo-sacré, que certains auteurs décrivent comme une troisième branche terminale du plexus lombaire, me paraît devoir être considéré plutôt comme une branche d'origine du plexus sacré ; nous le retrouverons, dans le paragraphe suivant (p. 206), en décrivant ce dernier plexus.

1° Nerf obturateur. — Le nerf obturateur (fig. 133, 6), ainsi appelé parce qu'il sort du bassin par la partie supérieure du trou obturateur, naît du plexus lombaire par trois racines, qui proviennent des deuxième, troisième et quatrième nerfs lombaires. Ces trois racines se portent obliquement en bas et en dehors, en convergeant l'une vers l'autre, et se réunissent dans l'épaisseur même du psoas pour former le tronc nerveux. Ainsi constitué, le nerf obturateur s'échappe du psoas par le côté interne de ce muscle, croise l'articulation sacro-iliaque, passe dans l'angle de bifurcation de l'artère iliaque primitive, longe ensuite la face externe du bassin, un peu au-dessous de la ligne innominée, et arrive ainsi au canal sous-pubien, dans lequel il s'engage avec les vaisseaux obturateurs. A leur entrée dans le canal (fig. 135, 2) et dans le canal lui-même, le nerf obturateur et les vaisseaux homonymes se disposent ordinairement de la façon suivante : le nerf est le plus élevé ; vient ensuite l'artère, et au-dessous de l'artère, la veine.

A. Branches collatérales. — Dans son trajet abdomidal et pelvien, le nerf obturateur ne fournit aucune branche collatérale. A son entrée dans le canal sous-pubien, quelquefois 8 ou 10 millimètres au-dessus de ce canal, il abandonne un rameau musculaire (fig. 135, 2') qui, après un court trajet, disparaît dans le bord supérieur du muscle obturateur externe : c'est le *nerf supérieur de l'obturateur externe*. Il est souvent double.

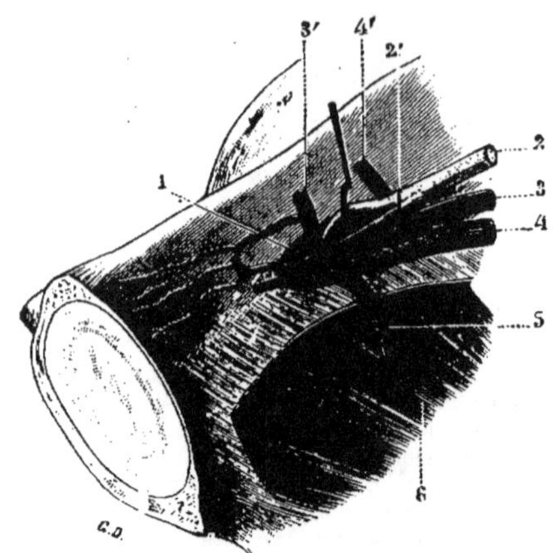

Fig. 135.

L'entrée du nerf obturateur dans le canal sous-pubien (côté droit).

1, canal sous-pubien. — 2, nerf obturateur, avec : 2' le rameau supérieur du muscle obturateur externe. — 3, artère obturatrice, avec : 3' son anastomose avec l'épigastrique. — 4, veine obturatrice, avec : 4' son anastomose avec la veine épigastrique. — 5, branche veineuse allant au plexus vésico-prostatique. — 6, muscle obturateur interne, avec son aponévrose.

se divise en un certain nombre de branches

B. Branches terminales. — Dans le canal sous-pubien lui-même, le nerf obturateur se partage en deux branches terminales, l'une antérieure, l'autre postérieure :

a. *Branche antérieure*. — La branche antérieure (fig. 136, 2), continuant la direction du tronc, s'échappe par l'orifice antérieur du canal sous-pubien, se place entre le pectiné et le court adducteur, et là, qui sont destinées au petit adducteur, au moyen adducteur et au droit interne :

Le *nerf du petit adducteur* (fig. 136, 5) pénètre ce muscle par sa face antérieure.

Le *nerf du moyen adducteur* (fig. 136, 4), au contraire, pénètre son muscle par sa face profonde. De ce nerf s'échappe un rameau long et grêle (*rameau anastomotique, ramus cutaneus obturatorii* de certains auteurs), qui descend tantôt en avant, tantôt en arrière du moyen adducteur, et qui vient s'anastomoser, un peu au-dessous de l'anneau du troisième adducteur, avec le saphène interne ou avec son accessoire, souvent avec tous les deux. Ce rameau anastomotique envoie constamment (Cruveilhier) un filet articulaire à la synoviale du genou.

Le *nerf du droit interne* (fig. 136, 6), obliquant en bas et en dedans, passe sous le pectiné et le

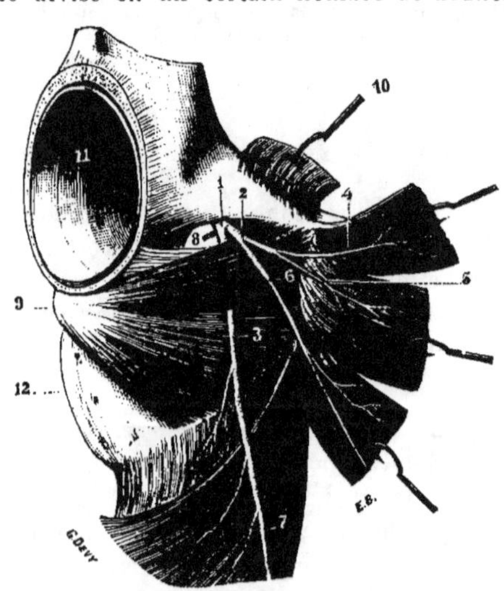

Fig. 136.

Le nerf obturateur à sa sortie du canal sous-pubien.

1, nerf obturateur, avec : 2, sa branche antérieure ou interne ; 3, sa branche postérieure ou externe ou nerf du grand adducteur. — 4, nerf du moyen adducteur. — 5, nerf du petit adducteur. — 6, nerf du droit interne. — 7, rameau du nerf du grand adducteur, descendant jusqu'au genou. — 8, rameau articulaire. — 9, obturateur externe. — 10, pectiné. — 11, cavité cotyloïde. — 12, ischion.

moyen adducteur et se divise, avant de pénétrer dans le muscle droit interne, en

des rameaux toujours multiples, dont les uns remontent vers les insertions supérieures de ce muscle, tandis que les autres descendent le long de sa face interne.

b. *Branche postérieure.* — La branche postérieure du nerf obturateur (fig. 136,3)
se portant directement en bas, sort du canal sous-pubien, tantôt, comme la précédente, par l'orifice antérieur de ce canal, tantôt, comme dans la figure 136, en
traversant les faisceaux supérieurs du muscle obturateur externe. Arrivé à la
cuisse, entre ce dernier muscle et le court adducteur, elle fournit un certain
nombre de rameaux, que nous distinguerons en musculaires et articulaires :

Les *rameaux musculaires* se distribuent en grande partie au muscle grand
adducteur (*nerf du grand adducteur*), qu'ils pénètrent par sa face antérieure.
Outre ces rameaux destinés au grand adducteur, la branche postérieure de l'obturateur fournit d'ordinaire un rameau au muscle obturateur externe (*nerf inférieur
de l'obturateur externe*).

Les *rameaux articulaires* (8) forment deux groupes : les uns, supérieurs, se portent de dedans en dehors, au-dessous du pectiné, et se distribuent à la partie interne
de l'articulation de la hanche ; les autres, inférieurs, cheminent tout d'abord à la
face antérieure du grand adducteur, puis, perforant ce muscle, arrivent au creux
poplité, et finalement se perdent à la partie postérieure de l'articulation du genou.

En RÉSUMÉ, le nerf obturateur est un nerf mixte : ses faisceaux moteurs innervent
l'obturateur externe, les trois adducteurs de la cuisse, le droit interne (quelquefois
même le pectiné) ; ses faisceaux sensitifs se distribuent, les uns (rameaux articulaires) aux deux articulations de la hanche et du genou, les autres (rameaux
cutanés), par l'anastomose que l'obturateur envoie au saphène, à la peau de la face
interne du genou et de la jambe.

RÉSUMÉ DU NERF OBTURATEUR

a). *Branches collatérales*. . . . . | N. sup^r de l'obturateur externe.

Br. antérieure	N. du droit interne. N. du petit adducteur. N. du moyen adducteur.
b) *Branches terminales*. .	N. du grand adducteur. N. inf^r de l'obturateur externe.
Br. postérieure	R. articulaires. { pour la hanche. { pour le genou. N. du grand adducteur

Variétés. — Pour les *anomalies de l'obturateur* et *l'obturateur accessoire* (voy. p. 206).

2° Nerf crural. — Le nerf crural (fig. 133, 5), la plus volumineuse des branches
du plexus lombaire, est un nerf à la fois sensitif et moteur, destiné aux muscles
de la face antérieure de la cuisse et à la peau de la partie antéro-interne du
membre inférieur. Il tire son origine des deuxième, troisième et quatrième
paires lombaires par trois grosses racines, qui convergent l'une vers l'autre et se
réunissent dans l'épaisseur du muscle psoas.

Le tronc qui résulte de cette union se dégage du psoas sur son côté externe.
Il se jette alors dans la gouttière profonde formée par le psoas et l'iliaque, parcourt
cette gouttière dans toute son étendue et arrive ainsi à l'arcade fémorale, où il se
termine en fournissant un certain nombre de branches, que nous décrirons tout à
l'heure.

Envisagé au point de vue de ses rapports, le nerf crural est situé tout d'abord dans l'épaisseur du psoas. Au sortir de ce muscle, il vient se placer au-dessous du fascia iliaca dans la couche cellulo-graisseuse qui sépare cette aponévrose des muscles sous-jacents.

Dans son trajet pelvien, le nerf crural suit constamment le bord externe du psoas ; le bord interne de ce muscle, nous le savons déjà (voy. ANGÉIOLOGIE), est longé par l'artère iliaque externe. Les deux organes, nerf crural et artère iliaque externe, sont donc séparés l'un de l'autre par toute la largeur du psoas. Or, comme le psoas diminue graduellement de largeur au fur et à mesure qu'il s'éloigne de la colonne lombaire, il s'ensuit que le nerf crural est d'autant plus rapproché de l'artère qu'on l'examine sur un point plus voisin de l'arcade fémorale. Au niveau de cette arcade, artère et nerf ne sont plus séparés l'un de l'autre que par un tout petit faisceau musculaire, recouvert en dedans par la bandelette ilio-pectinée.

Dans le bassin, le nerf crural abandonne, comme branches collatérales : 1° un *rameau interne* destiné au psoas (*nerf du psoas*) ; il pénètre le muscle par sa face postérieure ; 2° des *rameaux externes*, au nombre de deux à quatre, qui se portent obliquement en bas et en dehors, cheminent quelque temps à la surface du muscle iliaque, et finalement pénètrent dans son épaisseur (*nerfs de l'iliaque*) ; 3° un *rameau inférieur*, vasculaire, qui se rend à l'artère fémorale ; ce nerf, *nerf de l'artère fémorale*, peut se détacher du crural à la partie supérieure de la cuisse, comme aussi il naît directement du troisième nerf lombaire. BECK a pu suivre l'un de ses filets collatéraux jusque dans le canal médullaire du fémur.

Arrivé à la cuisse, le nerf crural se divise, immédiatement au-dessous de l'arcade fémorale, en quatre branches terminales (fig. 137 et 138), qui se disposent de la façon suivante. — Deux de ces branches occupent un plan antérieur, ce sont : en dehors, le nerf musculocutané externe ; en dedans, le nerf musculocutané interne. — Les deux autres occupent un plan postérieur, ce sont : en dehors, le nerf du quadriceps ; en dedans, le nerf saphène interne. Nous allons étudier séparément chacune de ces branches.

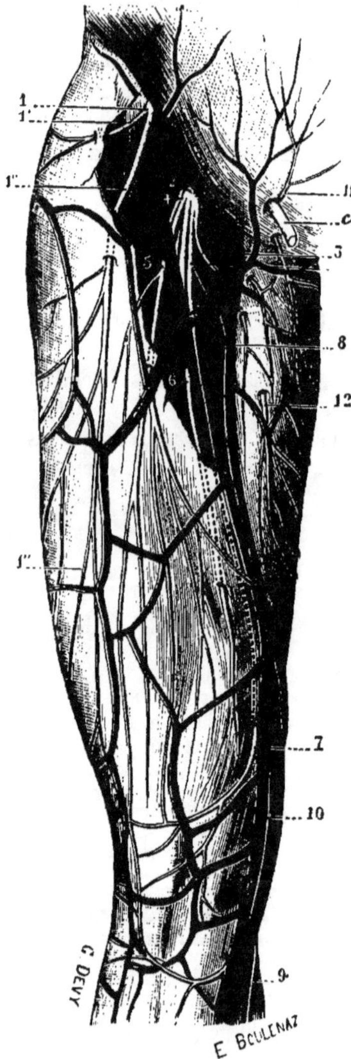

Fig. 137.

Nerfs superficiels de la face antérieure de la cuisse.

1, nerf fémoro-cutané, avec : 1', son rameau fessier ; 1'', son rameau fémoral. — 2, nerf crural. — 3. musculo-cutané interne. — 4, musculo-cutané externe. — 5, *perforant supérieur*. — 6, *perforant moyen*. — 7, 7, accessoire du saphène interne. — 8, filet satellite de la veine saphène interne. — 9, rameau jambier du saphène interne. — 10, son rameau rotulien, constituant le *perforant inférieur*. — 11, rameaux génitaux du plexus lombaire. — 12, rameaux cutanés de l'obturateur.

a, artère fémorale. — *b*, veine fémorale. — *c*, cordon inguinal.

1° **Nerf musculo-cutané externe.** — Branche terminale superficielle et externe du nerf crural, ce nerf se porte en bas et en dehors, entre le psoas-iliaque et le couturier. Il se partage en deux ordres de rameaux, des rameaux musculaires et des rameaux cutanés :

a. *Rameaux musculaires.* — Les rameaux musculaires se perdent à la face profonde du muscle couturier, auquel ils sont destinés. — Les uns, *rameaux courts*, se distribuent au tiers supérieur de ce muscle. — Les autres, *rameaux longs*, descendent plus ou moins bas le long de son bord interne et ne le pénètrent qu'au niveau de son tiers moyen ou même de son tiers inférieur.

b. *Rameaux cutanés.* — Les rameaux cutanés sont au nombre de trois, le perforant supérieur, le perforant moyen et l'accessoire du saphène interne :

Le *rameau perforant supérieur*, situé d'abord au-dessous du couturier, perfore le bord interne de ce muscle et l'aponévrose fémorale dans le tiers supérieur de la cuisse. Puis, se portant verticalement en bas parallèlement à la branche fémorale du nerf fémoro-cutané, il fournit de nombreux filets qui se distribuent à la peau de la région antérieure de la cuisse. On peut suivre ces filets jusqu'à la face antérieure de la rotule.

Le *rameau perforant moyen* perfore également d'arrière en avant le bord interne du couturier et l'aponévrose fémorale, au niveau de la partie moyenne de la cuisse. Puis il se porte en bas et un peu en dedans et se distribue à la peau de la partie antéro-interne de la cuisse jusqu'au genou.

Le *rameau accessoire du saphène interne*, un peu moins volumineux que les deux précédents, en dedans desquels il est situé, se partage, peu après son origine, en deux filets, l'un superficiel, l'autre profond. — Le *filet superficiel* ou *filet satellite de la veine saphène interne* descend le long du bord interne du couturier. Il s'accole à la saphène interne et l'accompagne jusqu'au côté interne de l'articulation du genou, où il s'anastomose avec le nerf saphène interne. — Le *filet profond* ou *filet satellite de l'artère fémorale* pénètre dans la gaine des vaisseaux fémoraux et accompagne l'artère jusqu'à l'anneau du troisième adducteur. Là, il s'en sépare, traverse l'aponévrose et s'épanouit alors en plusieurs filets, qui s'anastomosent à la fois avec des filets du saphène interne et des filets du nerf obturateur. De ces différentes anastomoses résulte la formation d'un petit plexus, d'où s'échappent de nombreux ramuscules, destinés aux téguments de la partie interne du genou.

2° **Nerf musculo-cutané interne.** — Branche terminale superficielle et interne du nerf crural, le nerf musculo-cutané interne se partage immédiatement après son origine en de nombreux filets, que l'on distingue en rameaux musculaires et en rameaux cutanés. Ces filets traversent la gaine des vaisseaux fémoraux en passant les uns en avant, les autres en arrière de l'artère, et se terminent comme suit : les *rameaux musculaires*, dans les deux muscles pectiné et moyen adducteur ; les *rameaux cutanés*, dans la peau de la partie interne et supérieure de la cuisse.

3° **Nerf du quadriceps.** — Branche terminale profonde et externe du nerf crural, le nerf du quadriceps se divise en quatre rameaux, un pour chacune des quatre portions du muscle extenseur de la jambe. Ces quatre rameaux, très variables dans leur origine, se détachent du nerf crural, tantôt isolément, tantôt par un ou plusieurs troncs communs :

a. *Rameau du droit antérieur.* — Le rameau du droit antérieur se porte en bas et en dehors au-dessous du muscle droit antérieur, où il se divise en deux filets : un *filet ascendant*, qui remonte vers les insertions iliaques du muscle; un *filet descendant*, qui longe quelque temps sa face profonde et finalement le pénètre au niveau de sa partie moyenne, après s'être précédemment subdivisé en des ramifications plus ténues.

b. *Rameau du vaste externe.* — Le rameau du vaste externe, se portant également en bas et en dehors, s'engage au-dessous du droit antérieur et se divise en deux filets, dont l'un se rend à la partie supérieure du vaste externe, tandis que l'autre se distribue plus particulièrement à sa partie moyenne. De ce dernier filet se détache un ramuscule destiné à l'articulation du genou.

c. *Rameau du vaste interne.* — Le rameau du vaste interne, se portant obliquement en bas et un peu en dedans, chemine parallèlement au nerf saphène interne, en dehors duquel il est situé et avec lequel on pourrait facilement le confondre au premier abord. Mais tandis que le saphène, nerf sensitif, gagne le côté interne du genou, le rameau du vaste interne, nerf moteur, se perd dans le muscle vaste interne au voisinage de l'anneau du troisième abducteur. Chemin faisant, le nerf du vaste interne fournit ordinairement : 1° un *filet osseux*, qui pénètre dans le canal nourricier du fémur; 2° plusieurs *filets périostiques*, toujours très grêles, qui se ramifient dans le périoste du fémur et de la rotule; 3° enfin, quelques *filets articulaires*, qui se perdent sur le côté interne de l'articulation du genou.

d. *Rameau du crural.* — Le rameau du crural naît le plus souvent du nerf du vaste interne. Il descend verticalement en bas, s'engage dans l'interstice qui sépare les deux vastes et se divise en deux ou trois filets qui se perdent sur la surface antérieure du muscle crural. L'un de ces filets, plus long que les autres, peut être suivi jusqu'au muscle sous-crural et, plus loin encore, jusque dans la synoviale de l'articulation du genou.

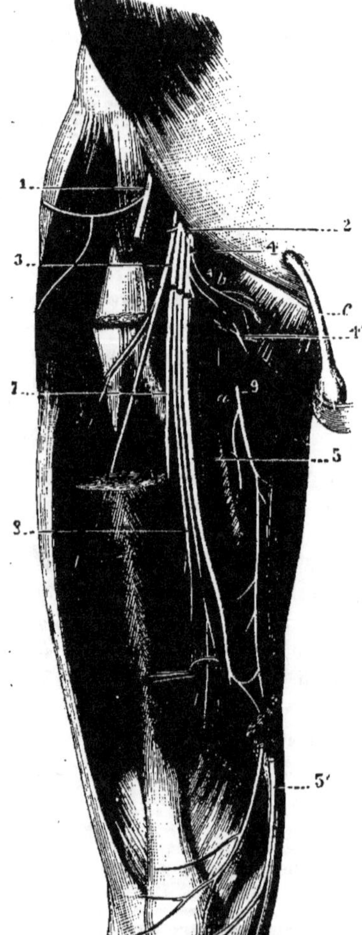

Fig. 138.

Nerfs profonds de la face antérieure
de la cuisse.

1, nerf fémoro-cutané, avec ses deux rameaux. — 2, nerf crural. — 3, musculo cutané externe. — 4, musculo-cutané interne, avec : 4', son rameau musculaire; 4″ son rameau cutané. — 5, nerf saphène interne, avec : 5', son rameau rotulien; 5″ son rameau jambier. — 6, nerf du vaste externe. — 7, nerf du droit antérieur. — 8, nerf du vaste interne. — 9, nerf obturateur.
a, artère fémorale. — b, veine fémorale. — c, cordon inguinal et testicule.

4° NERF SAPHÈNE INTERNE. — Branche terminale profonde et interne du nerf
crural, ce nerf (fig. 138, 5) se porte dès son origine en bas et en dedans, sur le côté
externe de la gaine des vaisseaux fémoraux. Puis il
s'engage dans cette gaine, à l'union du tiers supérieur
avec le tiers moyen de la cuisse, et chemine alors sur
la face antérieure de l'artère fémorale jusqu'à l'anneau
du troisième adducteur. Chemin faisant, il fournit
habituellement un *filet articulaire* pour le genou (CRU-
VEILHIER) et deux *filets cutanés*, qui, perforant l'aponévrose fémorale entre le couturier et le droit interne,
viennent se distribuer à la peau de la partie inférieure
et postérieure de la cuisse. Arrivé à l'anneau du troisième adducteur, le nerf saphène interne s'échappe de
la gaine vasculaire, soit par un orifice qui lui est
propre, soit par un orifice qui lui est commun avec
l'artère grande anastomotique. Il se place alors au-
dessous du muscle couturier et se divise, au niveau
du condyle interne du fémur, en deux *rameaux terminaux*, le rameau rotulien et le rameau jambier.

a. *Rameau rotulien.* — Le rameau rotulien (fig. 139, 3)
est situé tout d'abord au-dessous du couturier. Il perfore ensuite ce muscle d'arrière en avant, constituant
ainsi le troisième rameau perforant de la cuisse ou
rameau perforant inférieur. Arrivé à la peau, il
se dirige obliquement en bas, en avant et en dehors,
en décrivant en avant de la rotule une espèce d'anse
à concavité dirigée en haut. Finalement, il s'épanouit
en de nombreux filets divergents qui se distribuent
à la peau de la région rotulienne.

b. *Rameau jambier.* — Le rameau jambier (139, 3').
continuant la direction du saphène interne, chemine
tout d'abord entre le couturier, qui est en dehors, et
le droit interne, qui est en dedans. Il croise ensuite
obliquement le tendon de ce dernier muscle, traverse
l'aponévrose jambière et s'accole, à partir de ce moment, à la veine saphène interne, avec laquelle il
descend verticalement jusqu'à la partie interne du
cou-de-pied. Dans son trajet, le rameau jambier abandonne de nombreuses branches collatérales, qui se distribuent à la peau de la moitié interne de la jambe. Il
se termine, au niveau du cou-de-pied, en fournissant
quelques filets articulaires pour l'articulation tibio-
tarsienne et des filets cutanés, qui se ramifient le
long du bord interne du pied jusqu'à la racine
du gros orteil.

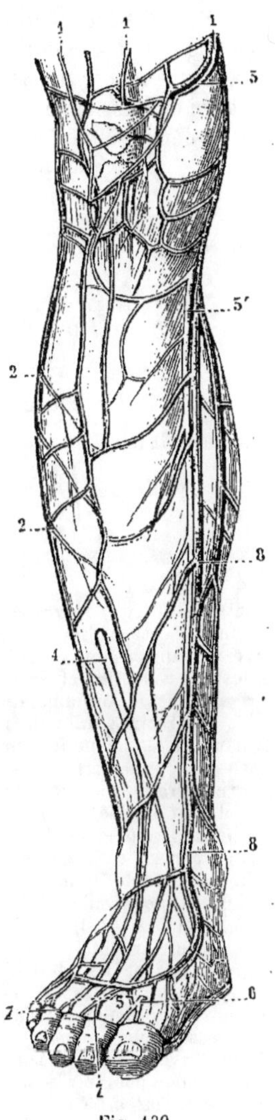

Fig. 139.

Nerfs superficiels de la face
antérieure de la jambe.

1, 1, 1, rameaux nerveux superficiels, descendant de la cuisse. —
2, rameaux du cutané péronier. —
3, rameau rotulien, et 3', rameau
jambier du nerf saphène interne. —
4, nerf musculo-cutané. — 5, son
anastomose avec 6, le tibial antérieur. — 7, nerfs collatéraux des
doigts. — 8, 8, veine saphène interne.

EN RÉSUMÉ, le nerf crural, le plus long de tous les
nerfs rachidiens, s'étend depuis la deuxième vertèbre lombaire jusqu'au gros
orteil. Il traverse ainsi successivement la région lombaire, la fosse iliaque, la

cuisse, la jambe et le pied. Nerf mixte comme presque tous les nerfs des membres, il fournit des rameaux musculaires et des rameaux cutanés :

a. Ses *rameaux musculaires* se rendent aux muscles psoas-iliaque, pectiné, moyen adducteur, grand droit antérieur de la cuisse, vaste interne, vaste externe et crural.

b. Ses *rameaux cutanés* président à la sensibilité de la peau : 1° de la partie antérieure et interne de la cuisse ; 2° de la partie antérieure et interne de l'articulation du genou ; 3° de la moitié interne de la jambe et du bord interne du pied.

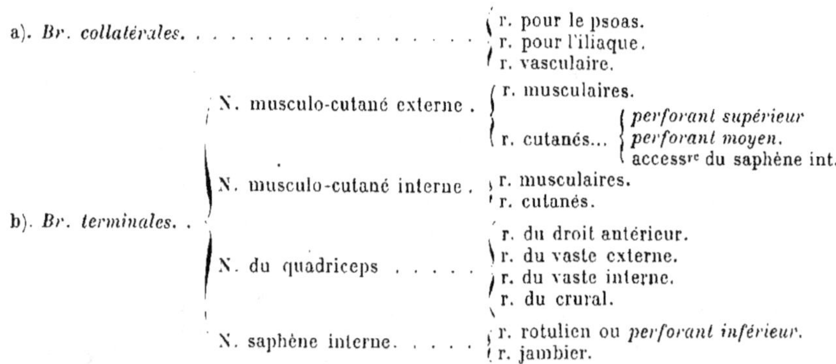

Variétés. — 1° *Nerf obturateur.* — Il envoie parfois un filet articulaire à la hanche. — RAUBER décrit un filet osseux qui pénètre dans le fémur par le trou nourricier de cet os. — HYRTL a observé un rameau long et grêle qui traversait d'avant en arrière le grand adducteur, arrivait dans le creux poplité et se terminait dans l'articulation du genou. Le nerf obturateur reçoit parfois une racine surnuméraire du premier nerf lombaire ou du cinquième. — Par contre, l'une de ses racines ordinaires, de préférence celle qui provient du deuxième nerf lombaire, peut manquer. — Le nerf obturateur envoyait un rameau à l'obturateur interne dans un cas de KRAUSE. — Il donne parfois un rameau au pectiné. — Le *nerf obturateur accessoire* est un petit nerf surnuméraire que l'on rencontre de 10 à 12 fois p. 100 (29 p. 100 d'après EISLER). Quand il existe, il naît ordinairement du troisième et du quatrième nerf lombaire, plus rarement du troisième nerf seulement. Il peut aussi, dans certains cas, se détacher du trou même de l'obturateur. Se portant en bas et en avant, il longe le bord interne du psoas, passe au-dessus de la branche horizontale du pubis, arrive sous le pectiné, s'y anastomose en anse sur la branche antérieure de l'obturateur, qui débouche du canal sous-pubien, et finalement se termine, partageant le mode de distribution de cette branche, dans le pectiné, dans le grand adducteur et dans la capsule articulaire de la hanche. — CRUVEILHIER a vu l'obturateur accessoire s'anastomoser avec le saphène interne.

2° *Nerf crural.* — DUBRUEIL l'a vu passer entre l'artère et la veine fémorale. — Il envoie très fréquemment (normalement d'après LUSCHKA) un rameau au tenseur du fascia lata. — Le *saphène interne* passe quelquefois avec l'artère par l'anneau du troisième adducteur, arrive dans le creux poplité et traverse de nouveau, cette fois d'arrière en avant, les insertions fémorales du grand adducteur, pour poursuivre son trajet ultérieur conformément à la description classique. — Le *rameau perforant inférieur* peut ne pas perforer le couturier. Le nombre des perforants est, dans ces cas, réduit à deux (disposition fréquente). — Il peut provenir d'une branche du musculo-cutané externe. — Le saphène interne se prolonge quelquefois sur le gros orteil, en formant le collatéral dorsal interne de cet orteil.

ARTICLE VI

PLEXUS SACRÉ

(Branches antérieures du 5e nerf lombaire et des 1er, 2e, 3e et 4e nerfs sacrés.)

On donne le nom de plexus sacré à l'entrelacement nerveux que forment, avant leur distribution périphérique, les branches antérieures de la dernière lombaire et des quatre premières paires sacrées.

1° Mode de constitution du plexus. — Pour constituer le plexus, les cinq branches précitées se comportent comme suit (fig. 140) :

a. La *branche antérieure de la cinquième lombaire*, grossie de l'anastomose que lui envoie la branche antérieure de la quatrième, se porte obliquement en bas et un peu en dehors vers la grande échancrure sciatique : c'est le *nerf lombo-sacré*.

b. La *branche antérieure de la première paire sacrée* se porte également en bas et en dehors, en longeant le bord supérieur du muscle pyramidal, et se fusionne, au niveau de la grande échancrure sciatique, avec le nerf lombo-sacré.

c. La *branche antérieure de la deuxième paire sacrée* se fusionne de même,

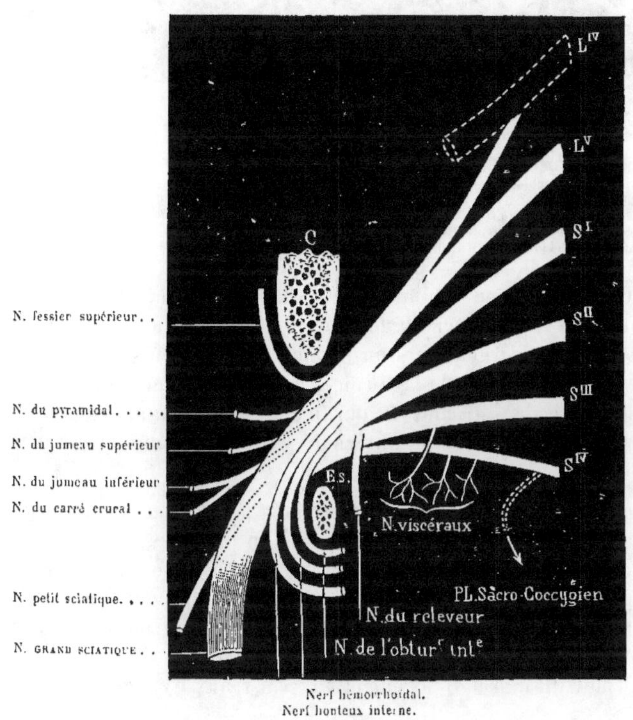

Fig. 140.

Schéma indiquant le mode de constitution du plexus sacré.

Liv, Lv, quatrième et cinquième paires lombaires. — Si. Sii, Siii, Siv, première, deuxième, troisième et quatrième paires sacrées, — C, os coxal. — *E. s.*, épine sciatique.

toujours au niveau de la grande échancure sciatique, avec les deux branches précédentes.

d. La *branche antérieure de la troisième paire sacrée*, à peu près transversale, chemine le long du bord inférieur du pyramidal et s'unit à son tour avec les branches qui sont placées au-dessus d'elles.

e. La *branche antérieure de la quatrième paire sacrée*, enfin, se partage au sortir du trou sacré antérieur en deux rameaux : un rameau ascendant, qui s'unit à angle aigu avec le troisième nerf sacré; un rameau descendant, qui se porte vers le cinquième. Ce dernier rameau ne participe en rien à la constitution du plexus sacré; il appartient au plexus sacro-coccygien.

Il résulte de cette description sommaire que le plexus sacré nous présente, relativement aux autres plexus, la plus grande simplicité. Ce n'est point, comme pour le plexus brachial par exemple, une intrication irrégulière, à laquelle semble n'avoir présidé que le caprice ; ce n'est point un échange réciproque de fibres

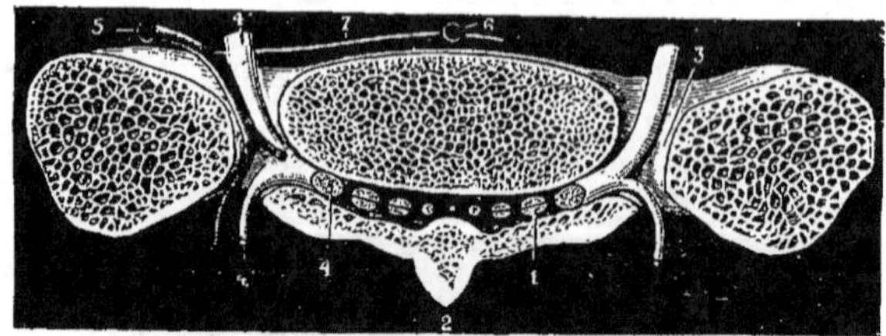

Fig. 141.

Coupe transversale du sacrum pratiquée au niveau du troisième trou sacré, pour montrer les deux branches de bifurcation des nerfs sacrés.

1. canal sacré avec les derniers nerfs rachidiens coupés en travers. — 2. crête sacrée. — 3, troisième trou sacré. — 4. troisième nerf sacré, sortant du canal sacré, avec : 4', sa branche antérieure passant par le trou sacré antérieur: 4'', sa branche postérieure passant par le trou sacré postérieur. — 5, artère sacrée latérale. — 6. artère sacrée moyenne. — 7. anastomose transversale jetée entre les deux artères. — 8. branche dorso-spinale, destinée au canal sacré et aux gouttières sacrées. — 8'. le rameau dorsal débouchant du trou sacré postérieur.

entre des branches nerveuses qui se décomposent et se reconstituent plus loin avec des éléments nouveaux ; c'est un ensemble fort simple de cinq branches progressivement décroissantes qui convergent vers un même point et s'y fusionnent.

Ainsi constitué, le plexus sacré affecte la forme d'un vaste triangle dont la base correspond à la ligne verticale qui unit le dernier trou de conjugaison de la colonne lombaire au quatrième trou sacré antérieur, et dont le sommet est placé en avant de la grande échancrure sciatique.

2º **Situation et rapports.** — Profondément situé dans le petit bassin, le plexus sacré répond, en arrière, au muscle pyramidal et, sur un plan plus profond, à la face antérieure du sacrum. — En avant, il est recouvert par l'aponévrose pelvienne supérieure, qui le sépare des viscères contenus dans l'excavation pelvienne. — En dedans, il est en rapport avec le rectum, qui le recouvre plus ou moins, et avec le sympathique sacré, qui descend le long de son côté interne. — En dehors, il répond au bord postérieur du muscle releveur et aux vaisseaux hypogastriques.

3º **Anastomoses.** — Le plexus sacré est relié :

a. *Au plexus lombaire*, par la grosse branche qui, du quatrième nerf lombaire, descend vers le cinquième pour former le tronc lombo-sacré ;

b. *Au plexus sacro-coccygien*, par le rameau descendant de la branche antérieure du quatrième nerf sacré ;

c. *Au grand sympathique*, par de nombreux filets que nous retrouverons plus loin (voy. *Grand sympathique*) et qui, des branches constitutives du plexus. se rendent aux ganglions sacrés.

4º **Distribution.** — Le plexus sacré fournit :

1º De *nombreuses branches collatérales* ;

2º Une seule *branche terminale*, qui est le grand sciatique.

§ 1. — Branches collatérales du plexus sacré

Les branches collatérales du plexus sacré, au nombre de dix, se divisent, d'après leur origine sur le plexus et aussi d'après leur direction, en *branches antérieures* et *branches postérieures* :

A. — Branches collatérales antérieures

Les branches collatérales antérieures (fig. 142) sont au nombre de cinq, savoir : le nerf de l'obturateur interne, le nerf anal ou hémorrhoïdal, le nerf du releveur de l'anus, le nerf honteux interne, les nerfs viscéraux. Tous ces nerfs se distribuent, soit à des organes contenus dans le bassin, soit au périnée.

1° Nerf de l'obturateur interne. — Le nerf de l'obturateur interne naît de la face antérieure du sommet du plexus. Il sort du bassin par la grande échancrure sciatique, contourne l'épine sciatique, rentre de nouveau dans le bassin par la petite échancrure sous-jacente, remonte vers le muscle obturateur interne et s'épanouit enfin en de nombreux rameaux qui se perdent sur la face interne de ce muscle.

2° Nerf anal ou hémorrhoïdal. — Ce nerf se détache du bord inférieur du plexus, à côté du nerf honteux interne, avec lequel il est souvent confondu à son origine. Comme le précédent, il sort du bassin par la grande échancrure sciatique, contourne l'épine sciatique et se dirige ensuite vers l'anus, en cheminant dans le tissu cellulo-graisseux de la fosse ischio-rectale. En atteignant l'anus, il se divise en de nombreux filets divergents, qui se terminent, les uns dans le sphincter anal, les autres dans la peau qui recouvre ce muscle.

3° Nerf du releveur de l'anus. — C'est un rameau long et grêle, souvent double, qui se détache de la partie antérieure du plexus sacré, longe quelque temps la face supérieure du muscle ischio-coccygien et se perd, par trois ou quatre filets, sur la face interne du muscle releveur de l'anus.

4° Nerf honteux interne. — Le nerf honteux interne est la plus volumineuse des branches antérieures du plexus sacré. Ce nerf naît du bord inférieur du plexus, tout près de son sommet, et s'échappe du bassin, avec l'artère honteuse interne, par la partie inférieure de la grande échancrure sciatique. Il contourne alors l'épine sciatique, et, rentrant de nouveau dans le bassin par la petite échancrure sciatique située au-dessous, il vient se placer sur la face interne de la tubérosité de l'ischion, où il se divise en deux branches terminales, l'une inférieure ou périnéale, l'autre supérieure ou pénienne :

A. Branche inférieure ou périnéale. — La branche inférieure ou périnéale descend vers la portion postérieure du périnée. Elle abandonne tout d'abord quelques filets à la partie antérieure du sphincter anal (muscle et peau sous-jacente) et un rameau plus volumineux qui se perd dans la peau du pli fémoro-périnéal. Puis il se partage en deux rameaux, un rameau superficiel et un rameau profond :

a. *Rameau superficiel ou cutané*. — Le rameau superficiel ou cutané se porte obliquement en avant et en dedans, entre l'aponévrose périnéale superficielle et la peau. Après avoir fourni quelques ramuscules aux téguments de la portion antérieure du périnée, il s'épanouit en de nombreux filets qui se distribuent à la peau du scrotum et de la face inférieure de la verge.

b. *Rameau profond ou musculo-uréthral*. — Le rameau profond, encore appelé musculo-uréthral, s'engage au-dessus du muscle transverse, qu'il perfore quelquefois, et vient se placer alors dans le triangle ischio-bulbaire, qui est formé, comme on le sait, par le muscle transverse en arrière, l'ischio-caverneux en dehors, le bulbo-caverneux en dedans. Ce nerf est à la fois moteur et sensitif :

Comme nerf moteur, il abandonne des filets à chacun des trois muscles précités : *nerf du transverse, nerf de l'ischio-caverneux, nerf du bulbo-caverneux.*

Comme nerf sensitif, il fournit deux filets, savoir : 1° un *filet bulbaire*, qui

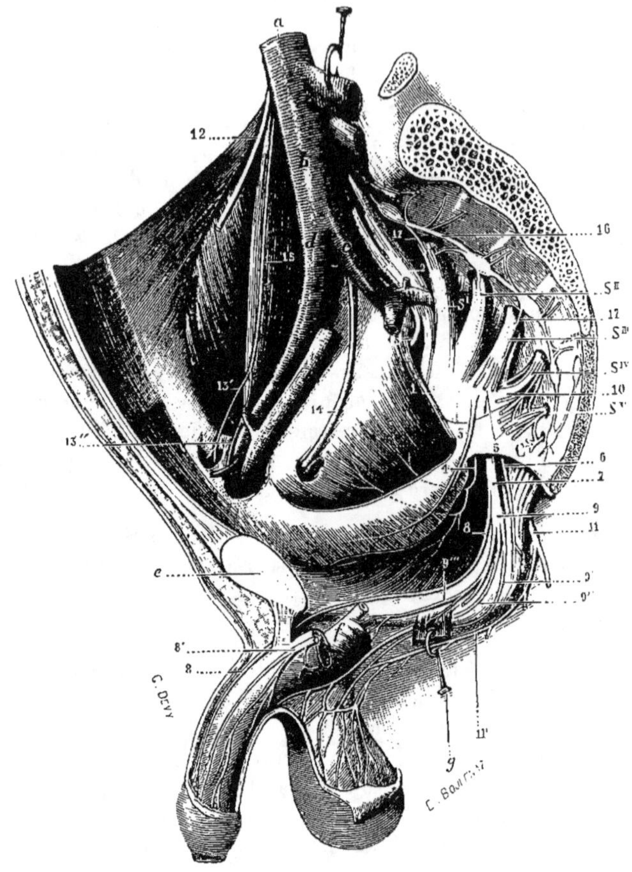

Fig. 142.

Plexus sacré du côté droit, avec ses branches.

Sɪ, Sɪɪ, Sɪɪɪ, Sɪᴠ, Sᴠ, branches antérieures des premier, deuxième, troisième, quatrième et cinquième nerfs sacrés. — C, nerf coccygien. — 1, plexus sacré, auquel aboutit, 2, le nerf lombo-sacré. — 3, nerf du releveur de l'anus. — 4, nerf de l'obturateur interne. — 5, nerfs viscéraux. — 6, nerf hémorrhoïdal. — 7, nerf honteux interne, avec : 8, sa branche, supérieure ou nerf dorsal de la verge ; 8', le nerf dorsal du côté opposé ; 9, sa branche inférieure ou périnéale, avec, 9', son rameau fémoro-périnéal ; 9'', son rameau de bifurcation superficiel ; 9''', son rameau de bifurcation profond. — 10, plexus sacro-coccygien. — 11, nerf petit sciatique, avec, 11', son rameau périnéal. — 12, nerf fémoro-cutané. — 13, nerf génito-crural, avec : 13', son rameau génital ; 13'', son rameau crural. — 14, nerf obturateur. — 15, nerf fessier supérieur. — 16, portion sacrée du grand sympathique. — 17, 18, rami communicantes.

a, aorte ; *b*, artère iliaque primitive ; *c*, iliaque interne ; *d*, iliaque externe ; *e*, symphyse pubienne ; *f*, bulbe de l'urèthre ; *g*, muscle transverse du périnée.

pénètre dans le bulbe, avec l'artère bulbaire, pour se distribuer de là à la muqueuse de l'urèthre ; 2° un *filet uréthral*, filet long et grêle, qui longe la ligne médiane entre le bulbe et le muscle bulbo-caverneux. Ce dernier filet, que l'on peut suivre jusqu'à la base du gland, abandonne sur son trajet de nombreux ramuscules à la portion spongieuse de l'urèthre.

B. BRANCHE SUPÉRIEURE OU PÉNIENNE. — La branche supérieure ou pénienne, que l'on désigne encore sous le nom de *nerf dorsal de la verge*, continue le trajet du nerf honteux interne. Elle se porte en haut et en avant en longeant le côté interne des branches ischio-pubiennes, perfore au-dessous du pubis le ligament sous-pubien et vient se placer alors à la face dorsale de la verge, dans la gouttière antéro-postérieure que forment par leur adossement les deux corps caverneux. Elle s'étend ainsi jusqu'au gland.

Chemin faisant, elle abandonne en dehors de nombreux rameaux collatéraux, qui s'étalent sur les corps caverneux et qui se distribuent, en partie aux corps caverneux eux-mêmes, en partie à la peau qui les recouvre.

Finalement, la branche pénienne du nerf honteux interne se termine dans le gland par des filets très déliés, dont les divisions ultimes s'épuisent pareillement, d'une part dans le tissu spongieux de cet organe, d'autre part dans la muqueuse qui l'enveloppe.

CHEZ LA FEMME, le nerf honteux interne, beaucoup moins développé que chez l'homme, se divise également en deux branches, l'une inférieure, l'autre supérieure. — La *branche inférieure* ou *périnéale*, après avoir fourni des rameaux aux trois muscles transverse, ischio-clitoridien et constricteur du vagin, abandonne quelques filets au canal de l'urèthre et au bulbe du vagin et vient se terminer dans la peau des grandes lèvres. — La *branche supérieure*, devenant ici la *branche clitoridienne*, se distribue aux corps caverneux du clitoris.

5° Nerfs viscéraux. — Ces nerfs, fort variables en nombre, mais toujours fort nombreux et fort grêles, naissent principalement du troisième nerf sacré et de la branche ascendante du quatrième. Ils se portent en avant sur les parties latérales du rectum et du bas-fond de la vessie et se réunissent avec de nombreux rameaux issus du sympathique, pour constituer le plexus hypogastrique, que nous décrirons ultérieurement (voy. *Grand sympathique*, p. 269).

B. — BRANCHES COLLATÉRALES POSTÉRIEURES

Les branches collatérales postérieures (fig. 143) du plexus sacré sont au nombre de cinq, savoir : le nerf fessier supérieur, le nerf du pyramidal, le nerf du jumeau supérieur, le nerf du jumeau inférieur et du carré crural, le nerf fessier inférieur ou petit sciatique.

1° Nerf fessier supérieur. — Le nerf fessier supérieur (fig. 143, 2) naît du bord supérieur du tronc lombo-sacré un peu avant son union avec le premier nerf sacré. Se portant de là en avant et en dehors, il sort du bassin entre le bord supérieur du pyramidal et la partie la plus élevée de la grande échancrure sciatique,

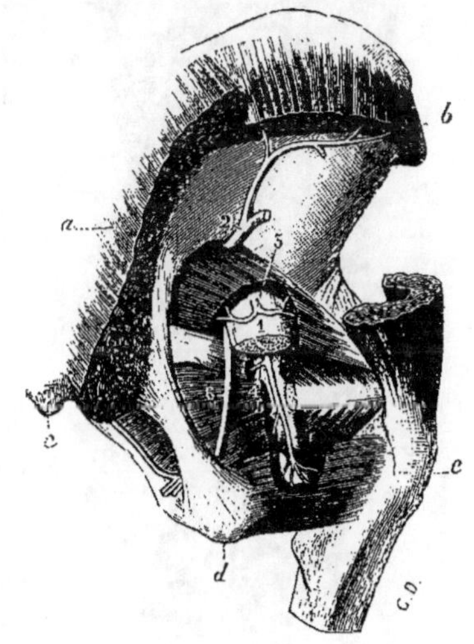

Fig. 143.

Nerfs des muscles de la fesse.

1, nerf grand sciatique. — 2, nerf fessier supérieur. — 3, nerf du pyramidal. — 4, nerf du jumeau supérieur.— 5, nerf du jumeau inférieur et du carré crural. — 6, nerf honteux interne.

a, grand fessier. — *b*, moyen fessier. — *c*, coccyx. — *d*, ischion. — *e*, grand trochanter.

se réfléchit sur cette échancrure pour se porter en haut entre le moyen fessier et le petit fessier et se partage alors en deux rameaux, un rameau supérieur et un rameau inférieur :

a. Le *rameau supérieur* contourne la ligne courbe antérieure de l'os coxal, entre le moyen fessier, qui se recouvre, et le petit fessier, sur lequel il repose. Il se distribue à l'un et à l'autre de ces deux muscles.

b. Le *rameau inférieur* se porte transversalement de dedans en dehors, également entre le moyen fessier et le petit fessier, fournit quelques filets à ces deux muscles et vient se terminer dans le tenseur du fascia lata.

2° Nerf du pyramidal. — Le nerf du pyramidal (fig. 143,3) est un rameau très court qui se détache de la face postérieure du plexus, en regard du troisième nerf sacré. Il se perd dans la face antérieure du muscle pyramidal, immédiatement après sa sortie du bassin.

3° Nerf du jumeau supérieur. — Le nerf du jumeau supérieur (fig. 143,4) est un simple ramuscule qui se détache de la partie postérieure du plexus, tout près de son sommet, et se perd, après un très court trajet, à la face profonde du muscle jumeau supérieur.

4° Nerf du jumeau inférieur et du carré crural. — Ce nerf (fig. 143,5) se sépare du plexus à côté du précédent, dont il se distingue par son volume plus considérable et par la longueur plus grande de son trajet. Après être sorti du bassin par la partie inférieure de la grande échancrure sciatique, il se porte verticalement en bas, en avant du jumeau supérieur et de l'obturateur interne, qui le séparent du nerf grand sciatique. Il croise ensuite la face profonde du jumeau inférieur, auquel il abandonne un filet, fournit quelques ramuscules à l'ischion, un filet très grêle à l'articulation de la hanche, et finalement se distribue au muscle carré crural, qu'il pénètre par sa face antérieure.

5° Nerf fessier inférieur ou petit sciatique. — Le nerf fessier inférieur, plus connu sous le nom de petit sciatique (fig. 144 et 145), naît de la partie postérieure et inférieure du plexus

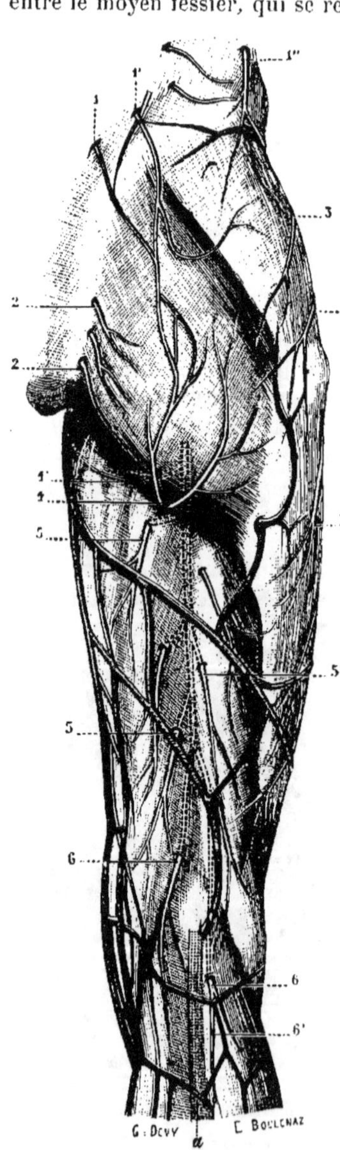

Fig. 144.

Nerfs superficiels de la région fessière et de la face postérieure de la cuisse.

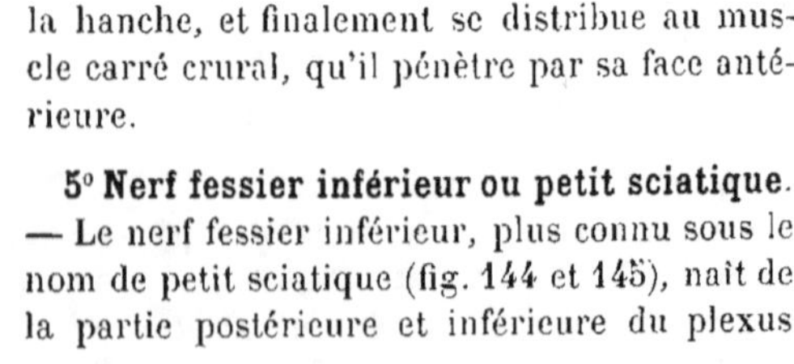

1, 1′, 1″, rameaux du plexus lombaire. — 2, 2, branches postérieures des nerfs sacrés. — 3, 3, rameaux fessiers du nerf fémoro-cutané. — 4, rameaux fessiers, et 4′, rameau périnéal du petit sciatique. — 5, rameaux fémoraux du même nerf. — 6, 6, ses deux branches terminales, avec 6′, nerf satellite de la veine saphène externe. — 7, rameaux fémoraux du fémoro-cutané.

a, veine saphène externe, placée immédiatement au-desssous de l'aponévrose superficielle.

sacré, soit par une racine unique, soit par plusieurs racines distinctes. Il sort du bassin par la partie inférieure de la grande échancrure sciatique, au-dessous du bord inférieur du muscle pyramidal, à côté du nerf grand sciatique, sur la face postérieure duquel il est situé. Suivant alors un trajet verticalement descendant, il croise tout d'abord l'ischion, qui est en avant, et le grand fessier, qui est en arrière. Il chemine ensuite entre le groupe musculaire de la face postérieure de la cuisse et l'aponévrose superficielle et descend ainsi jusqu'au creux poplité, où il se termine.

A. RAMEAUX COLLATÉRAUX. — Dans ce trajet, le nerf petit sciatique fournit, comme rameaux collatéraux, des rameaux fessiers, un rameau périnéal et des rameaux fémoraux :

a. *Rameaux fessiers.* — Les rameaux fessiers se séparent du nerf petit sciatique immédiatement au-dessous du pyramidal et se distribuent, par des filets nombreux et divergents, à la face profonde du muscle grand fessier. Un certain nombre, cependant, perforent ce muscle ou contournent de bas en haut son bord inférieur pour venir se distribuer à la peau de la région fessière.

b. *Rameau périnéal.* — Le rameau périnéal naît un peu au-dessous des rameaux précédents. S'infléchissant en dedans, il se porte vers le pli cutané qui sépare le périnée de la cuisse et le suit dans toute son étendue, en décrivant une longue courbe à concavité dirigée en haut. Chemin faisant, il fournit quelques filets cutanés à la fesse, au périnée et à la partie interne et supérieure de la cuisse et vient se terminer dans la peau du scrotum chez l'homme, de la grande lèvre chez la femme. Ce rameau périnéal du petit sciatique s'anastomose constamment, au niveau du scrotum ou des grandes lèvres, avec le rameau périnéal superficiel du nerf honteux interne (p. 209).

c. *Rameaux fémoraux.* — Les rameaux fémoraux, très variables en nombre, mais toujours fort nombreux, se détachent du nerf petit sciatique à des hauteurs diverses et se dirigent, les uns en dedans, les autres en dehors. Peu après leur origine, ils perforent d'avant en arrière l'aponévrose superficielle et se distribuent, par des filets divergents, à la peau de la région postérieure de la cuisse.

B. RAMEAUX TERMINAUX. — Arrivé au creux poplité, le nerf petit sciatique perfore lui aussi l'aponévrose et devient sous-cutané. Il se divise généralement alors en deux rameaux terminaux : l'un de ces rameaux, remarquable par sa ténuité, se distribue à la peau de la partie postérieure et supérieure de la jambe ; l'autre, beaucoup plus long, s'accole à la veine saphène externe, qu'il accompagne jusqu'à la moitié inférieure de la jambe ; il s'anastomose à ce niveau avec le nerf saphène externe, branche du sciatique poplité interne (p. 224).

EN RÉSUMÉ, le nerf petit sciatique, à la fois moteur et sensitif :

a. Innerve un seul muscle, le grand fessier ;

b. Préside à la sensibilité cutanée : 1° d'une partie du périnée et du scrotum (grande lèvre chez la femme) ; 2° de la partie inférieure de la région fessière ; 3° de la face postérieure de la cuisse ; 4° de la partie supérieure et postérieure de la jambe.

RÉSUMÉ DU PLEXUS SACRÉ

a). *Br. collat. antérieures.* . . .	N. de l'obturateur interne. N. anal ou hémorrhoïdal. N. du releveur de l'anus.

a). Br. collat. antérieures . . . | N. honteux interne. | *br. inférieure.* { r. cutané. / r. musculo-uréthral. — *br. supér^{re}.* . . { r. des corps caverneux. / r. du gland.
     (Suite.)

N. viscéraux.

b). Br. collat. postérieures. . . |
N. fessier supérieur.
N. du pyramidal.
N. du jumeau supérieur.
N. du jumeau inférieur et du carré crural.

N. fessier inférieur. | *br. collatérales* { r. fessiers. / r. périnéal. / r. fémoraux. — *br. terminales.* | r. jambiers.

a'). Br. terminale. . . . . | NERF GRAND SCIATIQUE (voy. le paragraphe suivant.)

Variétés. — Les variétés offertes par les branches collatérales du plexus sacré sont d'une bien médiocre importance : le *nerf fessier supérieur* peut s'anastomoser, soit avec le grand sciatique, soit avec le fessier inférieur, quelquefois avec l'un et l'autre en même temps (WEBER). — QUAIN l'a vu envoyer un filet au pyramidal. — Le rameau destiné au grand fessier peut former un nerf distinct du petit nerf sciatique, qui le fournit normalement (VALENTIN). — Le *nerf anal* se détache quelquefois du nerf honteux interne.

§ II. — BRANCHE TERMINALE DU PLEXUS SACRÉ : NERF GRAND SCIATIQUE

Le plexus sacré, nous l'avons déjà dit plus haut, ne fournit qu'une seule branche terminale, le *nerf grand sciatique.* Ce nerf suit à la face postérieure de la cuisse un trajet vertical : il conserve son individualité et son nom jusqu'au sommet du losange poplité. Là, il se partage en deux branches, légèrement divergentes, que l'on désigne sous les noms de *nerf sciatique poplité interne* et *nerf sciatique poplité externe.*

Les deux nerfs sciatique poplité interne et sciatique poplité externe, à la fois sensitifs et moteurs, comme le tronc dont ils émanent, descendent jusqu'au pied et vont même jusqu'aux orteils. Toutefois, le sciatique poplité interne, au cours de son trajet, change de nom : au-dessous de l'anneau du soléaire, il devient le *nerf tibial postérieur.*

Nous étudierons successivement dans le présent paragraphe : 1° le nerf grand sciatique proprement dit ; 2° le nerf sciatique poplité externe ; 3° le nerf sciatique poplité interne ; 4° le nerf tibial postérieur.

A. — NERF GRAND SCIATIQUE PROPREMENT DIT

Le nerf grand sciatique (*N. ischiadicus* des anatomistes anglais et allemands), branche terminale du plexus sacré, continue en dehors et en bas le sommet de ce plexus (fig. 140). C'est le nerf le plus volumineux du corps humain. On dirait, en jetant les yeux sur la face antérieure du plexus sacré, que toutes les branches de ce plexus convergent les unes vers les autres et se réunissent pour le constituer.

1° Trajet. — Immédiatement après son origine, le nerf grand sciatique sort du bassin par la partie inférieure de la grande échancrure sciatique et arrive ainsi à la région fessière. S'infléchissant alors de haut en bas et de dehors en dedans, il descend verticalement dans une gouttière profonde que lui forment l'ischion en dedans et le grand trochanter en dehors. Au sortir de cette gouttière, il s'engage **au-dessous de la longue portion du biceps et chemine ensuite le long de la face

postérieure de la cuisse jusqu'au sommet du creux poplité (quatre travers de doigt
au-dessus de l'articulation du genou), où il se termine en se bifurquant.

2° **Rapports**. — Dans ce long trajet, le nerf grand sciatique présente des rapports importants, que nous examinerons successivement à son origine, dans sa
portion fessière, dans sa portion fémorale :

a. *A son origine*, le nerf sciatique répond
au bord supérieur du muscle pyramidal,
qui le recouvre. Le petit sciatique occupe
son côté postérieur. L'artère ischiatique
l'artère honteuse interne et le nerf honteux
interne sont situés sur son côté interne.

b. *A la fesse* (fig. 145,5), il est recouvert
en arrière par les faisceaux inférieurs du
muscle grand fessier. En avant, il repose
successivement sur le jumeau supérieur, sur
le tendon de l'obturateur interne, sur le
jumeau inférieur, sur le carré crural,
qu'il croise à angle droit. Ici encore, il
affecte des rapports intimes avec le nerf
petit sciatique et l'artère ischiatique, lesquels suivent, en arrière de lui, un trajet
sensiblement parallèle.

c. *A la cuisse*, le nerf grand sciatique,
toujours accompagné de l'artère ischiatique
(le petit sciatique l'a abandonnée pour suivre
un trajet plus superficiel), longe la ligne
âpre du fémur et entre ainsi en relation,
en avant, avec les faisceaux d'origine du
grand adducteur et de la courte portion du
biceps. En arrière, il est d'abord recouvert
par la longue portion du biceps, qui le
croise obliquement de haut en bas et de
dedans en dehors ; plus bas, il se rapproche
du bord externe du muscle demi-membraneux et chemine alors, jusqu'au creux poplité, dans une espèce de gouttière longitudinale que lui forment la longue portion du
biceps en dehors, le demi-tendineux et le
demi-membraneux en dedans. Comme le
nerf médian, le nerf grand sciatique porte
sur l'une de ses faces, la face profonde généralement, une artère nourricière qui émane
de l'artère ischiatique : c'est *l'artère du
grand sciatique*. Elle accompagne le cordon
nerveux jusqu'au creux poplité.

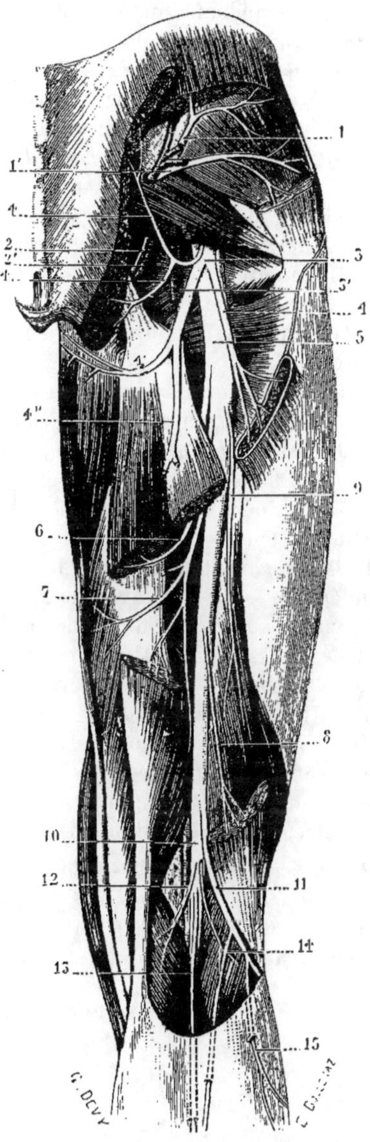

Fig. 145.

Nerfs profonds de la région fessière et de
la face postérieure de la cuisse.

1, nerf fessier supérieur et 1', artère homonyme. — 2, nerf honteux interne et 2', artère homonyme. — 3, nerf petit
sciatique et 3', artère ischiatique. — 4, rameaux fessiers. — 4', rameau périnéal et 4'', branche fémorale du nerf petit sciatique. — 5, grand sciatique, avec : 6, nerf du demi-tendineux ; 7, nerf du demi-membraneux ; 8, nerf de la longue portion du biceps ; 9, nerf de la courte portion du biceps. — 10. sciatique poplité interne. — 11, sciatique poplité externe.
— 12, nerfs des jumeaux. — 13, nerf saphène externe, avec 14, son accessoire. — 15, nerf cutané péronier.

3° Distribution. — Envisagé au point de vue de son mode de distribution, le nerf grand sciatique fournit deux ordres de branches : des branches collatérales et des branches terminales.

A. BRANCHES COLLATÉRALES. — Les rameaux, toujours fort nombreux, que le grand sciatique abandonne au cours de son trajet, se distinguent en rameaux musculaires et rameaux articulaires :

a. *Rameaux musculaires*. — Les rameaux musculaires sont destinés aux muscles de la région postérieure de la cuisse. Ces rameaux, qui se détachent de la partie supérieure du sciatique, tantôt isolément, tantôt par des troncs communs, sont :

1° Le *nerf de la longue portion du biceps*, branche longue et grêle, qui se porte en dehors et se distribue, par des filets multiples, à la face profonde du chef ischiatique du muscle biceps ;

2° Le *nerf de la courte portion du biceps*, qui se dirige également en dehors et pénètre, au niveau de son tiers supérieur, la portion fémorale de ce même muscle ;

3° Le *nerf du demi-tendineux*, qui gagne la face antérieure de ce muscle, la suit pendant un certain temps et finalement la pénètre dans le tiers inférieur de la cuisse.

4° Le *nerf du demi-membraneux*, tantôt simple, tantôt double, qui pénètre également le muscle par sa face antérieure ou profonde ;

5° Le *nerf du grand adducteur*, qui se porte obliquement en bas et en dedans et se perd en filets grêles et divergents dans la moitié inférieure du grand adducteur ; nous avons déjà vu (p. 200) que ce muscle recevait ses rameaux principaux du nerf obturateur.

b. *Rameaux articulaires*. — Les rameaux articulaires se divisent en supérieur et inférieur. — Le *rameau articulaire supérieur*, souvent multiple, se détache de l'extrémité supérieure du tronc nerveux et se distribue à l'articulation de la hanche, en traversant la face postérieure du ligament capsulaire (ces filets postérieurs de la hanche peuvent provenir d'une autre source (voy. *Artic. de la hanche*, t. 1). — Le *rameau articulaire inférieur* se détache, soit du sciatique, soit de la branche que ce nerf envoie à la courte portion du biceps (CRUVEILHIER). En atteignant l'articulation, il se divise en plusieurs filets très grêles, qui cheminent profondément dans le tissu graisseux du creux poplité et viennent se perdre sur la face externe de l'articulation du genou.

B. BRANCHES TERMINALES. — En atteignant le creux poplité, quelquefois plus haut (voy. *Variétés*), rarement plus bas, le nerf grand sciatique se partage en deux grosses branches terminales : l'une externe, qui est le *nerf sciatique poplité externe*, l'autre interne, qui est le *nerf sciatique poplité interne*.

RÉSUMÉ DU NERF GRAND SCIATIQUE

a'. *Br. collatérales* .	R. musculaires .	N. de la longue portion du biceps. N. de la courte portion du biceps. N. du demi-tendineux. N. du demi-membraneux. N. du grand adducteur.
	R. articulaires .	R. articulaire supérieur. R. articulaire inférieur.
b). *Br. terminales.*		N. SCIATIQUE POPLITÉ EXTERNE (voy. p. 217). N. SCIATIQUE POPLITÉ INTERNE (voy. p. 222).

Variétés. — Les anomalies du sciatique et de ses branches ne présentent qu'une faible importance. Elles se réduisent le plus souvent à des variations portant sur l'origine plus ou moins élevée de ses collatérales et à l'apparition d'anastomoses, simples ou complexes, entre des rameaux cutanés voisins. — Il est fréquent de voir le grand sciatique s'anastomoser à la face postérieure de la cuisse, avec le petit sciatique. — THANE a vu, dans un cas, la courte portion du biceps recevoir directement son nerf du plexus sacré. — De toutes les variétés que présente le sciatique, la plus intéressante est la *bifurcation prématurée* de ce tronc nerveux, soit à la partie supérieure de la cuisse, soit même dans l'intérieur du bassin. Dans ce dernier cas, on peut rencontrer toute une série de modalités anatomiques, réductibles pour la plupart aux quatre types suivants : 1° les deux branches de division du sciatique perforent l'une et l'autre le muscle pyramidal, chacune à travers une boutonnière spéciale ; 2° le sciatique poplité externe s'échappe à travers une boutonnière musculaire, tandis que le sciatique poplité interne passe au-dessous du muscle ; le petit sciatique se détache du sciatique poplité externe : 3° même disposition, avec cette différence que le petit nerf sciatique est fourni par le sciatique poplité interne ; 4° l'une des branches de bifurcation du sciatique peut passer au-dessus du pyramidal (voy. *Pyramidal*, t. I). Dans les cas de division prématurée du sciatique, les rameaux que ce tronc nerveux envoie, dans les conditions normales, aux muscles de la cuisse, sont fournis par la branche de bifurcation interne, à l'exception de celui destiné à la courte portion du biceps, qui provient de la branche de bifurcation externe.

B. — NERF SCIATIQUE POPLITÉ EXTERNE

Branche de bifurcation externe du grand sciatique, le nerf sciatique poplité externe (fig. 145 et 149) prend naissance au niveau de l'angle supérieur du creux poplité et s'étend de là jusqu'à la tête du péroné.

1° Trajet et rapports. — Obliquement dirigé de haut en bas et de dedans en dehors, le sciatique poplité externe longe dans toute son étendue le tendon du biceps crural. Il est placé immédiatement au-dessous de l'aponévrose, en dehors de la veine poplitée et du sciatique poplité interne, qui suivent, dans le creux poplité, un trajet vertical. Il croise tout d'abord le condyle externe et les faisceaux d'origine du jumeau externe qui prennent insertion sur ce condyle. Il passe ensuite derrière la tête du péroné, dont il est séparé par les faisceaux externes du soléaire, contourne en demi-spirale le col de cet os et là, dans l'épaisseur même du long péronier latéral qui le recouvre, se termine en se bifurquant.

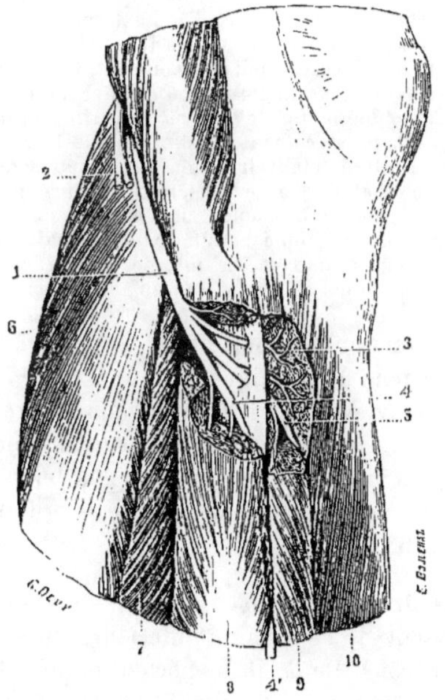

2° Distribution. — Envisagé au point de vue de son mode de distribution, le sciatique poplité externe fournit des branches collatérales et des branches terminales :

1° *Branches collatérales.*

Les branches collatérales du sciatique poplité externe sont au nombre de cinq, savoir : un rameau articulaire, l'accessoire du saphène externe, le cutané péronier et deux rameaux musculaires.

Fig. 146.

Le nerf sciatique poplité externe sur la tête du péroné.

1. sciatique poplité externe. — 2, nerf cutané péronier. — 3, rameaux collatéraux destinés au muscle jambier antérieur. — 4, 4', nerf musculo cutané. — 5, nerf tibial antérieur. — 6, jumeau externe. — 7, soléaire. — 8, long péronier latéral. — 9, extenseur commun des orteils. — 10, jambier antérieur.

1° Rameau articulaire. — Le rameau articulaire se porte verticalement en bas entre le biceps et le fémur. Arrivé sur le condyle externe, il se divise en un certain nombre de petits filets, qui se perdent sur le côté postéro-externe de l'articulation du genou. Quelques-uns peuvent être suivis jusqu'à l'articulation péronéo-tibiale supérieure.

2° Nerf accessoire du saphène externe. — Le nerf accessoire du saphène externe (*saphène péronier* de quelques auteurs) se détache d'ordinaire de la partie moyenne du sciatique poplité externe (fig. 149,5). Obliquant alors en bas et en dedans, il se dirige vers la ligne médiane, traverse l'aponévrose en un point qui est toujours très variable, devient ainsi superficiel et s'unit alors avec le saphène externe, branche collatérale du sciatique poplité interne, dont il partage la distribution. Il n'est rien de plus variable que le point où se fait cette réunion du saphène externe et de son accessoire. On l'observe le plus souvent à la partie moyenne de la jambe ; mais on la rencontre également dans le tiers supérieur et dans le tiers inférieur. J'ai vu, sur plusieurs sujets, cette réunion ne s'effectuer que dans la région postérieure du cou-de-pied. Dans d'autres cas, et ils sont loin d'être rares, l'accessoire du saphène externe se contente d'envoyer à ce dernier nerf une anastomose plus ou moins grêle, et, poursuivant son trajet descendant, il vient se distribuer, par des *filets malléolaires* et des *filets calcanéens*, à la peau qui recouvre la malléole péronière et la face externe du talon.

Le nerf accessoire du saphène externe tire son nom de ce qu'il est généralement plus grêle que le saphène externe, auquel il se rend. Mais ce rapport volumétrique du nerf saphène et de son accessoire est loin d'être constant. Les deux nerfs en question sont assez fréquemment égaux et les faits sont nombreux où le saphène externe est plus petit que son accessoire : dans ces cas, la dénomination d'*accessoire*, attribuée au rameau fourni par le sciatique poplité externe, est inexacte en ce sens qu'elle désigne le rameau principal, le rameau fourni par le sciatique poplité interne étant descendu aux proportions de rameau accessoire. Pour toutes ces raisons d'ordre anatomique, je préfère de beaucoup, avec quelques auteurs, considérer le saphène externe, non plus comme une branche du sciatique poplité interne que vient renforcer un rameau du sciatique poplité externe, mais bien comme un nerf résultant de la réunion de deux racines : une racine interne, qui provient du sciatique poplité interne, c'est le *saphène tibial*; une racine externe, qui émane du sciatique poplité externe, c'est le *saphène péronier*.

3° Nerf cutané péronier. — Le nerf cutané péronier, généralement très grêle, se détache du sciatique poplité externe à la hauteur du condyle externe du fémur, très souvent par un tronc commun avec le précédent (fig. 149,7). Il ne tarde pas à traverser l'aponévrose, et, suivant alors un trajet descendant, il se distribue par des rameaux de plus en plus ténus, à la peau qui recouvre la face externe de la jambe. On peut suivre ses ramifications jusqu'au voisinage du talon (fig. 153,6).

4° Branches musculaires. — Ce sont deux petits rameaux (fig. 146,3) qui naissent de l'extrémité inférieure du sciatique poplité externe au niveau du col du péroné. De là, ils se portent en avant et en haut au-dessous du muscle extenseur commun des orteils, et finalement viennent se perdre dans le muscle jambier antérieur. On voit généralement l'un de ces rameaux envoyer un petit filet (*filet articulaire*) à l'articulation péronéo-tibiale supérieure.

2° *Branches terminales*.

Arrivé sur la partie externe du col du péroné, le sciatique poplité externe se partage en deux branches terminales à peu près d'égal volume (fig. 146) : l'une externe (4), formant le nerf musculo-cutané; l'autre interne (5), constituant le nerf tibial antérieur.

1° Nerf musculo-cutané. — Branche de bifurcation externe du sciatique poplité externe, le nerf musculo-cutané (fig. 147,4) se porte verticalement en bas le long de la face externe du péroné. Contenu, tout d'abord, dans l'épaisseur même du long péronier latéral, il se dégage de ce muscle au niveau de l'insertion supérieure du court péronier latéral, chemine quelque temps entre les deux péroniers et vient ensuite se loger dans l'interstice celluleux qui sépare le court péronier latéral de l'extenseur commun des orteils. Jusque-là, il est sous-aponévrotique. Arrivé au tiers inférieur de la jambe, il traverse l'aponévrose et se divise alors en deux branches terminales, légèrement divergentes, qui se portent obliquement en bas et en dedans vers la face dorsale du pied.

A. BRANCHES COLLATÉRALES. — Mais déjà, avant sa bifurcation, le nerf musculo-cutané a fourni un certain nombre de rameaux collatéraux, savoir :

1° Un ou deux filets pour le muscle long péronier latéral (*nerf du long péronier latéral*) ;

2° Un filet pour le court péronier latéral (*nerf du court péronier latéral*) ;

3° Un *filet malléolaire,* qui se détache de la portion sous-cutanée du nerf et vient se ramifier dans la peau de la partie inférieure et externe de la jambe.

B. BRANCHES TERMINALES. — Les deux branches terminales du nerf musculo-cutané (fig. 148,1 et 2) se distinguent en interne et en externe :

a. *Branche interne.* — La branche interne (1), qui est ordinairement la plus volumineuse, se partage, sur la face dorsale du pied, en trois rameaux, interne, moyen et externe. — Le *rameau interne*, se portant obliquement en bas et en dedans, croise obliquement le premier métatarsien, arrive sur le côté interne de l'articulation métatarso-phalangienne du gros orteil et se termine en fournissant le collatéral dorsal interne de cet orteil. Il s'anastomose, sur le bord interne du pied, avec les divisions terminales du nerf saphène interne. — Le *rameau moyen* descend dans le premier espace interosseux, s'y anastomose presque toujours (mais non tou-

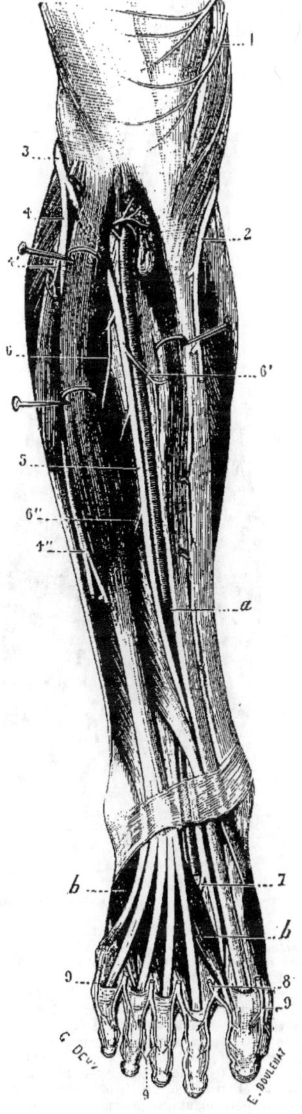

Fig. 147.

Nerfs profonds de la face antérieure de la jambe.

jours) avec le tibial antérieur, et, arrivé à la commissure des deux premiers orteils, s'y divise en deux filets : l'un, interne, qui forme le collatéral dorsal externe du gros orteil ; l'autre, externe, qui devient le collatéral dorsal interne du deuxième orteil. — Le *rameau externe* descend de même au-devant du deuxième espace interosseux et se termine à l'extrémité antérieure de cet espace, en fournissant les deux collatéraux suivants, c'est-à-dire le collatéral dorsal externe du deuxième orteil et le collatéral dorsal interne du troisième. Ce rameau externe se détache parfois de la branche suivante.

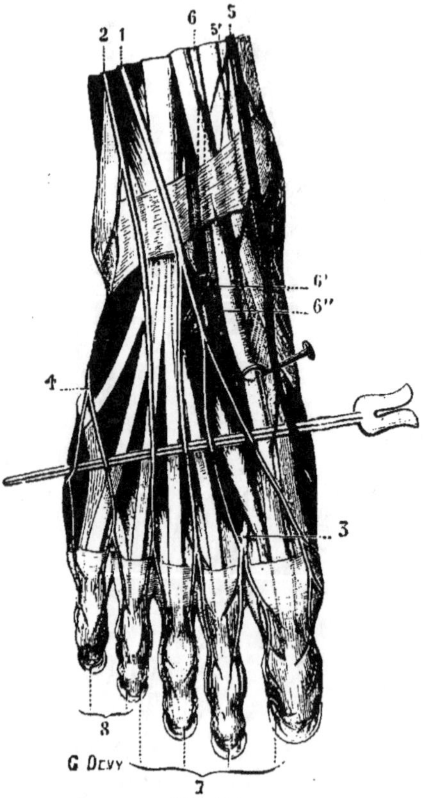

b. *Branche externe*. — La branche externe (2) chemine au-devant du troisième espace interosseux, et, arrivée à l'extrémité antérieure de cet espace, se divise en deux rameaux : un rameau interne, qui forme le collatéral dorsal externe du troisième orteil ; un rameau externe, qui est le collatéral interne du quatrième. J'ajouterai qu'il est très fréquent de voir cette branche externe du musculo-cutané se bifurquer peu après son origine et fournir alors, outre les deux collatéraux précités, le collatéral externe du quatrième orteil et le collatéral interne du cinquième.

Au total, les deux branches terminales du nerf musculo-cutané donnent naissance aux sept premiers collatéraux dorsaux, souvent aux neuf premiers. Nous verrons tout à l'heure que le saphène externe fournit, selon les cas, les trois autres ou seulement le dernier. Nous devons ajouter, en ce qui concerne la distribution des deux branches terminales du musculo-cutané, que ces deux branches, avant de fournir les collatéraux dorsaux, abandonnent au cours de leur trajet un grand nombre de filets cutanés à la partie antérieure et inférieure de la jambe et à la région dorsale du pied.

Fig. 148.

Nerfs de la face dorsale du pied.

1, branche interne du musculo-cutané, fournissant les premier, deuxième, troisième, quatrième et cinquième collatéraux dorsaux. — 2, branche externe du même nerf, fournissant les deux collatéraux suivants. — 3, anastomose de la première de ces branches avec la branche terminale interne du tibial antérieur. — 4, saphène externe, fournissant les trois derniers collatéraux dorsaux. — 5, veine saphène interne. — 5', nerf saphène interne. — 6, nerf tibial antérieur, avec : 6', sa branche terminale externe pour le pédieux ; 6'', sa branche terminale interne, fournissant les deuxième et troisième collatéraux dorsaux. — 7, 7, 7, rameaux du nerf plantaire interne. — 8, 8, rameaux du nerf plantaire externe.

2° Nerf tibial antérieur. — Branche de bifurcation interne du sciatique poplité externe, le nerf tibial antérieur (fig. 147, 5) naît, comme le précédent, sur le côté externe de la tête du péroné. De là, se portant obliquement en bas, en avant et en dedans, il traverse successivement les insertions supérieures du long péronier latéral et de l'extenseur commun des orteils et vient rejoindre sur le ligament interosseux l'artère tibiale antérieure, dont il partagera désormais le trajet et les rapports.

Suivant comme elle un trajet à peu près vertical, il chemine tout d'abord entre l'extenseur commun des orteils et le jambier antérieur, et, plus bas, entre ce dernier muscle et le long extenseur propre du gros orteil.

Envisagé spécialement au point de vue de ses rapports avec l'artère tibiale antérieure, le nerf tibial antérieur est situé primitivement sur son côté externe. Au tiers inférieur de la jambe, souvent plus haut, il passe en avant d'elle, et, la croisant en X, il vient occuper son côté interne, situation qu'il conserve jusqu'à sa terminaison.

A. Branches collatérales. — Dans son trajet descendant à travers la région antérieure de la jambe, le nerf tibial antérieur abandonne des rameaux, toujours multiples, aux quatre muscles de la région, savoir : au jambier antérieur (*nerf du jambier antérieur*) ; à l'extenseur commun des orteils (*nerf de l'extenseur commun des orteils*) ; à l'extenseur propre du gros orteil (*nerf de l'extenseur propre du gros orteil*) ; au péronier antérieur (*nerf du péronier antérieur*). Il fournit également à la partie inférieure de la jambe un petit *rameau articulaire,* qui se distribue à la partie antérieure de l'articulation du cou-de-pied.

B. Branches terminales. — Arrivé au cou-de-pied, le nerf tibial antérieur s'engage au-dessous du ligament annulaire antérieur du tarse, en suivant la même coulisse ostéo-fibreuse que l'extenseur propre du gros orteil, et se divise immédiatement après en deux rameaux, l'un interne, l'autre externe :

a. *Rameau externe.* — Le rameau externe se porte obliquement en bas et en dehors, entre les os du tarse et le muscle pédieux. Il se distribue en grande partie à ce muscle, auquel il envoie ordinairement deux ou trois filets : l'existence d'un filet spécial pour le faisceau interne du pédieux (qui est chez l'homme l'homologue du muscle court extenseur du gros orteil des singes) me paraît être une disposition à peu près constante. Indépendamment de ces filets musculaires, le rameau externe du tibial antérieur fournit un certain nombre de filets articulaires, qui vont aux articulations du tarse, du métatarse et jusqu'aux articulations métatarso-phalangiennes. Cunningham a signalé en outre quelques ramuscules qui se rendent aux muscles interosseux : ces derniers ramuscules sont vraisemblablement sensitifs, tous les interosseux étant innervés par le nerf tibial postérieur.

b. *Rameau interne.* — Le rameau interne, que l'on peut considérer comme la continuation du tibial antérieur, descend vers le premier espace interosseux entre le pédieux et l'artère pédieuse, qui sont en dehors, et le tendon de l'extenseur propre du gros orteil, qui est en dedans. A l'union du tarse et du métatarse, il s'engage au-dessous du faisceau interne du muscle pédieux et chemine alors dans le premier espace interosseux. Arrivé à la partie antérieure de cet espace, il y rencontre le rameau correspondant du nerf musculo-cutané. Il s'anastomose avec lui dans la plupart des cas et se termine ensuite d'une façon qui varie beaucoup suivant les sujets : tantôt il s'épuise dans la peau qui recouvre l'espace interosseux ; tantôt, et cette disposition s'observe lorsque le musculo-cutané ne donne pas le collatéral dorsal externe du gros orteil et le collatéral interne du deuxième orteil, il fournit lui-même ces deux collatéraux dorsaux. D'autres fois, par suite de l'anastomose entre le tibial antérieur et le musculo-cutané, ces deux nerfs prennent part à la fois à la constitution des deux collatéraux précités.

En résumé, le nerf sciatique poplité externe est un nerf mixte, possédant à la fois des fibres motrices et des fibres sensitives. Il innerve : 1° *par ses fibres motrices*, tous les muscles de la région antéro-externe de la jambe et, au pied, le muscle pédieux ; *2° par ses fibres sensitives*, la peau de la région externe de la jambe et de la plus grande partie de la face dorsale du pied.

RÉSUMÉ DU NERF SCIATIQUE POPLITÉ EXTERNE

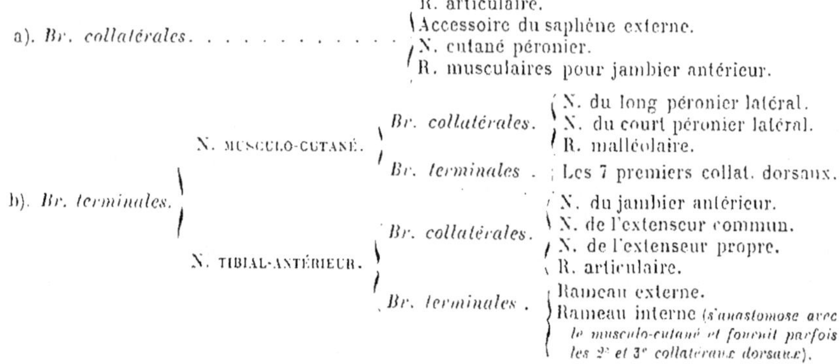

A propos des paralysies consécutives à des accouchements laborieux et limitées à la zone d'innervation du *sciatique poplité externe*, on avait émis l'hypothèse (LEFEBVRE, *Th. Paris*, 1876) que le nerf sciatique poplité externe provenait du nerf lombo-sacré, lequel avait dû être comprimé par la tête fœtale pendant le travail de l'accouchement. Mais cette explication pathogénique est formellement contredite par les recherches anatomiques de CH. FÉRÉ (*Bull. Soc. anat.*, Paris, 1879, p. 110), qui, à la suite de dissections minutieuses portant sur dix-neuf nouveau-nés, est arrivé aux conclusions suivantes : 1° le sciatique poplité externe ne provient pas uniquement du nerf lombo-sacré ; 2° le lombo-sacré et aussi la partie de la quatrième paire lombaire qui va au plexus sacré ne fournissent pas seulement au sciatique poplité externe, mais se partagent à peu près également entre les deux branches terminales du nerf sciatique ; 3° même en admettant la possibilité de la compression isolée du lombo-sacré au détroit supérieur, la localisation exclusive de la paralysie au sciatique poplité externe reste inexpliquée.

C. — NERF SCIATIQUE POPLITÉ INTERNE

Branche de bifurcation interne du grand sciatique, le nerf sciatique poplité interne (fig. 149,1), beaucoup plus volumineux que l'externe, prend naissance au niveau de l'angle supérieur du creux poplité et s'étend de là jusqu'à l'anneau du soléaire.

1° Trajet. — Suivant, à partir de son origine, un trajet vertical, le sciatique poplité interne descend de l'angle supérieur à l'angle inférieur du creux poplité. Il s'engage alors au-dessous des jumeaux et traverse l'anneau du soléaire en changeant de nom : au-dessous de cet anneau, en effet, on le décrit sous le nom de nerf tibial postérieur.

2° Rapports. — Le nerf sciatique poplité interne présente des rapports importants :

a. *En arrière*, il répond tout d'abord à l'interstice formé par le biceps et le demi-tendineux : il est relativement profond. Plus bas, quand il est dégagé de ces muscles, il n'est plus recouvert que par l'aponévrose, le tissu cellulaire sous-cutané et la peau. A son extrémité inférieure, enfin, il devient de nouveau profond, recouvert qu'il est par les deux jumeaux.

b. *En avant*, le sciatique poplité interne est séparé du squelette de la région (je veux dire du fémur, de l'articulation du genou et du tibia) par le muscle poplité et par les vaisseaux poplités. Des deux vaisseaux poplités, la veine est directement contiguë au nerf; l'artère, plus profondément placée, est séparée du nerf par la veine. Nous devons ajouter que ces trois organes ne se superposent pas régulièrement suivant un plan antéro-postérieur : le nerf est en effet plus externe que la veine et celle-ci plus externe que l'artère, de telle sorte qu'ils sont « imbriqués (HIRSCHFELD) d'arrière en avant et de dehors en dedans ». En d'autres termes, les trois cordons qui cheminent parallèlement dans le creux poplité représentent une sorte d'escalier à trois marches, qui sont formées, en allant des parties profondes vers les parties superficielles : la première, par l'artère ; la seconde, par la veine ; la troisième, par le nerf.

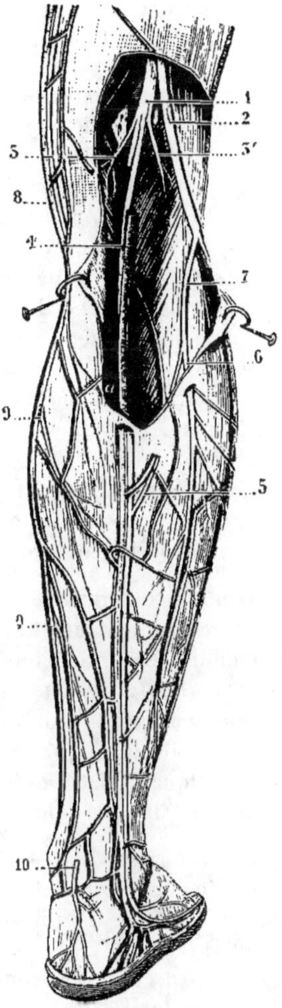

3° Distribution. — Le nerf sciatique poplité interne fournit, comme l'externe, des branches collatérales et une branche terminale :

1° Branches collatérales.

Les branches collatérales sont : des rameaux musculaires, des rameaux articulaires et un nerf cutané, le nerf saphène externe.

1° Rameaux musculaires. — Au nombre de cinq ou six, ces rameaux se distribuent aux muscles de la face postérieure de la jambe qui avoisinent le creux poplité. Ils se détachent du sciatique tantôt isolément, tantôt par des troncs communs.

a. Le *nerf du jumeau interne* et le *nerf du jumeau externe* se portent verticalement en bas, abordent les jumeaux par leur bord poplité ou par leur face antérieure et se perdent dans ces muscles, en fournissant chacun trois ou quatre rameaux.

b. Le *nerf du plantaire grêle*, très grêle comme le muscle auquel il est destiné, se porte obliquement en bas et en dehors, arrive au plantaire grêle et pénètre ce muscle, tantôt par son bord interne, tantôt par sa face postérieure.

c. Le *nerf du soléaire*, souvent double, descend au-dessous du jumeau externe et arrive bientôt au bord supérieur du soléaire. Là, il se divise ordinairement en deux ou trois rameaux, qui se portent dans le muscle au voisinage de ses insertions supérieures.

d. Le *nerf du poplité* descend, comme le précédent, au-dessous des jumeaux, gagne le muscle poplité et se perd à la face postérieure de ce muscle. Ce nerf fournit le plus souvent un filet articulaire à l'articulation péronéo-tibiale supérieure.

2° Rameaux articulaires. — Très grêles et très variables en nombre, ces filets

Fig. 149.

Nerfs superficiels de la face postérieure de la jambe.

1. nerf sciatique poplité interne. — 2, nerf sciatique poplité externe. — 3, rameau du jumeau interne. — 3'. rameau du jumeau externe. — 4, nerf saphène externe, — 5. accessoire du saphène externe. — 6. cutané péronier. naissant du sciatique poplité externe par un tronc 7. qui lui est commun avec l'accessoire du saphène externe. — 8, nerf saphène interne. — 9, rameaux postérieurs de ce nerf. — 10. rameaux calcanéens et rameau cutané plantaire du nerf tibial postérieur. — *a*, veine saphène externe.

articulaires se détachent du sciatique poplité interne à des hauteurs diverses. Ils se dirigent en avant, en suivant le plus souvent le trajet des vaisseaux articulaires, pénètrent dans l'articulation du genou à travers le ligament postérieur et se distribuent aux différents éléments de cette articulation.

3° **Nerf saphène externe**. — Le nerf saphène externe (fig. 149,4), qu'on désigne encore sous le nom de *saphène tibial*, par opposition au *saphène péronier* que nous avons vu, plus haut (p. 217) naître du sciatique poplité externe, se détache du sciatique poplité interne à la partie moyenne du creux poplité. De là, il se porte verticalement en bas, gagne le sillon longitudinal que forment les deux jumeaux en s'adossant l'un à l'autre, parcourt ce sillon dans toute son étendue et vient se placer ensuite le long du bord externe du tendon d'Achille. Il descend ainsi jusqu'au bord postérieur de la malléole externe. Puis, contournant cette malléole d'arrière en avant, il gagne le bord externe du pied, où il se termine.

Dans ce trajet, le nerf saphène externe accompagne constamment la veine de même nom. Placé tout d'abord au-dessous de l'aponévrose superficielle, puis dans un dédoublement de cette aponévrose, il la traverse à la partie moyenne de la jambe et chemine alors dans le tissu cellulaire sous-cutané. Nous avons déjà vu (p. 217) que son *accessoire* ou *saphène péronier* venait se réunir à lui à un niveau fort variable ou lui envoyait au moins une anastomose.

A. Rameaux collatéraux. — Du creux poplité au tiers inférieur de la jambe, le saphène externe ne fournit aucune branche collatérale. Arrivé sur le côté externe du tendon d'Achille, il abandonne plusieurs rameaux *jambiers inférieurs*, *calcanéens* et *malléolaires externes*, qui se distribuent, comme l'indique suffisamment leur nom, aux téguments qui recouvrent la partie inférieure et externe de la jambe, la malléole péronière et la partie externe du talon (fig. 153,13). Il fournit encore quelques *filets articulaires* (Rüdinger) aux deux articulations tibio-tarsienne et astragalo-calcanéenne.

B. Rameaux terminaux. — En atteignant le bord externe du pied, au-dessous et en avant de la malléole externe par conséquent, le nerf saphène externe se termine le plus souvent en se bifurquant en deux rameaux, l'un interne, l'autre externe (fig. 149,4) :

a. Le *rameau externe*, continuant la direction du nerf dont il émane, longe le bord externe du métatarse et se termine sur le côté externe du petit orteil, dont il constitue le *collatéral dorsal externe*.

b. Le *rameau interne*, obliquant un peu en dehors, se porte dans le quatrième espace interosseux et se bifurque, à l'extrémité inférieure de cet espace, pour former le *collatéral dorsal interne du cinquième orteil* et le *collatéral dorsal externe du quatrième*. Ce rameau interne peut manquer, auquel cas les deux collatéraux qu'il fournit proviennent du musculo-cutané.

Remarquons en passant que le nerf musculo-cutané (branche du sciatique poplité externe) et le nerf saphène externe (branche du sciatique poplité interne) se partagent, à eux deux, l'innervation de la face dorsale du pied et des orteils, mais se la partagent d'une façon fort inégale, le nerf musculo-cutané fournissant sept collatéraux dorsaux, les sept premiers, tandis que le nerf saphène externe n'en fournit que trois, les trois derniers. Il est même très fréquent, comme nous l'avons déjà fait remarquer plus haut, de voir le saphène externe s'épuiser sur le côté externe du petit orteil et le musculo-cutané fournir, dans ce cas, les 8ᵉ et 9ᵉ collatéraux dorsaux, les neuf premiers par conséquent.

2° *Branche terminale.*

Le nerf sciatique poplité interne est continué, au niveau de l'anneau du soléaire, par le nerf tibial postérieur. Ce nerf, qui constitue pour ainsi dire sa branche terminale, fera l'objet du paragraphe suivant.

RÉSUMÉ DU NERF SCIATIQUE POPLITÉ INTERNE

a). *Br. collatérales* . . . .
- Ram. musculaires, pour . . : les deux jumeaux, le plantaire grêle, le soléaire, le poplité.
- Ram. articulaires pour le genou.
- N. saphène externe . . . : r. calcanéen externe, r. malléolaire, r. articulaire, 8ᵉ, 9ᵉ, 10ᵉ collat. dorsaux.

b). *Br. terminale.* . . . . . | NERF TIBIAL POSTÉRIEUR (voy. ci-dessous).

D. — NERF TIBIAL POSTÉRIEUR

Le nerf tibial postérieur (fig. 150,11), ainsi appelé pour le distinguer du tibial antérieur qui chemine sur le plan antérieur de la jambe, commence au niveau de l'anneau du soléaire et s'étend de là, par ses branches terminales, jusqu'à l'extrémité des orteils. Comme nous l'avons déjà vu plus haut, il n'est que la continuation du sciatique poplité interne : c'est, si l'on veut, le sciatique poplité interne, ayant changé de nom.

1° Trajet. — Au sortir de l'anneau du soléaire, le nerf tibial postérieur descend à la face postérieure de la jambe, en suivant un trajet légèrement oblique en bas et en dedans. Il arrive ainsi à la face postérieure de la malléole externe. S'infléchissant alors en bas et en avant, il s'engage dans la gouttière interne du calcanéum, où il se termine en se bifurquant.

2° Rapports. — Dans ce long trajet, le tibial postérieur présente des rapports importants, qui varient pour ses deux tiers supérieurs et pour son tiers inférieur :

a. *Dans ses deux tiers supérieurs*, le nerf tibial postérieur chemine entre les deux couches musculaires de la région postérieure de la jambe. Il est, comme on le voit, très profondément situé. — En avant, il repose dans l'interstice des deux muscles jambier postérieur et long fléchisseur du gros orteil, à côté de l'artère tibiale postérieure, qui est placée un peu en dedans et sur un plan plus profond. — En arrière, il est immédiatement recouvert par l'aponévrose jambière moyenne et, en arrière de cette aponévrose, par les quatre muscles superficiels de la jambe, le soléaire, le plantaire grêle et les jumeaux.

b. *Dans son tiers inférieur*, le nerf se dégageant de la profondeur des muscles précités, vient se placer le long du bord interne du tendon d'Achille. Dans cette dernière portion de son trajet, il est relativement très superficiel : il n'est en effet séparé de la peau que par un double plan aponévrotique.

3° Distribution. — Le nerf tibial postérieur se distribue à la jambe et au pied.

Il fournit deux ordres de branches : des branches collatérales et des branches terminales.

1° *Branches collatérales.*

Les rameaux collatéraux que le tibial postérieur abandonne à la jambe se divisent en rameaux musculaires, rameau articulaire, rameau calcanéen interne, rameau cutané plantaire.

1° Rameaux musculaires. — Les rameaux musculaires, en nombre fort variable, sont destinés aux muscles profonds de la région postérieure de la jambe et au soléaire. Ils prennent le nom des muscles auxquels ils se distribuent :

a. Le *nerf du poplité* se rend à la partie inférieure du muscle poplité. Nous avons déjà vu plus haut (p. 223) que ce muscle recevait, pour sa partie supérieure, un rameau du sciatique poplité interne.

b. Les *nerfs du jambier postérieur, du fléchisseur propre* et du *fléchisseur commun des orteils,* généralement au nombre de deux ou trois pour chaque muscle, pénètrent dans le corps musculaire par sa face postérieure et à des hauteurs variables suivant les sujets.

c. Le *nerf inférieur du soléaire* (nous avons déjà vu le sciatique poplité interne donner un *nerf supérieur* à ce muscle) se dirige en bas et en arrière vers la face profonde du soléaire et disparaît dans la partie inférieure de ce muscle.

2° Rameau articulaire. — Ce rameau articulaire, souvent double, se détache du nerf tibial postérieur, un peu au-dessus de sa bifurcation, et se perd sur la partie externe de l'articulation du cou-de-pied.

3° Nerf calcanéen interne. — Le rameau calcanéen interne se sépare du tibial postérieur un peu au-dessus de l'articulation du cou-de-pied et vient se distribuer à la peau de la face interne du talon.

4° Nerf cutané plantaire. — Ce nerf (homologue du *nerf cutané palmaire* du médian) naît au même niveau que le précédent, souvent par un tronc commun (fig. 150, 15). Il descend à la plante du pied et se ramifie dans la peau de cette région.

2° *Branches terminales.*

Parvenu dans la gouttière calcanéenne, le nerf tibial

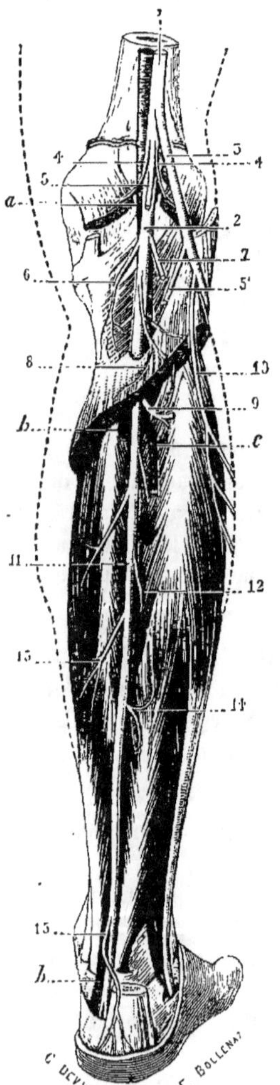

Fig. 150.

Nerfs profonds de la face postérieure de la jambe.

1, nerf grand sciatique. — 2, sciatique poplité interne. — 3, sciatique poplité externe. — 4 4, rameaux destinés au jumeau. — 5, nerf saphène externe, avec 5', son accessoire. — 6, nerf du poplité. — 7, nerf du plantaire grêle. — 8, nerf superficiel, et 9', nerf profond du soléaire. — 10, nerf cutané péronier. — 11, nerf tibial postérieur. — 12, nerf jambier postérieur. — 13, nerf du fléchisseur commun des orteils. — 14, nerf du fléchisseur propre du gros orteil. — 15, tronc commun du nerf cutané plantaire et du rameau calcanéen du tibial postérieur.

a, artère poplitée. — *b,* artère tibiale postérieure. — *c,* artère péronière.

postérieur se partage, comme nous l'avons dit plus haut, en deux branches terminales : l'une interne, c'est le *nerf plantaire interne;* l'autre externe, c'est le *nerf plantaire externe.* Ces deux nerfs se ramifient, comme leur nom l'indique, à la plante du pied. L'étude, déjà faite (p. 168 et suiv.), de la distribution des nerfs médian et cubital à la paume de la main va nous être ici d'un grand secours pour la description des deux nerfs plantaires. Le nerf plantaire interne, en effet, représente à la plante du pied le nerf médian de la région palmaire et se termine exactement comme lui. De même, le nerf plantaire externe représente le cubital et présente une distribution analogue.

1° Nerf plantaire interne (homologue du nerf médian de la main). — Plus volumineux que le nerf plantaire externe, dont il se sépare à angle très aigu, le nerf plantaire interne (fig. 151, 2) se porte en avant entre les muscles de la région plantaire interne et ceux de la région plantaire moyenne. Il occupe successivement le tarse et le métatarse.

A. Branches collatérales. — Au niveau du tarse, il abandonne en dedans et en dehors plusieurs branches collatérales, qui sont (fig. 151) :

1° Des *rameaux cutanés,* qui se distribuent à la peau de la face inférieure du talon et de la région plantaire externe;

2° Des *rameaux musculaires,* pour l'adducteur du gros orteil, le court fléchisseur plantaire et l'accessoire (portion interne seulement) du long fléchisseur commun des orteils.

B. Branches terminales. — Au niveau de l'extrémité postérieure du métatarse, le nerf plantaire interne se résout en quatre branches, dites *terminales,* que nous désignerons sous les noms de première, deuxième, troisième, quatrième, en allant du gros orteil vers le cinquième (fig. 151) :

a. *Première branche.* — La première, qui est aussi la plus longue, oblique un peu en dedans, longe le court fléchisseur du gros orteil, abandonne un ou plusieurs filets à ce muscle et se termine sur le côté interne du gros orteil, en formant le *premier collatéral plantaire.*

b. *Deuxième branche.* — La deuxième descend

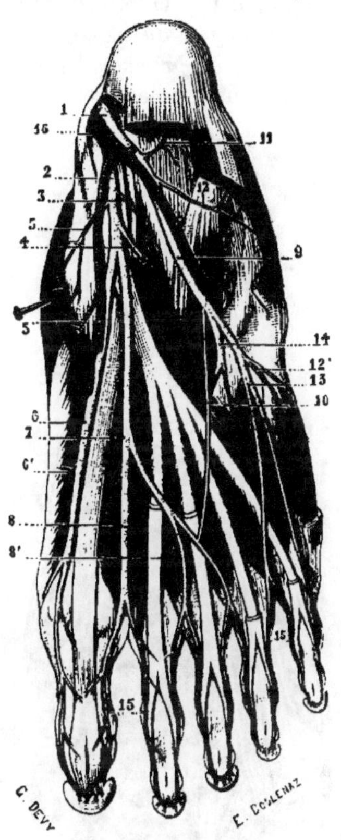

Fig. 151.

Nerfs plantaire interne et plantaire externe.

1, nerf tibial postérieur. — 2, nerf plantaire interne. — 3, son rameau pour l'accessoire des fléchisseurs. — 4, son rameau pour le court fléchisseur plantaire. — 5, 5, ses rameaux pour l'adducteur du gros orteil. — 6, collatéral plantaire du gros orteil, fournissant, en 6', un rameau au court fléchisseur du gros orteil. — 7, autre branche du plantaire interne, fournissant les six collatéraux suivants. — 8, 8', nerfs des deux premiers lombricaux. — 9, nerf plantaire externe. — 10, son anastomose avec le plantaire interne. — 11, son rameau pour l'accessoire des fléchisseurs. — 12, 12', ses rameaux pour les muscles abducteur et court fléchisseur du petit orteil. — 13, sa branche superficielle, d'où émanent les trois derniers collatéraux. — 14, sa branche profonde. — 15, collatéraux des orteils. — 16, artère tibiale postérieure, se divisant en plantaire interne et plantaire externe.

dans le premier espace interosseux, abandonne chemin faisant un filet moteur au premier lombrical (*nerf du premier lombrical*) et se divise, en atteignant les orteils, en deux rameaux qui constituent le *collatéral plantaire externe du gros orteil* et le *collatéral plantaire interne du deuxième orteil.*

c. *Troisième branche.* — La troisième, obliquant un peu en dehors, gagne le deuxième espace interosseux. Elle suit cet espace, et, après avoir fourni un filet au deuxième lombrical (*nerf du deuxième lombrical*), elle se divise, au même niveau que la précédente, en *collatéral plantaire externe du deuxième orteil* et *collatéral plantaire interne du troisième.*

d. *Quatrième branche.* — La quatrième, enfin, se porte obliquement vers le troisième espace interosseux, s'anastomose ordinairement avec le nerf plantaire externe et fournit les deux collatéraux plantaires suivants, c'est-à-dire le *collatéral externe du troisième orteil* et le *collatéral interne du quatrième.*

2° Nerf plantaire externe (homologue du nerf cubital de la main). — Branche de bifurcation externe du tibial postérieur, ce nerf (fig. 151,9) se porte obliquement en avant et en dehors. Il chemine profondément entre le court fléchisseur plantaire et l'accessoire du long fléchisseur, fournit dans cette première portion de son trajet deux *rameaux collatéraux,* l'un pour l'accessoire du long fléchisseur (portion externe seulement), l'autre pour les deux muscles abducteur et court fléchisseur du petit orteil, et arrive à l'extrémité postérieure du quatrième espace interosseux. Là, il se bifurque en deux branches terminales, une *branche superficielle* et une *branche profonde,* analogues l'une et l'autre aux branches de même nom du nerf cubital (p. 173):

A. BRANCHE SUPERFICIELLE. — La branche superficielle (fig. 151,13) continue le trajet du plantaire externe et ne tarde pas à se diviser en deux rameaux :

1° Un rameau interne, qui descend dans le quatrième espace interosseux, envoie une anastomose au plantaire interne et se bifurque ensuite pour former le *collatéral externe du quatrième orteil* et le *collatéral interne du cinquième ;*

2° Un rameau externe, qui, après avoir fourni quelques filets au court fléchisseur plantaire, vient former le *collatéral externe du cinquième orteil.*

B. BRANCHE PROFONDE. — La branche profonde (fig. 152,6), changeant brusquement de direction, se porte obliquement en bas et en dedans, entre l'abducteur oblique du gros orteil et les interosseux plantaires. Cette branche décrit ainsi une longue courbe à concavité dirigée en haut et en dedans. Elle se termine à la partie moyenne du premier espace interosseux,

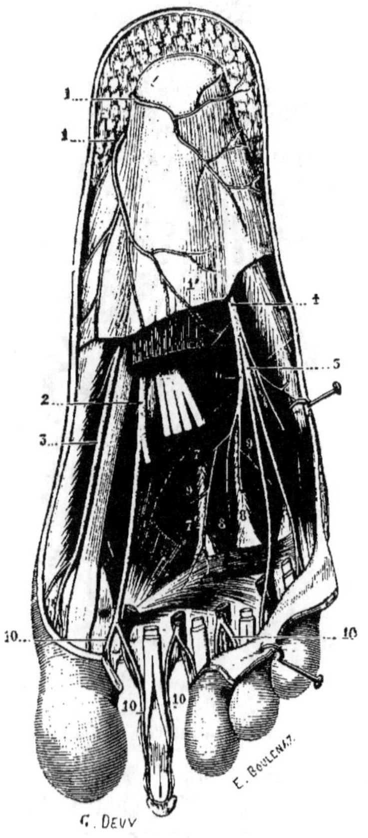

Fig. 152.

Branche profonde du nerf plantaire externe.

1, 1, branches cutanées plantaires du tibial postérieur, s'anastomosant, en 1', avec une branche cutanée du plantaire externe. — 2', nerf plantaire interne. — 3, collatéral interne du gros orteil, provenant de ce dernier nerf. — 4, nerf plantaire externe, avec : 5, sa branche superficielle ; 6, sa branche profonde. — 7, nerf de l'abducteur oblique. — 7', nerf de l'abducteur transverse. — 8, 8, nerfs des deux derniers lombricaux. — 9, 9, nerfs des interosseux. — 10, 10, collatéraux des doigts.

en envoyant un ou plusieurs filets à l'abducteur oblique du gros orteil. D'autre part, elle fournit par sa convexité de nombreux rameaux collatéraux, savoir :

1° Des *rameaux articulaires*, très grêles, pour les articulations tarsiennes et tarso-métatarsiennes ;

2° Deux *rameaux musculaires*, pour les troisième et quatrième lombricaux (*nerf du troisième lombrical* et *nerf du quatrième lombrical*) ;

3° Un ou plusieurs rameaux pour l'abducteur transverse du gros orteil (*nerfs de l'abducteur transverse*);

4° Un rameau pour chacun des muscles interosseux, soit plantaires, soit dorsaux (*nerfs des interosseux*).

RÉSUMÉ DES NERFS PLANTAIRES

1° N. PLANTAIRE INTERNE.	*R. musculaires*, pour .	adduct. du gros orteil. court fléchisseur du gros orteil. court fléchisseur plantaire. accessoire du long fléchisseur. 1er et 2e lombricaux.
	R. cutanés	filets plantaires. 1er, 2e, 3e, 4e, 5e, 6e et 7e collat. plantres
2° N. PLANTAIRE EXTERNE.	*R. musculaires*, pour. .	accessoire du long fléchisseur. abducteur et court fléchiss. du petit orteil. abducteur oblique et transverse. 3e et 4e lombricaux. tous les interosseux.
	R. cutané.	8e, 9e et 10e collat. plantaires.

E. — NERFS COLLATÉRAUX DES ORTEILS

Comme les doigts de la main, les doigts de pied ou orteils reçoivent chacun quatre rameaux nerveux, qui cheminent deux à deux le long de leurs bords et que l'on appelle pour cette raison *nerfs collatéraux des orteils*. De ces quatre nerfs, deux se distribuent principalement à la face inférieure (ils envoient cependant à la face supérieure un filet sous-unguéal), ce sont les *collatéraux plantaires*, que l'on distingue en collatéral interne et collatéral externe. Les deux autres sont destinés à la face supérieure ou dorsale, ce sont les nerfs *collatéraux dorsaux*, que l'on distingue également en interne et externe.

Ces nerfs collatéraux présentant à peu de chose près le même type de distribution que ceux de la main, nous croyons inutile d'y revenir (voy. p. 181). Nous nous contenterons d'indiquer sommairement leur provenance :

a. Des dix nerfs collatéraux plantaires, les *sept premiers*, en allant du pouce au cinquième orteil, sont fournis par le nerf plantaire interne ; les *trois derniers* émanent du nerf plantaire externe.

b. Des dix collatéraux dorsaux, les *sept premiers* (quelquefois les neuf premiers) proviennent du nerf musculo-cutané, branche du sciatique poplité externe ; les *trois derniers* (quelquefois le dernier seulement) sont fournis par le nerf saphène externe, branche du sciatique poplité interne. Le deuxième et le troisième des collatéraux sont renforcés par le tibial antérieur, et quelquefois même sont fournis par ce dernier tronc nerveux.

§ III. — RÉSUMÉ DE L'INNERVATION DU MEMBRE INFÉRIEUR

Le membre inférieur, comme le membre supérieur, reçoit trois ordres de nerfs : 1° des *nerfs vasculaires*, vaso-constricteurs et vaso-dilatateurs, qui se distribuent aux vaisseaux ; 2° des *nerfs moteurs*, destinés aux muscles : 3° des *nerfs sensitifs*, affectés à la sensibilité.

1° Nerfs vasculaires. — Les nerfs vasculaires ou nerfs vaso-moteurs se disposent autour des artères en de riches plexus qui portent le même nom que les vaisseaux sur lesquels ils sont situés. Ces nerfs proviennent en majeure partie des deux plexus lombo-aortique et hypogastrique. Mais ici, comme pour le membre supérieur, les plexus périvasculaires, au fur et à mesure qu'ils s'éloignent de leur lieu d'origine, sont renforcés de loin en loin par des filets additionnels qui se détachent des différentes branches du plexus lombaire et du plexus sacré. C'est ainsi que l'artère fémorale reçoit parfois des rameaux du nerf crural, que les artères tibiale postérieure et péronière reçoivent de même quelques filets du nerf tibial postérieur, etc. J'ai vu, dans un cas, le nerf saphène tibial abandonner deux petits filets nerveux à la veine anastomotique qui s'étend de l'extrémité supérieure de la veine saphène externe à la veine saphène interne.

2° Nerfs moteurs. — Les muscles de la fesse, de la cuisse, de la jambe et du pied reçoivent leurs nerfs, en partie du plexus lombaire, en partie du plexus sacré. Le tableau suivant indique le mode de provenance de chacun de ces nerfs :

I. — MUSCLES DE LA FESSE ET DU BASSIN

1° *Grand fessier*	n. fessier inférieur ou petit sciatique (*Pl. sacré*).
2° *Moyen fessier*	n. fessier supérieur (*Pl. sacré*).
3° *Petit fessier*	n. fessier supérieur (*Pl. sacré*).
4° *Pyramidal*	n. du pyramidal (*Pl. sacré*).
5° *Obturateur interne*	n. de l'obturateur interne (*Pl. sacré*).
6° *Obturateur externe*	n. obturateur (*Pl. lombaire*).
7° *Jumeau supérieur*	n. du jumeau supérieur (*Pl. sacré*).
8° *Jumeau inférieur*	n. du jumeau inférieur et du carré crural
9° *Carré crural*	(*Pl. sacré*).

II. — MUSCLES DE LA CUISSE

a. Région antéro-externe.

1° *Tenseur du fascia lata*	n. fessier supérieur (*Pl. sacré*).
2° *Couturier*	n. crural (*Pl. lombaire*).
3° *Quadriceps crural*	n. crural (*Pl. lombaire*).

b. Région postéro-interne.

1° *Droit interne*	n. obturateur (*Pl. lombaire*).
2° *Pectiné*	n. crural (*Pl. lombaire*).
3° *Premier adducteur*	n. obturateur (*Pl. lombaire*). n. crural (*Pl. lombaire*).
4° *Deuxième adducteur*	n. obturateur (*Pl. lombaire*).
5° *Troisième adducteur*	n. obturateur (*Pl. lombaire*). n. grand sciatique (*Pl. sacré*).
6° *Biceps crural*	n. grand sciatique (*Pl. sacré*).
7° *Demi-tendineux*	n. grand sciatique (*Pl. sacré*).
8° *Demi-membraneux*	n. grand sciatique (*Pl. sacré*).

III. — MUSCLES DE LA JAMBE

a. Région antérieure.

1° *Jambier antérieur*	n. sciatique poplité externe (*Pl. sacré*). n. tibial antérieur (*Pl. sacré*).
2° *Extenseur commun des orteils*	n. tibial antérieur (*Pl. sacré*).
3° *Extenseur propre du gros orteil*	n. tibial antérieur (*Pl. sacré*).
4° *Péronier antérieur*	n. tibial antérieur (*Pl. sacré*).

b. Région externe.

1° *Long péronier latéral* . . . . n. musculo-cutané (*Pl. sacré*).
2° *Court péronier latéral* . . . . n. musculo-cutané (*Pl. sacré*).

c. Région postérieure.

1° *Jumeau interne* . . . . n. sciatique poplité interne (*Pl. sacré*).
2° *Jumeau externe* . . . . n. sciatique poplité interne (*Pl. sacré*).
3° *Soléaire* . . . . { n. sciatique poplité interne (*Pl. sacré*).
{ n. tibial postérieur (*Pl. sacré*).
4° *Plantaire grêle* . . . . n. sciatique poplité interne (*Pl. sacré*).
5° *Poplité* . . . . { n. sciatique poplité interne (*Pl. sacré*).
{ n. tibial postérieur (*Pl. sacré*).
6° *Long fléchisseur commun des orteils* . . . . n. tibial postérieur (*Pl. sacré*).
7° *Long fléchisseur propre du gros orteil* . . . n. tibial postérieur (*Pl. sacré*).
8° *Jambier postérieur* . . . . n. tibial postérieur (*Pl. sacré*).

IV. — MUSCLES DU PIED

a. Région supérieure ou dorsale.

Pédieux ou court extenseur des orteils . . . n. tibial antérieur (*Pl. sacré*).

b. Région plantaire interne.

1° *Adducteur du gros orteil* . . . . n. plantaire interne (*Pl. sacré*).
2° *Court fléchisseur du gros orteil* . . . . . . n. plantaire interne (*Pl. sacré*).
3° *Abducteur du gros orteil* . . . . n. plantaire externe (*Pl. sacré*).

c. Région plantaire externe.

1° *Abducteur du petit orteil* . . . . n. plantaire externe (*Pl. sacré*).
2° *Court fléchisseur du petit orteil* . . . . . . n. plantaire externe (*Pl. sacré*).
3° *Opposant du petit orteil* . . . . n. plantaire externe (*Pl. sacré*).

d. Région plantaire moyenne.

1° *Court fléchisseur plantaire* . . . . n. plantaire interne (*Pl. sacré*).
2° *Accessoire du long fléchisseur* . . . . . . { n. plantaire interne (*Pl. sacré*).
{ n. plantaire externe (*Pl. sacré*).
3° *Premier lombrical* . . . . n. plantaire interne (*Pl. sacré*).
4° *Deuxième lombrical* . . . . n. plantaire interne (*Pl. sacré*).
5° *Troisième lombrical* . . . . n. plantaire externe (*Pl. sacré*).
6° *Quatrième lombrical* . . . . n. plantaire externe (*Pl sacré*).
7° *Interosseux plantaire* . . . . n. plantaire externe (*Pl. sacré*).
8° *Interosseux dorsaux* . . . . n. plantaire externe (*Pl. sacré*).

3° Nerfs sensitifs. — Comme pour le membre supérieur, les nerfs sensitifs se rendent sur tous les points où il y a des impressions à recueillir : dans les os, dans le périoste, dans les muscles eux-mêmes, sur les aponévroses, sur les ligaments, sur les séreuses articulaires, dans la peau. Les nerfs cutanés, de beaucoup les plus importants, se distribuent ici comme au membre supérieur à des régions déterminées des téguments, qui constituent leurs *territoires*. Ces territoires doivent être examinés séparément à la région fessière, à la cuisse, à la jambe et au pied (voy. fig. 153 et 154).

1° RÉGION FESSIÈRE. — La peau de la région fessière est innervée par six groupes de nerfs, délimitant dans cette région six territoires distincts. Si nous partageons la région fessière en trois zones longitudinales, zone interne, zone externe et zone moyenne, nous voyons chacune de ces zones présenter deux territoires, l'un supérieur, l'autre inférieur (fig. 153).

a. *Zone moyenne.* — La zone moyenne est innervée : en haut, par les branches postérieures des nerfs lombaires (2); en bas, par les rameaux ascendants ou rameaux fessiers du petit sciatique (5).

b. *Zone externe*. — La zone externe, située en dehors de la précédente, reçoit comme elle deux ordres de nerfs : en haut, le rameau fessier du grand abdomino-génital (1) ; en bas, le rameau postérieur ou rameau fessier du fémoro-cutané (6).

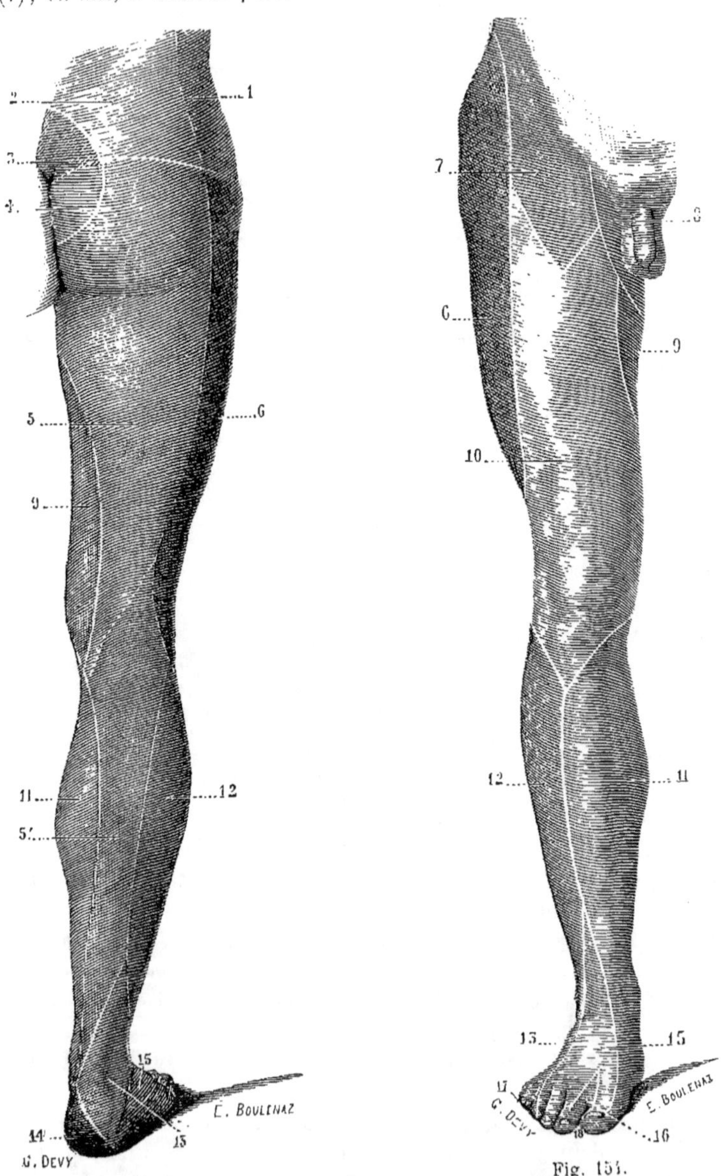

Fig. 153.

Territoires des nerfs cutanés du membre inférieur, vus sur la face postérieure.

Fig. 154.

Territoires des nerfs cutanés du membre inférieur, vus sur la face antérieure.

1, rameau fessier du grand abdomino-génital. — 2, branches postérieures des nerfs lombaires. — 3, branches postérieures des nerfs sacrés. — 4, branches cutanées du plexus coccygien. — 5, 5′, petit sciatique. — 6, fémoro-cutané. — 7, rameau crural du génito-crural. — 8, rameaux génitaux du plexus lombaire. — 9, obturateur. — 10, crural. — 11, saphène interne. — 12, cutané péronier. — 13, saphène externe. — 14, rameau calcanéen et rameau plantaire du tibial postérieur. — 15, musculo-cutané du sciatique poplité externe. — 16, tibial antérieur. — 17, plantaire externe. — 18, plantaire interne.

c. *Zone interne*. — La zone interne répond au sacrum et au coccyx : elle est innervée, en haut, par les branches postérieures des nerfs sacrés (3) ; en bas, par les rameaux efférents du plexus sacro-coccygien (4).

2° Cuisse. — Considérons-lui quatre faces : antérieure, postérieure, interne et externe. — La *face postérieure* nous présente un seul territoire, innervé par le petit sciatique (4). — La *face externe* est occupée par un seul territoire, celui du fémoro-cutané (6). — La *face interne*, elle aussi, nous présente un seul territoire, celui de l'obturateur (9). — Quant à la *face antérieure*, elle reçoit ses nerfs de trois sources différentes : en haut et sur la ligne axiale du membre, de la branche crurale du nerf génito-crural (7) ; en haut et en dedans, des branches génitales des trois nerfs grand abdomino-génital, petit abdomino-génital et génito-crural (8) ; dans tout le reste de son étendue, du nerf crural (10). — Tous ces nerfs proviennent du plexus lombaire.

3° Jambe. — A la jambe, comme à l'avant-bras, nous avons tout d'abord deux grands territoires : celui du saphène interne (11), occupant le côté interne de la jambe ; celui du cutané péronier (12), situé sur le côté externe.

Ces deux territoires se rejoignent en avant dans la plus grande partie de leur étendue. Ce n'est que dans le tiers inférieur de la jambe qu'ils sont séparés l'un de l'autre par la partie la plus élevée du territoire du musculo-cutané (15), qui s'avance entre les deux à la manière d'un coin.

A la partie postérieure de la jambe, les deux territoires précités sont séparés dans toute la hauteur de la jambe par une zone longitudinale, qui est innervée, en haut par les branches terminales du petit sciatique (5), en bas par le saphène externe (13).

4° Pied. — Les territoires nerveux du pied, comme ceux de la main, doivent être examinés séparément à la face plantaire, à la face dorsale, sur les orteils :

a. *Face plantaire.* — A la face plantaire (fig. 155), la peau du talon est innervée par les deux rameaux calcanéen et cutané plantaire du tibial postérieur (14). — En avant de ce premier territoire, nous en avons deux autres : celui du plantaire interne en dedans (18) ; celui du plantaire externe en dehors (17). La limite séparative de ces deux territoires est assez bien représentée par une ligne fortement oblique, qui partirait du bord interne du pied, à la réunion de son tiers postérieur avec ses deux tiers antérieurs, et qui aboutirait à l'extrémité libre du quatrième orteil en suivant la ligne axiale de cet orteil. — Il n'est pas besoin, je l'espère, d'insister sur l'analogie qui existe entre le mode d'innervation de la région plantaire et celui de la région palmaire, où le plantaire interne et le plantaire externe se trouvent exactement représentés, le premier par le médian, le second par le cubital. — Nous devons signaler enfin, le long du bord interne du pied, une nouvelle zone très étroite, qui répond à la terminaison du saphène externe (13).

b. *Face dorsale*. — La face dorsale du pied proprement dite (fig. 154) nous pré-

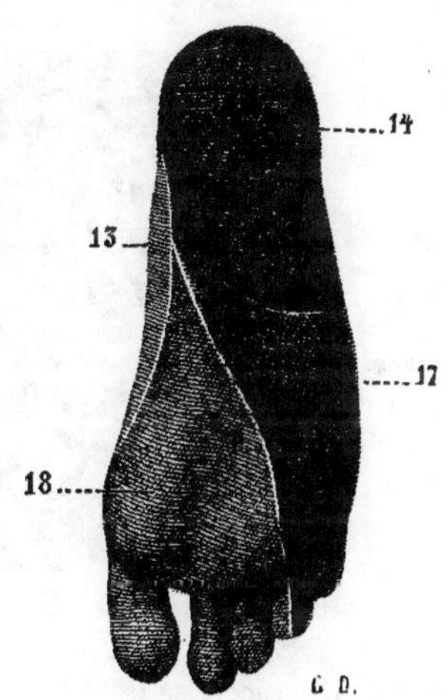

Fig. 155.
Territoires des nerfs cutanés
de la région plantaire.

(Se reporter, pour les chiffres, aux deux
figures précédentes.)

sente trois territoires principaux : en dedans, le territoire du saphène interne, qui longe le côté interne du pied (11) ; en dehors, le territoire du saphène externe, qui longe le côté externe (13) ; entre les deux, le territoire du musculo-cutané (15). A ce dernier territoire vient s'en ajouter un quatrième, moins important, celui du tibial antérieur (16), qui occupe le premier espace interosseux et les côtés adjacents des deux premiers orteils.

c. *Orteils*. — Quant aux orteils, ils sont innervés à la fois : 1° par le musculo-cutané (15), anastomosé avec le tibial antérieur (16) ; 2° par le saphène externe (13) ; 3° par le plantaire externe (17) et par le plantaire interne (18). Le mode de répartition de ces différents nerfs sur les trois phalanges des orteils rappelle à peu de chose près celui des nerfs de la main sur les phalanges des doigts.

ARTICLE VII

PLEXUS SACRO-COCCYGIEN

(Branches antérieures des 4e et 5e nerfs sacrés et du nerf coccygien.)

Nous désignons sous le nom de plexus coccygien l'ensemble des anastomoses que contractent entre eux, en avant du sacrum et du coccyx, les deux derniers nerfs sacrés et le nerf coccygien.

1° Mode de constitution du plexus. — Le cinquième nerf sacré, au sortir du canal sacré, se divise en deux branches : 1° une *branche supérieure*, qui vient s'unir avec un rameau descendant, déjà signalé, du quatrième nerf sacré ; 2° une *branche inférieure*, qui se réunit de même, un peu plus loin, avec un rameau ascendant du nerf coccygien.

2° Distribution. — De ces deux anses anastomotiques, constituant le plexus, se détachent deux ordres de rameaux : 1° des *rameaux antérieurs*, qui se rendent au plexus hypogastrique ; 2° des *rameaux postérieurs*, qui se portent en arrière, s'y anastomosent avec les branches postérieures des derniers nerfs sacrés, et finalement se terminent dans la peau qui recouvre le coccyx.

De son côté, le nerf coccygien, après avoir fourni l'anastomose précitée pour le cinquième nerf sacré, se partage en deux rameaux fort grêles, l'un interne, l'autre externe : le *rameau interne* traverse d'avant en arrière le muscle ischio-coccygien, auquel il abandonne un filet, et vient se terminer dans les téguments de la région coccygienne ; le *rameau externe*, après avoir traversé de même le muscle ischio-coccygien et le grand ligament sacro-sciatique, vient se terminer dans les faisceaux inférieurs du muscle grand fessier, dans ces faisceaux qui représentent très probablement, mais à un état fort rudimentaire, le muscle caudo-fémoral des mammifères à queue.

Sur les sujets où les muscles sacro-coccygien antérieur et sacro-coccygien postérieur (voy. Myologie, Chap. iii) se trouvent développés, le premier de ces muscles doit recevoir un filet du

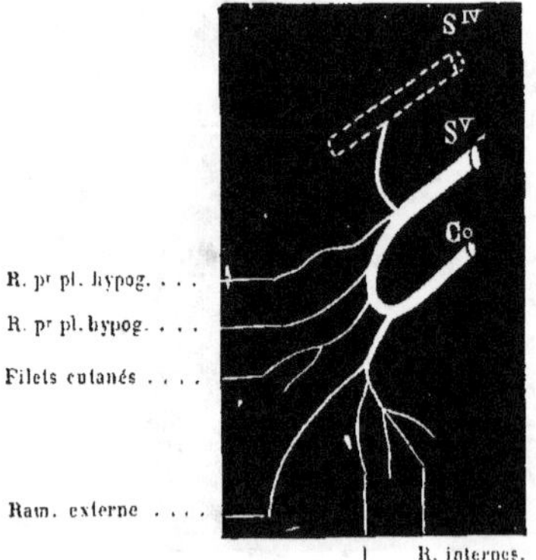

Fig. 156.

Plexus sacro-coccygien (*schéma*).

Siv, Sv, quatrième et cinquième paires sacrées. — Co, nerf coccygien.

plexus sacro-coccygien; le second doit être innervé par les branches postérieures des deux derniers nerfs sacrés et du nerf coccygien.

BIBLIOGRAPHIE RÉCENTE DES NERFS RACHIDIENS

1° **Plexus cervical et nerfs intercostaux.** — Romiti, *Di una rara varieta nervosa e considerazioni relative*, Bull. d. Soc. tra i cult. di Sc. med., Siena, 1886 ; — Pansini, *Du plexus et des ganglions propres du diaphragme*, Arch. ital. de Biol., 1888 ; — Wardrop Griffith and Oliver, *On the distribution of the cutaneous nerves of the trunk*, Proc. of anat. Soc., 1890 ; — Cavalié, *De l'innervation du diaphragme par les nerfs intercostaux*, Journ. de l'Anat., 1896 ; — Ferguson, *The phrenic nerve*, The Brain, 1891.

2° **Plexus brachial.** — Testut, *Rech. anat. sur l'anastomose du médian et du musculo-cutané*, Journ. de l'Anat., 1883 ; — Du même, *Mém. sur la portion brachiale du nerf musculo-cutané*, Journ. intern. d'Anatomie et d'Histologie, 1884 ; — Curtis, *Rech. anat. sur l'anastomose du médian et du cubital à l'avant-bras*, Journ. internat. d'Anat. et d'Histol., 1886 ; — Giuria, *Dei nervi dorsali della mano e delle dita*, Genova, 1887 ; — Hartmann, *Note sur l'anat. des nerfs de la paume de la main*, Bull. Soc. anat., Paris, 1887 ; — Du même, *Etude de quelques anastomoses elliptiques des nerfs du membre supérieur*, ibid., 1888 ; — Broocks, *The history of the nerve to the anconeus*, The Dublin Journ. of med. Sc., 1888 ; — Du même, *On the distribution of the cutaneous nerves on the dorsum of the human hand.*, Intern. Monatsschr. f. Anat., 1888 ; — Hédon, *Etude critique sur l'innervation de la face dorsale de la main*, Journ. intern. d'Anat. et de Physiol., 1889 ; — Wilson, *Further observations on the innervation of the axillary muscles in man*, Journ. of Anat., vol. XXIV, 1889 ; — Agostini, *Sulla composizione del plesso brachiale e sulle origini dei suoi rami terminali*, Atti del xII Congresso della Associaz. med. ital., 1889 ; — Birmingham, *Homology and innervation of the Achselbogen and pectoralis quartus and the nature of the lateral cutaneous nerve of the thorax*, Journ. of Anat., vol. XXIII, 1889 ; — Villar, *Quelques recherches sur les anastomoses des nerfs du membre supérieur*, Bull. Soc. anat., Paris, 1888 ; — Lejars, *L'innervation de l'éminence thénar*, Bull. Soc. anat., Paris, 1890 ; — Zander, *Ueber den Nerven des Handdrückens*, etc., Berlin. klin. Woch., 1890 ; — Anderson, *A note on the course and relations of the deep branch of the ulnar nerve*, Proc. anat. Soc., 1894 ; — Cannieu, *Rech. sur l'innervation de l'éminence thénar par le cubital*, Bull. Soc. anat. de Bordeaux, 1896 ; — Morestin, *Le nerf musculo-cutané et l'innervation des téguments de la main*, Bull. Soc. anat., 1896 ; — Du même, *L'innervation de la face dorsale de la main et des doigts*, ibid., 1897 ; — Du même, *Quelques anomalies du nerf cubital*, Bull. Soc. anat., 1896 ; — Dixon, *Abnormal Distribution of the nervus dorsalis scapulæ and of certain of the intercostal nerves*, Journ. of Anat. a. Physiol., vol. X, 1896 ; — Pasteau, *Note sur une variété d'anastomose du nerf musculo-cutané avec le médian*, Bull. Soc. anat., 1896 ; — Riche, *Le nerf cubital et les muscles de l'éminence thénar*, Bull. Soc. anat., Paris, 1897.

3° **Plexus lombo-sacré et sacro-coccygien.** — Fürbringer, *Zur Lehre von Umbildungen der Nervenplexus*, Morphol. Jahrb., 1879; — Holl, *Ueber die Lendennerven*, Wien. Jahrb., 1880 ; — Davidoff, *Ueber die Varietäten des plexus lumbo-sacralis von Salamandra maculosa*, Morphol. Jahrb., 1884 ; — Paterson, *The Morphology of the sacral plexus in Man*, Journ. of Anat., 1887 ; — Stowel, *The lumbar, the sacral and coccygeal nerves in the domestic cat*, Journ. of comparat. Neurol., vol. I, 1891 ; — Griffin, *Some variaties of the last dorsal and first lumbar nerves*, The Journ. of Anat. and Physiol., 1891 ; — Utschneider, *Die Lendennerven der Affen u. des Menschen*, Münch. medicin. Abhandl., 1892 ; — Sherrington, *Notes on the arrangement of some motor fibres in the lumbo-sacral plexus*, Journ. of Physiol., 1892 ; — Eisler, *Der plexus lumbo-sacralis beim Menschen*, Abh. d. Naturforsch. Gesellsch. zu Halle, 1892 ; — Ruge, *Verschiebungen in der Endgebieten der Nerven des Plexus lumbalis der Primaten*, etc., Morphol. Jahrb., 1893 ; — Bolk, *Bezieh. zwischen Skelet, Muskulatur u. Nerven d. Extremitäten, dargelegt am Beckengürtel un dessen Muskulatur, so wie am Plexus lumbo-sacralis*, Morphol. Jahrb., 1894 ; — Paterson, *The origine and distribution of the nerves of the lower Limb*, Journ. of Anat., vol. XXVIII, 1894 ; — Trolard, *Note sur l'innervation du premier espace interdigital du pied*, Journ. de l'Anat., 1896, — Ranke, *Muskel- u. Nervenvariationen der dorsalen elements des plexus ischiadicus der Primaten*, Diss. München, 1896.

ARTICLE VIII

LOCALISATIONS FONCTIONNELLES DANS LES RACINES RACHIDIENNES

Nous avons, dans les pages qui précèdent, étudié méthodiquement le mode de distribution périphérique des branches nerveuses issues de nos cinq plexus cervical, brachial, lombaire, sacré et coccygien. Nous avons vu que ces branches étaient pour la plupart sensitives et motrices, et nous avons vu aussi que chacune d'elles, par ses rameaux sensitifs, comme par ses rameaux moteurs, avait une distribution fixe, autrement dit avait son territoire propre. Résumant alors nos descriptions en ce qui concerne les membres, nous avons indiqué, pour chacune des branches nerveuses destinées au membre thoracique ou au membre pelvien, d'une part les groupes musculaires qui sont innervés par elle, d'autre part la zone cutanée à laquelle elle se distribue. Ces notions synthétiques nous permettent, avec la plus grande facilité, d'énumérer à l'avance les désordres fonctionnels qui suivent la destruction expérimentale ou pathologique d'une branche déterminée, et elles nous permettent en même temps, dans un cas donné de paralysie d'origine périphérique, de remonter à la lésion et de dire quel est le nerf qui est en cause.

Les racines rachidiennes, comme les branches des plexus, ont aussi leurs territoires. Mais il s'en faut de beaucoup que ces territoires, que nous appellerons *radiculaires*, concordent avec ceux des branches nerveuses fournies par les plexus. Nous savons en effet que, par suite de l'entrelacement des paires rachidiennes au niveau des plexus, chaque racine dissémine ses fibres dans plusieurs nerfs : il en résulte naturellement que son territoire, au lieu de se modeler sur celui d'un nerf, empiétera sur celui de tous les nerfs auxquels elle envoie des fibres. Les territoires radiculaires sont donc des territoires propres, absolument distincts des territoires des nerfs périphériques.

On a cherché, dans ces derniers temps, à délimiter les territoires des racines rachidiennes, et, si la question n'est pas encore complètement résolue, les résultats acquis sont suffisamment intéressants pour avoir droit de cité dans un livre classique. Nous examinerons successivement à ce sujet :

1° Les *territoires radiculaires sensitifs* ;

2° Les *territoires radiculaires moteurs*.

§ 1. — TERRITOIRES RADICULAIRES SENSITIFS

Les racines postérieures ou sensitives jettent la plus grande partie de leurs fibres dans les téguments ; mais elles en envoient aussi un certain nombre aux viscères. Il existe donc, pour ces racines, deux ordres de territoires, les uns superficiels ou cutanés, les autres profonds ou viscéraux.

1° Territoires cutanés. — Chacun sait qu'en raison même de l'enchevêtrement des racines rachidiennes dans les plexus, il est absolument impossible de suivre individuellement ces racines jusqu'à leur terminaison. La dissection est donc impuissante, à elle seule, à nous fixer exactement sur les limites des divers territoires radiculaires. Mais ici, comme sur bien d'autres points, la physiologie expérimentale et la clinique viennent à son aide.

La *méthode expérimentale* a été employée surtout par SHERRINGTON. Cet expérimentateur a songé à sectionner isolément les racines postérieures des nerfs rachidiens, et, la section une fois faite, à rechercher la zone d'anesthésie produite par elle. Or, il a constaté tout d'abord que la section d'une seule racine ne détermine pour ainsi dire aucun trouble appréciable dans la sensibilité cutanée, et que, pour obtenir véritablement de l'anesthésie, il faut sectionner au moins trois racines consécutives. Il paraît rationnel d'admettre, pour expliquer ce fait, que les racines s'entremêlent à la périphérie au point que chaque région de la surface cutanée reçoit des filets des trois racines : de là, la nécessité, si l'on veut anesthésier ce point, de sectionner ces trois racines. Le schéma ci-contre (fig. 157), que j'emprunte à SHERRINGTON, nous fera saisir, mieux que ne saurait le faire la descrip-

tion, cette complexité de l'innervation périphérique : les trois zones cutanées, indiquées par les chiffres III, IV et V, représentent les territoires d'innervation des
troisième, quatrième et cinquième racines dorsales : si nous jetons les yeux sur le
territoire IV, nous voyons que ce territoire, indépendamment des fibres qui lui

appartiennent en propre et qui proviennent de la quatrième dorsale, reçoit en
même temps des fibres de la troisième et
des fibres de la cinquième ; la section
isolée de l'une quelconque de ces trois
racines, la section même de deux racines,
pourra bien apporter quelques troubles
dans la sensibilité du territoire IV, mais
elle ne la détruira pas entièrement. Dès
lors, SHERRINGTON, pour arriver à des

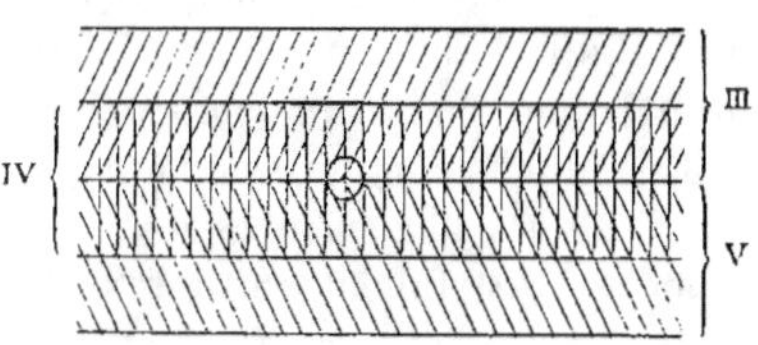

Fig. 157.

Schéma montrant le mode de distribution
des nerfs cutanés (d'après SHERRINGTON).

résultats plus décisifs, a eu recours à un procédé connu sous le nom de *procédé
de la sensibilité persistante*. Ce procédé consiste à sectionner un certain nombre
de racines postérieures au-dessus et au-dessous d'une racine déterminée, à laquelle
on ne touche pas. On examine ensuite, sur les téguments, la zone de sensibilité
qui persiste au milieu d'une zone d'anesthésie beaucoup plus étendue : cette *zone
de sensibilité persistante* représente bien évidemment le territoire d'innervation
de la racine laissée intacte. SHERRINGTON, à l'aide de ce procédé, a pu déterminer
les territoires sensitifs de la plupart des racines rachidiennes : ces territoires se
présentent sous forme de bandes, qui concordent assez exactement avec celles que
nous révèle la méthode anatomo-clinique.

La *méthode anatomo-clinique* consiste à étudier soigneusement les désordres de
la sensibilité cutanée qui surviennent en conséquence d'une lésion radiculaire ou
médullaire dont le siège est exactement connu. Pour citer un exemple, voilà un
traumatisme de la colonne cervicale qui détruit, par compression ou par un tout
autre processus, la racine postérieure du cinquième nerf cervical : une zone d'anesthésie survient sur le membre supérieur ; on sera naturellement autorisé à considérer la zone en question comme le territoire d'innervation de la racine détruite.
Cette méthode, entre les mains de THORNBURN, d'ALLEN STARR, de HEAD, etc., nous
a fourni, quant à la topographie de l'innervation radiculaire, des résultats relativement satisfaisants, que les recherches ultérieures viendront certainement con-
firmer, tout en les rendant plus précis et plus complets.

Ces résultats, nous les résumons dans les quelques propositions suivantes et
dans les quatre figures 157, 158, 159 et 160, que j'emprunte en grande partie à
THORNBURN :

1° La *cinquième racine cervicale* (C⁵) a pour territoire une longue bande qui
répond au côté externe ou radial du membre supérieur et qui comprend la région
deltoïdienne, la face externe du bras et la face externe de l'avant-bras jusqu'à
l'éminence thénar exclusivement.

2° Les *sixième* et *septième racines cervicales* (C⁶ et C⁷) tiennent sous leur dépendance : 1° la partie moyenne de la face antérieure et la partie moyenne de la face
postérieure du bras et de l'avant-bras ; 2° les trois quarts externes de la face palmaire et de la face dorsale de la main, toute la main par conséquent, à l'exception
de son quart interne ; 3° tous les doigts, à l'exception de l'auriculaire. Sur le bras et
l'avant-bras, SHERRINGTON n'indique aucune limite séparative entre le territoire de
la sixième racine et celui de la septième. Au niveau de la main, il rattache l'émi-

nence thénar et le pouce à la sixième racine, le reste de la main (sauf bien entendu l'éminence hypothénar) et les trois doigts du milieu au territoire de la septième.

3° La *huitième racine cervicale* et la *première racine dorsale* (C⁸ et D¹) ont pour territoire commun une longue bande qui longe le côté interne ou cubital du membre supérieur et qui comprend : 1° la face interne du bras, sauf une petite région, indiquée en pointillé noir sur les figures 157 et 158, qui avoisine l'aisselle et qui est innervée par la deuxième racine dorsale ; 2° la face interne de l'avant-bras ; 3° l'éminence hypothénar et le doigt auriculaire qui lui fait suite.

4° Les *racines postérieures des nerfs dorsaux* (D², D³, D⁴, D⁵, etc., à partir du deuxième) se distribuent au thorax et à l'abdomen en formant, comme territoires,

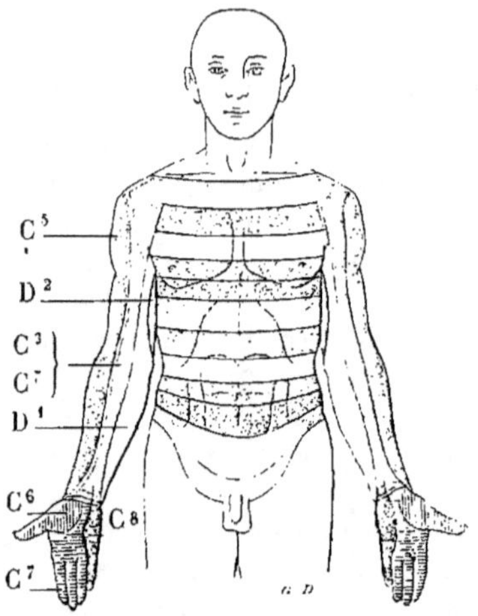

Fig. 158.

Mode de distribution des racines postérieures des nerfs cervicaux inférieurs et des nerfs dorsaux, vue antérieure (d'après THORN-BURN).

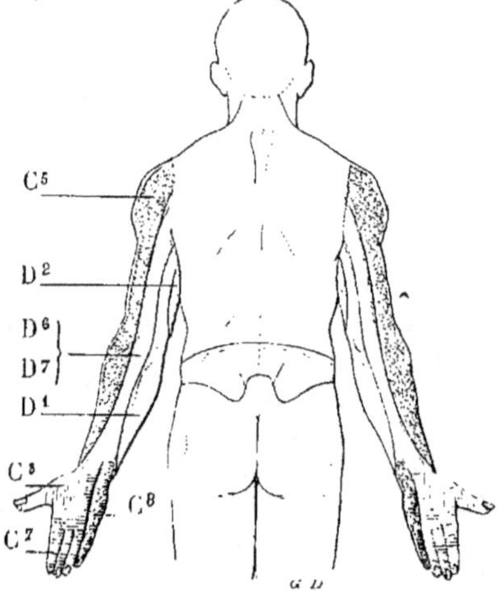

Fig. 159.

Mode de distribution des racines postérieures des nerfs cervicaux inférieurs et des nerfs dorsaux, vue postérieure (d'après THORN-BURN).

C⁵, C⁶, C⁷, C⁸, territoires cutanés des cinquième, sixième, septième et huitième nerfs cervicaux.
D¹, D², D³, etc., territoires cutanés des premier, deuxième, troisième, etc., nerfs dorsaux.

une série de bandes qui se superposent régulièrement de haut en bas. Notons que le territoire de la deuxième dorsale s'étend jusqu'à la partie supérieure de la face interne du bras.

5° La *première racine lombaire* (L¹) a pour territoire une bande qui longe la partie inférieure de la paroi abdominale parallèlement à l'arcade de Fallope. Elle comprend, à son extrémité interne (fig. 160), la région sus-pubienne, la racine de la verge et la moitié supérieure des bourses.

6° La *deuxième racine lombaire* (L²) a son territoire à la partie antérieure et supérieure de la cuisse. Il a la forme d'un triangle dont le sommet répond à l'épine iliaque antéro-supérieure et dont la base est représentée par une ligne horizontale, irrégulièrement brisée, aboutissant en dedans à la partie moyenne des bourses.

7° La *troisième racine lombaire* (L³) a son territoire situé au-dessous du précédent, à la partie moyenne de la face antérieure de la cuisse. Il revêt, lui aussi, la forme d'un triangle dont la base s'adosse à celle du territoire de la deuxième lombaire et dont le sommet s'arrête un peu au-dessus de la rotule.

8° La *quatrième racine lombaire* (L⁴) se rend à la fois aux deux côtés interne et externe de la cuisse, à la face antérieure du genou et à la face antéro-interne de la jambe. Son territoire, très étendu comme on le voit, a la forme d'un **Y**, dont la branche verticale répond au genou et à la jambe, et dont les deux branches divergentes embrassent dans leur écartement le territoire de la troisième lombaire.

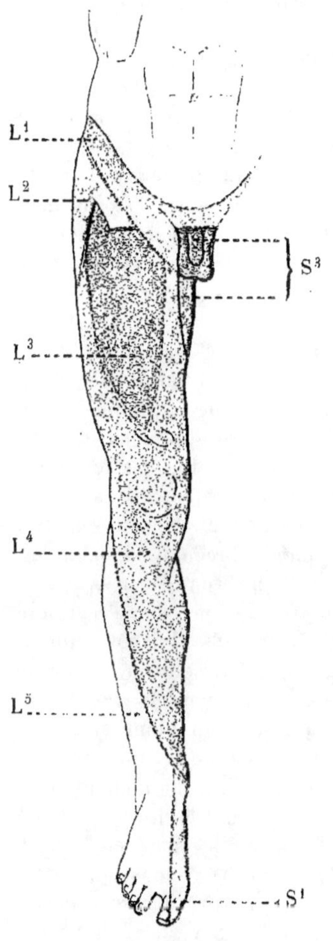

Fig. 160.

Mode de distribution des racines postérieures des nerfs lombaires et sacrés, vue antérieure (d'après Thornburn).

L¹, L², L³, L⁴ et L⁵, territoires cutanés des premier, deuxième, troisième, quatrième et cinquième nerfs lombaires.
S¹, S³, territoires cutanés des premier et troisième nerfs sacrés.

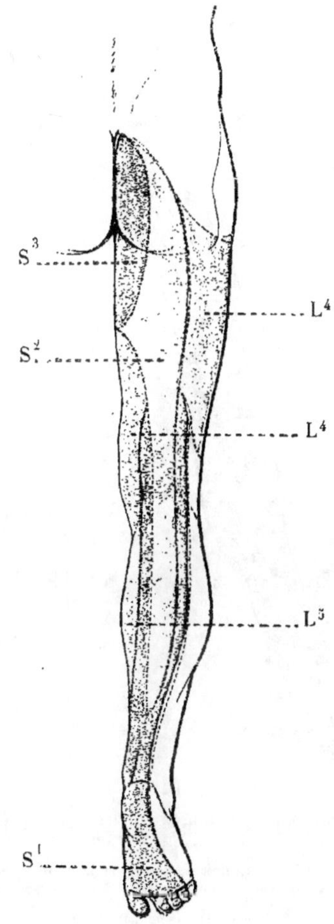

Fig. 161.

Mode de distribution des racines postérieures des nerfs lombaires et sacrés, vue postérieure (d'après Thornburn).

L⁴, L⁵, territoires cutanés des quatrième et cinquième nerfs lombaires.
S¹, S², S³, territoires cutanés des premier, deuxième et troisième nerfs sacrés.

9° La *cinquième racine lombaire* (L⁵) a pour territoire une bande qui longe le côté externe de la jambe et du pied. Au niveau du pied, elle s'étend jusqu'au quatrième orteil sur la face plantaire, jusqu'au premier orteil sur la face dorsale.

10° La *première racine sacrée* (S¹) a pour territoire : 1° au pied, toute la surface, soit plantaire, soit dorsale, qui est respectée par la racine précédente ; 2° à la jambe, une bande occupant la partie interne de la face postérieure. Cette bande se bifurque en haut en deux branches légèrement divergentes, qui, au niveau du creux poplité, embrassent dans leur écartement le territoire de la racine suivante.

11° La *deuxième racine sacrée* (S^2) se distribue à la face postérieure de la cuisse et de la jambe. Son territoire est représenté par une longue bande, plus large en haut qu'en bas, qui s'étend depuis la région fessière jusqu'à la saillie du mollet.

12° Les *troisième, quatrième* et *cinquième racines sacrées* (S^3, S^4, S^5), ainsi que la racine postérieure du nerf coccygien, se rendent à la peau de la fesse et du périnée, à la partie antérieure de la verge et à la moitié inférieure des bourses.

Jetons maintenant un coup d'œil d'ensemble sur les descriptions qui précèdent et sur les figures 158 à 162 qui résument ces descriptions.

Sur le membre supérieur tout d'abord, nous voyons que les territoires radiculaires correspondant aux cinq racines qui entrent dans la constitution du plexus brachial, forment des segments allongés dans le sens de l'axe du membre, se succédant régulièrement du côté radial au côté cubital. Ces segments, qui sont au nombre de trois seulement dans le schéma de THORNBURN, sont au nombre de cinq dans celui de STARR (fig. 162), un pour chaque racine. Si maintenant nous supposons le membre supérieur étendu horizontalement, le pouce en haut, le petit doigt en bas, nous constatons que les segments précités se superposent dans le sens vertical et exactement dans le même ordre que les ra-

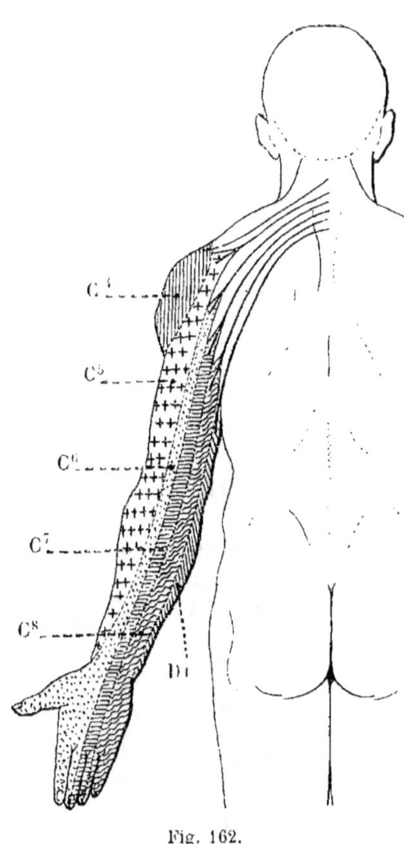

Fig. 162.

Innervation des membres supérieurs d'après les racines (d'après STARR).

C⁴, C⁵, C⁶, C⁷, C⁸, territoires cutanés de la racine postérieure des quatrième, cinquième, sixième, septième et huitième dorsales.
D¹, territoire cutané de la racine postérieure de la première dorsale.

cines auxquelles ils correspondent, je veux dire que le segment innervé par la cinquième cervicale est le plus élevé des cinq, tandis que le segment innervé par la première dorsale est le plus inférieur. Il est à peine besoin de faire remarquer que la métamérisation du tronc se poursuit dans le membre thoracique et que celui-ci, comme la portion du corps dont il dérive, est un composé de 5 ou 6 métamères. Cette métamérisation des téguments, en correspondance avec la métamérisation des parties sous-jacentes, s'accentue sur le thorax et l'abdomen, où nous voyons les territoires sensitifs radiculaires se superposer exactement comme les racines qui les gouvernent.

Sur le membre inférieur, la métamérisation est beaucoup plus complexe. Nous voyons bien, en jetant un simple coup d'œil sur les deux figures 160 et 161, que les racines lombaires innervent le plan antérieur du membre, tandis que les racines sacrées se rendent au plan postérieur. Nous voyons bien encore, en ramenant le membre à sa position primitive (voy. OSTÉOLOGIE), je veux dire en plaçant la face antérieure en dehors, la face postérieure en dedans, que les territoires lombaires et les territoires sacrés se superposent exactement comme les racines correspondantes, mais c'est tout : ni le groupe des territoires lombaires ni le groupe des territoires sacrés ne nous présente ces segments régulièrement allongés et parallèles qui se voient si nettement sur le membre supérieur. La métamérisation existe bien certainement sur le membre pelvien comme sur le membre thoracique, mais elle y est moins nette, et partant plus difficile à dégager. Cela tiendrait, d'après BRISSAUD, « à ce que les membres supérieurs émanent d'une région qui reste indéfiniment métamérisée, tandis que les membres inférieurs proviennent de masses prévertébrales où la métamérisation cesse rapidement d'être méconnaissable ».

2º **Territoires viscéraux.** — Les viscères reçoivent des racines postérieures un certain nombre de fibres à myéline, dont la présence dans les nerfs viscéraux a été directement constatée par de nombreux histologistes, notamment par KÖLLIKER et tout récemment (1892) par EDGEWORTH. Ces fibres nerveuses d'origine spinale apportent aux viscères la sensibilité dont ils jouissent, et ce sont elles qui, à l'état pathologique, sont le siège des douleurs dites viscérales. Les viscères, comme les différents départements de la surface cutanée, ont une innervation fixe, je veux dire qu'ils sont sous la dépendance de racines déterminées, lesquelles sont toujours les mêmes pour le même viscère. Voici quelle serait, d'après HEAD, l'origine radiculaire des fibres sensitives spinales qui se rendent à nos principaux viscères thoraciques et abdominaux :

VISCÈRES	INNERVATION
Cœur	1re, 2e et 3e dorsales.
Poumons	1re, 2e, 3e et 4e dorsales.
Estomac	6e, 7e, 8e et 9e dorsales.
Cardia	6e et 7e dorsales.
Pylore	9e dorsale.
Intestin (jusqu'au rectum)	9e, 10e, 11e et 12e dorsales.
Rectum	2e, 3e et 4e sacrées.
Foie et vésicule biliaire	6e (?), 7e, 8e. 9e et 10e dorsales.
Rein	10e, 11e et 12e dorsales.
Uretère (partie supérieure)	10e dorsale.
Uretère (partie inférieure)	1re lombaire.
Vessie (surdistension)	11e. 12e dorsales et 1re lombaire.
Vessie (muqueuse et col)	1re (?), 2e, 3e et 4e sacrées.
Prostate	10e, 11e et 12e dorsales. 5e lombaire. 1re, 2e et 3e sacrées.
Epididyme	11e, 12e dorsales et 1re lombaire.
Testicule	10e dorsale.
Ovaire	10e dorsale.
Utérus (en contraction)	10e, 11e, 12e dorsales et 1re lombaire.
Col utérin	1re (?), 2e, 3e. 4e sacrée. quelquefois 1re lombaire.

§ II. — LOCALISATIONS MOTRICES RADICULAIRES

Cette question de la spécialisation fonctionnelle des racines antérieures de la moelle n'est pas nouvelle. Déjà, en 1835, PANIZZA se l'était posée et il l'avait résolue par la négative : les racines antérieures n'étaient que des conducteurs banals des excitations motrices volontaires ou réflexes, et de plus une seule d'entre elles pouvait, grâce au plexus situé en aval, suffire à l'entretien de tous les mouvements des membres. Nous verrons tout à l'heure combien une pareille doctrine est erronée.

D'autres observateurs, MÜLLER, VAN DEEN, KRONENBERG, PEYER, tout en admettant que chaque filet radiculaire se rend à un muscle ou tout au moins à un territoire musculaire déterminé et constant, reconnaissent cependant que les groupes musculaires synergiques reçoivent leurs nerfs, non pas d'une seule racine, mais de plusieurs racines différentes.

En mars 1881, FERRIER et YEO, à la suite d'expériences entreprises sur le plexus brachial et sur le plexus lombaire du singe, considèrent les racines antérieures comme étant préposées à des mouvements coordonnés spéciaux, qui varient avec les racines, mais qui sont constants pour chacune d'elles. Dans un article publié la même année (octobre 1881), dans lo *Sperimentale*, P. BERT et MARCACCI sont encore plus affirmatifs : pour eux, l'innervation motrice des membres (du membre abdominal tout au moins, le seul sur lequel ils aient expérimenté) présente dans les racines médullaires une systématisation évidente : chacune de ces racines se rend à un groupe de muscles synergiques et jouit par conséquent, dans la mécanique générale du membre, d'une fonction spéciale et bien définie.

Deux ans plus tard (1883) LANNEGRACE et FORGUE ont repris la question et sont arrivés, à la suite de nombreuses expériences faites successivement sur le plexus brachial et sur le plexus lombaire d'un certain nombre d'animaux (chien, chat, singe), à des conclusions toutes différentes. Ces deux expérimentateurs estiment que la question de distribution topographique doit primer ici celle de spécialisation physiologique : « Chaque racine, écrit FORGUE, commande à une région donnée ; elle s'y distribue dans des territoires topographiques constants, mais fonctionnellement indéterminés ; elle est la racine d'un département musculaire donné, elle n'est point la racine d'une fonction. »

Plus récemment, la question des localisations motrices dans les racines antérieures s'est enrichie des nombreux et intéressants travaux de STARR (1888), de THORNBURN (1889), de RUSSEL (1890), de SHERRINGTON (1892), de POLIMANTI (1894). Les résultats obtenus par ces derniers observateurs diffèrent certainement sur bien des points, mais ils sont parfaitement d'accord sur ce fait général que les racines antérieures des nerfs rachidiens ont, comme les racines postérieures, leur territoire propre, je veux dire que chacune d'elles se rend à un certain nombre de muscles déterminés, et par conséquent tient sous sa dépendance la contraction de ces muscles.

Il est donc de la plus haute importance, en clinique, de savoir exactement quels sont les muscles qui sont innervés par telle ou telle racine : cette notion, tout aussi utile que celle de la distribution périphérique des branches nerveuses issues des plexus, nous permettra toujours, dans les cas de paralysie motrice d'origine radiculaire, de reconnaître tout d'abord la racine qui est en cause ; puis, s'il y a lieu d'intervenir, elle fournira au chirurgien de précieux points de repère.

Le tableau suivant, dont j'emprunte les éléments à THANE, nous montre les muscles du cou, du tronc et des membres, groupés méthodiquement d'après leur innervation radiculaire. La première colonne nous indique les différents nerfs rachidiens ; la seconde colonne, les muscles qui sont innervés par la branche antérieure de ces nerfs ; la troisième colonne, les muscles qui sont innervés par les branches postérieures :

NERF RACHIDIEN	MUSCLES INNERVÉS	
	a. Par sa branche antérieure :	*b. Par sa branche postérieure :*
1er CERVICAL	Droit latéral.	Grand droit postérieur.
	Petit droit antérieur	Petit droit postérieur
	Grand droit antérieur.	Grand oblique.
	Génio-hyoïdien.	Petit oblique.
	Muscles sous-hyoïdiens	Grand complexus.

NERF RACHIDIEN	MUSCLES INNERVÉS	
	a. Par sa branche antérieure :	*b. Par sa branche postérieure :*
2e CERVICAL	Grand droit antérieur. / Long du cou. / Sterno-cléido-mastoïdien / Génio-hyoïdien / Muscles sous-hyoïdiens.	Grand oblique. / Grand complexus. / Splénius. / Petit complexus.
3e CERVICAL	Grand droit antérieur. / Long du cou. / Muscles sous-hyoïdiens / Scalène postérieur / Angulaire de l'omoplate. / Sterno-cléido-mastoïdien (?) / Trapèze. / Diaphragme (?).	Grand complexus. / Muscles spinaux.
4e CERVICAL	Grand droit antérieur. / Long du cou. / Scalène postérieur / Scalène antérieur (?) / Diaphragme / Angulaire de l'omoplate. / Trapèze.	Muscles spinaux.
5e CERVICAL	Long du cou. / Scalènes. / Diaphragme (?) / Angulaire de l'omoplate / Rhomboïde / Grand dentelé / Sous-clavier. / Sus-épineux / Sous-épineux / Petit rond. / Sous-scapulaire. / Grand rond (?) / Deltoïde. / Grand pectoral (?) / Biceps brachial. / Brachial antérieur.	Muscles spinaux.
6e CERVICAL	Long du cou. / Scalènes. / Sous-clavier (?) / Grand dentelé / Sus- et sous-épineux (?) / Petit rond (?) / Sous-scapulaire. / Grand rond ? / Deltoïde. / Grand pectoral / Biceps brachial. / Brachial antérieur / Rond pronateur / Grand palmaire. / Long et court supinateur / Radiaux externes. / Abducteur du pouce / Opposant du pouce. / Court fléchisseur du pouce	Muscles spinaux.
7e CERVICAL	Long du cou. / Scalène postérieur / Grand dentelé (?) / Grand et petit pectoral / Grand dorsal. / Grand rond (?) / Coraco-brachial. / Triceps brachial / Anconé / Fléchisseur superficiel des doigts. / Fléchisseur profond des doigts (?) / Fléchisseur propre du pouce (?) / Carré pronateur (?) / Radiaux externes. / Extenseurs des doigts. / Cubital postérieur / Abducteur du pouce (?) / Opposant du pouce (?) / Court fléchisseur du pouce (?)	Muscles spinaux.

NERF RACHIDIEN	MUSCLES INNERVÉS	
	a. *Par sa branche antérieure :*	b. *Par sa branche postérieure*
8ᵉ CERVICAL	Long du cou Grand et petit pectoral Grand dorsal Triceps brachial Anconé Fléchisseur des doigts Cubital antérieur Carré pronateur Abducteur du pouce Interosseux Adducteur du petit doigt Court fléchisseur du petit doigt Opposant du petit doigt	Muscles spinaux.
1ᵉʳ DORSAL	Grand et petit pectoral Fléchisseurs des doigts Cubital antérieur Carré pronateur Intercostaux Surcostaux Petit dentelé postéro-supérieur	Muscles spinaux.
2ᵉ DORSAL	Intercostaux Surcostaux Petit dentelé postéro-supérieur Triangulaire du sternum (?)	Muscles spinaux.
3ᵉ DORSAL et 4ᵉ DORSAL	Intercostaux Surcostaux Petit dentelé postéro-supérieur Triangulaire du sternum (?)	Muscles spinaux.
5ᵉ DORSAL et 6ᵉ DORSAL	Intercostaux Surcostaux Triangulaire du sternum Grand oblique de l'abdomen Grand droit	Muscles spinaux.
7ᵉ DORSAL et 8ᵉ DORSAL	Intercostaux Surcostaux Sous-costaux Grand oblique de l'abdomen Petit oblique de l'abdomen Transverse de l'abdomen Grand droit	Muscles spinaux.
9ᵉ DORSAL 10ᵉ DORSAL et 11ᵉ DORSAL	Intercostaux Surcostaux Sous-costaux Petit dentelé postéro-inférieur Muscles larges de l'abdomen Grand droit	Muscles spinaux.
12ᵉ DORSAL	Carré des lombes (?) Muscles larges de l'abdomen Grand droit Pyramidal de l'abdomen	Muscles spinaux.
1ʳᵉ LOMBAIRE	Carré des lombes Petit oblique de l'abdomen (?) Transverse de l'abdomen (?) Crémaster	Muscles spinaux.
2ᵉ LOMBAIRE	Carré des lombes (?) Crémaster Grand psoas Petit psoas (?) Iliaque Pectiné Moyen adducteur Petit adducteur Droit interne Couturier	Muscles spinaux.
3ᵉ LOMBAIRE	Psoas-iliaque Pectiné Abducteurs Droit interne Obturateur externe Couturier Quadriceps crural	Muscles spinaux.

NERF RACHIDIEN	MUSCLES INNERVÉS	
	a. Par sa branche antérieure :	*b. Par sa branche postérieure :*
4e LOMBAIRE	Grand psoas (?) Petit adducteur Grand adducteur Droit interne Obturateur externe Quadriceps crural Moyen et petit fessier Tenseur du fascia lata Grand fessier (?) Obturateur interne (?) Carré crural Demi-membraneux Muscles profonds de la face postérieure de la jambe (?) Muscles des régions antérieure et externe de la jambe Pédieux	Muscles spinaux.
5e LOMBAIRE	Quadriceps crural (?) Grand adducteur Grand, moyen et petit fessier Tenseur du fascia lata Pyramidal du bassin (?) Carré crural Obturateur interne Muscles postérieurs de la cuisse Muscles de la jambe, sauf les gastrocnémiens Pédieux Muscles internes de la plante	Muscles spinaux.
1er SACRÉ	Grand, moyen et petit fessier Tenseur du fascia lata Pyramidal du bassin Obturateur interne Carré crural Grand adducteur (?) Muscles postérieurs de la cuisse Muscles de la jambe et du pied	Muscles spinaux.
2e SACRÉ	Grand fessier Moyen et petit fessier (?) Tenseur du fascia lata (?) Pyramidal du bassin Obturateur interne Demi-tendineux Biceps crural Muscles antérieurs de la jambe (?) Péroniers (?) Gastrocnémiens Soléaire Long fléchisseur du gros orteil Long fléchisseur des orteils (?) Jambier postérieur (?) Muscles externes de la plante Muscles du périnée	Muscles spinaux.
3e SACRÉ	Pyramidal du bassin (?) Biceps crural (long chef) Gastrocnémiens (?) Soléaire (?) Muscles de la plante (?) Releveur de l'anus (?) Muscle coccygien (?) Muscles du périnée	Muscles spinaux.
4e SACRÉ	Releveur de l'anus Muscle coccygien Muscle du périnée	?
5e SACRÉ	Muscle coccygien	?

Comme on le voit par ce tableau, il est un certain nombre de muscles qui sont innervés par des racines différentes : THORNBURN, généralisant le fait, est d'avis que chaque muscle est sous la dépendance de plusieurs racines, mais qu'il en possède toujours une principale, prépondérante. D'autre part, chaque racine se rend à des muscles multiples, souvent même fort nombreux, et ces muscles sont parfois très différents par leur situation et par leur fonction. C'est la confirmation de la formule, énoncée plus haut, que chaque racine (FORGUE) est la racine d'un groupe de muscles et non la racine d'une fonction.

Une pareille conclusion, du reste, me paraît en parfait accord avec les données de la dissection, qui nous montre : d'une part, une même racine se dissocier en amont du plexus pour se jeter dans plusieurs nerfs de fonctions souvent différentes, et, d'autre part, un même cordon nerveux, le nerf médian par exemple, tirer son origine de deux ou même de trois racines. Il n'existe donc pas de racines préposées à la flexion, de racines préposées à l'extension de tel ou tel segment des membres. Tout au plus pourrait-on accorder cette spécialisation fonctionnelle aux minces filets radiculaires qui entrent dans la constitution de ces racines; encore ne nous est-il pas nettement démontré que ces filets radiculaires, quelque ténus qu'ils soient, ne se dissocient pas eux-mêmes au niveau des plexus, pour aboutir à deux cordons nerveux différents, dont l'un peut-être sera fléchisseur et l'autre extenseur, l'un pronateur et l'autre supinateur, etc.

En réalité, le centre fonctionnel d'un mouvement des membres, que ce mouvement soit déterminé par la contraction isolée d'un seul muscle ou résulte de la contraction simultanée d'un certain nombre de muscles synergiques, ne doit pas être localisé dans telle ou telle racine des nerfs rachidiens, mais plus bas ou plus haut : plus bas, dans le cordon nerveux définitif qui s'échappe du plexus pour se rendre aux muscles ; plus haut, dans les cornes antérieures de la moelle épinière, où, selon toutes probabilités, les cellules motrices forment des groupes, sinon à action spéciale, du moins à action topographiquement limitée.

A consulter, au sujet des localisations fonctionnelles dans les racines rachidiennes, parmi les travaux récents : BERT et MARACCI, *Lo sperimentale*, 1881 : — ROSS, *On the segmental Distribution of sensory Disorders*, Brain, 1888 ; — FERRIER et YEO, *The functional relations of the motor roots of the brachial and lumbo-sacral Plexuses*, Proc. Roy. Soc., 1841 ; — RUSSEL, *An experimental investigations of the nerve-roots which enter into the formation of the brachial plexus of the dog*, Phil. Trans., 1892 ; — THORNBURN, *A contribution to the surgery of the spinal cord*, 1889 : — DU MÊME, *The sensory distribution of spinal nerves*, Brain, 1893 ; — SIMON, *Ueber die Beziehungen bestimmter Muskeln zu bestimmter Absnitten der grauen Substanz des Rückenmarks*. Dissert. Strassburg, 1892 ; — EDGEWORTH, *On a large-fibre sensory supply of the thoracic and abdominal viscera*, Journ. of Physiol., 1892 ; — FORGUE et LANNEGRACE, *Sur la distribution des racines motrices du plexus brachial et du plexus lombo-sacré*, C. R. Acad. des Sc., 1893 : — FORGUE, *Même sujet*, Th. de Montpellier, 1893 ; — SHERRINGTON, *Experiments in examination of the peripheral distribution of the fibres of the posterior roots of some spinal nerves*, Philosoph. Transact., 1893 ; — BRISSAUD, *Sur la distribution métamérique du zona des membres*, Presse médicale, 1894 : — HEAD, *On disturbances of sensation, with especial reference to the pain of visceral disease*. Brain, 1893 et 1894 ; — STARR, *Local anæsthesia as a guide in the diagnosis of lesions of the upper portion of the spinal cord*, Brain, 1894 : — POLIMANTI, *Distribuzione funzionale delle radici motrici nei muscoli degli arti*, Accad. med. di Genova, 1894, et Lo sperimentale, 1894 ; — SHERRINGTON, *Demonstration of the cutaneous distribution of spinal nerves*, Journ. of Anat., 1896 ; — MARINESCO. *Localisations sensitives et motrices dans la moelle épinière et leurs applications cliniques*, Sem. Méd., 1896.

CHAPITRE III

GRAND SYMPATHIQUE

Le système du grand sympathique, qu'on désigne encore sous les dénominations diverses de *nerf trisplanchnique*, de *système nerveux ganglionnaire*, de *système nerveux de la vie végétative*, est représenté chez l'homme par deux longs cordons, l'un droit, l'autre gauche, situés de chaque côté de la colonne vertébrale et s'étendant sans interruption de la première vertèbre cervicale à la dernière vertèbre sacrée. C'est la *chaîne sympathique* des physiologistes.

1° Constitution anatomique générale du système sympathique. — Les deux cordons qui constituent le sympathique présentent cette particularité caractérisique qu'ils sont interrompus de distance en distance par de petits renflements, appelés ganglions sympathiques.

a. *Ganglions sympathiques*. — Les ganglions nerveux, échelonnés de haut en bas sur toute l'étendue du cordon sympathique, constituent les *ganglions centraux*, par opposition à d'autres ganglions, dits *périphériques*, qui se trouvent situés en dehors de la chaîne sympathique. Ils affectent une coloration grisâtre tirant un peu sur le rouge. Mous par eux-mêmes, ils empruntent à l'enveloppe fibreuse qui les entoure une consistance ferme, qui en rend la dissection relativement facile.

Très variables par leur volume, les ganglions de la chaîne sympathique varient tout autant par leur configuration, laquelle est essentiellement irrégulière : ils sont le plus souvent allongés, en forme d'olive ou en forme de fuseau; on en voit aussi de triangulaires, de pyramidaux; il en est qui sont comme bifurqués à l'une ou à l'autre de leurs extrémités, quelquefois à toutes les deux.

Théoriquement, le nombre des ganglions sympathiques devrait être le même que celui des segments osseux de la colonne vertébrale. En fait, ce nombre est beaucoup moindre. A la région cervicale, par exemple, les huit ganglions théoriques, obéissant pour ainsi dire à un mouvement de concentration, se réduisent à trois ganglions volumineux, quelquefois à deux seulement. A la région dorsale, nous en trouvons, suivant les sujets, douze, onze ou dix. Il en existe généralement quatre à la région lombaire, quatre également à la région sacrée. A la hauteur du coccyx, qui n'est en réalité chez l'homme qu'un organe rudimentaire, le grand sympathique fait défaut. Au total, le nombre des renflements ganglionnaires que nous présente le cordon du sympathique varie de vingt à vingt-trois.

b. *Sympathique crânien*. — Le crâne n'étant en grande partie que la continuation de la colonne vertébrale (voy. Ostéologie), les nerfs crâniens continuant de même la série des paires rachidiennes (p. 31), il est rationnel de penser que le grand sympathique doit, lui aussi, franchir les limites supérieures de la région cervicale et exister à la région cranienne. Nous avons déjà dit précédemment (p. 20) que les ganglions otique, sphéno-palatin, ophthalmique et sous-maxillaire, que l'on décrit généralement avec le trijumeau, font partie intégrante du *sympathique cranien*. Toutefois, comme la détermination de cette première portion du cordon sympathique est encore fort obscure, nous adopterons sur ce point les idées classiques et considérerons, momentanément du moins, le nerf grand sympathique comme commençant à l'atlas. (Voyez, à ce sujet, RAUBER, *Ueber den sympatischen Grenzstrang des Kopfes*, München, 1872.)

c. *Relations du sympathique avec le système nerveux cérébro-spinal, rami communicantes.* — Contrairement à l'opinion ancienne, soutenue par BICHAT, le grand sympathique ne constitue pas un système indépendant. L'expérimentation, tout d'abord, nous apprend qu'au point de vue fonctionnel il soutire des centres nerveux son pouvoir excito-moteur. La dissection, d'autre part, nous révèle l'existence d'une multitude de rameaux qui relient le sympathique aux nerfs rachidiens (fig. 163,6) et que l'on désigne sous le nom, très significatif du reste, de *rami communicantes*.

Ces rami communicantes s'échappent des nerfs rachidiens à leur sortie des trous de conjugaison et se portent de là, après un trajet ordinairement fort court, dans les ganglions sympathiques les plus voisins. Comme nous le verrons plus loin au cours de notre description, ils sont extrêmement variables par leur nombre, par leur volume, par leur direction, par la longueur de leur trajet. Mais tous ont exactement la même signification morphologique, qui est de servir de trait d'union entre la chaîne sympathique et le système cérébro-spinal.

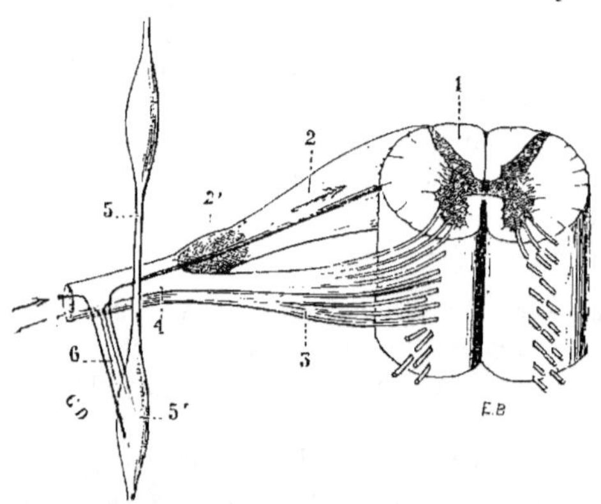

Fig. 163.

Rapports du grand sympathique avec les nerfs rachidiens.

1, un tronçon de moelle, vu par sa face antérieure. — 2, une racine postérieure ou sensitive, avec 2', son ganglion. — 3, une racine antérieure ou motrice. — 4, nerf rachidien. — 5, cordon du sympathique, avec 5', l'un de ses ganglions. — 6, un ramus communicans.

Nous avons déjà dit plus haut (p. 25), et nous le rappellerons ici en passant, que les rami communicantes renfermaient deux sortes de fibres, des fibres ganglipètes et des fibres ganglifuges. — Les premières, fibres à myéline, vont de la moelle au sympathique. — Les secondes, fibres de Remak, vont du ganglion sympathique au nerf rachidien, et là se divisent en deux groupes : les unes, s'infléchissant en dehors, passent dans les nerfs rachidiens et gagnent avec lui la périphérie ; les autres, se portant en dedans, gagnent les racines spinales du nerf rachidien et se terminent, d'après CAJAL, en partie dans la moelle, en partie dans le ganglion spinal.

Les rami communicantes sont appelés quelquefois les *racines*, les *branches afférentes* du sympathique. On voit maintenant combien cette expression est impropre : les rameaux en question, en effet, nous présentent toujours, à côté des fibres vraiment afférentes et intimement mêlées à elles, des fibres qui proviennent des ganglions, et qui, à ce titre, sont manifestement efférentes.

d. *Branches efférentes du sympathique.* — Les ganglions de la chaîne sympathi-

que émettent une multitude de branches, dites *branches efférentes*. Ces branches,
extrêmement variables dans leur volume, rayonnent dans tous les sens et d'une
façon tellement irrégulière qu'elles échappent, par le fait même de leur irrégularité, à toute description générale. Ils se distribuent, après un parcours variable,
aux viscères (*nerfs viscéraux*), aux vaisseaux (*nerfs vasculaires* ou *vaso-
moteurs*), aux glandes (*nerfs glandulaires*). Physiologiquement, les fibres nerveuses constitutives des branches efférentes du sympathique se divisent en sensitives et motrices, les
premières apportant aux
ganglions les impres-
sions diverses recueillies
à la périphérie, les se-
condes transmettant aux
muscles et aux glandes
les impressions motrices
et sécrétoires élaborées
dans les cellules gan-
glionnaires.

e. *Plexus périphéri-
ques.* — Envisagées au
point de vue de leur
mode de distribution, les
branches nerveuses du
sympathique présentent
comme caractéristique
une grande tendance à
se réunir, à s'entremêler,
en un mot à former des
plexus.

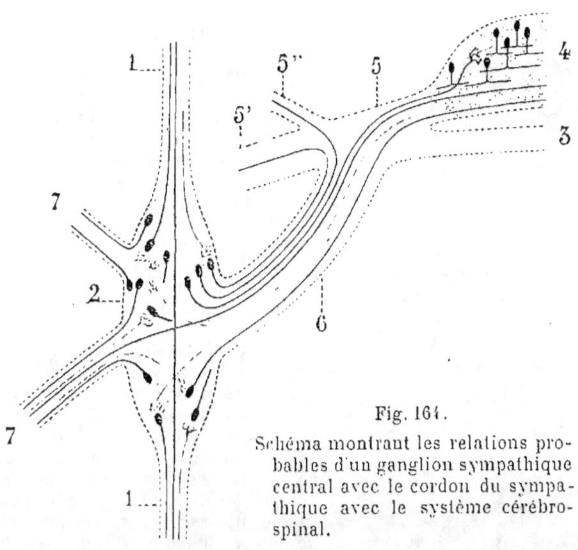

Fig. 164.

Schéma montrant les relations probables d'un ganglion sympathique
central avec le cordon du sympathique avec le système cérébro-
spinal.

1, 1, cordon du sympathique. — 2. un ganglion sympathique central. — 3. racine antérieure d'une paire rachidienne. — 4. ganglion spinal et racine postérieure. — 5. tronc rachidien. avec : 5', sa branche de bifurcation antérieure ; 5''. sa
branche de bifurcation postérieure. — 6, ramus communicans. — 7, 7', deux
branches efférentes du ganglion sympathique.

Ces plexus périphéri-
ques du sympathique occupent d'ailleurs les situations les plus diverses. Nous
les trouvons, en dehors des organes, sur le trajet des nerfs volumineux, acces-
sibles alors au scalpel et d'une observation relativement facile. Mais nous les rencontrons aussi dans l'épaisseur même des organes, formés alors par des ramuscules excessivement ténus et visibles seulement au microscope. Dans l'un et
dans l'autre cas, de nombreux renflements ganglionnaires entrent le plus souvent dans la constitution des plexus nerveux périphériques : nous les désignerons
sous le nom de *ganglions périphériques*, par opposition aux *ganglions centraux*,
qui sont situés sur le tronc même du grand sympathique. Les ganglions nerveux
périphériques sont, à leur tour, très variables dans leur volume : les uns sont
visibles à l'œil nu, comme les ganglions du plexus solaire; les autres, et ce
sont incontestablement les plus nombreux, ne sont visibles qu'à l'aide du microscope, comme les ganglions du tube intestinal, suspendus çà et là aux mailles du
plexus d'Auerbach et du plexus de Meissner.

Le grand sympathique tient sous sa dépendance un ordre particulier de mouvements qui
sont d'une façon générale soustraits à l'action directe de la volonté (vie organique, vie de nutrition). C'est surtout en étudiant sa portion cervicale, où il se prête plus facilement à l'expérimentation, que les physiologistes ont précisé les exemples les plus remarquables de ce nerf à fonctions spéciales.
On a démontré l'existence dans ce cordon nerveux d'éléments *irido-dilatateurs* (POURFOUR DU

Petit), d'éléments *vaso-constricteurs* (Cl. Bernard), d'éléments *vaso-dilatateurs* (Dastre et Morat), enfin d'éléments *sécréteurs*, qui se rendent aux diverses glandes de la tête, mais dont les plus caractérisés sont peut-être ceux qui vont aux glandes sudoripares (Luchsinger).

C'est encore l'expérimentation physiologique qui a permis de fixer, parmi toutes les anastomoses du grand sympathique avec les autres nerfs, l'origine et le trajet exact des fibres qui le composent. Ainsi, pour les nerfs précédents qui vont à la tête, leur origine est dans la partie supérieure de la moelle thoracique jusqu'à la cinquième paire dorsale. Tous ces nerfs, qui sont *centrifuges*, sortent par les *racines antérieures* correspondantes (Budge et Waller, Cl. Bernard, Dastre et Morat) : ils atteignent successivement la chaîne au niveau de ses ganglions, remontent dans le cordon cervical jusqu'à son ganglion supérieur, suivent l'anastomose qui de ce dernier va au ganglion de Gasser du trijumeau et se distribuent par les branches de ce nerf à l'iris, aux vaisseaux, aux glandes de la tête.

Cette disposition est typique et elle peut s'exprimer (Morat) sous la forme des deux lois suivantes :

1° Pour une région donnée de l'organisme, les origines des nerfs sympathiques qui s'y rendent sont en général bien distinctes et souvent éloignées de celles des nerfs sensitivo-moteurs de cette région.

2° Par contre, tous les filets sympathiques destinés à cette région, quel que soit leur mode d'activité, qu'ils soient constricteurs, dilatateurs, sécréteurs, sont très semblables entre eux par leur origine, par leur trajet et par leur disposition morphologique générale ; ils sont en quelque sorte calqués les uns sur les autres.

Pour être complet, il convient de rappeler que les mêmes régions de la tête qui reçoivent ces nerfs sympathiques, iridodilatateurs, vaso-dilatateurs, vaso-constricteurs et sécréteurs issus de la moelle thoracique, reçoivent en plus des éléments nerveux de même activité provenant du bulbe par les origines mêmes du trijumeau. La moelle allongée est donc, elle aussi, comme la moelle elle-même, un des centres d'origine du grand sympathique. Le lieu de convergence de tous les nerfs sympathiques de la face, par exemple, se trouve être ainsi le ganglion de Gasser. Ce point est mis hors de doute par les expériences des physiologistes (Dastre et Morat, François-Frank). Cela ne prouve pas cependant que le ganglion de Gasser soit un ganglion du grand sympathique (nous savons aujourd'hui le contraire) : c'est seulement un lieu de passage des fibres sympathiques, qui traversent ultérieurement d'autres ganglions placés sur le trajet des branches du trijumeau (ganglion ophthalmique, sphénopalatin, otique, sous-maxillaire, qui ceux-là paraissent bien appartenir ou en totalité ou en partie au grand sympathique.

Les deux cas ci-dessus énoncés se vérifient encore très nettement (Morat) quand on étudie le trajet des nerfs sympathiques (vaso-moteurs et sécréteurs) du membre thoracique. Ce n'est pas, en effet, des origines mêmes du plexus brachial, au niveau du renflement cervical de la moelle, que proviennent ces nerfs, sauf d'une façon très accessoire ; mais c'est encore de la partie supérieure de la moelle dorsale, à peu près dans la même étendue que pour les nerfs sympathiques de la tête.

Même remarque encore pour les nerfs sympathiques du membre abdominal ; seulement ici il y faut ajouter une considération nouvelle. En effet, ce n'est pas davantage des origines du plexus sacré au niveau du renflement lombaire de la moelle, que proviennent ces nerfs, sauf également d'une façon assez accessoire, mais bien d'une région distincte de la moelle. Seulement, les origines du sympathique, au lieu d'être situées, comme pour le bras et pour la tête, *au-dessous* des nerfs sensitivo-moteurs des mêmes régions, sont situées *au-dessus* de ces nerfs sensitivo-

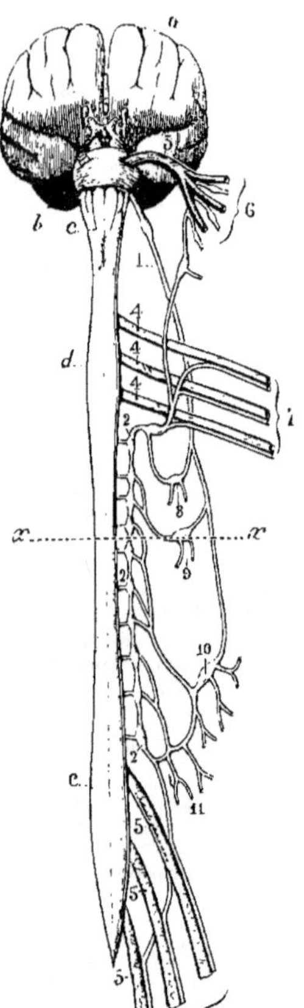

Fig. 165.

Schéma destiné à montrer, par l'exemple des nerfs les plus caractérisés, la disposition d'ensemble des deux systèmes nerveux (de la vie animale et de la vie végétative), leurs principaux lieux d'origine dans les centres et les points de renforcement de ces origines dans la moelle et dans le bulbe (d'après Morat).

Les nerfs de la vie animale (*en rouge*) sont représentés par le trijumeau, le plexus brachial et le plexus lombo-sacré. Les nerfs de la vie végétative (*en blanc*) sont représentés par le pneumogastrique et le grand sympathique.

a, cerveau. — *b*, cervelet. — *c*, bulbe rachidien. — *d*, renflement cervical de la moelle. — *e*, renflement dorso-lombaire.— 1, nerf pneumogastrique. — 2, chaîne du sympathique, avec ses racines spinales. — 3, nerf trijumeau. — 4, branches constitutives du plexus brachial. — 5, branches constitutives du plexus lombo-sacré. — 6, nerfs de la face. — 7, nerfs du membre supérieur. — 8, nerfs du cœur (*plexus cardiaque*). — 9, nerfs des poumons (*plexus pulmonaire*). — 10, nerfs des organes abdominaux (*plexus solaire*). — 11, nerfs des organes du petit bassin (*plexus lombo-aortique*). — 12, nerfs du membre inférieur.

(La ligne ponctuée *xx* indique la limite séparative des origines des nerfs sympathiques du membre supérieur et de ceux du membre inférieur.)

moteurs, au-dessus par conséquent des origines du sciatique et du crural, c'est-à-dire qu'ils proviennent de la partie supérieure de la moelle lombaire et de la partie inférieure de la moelle dorsale.

Il suit de là que, par rapport à un plan horizontal qui couperait le corps au niveau de la septième ou de la huitième vertèbre dorsale, les origines des nerfs sensitivo-moteurs et sympathiques se répètent symétriquement et dans les mêmes rapports de situation. Il s'ensuit encore que les origines du grand sympathique sont situées principalement dans la région dorsale de la moelle épinière, cette région dorsale donnant naissance, en plus des nerfs considérés plus haut, aux nerfs splanchniques qui renferment les éléments moteurs, vaso-moteurs et sécréteurs de l'intestin.

En résumé, et toujours d'après les physiologistes, les origines du grand sympathique sont surtout dans la moelle thoracique. Mais elles existent aussi dans d'autres régions des centres, et le bulbe rachidien présente, pour ces origines, un noyau de renforcement très remarquable. Non seulement le trijumeau, mais la plupart des nerfs craniens, renferment dans leurs racines des éléments du grand sympathique ou des éléments qui, au point de vue tant morphologique que fonctionnel, en sont les équivalents Le facial (petit sympathique des anciens) par sa petite racine ou nerf intermédiaire de Wrisberg, le spinal, le glosso-pharyngien, le pneumogastrique surtout (nerf moyen sympathique des anciens) appartiennent pour une bonne partie de leurs fibres au système des nerfs de la vie de nutrition. Ce fait de l'incorporation des fibres sympathiques dans les différents nerfs craniens nous est déjà indiqué par leur mode d'origine. Mais il est surabondamment démontré encore par l'étude expérimentale de leurs fonctions. Au point de vue même de l'anatomie générale et comparée, on doit les comprendre dans le système commun des *nerfs sympathiques*, en réservant l'expression de grand sympathique, consacrée par l'usage, à la portion de ce système que l'on désigne de ce nom en anatomie descriptive et qui, de fait, en représente la portion la plus typique et la plus nettement caractérisée.

Quant à ce que nous appelons les *origines* du système sympathique, elles sont en réalité de deux ordres : les unes émanent de la moelle et du bulbe (dans les régions sus-indiquées) et relient par les rami communicantes le névraxe aux ganglions sympathiques ; les autres sont dans ces ganglions eux-mêmes, point de départ des fibres allant aux viscères et aux vaisseaux. Il y a ainsi dans le système de la vie végétative deux assises de cellules nerveuses ou, pour mieux dire, deux ordres de neurones superposés comme dans le système de la vie de relation. De même que dans ce dernier système des fibres, dites de *projection* (t. II), relient l'écorce cérébrale aux masses grises bulbo-spinales d'où procèdent les nerfs périphériques, de même, dans le système sympathique, des fibres de projection relient les masses grises bulbo-spinales aux différents ganglions d'où procèdent les nerfs vasculaires et viscéraux.

L'un des deux systèmes, le système cérébro-spinal, a pour ainsi dire relevé et rentré tous ses noyaux moteurs en dedans du canal rachidien ; l'autre, le système sympathique, les a disséminés en dehors de ce canal, plus ou moins près des viscères. Il suit de là que les fibres de projection de l'un côtoient les nerfs périphériques de l'autre dans les racines bulbo-médullaires. Cette dissociation si remarquable nous masque une unité de plan, au fond très réelle (Morat).

2° Structure. — La constitution histologique des nerfs et des ganglions sympathiques a été déjà étudiée à propos de l'anatomie générale du système nerveux (p. 4 et 23). Nous nous contenterons de rappeler ici que les nerfs du grand sympathique sont constitués par des faisceaux de fibres nerveuses, les uns à myéline, les autres sans myéline ou fibres de Remak, avec, dans la plupart des cas, prédominance de ces dernières. Le nerf sympathique doit à la présence des fibres de Remak cet aspect grisâtre et translucide qui le caractérise. Quant aux ganglions, ils ont pour éléments essentiels des cellules nerveuses, entourées chacune d'une capsule nucléée, multipolaire, avec des prolongements protoplasmiques plus ou moins développés et un prolongement cylindraxile toujours unique, qui devient une fibre de Remak.

3° Méthode d'étude. — Le grand sympathique, avec ses trois sortes d'éléments constituants, *tronc*, *branches afférentes* et *branches efférentes*, forme un tout continu, depuis son extrémité supérieure répondant à l'atlas, jusqu'à son extrémité inférieure située en regard de la première pièce du sacrum. Nous le diviserons cependant, conformément à l'usage adopté par tous les traités classiques, en quatre portions distinctes, savoir : une *portion cervicale*, une *portion thoracique*, une *portion lombaire* et une *portion sacrée*, répondant chacune à la région de même nom de la colonne vertébrale. Mais nous rappellerons en même temps, et cela une fois pour toutes, qu'une pareille division est purement conventionnelle et n'est autorisée que pour la simple commodité de l'étude.

Nous décrirons donc, en ce qui concerne le grand sympathique,

1° Sa *portion cervicale;*

2° Sa *portion thoracique ;*

3° Sa *portion lombaire;*

4° Sa *portion sacrée.*

Nous aurons à examiner successivement, pour chacune de ces quatre portions : 1° le *tronc même du sympathique avec ses ganglions ;* 2° ses *rami communicantes;* 3° ses *branches efférentes.*

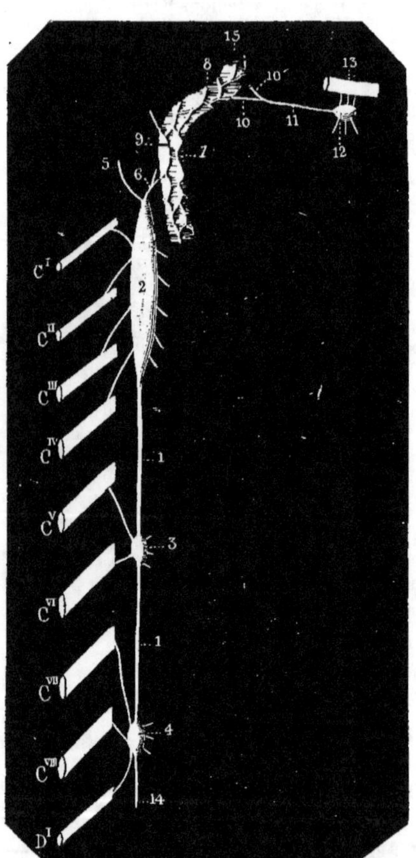

Fig. 166.

Schéma représentant le sympathique cervical.

C^I, C^II, C^III, etc., première, deuxième, troisième, etc., paires cervicales, avec leurs rami communicantes. — D^I, première dorsale. — 1, 1, sympathique cervical. — 2, ganglion cervical supérieur. — 3, ganglion cervical moyen. — 4, ganglion cervical inférieur. — 5, filet cranien postérieur. — 6, filet cranien antérieur. — 7, plexus carotidien. — 8, plexus caverneux. — 9, filet carotico-tympanique. — 10, rameau carotidien du nerf vidien, avec 10', son rameau cranien. — 11, nerf vidien. — 12, ganglion sphéno-palatin. — 13, nerf maxillaire supérieur. — 14, sympathique thoracique. — 15, carotide interne.

ARTICLE I

PORTION CERVICALE DU GRAND SYMPATHIQUE OU SYMPATHIQUE CERVICAL

§ I. — Tronc et ganglions

A la région cervicale, le cordon du grand sympathique est situé en arrière de la veine jugulaire interne, un peu en dehors du nerf pneumogastrique et des artères carotide interne et carotide primitive. Il repose sur l'aponévrose prévertébrale, au-devant des apophyses transverses des vertèbres cervicales, dont il est séparé cependant par deux muscles, les muscles long du cou et grand droit antérieur de la tête. Le long du sympathique cervical s'échelonnent trois ganglions, que l'on distingue, d'après leur situation respective, en supérieur, moyen et inférieur :

1° Ganglion cervical supérieur. — Le ganglion cervical supérieur (fig. 166,2), le plus volumineux des trois, est situé de chaque côté du pharynx, en avant des deuxième et troisième vertèbres cervicales. Allongé et fusiforme, il mesure de 2 à 4 centimètres de longueur. Il repose, en arrière, sur le muscle grand droit antérieur de la tête et se trouve en rapport, en avant,

avec la carotide interne. Les nerfs glosso-pharyngien, pneumogastrique et grand hypoglosse le croisent obliquement, en passant sur son côté externe.

2° Ganglion cervical moyen. — Le ganglion cervical moyen fait souvent défaut. Quand il existe (fig. 166,3), il est situé en regard de la cinquième ou de la sixième vertèbre cervicale, tout à côté de l'artère thyroïdienne inférieure, d'où le nom de *ganglion thyroïdien* qui lui a été donné par HALLER. Le ganglion cervical moyen est excessivement variable par sa forme et par ses dimensions : le plus souvent, il est ovoïde et égale en volume le quart ou le cinquième du ganglion cervical supérieur.

3° Ganglion cervical inférieur. - - Le ganglion cervical inférieur (fig. 166,4), plus volumineux que le ganglion moyen, mais beaucoup moins volumineux que le ganglion supérieur, est profondément situé au-devant de la première articulation costo-vertébrale, dans l'angle, à sinus ouvert en haut, que forment l'artère vertébrale et l'artère sous-clavière. Il est souvent fusionné avec le premier ganglion du sympathique thoracique en une masse commune, qui prend alors le nom de premier ganglion thoracique. Envisagé au point de vue de sa forme, le ganglion cervical inférieur est très variable : il est, suivant les sujets, aplati, arrondi, triangulaire, allongé en fuseau; il a aussi, dans bien des cas, une forme semi-lunaire, embrassant par sa concavité le col de la première côte.

Variétés, anse sous-clavière de Vieussens. — Le cordon nerveux qui unit les trois ganglions cervicaux peut se dédoubler : cette disposition est surtout fréquente entre le ganglion moyen et le ganglion inférieur. — Le sympathique cervical, en allant du ganglion moyen au ganglion inférieur, passe d'ordinaire en arrière de l'artère sous-clavière. Il est des cas cependant où il passe en avant, puis contourne d'avant en arrière son côté inférieur pour rejoindre, soit le ganglion cervical inférieur, soit le premier ganglion thoracique. Cette portion tout inférieure du sympathique cervical forme, dans ce cas, une sorte d'anse embrassant l'artère sous-clavière : c'est *l'anse sous-clavière* de VIEUSSENS (fig. 167,10). — LOBSTEIN a vu le ganglion cervical supérieur double. — SCARPA a vu le ganglion cervical moyen aussi volumineux que le ganglion cervical supérieur. — Assez souvent, le ganglion cervical inférieur décrit, autour de l'artère vertébrale, un demi-anneau que complète en avant un cordon gris tendu de l'une à l'autre des extrémités du ganglion (CRUVEILHIER). — Il peut se développer, sur le trajet du cordon cervical, de petits ganglions surnuméraires : j'ai observé, dans un cas, deux ganglions cervicaux moyens.

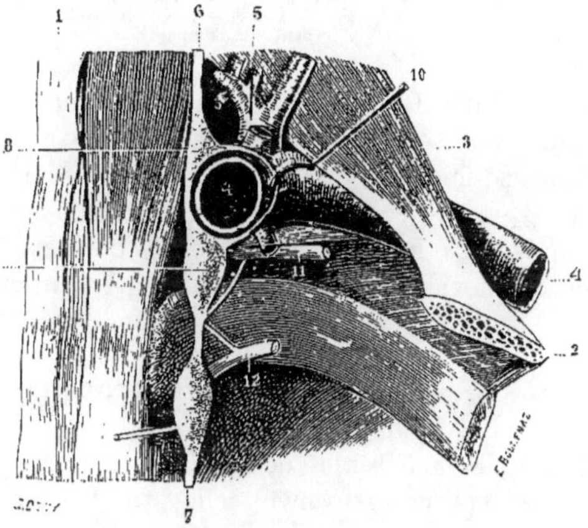

Fig. 167.

L'anse sous-clavière de VIEUSSENS (côté gauche).

1. colonne cervicale. — 2. première côte. — 3. scalène antérieur. — 4. artère sous-clavière. — 5, tronc thyro-cervical. — 6, sympathique cervical. — 7, sympathique thoracique. - - 8. ganglion cervical inférieur. — 9. premier ganglion thoracique. — 10. anse sous-clavière de VIEUSSENS, soulevée à l'aide d'une érigne.

§ II. — RAMI COMMUNICANTES

Les rami communicantes qui se rendent des branches antérieures des nerfs cervicaux aux trois ganglions cervicaux du grand sympathique, présentent, quant à leur nombre et à leur trajet, de très grandes variations. La disposition la plus commune me paraît être la suivante :

a. Le *ganglion cervical supérieur* reçoit quatre ou cinq rameaux du plexus cervical, c'est-à-dire des branches antérieures des quatre premières paires cervicales.

b. Le *ganglion cervical moyen* est relié par deux ou trois rameaux aux branches antérieures des cinquième et sixième nerfs cervicaux, quelquefois à la branche antérieure du septième.

c. Le *ganglion cervical inférieur* reçoit ordinairement deux rameaux des deux derniers nerfs cervicaux; mais il n'en reçoit quelquefois qu'un seul, qui provient, dans ce cas, du huitième nerf cervical. On voit encore, sur la plupart des sujets, le premier nerf intercostal envoyer un filet à ce ganglion. Les expériences déjà anciennes de Cl. Bernard (1862) et les recherches plus récentes de Madame Déjerine-Klumpke (1885) nous apprennent que ce ramus communicans, qui va de la première thoracique au ganglion cervical inférieur, renferme des fibres motrices

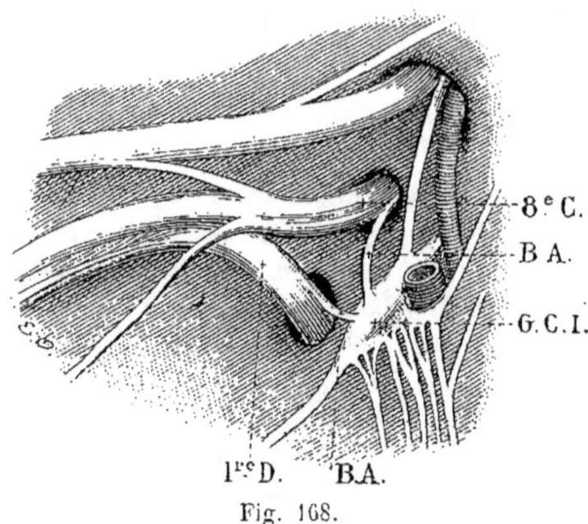

Fig. 168.

Anastomose du sympathique avec la huitième cervicale et la première dorsale (d'après Raymond).

G. C. I., ganglion cervical inférieur. — 8ᵉ C. huitième cervicale. — 1ᵉ D. première dorsale. — BA, BA, deux rami communicantes, allant des deux nerfs précédents au ganglion cervical inférieur.

destinées à l'iris. Ces fibres naissent de la moelle, se portent dans le premier nerf thoracique, passent par le ramus communicans précité dans le ganglion cervical inférieur et remontent de là, par le cordon sympathique cervical, jusqu'au globe de l'œil. Leur présence nous explique nettement les phénomènes pupillaires qui se produisent à la suite de la destruction expérimentale ou pathologique des racines du plexus brachial, lorsque la lésion intéresse le premier nerf thoracique.

§ III. — Branches efférentes

Les branches efférentes des trois ganglions cervicaux sont très nombreuses ; nous décrirons successivement celles qui proviennent de chacun d'eux.

A. — Branches efférentes du ganglion cervical supérieur

Nous diviserons ces branches, d'après leur direction, en quatre groupes : branches supérieures, branches postérieures, branches antérieures, branches internes.

1° Branches supérieures ou craniennes. — Elles sont au nombre de deux, l'une postérieure, l'autre antérieure :

A. Branche postérieure. — La branche postérieure (fig. 169,2) se dirige en arrière vers le trou déchiré postérieur et se divise en plusieurs rameaux, *rameaux anastomotiques*, qui se jettent dans les trois nerfs pneumogastrique, glossopharyngien et grand hypoglosse.

B. Branche antérieure. — La branche antérieure (fig. 169,3) se porte en avant vers la carotide interne et pénètre avec elle dans le canal carotidien. À son entrée dans ce canal, elle se divise en deux rameaux, qui cheminent, l'un sur le côté interne, l'autre sur le côté externe du tronc artériel ; ces deux rameaux s'envoient mutuellement de nombreuses anastomoses, dont l'ensemble constitue le *plexus carotidien*. Plus tard, dans l'intérieur même du sinus caverneux, les deux rameaux de la branche cranienne antérieuresemblent se résoudre en une multitude de petits filets qui forment autour de la carotide interne un riche plexus, connu sous le nom de *plexus caverneux*. Avec les mailles du plexus caverneux viennent s'enchevêtrer de nombreuses et fines ramifications artérielles, d'où le nom de *plexus artério-nerveux* que lui avait donné WALTHER.

a. *Branches efférentes du plexus carotidien*. — Du plexus carotidien naissent deux rameaux : le premier, *filet carotico-tympanique*, se détache du plexus au niveau du premier coude du canal carotidien, s'engage dans la paroi postérieure de ce canal et arrive dans la caisse du tympan, où il se réunit au rameau de Jacobson, branche du glosso-pharyngien (p. 98). — Le deuxième rameau, plus connu sous le nom de *filet carotidien du nerf vidien*, se sépare du plexus au niveau de l'orifice interne du canal carotidien. Il pénètre ensuite dans le crâne, se réunit au grand nerf pétreux superficiel et se rend finalement (voy. *Nerf vidien*, p. 66), à travers le trou déchiré antérieur et le canal vidien, à l'angle postérieur du ganglion sphéno-palatin, dont il constitue l'une des racines, la racine sympathique.

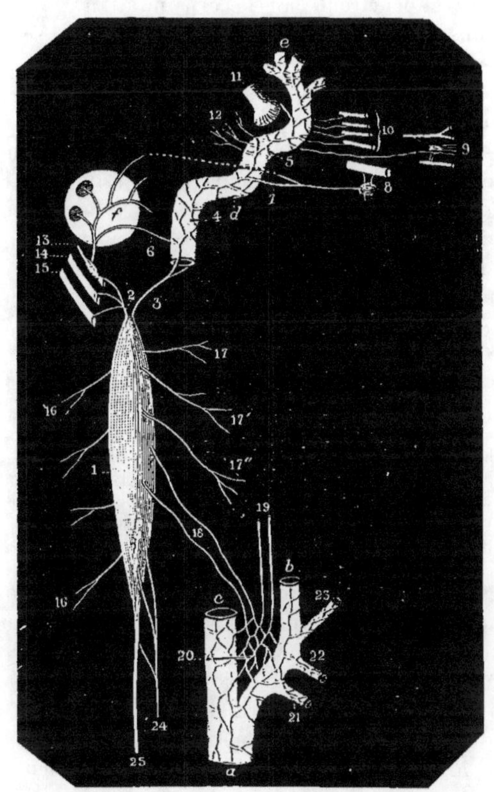

Fig. 169.

Branches efférentes du ganglion cervical supérieur
(côté droit).

a. artère carotide primitive. — b. carotide externe, avec ses trois premières branches. — c, carotide interne. — d. la même, dans le crâne. — e, ses branches terminales. — f, paroi interne de la caisse du tympan, avec les ramifications du nerf de Jacobson.
1, ganglion cervical supérieur, vu par son côté externe. — 2, branche cranienne postérieure. — 3, branche cranienne antérieure. — 4. plexus carotidien. — 5. plexus caverneux. — 6, filet carotico-tympanique. — 7. filet carotidien du nerf vidien. — 8, ganglion sphéno palatin. — 9, ganglion ophthalmique. — 10, nerfs de l'œil. — 11. ganglion de Gasser. — 12. filets muqueux et méningiens. — 13. glosso-pharyngien. — 14, pneumogastrique. — 15, grand hypoglosse. — 16, branches postérieures du ganglion. — 17, rameaux pharyngiens. — 17', rameaux laryngés. — 17", rameaux thyroïdiens. — 18, rameaux carotidiens. — 19, deux rameaux du g'osso-pharyngien et du pneumogastrique allant au plexus intercarotidien. — 20, plexus intercarotidien. - 21, plexus thyroïdien supérieur. — 22, plexus lingual. — 23, plexus facial. — 24, nerf cardiaque supérieur. — 25, cordon cervical du grand sympathique.

b. *Branches efférentes du plexus caverneux*. — Du plexus caverneux naissent six sortes de filets, savoir : 1º des *filets anastomotiques*, d'abord, pour le nerf moteur oculaire externe, le nerf moteur oculaire commun, le pathétique, la branche ophthalmique du trijumeau, le ganglion de Gasser ; 2º un filet long et grêle, qui pénètre dans l'orbite à côté du nerf nasal et se rend au côté postérieur du ganglion ophthalmique, dont il constitue la *racine sympathique;* ce filet se rend isolément au ganglion ou se fusionne, avant de l'atteindre, avec la racine longue ou sensitive issue du nerf nasal ; 3° des *filets pituitaires,* qui se portent transversalement en dedans et pénètrent dans le corps pituitaire ; 4° des *filets méningiens,* décrits avec le plus grand soin par HIRSCHFELD (1845), qui se portent vers la gouttière basilaire et se distribuent à la dure-mère de cette région ; 5° des *filets muqueux,* destinés à la muqueuse des sinus sphénoïdaux (VALENTIN) ; 6° des *filets vasculaires,* qui se ramifient en plexus sur les diverses branches de la carotide interne (ophthalmique, cérébrale antérieure, cérébrale moyenne, communicante postérieure, choroïdienne, et les accompagnent jusqu'à leur terminaison. Ces filets vasculaires se réunissent en avant, le long de l'artère communicante antérieure, avec les filets vasculaires du côté opposé. De même, ils entrent en relation en arrière, le long de l'artère communicante postérieure, avec les filets vasculaires qui entourent l'artère vertébrale.

Le rameau anastomotique que le plexus caverneux envoie au ganglion de Gasser, très grêle chez l'homme, présente un volume très considérable chez les animaux, en raison probablement du développement plus grand de la face chez ces derniers. En se fondant surtout sur les résultats de l'expérimentation physiologique, MORAT considère ce rameau comme étant la continuation de la chaine du sympathique dans le crâne. Ce qui est certain, c'est qu'il renferme les fibres nerveuses irido-dilatatrices, ainsi que les éléments vaso-moteurs et sécréteurs que le grand sympathique cervical fournit à la face. Il est bon de rappeler cependant que tous les éléments sympathiques du trijumeau ne lui sont pas apportés par cette anastomose ; par ses origines mêmes, notamment par sa racine inférieure, le trijumeau possède bien certainement, comme nous l'avons déjà vu (voy. t. II, *Origines réelles des nerfs craniens*), un certain nombre de fibres sympathiques que lui envoient les équivalents bulbaires du tractus intermedio-lateralis.

2° Branches postérieures ou musculaires et osseuses. — Les branches postérieures du ganglion cervical supérieur, généralement très grêles, se dirigent vers les muscles prévertébraux, en passant en arrière du pneumogastrique et de la carotide interne. Elles sont de deux ordres :

a. *Branches musculaires.* — Les branches musculaires se distribuent aux muscles long du cou et grand droit antérieur de la tête.

b. *Branches osseuses.* — Les branches osseuses se perdent dans les corps des deuxième, troisième et quatrième vertèbres cervicales, après avoir traversé, soit les muscles précités, soit le ligament vertébral commun antérieur.

3° Branches antérieures. — Ces branches, au nombre de deux à cinq, se détachent de la face antérieure du ganglion cervical supérieur et se portent dans l'angle de bifurcation de la carotide primitive, où ils s'entrelacent avec des rameaux déjà signalés du pneumogastrique et du glosso-pharyngien pour former un riche plexus, le *plexus intercarotidien.* Il existe parfois sur les mailles de ce plexus un petit renflement ganglionnaire, connu sous le nom de *ganglion intercarotidien* d'ARNOLD.

Le plexus intercarotidien entoure de ses mailles l'artère carotide externe et se prolonge, sur les nombreuses branches de ce vaisseau, en autant de plexus secondaires, qui se distribuent chacun au même territoire organique que l'artère à laquelle il est annexé. C'est ainsi que nous avons :

1° Un *plexus thyroïdien supérieur,* dont les ramifications terminales se répandent dans le corps thyroïde et dans le larynx ;

2° Un *plexus lingual,* qui suit l'artère linguale et s'anastomose, sur la face inférieure de la pointe de la langue, avec les nerfs lingual et grand hypoglosse (HIRSCHFELD). De ce plexus se détache, d'après BLANDIN, la racine végétative du ganglion sublingual ; mais ce rameau est loin d'être constant, comme le ganglion du reste, auquel il est destiné ;

3° Un *plexus facial,* qui accompagne l'artère faciale et fournit, avant d'atteindre la face, un ou plusieurs filets à la glande sous-maxillaire et au ganglion de même nom ;

4° Un *plexus auriculaire postérieur,* destiné aux deux régions auriculaire et mastoïdienne ;

5° Un *plexus occipital,* qui, avec l'artère occipitale, vient se distribuer à la partie postérieure de la tête ;

6° Un *plexus pharyngien inférieur,* qui se perd dans le pharynx :

7° Un *plexus temporal superficiel,* qui se distribue aux deux régions temporale et frontale ;

8° Un *plexus maxillaire interne,* enfin, qui accompagne l'artère de même nom. se divisant comme elle pour former. autour de chacune de ses branches, un plexus distinct. Parmi les filets importants qui émanent de ce plexus, nous signalerons la racine sympathique du ganglion otique (voy. p. 77), fournie par le plexus qui entoure l'artère méningée moyenne.

Au total, le plexus intercarotidien fournit les nerfs vasculaires ou vaso-moteurs de la face et de ses cavités. de même que le plexus caverneux devient le point de départ de la plus grande partie des nerfs vaso-moteurs des centres encéphaliques.

4° Branches internes ou viscérales. — Ces filets, détachés de la partie interne du ganglion, se dirigent obliquement en bas et en avant entre les muscles prévertébraux et l'artère carotide primitive. On les divise, d'après leur terminaison, en rameaux pharyngiens, œsophagiens, laryngiens, thyroïdiens et cardiaques :

a. *Rameaux pharyngiens.* — Les rameaux pharyngiens, toujours multiples, se portent sur les côtés du pharynx. Là, ils s'entrelacent avec les rameaux déjà signalés du glosso-pharyngien et du pneumogastrique pour former un riche plexus, le *plexus pharyngien,* dont les filets terminaux se distribuent, en partie aux muscles du pharynx (filets moteurs), en partie à la muqueuse (filets sensitifs), en partie à ses vaisseaux (filets vasculaires).

b. *Rameaux œsophagiens.* — Les rameaux œsophagiens se terminent à la partie supérieure de l'œsophage.

c. *Rameaux laryngiens et thyroïdiens.* — Les rameaux laryngiens et thyroïdiens, destinés au larynx et au corps thyroïde, s'anastomosent constamment, sur le côté interne de la carotide primitive, avec des filets provenant du laryngé supérieur ou du laryngé externe. Il en résulte la formation d'un petit plexus, connu sous le nom de *plexus laryngé* de HALLER.

d. *Rameaux cardiaques.* — Les rameaux cardiaques, au nombre de deux ou trois, naissent du ganglion ou, un peu au-dessous de lui, du cordon même du sympathique. Ils se réunissent presque aussitôt en un rameau unique, le *nerf cardiaque supérieur,* qui se porte vers le cœur (voy. plus loin, p. 259).

Variétés. — Les *ganglions carotidiens,* que l'on a signalés dans le plexus carotidien au niveau de la première et de la deuxième courbure de l'artère, paraissent n'être formés que par la rencontre de deux filets nerveux, sans développement de cellules ganglionnaires. — Le ganglion cervical supérieur envoyait un filet au nerf phrénique dans un cas observé par CRUVEILHIER. — Sur l'origine du plexus temporal superficiel existe un petit ganglion, regardé comme constant par SCARPA. — Le *nerf cardiaque supérieur* peut naître par deux racines, l'une du ganglion, l'autre du cordon même du sympathique. — Il est quelquefois plexiforme. — Il peut s'accoler au pneumogastrique pour s'en séparer ultérieurement (MURRAY). — Il peut provenir à la fois du grand sympathique et du pneumogastrique ou du laryngé supérieur (voy. *Nerf de Cyon,* p. 108). — BROCQ a vu provenir ce nerf du laryngé inférieur et du glosso-pharyngien. — On l'a vu s'anastomoser, suivant les cas, avec les nerfs glosso-pharyngien, hypoglosse et phrénique.

B. — Branches efférentes du ganglion cervical moyen

Les branches efférentes du ganglion cervical moyen se dirigent en dedans et se distinguent, d'après leur mode de terminaison, en thyroïdiennes, cardiaques, anastomotiques :

1° Branches thyroïdiennes. — Les branches thyroïdiennes s'étalent en plexus autour de l'artère thyroïdienne inférieure et accompagnent ce vaisseau jusque dans l'épaisseur du corps thyroïde.

2° Branches cardiaques. — Les branches cardiaques, généralement multiples à leur origine, ne tardent pas à se réunir en un rameau unique, le *nerf cardiaque moyen*, qui se rend à la base du cœur (voy. plus loin, p. 259).

3° Branches anastomotiques. — Les branches anastomotiques se jettent dans le nerf récurrent, branche du pneumogastrique, et en partagent la distribution.

C. — Branches efférentes du ganglion cervical inférieur

Ces branches se partagent, d'après leur direction, en trois groupes : branches externes, branches ascendantes, branches internes.

1° Branches externes. — Les branches externes se répandent en un riche plexus autour de l'artère sous-clavière. Elles accompagnent ce vaisseau jusqu'à sa terminaison, en envoyant autour de ses différentes branches (mammaire interne, intercostale supérieure, scapulaires, axillaire, humérale, etc.) autant de plexus secondaires. Ces branches externes fournissent, en un mot, les vaso-moteurs du membre supérieur.

2° Branches ascendantes, nerf vertébral. — Les branches ascendantes, plus connues sous le nom de *nerf vertébral*, s'engagent, avec l'artère vertébrale, dans le canal que forment à cette artère les apophyses transverses des vertèbres cervicales. De ces branches, le plus grand nombre s'étale en plexus autour de l'artère vertébrale, qu'elles accompagnent jusque dans le crâne, en formant successivement, autour des branches de ce tronc artériel, les *plexus spinaux*, le *plexus basilaire*, le *plexus cérébral postérieur*, etc. Mais ces rameaux vasculaires, vrais rameaux efférents du ganglion cervical inférieur, ne constituent pas tout le nerf vertébral. Il existe, à côté d'eux, un rameau spécial (quelquefois double) complètement étranger à l'innervation de l'artère vertébrale, qui réunit le ganglion cervical moyen aux quatrième, cinquième, sixième et même septième nerfs cervicaux. Ce rameau, comme le démontrent surabondamment les recherches expérimentales de François-Franck (*Bull. Soc. Biol.*, 1878, p. 140), constitue pour le ganglion cervical inférieur une véritable racine : c'est une série de *rami communicantes* fusionnés ensemble ou simplement accolés. Des nerfs cervicaux ci-dessus indiqués, ils se rendent au ganglion et de là au cœur (nerfs accélérateurs) et jusque dans le foie.

3° Branches internes. — Les branches internes, toujours multiples, se portent en dedans : les unes se jettent après un trajet variable dans le nerf récurrent, dont ils partagent ensuite la distribution ; d'autres s'anastomosent avec le nerf cardiaque

moyen ; un troisième groupe de rameaux se dirigent en bas et se fusionnent
ensemble pour constituer le *nerf cardiaque inférieur* (voy. ci-dessous).

D. — Nerfs cardiaques et plexus cardiaque

1° Origine. — Nous avons déjà vu (p. 108) le nerf pneumogastrique envoyer à
la base du cœur six rameaux, trois de chaque côté ; ce sont les *nerfs cardiaques*

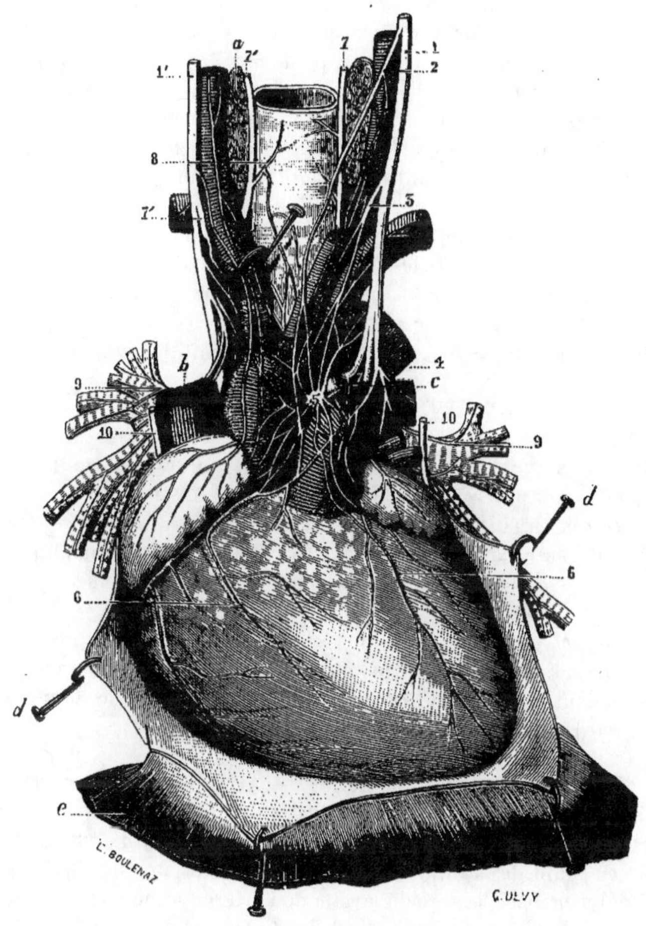

Fig. 170.

Plexus cardiaque et ses branches efférentes.

1, pneumogastrique gauche. — 1', pneumogastrique droit. — 2, nerf cardiaque supérieur. — 3, nerf cardiaque moyen. —
4, nerf cardiaque inférieur. — 5, ganglion et plexus cardiaques. — 6, branches efférentes de ce plexus. — 7, nerf récurrent gauche. — 7', nerf récurrent droit, avec 8, ses rameaux trachéens, — 9, plexus pulmonaire antérieur. — 10, nerf
phrénique.

a, corps thyroïde. — *b*, veine cave supérieure. — *c*, cordon fibreux, reliquat du canal artériel. — *d*, péricarde, érigné
en bas et en dehors. — *e*, diaphragme.

du pneumogastrique. Le grand sympathique fournit également à l'organe central
de la circulation trois nerfs de chaque côté : un *nerf cardiaque supérieur*, un *nerf
cardiaque moyen*, un *nerf cardiaque inférieur*. Ces trois nerfs se détachent, à

la région cervicale, le premier du ganglion cervical supérieur, le second du ganglion cervical moyen, le troisième du ganglion cervical inférieur.

2° Variétés individuelles. — Tout comme les rameaux cardiaques du pneumogastrique, les nerfs cardiaques du sympathique présentent, dans leur mode d'origine, dans leur volume et dans leur disposition anatomique, des variétés individuelles tellement nombreuses qu'ils se prêtent difficilement à une description univoque. — C'est ainsi qu'ils sont souvent multiples, soit qu'ils naissent par plusieurs racines qui ne s'accolent que tardivement, soit qu'ils se dédoublent au cours de leur trajet. Par contre, on les voit quelquefois, obéissant pour ainsi dire à un mouvement de concentration, se fusionner plus ou moins et former dans leur ensemble, soit un plexus, soit un tronc unique. —Constamment, les nerfs cardiaques du sympathique s'anastomosent avec les nerfs cardiaques du pneumogastrique ou bien avec le récurrent et, cela, suivant les modalités anatomiques les plus diverses. — Quant au volume respectif des nerfs cardiaques, ce sont tantôt les droits qui l'emportent sur les gauches, tantôt les gauches qui l'emportent sur les droits. Si nous considérons maintenant les nerfs cardiaques d'un même côté, nous voyons généralement le nerf cardiaque moyen être le plus volumineux des trois (*grand nerf cardiaque* de Scarpa) ; vient ensuite le nerf cardiaque supérieur et, enfin, le nerf cardiaque inférieur, auquel Scarpa donnait le nom de *petit nerf cardiaque*.

3° Trajet. — Quoi qu'il en soit de toutes ces variétés, les nerfs cardiaques du grand sympathique suivent vers le cœur un trajet qui est constant dans ses grandes lignes, mais qui diffère sensiblement à droite et à gauche.

a. *Nerfs cardiaques droits.* — Les nerfs cardiaques droits, situés primitivement en arrière de la carotide primitive et du tronc brachio-céphalique, descendent entre la crosse de l'aorte, qui est en avant, et la trachée, qui est en arrière.

b. *Nerfs cardiaques gauches.* — Les nerfs cardiaques gauches, au contraire, situés d'abord en dehors de la carotide primitive, puis entre cette artère et la sous-clavière correspondante, descendent en avant de la crosse aortique, occupant par rapport aux précédents un plan beaucoup plus antérieur.

4° Mode de distribution, plexus cardiaque. — Arrivés à la base du cœur, les six nerfs cardiaques du grand sympathique et les six nerfs cardiaques du pneumogastrique s'entremêlent ensemble pour donner naissance au *plexus cardiaque*. Ce plexus, situé en avant de la bifurcation de la trachée, occupe un espace quadrilatère que limitent : en bas, la branche droite de l'artère pulmonaire ; en haut, la portion horizontale de la crosse de l'aorte ; à droite la portion ascendante de cette même crosse ; à gauche, le cordon fibreux qui résulte de l'oblitération du canal artériel (fig. 170).

Au centre du plexus se trouve, sur la plupart des sujets, un renflement ganglionnaire décrit pour la première fois par Wrisberg et désigné depuis sous le nom de *ganglion de Wrisberg* (fig. 170,5). Ce ganglion présente une forme allongée et une coloration grisâtre ou rougeâtre. Il est quelquefois remplacé par deux ou même trois ganglions plus petits.

Du plexus cardiaque s'échappent en rayonnant une multitude de rameaux terminaux, qui se distribuent : 1° à l'origine de l'aorte et de l'artère pulmonaire ; 2° au cœur et au péricarde, suivant un mode que nous avons déjà décrit à propos du cœur et sur lequel il est inutile de revenir (voy. Angéiologie).

RÉSUMÉ DU SYMPATHIQUE CERVICAL

1° GANGLION CERVICAL SUPÉRIEUR

1° *Br. supérieures* . . .

Br. postérieure . . . .
  - anast. pour glosso-pharyngien.
  - — pneumogastrique.
  - — grand hypoglosse.

Br. antérieure. forme :

PLEX. CAROTIDIEN . . . . d'abord,
  - f. carotico-tympanique.
  - f. carotidien du nerf vidien.

puis, PLEX. CAVERNEUX . . . .
  - anast. pour nerfs moteurs de l'œil.
  - — nerf ophthalmique.
  - — ganglion de Gasser.
  - rac. symp. du ganglion ophthalmique.
  - f. pituitaires.
  - f. muqueux.
  - f. méningiens.
  - f. vasculaires.

2° *Br. postérieures* . . . .
  - r. musculaires.
  - r. osseux.

3° *Br. antérieures*. . | forment PLEX. INTERCAROTIDIEN, d'où . . . .
  - plexus des branches collatérales et des branches terminales de l'artère carotide interne.

4° *Br. internes*. . . . .
  - r. pharyngiens.
  - r. œsophagiens.
  - r. laryngiens.
  - r. thyroïdiens.
  - r. cardiaques (N. CARDIAQUE SUPÉRIEUR).

2° GANGLION CERVICAL MOYEN

1° Branches thyroïdiennes.
2° Branches cardiaques (N. CARDIAQUE MOYEN).
3° Branches anastomotiques.

3° GANGLION CERVICAL INFÉRIEUR

1° Branches externes (VASO-MOTEURS DU MEMBRE SUPÉRIEUR).
2° Branches ascendantes (N. VERTÉBRAL).
3° Branches internes (N. CARDIAQUE INFÉRIEUR).

ARTICLE II

PORTION THORACIQUE DU GRAND SYMPATHIQUE OU SYMPATHIQUE THORACIQUE

§ I. — TRONC ET GANGLIONS

A la région thoracique, le grand sympathique descend verticalement de chaque côté de la colonne vertébrale, depuis la première côte jusqu'à la douzième. Il repose sur la tête des côtes, en avant des vaisseaux intercostaux qui le croisent à angle droit, en arrière de la plèvre qui le recouvre dans toute son étendue.

Le long du sympathique thoracique s'échelonnent en une série régulière les ganglions dits *thoraciques*, affectant pour la plupart la forme d'un petit corps ovoïde à grand axe vertical (fig. 171). Leur coloration est grisâtre. Leur nombre, égal à celui des vertèbres dorsales, est ordinairement de douze ; mais il descend bien souvent à onze et même à dix, par suite de la fusion du premier ganglion thoracique avec le ganglion cervical inférieur ou de la fusion en un ganglion unique de deux ganglions thoraciques voisins.

La plupart de ces ganglions occupent le côté antérieur de l'articulation costo-vertébrale correspondante. Quelques-uns d'entre eux, cependant, sont situés un peu plus haut, au niveau du bord supérieur de la tête costale, ou plus haut encore dans l'espace intercostal lui-même, presque en regard du trou de conjugaison.

Comme à la région cervicale, le cordon du sympathique thoracique est généralement simple pour un même côté. Il n'est pourtant pas très rare de le voir divisé en deux cordons parallèles, dans l'un des intervalles compris entre deux ganglions consécutifs.

§ II. — Rami communicantes

Chaque ganglion thoracique est relié à l'un des deux nerfs intercostaux voisins (le nerf situé au-dessus généralement) au moins par un *ramus communicans*, bien souvent par deux. Il est encore assez fréquent de voir un certain nombre de ganglions thoraciques recevoir chacun deux racines, l'une du nerf intercostal qui est situé au-dessus, l'autre du nerf intercostal qui est situé au-dessous ; ou, ce qui revient au même, de voir un certain nombre de nerfs intercostaux envoyer chacun au grand sympathique deux rameaux, l'un ascendant pour le ganglion thoracique situé au-dessus de lui, l'autre descendant pour le ganglion thoracique situé au-dessous (fig. 171).

Essentiellement variables, comme on le voit, par leur nombre, les *rami communicantes* des ganglions thoraciques sont beaucoup plus constants dans leurs rapports avec les deux organes qu'ils sont destinés à relier : en effet, ils s'échappent toujours du ganglion par son côté externe et suivent ensuite un trajet oblique en dehors pour rejoindre les nerfs intercostaux avec lesquels ils doivent se fusionner.

§ III. — Branches efférentes

Indépendamment de quelques filets fort grêles, qui se portent en dehors sur les artères intercostales (*rameaux externes*), toutes les branches efférentes des ganglions thoraciques se dirigent en dedans et se distribuent à des viscères : aussi leur donnerons-nous indistinctement le nom de *rameaux internes* ou de *rameaux viscéraux*. Ces rameaux, toujours fort nombreux, se comportent différemment dans la partie supérieure et dans la partie inférieure du thorax :

1° Rameaux efférents supérieurs. — Ceux qui émanent des quatre ou cinq premiers ganglions thoraciques se portent obliquement en bas et en dedans vers la ligne médiane. Ils fournissent dans leur trajet :

1° Des *filets osseux*, qui pénètrent dans le corps de chaque vertèbre dorsale, après avoir traversé le ligament vertébral commun antérieur ;

2° Des *filets cardiaques*, qui se séparent plus particulièrement du premier ganglion thoracique et aboutissent au plexus cardiaque ;

3° Des *filets œsophagiens*, qui se portent vers l'œsophage et se perdent dans les différentes tuniques de cet organe, après s'être anastomosés avec les filets œsophagiens du pneumogastrique ;

4° Des *filets aortiques*, qui se jettent sur l'aorte ;

5° Des *filets pulmonaires*, qui se rendent au plexus pulmonaire (p. 109) et en partagent la distribution.

On voit parfois les filets aortiques et les filets pulmonaires des trois premiers ganglions thoraciques se réunir en un seul tronc, qui est tout à fait analogue aux nerfs splanchniques et qu'on peut appeler, avec CRUVEILHIER, le *nerf splanchnique pulmonaire.*

2° Rameaux efférents inférieurs. — Les rameaux efférents des sept ou huit derniers ganglions thoraciques se réunissent pour former deux troncs principaux, qui sont le grand nerf splanchnique et le petit nerf splanchnique :

a. *Grand nerf splanchnique.* — Le grand nerf splanchnique (fig. 171,6) naît des ganglions thoraciques moyens par quatre ou cinq racines. La racine la plus élevée, comme aussi la plus volumineuse, se sépare du quatrième ou du cinquième ganglion et se porte obliquement en bas et en dedans, en suivant le côté correspondant de la colonne vertébrale. Les autres racines se détachent, soit des ganglions sous-jacents, soit du cordon sympathique qui les unit ; elles se portent également en bas et en dedans et viennent successivement s'implanter sur la première racine. Le point où la racine inférieure vient rejoindre la racine principale répond généralement au corps de la onzième vertèbre dorsale.

Ainsi constitué, le nerf grand splanchnique traverse le diaphragme par un orifice spécial, arrive dans la cavité abdominale et se jette dans l'angle externe du ganglion semi-lunaire correspondant (voy. plus loin, p. 264).

Un peu au-dessus du diaphragme, le nerf grand splanchnique présente quelquefois un petit

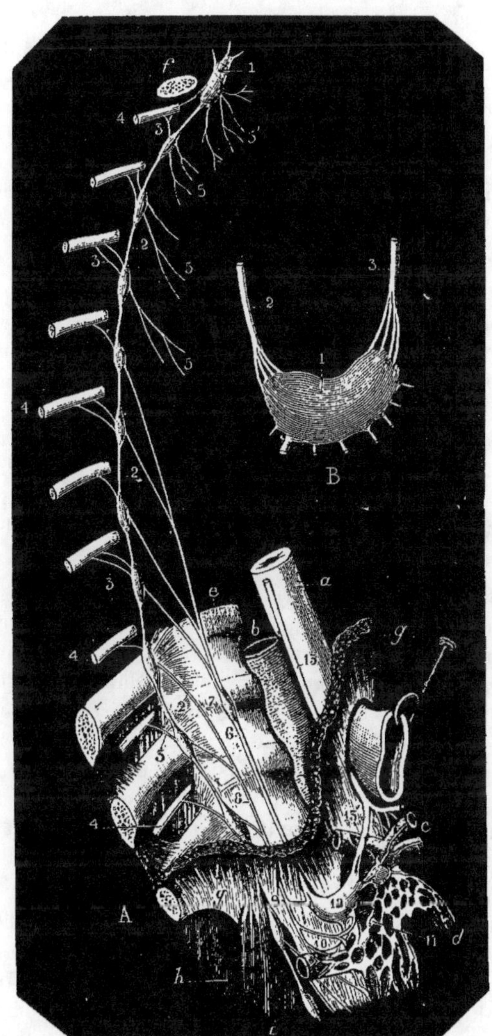

Fig. 171.

A. — SYMPATHIQUE THORACIQUE DROIT ET NERFS SPLANCHNIQUES (*demi-schématique*) : 1, ganglion cervical inférieur du côté droit. — 2, 2, chaîne ganglionnaire thoracique, avec 3, rami communicantes qui lui viennent de 4, 4, nerfs intercostaux. — 5, 5, rameaux viscéraux, partant des ganglions thoraciques supérieurs ; 5', rameaux viscéraux, partant du ganglion cervical inférieur. — 6, tronc du nerf grand splanchnique, naissant par quatre racines et présentant sur son trajet, 7, le ganglion de Lobstein. — 8, nerf petit splanchnique. — 9, sa terminaison, par trois branches, dans : 10, le plexus rénal ; 11, le plexus solaire ; 12, le ganglion semi-lunaire droit. — 13, nerf pneumogastrique droit. — 13', portion de ce nerf se rendant au ganglion semi-lunaire droit et formant, avec ce ganglion et le nerf grand splanchnique du même côté, l'anse de Wrisberg. — a, œsophage. — b, aorte. — c, tronc cœliaque. — d, artère mésentérique supérieure. — e, colonne vertébrale. — f, coupe de la première côte. — g, diaphragme. — h, carré des lombes. — i, psoas.

B. — ANSE MÉMORABLE DE WRISBERG : 1, ganglion semi-lunaire droit. — 2, nerf grand splanchnique, se rendant à l'angle externe de ce ganglion. — 3, pneumogastrique droit, se rendant à l'angle interne de ce même ganglion.

renflement ganglionnaire, affectant la forme d'une olive, que nous désignerons sous le nom de *ganglion de Lobstein* (fig. 171,7). Ce ganglion serait constant sur le grand splanchnique droit, d'après CUNNINGHAM.

SPERINO (1886) a signalé l'existence, sur le trajet du grand splanchnique et aussi du petit splanchnique, de nombreuses cellules ganglionnaires, tantôt disséminées, tantôt réunies en groupes, qui entrent en relation avec les fibres constitutives de ces deux nerfs.

b. *Petit nerf splanchnique*. — Le petit nerf splanchnique (fig. 171,8) est formé par la réunion de deux ou trois rameaux émanant des deux ou trois derniers ganglions thoraciques. Ce nerf, oblique en bas et en dedans, traverse également le diaphragme un peu en dehors du précédent et pénètre dans la cavité de l'abdomen. Au sortir de son orifice diaphragmatique, il se partage généralement en trois rameaux, qui se rendent, le premier au grand nerf splanchnique ou au ganglion semi-lunaire, le second au plexus solaire, le troisième au plexus rénal.

3° Ganglions semi-lunaires et plexus solaire. — On donne le nom de ganglions semi-lunaires à deux ganglions volumineux, qui occupent la partie postéro-supérieure de la cavité abdominale. Ils doivent leur nom à ce qu'ils affectent la forme d'un croissant à concavité dirigée en haut. On les distingue en ganglion semi-lunaire droit et ganglion semi-lunaire gauche. Situés symétriquement de chaque côté de la ligne médiane, les ganglions semi-lunaires s'appliquent contre les piliers du diaphragme, un peu en dedans des capsules surrénales, immédiatement au-dessus du pancréas. Ils ont une coloration gris rougeâtre et atteignent ordinairement le volume d'un petit haricot. Comme tous les ganglions périphériques, les ganglions semi-lunaires reçoivent des branches (*branches afférentes*) et en émettent (*branches efférentes*).

A. BRANCHES AFFÉRENTES. — Les deux ganglions semi-lunaires reçoivent, par leur extrémité externe, le nerf grand splanchnique, que nous venons de décrire. De leur extrémité interne partent de nombreux rameaux plexiformes, qui se portent transversalement en dedans et se jettent dans le ganglion du côté opposé, constituant ainsi entre les deux masses ganglionnaires homonymes une anastomose transversale. A l'extrémité interne du ganglion semi-lunaire droit aboutit encore la portion terminale du nerf pneumogastrique droit (p. 110). Ce dernier tronc nerveux forme avec le ganglion semi-lunaire droit et le grand splanchnique du même côté une longue arcade à concavité dirigée en haut : c'est l'*anse mémorable de Wrisberg* (fig. 171, B), du nom de l'anatomiste qui l'a le premier bien décrite. Rappelons, enfin, qu'aux deux ganglions semi-lunaires aboutissent encore, au niveau de leur bord supérieur ou concave, quelques rameaux du petit splanchnique et du nerf phrénique.

B. BRANCHES EFFÉRENTES ET DISTRIBUTION. — De la convexité des ganglions semi-lunaires s'échappent, comme autant de rayons partant d'un centre commun, une multitude de rameaux que nous pouvons considérer comme les branches efférentes du ganglion, les nerfs ci-dessus indiqués constituant ses branches afférentes. Ces branches efférentes des ganglions semi-lunaires divergent dans tous les sens, se croisent et s'entrelacent de mille manières et forment ainsi, au-devant de l'aorte, autour du tronc cœliaque et de l'artère mésentérique supérieure, un vaste plexus auquel on a donné le nom de *plexus solaire*. Sur les rameaux constitutifs de ce plexus sont disséminés de loin en loin plusieurs petits ganglions, *ganglions solaires*, comme eux irréguliers de forme et fort variables dans leur nombre et dans leurs dimensions.

Le plexus solaire envoie des rameaux à la plupart des viscères de l'abdomen,
ainsi qu'aux parois de cette cavité. Ces rameaux, essentiellement *viscéraux* et
vasculaires, présentent cette particularité que, pour se rendre aux territoires
organiques qui leur sont dévolus, ils *suivent le trajet des différentes artères de la
région.* Ils se jettent sur ces artères, les enlacent de leurs ramifications mille fois
anastomosées, en constituant autour d'elles autant de plexus secondaires. Ces
plexus portent le même nom que les artères qui les supportent ; ils en partagent
aussi la distribution.

La distribution du plexus solaire est donc réglée par la distribution même des
branches supérieures de l'aorte abdominale. Ce plexus se résout en douze plexus
secondaires, savoir :

1° Deux *plexus diaphragmatiques inférieurs* (un pour chaque côté), qui suivent
les artères de même nom et fournissent successivement des filets aux capsules
surrénales, à la partie inférieure de l'œsophage et au diaphragme.

2° Un *plexus coronaire stomachique*, qui envoie des filets aux deux faces de
l'estomac, au cardia et au pylore.

3° Un *plexus hépatique*, qui se rend au foie avec l'artère hépatique et qui
abandonne sur son trajet, le long des artères pylorique, cystique et gastro-
épiploïque droite, les trois plexus *pylorique, cystique* et *gastro-épiploïque droit.*
— Indépendamment des rameaux que lui apporte le plexus hépatique, le foie
reçoit encore du plexus solaire plusieurs rameaux qui suivent les parois de la
veine porte. Ce deuxième groupe de rameaux hépatiques, que l'on peut appeler
plexus de la veine porte, s'anastomose, à la face inférieure du foie, avec les
rameaux du plexus hépatique et aussi avec la partie terminale du pneumogastrique gauche.

4° Un *plexus splénique*, qui accompagne l'artère splénique sans la suivre toutefois dans toutes ses inflexions. Ce plexus se perd dans la rate, après avoir fourni,
chemin faisant, de nombreux filets collatéraux qui se portent : 1° aux pancréas
avec les artères pancréatiques (*plexus pancréatique*); 2° à la grande courbure
de l'estomac avec l'artère gastro-épiploïque gauche (*plexus gastro-épiploïque
gauche*); 3° à la grosse tubérosité du même organe avec les vaisseaux courts
(*plexus des vaisseaux courts*).

5° Un *plexus mésentérique supérieur*, qui enlace étroitement l'artère mésentérique supérieure, pénètre avec elle entre les deux feuillets du mésentère et y décrit
une longue courbure dont la concavité regarde à droite. De la concavité et de la
convexité de cette arcade partent d'innombrables filets qui se portent vers l'intestin
grêle et la moitié droite du gros intestin, en suivant les uns le trajet des artères,
les autres l'intervalle compris entre ces vaisseaux. Parvenus au niveau des
arcades que forment les artères mésentériques avant leur terminaison sur l'intestin, ces filets nerveux s'anastomosent entre eux plusieurs fois et sous des angles
plus ou moins aigus. Finalement, ils atteignent le tube intestinal et se perdent
dans ses diverses tuniques.

6° Deux *plexus surrénaux*, l'un droit, l'autre gauche, qui se portent aux capsules
surrénales le long des artères capsulaires moyennes. Ces plexus surrénaux, que
viennent constamment grossir des filets émanant du phrénique et du petit splanchnique, présentent un développement considérable, eu égard aux faibles dimensions de l'organe auquel ils sont destinés.

7° Deux *plexus rénaux*, l'un droit, l'autre gauche, qui se portent aux reins en
suivant l'artère rénale. Un peu moins plexiformes que sur les autres artères, les

branches constitutives du plexus rénal s'envoient mutuellement des anastomoses
à direction oblique, qui circonscrivent des mailles elliptiques très allongées. Le
plexus rénal nous présente généralement plusieurs petits ganglions, tout aussi
variables par leur nombre que par leur situation : l'un d'eux, de forme oblongue
et un peu plus volumineux que les autres, repose sur la face postérieure de l'artère
rénale ; avec HIRSCHFELD, nous lui donnerons le nom de *ganglion rénal postérieur*. Avant de pénétrer dans l'épaisseur du rein, le plexus rénal abandonne
un groupe de filets ascendants pour la capsule surrénale et quelques anastomoses
pour le plexus spermatique.

8° Deux *plexus spermatiques* (un de chaque côté), dont les filets se jettent sur
l'artère spermatique et viennent se distribuer, bien loin de leur origine, au canal
déférent, à l'épididyme et au testicule. Chez la femme, le plexus spermatique est
remplacé par le *plexus utéro-ovarien,* qui se jette sur l'artère de même nom et,
avec elle, se rend à l'utérus et à l'ovaire. Constamment, les plexus spermatique et
utéro-ovarien reçoivent quelques rameaux de renforcement du plexus rénal, du
plexus lombo-sacré et même du plexus hypogastrique.

RÉSUMÉ DU SYMPATHIQUE THORACIQUE

a). *Ram. externes.* . . | grêles et peu nombreux se jetant sur les artères intercostales.

        Filets osseux.
        Filets cardiaques.
        Filets œsophagiens.
        Filets aortiques.
        Filets pulmonaires.

b). *Ram. internes.* . .

N. grand splanchnique	*forment* PLEXUS SOLAIRE,	pl. diaphragmatiques inf^rs.
		pl. coronaire stomachique.
		pl. hépatique.
		pl. splénique.
N. petit splanchnique.	*d'où partent :*	pl. de la veine porte.
		pl. mésentérique supérieur.
		pl. surrénaux.
		pl. rénaux.
		pl. spermatiques.

Variétés. — HALLER a vu le grand sympathique s'arrêter au niveau de la sixième côte et se
reconstituer un peu au-dessous, au niveau du septième nerf dorsal. — BICHAT a observé une
interruption analogue entre la portion thoracique et la portion lombaire. — Les filets internes
ou aortico-pulmonaires du sympathique thoracique convergent quelquefois vers de petits ganglions surnuméraires, qui sont situés soit au-devant, soit sur les côtés de l'aorte (CRUVEILHIER).
Le nerf grand splanchnique peut pénétrer dans l'abdomen à travers l'orifice aortique du diaphragme (LOBSTEIN). — Le ganglion de Lobstein fournissait, dans un cas, sept ou huit filets
pour le diaphragme ; et, dans un autre cas, trois filets, dont deux se rendaient au plexus solaire
et le troisième au plexus mésentérique. — CRUVEILHIER a vu de petits filets émanés des quatre
derniers ganglions thoraciques converger vers un petit ganglion accessoire, duquel partaient de
nouveaux rameaux qui retournaient au grand sympathique. Le même anatomiste a rencontré
un autre ganglion accessoire, auquel aboutissaient un filet du neuvième ganglion thoracique et
un rameau du grand splanchnique et qui, d'autre part, fournissait quelques filets destinés à
l'aorte. — On peut rencontrer, mais bien rarement (KOLLMAN, *Zeitsch. f. wiss. Zool.*, 1860, p. 413),
un nerf splanchnique supérieur, provenant, suivant les cas, du plexus cardiaque, des ganglions
cervicaux, des premiers ganglions thoraciques.

ARTICLE III

PORTION LOMBAIRE DU GRAND SYMPATHIQUE
OU SYMPATHIQUE LOMBAIRE

§ I. — TRONC ET GANGLIONS

Le cordon du grand sympathique passe du thorax dans l'abdomen en traversant
le pilier correspondant du diaphragme, un peu en dehors du nerf grand splanch-

nique. Arrivé dans la cavité abdominale, il oblique légèrement en dedans pour se rapprocher de la ligne médiane et vient se placer alors sur la partie antérieure et latérale de la colonne lombaire, immédiatement en dedans des insertions du muscle psoas. Il est recouvert, du côté gauche par l'aorte abdominale, du côté droit par la veine cave inférieure.

La portion lombaire du grand sympathique commence en haut à l'orifice diaphragmatique, qu'il traverse, et se termine en bas à l'articulation de la cinquième vertèbre lombaire avec le sacrum. Il présente généralement quatre ganglions, quelquefois trois, quelquefois cinq. Ces ganglions sont fusiformes et répondent le plus souvent, le premier à la première vertèbre lombaire, le quatrième à l'espace compris entre la quatrième et la cinquième.

§ II. — Rami communicantes

Les ganglions lombaires sont reliés aux branches antérieures des nerfs lombaires par de longs rami communicantes, qui sont généralement au nombre de deux ou trois pour chaque ganglion. Ces rameaux se détachent du côté externe du ganglion, se portent obliquement en dehors, passent avec les artères lombaires sous les arcades du psoas et se jettent, au-dessous de ce muscle, dans les nerfs lombaires. Chaque ganglion reçoit ordinairement ses racines des deux nerfs lombaires voisins, plus rarement d'un seul. Il n'est même pas extrêmement rare de voir un même ganglion entrer en relation à la fois avec trois nerfs lombaires.

§ III. — Branches efférentes

Nous diviserons les branches efférentes du sympathique lombaire en rameaux osseux, rameaux lombaires et rameaux préaortiques.

1° Rameaux osseux. — Les rameaux osseux sont des filets fort grêles, qui se perdent dans les vertèbres.

2° Rameaux lombaires. — Je désignerai sous ce nom un certain nombre de filets, également fort grêles, qui se jettent sur les artères lombaires et se distribuent aux parois de ces vaisseaux.

3° Rameaux préaortiques, plexus lombo aortique. — Ces rameaux, beaucoup plus nombreux et beaucoup plus importants que les précédents, se portent au-devant de l'aorte, en suivant un trajet oblique en bas et en dedans : les rameaux du côté droit, un peu plus longs, passent en arrière de la veine cave inférieure ; les rameaux du côté gauche, un peu plus courts, se portent directement au-devant du vaisseau. Arrivés sur l'aorte, ils s'entrelacent de la façon la plus irrégulière pour donner naissance à un important plexus, le *plexus lombo-aortique.*

A. Plexus lombo-aortique. — Le plexus lombo-aortique, l'un des plus importants de l'économie, s'étend, au-devant de l'aorte, depuis l'origine des artères spermatiques, jusqu'à l'origine des artères iliaques primitives. Le long de ses mailles se disposent toujours, comme pour le plexus solaire, un certain nombre de petits ganglions.

B. Ses connexions supérieures et inférieures. — Le plexus lombo-aortique se continue en haut avec le plexus solaire, qui lui envoie de nombreuses branches de renforcement, et il se termine en bas dans le plexus hypogastrique, dont il constitue l'une des origines les plus importantes. C'est assez dire que plexus solaire, plexus lombo-aortique, plexus hypogastrique ne sont point aussi distincts sur le sujet que dans nos descriptions. Ils forment, comme le tronc nerveux dont ils émanent, un grand tout et, si nous le divisons, c'est seulement pour la commodité de l'étude.

C. BRANCHES EFFÉRENTES. — Du plexus lombo-aortique se détachent : 1° des *rameaux anastomotiques*, pour le plexus spermatique déjà décrit ; 2° des *rameaux vasculaires*, pour la veine cave inférieure et pour les artères lombaires ; 3° des *rameaux* également *vasculaires*, qui se jettent sur l'artère iliaque primitive et vont constituer les vaso-moteurs du membre inférieur, en suivant successivement l'iliaque externe, la fémorale et les branches collatérales ou terminales de ces deux troncs artériels.

Les autres branches efférentes du plexus lombo-aortique entourent l'artère mésentérique inférieure et, sous le nom de *plexus mésentérique inférieur*, vont se distribuer à la moitié gauche du gros intestin, c'est-à-dire à la partie gauche du côlon transverse, au côlon descendant, au côlon ilio-pelvien, au rectum. Comme toujours, ces rameaux viscéraux suivent le trajet des artères, en formant autour d'elles les plexus secondaires *colique gauche supérieur*, *colique gauche moyen*, *colique gauche inférieur* et *hémorrhoïdal supérieur*. Ce dernier plexus se jette en partie dans le plexus hypogastrique.

RÉSUMÉ DU SYMPATHIQUE LOMBAIRE

a). *Ram. externes.* . | grêles et peu nombreux, se jetant sur les artères lombaires.

b). *Ram. internes.* . | *forment* PLEX. LOMBO-AORTIQUE, *d'où partent :*

- 1° F. osseux.
- 2° F. anastomotiques.
- 3° F. vasculaires, pour . . . veine cave inférieure : art. mésentérique inf^{re} ; art. lombaires ; art. iliaque primitive et ses branches.

Variétés. — Il peut exister, sur les *rami communicantes* qui vont des nerfs lombaires aux ganglions du grand sympathique, de petits ganglions accessoires : CRUVEILHIER en a compté jusqu'à trois sur le même rameau. — MANEC a vu plusieurs *rami communicantes* converger vers un petit ganglion surnuméraire, lequel se reliait ensuite par plusieurs autres rameaux au ganglion lombaire correspondant.

ARTICLE IV

PORTION SACRÉE DU GRAND SYMPATHIQUE
OU SYMPATHIQUE SACRÉ

§ 1. — TRONC ET GANGLIONS

La portion sacrée du cordon sympathique est située dans l'excavation pelvienne, de chaque côté du rectum ; elle repose sur la face antérieure du sacrum, un peu en dedans des trous sacrés antérieurs. Quatre ganglions, quelquefois cinq, s'échelonnent régulièrement le long du sympathique sacré. Ces ganglions sont fusiformes, allongés dans le sens vertical et diminuent de volume au fur et à mesure qu'ils se rapprochent du coccyx.

Du côté de l'abdomen, le cordon sacré du grand sympathique se continue directement avec le cordon lombaire. Il n'est pas rare de ne rencontrer qu'un rameau fort grêle entre le dernier ganglion lombaire et le premier ganglion sacré.

Du côté du coccyx, le grand sympathique, considérablement réduit de volume, se rapproche graduellement de la ligne médiane, comme la série des trous sacrés antérieurs à laquelle il est sensiblement parallèle. Il descend ainsi jusqu'à la première pièce coccygienne et s'y termine suivant des modalités fort variables. Quelquefois les deux cordons nerveux, le gauche et le droit, quoique très rapprochés, conservent leur indépendance réciproque jusqu'à leur terminaison ; mais cette disposition est relativement rare. Le plus souvent, ils se réunissent l'un à l'autre, soit en formant une anse à concavité dirigée en haut (*anse coccygienne du grand sympathique*), soit en formant un angle plus ou moins aigu. Un ganglion minuscule, *ganglion coccygien* ou *ganglion impair*, se développe parfois au point où s'effectue la réunion des deux sympathiques. Quoi qu'il en soit, que cette anastomose soit ansiforme ou angulaire, qu'elle présente ou non un ganglion, il s'en détache toujours un certain nombre de filaments très ténus, lesquels se terminent à la face antérieure du coccyx ou bien se portent, le long de l'artère sacrée moyenne, dans cette petite glande vasculaire sanguine, connue sous le nom de glande coccygienne (voy., en Angéiologie, *Artère sacrée moyenne*).

§ II. — Rami communicantes

Les quatre ganglions du sympathique sacré sont reliés aux branches antérieures des nerfs sacrés par une série de *rami communicantes*. Ces rameaux communicants se détachent, comme toujours, du côté externe du ganglion. Puis, ils se portent obliquement en dehors et en bas, à l'exception toutefois du rameau le plus élevé, qui est oblique en dehors et en haut. Ils sont ordinairement au nombre de deux pour chaque ganglion et se jettent, tantôt dans le nerf rachidien correspondant, tantôt dans les deux nerfs voisins.

§ III — Branches efférentes

Les branches efférentes du sympathique sacré se divisent en deux groupes, branches internes et branches antérieures.

1° Branches internes. — Remarquables par leur ténuité tout autant que par la brièveté de leur trajet, ces branches se portent transversalement en dedans et s'anastomosent fréquemment avec les branches similaires venues du côté opposé. Elles abandonnent des filets terminaux : 1° au sacrum ; 2° à la partie inférieure du rectum ; 3° à l'artère sacrée moyenne.

2° Branches antérieures, plexus hypogastrique. — Les branches antérieures des ganglions sacrés, plus nombreuses et plus volumineuses que les précédentes, se portent obliquement en haut, en avant et un peu en dehors, et s'enchevêtrent immédiatement après leur origine d'une façon inextricable, pour constituer le plexus hypogastrique.

A. Plexus hypogastrique. — Ce plexus (fig. 172, 9), l'un des plus importants de l'économie, est situé dans l'excavation pelvienne, sur les côtés du rectum et de la vessie chez l'homme, sur les côtés du rectum et du vagin chez la femme.

Comme les plexus précédemment étudiés, le plexus hypogastrique nous présente
de loin en loin, aux points nodaux de ses mailles, un certain nombre de petits
renflements ganglionnaires.

B. Ses connexions avec le plexus lombo-aortique et les nerfs sacrés. — Le plexus
hypogastrique n'est pas exclusivement formé par les branches efférentes anté-

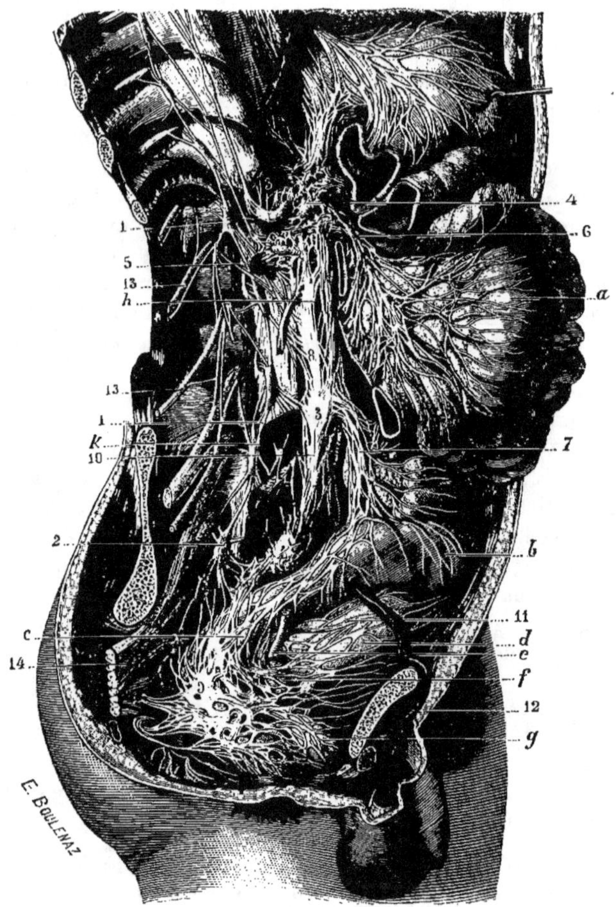

Fig. 172.

Sympathique lombaire et sympathique sacré du côté droit (d'après Hirschfeld).

1, sympathique lombaire, avec ses ganglions. — 2, sympathique sacré, avec ses ganglions. — 3, ganglion semi-lunaire.
— 4, plexus solaire. — 5, plexus rénal. — 6, plexus mésentérique supérieur. — 7, plexus mésentérique inférieur. —
8, plexus lombo-aortique. — 9, plexus hypogastrique. — 10, anastomose entre ces deux plexus. — 11, plexus déférentiel. — 12, plexus spermatique. — 13, nerfs lombaires. — 14, nerfs sacré.
  a, intestin grêle. — b, côlon ilio-pelvien. — c, rectum. — d, vessie. — e, uretère. — f, vésicule séminale. — g, prostate. — h, aorte abdominale. — i, artère iliaque primitive. — k, veine cave inférieure.

rieures des ganglions sacrés. Arrivent encore à ce plexus pour prendre part à sa
constitution : 1° un prolongement important du plexus lombo-aortique déjà signalé
à propos de ce dernier plexus (p. 268) ; 2° plusieurs rameaux émanant directement
des troisième et quatrième nerfs sacrés (p. 211). Le plexus hypogastrique se compose donc à la fois de rameaux fournis par le grand sympathique et de rameaux
fournis par les nerfs rachidiens.

C. Branches efférentes. — Envisagé au point de vue de sa distribution, le plexus hypogastrique innerve l'ensemble des viscères contenus dans le bassin. Conformément à la règle, ces branches viscérales de la portion sacrée du grand sympathique se portent, pour la plupart, vers leur champ de distribution en suivant les artères et en formant autour d'elles autant de plexus secondaires. C'est ainsi que le plexus hypogastrique se résout, de chaque côté, en quatre plexus secondaires, savoir : le plexus hémorrhoïdal moyen, le plexus vésical, le plexus prostatique, le plexus vésico-séminal.

a. *Plexus hémorrhoïdal moyen.* — Le plexus hémorrhoïdal moyen se porte vers le rectum et s'y termine, après s'y être anastomosé : 1° en haut, avec le plexus hémorrhoïdal supérieur déjà décrit ; 2° en bas, avec quelques rameaux postérieurs du nerf honteux interne.

b. *Plexus vésical.* — Le plexus vésical répond au bas-fond de la vessie et se partage en deux groupes de filets : des filets inférieurs, pour la partie inférieure de la vessie ; des filets supérieurs ou ascendants, pour les deux tiers supérieurs de cet organe.

c. *Plexus prostatique.* — Le plexus prostatique, situé un peu au-dessous du précédent, auquel il fait suite, occupe les parties latérales de la prostate. D'après Sappey, quelques-uns des rameaux de ce plexus contourneraient le col de la vessie et lui abandonneraient quelques filets, ainsi qu'à la portion prostatique de l'urèthre. Puis, ils passeraient au-dessous de la symphyse du pubis et viendraient se terminer dans les corps caverneux.

d. *Plexus vésico-séminal.* — Le plexus vésico-séminal se distribue principalement, comme son nom l'indique, aux vésicules séminales. Constamment, ce plexus s'anastomose en avant avec le plexus vésical. Constamment aussi, il envoie autour du canal déférent un *plexus déférentiel*, qui se fusionne, au niveau de l'orifice supérieur du canal inguinal, avec le plexus spermatique, lequel provient du plexus solaire.

D. Le plexus hypogastrique chez la femme. — Chez la femme, le plexus prostatique et le plexus vésico-séminal sont remplacés par deux plexus homologues, le plexus vaginal et le plexus utérin. — Le *plexus vaginal*, qui provient en grande partie des nerfs sacrés, répond aux côtés du vagin et se distribue à ce conduit. Il se relie en arrière au plexus vésical et envoie en avant quelques *filets clitoridiens*, qui se perdent dans les corps caverneux du clitoris. — Le *plexus utérin* chemine de bas en haut, le long des bords de l'utérus, entre les deux feuillets du ligament large. Il s'anastomose en haut, avec le plexus ovarique, qui provient du plexus solaire, et jette chemin faisant sur les deux faces de l'utérus une multitude de filets terminaux, qui ont été particulièrement bien décrits, en 1867, par Frankenhauser et plus récemment par Rein (1880 et 1882) et par Herff (1892).

RÉSUMÉ DU SYMPATHIQUE SACRÉ

a) *Br. internes* . . . .
{
 f. osseux.
 f. hémorrhoïdaux.
 f. vasculaires (pour a. sacrée moyenne).
}

b). *Br. antérieures* . . . . | PLEXUS HYPOGASTRIQUE, *forment* *d'où partent :*
{
 plexus hémorrhoïdal moyen.
 plexus vésical.
 plexus prostatique et vésico-séminal
        (chez l'homme).
 plexus vaginal et plexus utérin
        (chez la femme).
}

Les nombreuses branches viscérales qui émanent des différentes portions du grand sympathique ont été laissées par nous, avec intention, à la périphérie (et qu'on nous permette l'expression) à la porte même des viscères auxquels elles sont destinées. Quand nous ferons l'étude de ces viscères (voy. t. IV), nous reprendrons ces branches nerveuses à l'endroit même où nous les avons laissées et nous les poursuivrons dans l'épaisseur de l'organe auquel elles se distribuent, en décrivant alors, autant du moins que pourront nous le permettre les travaux entrepris sur ce sujet, les différentes modalités anatomiques suivant lesquelles elles s'y terminent.

A consulter au sujet du grand sympathique, parmi les travaux récents : Dastre et Morat, *Rech. sur le système nerveux vaso-moteur*, Paris, 1884 ; — Onodi, *Ueber das Verhältniss der cerebrospinalen Faserbündel zum sympatischen Nervensystems*, Arch. f. Anat., 1884 ; — Du même, *Ueber die Entwicklung des sympathischen Nervensystems*, Arch. f. mikr. Anat., 1885 ; — Sperino, *Sulla presenza di cellule ganglionari sul decorso delle fibre che compongono i nervi splanchnicus major et minor*, Gazz. Osped., 1886 ; — Varaglia e Conti, *Alcune particolarità macro e microscopiche dei nervi cardiaci nell'uomo*, Atti della R. Accad. di Torino, 1887 ; — Drobnik, *Topog.-anat. Studien über den Halssympathicus*, Arch. f. Anat., 1887 ; — White, W. Hale, *On the Histol. and Function of the Mammalian superior cervical Ganglion*, Journ. Physiol., 1887 ; et *Further Observations on the Histol. and Function of the mammalian sympathetic Ganglia*, ibid., 1889 ; — Alpiger, *Anatom. Studie über das gegenseitige Verhalten der Vagus- u. Sympathicusäste im Gebiete des Kehlkopfes*, Langenbeck's Arch., 1890 ; — Paterson, *The development of the sympathetic nervous system in Mammals*, Proc. roy. Soc., 1890, and Philosoph. Transact., 1890 ; — Vas, *Ueber die Bedeutung der grossen Ganglien in sympatischen Grenzstrange*, Allg. Wien. med. Zeitung, 1891 ; — Langendorff, *Die Beziehungen der Nervenfasern des Halssympathicus zu der Ganglienzellen des oberen Halsknotens*, Centr. f. Physiol., 1891 ; — Cajal, *Estructura y connexions de los ganglios simpaticos*, Barcelona, 1891 ; — Du même, *Estructura del gran simpatico de los mammiferos*, Gac. Sanit. Barcelona, 1891 ; — Morat, *Rech. sur les nerfs vaso-moteurs de la tête*, Arch de Physiol., 1891 ; — Du même, *Origines et centres trophiques des nerfs vaso-dilatateurs*, C. R. Acad. des Sc., 1892 ; — Du même, *Les fonctions vaso-motrices des racines postérieures*, Arch. de Physiol., 1892 ; — Du même, *Sur la constitution du grand sympathique*, C. R. Acad. des Sc., 1897 ; — Edgeworth, *On a large fibred sensory Supply of the thoracic and abdominal viscera*, Journ. Physiol., 1892 ; — van Gehuchten, *Les cellules nerveuses du sympathique chez quelques mammifères et chez l'homme*, La Cellule, 1892 ; — Sala, *Sulla fina anatomia dei gangli del simpatico*, Monit. Zool. ital., 1892 ; — Retzius, *Ueber den Typus der sympatischen Ganglienzellen der höheren Thiere*. Biol. Unters., 1892 ; — Kölliker, *Ueber die feinere Anat. u. die physiol. Bedeutung des sympatischen Nervensystems*, Verh. d. Ges. d. deutsch. Naturf. u. Aerzte, 1894 ; — Du même, *Der feinere Bau u. die Functionen des sympatischen Nervensystems*, Würzburg, 1894 ; — Lenhossék, *Ueber das Ganglion spheno-palatinum u. den Bau der sympatischen Ganglien*, Beitr. zur Histol. des Nervensystems u. der Sinnesorgane, Wiesbaden, 1894 ; — Carr, *Theoretical Anatomy of the sympathetic system*, Pr. Assoc. americ. Anat., Washington, 1894 ; — Mazzarelli, *Sull'origine del simpatico nei vertebrati*, Congr. intern. di med., Roma, 1894 ; — Retzius, *Zur Frage von den freien Nervenendigungen in den Spinalganglien*, Biol. Untersuch., 1894 ; — Steil, *Ueber den spinalen Ursprung des Halssympathicus*, Arch. f. d. ges. Physiol., 1894 ; — Langley, *On the origin from the spinal cord of the cervical and upper thoracic sympathetic fibres, with some observations on withe and grey Rami communicantes*, Philos. Trans., 1892 ; — Du même, *On the larged medullated fibres of the sympathetic system*, Journ. Physiol., 1892 ; — Du même, *The arrangement of the sympathetic nervous system, based chiefly on observations upon pilo-motor Nerves*, Journ. Physiol., 1892 ; — Du même, *Further observations on the secretory and vaso-motor fibres on the foot of the cat, with notes on other sympathetic nerve fibres*, Journ. Physiol., 1894 ; — Roebroeck, *Het ganglion supremum colli nervi sympathetici*. Diss. Utrecht. ; — Dogiel, *Zur Frage über der feineren Bau des sympatischen Nervensystems bei den Säugethieren*, Arch. f. mikr. Anat., 1895 ; — Du même, *Zwei Arten sympatischer Nervenzellen*, Anat. Anz., 1896.

LIVRE VII

ORGANES DES SENS

Les organes des sens sont des appareils spéciaux, produits de différenciation de l'ectoderme, qui se disposent à la périphérie du corps et qui ont pour fonction de mettre l'homme et les animaux qui les possèdent en relation avec le monde extérieur. Ce sont eux qui nous font connaître les propriétés physiques des corps et qui nous renseignent, à chaque instant de l'existence, sur les mille qualités, fixes ou changeantes, utiles ou nocives, du milieu dans lequel nous évoluons.

Par la multiplicité des notions qu'ils fournissent ainsi au sensorium commune, les sens deviennent la source principale, la source unique peut-être, de nos idées, et acquièrent en conséquence une influence considérable sur les actes dits psychiques. Ils constituent en outre, pour l'individu, de précieux agents de protection : ils lui indiquent, en effet, comme le ferait une sentinelle avancée, les dangers divers qui le menacent et lui permettent par cela même de les prévenir par une réaction appropriée, soit volontaire, soit réflexe.

Les impressions produites sur les surfaces sensorielles par les stimulants extérieurs sont transportées au cerveau, qui les perçoit et les élabore : elles deviennent alors des sensations. Ces sensations toutes *spéciales*, qui doivent être soigneusement distinguées des sensations dites *générales*, se divisent, d'après leur nature même, en cinq groupes : sensations tactiles, sensations gustatives, sensations olfactives, sensations optiques, sensations auditives.

A chacun de ces cinq groupes de sensations correspond un sens spécial. Il existe donc cinq sens : 1° le *sens du toucher*, qui est en rapport avec les sensations tactiles ; 2° le *sens du goût*, qui nous fait connaître les qualités sapides des corps ; 3° le *sens de l'odorat*, qui nous fait percevoir les odeurs ; 4° le *sens de la vue*, qui répond à l'excitant lumière et qui nous renseigne sur la forme, sur la grandeur et sur la couleur des objets lumineux ou simplement éclairés ; 5° enfin, le *sens de l'ouïe*, qui nous fait percevoir les sons avec leurs variations d'intensité, de hauteur et de timbre.

Au point de vue purement morphologique, comme au point de vue fonctionnel, chacun des appareils des sens se compose essentiellement de trois parties : 1° une partie périphérique, destinée à être impressionnée par les stimulants de diverse nature que lui envoient les corps extérieurs, ondes sonores, ondes lumineuses, effluves odorants, etc. : c'est l'*appareil de réception;* 2° une partie centrale, située dans le névraxe, ayant pour rôle de percevoir l'impression brute produite sur l'appareil périphérique, de l'élaborer, de la transformer : c'est l'*appareil de percep-*

tion ; 3° une partie intermédiaire ou *appareil de transmission,* unissant l'une à l'autre les deux parties précitées et chargée, comme son nom l'indique, de transporter l'impression depuis l'appareil de réception jusqu'à l'appareil de perception ; elle est constituée par les nerfs dits sensoriels.

De ces trois parties essentielles des appareils des sens, les deux dernières ont été déjà étudiées dans le livre précédent (voy. Névrologie), l'une avec le système nerveux central, l'autre avec le système nerveux périphérique. Nous n'avons donc à nous occuper ici que de la troisième, l'appareil de réception périphérique ou organe sensoriel proprement dit.

L'appareil récepteur périphérique des impressions est représenté, à vrai dire, par les fibrilles terminales des nerfs sensoriels ou, pour employer une expression

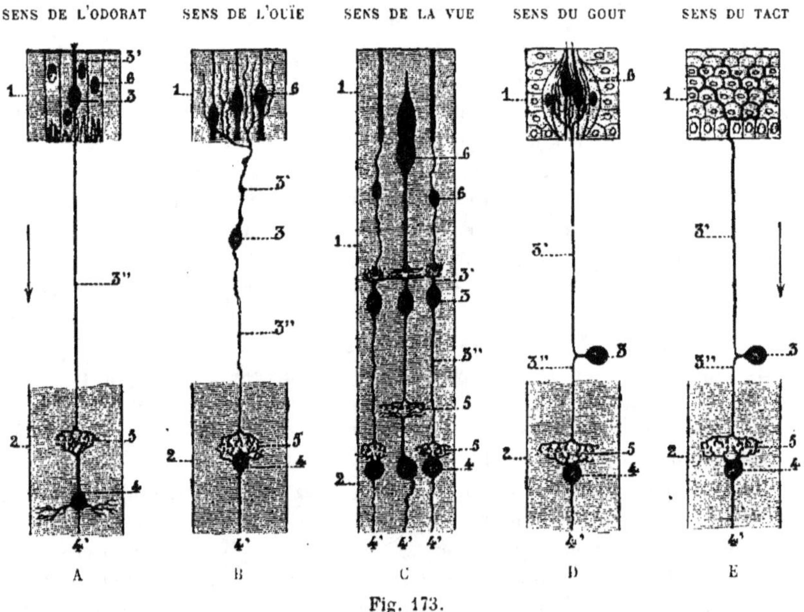

Fig. 173.

Figure schématique montrant la disposition générale et les homologies des différents neurones sensoriels.

1, membrane sensorielle (muqueuse olfactive pour le sens de l'odorat, crête acoustique et organe de Corti pour le sens de l'ouïe, rétine pour le sens de la vue, muqueuse linguale pour le sens du goût, peau pour le sens du tact). — 2, centres nerveux. — 3, neurone sensoriel périphérique, avec : 3', son prolongement périphérique ou cellulipète ; 3'', son prolongement central ou cellulifuge. — 4, neurone sensoriel central (cellules mitrales pour le sens de l'odorat, cellules nerveuses de la rétine pour le sens de la vue) avec 4', son prolongement cylindraxile ou cellulifuge. — 5, point de contact entre le neurone périphérique et le neurone central. — 6, cellules épithéliales différenciées en cellules sensorielles.

plus scientifique que nous sommes maintenant bien à même de comprendre, par les *prolongements externes des neurones sensoriels périphériques.* Ces prolongements, comme nous le montre la figure ci-dessus (fig. 173), sont très variables dans leur longueur : les uns sont relativement très longs, comme ceux des neurones affectés au sens du tact (E), qui s'étendent depuis leur territoire cutané jusqu'aux ganglions spinaux ; les autres sont très courts, comme ceux des neurones olfactifs (A), qui n'occupent qu'une toute petite partie de la muqueuse pituitaire. Mais qu'ils soient longs ou courts, ils sont toujours morphologiquement homologues : ce sont les prolongements protoplasmiques des neurones correspondants et, de ce fait, ils jouissent de la conduction centripète ou cellulipète.

Les découvertes les plus récentes nous apprennent que ces prolongements se terminent par des extrémités libres, soit dans de petits appareils spéciaux, comme les corpuscules de Pacini et de Meissner, soit au sein de cellules épithéliales, lesquelles, sur bien des points se différencient au contact des fibres nerveuses (*cellules sensorielles*) pour faciliter la fonction de celles-ci et jouer ainsi dans la réception des impressions un rôle encore mal défini, mais certain et probablement très actif : telles sont les cellules gustatives, dérivées des cellules épithéliales de la muqueuse linguale ; les cellules auditives, qui proviennent de l'épithélium de revêtement du labyrinthe membraneux ; les cellules visuelles, qui se développent à la partie externe de la rétine.

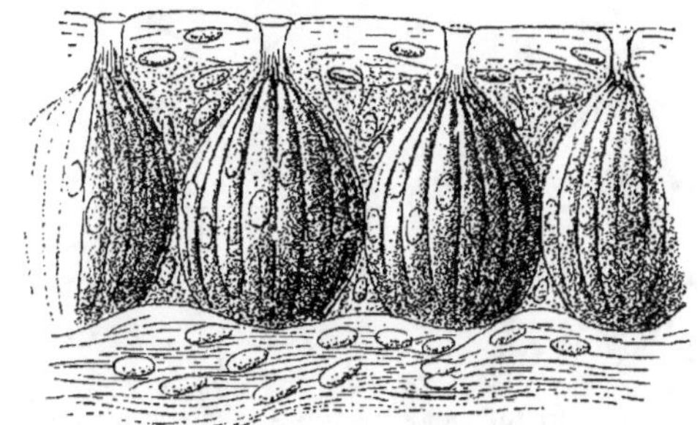

Fig. 174.

Cellules épithéliales de la muqueuse linguale, différenciées pour former les corpuscules du goût (d'après ENGELMANN).

Les terminaisons nerveuses sensorielles, avec ou sans appareils spéciaux, avec ou sans cellules sensorielles, se disposent dans l'épaisseur de membranes qui leur servent de substratum anatomique et à la constitution desquelles elles prennent une part plus ou moins importante. Ces membranes deviennent ainsi des parties intégrantes des appareils sensoriels. Ce sont : la peau ou segment externe, pour les nerfs du tact ; la muqueuse linguale, pour les nerfs du goût ; la pituitaire, pour les nerfs olfactifs ; la rétine, pour les fibres du nerf optique ; le labyrinthe membraneux, pour les fibres de l'acoustique.

À ces membranes sensorielles, qui sont les *parties essentielles* des organes des sens, viennent s'ajouter, à titre d'*annexes*, un certain nombre de formations accessoires, qui ont pour attribution, suivant les cas : 1° de protéger les membranes précitées, par elles-mêmes très minces et très délicates ; 2° de faciliter l'arrivée à leur surface du stimulant qui doit mettre leur excitabilité en jeu ; 3° de favoriser l'action de ce stimulant, soit en le renforçant, soit en augmentant sa durée ; 4° de doser ce stimulant pour ainsi dire, comme le fait l'iris pour la lumière, afin de rendre l'impression plus nette et plus pure. Ces parties accessoires, qui constituent pour les organes des sens de véritables appareils de perfectionnement, varient naturellement, pour chacun d'eux, dans leur configuration extérieure et dans leur structure. Pour cette raison, elles se prêtent difficilement, on le conçoit, à une étude d'ensemble. Nous les décrirons séparément et en détail, à propos de celui de nos cinq sens auquel elles sont annexées.

Nous étudierons les organes des sens, parties essentielles et parties accessoires, dans l'ordre suivant :

1° Le sens *du tact* ;
2° Le sens *du goût* ;
3° Le sens *de l'odorat* ;
4° Le sens *de la vue* ;
5° Le sens *de l'ouïe*.

CHAPITRE PREMIER

SENS DU TACT

(PEAU ET SES ANNEXES)

Le sens du tact a pour siège la *peau* ou *tégument externe*.

La peau se présente chez l'homme sous la forme d'une vaste membrane, enveloppant le corps tout entier et renfermant dans son épaisseur, entre autres éléments constituants, toute une série de petits appareils nerveux destinés à recueillir les impressions dites *tactiles*.

Mais là ne se borne pas le rôle de la peau : par son épaisseur et sa résistance, elle garantit les organes sous-jacents contre les injures qui pourraient les atteindre dans leur fonctionnement ou même dans leur constitution anatomique. Elle acquiert ainsi toute la valeur d'un appareil de protection de premier ordre, auquel viennent s'ajouter encore, comme de précieux auxiliaires, les *ongles* et les *poils*, chez les animaux tout au moins qui possèdent ces deux ordres d'organes à l'état de développement parfait.

Enfin, par les glandes nombreuses qui entrent dans sa constitution, *glandes sudoripares* et *glandes sébacées*, la peau joue un rôle important dans l'excrétion : elle est, au même titre que le rein, un vaste émonctoire à travers lequel s'échappent les matériaux de déchet qui proviennent des combustions organiques.

Nous avons donc à étudier à propos de la peau :

1° Sa *conformation extérieure ;*

2° Sa *constitution anatomique ;*

3° Ses *annexes*, comprenant, sous ce titre d'annexes, les *glandes sudoripares*, les *glandes sébacées*, les *ongles* et les *poils*.

ARTICLE I

CONFORMATION EXTÉRIEURE DE LA PEAU

Envisagée au point de vue de sa conformation extérieure, la peau nous offre à considérer : 1° ses caractères physiques ; 2° sa surface externe ; 3° sa surface interne ; 4° les formations sous-cutanées.

§ I. — CARACTÈRES PHYSIQUES

1° Étendue. — La peau s'étale sur toute la périphérie du corps. Elle en recouvre successivement toutes les saillies, toutes les dépressions et reproduit exactement, en les arrondissant plus ou moins, toutes les formes extérieures des organes sous-jacents.

Sa superficie devrait, ce semble, être égale à celle du corps lui-même. Elle est, en réalité, un peu plus considérable en raison des replis que forme le tégument externe dans quelques régions, notamment sur le prépuce, à la vulve, à l'entrée des fosses nasales, sur le pavillon de l'oreille. D'après les mensurations de Sappey, la superficie de la peau, chez un homme de taille et de corpulence moyennes, égale environ 15.000 centimètres carrés, ainsi répartis :

Pour la tête	1.323 cent. carrés.
Pour le cou	340 —
Pour le tronc	4.346 —
Pour les deux membres supérieurs.	3.558 —
Pour les deux membres inférieurs	5.516 —
Pour le scrotum, le périnée et le pénis.	214 —
Pour les deux pavillons de l'oreille	62 —
Total.	15.359 cent. carrés.

Sappey s'est servi, pour ses mensurations, d'un procédé dit géométrique : tour a tour il a considéré la tête comme une sphère, le cou, le tronc et les membres comme autant de cylindres, et il a pu, par une opération des plus simples, évaluer la surface de ces différents segments du corps ; puis, en totalisant les résultats partiels, il a obtenu la superficie totale du tégument externe. Tout récemment Wil-mart (*La Clinique*, 1896), en employant deux procédés, qu'il désigne lui-même sous les noms de *procédé de badigeonnage* et *procédé de tapissage*, est arrivé, en ce qui concerne la superficie de la peau, à des chiffres un peu plus élevés que ceux obtenus par Sappey : le premier procédé lui a donné 18.700 centimètres carrés ; le second, 16.400 centimètres carrés.

La peau, partout continue à elle-même, forme pour ainsi dire une membrane sans fin. Au niveau des ouvertures naturelles du corps, elle se réfléchit sur le pourtour de ces ouvertures, pour se continuer, sans ligne de démarcation bien précise, avec le tégument interne ou membranes muqueuses. Ce mode de continuité entre le tégument externe et le tégument interne au niveau des orifices naturels n'est pas exactement le même pour tous ces orifices. Il présente au contraire, pour chacun d'eux, des dispositions spéciales que nous étudierons ultérieurement à propos des paupières, de la bouche, de l'anus, de la vulve et de l'urèthre.

2° **Épaisseur**. — L'épaisseur de la peau varie suivant les sujets, et, sur le même sujet, suivant les régions. Très mince sur certains points, les paupières et le pénis par exemple, la peau est très épaisse sur d'autres, comme la paume des mains et la plante des pieds, où son épaisseur semble s'accroître avec les frottements dont ces surfaces sont l'objet.

Il est à remarquer, en ce qui concerne les membres, que la peau est plus mince sur la face interne que sur la face externe, plus mince aussi sur la surface de flexion que sur la surface d'extension.

L'épaisseur de la peau, exprimée en chiffres, oscille en général de 1/2 milli-mètre à 2 millimètres. Elle est de 3 millimètres à la paume des mains et à la plante des pieds ; elle peut atteindre jusqu'à 4 millimètres à la région de la nuque.

3° **Résistance**. — La résistance de la peau est considérable. Il résulte d'expé-riences fort précises entreprises sur ce sujet par Sappey que des bandelettes de peau, qui ont 2 millimètres de largeur sur 3 millimètres d'épaisseur, peuvent sup-porter un poids de 2 kilogrammes. Des bandelettes d'une largeur double supportent des poids d'une valeur double. Les bandelettes de 10 à 12 millimètres de largeur ne sont pas rompues par un poids de 7 ou 8 kilogrammes ; elles peuvent même résister à des poids de 10 et 12 kilogrammes.

Au cours de ces expériences, les bandelettes, cédant à l'action des poids, s'allongent très nettement. En même temps, on le conçoit, elles perdent de leur largeur et de leur épaisseur.

La résistance de la peau est due principalement aux fibres conjonctives et aux fibres élastiques qui entrent dans la constitution du derme.

4° Coloration. — La coloration de la peau varie suivant les âges, suivant les régions et suivant les races.

Elle varie d'abord suivant les âges : on sait qu'à la naissance la peau est généralement d'un blanc rosé. Plus tard, chez l'enfant et chez l'adolescent, elle perd peu à peu sa coloration rosée et devient blanche. Cette coloration blanchâtre persiste et s'accentue chez l'adulte. Chez le vieillard, enfin, la peau, subissant les effets de cette déchéance générale qui frappe tous nos organes, s'amincit, se ride et revêt en même temps une teinte plus foncée ou même une nuance légèrement jaunâtre.

Certaines régions du corps ont la peau plus foncée que d'autres : tels sont les organes génitaux chez l'homme et, chez la femme, l'aréole du sein, les grandes et les petites lèvres. Chacun sait que les parties qui sont ordinairement découvertes, comme les mains, le cou et la face, sont plus foncées que les parties cachées par les vêtements. Il est à remarquer encore que la coloration de la peau est généralement un peu plus claire sur la face antérieure du tronc que sur sa face postérieure ; et, en ce qui concerne les membres, plus claire sur la surface de flexion que sur la surface d'extension.

Mais c'est surtout l'influence ethnique qui modifie la coloration du tégument externe. Depuis longtemps déjà les anthropologistes, se plaçant à ce point de vue spécial, ont divisé les races humaines en *races blanches*, *races jaunes* et *races noires*. Une pareille classification est véritablement trop sommaire : les hommes blancs, les hommes jaunes, les hommes noirs ne sont, en effet, que des types fondamentaux, entre lesquels se déroule une longue série de types intermédiaires. C'est ainsi que Broca a pu introduire dans son tableau chromatique de la peau jusqu'à trente-quatre nuances différentes. On pourrait les multiplier encore, car c'est par des gradations à peu près insensibles qu'on passe d'une extrémité à l'autre de l'échelle ethnique, des blancs, qui habitent nos pays, aux populations nègres, qui vivent dans le centre de l'Afrique et dans la Mélanésie.

Quoi qu'il en soit, la coloration de la peau dans l'espèce humaine dépend de deux éléments : 1° de la matière colorante rouge du sang ou *hématine*, qui circule dans les réseaux capillaires du derme et qui est vue par transparence à travers la mince couche de l'épiderme ; 2° de la matière colorante noire ou *mélanine*, qui se dispose sous forme de granulations dans les cellules de la couche profonde de l'épiderme. A l'hématine et à la mélanine, il convient d'ajouter, à l'état pathologique, les matières colorantes de la bile, qui se produisent dans le foie et qui, résorbées par les vaisseaux, viennent communiquer à la peau une teinte jaune plus ou moins marquée (*teinte ictérique, teinte subictérique*).

§ II. — Face libre ou superficielle

La surface extérieure de la peau est loin d'être lisse et unie. Indépendamment des productions cornées, les ongles et les poils, que nous étudierons à propos des annexes, elle nous présente des saillies, des sillons et des orifices :

1° Saillies. — Les saillies sont de deux ordres. — Les unes, *permanentes*, sont formées par les papilles du derme, que nous retrouverons dans un instant. Elles sont principalement visibles à la paume des mains et à la plante des pieds, où elles se disposent en rangées régulières, tantôt rectilignes, tantôt curvilignes. Sur la pulpe des doigts, elles forment un système de courbes concentriques à concavité dirigée en haut (fig. 175). — Les autres, purement *temporaires*, sont déterminées par la projection au dehors des follicules pileux sous l'influence du froid ou à la suite d'une émotion vive. Leur apparition brusque à la surface de la peau est vulgairement connue sous le nom de *chair de poule*.

2° Sillons ou plis. — Les sillons ou plis que nous présente la face externe de la peau sont de quatre ordres, suivant leur mode de production. — Nous remarquerons, tout d'abord, les *sillons interpapillaires*, qui séparent les unes des autres les rangées de papilles ci-dessus décrites. — Nous avons ensuite les *plis musculaires*, qui se produisent sur les portions du tégument où viennent s'insérer les muscles, au front et à la face par exemple : ils résultent de la contraction des fibres musculaires sous-jacentes et leur direction est toujours perpendiculaire à celle des fibres qui les déterminent. Ces plis sont d'abord temporaires, durant seulement

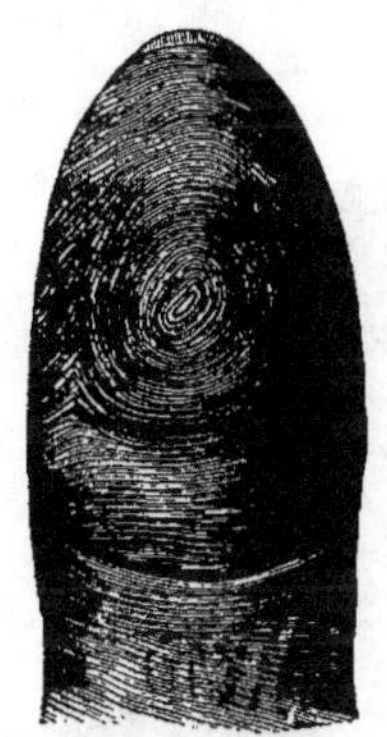

Fig. 175.

Disposition des crêtes papillaires sur la face palmaire de la phalangette du pouce.

ce que dure la contraction elle-même. Mais plus tard, à force de se renouveler, ils s'impriment peu à peu sur les téguments, s'accusent de plus en plus et finissent par devenir permanents. — Nous avons en troisième lieu les *plis articulaires* ou *plis de locomotion*, dus aux mouvements qu'exécutent les uns sur les autres les différents leviers du squelette. Ces plis sont situés au voisinage des articulations, et, comme leur position est ordinairement fixe, ils deviennent pour le chirurgien des points de repère précieux. Comme exemple de plis de locomotion, nous rappellerons les plis transversaux que l'on observe à la face antérieure du coude et du poignet. Nous rappellerons encore les plis transversaux ou obliques de la région palmaire, qui, sous le nom de *lignes de la main*, servent de base à la chiromancie. — Enfin, un quatrième ordre de plis, qu'on pourrait appeler *plis séniles*, est constitué par les rides qu'amène la vieillesse. Ces rides résultent de la disparition progressive de la graisse au-dessous de téguments vieillis qui, ne pouvant plus se rétracter, restent trop étendus pour la surface qu'ils ont à recouvrir et forment alors des plis.

3° Orifices. — La surface extérieure de la peau est, pour ainsi dire, criblée d'orifices. Ces orifices, de forme et de dimensions fort variables, appartiennent : 1° aux follicules pileux, qui livrent passage aux poils ; 2° aux glandes sébacées et sudoripares, par lesquelles s'écoulent la matière sébacée et la sueur.

Les crêtes papillaires forment à la paume des mains et à la plante des pieds, principalement au niveau des phalangettes, des dessins plus ou moins complexes, qui varient pour chaque sujet, et, sur le même sujet, pour chacun des doigts et des orteils. Déjà, en 1823, Purkinje signale l'intérêt qui s'attache à ces dessins, dont il fait du reste une description minutieuse. En 1868, Alix les étudie comparativement chez l'homme et chez les singes, cherchant surtout à mettre en lumière les différences qui existent à cet égard entre la main humaine et la main des autres primates. Tout récemment, en 1891, Galton publie dans les *Philosophical Transactions* un long mémoire basé sur l'examen des empreintes du pouce, prises sur 2.500 sujets environ. De l'étude méthodique de ces empreintes, l'anatomiste anglais a su dégager un certain nombre de types principaux dans lesquels peuvent trouver place tous les cas individuels. Voici sur quels principes repose cette classification.

Si nous jetons un coup d'œil sur la face palmaire de la phalangette du pouce (fig. 176), nous constatons deux ordres de lignes papillaires, savoir : 1° à la base de la phalangette, des lignes papillaires *transversales*, parallèles par conséquent aux plis articulaires; 2° sur la pulpe du doigt, des lignes *courbes et concentriques*, dont la concavité regarde en haut et dont les extrémités se perdent sur les deux côtés, le côté radial et le côté cubital, de la phalangette.

Les lignes courbes affectent dans leur disposition des formes fort diverses. Dans certains cas, elles se redressent graduellement au fur et à mesure qu'elles sont plus éloignées de l'extrémité libre du doigt, je veux dire qu'elles présentent une concavité de moins en moins prononcée au fur et à mesure qu'elles se rapprochent des lignes horizontales et qu'elles se confondent avec ces dernières par gradation insensible (fig. 177, 1). Cette disposition, que Galton désigne sous le nom de *type primaire*, est relativement rare. Le plus souvent, les lignes courbes les plus supérieures sont concaves comme les autres, de telle sorte que leur extrémité interne et leur extrémité externe tombent sur les lignes transversales suivant deux angles qui se regardent l'un l'autre ou, ce qui revient au même, qui regardent tous les deux l'axe du doigt. Ces deux angles se distinguent, pour chacun des doigts, en *angle interne* ou *cubital* et *angle externe* ou *radial*. Dans la nomenclature qui va suivre, nous désignerons ces deux angles ou plutôt le point où se trouve leur sommet par les lettres *i* et *e*, répondant la première à l'angle interne, la seconde à l'angle externe (fig. 177).

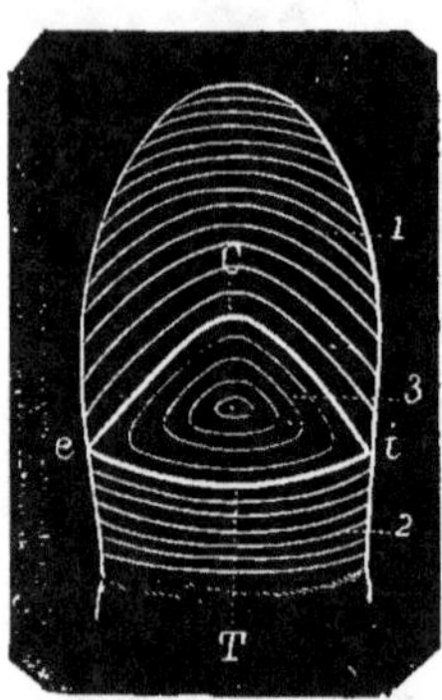

Fig. 176.

Empreintes du pouce droit (schématique).

1. lignes courbes. — 2. lignes transversales. — 3. lignes intermédiaires. — C. la plus élevée des lignes courbes. — T. la plus inférieure des lignes transversales. — e, i, côté externe et côté interne du pouce.

D'autre part, et cela est la conséquence de la direction différente des lignes papillaires précitées, il existe entre le système des fibres courbes et le système des fibres transversales un *espace intermédiaire*, de forme triangulaire ou elliptique, dans lequel se développent d'autres lignes papillaires (*système intermédiaire*), se disposant suivant les cas en forme d'ovales ou de cercles concentriques, en forme de tourbillon simple ou double, en forme de spirale, de crosse, de raquette, etc. Cet espace intermédiaire est tout naturellement limité (fig. 177,3) en bas par la plus élevée des lignes courbes (ligne C), en haut par la plus inférieure des lignes transversales (ligne T).

Les relations des lignes C et T avec les points *e* et *i* sont fort variables, et c'est précisément sur la variabilité de ces rapports qu'est basée la nomenclature de Galton. Ainsi, la ligne C peut passer à la fois par les points *e* et *i* ou bien ne passer que par l'un de ces points seulement, soit le point *e*, soit le point *i*, : de là, pour cette ligne trois dispositions différentes. Il en est absolument de même pour la ligne T qui, elle aussi, peut passer à la fois par les deux points *e* et *i*, ou bien par l'un d'eux seulement, présentant ainsi les trois modalités de la précédente. Or, comme chacune des trois dispositions de la ligne C peut se combiner avec chacune des trois dispositions de la ligne T, on voit qu'il existe neuf combinaisons, lesquelles réunies à la disposition signalée plus haut sous le nom de *type primaire* portent à dix les différentes modalités ou types suivant lesquels peuvent se disposer les lignes papillaires de la phalangette. Ces types sont les suivants :

Premier type (type primaire). — Les lignes courbes se rapprochent graduellement de la direction rectiligne et finissent par se confondre avec les lignes transversales. Conséquemment, il n'existe aucun espace intermédiaire entre les deux systèmes de lignes, comme cela s'observe dans tous les types suivants (fig. 177,1).

Deuxième type Cei, Tei). — La ligne courbe la plus supérieure ou ligne C passe à la fois par les points *e* et *i*, et il en est de même de la ligne transversale la plus inférieure ou ligne T. Les deux lignes précitées se rencontrent par conséquent l'une avec l'autre sur le côté interne et sur le côté externe de la phalangette. On désigne cette disposition par la formule abrégée Cei, Tei, dans laquelle les relations des deux lignes fondamentales C et T avec les points *e* et *i* sont nettement indiquées (fig. 177,2).

Troisième type (Ce, Ti). — La ligne C passe par le point *e* et non par le point *i*; par contre, la ligne T passe par le point *i* et sans passer par le point *e* (fig. 177,3).

Quatrième type (Ci, Te). — La ligne C passe par le point *i* et non par le point *e*; la ligne T passe par le point *e* et non par le point *i* (fig. 177,4).

Cinquième type (Ci, Ti). — Les deux lignes C et T passent toutes les deux par le point *i*; aucune d'elles ne passe par le point *e* (fig. 177,5).

Sixième type (Cei, Ti). — La ligne C passe par le point *e* et *i*; la ligne T passe seulement par le point *i* (fig. 177,6).

Septième type (Ci, Tei). — Dans ce type, c'est la ligne T qui passe à la fois par les deux points *e* et *i*; quant à la ligne C, elle passe seulement par le point *i* (fig. 177,7).

Huitième type (Ce, Te). — Les deux lignes C et T passent l'une et l'autre par le point *e ;* aucune d'elles ne passe par le point *i* (fig. 177,8).

Neuvième type (Ce, Tei). — La ligne C passe par le point *e* seulement. La ligne T passe à la fois par les points *e* et *i* (fig. 177,9).

Dixième type (Cei, Te). — La ligne C passe à la fois par les points *e* et *i*, tandis que la ligne T ne passe que par le point *e* (fig. 177,10).

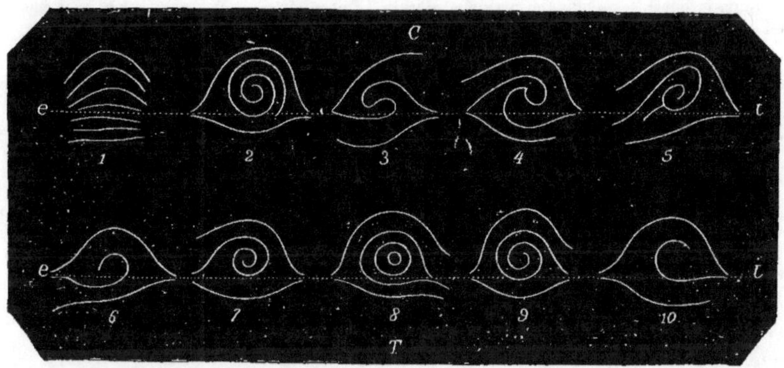

Fig. 177.

Figure schématique indiquant les divers types suivant lesquels se disposent, d'après GALTON, les lignes papillaires de la phalangette du pouce.

Les majuscules C et T indiquent la situation respective des lignes courbes (C) et des lignes transversales (T) : les minuscules *e* et *i* répondent au côté externe et au côté interne de la phalangette. — 1, premier type *(type primaire)*. — 2, deuxième type (Cei, Tei). — 3, troisième type (Ce, Ti). — 4, quatrième type (Ci, Te). — 5, cinquième type (Ci, Ti). — 6, sixième type (Cei, Ti). — 7, septième type (Ci, Tei). — 8, huitième type (Ce, Te). — 9, neuvième type (Ce, Tei). — 10, dixième type (Cei, Te).

Est-il besoin de rappeler que, dans les neuf derniers types, la ligne C et la ligne T sont séparées l'une de l'autre par un espace plus ou moins large, dans lequel se dispose le *système intermédiaire* des lignes papillaires, affectant les formes diverses de spirale, de cercles concentriques, de crosse, de raquette, etc.. que nous avons déjà indiquées ci-dessus.

CH. FÉRÉ, qui a étudié suivant la méthode de GALTON les dessins papillaires de cent quatre-vingt-deux épileptiques, non pas seulement sur les doigts, mais encore sur le gros orteil, n'a rencontré sur ce dernier que sept types sur les dix que présentent les doigts. De ces sept types, ceux qu'il a observés le plus fréquemment sont le type primaire et le type Ce, Te (AR-PR de FÉRÉ). En ce qui concerne les doigts, le même auteur est arrivé à cette conclusion que le pouce et l'index, qui sont les deux doigts les plus différenciés au point de vue fonctionnel, sont précisément ceux où les variations morphologiques des crêtes papillaires sont les plus fréquentes.

L'étude des dispositions variables que présentent chez l'homme les lignes papillaires, soulève une foule de questions. toutes intéressantes, mais encore incomplètement résolues. Telles sont leur hérédité. leurs relations avec la sensibilité tactile, leur symétrie, leurs manières d'être aux différents âges de la vie, leurs variations ethniques, etc.

Si nous nous en rapportons aux recherches de GALTON, le type morphologique des lignes papillaires se transmet par hérédité des générateurs à leurs descendants au même titre que les dispositions dites familiales. Par contre, la comparaison des dessins avec la sensibilité tactile n'a fourni jusqu'ici à l'anatomiste anglais que des résultats négatifs.

Pour ce qui a trait à la symétrie, GALTON admet que le type observé sur l'un des pouces s'observe le plus souvent sur le pouce opposé : toutefois la similitude est rarement parfaite. FÉRÉ a rencontré cette symétrie bilatérale avec une fréquence moins considérable. Mais il ne faut pas oublier que ce dernier n'a examiné que des épileptiques; et, dans ce cas, la divergence des résultats obtenus peut s'expliquer peut-être par la différence des milieux où ont opéré les deux observateurs. Quoi qu'il en soit, voici quelle a été, dans les observations de FÉRÉ, la fréquence de cette symétrie pour chacun des cinq doigts de la main :

Pour le pouce . . . . 52,19 p. 100
  — l'index . . . . 41,09 —
  — le médius . . . . 56,59 —
  — l'annulaire . . . . 52,74 —
  — l'auriculaire . . . . 75,27 —

Les observations d'HERSCHEL et celles de GALTON s'accordent à démontrer que les dessins des lignes papillaires ou, ce qui revient au même, les empreintes digitales ne varient pas avec l'âge, qu'elles conservent au contraire, de l'enfant à l'adulte et de l'adulte au vieillard, des caractères toujours identiques, non seulement dans leurs dispositions fondamentales, mais jusque dans leurs moindres détails. Les empreintes digitales deviennent ainsi un excellent élément d'identification et peuvent acquérir une certaine importance en médecine légale, au même titre que la photographie du visage et les divers caractères fournis par l'anthropométrie.

La question des empreintes digitales devra se compléter par l'étude de leurs variations dans les différents groupes ethniques et aussi par la comparaison des dessins obtenus chez l'homme avec ceux fournis par les singes. De ces deux points, le premier n'est pas encore ébauché et le second, en dépit du travail précité d'Alix, appelle encore de nouvelles recherches.

Consultez, au sujet des lignes papillaires de la main : Purkinje, *Commentatio de examine physiologico organi visûs et systematis cutanei*, Breslau, 1823; Alix, *Annales des Sc. naturelles*, 1868, t. VIII, p. 295, et t. IX, p. 5; — Galton, *Nature*, 1888, t. XXXVIII, p. 201; — Du même, *Philosophical Transactions*, 1891, t. CLXXXII, p. 15; — de Varigny, *Rev. scientifique*, 1891; — Ch. Féré, *C. R. Société de Biologie*, 1891 et 1896; — Forgeot, Th. de Lyon, 1891.

§ III. — Face adhérente ou profonde

La face adhérente de la peau est très irrégulière. Elle est creusée tout d'abord d'une série de dépressions plus ou moins profondes, qui sont comblées par des pelotons adipeux. Elle nous présente, ensuite, de nombreux orifices à travers lesquels pénètrent les vaisseaux destinés à la peau.

§ IV. — Formations sous-cutanées

Dans toute l'étendue de la face profonde, la peau est reliée aux organes sous-jacents, quelle que soit la nature de ces organes, par une couche de tissu conjonctif plus ou moins riche en graisse : c'est le *tissu cellulaire sous-cutané* que l'on appelle encore *pannicule cellulo-adipeux*, ou tout simplement *pannicule adipeux*. Il s'y développe parfois des *bourses séreuses*. On y rencontre aussi, sur certains points, des formations musculaires, que l'on désigne sous le nom de *muscles peauciers*.

1° Pannicule cellulo-adipeux, fascia superficialis. — Le pannicule cellulo-adipeux se dispose généralement de la façon suivante : les faisceaux conjonctifs sous-cutanés se ramassent à la face profonde de la peau pour former, au-dessous d'elle, une espèce de membrane réticulée intimement unie au derme. Ils se fusionnent de même au-dessus de l'aponévrose et donnent ainsi naissance à une nouvelle lame, constituée comme la précédente, mais beaucoup plus mince. Des tractus conjonctifs, à trajet vertical ou oblique, unissent l'une à l'autre ces deux lames et circonscrivent ainsi un système de loges ou aréoles, dans lesquelles s'amasse le tissu adipeux. Ainsi disposé, le pannicule cellulo-adipeux prend, en anatomie topographique, le nom de *fascia superficialis* et il se compose, comme on le voit : 1° de deux feuillets conjonctifs, l'un superficiel ou dermique, l'autre profond ou sus-aponévrotique ; 2° d'une couche de graisse, comprise entre ces deux feuillets. C'est encore entre les deux feuillets du fascia superficialis que cheminent les vaisseaux et les nerfs dits *superficiels* ou *sous-cutanés*.

Tandis que le feuillet superficiel du fascia superficialis est intimement uni au derme et fait corps avec lui, le feuillet profond est séparé de l'aponévrose par une couche de tissu conjonctif lâche, qui lui permet de glisser facilement sur elle. Ainsi s'explique la mobilité des téguments sur les couches sous-jacentes : ce n'est pas la peau qui se meut sur le pannicule cellulo-adipeux, mais la peau et le pannicule qui, ensemble, glissent sur l'aponévrose.

Chacun sait que la mobilité de la peau n'est pas partout la même : très étendue sur certains points, elle est, sur d'autres, fort limitée. Il est même un certain nombre de régions où les téguments sont à peu près immobiles : telles sont la région du creux axillaire, la paume des mains, la plante des pieds. Dans ces régions, le tissu cellulaire sous-cutané présente une disposition toute particulière : aux lieu et place des deux feuillets conjonctifs qui caractérisent le fascia superficialis, nous

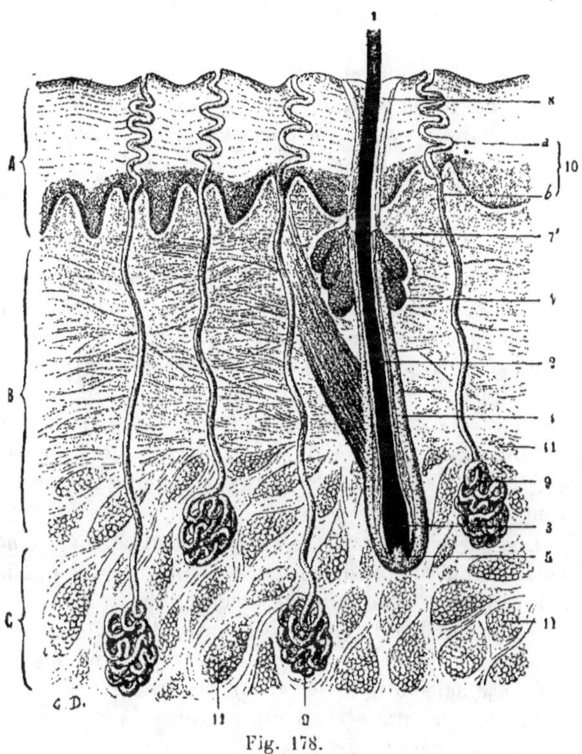

Fig. 178.

Coupe transversale de la peau.

A, épiderme. — B. derme. — C, tissu cellulaire sous-cutané.

1, tige d'un poil, avec : 2, sa racine ; 3, son bulbe ; 4, son follicule ; 5, sa papille. — 6, un muscle redresseur du poil. — 7, glande sébacée, avec 7', son canal excréteur s'ouvrant dans le follicule pileux. — 8, espace libre par lequel s'écoule la matière sébacée.   9, glomérule d'une glande sudoripare. — 10, son canal excréteur ou canal sudorifère, avec : a, sa portion rectiligne ; b, sa portion flexueuse. — 11, aréoles du derme et du tissu cellulaire sous-cutané dans lesquelles s'amassent de petits paquets adipeux.

rencontrons des trousseaux fibreux, à la fois très courts et très résistants, qui se détachent de la face profonde du derme et vont, d'autre part, s'implanter directement sur l'aponévrose. Ils unissent ainsi ces deux membranes d'une façon intime, d'une façon tellement intime que la première ne peut glisser sur la seconde. Ici encore, les trousseaux fibreux qui vont du derme à l'aponévrose circonscrivent entre eux un système d'étroites aréoles où se tassent des pelotons adipeux. Il est à remarquer que la graisse s'y trouve pour ainsi dire dans un état de compression permanente : en effet, lorsqu'on vient à sectionner, dans ces régions, la peau et le tissu cellulaire sous-cutané, on voit les pelotons adipeux faire hernie à la surface de section. C'est à une pareille disposition que les téguments, à la paume de la main et à la plante du pied, doivent cette élasticité et cette résistance qui leur sont propres et qui se trouvent merveilleusement adaptées à leur fonction.

2° Bourses séreuses sous-cutanées. — Les bourses séreuses sous-cutanées, encore appelées *bourses muqueuses*, sont des cavités plus ou moins spacieuses, creusées dans le tissu cellulaire sous-cutané et destinées à favoriser le glissement de la peau sur les couches sous-jacentes.

a. *Situation et mode de développement.* — On en rencontre, en général, sur tous les points où la peau recouvre quelques parties saillantes du squelette, et leur développement est la conséquence même du glissement de la peau sur ces parties saillantes.

Sous l'influence de ces glissements, en effet, les faisceaux conjonctifs qui unissent le derme à l'aponévrose ou au périoste, s'allongent, s'amincissent, se raréfient et finissent même par disparaître. Du même coup, les aréoles, délimitées par eux, s'agrandissent, puis se fusionnent de proche en proche, pour ne plus former bientôt qu'une seule cavité, cloisonnée ou non, qui n'est autre qu'une bourse séreuse.

Produites par les frottements de la peau, les bourses séreuses sous-cutanées sont, tout naturellement, d'autant plus spacieuses qu'elles occupent des régions où ces frottements sont plus étendus et plus souvent répétés. Pour la même raison, elles se développent graduellement avec les progrès de l'âge : elles sont plus marquées chez l'adulte que chez l'enfant, plus considérables encore chez le vieillard que chez l'adulte. La plupart d'entre elles n'apparaissent qu'après la naissance, alors que se montrent et se régularisent les différents actes de la locomotion. Quelques-unes cependant, fixées par l'hérédité, existent déjà chez le fœtus à terme : elles sont dites *congénitales*, par opposition aux précédentes qui sont *acquises* au cours de la vie aérienne.

b. *Structure.* — Les parois des bourses séreuses sous-cutanées, inégales et rugueuses, sont formées par des fibres de tissu conjonctif, mêlées à des fibres élastiques. Elles acquièrent parfois, par suite du tassement de ces fibres, une épaisseur et une résistance considérables. Mais elles ne forment jamais une membrane isolable et, bien qu'on rencontre à leur surface libre un certain nombre de cellules plates, elles ne s'élèvent jamais au rang de véritables séreuses.

La cavité elle-même de la bourse séreuse est irrégulière, anfractueuse. Elle est traversée le plus souvent par des tractus conjonctifs, qui, sous forme de filaments ou de lamelles, se rendent d'une paroi à l'autre et divisent ainsi la bourse séreuse en un certain nombre de cavités secondaires. Du reste, les loges multiples dont se compose dans ce cas la cavité séreuse peuvent être complètement indépendantes, ou bien communiquer les unes avec les autres par des orifices plus ou moins considérables.

Les bourses séreuses sous-cutanées, qu'elles soient uniloculaires ou multiloculaires, sont remplies par un liquide clair et transparent, analogue à la lymphe.

c. *Division.* — Nous diviserons les bourses séreuses sous-cutanées en trois grandes classes : 1° les *bourses séreuses normales*, résultant de frottements qui se produisent normalement chez tous les individus ; on les rencontre sur tous les sujets sans distinction de sexe et de profession ; 2° les *bourses séreuses accidentelles*, qui se montrent sur certains points où la peau est soulevée accidentellement, soit par des tumeurs, soit par des saillies osseuses anormales ; 3° enfin, les *bourses séreuses professionnelles*, qui, comme leur nom l'indique, n'existent que dans certaines professions et dont le siège varie suivant la nature de ces dernières. Telles sont la bourse séreuse des chiffonniers que produit à la région lombaire le frottement de la hotte, la bourse des frotteurs d'appartements que détermine au cou-de-pied droit la courroie de la brosse, etc. Les bourses séreuses professionnelles, on le voit, acquièrent, en médecine légale, une importance considérable : elles peuvent, en effet, dans les cas où la question d'identité est en cause, indiquer à la justice la profession des individus qui en sont porteurs.

d. *Répartition topographique.* — Voici, résumée sous forme de tableau, l'énumération des différentes bourses séreuses sous-cutanées réparties suivant la division adoptée plus haut. Nous mettons en regard de chacune d'elles le nom de l'anatomiste qui l'a découverte ou bien décrite :

Ire CLASSE : BOURSES SÉREUSES NORMALES

a. *Tête et cou :*

Autour de la boule graisseuse de Bichat	VERNEUIL.
A l'angle de la mâchoire inférieure	BÉCLARD.
Au-dessous de la symphyse du menton	VELPEAU.
Entre l'os hyoïde et la membrane thyro-hyoïdienne	MALGAIGNE.
Au-devant de la pomme d'Adam	BÉCLARD.
Sur l'apophyse épineuse de la 7e cervicale (*non const.*)	BÉCLARD.

b. *Tronc :*

Sur l'acromion	BÉCLARD.
Sur le bord antérieur de la clavicule (*non const.*)	?
Sur la face externe du grand dorsal (*non const.*).	BÉCLARD.
Dans la région lombaire (*non const.*)	CRUVEILHIER

c. *Membre supérieur :*

Sur l'épitrochlée.	BÉCLARD.
Sur l'épicondyle.	VELPEAU.
En arrière de l'olécrâne..	CAMPER.
Sur l'apophyse styloïde du radius	BOURGERY.
Sur l'apophyse styloïde du cubitus	BOURGERY.
En arrière des articulations métacarpo-phalangiennes	BÉCLARD.
En avant des articulations métacarpo-phalangiennes	VELPEAU.
En arrière des articulations interphalangiennes	BÉCLARD.

d. *Membre inférieur :*

Sur l'épine iliaque antéro-supérieure	BOURGERY.
Sur le grand trochanter.	BÉCLARD.
Sur l'ischion	VELPEAU.
Sur la face externe de la cuisse (*non const.*)	VELPEAU.
Sur la face antérieure de la cuisse (*non const.*)	VELPEAU.
Sur la moitié inférieure de la rotule.	CAMPER.
A l'angle supérieur et externe de la rotule.	PADIEU.
Sur les parties latérales des condyles fémoraux	VELPEAU.
Sur les tubérosités latérales du tibia	VELPEAU.
Sur la tubérosité antérieure du tibia	?
Sur la crête du tibia	ZOJA.
Sur la crête du péroné	ZOJA.
Sur les deux malléoles	VELPEAU.
Sur la partie postérieure et inférieure du calcanéum.	LENOIR.
Sur la face dorsale des articulations des orteils	BÉCLARD.
Sur la face dorsale du scaphoïde du pied (*non const.*	VELPEAU.
Sur le tubercule du même os (*non const.*)	VELPEAU.
Sur l'articulation tarso-métatarsienne (*non const.*).	BRODIE.
En dedans de la tête du premier métatarsien (*non const.*)	BRODIE.
Sur l'extrémité postérieure du cinquième métatarsien (*non const.*)	VELPEAU.
Sur le côté externe de l'extrémité antérieure du même os *non const.*	VELPEAU.
Au-dessous de la tête du cinquième métatarsien.	LENOIR.
Au-dessous de la tête du premier métatarsien.	LENOIR.

2e CLASSE : BOURSES SÉREUSES ACCIDENTELLES

Sur le sommet de la gibbosité des bossus.	?
Sur les hernies anciennes.	BROCA.

Sur les tumeurs volumineuses et anciennes . . . . ?
Sur la saillie des pieds bots qui sont en rapport avec le sol. . . . . BRODIE.
Sur le moignon des amputés . . . . BÉCLARD.
Au-dessus des cors aux pieds . . . . ?
Sur les durillons des pieds et des mains. . . . . ?

3ᵉ CLASSE : BOURSES SÉREUSES PROFESSIONNELLES

a. Se développant sur les points où il n'en existe pas à l'état normal :

A la région dorso-lombaire.	Chez les *chiffonniers.*
Au-devant du sternum	— *menuisiers.*
Sur la face externe du grand dorsal et sur les côtés du rachis	— *portefaix.*
Sur le bord externe et supérieur du trapèze	— *porteurs d'eau.*
Au vertex	— *porteurs à la halle.*
Au coude qui porte la marguerite	— *corroyeurs.*
A la partie antérieure et interne de l'avant-bras gauche.	— *doreurs sur métaux.*
A la partie postérieure du cubitus gauche et sur la face dorsale des 4ᵉ et 5ᵉ métatarsiens	— *ouvriers en papiers peints.*
Au-dessus du carpe droit, sur le vertex et au-dessous de l'articulation acromio-claviculaire gauche.	— *scieurs de long.*
Aux mains, au-dessus des durillons	— *manouvriers.*
Au-devant du grand trochanter droit et de la partie inférieure de la cuisse droite	— *joueurs d'orgue.*
En avant de la partie inférieure de la cuisse	— *cordonniers.*
Sur le cou-de-pied droit	— *frotteurs de parquets.*
Au sacrum et sur les deux genoux	— *ramoneurs.*

b. Résultant de l'agrandissement d'une séreuse qui existe normalement :

Des deux séreuses olécraniennes	Chez les *bijoutiers-graveurs.*
De la séreuse olécranienne droite seulement	— *bijoutiers-guillocheurs.*
De la séreuse de l'épine iliaque antéro-supérieure. . .	— *tisserands.*
Des deux séreuses prérotuliennes.	— *bitumiers.*
— —	— *couvreurs.*
— —	— *rabotteurs de parquet.*
— —	— *religieux.*

A consulter, au sujet des bourses séreuses sous-cutanées, PADIEU, *Des bourses séreuses sous-cutanées*, Th. Paris, 1839 ; — CALORI, *Sulle borse mucose sotto-cutanee del corpo umano*, Memor. della Accad. di Scienze di Bologna, 1857 ; — VERNOIS, *Bourses séreuses professionnelles*, 1862 ; — BLEYNIE. *Anat. et path. des bourses celluleuses sous-cutanées*, Th. Paris, 1865 ; — ZOJA, *Sulle borse sierose « propriamente delle vescicolari degli arti umani*, Milano, 1865 ; — HEINECKE, *Anat. u. Pathol. der Schleimbeutel und Sehnenscheiden*, Erlangen, 1867 ; — MORESTIN, *Note sur les bourses séreuses de la plante du pied*, Bull. Soc. Anat., 1894 ; — RETTERER, *Sur le développ. morphologique et histologique des bourses muqueuses et des cavités péritendineuses*, Journ. de l'Anat., 1896.

3° Muscles peauciers. — Dans certaines régions du corps, la peau repose directement sur des faisceaux musculaires qui prennent sur le derme la totalité ou une partie seulement de leurs insertions et qu'on appelle, pour cette raison, des *muscles peauciers*. Ces muscles peauciers sont de deux ordres : les uns sont constitués par des fibres striées; les autres, par des fibres lisses.

a. Muscles peauciers à fibres striées. — Les muscles peauciers à fibres striées ont pour type le muscle occipito-cranien et les muscles de la face. De cet ordre encore est le muscle peaucier du cou, rudiment du *panniculus carnosus* qui chez certains mammifères, le cheval notamment, enveloppe le tronc à la manière d'un vaste manteau. Ces muscles peauciers ne s'insèrent pas à la face profonde du derme, comme on l'écrit trop souvent, mais bien dans l'épaisseur même du derme, dans la zone qui supporte les papilles, à 0ᵐᵐ,05 de la surface qui porte l'épiderme (ROBIN).

b. Muscles peauciers à fibres lisses. — Les muscles peauciers à fibres lisses sont au nombre de quatre chez l'homme. Ce sont : 1° le *muscle sous-aréolaire*, qui s'étale sous la peau du mamelon et de l'aréole ; 2° le *muscle périnéal superficiel*, qui se développe dans le tissu cellulaire sous-cutané de la région périnéale ; 3° le *muscle péripénien*, qui entoure le pénis ; 4° enfin le *dartos*, qui forme l'une des enveloppes du testicule. Nous devons nous borner ici à cette énumération sommaire, nous réservant de décrire en détail ces différentes formations musculaires à propos de la mamelle, du périnée, de la verge et du scrotum (voy. Système uro-génital).

ARTICLE II

CONSTITUTION ANATOMIQUE DE LA PEAU

Envisagée au point de vue de sa constitution anatomique, la peau se compose essentiellement de deux couches, régulièrement superposées :

1° Une couche profonde, appelée *derme* ou *chorion* ;

2° Une couche superficielle, appelée *épiderme*.

Embryologiquement, l'épiderme représente le feuillet externe du blastoderme ; le derme provient du feuillet moyen.

§ 1. — Derme ou chorion

Le derme est la partie fondamentale de la peau ; c'est à lui qu'elle doit sa résistance, son élasticité, et aussi sa qualité de membrane sensible, puisque c'est dans le derme que se disséminent les appareils terminaux du tact. Il apparaît, sur les coupes, sous la forme d'une membrane blanchâtre et demi-transparente. Son épaisseur, très différente suivant les régions, varie d'un tiers de millimètre à 2 ou 3 millimètres.

1° Conformation extérieure. — Le derme présente, comme la peau elle-même, deux faces, l'une profonde, l'autre superficielle :

a. *Face profonde.* — La face profonde n'est autre que la face profonde de la peau elle-même : rappelons-nous qu'elle répond au tissu cellulaire sous-cutané, qu'elle est creusée d'aréoles plus ou moins profondes comblées par des glandes sudoripares ou par des pelotons adipeux, qu'elle présente enfin un grand nombre d'orifices dans lesquels s'engagent les vaisseaux et les nerfs cutanés.

b. *Face superficielle.* — La face superficielle répond à l'épiderme. Elle est hérissée dans la plus grande partie de son étendue d'une multitude de petites éminences, ordinairement coniques, connues sous le nom de *papilles*. Nous les décrirons tout à l'heure. Le derme cutané est limité du côté de l'épiderme par une mince bordure hyaline, que l'on

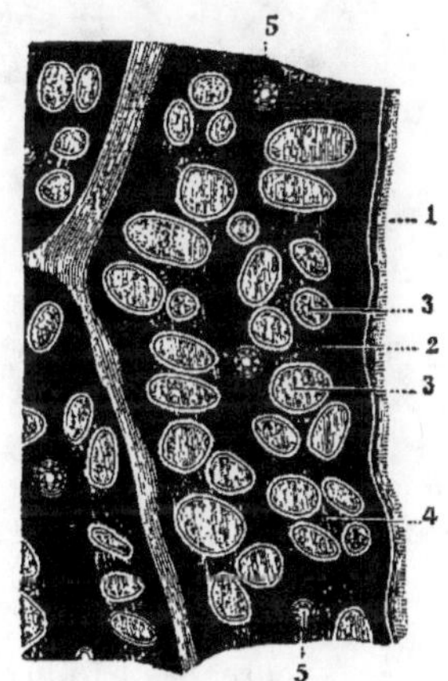

Fig. 179.

Section horizontale à travers les sommets des papilles d'une crête entière et de deux moitiés de crêtes ; gross. de 60 diamètres (d'après Kölliker).

1, couche cornée de l'épiderme dans l'intervalle des crêtes, intéressée, dans la section à travers le sommet des papilles, à cause de son trajet ondulé. — 2, couche de Malpighi. — 3, papilles composées. — 4, couche de Malpighi entre les papilles qui reposent sur une base commune. — 5, canaux sudorifères.

rencontre sans interruption aucune sur toute l'étendue du tégument externe :

c'est la *basement membrane* des histologistes anglais, la *membrane basale* de
RANVIER, la *couche vitrée* de RENAUT. Elle est régulièrement plane sur les points
qui sont dépourvus de papilles. Dans les régions qui en possèdent, elle se soulève
en même temps qu'elles et les suit régulièrement dans toutes leurs sinuosités.

2° Papilles dermiques. — Découvertes en 1664 par MALPIGHI, les papilles dermiques sont très variables dans leur nombre, leurs dimensions, leur forme :

a. *Nombre.* — SAPPEY a compté en moyenne, par millimètre carré, 36 papilles à la
paume des mains et à la plante des pieds, 75 à 130 sur les autres régions du corps.

b. *Dimensions.* — Au point de vue de leurs dimensions, elles se distinguent en
grandes, moyennes et petites. Les plus petites mesurent de 35 à 55 μ de hauteur :
on les rencontre sur la mamelle de la femme, sur le scrotum et à la racine du
pénis, sur la face et plus spécialement sur les paupières, le front, le nez, les joues

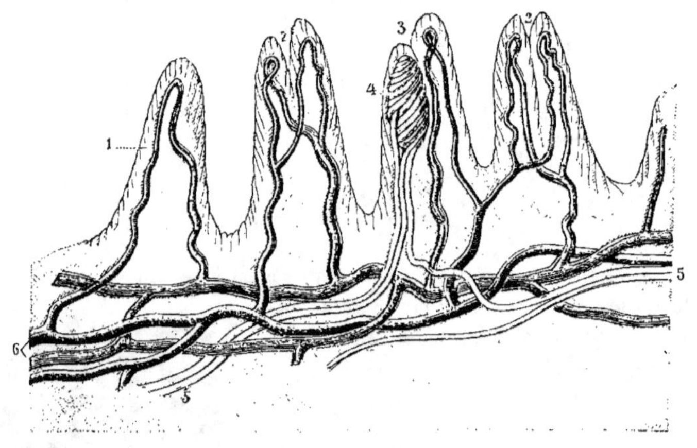

Fig. 180.

Papilles du derme, avec leurs vaisseaux et un corpuscule du tact.

1, papille simple, avec une anse vasculaire. — 2, 2, papilles bifides avec deux anses vasculaires. — 3, papille bifide,
avec une anse vasculaire et un corpuscule du tact, 4. — 5, tubes nerveux se rendant au corpuscule du tact. — 6, réseau
sanguin sous-papillaire.

et le menton (KÖLLIKER). Les plus longues atteignent 110 à 225 μ : on les trouve à
la paume des mains, à la plante des pieds, au-dessous de l'ongle, au niveau des
petites lèvres.

c. *Forme : papilles simples et papilles composées.* — Au point de vue de leur
forme extérieure, les papilles se divisent en papilles simples et en papilles composées :

Les *papilles simples* n'ont qu'un seul sommet. Elles affectent de préférence la
forme conique ; on en voit, cependant, qui sont hémisphériques, cylindriques ou
même légèrement renflées à leur extrémité libre.

Les *papilles composées* sont ainsi appelées parce que, avec une seule base, elles
possèdent deux ou trois sommets, quelquefois quatre ou cinq. Elles se voient à la
paume des mains et à la plante des pieds, où elles se disposent d'une façon toute
particulière. En effet, au lieu de se disséminer sans ordre comme dans la plupart
des régions du corps, elles se juxtaposent régulièrement les unes à la suite des
autres et forment ainsi des séries linéaires, connues sous le nom de *crêtes dermiques.* Ces crêtes dermiques, séparées les unes des autres par des sillons de

même direction, mesurent en largeur de 2 à 7 dixièmes de millimètre et se voient très nettement à la surface de l'épiderme sans le secours d'aucun instrument grossissant. A la paume des mains, elles sont rectilignes ou se disposent suivant une ligne courbe à long rayon. Sur la pulpe des doigts, ce sont surtout, nous l'avons déjà vu (p. 279), des courbes à courts rayons, assez régulièrement concentriques et regardant par leur concavité la racine des doigts. Vues d'en haut, les crêtes dermiques nous présentent les sommets des papilles qui les constituent, lesquels se disposent, pour chacune d'elles, en deux rangées principales. Ces deux rangées sont séparées l'une de l'autre par un sillon irrégulier et peu profond, au fond duquel viennent s'ouvrir les glandes sudoripares (fig. 179,5).

d. *Papilles vasculaires et papilles nerveuses.* — Les papilles du derme renferment à leur centre soit des vaisseaux, soit un corpuscule du tact : de là une nouvelle division des papilles en *papilles vasculaires* et en *papilles nerveuses* (fig. 180). Les premières sont uniformément répandues sur toute. la surface du tégument externe. Les papilles nerveuses se rencontrent exclusivement à la face palmaire de la main et à la face plantaire du pied. Elles sont particulièrement nombreuses au niveau des doigts, comme le démontrent les chiffres suivants : Meissner, au niveau de la troisième phalange de l'index, en a compté jusqu'à 108 sur une étendue de 22 millimètres carrés. Sur une surface de même dimension, ce nombre descendait à 40 au niveau de la deuxième phalange de l'index, à 15 au niveau de la première phalange du même doigt. Il n'était plus que de 8 sur la peau de l'éminence thénar et sur celle qui recouvre la partie moyenne de la paume de la main.

3° Structure générale du derme. — Le derme cutané est essentiellement constitué par du tissu conjonctif, des fibres élastiques, des fibres musculaires lisses et de la graisse. A ces divers éléments s'ajoutent des vaisseaux et des nerfs que nous décrirons plus loin (voy. p. 295).

a. *Tissu conjonctif.* — Le tissu conjonctif est l'élément prédominant du derme. Il se montre sous forme de faisceaux, cylindriques ou aplatis, qui s'entre-croisent dans tous les sens, en formant une espèce de feutrage qui est beaucoup plus serré dans les couches superficielles que dans les couches profondes. Ces faisceaux se disposent pour la plupart parallèlement à la surface du derme ; on en rencontre un certain nombre cependant qui sont perpendiculaires ou obliques. Le long des faisceaux conjonctifs du derme se disséminent de nombreuses cellules du tissu conjonctif, fusiformes ou étoilées. Ces cellules, qui sont *fixes*, ne doivent pas être confondues avec une autre variété de cellules, dites *migratrices*, que l'on rencontre encore dans le derme et qui ne sont autres que des leucocytes ou cellules de la lymphe. En s'entre-croisant les uns avec les autres, les faisceaux conjonctifs du derme ménagent un certain nombre d'espaces, dans lesquels se logent les glandes, les vaisseaux et les nerfs. Tous les vides sont comblés par de la matière amorphe.

b. *Tissu élastique.* — Le tissu élastique est représenté par des fibres de la variété dartoïque. Ces fibres, richement ramifiées et anastomosées entre elles, forment un vaste réseau qui s'entremêle aux faisceaux conjonctifs et qui occupe toute la hauteur du derme. Il est à remarquer cependant que les fibres élastiques deviennent plus minces et moins ramifiées au voisinage des papilles.

c. *Fibres musculaires lisses.* — Les fibres musculaires lisses forment les *muscles redresseurs des poils.* Ces petits muscles, dont nous devons la première description à Kölliker, se montrent au voisinage des follicules pileux sous la forme de faisceaux cylindriques ou aplatis, larges de 45 à 200 μ. Ils prennent naissance dans les couches toutes superficielles du derme. De là, ils se portent obliquement vers le fond du follicule auquel ils sont annexés et s'implantent sur ce follicule, un peu au-dessous de ses glandes sébacées (fig. 181,10). Chaque follicule pileux possède deux ou trois de ces faisceaux musculaires. On conçoit sans peine que, lorsque ces faisceaux viennent à se contracter, les follicules se projettent en dehors, formant ainsi à la surface extérieure de la peau ces myriades de petites élevures dont l'ensemble constitue le phénomène connu sous le nom de *chair de poule*.

d. *Tissu adipeux*. — Le tissu adipeux fait complètement défaut dans les couches superficielles du derme. Il fait son apparition seulement dans les couches profondes, d'abord sous forme de vésicules isolées, puis sous forme de petits pelotons adipeux, qui forment la transition entre les simples vésicules adipeuses et ces lobules adipeux qui remplissent les aréoles de la face profonde du derme. Isolées ou agminées, les vésicules adipeuses se disposent toujours dans les interstices des faisceaux conjonctifs.

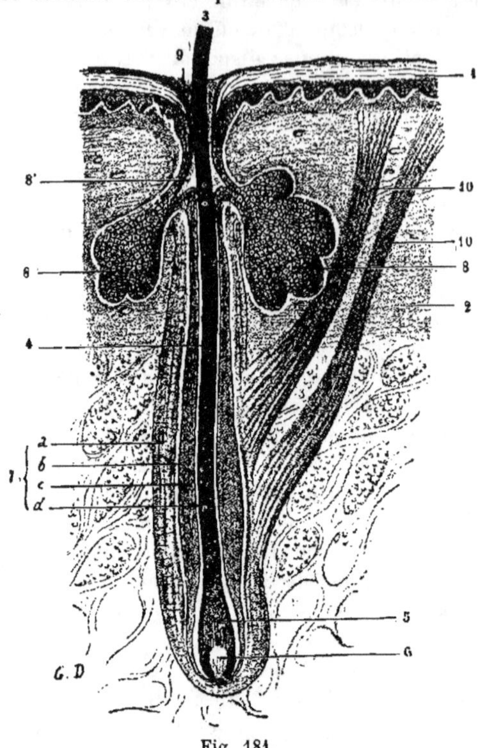

Fig. 181.

Coupe transversale de la peau pour montrer le follicule
pileux et son muscle redresseur.

1, épiderme. — 2, derme. — 3, tige du poil. — 4, sa racine. — 5, son bulbe. — 6, sa papille. — 7, follicule pileux, avec : *a*, sa tunique externe; *b*, sa membrane vitrée; *c*, sa gaine épithéliale externe; *d*, sa gaine épithéliale interne. — 8, glandes sébacées, avec 8', leur conduit excréteur. — 9, espace libre, par lequel s'écoule la matière sébacée. — 10, 10', muscle redresseur du poil.

4° Structure spéciale des papilles. — Quant aux papilles, parties intégrantes du derme, elles présentent en principe la même structure que ce dernier. Toutefois, les faisceaux conjonctifs et les fibres élastiques y sont beaucoup plus minces. Par contre, les éléments cellulaires sont beaucoup plus multipliés dans les papilles que dans le derme proprement dit ; ils y affectent en outre ce caractère particulier, qu'ils sont pour ainsi dire réduits à de simples noyaux, par suite de l'atténuation considérable du protoplasma cellulaire. La surface des papilles n'est pas entièrement lisse, comme on l'a cru pendant longtemps : elle est, au contraire, fortement plissée et présente ainsi des crêtes plus ou moins obliques qui, vues de profil (fig. 181), simulent des dents (RANVIER).

§ II. — ÉPIDERME

L'épiderme forme la couche superficielle de la peau : il s'étale à la manière d'un vernis protecteur à la surface externe du derme. Dérivé du feuillet externe du blastoderme, il se caractérise anatomiquement par ce double fait qu'il se compose de

cellules épithéliales et qu'il ne présente jamais de vaisseaux canaliculés, soit sanguins, soit lymphatiques. Son épaisseur, parfaitement étudiée en 1879 par Dros-
DORFF, varie beaucoup suivant les points où on le considère. Dans la plupart des régions du corps, elle est de $0^{mm},05$ à $0^{mm},10$ au niveau des papilles, de $0^{mm},06$ à $0^{mm},15$ au niveau des espaces interpapillaires ; sur certains points, cependant, on la voit s'élever à $0^{mm},28$ et $0^{mm},30$. Sur les extrémités, l'épiderme présente un développement beaucoup plus considérable : c'est ainsi qu'il atteint, en dehors de tout état pathologique, $0^{mm},60$ à $1^{mm},50$ à la paume des mains et à la plante des pieds, $0^{mm},80$ à $1^{n.m},56$ au niveau de la pulpe des doigts. Cet épaississement tout spécial de l'épiderme sur les extrémités des membres thoraciques et des membres pelviens tient évidemment aux pressions et aux frottements presque continuels dont les surfaces précitées sont le siège.

1° Conformation extérieure. — Comme le derme, l'épiderme nous présente deux faces, l'une superficielle, l'autre profonde :

a. *Face superficielle.* — La face superficielle n'est autre que la surface extérieure de la peau elle-même. Elle a été précédemment décrite. Nous nous contenterons de rappeler : 1° qu'elle présente de nombreuses saillies, permanentes ou temporaires ; 2° qu'elle possède des sillons et des plis de plusieurs ordres ; 3° qu'elle est, enfin, criblée d'orifices pour le passage des poils, de la matière sébacée et de la sueur.

b. *Face profonde.* — La face profonde, se moulant sur le derme, reproduit fidèlement en creux toutes les saillies que présente ce dernier. Mais ce n'est pas tout : l'épiderme, comme nous le verrons plus loin, envoie des prolongements épithéliaux dans

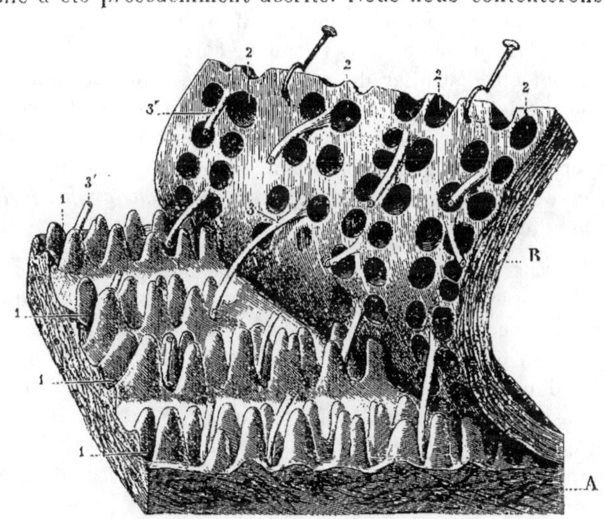

Fig. 182.

Papilles dermiques séparées de leur revêtement épidermique après macération.

1. 1, 1, papilles dermiques distribuées en séries géminées. — 2, 2, 2, dépressions de la face profonde de l'épiderme, dans lesquelles sont reçues les papilles. — 3, 3, 3', canaux excréteurs des glomérules sudoripares, dont quelques-uns sont rompus par le soulèvement de l'épiderme.

les glandes sudoripares, dans les glandes sébacées et dans les follicules pileux, qui occupent l'épaisseur du derme. Il en résulte que, lorsque par un procédé quelconque, la macération dans l'eau par exemple, on sépare l'épiderme du derme, on voit pendre à sa face profonde tous les prolongements sus-indiqués, lesquels se sont brisés à une profondeur plus ou moins considérable dans le derme (fig. 182). Ces prolongements sont très variables par leur forme, par leur largeur et par leur longueur ; mais tous sont canaliculés, chacun d'eux représentant le revêtement interne, soit d'un follicule pileux, soit d'une glande.

2° **Structure**. — L'épiderme est essentiellement constitué par des cellules épithéliales, dites *cellules épidermiques,* qui s'étagent au-dessus du derme en assises régulières. Quoique procédant d'une origine commune, ces cellules se modifient dans leur forme et dans leurs propriétés biologiques au fur et à mesure qu'elles s'éloignent du derme. Il en résulte que l'épiderme, examiné sur des coupes perpendiculaires à la surface du tégument, n'est pas uniforme, mais présente un aspect tout différent dans ses parties superficielles et dans ses parties profondes. A cet égard, on l'a divisé en deux couches : une *couche profonde* ou *corps muqueux de Malpighi,* et une *couche superficielle* ou *couche cornée :* la première, légèrement brunâtre et relativement molle ; la seconde, incolore, transparente, dure, plus ou moins kératinisée (de κέρας, corne).

Une pareille division, qui pendant longtemps est restée classique, n'est plus en harmonie aujourd'hui avec les récents progrès de l'anatomie générale. C'est ainsi que, dans le corps muqueux de Malpighi, on a fait une place à part à la première rangée de cellules, sous le nom de *couche basilaire;* une place à part également aux assises les plus superficielles sous le nom de *couche granuleuse;* les cellules moyennes, c'est-à-dire celles qui sont comprises entre la couche basilaire et la couche granuleuse, forment une couche spéciale qui a conservé le nom de *couche de Malpighi.* De même, dans la couche cornée, les assises cellulaires les plus profondes ont été distraites des cellules cornées proprement dites, pour former une couche spéciale à laquelle on a donné le nom de *couche transparente.*

L'épiderme se compose donc de cinq couches régulièrement superposées, qui sont, en allant des parties profondes vers les parties superficielles : 1° la *couche basilaire;* 2° la *couche de Malpighi;* 3° la *couche granuleuse;* 4° la *couche transparente;* 5° la *couche cornée.*

A. Couche basilaire. — La couche basilaire (fig. 183, 1) est formée par une rangée unique de cellules cylindriques ou prismatiques, qui s'implantent sur le derme perpendiculairement à la surface de la peau. Leur hauteur est de 12 à 14 μ, leur largeur de 6 à 8 μ. Elles contiennent à leur centre un noyau, allongé comme elles et dans le même sens. Ce noyau, qui rappelle assez bien la forme d'un bâtonnet, mesure en moyenne 8 μ de longueur sur 4 μ de largeur.

Du côté de la couche de Malpighi, les cellules basilaires se terminent par un contour très net et il en est de même sur leurs faces latérales. Du côté du derme, leur limite est moins nettement marquée : elles présentent à ce niveau de grossières dentelures protoplasmiques, qui s'engrènent avec les saillies et les dépressions de la surface dermique.

L'expérimentation nous a appris depuis longtemps déjà que l'on peut enlever toutes les couches épidermiques qui surmontent la couche basilaire sans détruire pour cela l'épiderme. Il suffit de laisser intacte cette dernière couche pour voir se régénérer au-dessus d'elle le corps de Malpighi d'abord, puis sa couche granuleuse et enfin les couches cornées. La couche des cellules basilaires devient ainsi le milieu générateur d'où dérivent toutes les autres cellules de l'épiderme : de là le nom de *couche génératrice* qui lui a été donné par Ch. Remy et qui a été adopté depuis par un grand nombre d'histologistes.

Herxheimer (Congrès de Prague, 1889), en appliquant à l'étude de l'épiderme la méthode de Weigert, a constaté, entre les cellules de la couche basilaire, la présence de fibres spirales qui d'une part pénètrent dans la membrane basale, et d'autre part peuvent s'étendre jusque sous la première rangée du stratum malpighien. Ces fibres ont été décrites à nouveau par Kromayer (*Arch. f. Dermatol. u. Syph.*, 1890) et par Eddowes (*Monatschr. f. prakt. Dermatol.*). Ce dernier auteur a constaté qu'elles étaient plus nombreuses dans certaines inflammations de la peau qu'à l'état normal ; de plus, il les a vues se continuer par des filaments très fins avec les dépôts fibrineux du derme ; enfin, il les a vues disparaître sur les coupes soumises par lui à l'action d'un suc digestif. Pour ces différentes raisons, il estime que les fibres spirales d'Herxheimer ne sont autre chose que de petits cylindres fibrineux qui se sont déposés entre les cellules de l'épiderme, probablement dans les fentes lymphatiques.

B. COUCHE DE MALPIGHI. — La couche de Malpighi (*stratum malpighien, corps muqueux* ou *lacis de Malpighi, couche réliforme* de RENAUT) se compose (fig. 183, 2) de plusieurs assises de cellules polyédriques, mesurant de 10 à 12 μ de largeur et possédant à leur centre un noyau arrondi ou ovalaire de 3 à 6 μ de diamètre. Elles sont légèrement aplaties et se disposent d'une façon telle que leur plus grande surface est parallèle à la surface extérieure de la peau. RENAUT fait observer avec raison que, si ces cellules procèdent réellement (et le fait ne paraît pas douteux) des cellules de la couche basilaire qui sont orientées d'une façon toute différente, elles ont subi une espèce de retournement, évoluant de 90° environ autour de leur axe primitif.

Les cellules épithéliales du stratum malpighien, de même que celles de la couche génératrice, sont circonscrites par des bords finement dentelés, d'où s'échappent des prolongements protoplasmiques en forme de pointes, qui hérissent littéralement toute leur surface (fig. 183, 2). Cette disposition, vraiment caractéristique, a fait donner à ces cellules le nom de *cellules dentelées, cellules à piquants, cellules à pointes.* Les piquants des cellules de Malpighi, décrits pour la première fois par SCHRON, sont admis aujourd'hui par tous les histologistes, et s'il existe encore à leur sujet des divergences d'opinions, elles portent moins sur le fait d'observation lui-même que sur la façon dont il convient de l'interpréter. SCHULTZE avait pensé que les pointes en question s'engrenaient avec les pointes des cellules voisines comme s'engrènent les dents de deux roues dentées. BIZZOZERO a démontré depuis que les piquants de deux cellules voisines se mettaient en rapport, non pas par leurs parties latérales, mais par leur extrémité libre, et qu'à ce niveau elles se soudaient deux à deux, unissant ainsi l'une à l'autre les deux cellules dont ils procèdent. RANVIER, à son tour (*C. R. Acad. des Sciences*, 1882), a été amené à considérer les prolongements protoplasmiques qui se montrent à la surface extérieure d'une cellule isolée, comme les restes de filaments qui, à l'état normal, unissent les cellules les unes aux autres. Cette opinion se rapproche beaucoup en

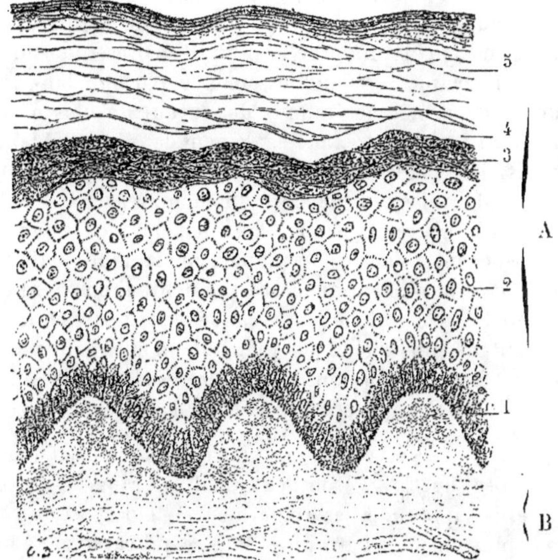

Fig. 183.

Coupe transversale de la peau, pour montrer les différentes couches de l'épiderme.

A. épiderme. — B, derme. — 1, couche basilaire ou génératrice, au-dessous de laquelle se voit la membrane basale. — 2, couche de Malpighi. — 3. couche granuleuse (*stratum granulosum*). — 4, couche transparente (*stratum lucidum*). — 5, couche cornée (*stratum corneum*).

apparence de celle de Bizzozero. Elle en diffère cependant par un point qui est celui-ci : tandis que Bizzozero admet que les cellules de Malpighi sont unies les unes aux autres par des filaments soudés bout à bout, Ranvier enseigne que ces cellules sont réunies par des filaments absolument continus. Dans cette dernière hypothèse, le protoplasma du stratum malpighien, partout continu, forme dans son ensemble un vaste réseau dans les mailles duquel se dispose le ciment inter-cellulaire et circulent les sucs nutritifs.

C'est dans ces mêmes cellules du stratum malpighien que s'amasse le pigment d'où dépend la coloration de la peau. Il se présente sous la forme de petites granu-lations sphériques, répandues un peu partout dans le corps cellulaire, mais se groupant de préférence autour du noyau, qu'elles masquent parfois d'une façon complète. Le pigment existe également dans la race blanche et dans la race nègre : toutefois, dans cette dernière, les granulations pigmentaires sont à la fois beaucoup plus considérables et beaucoup plus nombreuses. La différence de coloration de la peau chez le nègre et chez le blanc dépend donc, non pas de la présence chez l'un, de l'absence chez l'autre, du pigment mélanique, mais bien d'une différence quan-titative dans la répartition de ce pigment. Il convient d'ajouter que sur un même sujet, quelle que soit la race à laquelle il appartienne, les cellules malpighiennes sont d'autant plus riches en pigment qu'elles sont plus rapprochées de la couche basilaire. Les granulations pigmentaires disparaissent graduellement au fur et à mesure qu'on se rapproche de la couche cornée.

C. Couche granuleuse. — La couche granuleuse (*stratum granulosum* de Unna) se compose (fig. 183, 3) de deux ou trois rangées de cellules aplaties suivant la surface de la peau. Elles renferment à leur centre un noyau aplati dans le même sens et plus ou moins atrophié. Mais ce qui caractérise avant tout ces cellules, c'est la présence, dans leur intérieur, de granulations spéciales qui se colorent vive-ment, soit par le carmin, soit par l'hématoxyline. Ces granulations, qui, au niveau de la coupe, s'échappent de la cellule pour former des plaques irrégulières, sont liquides : la substance qui les constitue a reçu de Ranvier le nom d'*éléidine*.

Il est à remarquer que les granulations d'éléidine, toutes petites encore dans les cellules profondes de la couche granuleuse, sont plus volumineuses dans les cellules moyennes, plus volumineuses encore dans les cellules les plus superficielles : dans ces dernières, leur diamètre atteint jusqu'à 20 μ. L'apparition de l'éléidine au sein des cellules de la couche granuleuse se fait donc, comme le remarque fort judi-cieusement Ranvier, d'une manière graduelle mais continue, comme dans les processus glandulaires. Les cellules en question acquièrent ainsi la signification de véritables cellules sécrétoires. Quant à son rôle, l'éléidine paraît être l'agent actif de la kératinisation, d'où le nom de *couche kératogène*, qui a été donné par Ranvier à la couche granuleuse.

D. Couche transparente. — Cette couche (*stratum lucidum* de Œhl) se présente sur les coupes sous la forme d'une bande transparente, située immédiatement au-dessus de la couche granuleuse et, au premier coup d'œil, entièrement homo-gène (fig. 183, 4). L'examen microscopique y décèle, comme dans les précédentes couches, des cellules épidermiques, mais des cellules épidermiques qui présentent ici un aspect tout spécial : fortement aplaties, elles affectent chacune la forme d'une lame mince disposée parallèlement à la surface du tégument externe. Leur noyau est profondément atrophié. Les piquants protoplasmiques, déjà très rares et très irréguliers sur les cellules de la couche granuleuse, ont ici complètement disparu. Quant au corps cellulaire lui-même, quoique imprégné encore d'éléidine, il est maintenant dur, desséché et transparent comme du verre.

E. Couche cornée. — La couche cornée (*stratum corneum*), la plus superficielle de l'épiderme (fig. 183, 5), se compose de cellules affectant la forme de lamelles fort minces et régulièrement étagées suivant leurs faces. L'éléidine a complètement disparu de leur surface comme de leur intérieur : leur kératinisation est parfaite. On admet généralement que les lamelles épidermiques de la couche cornée ne possèdent pas de noyau et on a même émis l'hypothèse que la disparition de cet élément histologique pourrait bien être le résultat d'un phénomène d'*autodigestion* cellulaire. Contrairement à cette opinion, les observations récentes de Retterer (*C. R. Acad. des Sc.*, 1883) tendent à démontrer que le noyau existe réellement dans les cellules du stratum corneum, et que, s'il est difficile de le voir, c'est qu'il se trouve entouré d'une coque de kératine qui le rend pour ainsi dire inaccessible aux principes colorants. Il suffirait en effet, pour le mettre en évidence, de traiter préalablement l'épiderme par les alcalins dilués et de le colorer ensuite suivant les procédés ordinaires.

Comme nous l'avons fait remarquer au début de ce paragraphe, toutes les cellules de l'épiderme sont originellement identiques, et les formes variées qu'elles revêtent successivement, au fur et à mesure qu'elles s'éloignent de leur lieu d'origine, correspondent chacune à un état particulier de leur évolution. Les cellules de la couche basilaire ou génératrice, manifestement allongées dans le sens vertical, prennent la forme sphéroïdale en passant dans le corps muqueux de Malpighi. Puis elles s'aplatissent peu à peu, parallèlement à la surface de la peau, pour constituer les deux ou trois assises du stratum granulosum. Elles s'aplatissent encore dans le stratum lucidum et ne sont plus, dans la couche cornée, que de simples lamelles dures et fort minces. Enfin, les plus superficielles de ces lamelles (*couche desquamante* de Renaut), impropres désormais à des fonctions animales, se détachent de l'épiderme et, comme les éléments morts, tombent dans le milieu extérieur : c'est la desquamation physiologique. Les cellules constitutives de l'épiderme évoluent donc sans cesse, et, dans chaque couche, elles sont remplacées, au fur et à mesure qu'elles vieillissent, par des cellules plus jeunes, lesquelles revêtent peu à peu leurs caractères et, à leur tour, passent dans les couches plus superficielles pour faire place à d'autres. C'est ainsi que l'épiderme est le siège d'une rénovation toujours continue, et, en voyant cette cellule épidermique parcourir successivement tous les stades qui la conduisent de la forme cylindrique à l'état de simple lamelle desquamante, on ne peut s'empêcher de songer aux différentes périodes évolutives de l'animal tout entier, la période embryonnaire, la jeunesse, l'âge mûr, la sénilité et la décrépitude.

§ III. — Vaisseaux et nerfs de la peau

1° Vaisseaux sanguins. — Les artères destinées à la peau forment tout d'abord dans le tissu cellulaire sous-cutané, immédiatement au-dessous du derme, un premier réseau que l'on peut appeler le *réseau sous-dermique*. De ce réseau partent de nombreuses branches qui pénètrent dans l'épaisseur du derme, à travers les aréoles que nous présente la face inférieure de cette membrane. Après avoir abandonné des ramuscules aux glandes sudoripares, aux glandes sébacées et aux follicules pileux, elles viennent former au-dessous des papilles un deuxième réseau, le *réseau sous-papillaire*, d'où s'échappent les vaisseaux propres des papilles ou *bouquets papillaires*.

A l'état le plus simple, le bouquet papillaire se compose d'une artère afférente et d'une veine efférente, réunies l'une à l'autre par un capillaire recourbé en forme d'anse (fig. 180). Du reste, les deux vaisseaux sont verticaux et cheminent parallèlement ou bien se contournent en huit de chiffre, à la manière des vaisseaux ombilicaux. Dans les papilles volumineuses, l'artère afférente donne naissance, non pas à un capillaire unique, mais à plusieurs capillaires, lesquels se disposent en arcades comme précédemment et viennent s'ouvrir ensuite dans la veine efférente, soit à son sommet, soit sur différents points de son trajet.

Les veinules issues des papilles se jettent tout d'abord dans un réseau veineux sous-papillaire. Puis, traversant le derme, elles recueillent de nombreux affluents provenant des follicules et des glandes, et finalement viennent s'aboucher dans les veines sous-cutanées.

2° Vaisseaux lymphatiques. — Comme les vaisseaux sanguins, les vaisseaux lymphatiques forment à la base des papilles un réseau à mailles très serrées, qui présente son maximum de développement à la paume des mains, à la plante des pieds, à la face palmaire des doigts et à la face plantaire des orteils. Au réseau sous-papillaire aboutissent les lymphatiques des papilles. Chaque papille ne possède généralement qu'un seul lymphatique : il occupe le centre de celle-ci, chemine parallèlement à son axe et se termine à sa partie moyenne, tantôt par un cul-de-sac, tantôt par une extrémité effilée ou bien encore par un anneau semblable à un anneau de clef (RANVIER).

Dans le réseau lymphatique sous-papillaire se rendent encore un certain nombre de vaisseaux lymphatiques, issus des glandes de la peau et des follicules pileux.

Ce réseau donne naissance à son tour à de nombreux troncules qui, après avoir traversé le derme, viennent grossir les troncs lymphatiques du tissu cellulaire sous-cutané.

L'épiderme est entièrement dépourvu de vaisseaux. Les liquides nutritifs, issus des réseaux vasculaires du derme, y circulent dans la substance molle du ciment intercellulaire, baignant les cellules épidermiques sur tout leur pourtour et leur abandonnant les matériaux nécessaires à leur entretien et à leur rénovation. Mais ce n'est pas là le seul mode de nutrition de l'épiderme. Il est admis aujourd'hui (RANVIER, RENAUT) que les globules blancs passent du derme dans l'épiderme et, grâce à leurs mouvements amiboïdes, cheminent de proche en proche dans les interstices du stratum malpighien, où ils apparaissent sous la forme de corps étoilés. Eux aussi sont pour les cellules épidermiques des agents vecteurs de matériaux nutritifs : ils leur apportent notamment l'oxygène, le pigment, la graisse et le glycogène. On ne sait pas encore bien exactement ce que deviennent les globules blancs qui ont ainsi émigré dans l'épiderme : il est probable qu'ils sont rejetés dans le milieu extérieur avec les lamelles de la couche desquamante.

3° Nerfs et terminaisons nerveuses. — Les nerfs destinés à la peau sont fort nombreux et s'y terminent suivant les modalités les plus diverses. Les uns, s'arrêtant dans le tissu conjonctif sous-dermique, se terminent par des renflements ovalaires connus sous le nom de *corpuscules de Pacini*. D'autres, et c'est le plus grand nombre, pénètrent dans le derme. D'autres, enfin, traversent la membrane basale et viennent se terminer dans l'épiderme. Nous étudierons successivement : 1° les *terminaisons nerveuses sous-dermiques* ; 2° les *terminaisons nerveuses intra-dermiques* ; 3° les *terminaisons nerveuses intra-épidermiques*.

A. TERMINAISONS NERVEUSES SOUS-DERMIQUES, CORPUSCULES DE PACINI. — Les corpuscules de Pacini, ainsi appelés du nom de l'anatomiste qui, en 1836, les a le premier étudiés au microscope, avaient été déjà observés par VATER en 1741, d'où le nom de *corpuscules de Vater* que leur donnent certains anatomistes.

a. *Forme et répartition topographique.* — Les corpuscules de Pacini ou de
Vater sont de petits corps ovoïdes, opalins et nacrés, qui sont comme suspendus
aux extrémités des ramuscules nerveux sensitifs. Ils mesurent de 1 à 5 millimètres
de longueur. On les rencontre à peu près dans toutes les régions du tégument
externe ; mais ils sont toujours abondants aux doigts et aux orteils, particulièrement sur la troisième phalange. RAUBER a pu en compter, pour une moitié du
corps, jusqu'à 1051, ainsi répartis :

Sur l'épaule.	12
Sur l'avant-bras et l'extrémité inférieure du bras.	161
Sur la main	414
Sur la hanche	5
Sur la jambe et l'extrémité inférieure de la cuisse	138
Sur le pied	275
Sur une moitié du tronc.	46
TOTAL	1051

Les corpuscules de Pacini n'appartiennent pas exclusivement aux nerfs de la
peau. On les trouve encore sur le
trajet des nerfs intercostaux, sur les
nerfs articulaires, sur les nerfs des
os et jusque dans le mésentère où
ils atteignent parfois leur plus haut
degré de développement.

b. *Structure.* — Envisagés au
point de vue de leur structure, les
corpuscules de Pacini se composent
essentiellement d'une coque périphérique de nature conjonctive et
d'une cavité centrale (fig. 184). —
L'enveloppe conjonctive, toujours
très épaisse, fait suite au périnèvre
du nerf. Comme le périnèvre, elle
est constituée par une série de lamelles concentriques ou capsules,
présentant sur chacune de leurs
faces un revêtement endothélial, que
met nettement en évidence l'imprégnation d'argent. Les capsules elles-
mêmes se composent de fibres conjonctives séparées par de la substance amorphe. Ces fibres, du reste,
sont longitudinales ou annulaires :
les fibres longitudinales sont plus
nombreuses que les fibres annulaires dans les capsules profondes
et dans les capsules superficielles ;
les fibres annulaires, au contraire,
prédominent dans les capsules de
la partie moyenne du corpuscule
(RANVIER). — La *cavité centrale* du

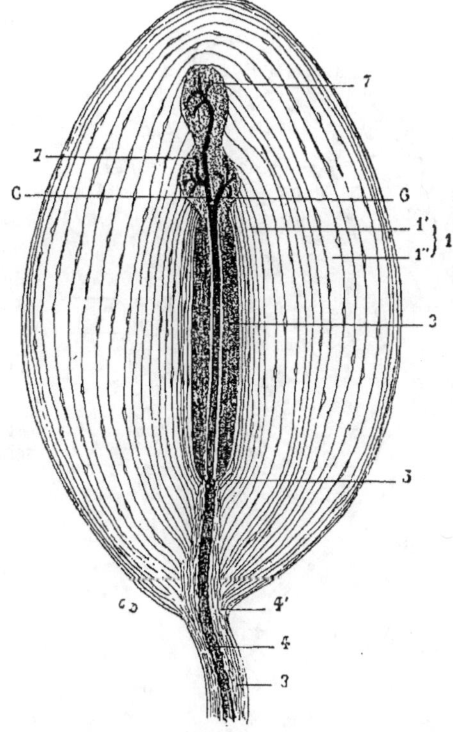

Fig. 184.

Un corpuscule de Pacini, coupé suivant son grand
axe.

1, enveloppe conjonctive du corpuscule, avec 1', ses capsules
internes, 1'', ses capsules externes. — 2, massue centrale (*Innenkolben*), avec ses éléments cellulaires (*Kolbenzellen*) — 3, nerf
afférent du corpuscule. — 4, son périnèvre, se continuant en 4'
avec l'enveloppe conjonctive. — 5, entrée du nerf dans la massue
centrale. — 6, ses ramifications terminales. — 7, boutons terminaux.

corpuscule de Pacini, allongée suivant le grand axe du corpuscule, est connue sous le nom de *massue centrale* (*Innenkolben* des anatomistes allemands). Elle est constituée en majeure partie par des éléments cellulaires, les *cellules de la massue* (*Kolbenzellen*), que W. Krause considère comme une espèce particulière de cellules conjonctives. Ranvier, tout en admettant l'existence des cellules de la massue, estime qu'elles ne forment pas à elles seules toute la massue centrale et qu'à ces cellules viennent se joindre des fibres à direction longitudinale.

c. *Rapports avec le nerf.* — Voyons maintenant quels sont les rapports des corpuscules de Pacini avec leurs nerfs afférents. La fibre nerveuse aborde le corpuscule de Pacini par l'un de ses pôles, traverse directement son enveloppe et arrive à la massue centrale. Jusque-là, elle a conservé sa myéline. Elle s'en dépouille à ce niveau, et, réduite désormais à l'état de cylindraxe, elle s'élève vers l'extrémité opposée de la massue, où elle se divise et se subdivise en un certain nombre de ramifications. Chacune de ces ramifications, après un trajet plus ou moins flexueux, se termine par un petit renflement ou bouton.

d. *Vaisseaux.* — Les corpuscules de Pacini possèdent des vaisseaux sanguins qui leur appartiennent en propre. Ces vaisseaux, comme l'a établi Ranvier, se disposent en un réseau capillaire dans les capsules les plus superficielles, tandis qu'ils forment des anses simples dans les capsules profondes.

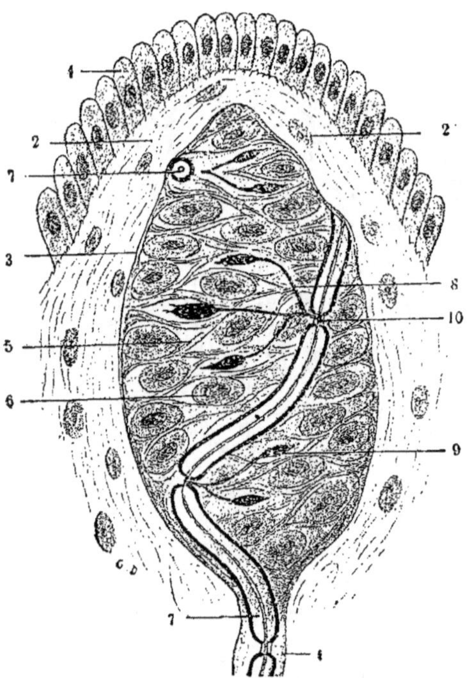

Fig. 185.

Corpuscule du tact, vu sur une coupe longitudinale (*demi-schématique*).

1, couche génératrice de l'épiderme.— 2, papille, avec 2'. ses noyaux du tissu conjonctif. — 3, gaine fibreuse du corpuscule. — 4, gaine du nerf. — 5, cloisons de la charpente du corpuscule. — 6, cellules propres du corpuscule (*cellules interstitielles ou tactiles*). — 7, nerf afférent, revêtu de myéline. — 8, cylindraxe nu. — 9, disque tactile. — 10, bouquet de cylindraxes nus partant d'un étranglement annulaire.

B. Terminaisons nerveuses intradermiques, corpuscules de Meissner. — Les filets nerveux destinés au derme se divisent, dans l'épaisseur de cette membrane, en ramuscules de plus en plus ténus et viennent se perdre, en partie dans les glandes et les follicules pileux (voy. plus loin), en partie dans des appareils spéciaux affectés au sens du tact et connus sous le nom de *corpuscules du tact.*

a. *Forme et répartition topographique.* — Les corpuscules du tact, encore appelés corpuscules de Meissner, se rencontrent exclusivement aux extrémités terminales des membres, sur la main et le pied, là où le sens du tact semble s'être spécialisé chez l'homme : ils sont particulièrement abondants à la pulpe des doigts et des orteils. Au point de vue de leur disposition, ils se présentent sous la forme de petits corps olivaires, logés dans les papilles dermiques et les remplissant presque entièrement (fig. 185, 4).

Ils mesurent en moyenne 150 µ de longueur sur 40 µ de largeur et se disposent toujours, au centre de la papille, d'une façon telle que leur grand axe est perpendiculaire à la surface générale de la peau. De leurs deux extrémités ou pôles, l'externe est dirigée du côté de la membrane basale et confine le plus souvent à cette membrane sans la traverser jamais ; l'interne repose sur le derme comme la papille elle-même et se met en rapport avec un tube nerveux, son *tube nerveux afférent*. Ce tube nerveux, encore entouré de sa myéline, s'applique à la surface extérieure du corpuscule, décrit autour de lui plusieurs tours de spire et finalement disparaît dans son épaisseur. Nous verrons tout à l'heure comment il s'y termine.

b. *Structure*. — Chaque corpuscule de Meissner, envisagé au point de vue de sa structure, se compose d'une enveloppe conjonctive, de la face profonde de laquelle se détache un système de cloisons transversales qui se dirigent vers l'intérieur du corpuscule et le divisent en un certain nombre de loges superposées (fig. 185). Ces loges renferment de nombreuses cellules, *cellules interstitielles* ou *tactiles*, superposées dans le même sens que les loges elles-mêmes, mais ne les remplissant pas entièrement : entre elles, en effet, se trouvent des espaces libres.

c. *Rapport avec le nerf*. — Quant au tube nerveux que nous avons vu pénétrer dans l'épaisseur du corpuscule, il se dépouille de sa myéline au niveau d'un segment inter-annulaire, et son cylindraxe se résout bientôt après en un certain nombre de rameaux dont l'ensemble forme une arborisation terminale. Chacun

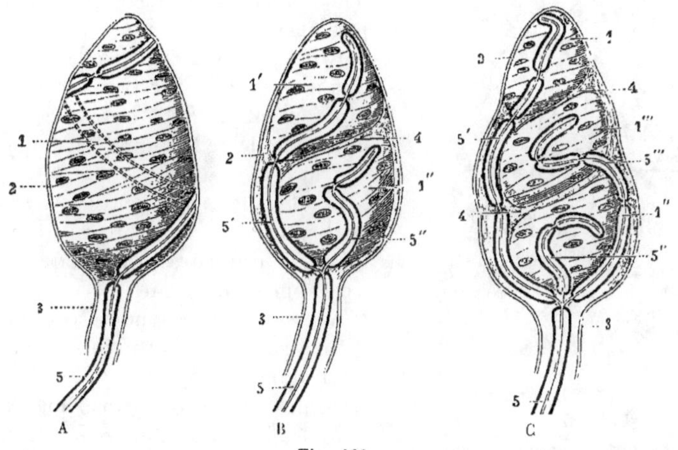

Fig. 186.

Trois corpuscules du tact : A, corpuscule unisegmentaire ; B, corpuscule bisegmentaire ; C, corpuscule trisegmentaire (*schématique*).

1, segment unique. — 1', segment supérieur d'un corpuscule composé. — 1". segment inférieur. — 1''', segment moyen. — 2, gaine du corpuscule. — 3, gaine du nerf. — 4, cloisons formées par la gaine du corpuscule. — 5, nerf afférent. — 5', nerf du segment supérieur. — 5", nerf du segment inférieur. — 5''', nerf du segment moyen.

des rameaux de l'arborisation se termine ensuite, soit par un renflement olivaire, soit par un renflement aplati en forme de disque. Mais, quelle que soit leur forme, ces renflements terminaux occupent toujours les espaces que ménagent entre elles les cellules interstitielles ci-dessus décrites et doivent être soigneusement distingués de ces dernières. Contrairement à l'opinion émise par MERKEL, aucun filament cylindraxile ne se rend aux cellules interstitielles : conséquemment, ces cellules ne sauraient être considérées comme étant des cellules nerveuses ganglionnaires. Ce sont, pour RENAUT, de simples cellules conjonctives, et, pour RANVIER, des cellules du mésoderme qui se seraient différenciées en vue d'une adaptation spéciale.

d. Corpuscules composés. — Le corpuscule que nous venons de décrire est le *corpuscule simple*, c'est-à-dire un corpuscule constitué par un seul segment. A côté de ces corpuscules uni-segmentaires s'en trouvent d'autres, dits *corpuscules composés*, qui se composent de deux ou trois segments superposés (fig. 186, B et C). Les différents segments des corpuscules pluri-segmentaires présentent la même structure que le corpuscule simple : chacun d'eux reçoit un tube nerveux à myéline, lequel se termine dans sa masse suivant la modalité ci-dessus indiquée.

C. TERMINAISONS NERVEUSES INTRA-ÉPIDERMIQUES. — En 1868, LANGHERANS a signalé dans le stratum malpighien des cellules ramifiées qui, contrairement aux éléments constitutifs de l'épiderme, se colorent énergiquement sous l'action du chlorure d'or, et qu'il n'hésite pas à considérer comme des cellules nerveuses. Ces cellules, du reste, donnent naissance à de nombreux prolongements en tout semblables à des fibrilles nerveuses terminales. Les cellules et les fibrilles de Langherans ont été retrouvées après lui par bon nombre d'histologistes, notamment par EBERTH, par MERKEL, par ARNSTEIN, par RANVIER, etc. Mais, si le fait anatomique lui-même n'est pas contestable, l'interprétation qu'il comporte est bien différente de celle qui a été donnée par LANGHERANS.

Les fibrilles sont bien de nature nerveuse ; mais elles ne procèdent pas des éléments cellulaires sus-indiqués. Elles s'échappent du réseau nerveux du derme, traversent la membrane basale à l'état de cylindraxes nus et cheminent alors dans le stratum malpighien. Après un trajet irrégulier et plus ou moins sinueux, pendant lequel elles se divisent et s'anastomosent, elles se terminent par des extrémités libres légèrement renflées au-dessous du stratum granulosum (fig. 187). Aucune d'elles ne dépasse cette couche.

Quant aux cellules elles-mêmes, elles

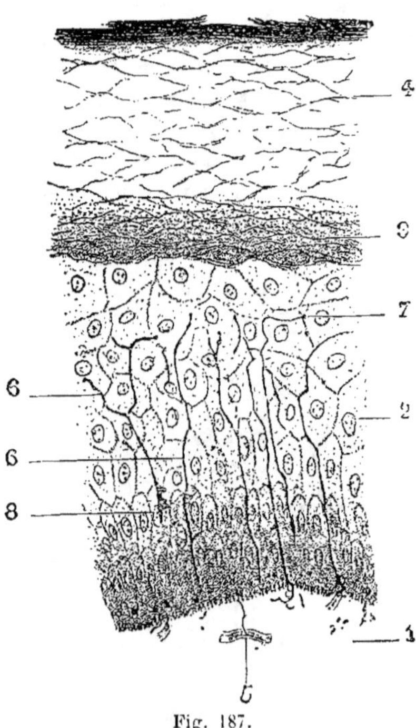

Fig. 187.

Coupe verticale de la peau de la pulpe du doigt, après l'action du chlorure d'or (d'après RANVIER).

1, derme. — 2, corps muqueux. — 3, stratum granulosum. — 4, couche cornée. — 5, nerf afférent. — 6, fibrilles nerveuses intra-épidermiques. — 7, boutons nerveux terminaux — 8, une cellule de Langherans.

ne sont plus considérées aujourd'hui (ARNSTEIN, RANVIER) que comme de simples cellules migratrices qui, comme nous l'avons vu plus haut, ont passé du derme dans l'épiderme pour apporter aux éléments de ce dernier les matériaux nécessaires à leur entretien et à leur rénovation. Si ces cellules présentent avec les fibrilles nerveuses des rapports de situation assez immédiats pour qu'on ait pu voir dans ces fibrilles une émanation directe du corps cellulaire, c'est que les cellules migratrices, en cheminant de bas en haut dans le stratum malpighien, ont suivi les interstices occupés par les fibrilles nerveuses. Les deux éléments histologiques sont contigus, mais non continus.

A consulter, au sujet de la structure de la peau : GREFBERG, *Die Haut und deren Drüsen in ihrer Entwickelung*, Mitth. aus dem embryol. Institut. in Wien. 1883 ; — FLEMMING, *Zur Kenntniss der Regeneration der Epidermis beim Säugethier*, Arch. f. mikr. Anat. Bd. XXIII, 1884 ; — RANVIER, *De l'éléidine et de la répartition de cette substance dans la peau, la muqueuse buccale et la muqueuse œsophagienne des vertébrés*, Arch. de Phys., 1884 ; — RIEHL, *Zur Kenntniss des Pigmentes im-menschlichen Haare*, Vierteljahrsschr. f. Dermatol. u. Syphilis, 1884 ; — UNNA, *Ueber das Pigment der menschlichen Haut*, Monatschr. f. prakt. Dermatol., IV, 1885 ; — MINOT, SEDGWICK, *Structure of the human skin*, American Naturalist, June, 1886 ; — BEHN, *Studien über die Hornschichte der menschl. Oberhaut, speciellüber die Bedeutung des stratum lucidum*, Kiel, 1887 ; — BLASCHKO, *Beiträge z. Anatomie der Oberhaut*, Arch. f. mikrosk. Anat., Bd. XXX, 1887; — REINKE, *Untersuchungen über die Horngebilde der Säugethierhaut*, Arch. f. mikrosk. Anat., Bd. XXX, 1887 ; — RENAUT, *Sur l'évolution épidermique et l'évolution cornée des cellules du corps muqueux de Malpighi*, Compt. rend. hebd. de l'Acad. d Sc., t. 104, 1887 ; — FRIA, *Recherches sur la peau du nègre*, Lavori eseguiti nell' istituto fisiolog. di Napoli, fasc. II, 1888 ; — BUZZI, *Keratohyalin und Eleïdin*, Monatsschr. f. prakt. Dermatol., 1888 ; — ZANDER, *Der Bau der menschlichen Epidermis*, Arch. f. Anat. u. Phys., Anat. Abth. 1888 ; — BLASCHKO, *Ueber den Verhornungsprocess*, Arch. f. Anat. u. Phys, Physiol. Abth., 1889 ; — LIST, *Zur Herkunft des Pigments in der Oberhaut*, Anat. Anz. 1889 ; — PAVLOFF, *Entstehung und Schicksale des Keratohyalins vor und nach der Geburt*, Monatshefte f. prakt. Dermatolog., Bd. IX. 1889 ; — WERMANN, *Beiträge zur Lehre vom Hautpigment*, Verhandl. d. deutsch. dermatol. Gesellsch., 1 Congr. zu Prag., 1889 ; — BEDDOE, *Observations on the nature, colour of the skin in certain oriental races*, Journ. of Anthrop., 1890 ; — HOTZEN, *Beitr. z. Lehre von der Veehornung inneren Epithelien*, Inaug. Diss., Kiel, 1890 ; — SELHORST, *Ueber das Keratohyalin u. d. Fettgehalt der Haut*, Diss. Berlin, 1890 ; — CASPARY, *Ueber dem Ort der Bildung des Hauptpigments*, Arch. f. Dermat. 1891 ; — KROMAYER, *Vorschlag zu einer neuen Eintheilung der Haut*, Monatsh. f. prakt. Dermat., 1891 ; — DU MÊME, *Lymphbahnen u. Lymphcirkulation der Haut*, Monatsh. f. prakt. Dermatol., 1891 ; — SCHMIDT, *Ueber die Altersveränderungen der elastischen Fasern in der Haut*, Arch. f. path. Anat. u. Physiol., 1891 ; — KÖLLIKER, *Ueber die Entstehung des Pigmentes in den Oberhautgebilden*, Zeitschr. f. wissensch. ZOOL. Bd. XIV ; — LÖWY, *Beitr. z. Anat. u. Physiol. der Oberhaut*, Arch. f. mikr. Anat., 1891 ; — JARISCH, *Ueber die Anat. u. Herkunft des Oberhaut u. Haarpigmentes beim Menschen u. d. Saügethieren*, Arch. f. Dermat., 1891 ; — DU MÊME, *Ueber die Bildung des Pigments in den Oberhautzellen*, Arch. f. Dermat., 1892 ; — GOSTREICH, *Die Durchsichtigkeit d. menschl. Haut*, Dissert., Erlangen, 1891 ; — BEHN, *Studien über die Verhornung der menschl. Oberhaut*, Arch. f. mikr. Anat., 1892 ; — BEHRENS, *Zur Kenntniss d. subepithelialen elastichen Netzes der Haut.*, Dissert. Rostock, 1892 ; — GROSSE, *Ueber Keratohyalin u. Eleidin und ihre Beziehung zum Verhornungsprozess*, Dissert., Königsberg, 1892 ; — KROMAYER, *Die protoplasmafaserung der Epithelzelle*, Arch. f. mikr. Anat., 1892 ; — ZENTHOEFFER, *Topographie des elastischen Gewebes innerhalb der Haut der Erwachsenen*. — UNNA, Dermat. Studien, 1892 ; — SCHEIN, *Das Wachstum der Haut u. des Haare des Menschen*, Arch. f. Dermat., 1892.

Sur les papilles dermiques et sur les terminaisons nerveuses dans la peau, lisez parmi les travaux récents : MERKEL, *Ueber die Endigung der sensiblen Nerven in der Haut der Wirbelthiere*, Rostock, 1880 ; — W. KRAUSE, *Die Nervenendigung innerhalb der terminalen Körperchen*, Arch. f. mikr. Anat., t. XIX ; — FLEMMING, *Zur Kenntniss der sensiblen Nervenendigung*, ibid., t. XIX ; — LEWINSKI, *Ueber die Furchen und Fallen der Haut*, Virchow's Arch., 1883 ; — KOLLMANN, *Der Tastapparat der Hand der menschl. Rassen und der Affen*, Hamburg, 1883 ; — DU MÊME, *Der Tastapparat des Fusses von Affen und Menschen*, Arch. f. Anat. u. Phys., 1885 ; — KLAATSCH, *Zur Morphologie der Tastballen der Saügethiere*, Morph. Jahrb., 1888 ; — RANVIER, *Techn. microsc.*, 2e édit., 1889 ; — HARTENSTEIN, *Die topographische Verbreitung der Vaterschen Körperchen beim Menschen*, Inaug. Dissert., Dorpat, 1889 ; — PIANESE, *La natura della clava centrale e le diverse forme della fibra nervosa nei corpuscoli Pacini-Vater del mesentere del gatto*, etc., Giorn. internaz. d. Sc. med., 1896 ; — DOGIEL, *Die Nervenendigungen in Tastkörperchen*, Arch. f. Anat., 1891 ; — VAN GEHUCHTEN, *Les terminaisons nerveuses intra-épidermiques chez quelques mammifères*. La Cellule, t. IX, 1893 ; — TARTUFERI, *Sulla minuta anatomia dei corpuscoli di Pacini*, B. Sc., Bologna, 1893.

ARTICLE III

ANNEXES DE LA PEAU

Nous comprendrons sous ce titre d'annexes de la peau : 1° les *glandes sudoripares;* 2° les *glandes sébacées ;* 3° les *ongles ;* 4° les *poils.*

Les glandes sudoripares et les glandes sébacées, bien que situées dans l'épaisseur du derme ou même au-dessous de lui, présentent à leur intérieur un revêtement épithélial quidépend manifestement de l'épiderme.

Quant aux ongles et aux poils, ils sont entièrement constitués par des éléments de provenance épidermique et n'ont avec le derme que de simples rapports de voisinage. Les uns et les autres font partie du groupe des *phanères*, mot introduit dans la science par DE BLAINVILLE pour désigner l'ensemble des organes défensifs qui font saillie (de φανερός, évident) à la surface des membranes tégumentaires dermo-papillaires.

§ I. — GLANDES SUDORIPARES

Les glandes sudoripares ont pour fonction de sécréter la sueur et de la répandre à la surface de la peau.

1° Conformation extérieure. — Chacune d'elles (fig. 188) est constituée par un tube long et mince, dont l'une des extrémités s'ouvre à la surface libre de l'épiderme, tandis que l'extrémité opposée se termine en cul-de-sac. Suivi de son extrémité ouverte vers son extrémité fermée, ce tube est d'abord rectiligne ; puis il s'infléchit et se pelotonne sur lui-même, de façon à former une petite masse plus ou moins régulièrement sphéroïde. Cette dernière portion constitue le corps de la glande proprement dit, le *glomérule glandulaire*. La partie rectiligne qui en émane lui sert de canal excréteur et porte le nom de *canal sudorifère*.

2° Nombre. — Les glandes sudoripares sont fort nombreuses. SAPPEY, qui s'est appliqué à les compter chez l'homme, après LEUVENHOEK et EICHORN, en a rencontré 38 en moyenne pour une surface de 25 millimètres carrés, sur la presque totalité du corps. À la paume des mains et à la plante des pieds, elles sont beaucoup plus nombreuses : le même observateur en a compté 106 environ sur une surface de même étendue. En tenant compte de ces différentes évaluations, d'une part, et, d'autre part, de la superficie totale du tégument externe, SAPPEY est arrivé au chiffre de 2 000 000 comme représentant approximativement le nombre des glandes sudoripares de l'homme.

3° Répartition topographique. — Considérées au point de vue de leur répartition topographique, les glandes sudoripares existent sur presque tous les points de la surface cutanée. Elles sont pourtant très rares sur les paupières et sur la face externe du pavillon de l'oreille. Elles font même complètement défaut à la face antérieure des ongles, sur les petites lèvres, sur la portion inférieure des grandes lèvres, sur la face interne du prépuce, sur le gland. Elles seraient absentes également, d'après les recherches de ROBIN et de FICATIER (Th. de Paris, 1881), sur la peau des sourcils et sur les points de la peau du front, des joues et des ailes du nez où viennent s'insérer les muscles peauciers. Par contre, DESFOSSES a constaté leur présence dans la caroncule lacrymale.

4° Parties constituantes. — Ainsi que nous l'avons dit plus haut, les glandes sudoripares se composent de deux parties : le glomérule et le conduit excréteur :

a. *Glomérule*. — Le glomérule (fig. 188,5) occupe les couches profondes du derme ou même le tissu cellulaire sous-cutané. Pour le former, le tube glandulaire ne s'enroule pas sur lui-même d'une façon régulière, comme semble l'indiquer son nom. Il s'infléchit plutôt sur lui-même à plusieurs reprises et dans toutes les directions. Ces portions flexueuses se ramassent ensuite en une masse unique, à la constitution de laquelle ne préside aucun ordre, mais seulement le caprice.

Ainsi formé, le glomérule revêt les configurations les plus diverses : il est, suivant les cas, sphérique, pyramidal, conique, ovoïde, etc.

Au point de vue de leur volume, les glomérules sudoripares se distinguent en gros, moyens et petits. — Les *gros glomérules* occupent le creux de l'aisselle et l'aréole du sein. Leur diamètre mesure 1 millimètre, 2 millimètres et même plus. — Les *glomérules moyens* ont de 3 à 5 dixièmes de millimètre. — Les *petits glomérules*, enfin, descendent jusqu'à un dixième de millimètre. Les glomérules moyens et petits se rencontrent indistinctement sur tous les points de la surface cutanée.

Il est à remarquer que les glandes sudoripares sont plus développées dans les races nègres que dans les races blanches. Il ne faut voir là vraisemblablement qu'un produit de l'adaptation, les nègres habitant pour la plupart les zones tropicales et ayant pour ainsi dire constamment à lutter, par l'évaporation, contre les chaleurs torrides du milieu dans lequel ils vivent.

b. *Conduit excréteur.* — Le conduit excréteur fait suite au conduit glomérulaire, avec lequel il se continue sans ligne de démarcation extérieure. Une fois dégagé du glomérule, il se porte en dehors en suivant un trajet perpendiculaire à la surface extérieure de la peau. Il traverse ainsi successivement le derme et l'épiderme et vient s'ouvrir à la surface libre de cette dernière membrane par un petit orifice en forme d'entonnoir (fig. 188,6).

Dans le derme, le canal excréteur des glandes sudoripares décrit quelques flexuosités irrégulières et généralement peu étendues. Il est de règle qu'il sort du derme au niveau des dépressions interpapillaires. A la paume des mains et à la plante des pieds, où existent les crêtes dermiques (p. 288), il émerge au sommet de ces crêtes entre les deux rangées de papilles qui les surmontent (fig. 188,6).

Dans l'épiderme, le canal sudorifère se comporte différemment suivant que l'épiderme est épais ou mince. S'il est mince, le conduit est sensiblement rectiligne et se contente de s'infléchir légèrement en demi-spirale tout près de sa terminaison. Si l'épiderme est épais au contraire, comme cela s'observe à la paume des mains et à la plante des pieds, il décrit toute une série de tours de spire (10, 15, 20 et 30), autour d'un axe central imaginaire qui continuerait la direction de son trajet primitif.

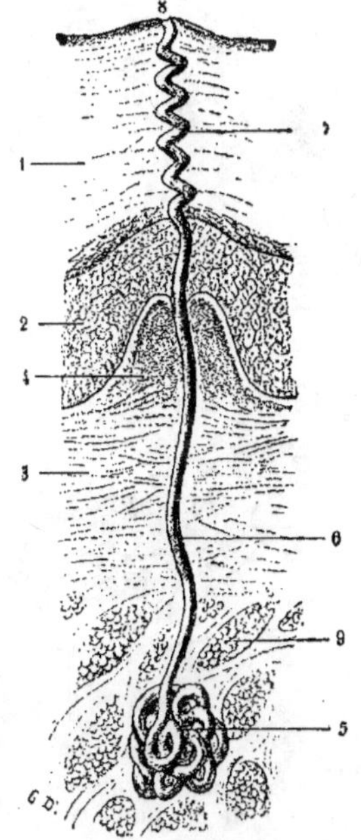

Fig. 188.

Glande sudoripare
de la paume de la main.

1, épiderme (couche cornée). — 2, couche de Malpighi. — 3, derme. — 4, papille du derme, avec sa membrane basale. — 5, glomérule sudoripare. — 6, son canal excréteur. — 7, partie de ce canal qui traverse la couche cornée. — 8, son orifice à la surface du tégument — 9, cellules adipeuses contenues dans le tissu-cellulaire sous-cutané.

5° Structure. — Les glandes sudoripares sont constituées dans toute leur étendue par des éléments anatomiques qui appartiennent en partie au derme, en partie à l'épiderme. Leur structure varie toutefois dans le glomérule et dans le conduit excréteur.

A. Structure du glomérule. — Le tube glomérulaire, véritable organe sécréteur, est formé de dehors en dedans par une membrane propre, sur la face interne de laquelle se disposent, en deux plans distincts, une couche musculaire et une couche épithéliale :

a. *Membrane propre*. — La membrane propre (*membrane limitante* de quelques auteurs) se présente sous la forme d'un liséré fort mince, transparent et entièrement amorphe (fig. 189,2). Elle se prolonge, comme nous le verrons tout à l'heure, sur le conduit excréteur et se continue plus loin avec la membrane basale que nous avons décrite à la limite du derme et de l'épiderme (fig. 183).

b. *Couche musculaire*. — La couche musculaire (fig. 189,3), directement appliquée contre la face interne de la membrane propre, est formée par des fibres musculaires lisses, disposées longitudinalement, c'est-à-dire parallèles au grand axe du tube glandulaire. Il est à remarquer cependant que ces fibres musculaires ne sont pas absolument longitudinales. Comme le fait observer Ranvier, elles sont légèrement obliques à l'axe du tube sudoripare, autour duquel elles décrivent des spires très allongées. Il résulte d'une pareille disposition que, « lorsqu'elles se contractent, elles diminuent à la fois leur longueur et leur calibre, remplissant ainsi le même rôle que les deux couches longitudinale et transversale que l'on observe dans d'autres canaux,

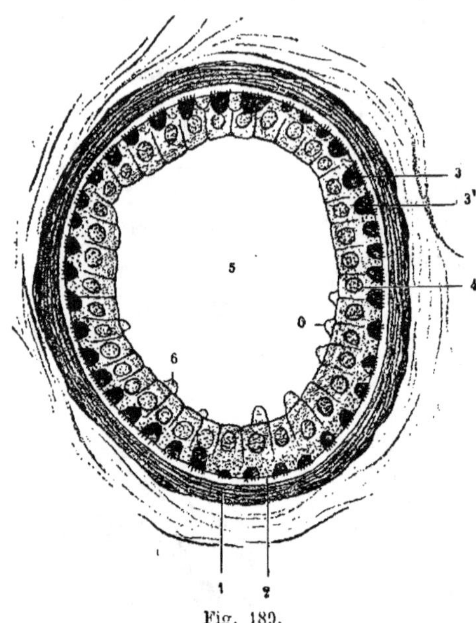

Fig. 189.

Coupe transversale du tube sécréteur d'une glande sudoripare de la pulpe du doigt de l'homme (d'après Ranvier).

1, tunique conjonctive. — 2, membrane propre. — 3, fibres musculaires, avec 3', leurs dents d'insertion sur la membrane propre. — 4, cellules glandulaires. — 5, lumière centrale du tube. — 6, gouttelettes d'une substance homogène se dégageant des cellules.

l'intestin par exemple ». (Ranvier.) Nous ajouterons : 1° que les fibres musculaires sont unies à la membrane propre par une série de pointes ou de dents qui rappellent exactement les pointes protoplasmiques que les cellules profondes de l'épiderme envoient dans l'épaisseur de la membrane basale du derme ; 2° que ces fibres musculaires ne sont pas contiguës, mais séparées les unes des autres par des espaces plus ou moins considérables, à travers lesquels les cellules glandulaires viennent se mettre directement en contact avec la membrane propre ; 3° qu'au point de vue embryogénique elles sont dues à la transformation des cellules épithéliales de la couche externe du bourgeon glandulaire ; ce sont donc des éléments musculaires d'origine ectodermique, contrairement aux autres muscles qui proviennent du mésoderme.

c. *Couche épithéliale*. — La couche épithéliale enfin (fig. 189,4) se compose d'une rangée unique de cellules prismatiques, transparentes, striées en long et renfermant à leur centre un volumineux noyau. Ce sont là les véritables cellules sécrétoires de la glande. Klein n'hésite pas à les comparer aux cellules sécrétoires des glandes salivaires et des glandes gastriques : comme ces dernières, en effet, elles produisent dans leur masse protoplasmique de nombreuses granulations, lesquelles disparaissent, pendant la sécrétion, de la périphéric au centre.

d. *Tunique conjonctive*. — Ainsi constitué dans ses parties essentielles, le tube glomérulaire est entouré, sur tout son pourtour, d'une nappe de tissu conjonctif qui constitue pour lui une quatrième tunique, la tunique conjonctive (fig. 189,1).

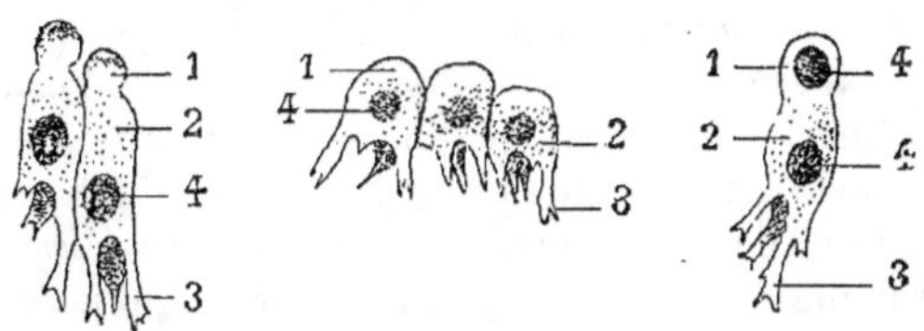

Fig. 190.

Cellules épithéliales du tube sudoripare (d'après FICATIER).

A, deux cellules isolées, avec des expansions basilaires très longues et dont la partie hyaline fait saillie en forme de gouttes au sommet des cellules — B, cellules cubiques. — C, une cellule à deux noyaux.
1, zone hyaline. — 2, zone granuleuse. — 3, expansions basilaires. — 4, noyau.

Cette tunique conjonctive est toujours fort mince et se continue avec le stroma conjonctif qui enveloppe le glomérule.

B. Structure du conduit excréteur. — Les fibres musculaires ont complètement disparu sur le conduit excréteur des glandes sudoripares. Ce conduit, dont la structure est fort simple, se compose : 1° d'une tunique conjonctive et d'une membrane propre, continuant celles du conduit sécréteur du glomérule ; 2° d'une couche de cellules épithéliales, directement appliquées contre la membrane propre et s'y disposant en deux rangées. Les cellules de la rangée interne portent à leur surface libre une mince cuticule qui limite latéralement la lumière centrale du conduit sudorifère.

Le canal excréteur commence dans le glomérule lui-même et prend part à sa formation : il constitue environ le quart ou même le tiers du tube enroulé. Il en résulte que, sur les coupes de la peau passant par un glomérule (fig. 191,) on aperçoit nettement deux tubes distincts, le tube sécréteur et le tube excréteur, chacun avec les caractères histologiques qui lui sont propres.

Au moment où le canal excréteur des glandes sudoripares quitte le derme pour passer dans l'épiderme, sa tunique conjonctive se confond peu à peu avec le tissu conjonctif des papilles. — Sa membrane propre se continue

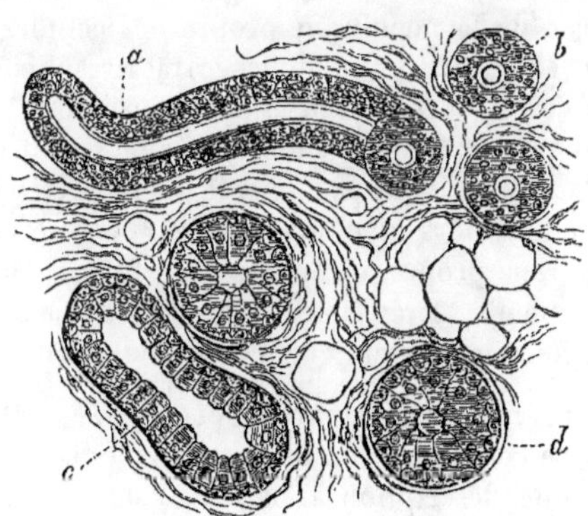

Fig. 191.

Coupe transversale de la peau de l'homme, passant au niveau d'un glomérule sudoripare (KLEIN).

a, un tube excréteur ou sudorifère, vu en coupe longitudinale. — b, le même, vu en coupe transversale. — c, un tube sécréteur ou sudoripare, vu en coupe longitudinale. — d, le même, vu en coupe transversale.

de même avec la membrane basale que nous avons vue s'étaler à la surface libre des papilles. — Seules, les cellules de sa couche épithéliale passent dans l'épiderme et contractent avec celles du stratum malpighien une union intime. Elles évoluent comme ces dernières et comme elles présentent déjà des gouttes d'éléidine au-dessous du niveau du stratum granulosum. Il semble cependant que leur évolution est plus rapide que pour les cellules épidermiques en général (Ranvier).

6° Vaisseaux et nerfs. — a. *Vaisseaux sanguins*. — Les vaisseaux sanguins des glandes sudoripares, parfaitement décrits dès 1845 par Todd et Bowmann, forment autour du glomérule un réseau capillaire à mailles polygonales, dont la richesse tranche nettement sur la vascularisation pauvre du tissu conjonctif environnant. De ce réseau périglomérulaire partent des capillaires plus fins, qui pénètrent dans l'épaisseur du glomérule et se perdent sur le tube sudoripare. Il est à remarquer que ces capillaires ne traversent jamais la membrane propre. — Quant aux vaisseaux sanguins du canal excréteur proprement dit, ils proviennent souvent de deux sources : du réseau glomérulaire pour sa partie profonde ; du réseau sous-papillaire pour sa partie voisine de l'épiderme. D'après Heynold (*Virchow's Arch.*, t. LXI, 1874, p. 72), qui le premier a mis ce fait en lumière, ces deux systèmes vasculaires seraient indépendants l'un de l'autre.

b. *Lymphatiques*. — Les lymphatiques des glandes sudoripares viennent se jeter dans les troncs et troncules qui descendent du réseau sous-papillaire.

c. *Nerfs*. — Les excitations expérimentales du système nerveux déterminant des modifications considérables dans l'activité sécrétoire des glandes sudoripares, il est rationnel d'admettre à priori l'existence de nerfs qui leur appartiennent en propre et qui tiennent sous leur dépendance la sécrétion de la sueur. Déjà depuis longtemps, Sappey a signalé autour de chaque glande sudoripare un plexus nerveux presque aussi riche que le réseau sanguin. Ce réseau périglandulaire, constitué par des fibres dépourvues de myéline, a été signalé à nouveau par Tomsa, par Herrmann, par Ficatier, par Coyne. Ce dernier auteur a même décrit sur la face externe de la membrane propre des cellules spéciales, qui seraient distinctes du tissu conjonctif et dont les caractères histologiques rappelleraient entièrement ceux des cellules nerveuses périphériques. Mais si l'existence de fibres nerveuses destinées aux glandes sudoripares ne paraît pas douteuse, le mode de terminaison de ces fibres nous est encore inconnu. S'arrêtent-elles sur les vaisseaux et ne sont-elles alors que de simples fibres vaso-motrices? ou bien, traversant la membrane propre, viennent-elles se perdre dans les éléments musculaires ou dans les éléments sécrétoires qui revêtent la face interne de cette membrane? Ces deux questions ne peuvent être résolues que par de nouvelles recherches.

7° Glandes sudoripares spéciales. — Bien que réductibles par leur nature au type commun que nous venons de décrire, quelques glandes sudoripares méritent une description à part. Ce sont les *glandes axillaires*, les *glandes cérumineuses* et les *glandes de Moll*. Quant aux glandes spéciales qui ont été signalées par Gay dans la peau qui entoure l'anus (*glandes circumanales*), elles ont été vainement recherchées par Ficatier, qui estime, avec Heynold, que les glandes sudoripares de cette région ne diffèrent pas des glandes sudoripares ordinaires.

a. *Glandes sudoripares de l'aisselle*. — Les glandes sudoripares de l'aisselle se caractérisent tout d'abord par le volume considérable de leur glomérule, qui peut atteindre jusqu'à 3 et même 4 millimètres de diamètre. Le tube sécréteur lui-même est plus large que dans les glandes sudoripares ordinaires : il mesure en moyenne 1 ou 2 dixièmes de millimètre. La lumière du canal est, elle aussi , très large et se trouve limitée par une seule rangée de cellules épithéliales, parmi lesquelles Ficatier distingue trois formes : 1° des cellules cylindriques, allongées, mesurant $0^{mm},024$ à $0^{mm},036$ de longueur, sur une largeur extrêmement variable; 2° dans

d'autres points, les cellules sont aplaties, ne dépassant pas $0^{mm},012$ de hauteur ;
3° enfin, la forme la plus ordinaire est celle d'éléments cubiques, dont la hauteur
est d'environ $0^{mm},018$ à $0^{mm},023$. Quelle que soit sa forme, chacune de ces cellules
nous présente deux zones : une zone basilaire, granuleuse, renfermant un noyau
arrondi ; une zone superficielle hyaline, qui, contrairement à la précédente, ne se
colore pas par les réactifs.

Des glandes analogues aux glandes axillaires se rencontrent encore, disséminées au milieu des glandes sudoripares ordinaires : 1° dans la région inguino-
crurale ; 2° sur la face externe des grandes lèvres ; 3° sur l'aréole du mamelon ;
4° sur les portions pileuses de la face et du cou.

b. *Glandes cérumineuses, cérumen.* — Les glandes cérumineuses, ainsi appelées parce qu'elles sécrètent le *cérumen*, appartiennent à la peau du conduit auditif externe. Ces glandes, comme l'a démontré ALZHEIMER, s'ouvrent primitivement
dans les follicules pileux, tout comme les glandes sébacées. C'est là encore la
disposition qu'on rencontre chez le nouveau-né. Puis, au cours du développement,
leur orifice d'abouchement se déplace peu à peu vers la surface libre de la peau,
et finalement vient s'ouvrir sur cette surface après avoir perdu tout rapport de
contact avec le follicule du poil. Cette migration graduelle de l'orifice extérieur
des glandes cérumineuses se produit pour le plus grand nombre d'entre elles
(72 pour 90 d'après ALZHEIMER) : il n'en est que quelques-unes qui, conservant leur
état primitif, continuent à s'ouvrir dans le follicule pileux.

Le tube sécréteur des glandes cérumineuses est très irrégulier dans son calibre :
son diamètre oscille en effet de 25 à 250 μ. Quant à sa structure, elle ne présente
d'autres particularités que la présence, dans le protoplasma des cellules sécrétantes, de granulations jaunâtres ou brunes qui forment la base du cérumen.

On donne le nom de cérumen à cette matière onctueuse, de coloration jaunâtre
et de saveur amère, qui s'amasse dans le conduit auditif externe. C'est le produit
des glandes sudoripares, auquel s'ajoute, dans des proportions qu'il est difficile
d'établir, le produit des glandes sébacées de la région. Pour certains auteurs,
notamment pour SCHWALBE, la matière grasse qui entre dans la composition du
cérumen proviendrait des glandes sébacées, et les glandes sudoripares ne lui four-
niraient que sa partie liquide et ses granulations jaunes. Contrairement à cette
assertion, ALZHEIMER a démontré l'existence de matières grasses dans l'épithélium
sécréteur des glandes sudoripares, et il admet en conséquence que ces dernières
glandes élaborent à elles seules tous les principes constitutifs du cérumen.

Molle et semi-liquide quand elle est de sécrétion récente, la matière cérumineuse
s'épaissit quand elle est exposée à l'air et prend alors la consistance et l'aspect de
la cire. E. CHEVALIER, qui en a fait l'analyse chimique, lui attribue la composition
suivante :

Eau	100
Matière grasse dissoute par l'éther (stéarine et oléine)	260
Savon de potasse soluble dans l'alcool	380
Savon de potasse soluble dans l'eau	140
Matière organique insoluble, à base de potasse	120
Chaux et traces de soude	indices
TOTAL	1 000

c. *Glandes de Moll.* — Signalées pour la première fois par MOLL en 1857, et
particulièrement bien décrites en 1877 par H. SATTLER, ces glandes, au lieu d'être
glomérulées comme les glandes sudoripares ordinaires, se présentent sous la forme

d'un canal très simple, contourné en zigzag ou en *S* italique. Elles occupent l'épaisseur des paupières et viennent s'ouvrir au niveau de leur bord libre, dans l'intervalle des cils. Il en existe une d'ordinaire entre deux cils. Leur longueur moyenne est de 450 μ (voy. *Paupières*).

Lorsqu'on suit dans leur développement les glandes sudoripares, on observe, dans les stades qui précèdent le pelotonnement d'où résulte le glomérule, toutes les formes que présentent les glandes de Moll. Aussi admet-on généralement que ces dernières sont de même nature que les glandes sudoripares et n'en diffèrent que parce qu'elles se sont arrêtées dans leur développement : ce sont des glandes sudoripares fixées à leur stade embryonnaire.

Du reste, malgré les différences profondes qu'elles présentent dans leur configuration extérieure, les glandes de Moll ont la même structure que les glandes sudoripares. SATTLER a même rencontré dans leur partie profonde ou sécrétante une couche de fibres musculaires nettement caractérisées.

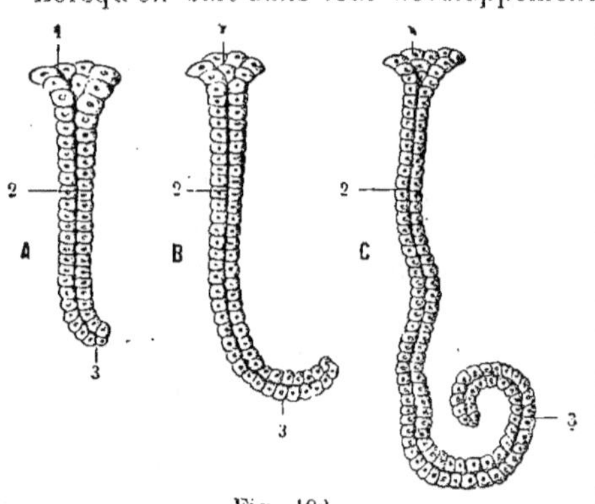

Fig. 192.

Développement des glandes sudoripares.

A, B, C, premier, second et troisième stades.
1, couche profonde de l'épiderme. — 2, canal excréteur de la glande. — 3, crosse (futur glomérule).

8° Sueur. — La composition chimique de la sueur a fait l'objet d'un assez grand nombre de recherches dont les résultats présentent quelques différences dues aux difficultés qu'on éprouve à recueillir à l'état de pureté le liquide sécrété par les glandes, à l'exclusion des déchets épidermiques et des produits altérés qui recouvrent la peau.

La sueur est un liquide aqueux, incolore, de réaction franchement acide, bien que TRUMPY et LUCHSINGER (*Arch. f. g. Phys.*, XVIII, 1878) aient observé une réaction alcaline dans un cas de sudation provoquée par la pilocarpine. L'acidité de la sueur normale est due aux phosphates acides de soude et de potasse qu'on peut précipiter par l'alcool. Mais cette acidité disparaît rapidement pour faire place à une réaction alcaline par suite de la fermentation ammoniacale de substances organiques azotées, particulièrement de l'urée. C'est donc à tort que la plupart des auteurs attribuent l'acidité de la sueur physiologique aux acides gras d'origine sébacée. Sauf peut-être à la paume de la main, la sueur est constamment acide.

La sécrétion de la sueur est très variable suivant un grand nombre de conditions. A la température de 13°, au repos, FUNKE (*Moleschott's Untersuch. z. Naturlehre*, IV) a évalué la quantité excrétée à 53 grammes par heure. A la température de 27°,5, après un violent exercice, le poids de sueur s'élevait à 815 grammes dans le même laps de temps. Chez l'adulte, on peut évaluer l'excrétion quotidienne à 1 kilogramme environ ; mais les chiffres réels s'écartent fréquemment de cette moyenne tout approximative.

En général, la proportion des corps solides en solution dans la sueur est en raison inverse du volume du liquide sécrété dans l'unité de temps; d'où la variation du poids spécifique de 1004, chiffre habituellement admis pour représenter la densité de la sueur.

C'est FOURCROY qui, le premier, a signalé la présence de l'urée dans la sueur. Ce fait a été confirmé depuis par un grand nombre d'observateurs, dont les données quantitatives sont très divergentes. FAVRE évalue la quantité d'urée à 0^{gr},0428 par litre, PICARD à 0^{gr},88, FUNKE à 1^{gr},55. SCHOTTIN n'en a pas trouvé trace. L'imperfection des procédés chimiques est la principale cause de ces différences que l'altération rapide de la sueur contribue aussi à expliquer.

Indépendamment de l'urée, LEUBE a signalé, parmi les matériaux azotés, une substance albuminoïde, provenant peut-être de la destruction des débris épidermiques. FAVRE a découvert dans la sueur humaine un autre composé quaternaire, auquel il a donné le nom d'*acide sudorique* et dont l'existence mériterait confirmation.

Au nombre des éléments organiques ternaires, on a signalé l'acide lactique et des graisses, mais ce fait n'a pas été suffisamment établi. Il n'en est pas de même des acides gras volatils (formique, acétique, propionique, butyrique), dont la présence est facile à mettre en évidence en traitant par une goutte d'acide sulfurique le résidu de l'évaporation de la sueur. La prédominance de tel ou tel de ces acides varie suivant les individus, les régions, l'alimentation, le régime et un grand nombre d'autres circonstances. Ce sont les acides gras qui donnent à la sueur des pieds ou des aisselles son odeur spéciale. Les odeurs particulières et très différentes qu'on perçoit dans les salles d'un hôpital ou d'un asile d'aliénés, et en général dans les locaux où se trouvent réunis un grand nombre d'individus soumis au même régime, n'ont pas d'autres causes que les variations quantitatives et qualitatives d'acides gras sudoriques (CH. BOUCHARD).

La sueur renferme, en outre des sels minéraux : des chlorures de sodium et de potassium, des sulfates alcalins, des phosphates de soude, de potasse et peut-être de chaux.

En résumé, la sueur contient des matières fixes en proportions très variables, de 4 à 20 p. 100 et plus, dont on trouvera la liste ci-dessous, d'après une analyse de FAVRE :

Eau	995,573	p. 1000
Matières solides	4,427	—
Graisse	0,013	—
Lactates	0,317	—
Sudorates	1,562	—
Matières extractives indéterminées	0,005	—
Urée	0,042	—
Chlorure de sodium	2,230	—
Chlorure de potassium	0,024	—
Sulfates alcalins	0,011	—
Phosphates alcalins et terreux	traces.	

Comme l'urine, avec laquelle elle a tant d'analogies, la sueur peut entraîner des principes chimiques introduits dans l'organisme ou fabriqués par les tissus à l'état pathologique. Ainsi BIZIO et HOFMANN ont extrait l'indigo des sueurs bleues. D'autres auteurs ont observé des sueurs colorées quelquefois par les matières colorantes de la bile. GAMGEE et DEWAR ont trouvé la cystine. SEMMOLA, GRIESINGER, KOCH ont extrait et dosé le sucre dans la sueur des diabétiques. Après l'administration des médicaments ou des poisons, SCHOTTIN, BERGERON et LEMATTRE ont trouvé dans la sueur, l'iode, l'arsenic, le mercure, etc.

Voyez, au sujet des glandes sudoripares, HEYNOLD, *Ueber die Knäueldrüsen des Menschen*, Virchow's Arch., LXI, 1874 ; — COYNE, C. R. Acad. des Sc., 1878 ; — HERRMANN, Soc. de biol., 1881 ; — FICATIER, *Étude anatomique des glandes sudoripares*, Th. Paris, 1881 ; — RANVIER, *Sur la struc-*

ture des glandes sudoripares, C. R. Acad. des Sc., 1869 ; — ALZHEIMER, *Ueber die Ohrenschmal-drüsen*, Inaug. Dissert., Würzburg, 1888 ; — RENAUT, *Dispositif anatomique de l'excrétion des glandes sudoripares*, Ann. de Dermat., 1894.

§ II. — GLANDES SÉBACÉES

Les glandes sébacées sont des glandes en grappe situées dans les couches super-ficielles du derme ; elles sécrètent une matière grasse, le *sebum* ou *matière sébacée*, qu'elles déversent ensuite soit dans un follicule pileux, soit directement à la sur-face de l'épiderme. Ces glandes, beaucoup moins nombreuses que les glandes sudoripares, se rencontrent sur toute l'étendue du tégument externe, à l'exception des régions suivantes : la paume des mains, la plante des pieds, la face palmaire des doigts et la face plantaire des orteils.

1° Division des glandes séba-cées d'après leurs rapports avec les poils. — Considérées dans leurs rapports avec les poils, les glandes sébacées peuvent être divisées en trois groupes :

a. *Premier groupe.* — Le premier groupe comprend les glandes qui s'ouvrent dans les follicules pileux, *glandes pileuses* (fig. 193). Ce sont de beaucoup les plus nombreuses : on en compte une seule ou deux pour chaque poil, quelquefois da-vantage. Quand il y en a deux, ce qui est la disposition la plus commune, ces deux glandes, égales ou inégales en volume, s'ouvrent ordinairement dans le follicule à la même hauteur et sur deux points diamétralement opposés. Quand il en existe un plus grand nombre, trois ou quatre par exemple, elles s'étagent les unes au-dessus des autres et s'ouvrent alors dans le follicule pileux à des hauteurs différentes ; ou bien elles s'ouvrent toutes à la même hauteur, formant alors tout autour du follicule une sorte de couronne. — Il est à remarquer que le volume des glandes pileuses est presque toujours en rapport inverse avec le développement des poils auxquels elles sont annexées : relativement petites au niveau des poils complètement développés, les cheveux par exemple, elles sont beaucoup plus volumineuses au niveau de ces poils minces et courts connus sous le nom de poils de duvet.

b. *Second groupe.* — Le second groupe renferme les glandes sébacées qui s'ou-vrent directement à la surface extérieure de la peau, sans présenter aucun rapport avec les poils (fig. 194). Ces glandes sont peu nombreuses et ne s'observent guère que sur les petites lèvres et sur l'aréole du mamelon. On sait que les glandes sébacées de l'aréole sont particulièrement développées pendant la période de la grossesse, constituant ainsi tout autour du mamelon une série d'élevures semi-

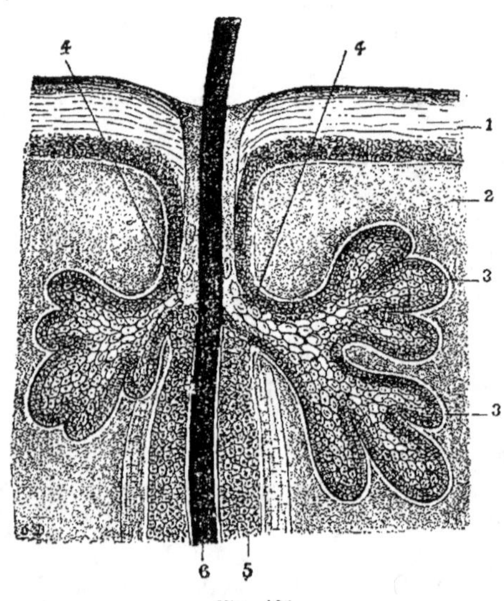

Fig. 193.

Glandes sébacées s'ouvrant, à titre d'annexe, dans un follicule pileux.

1, épiderme. — 2, derme. — 3, cul-de-sac de la glande sébacée. 4, son canal excréteur. — 5, follicule pileux. — 6, poil.

hémisphériques, bien connues des accoucheurs sous le nom de *tubercules de Mont-gommery*. — Quelques anatomistes signalent encore, au nombre des régions qui possèdent des glandes sébacées du second groupe, la face interne du prépuce et le sillon circulaire qui circonscrit la couronne du gland. Mais, contrairement à cette assertion, CADIAT et CH. ROBIN (*Journ. de l'Anatomie*, 1874) affirment qu'ils n'ont jamais rencontré de glandes sébacées dans ces deux régions.

c. *Troisième groupe*. — Le troisième groupe de glandes sébacées tient le milieu entre les deux groupes précédents. Il est constitué par des glandes, ordinairement très volumineuses, qui s'ouvrent directement à la surface de la peau et qui renferment, à titre d'annexe, un follicule pileux minuscule. Ce follicule occupe le plus souvent l'espace compris entre deux lobules de la glande sébacée. Le poil rudimentaire qu'il contient pénètre dans le canal excréteur de la glande, le parcourt de dedans en dehors et s'échappe à l'extérieur par son orifice externe (fig. 195,6). Chaque glande sébacée du troisième groupe ne possède d'ordinaire qu'un seul follicule pileux. On en rencontre quelques-unes cependant qui en renferment deux : ils se disposent alors d'une façon variable, mais sont toujours très rudimentaires.

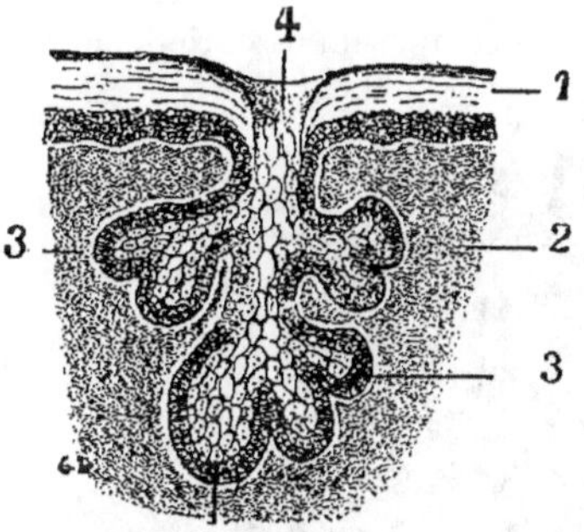

2° Parties constituantes. — Les glandes sébacées, avons-nous dit plus haut, sont des glandes en grappe. Elles présentent, comme telles, deux parties distinctes, une partie sécrétante et un canal excréteur :

a. *Glande proprement dite*. — La partie sécrétante ou glande proprement dite se compose de culs-de-sac ou acini, arrondis ou piriformes, qui viennent s'ouvrir dans le canal excréteur. Le nombre de ces culs-de-sac varie pour chaque glande : quelques-unes sont réduites à un seul cul-de-sac ; d'autres en possèdent 10, 15, 20 et même plus. On conçoit dès lors que les glandes sébacées présentent, dans leurs dimensions, des variations fort étendues : les plus petites, celles qui n'ont qu'un seul cul-de-sac, mesurent en moyenne 70 μ de diamètre ; les glandes à culs-de-sac multiples atteignent jusqu'à 2 millimètres.

b. *Canal excréteur*. — Le canal excréteur, cylindrique ou infundibuliforme, fait suite aux culs-de-sac glandulaires et vient s'ouvrir, comme nous l'avons vu, après un trajet toujours très court, soit dans un follicule pileux, soit à la surface libre des téguments. Son diamètre, tout aussi variable que celui de la glande elle-même, mesure de 10 μ à 350 μ.

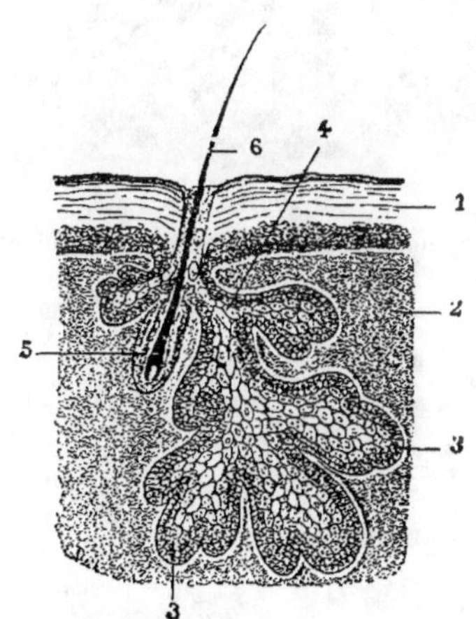

Fig. 194.

Glande sébacée indépendante des follicules pileux.

1. épiderme. — 2. derme. — 3. cul-de-sac glandulaire. — 4. canal excréteur.

Fig. 195.

Glande sébacée s'ouvrant à la surface de la peau et renfermant, à titre d'annexe, un poil rudimentaire.

1. épiderme. — 2. derme. — 3. cul-de-sac de la glande sébacée. — 4. son canal excréteur. — 5. follicule pileux. — 6. poil.

3° **Structure**. — Les glandes sébacées, comme les glandes sudoripares, se composent d'éléments qui appartiennent en partie au derme, en partie à l'épiderme. Il convient de les examiner séparément : 1° dans les culs-de-sac glandulaires; 2° dans le canal excréteur.

A. STRUCTURE DES CULS-DE-SAC GLANDULAIRES. — Les culs-de-sac des glandes sébacées se composent essentiellement d'une paroi propre, tapissée à son intérieur par des amas de cellules épithéliales :

a. *Paroi propre.* — La paroi propre (196,*b*), appelée encore *membrane limitante,* est transparente et fort mince. Son épaisseur varie de 5 μ à 10 μ.

b. *Cellules épithéliales.* — Les cellules épithéliales (fig. 196, *c, d, e*) remplissent entièrement le cul-de-sac glandulaire. Ces cellules, qui sont une dépendance de l'épiderme au même titre que les cellules sécrétantes des glandes sudoripares, présentent ce caractère biologique particulier, qu'elles sécrètent au sein de leur protoplasma des gouttelettes huileuses revêtant à leur origine la forme de granulations sphériques, jaunâtres et fortement réfringentes. Au fur et à mesure que les cellules évoluent, les gouttelettes en question deviennent de plus en plus volumineuses et arrivent bientôt à remplir tout le corps cellulaire. Celui-ci, devenant lui aussi de plus en plus volumineux, finit par éclater, et met alors en liberté ses propres produits de sécrétion, qu'il est impuissant à contenir.

Cette description sommaire des cellules épithéliales qui remplissent les culs-de-sac glandulaires, nous explique nettement les différences d'aspect que nous présentent ces cellules (fig. 197), suivant les points où on les examine. Celles qui sont directement appliquées contre la membrane propre sont petites, polyédri-

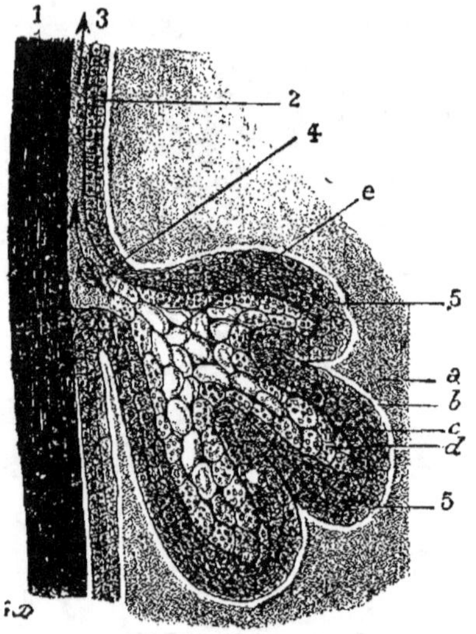

Fig. 196.

Une glande sébacée, coupée parallèlement à l'axe du poil (*demi-schématique*).

1, poil. — 2, follicule pileux. — 3, espace libre servant à l'écoulement de la matière sébacée (deux flèches placées dans cet espace indiquent la direction que suit la matière sébacée). — 4, canal excréteur de la glande. — 5, culs-de-sac glandulaires, avec : *a,* le derme ambiant : *b,* la membrane propre : *c,* les cellules épithéliales profondes ou périphériques; *d,* les cellules moyennes : *e,* les cellules centrales.

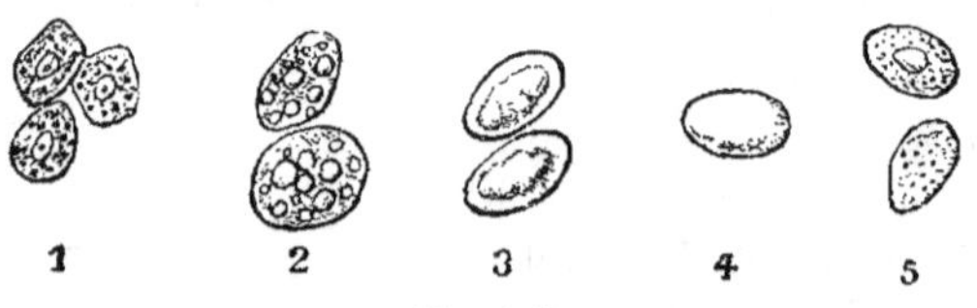

1   2   3   4   5

Fig. 197.

Types divers de cellules épithéliales contenues dans les culs-de-sac des glandes sébacées.

1, petites cellules polyédriques ne renfermant encore que quelques granulations graisseuses : noyau très visible. — 2, cellules plus volumineuses renfermant de nombreuses granulations graisseuses : noyau peu ou point visible. — 3, cellules dont la graisse devient confluente : noyau entièrement masqué. — 4, cellules entièrement remplies de graisse. — 5, cellules dont la graisse s'est échappée en grande partie.

sentent ces cellules (fig. 197), suivant les points où on les examine. Celles qui sont directement appliquées contre la membrane propre sont petites, polyédriques, sans granulations, avec un noyau central arrondi ou ovalaire. Celles qui viennent après présentent déjà autour de leur noyau un certain nombre de granulations graisseuses. Plus loin encore, en se rapprochant du centre du cul-de-sac, les cellules nous présentent des granulations plus volumineuses, se pressant tout autour d'un noyau atrophié. Enfin, au centre même du cul-de-sac et dans le canal excréteur, nous ne rencontrons plus que des corps cellulaires remplis de gouttelettes graisseuses, des gouttelettes graisseuses libres et des corps cellulaires qui, ayant éclaté, sont maintenant vides et flétris.

B. Structure du canal excréteur. — Le canal excréteur des glandes sébacées se compose, lui aussi, d'une membrane propre, recouverte à son intérieur d'une ou plusieurs couches épithéliales. La membrane propre fait suite à celle du cul-de-sac et se continue, d'autre part, avec la membrane vitrée du poil pour les glandes pileuses, avec la membrane basale du derme pour les glandes qui s'ouvrent directement à la surface libre des téguments. Quant aux cellules épithéliales, elles se continuent avec les cellules du stratum malpighien et présentent les mêmes caractères que ces dernières.

4° **Vaisseaux et nerfs**. — Comme les glandes sudoripares, les glandes sébacées sont enveloppées par une couche de tissu conjonctif qui se confond peu à peu avec celui du derme : il sert de substratum à un réseau capillaire qui apporte à la glande les matériaux nécessaires à son fonctionnement. Les lymphatiques et les nerfs des glandes sébacées nous sont encore inconnus.

5° **Matière sébacée**. — La matière sébacée est un produit de consistance molle, de réaction acide, contenant de la graisse, de la caséine, de l'albumine, sans trace de sucre. La proportion d'eau est très variable. Quant aux acides qui entrent dans la composition des graisses, ils sont encore fort mal connus, bien que Schmidt ait signalé les acides butyrique, valérique et caprique.

Voici du reste l'analyse du contenu d'une loupe :

Eau	317
Débris épithéliaux et albumine	617,5
Graisse	41,6
Acides gras	12,1
Cendres	11,8
Total	1 000,0

Chez le nouveau-né, la matière sébacée, qui forme une couche plus ou moins épaisse à la surface de la peau (*sebum*), présente une composition chimique un peu différente : elle contient notamment une proportion plus élevée d'eau et de graisse.

A voir, au sujet des glandes sébacées : Phillipson, *Bemerk. z. Histol. d. normalen Sekrecles der menschl. Talgdrüsen*, Monatshefte f. prakt. Dermatol., 1890.

§ III. — Ongles

Les ongles sont des productions épidermiques qui se présentent chez l'homme sous la forme de lames quadrilatères, blanchâtres et demi-transparentes, situées sur la face dorsale de la dernière phalange des doigts et des orteils. Ils font partie d'un système défensif, rudimentaire dans l'espèce humaine, mais très développé chez un grand nombre de mammifères, où il constitue les griffes des carnivores, les cornes des ruminants, le sabot des ongulés, etc.

A. — CONFORMATION EXTÉRIEURE

L'appareil unguéal se compose essentiellement de deux parties : 1° la formation épidermique elle-même ou *ongle proprement dit ;* 2° la partie du derme sur laquelle elle repose et qui joue à son égard le rôle d'un *organe producteur.*

1° Ongle proprement dit. — L'ongle proprement dit revêt la forme d'une lame cornée, qui est à peu près plane de haut en bas et fortement convexe dans le sens transversal. Il représente ainsi, dans son ensemble, un segment de cylindre creux, libre à son extrémité inférieure, enchâssé au contraire, à son extrémité supérieure et sur les côtés, dans un repli plus ou moins profond du derme cutané. On distingue à l'ongle trois parties qui sont, en allant de haut en bas, la racine, le corps, l'extrémité libre :

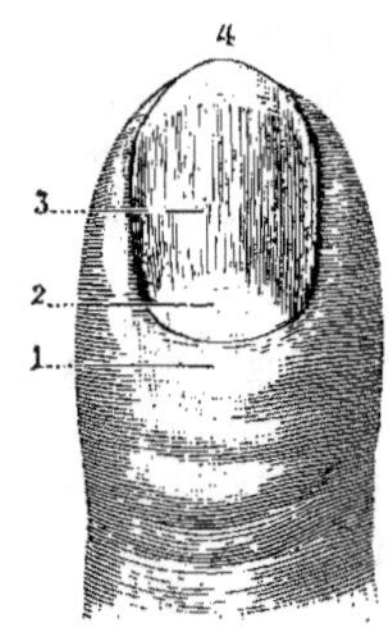

Fig. 198.

Ongle du pouce, vu par sa face dorsale.

1, repli cutané sus-unguéal. — 2, lunule. — 3, corps de l'ongle. — 4, bord libre.

a. *Racine.* — La racine (fig. 198) comprend toute cette partie de l'ongle qui est cachée dans la portion moyenne du repli dermique dont nous venons de parler. Elle est molle, flexible, élastique, et se termine par un bord mince et finement dentelé.

b. *Corps de l'ongle.* — Le corps de l'ongle fait suite à la racine et s'étend de là jusqu'au sillon qui sépare son extrémité libre de la pulpe du doigt (*angle de l'ongle* de RENAUT). Il présente deux faces, l'une superficielle, l'autre profonde. — La *face superficielle* ou *convexe* est rosée dans presque toute son étendue. A sa partie supérieure seulement, elle nous présente une petite zone de couleur blanchâtre, qui se prolonge dans la racine en haut, et qui est circonscrite, en bas, par une ligne courbe très régulière à concavité supérieure : on donne à cette portion blanche de l'ongle, en raison même de sa configuration en forme de croissant, le nom de *lunule*. Il est à remarquer que la lunule est toujours plus développée sur le pouce que sur les autres doigts ; sur le petit doigt, elle est peu marquée ou même absente. On remarque encore sur la face superficielle de l'ongle une série de stries longitudinales, plus ou moins marquées, mais toujours très visibles. — La *face profonde* ou *concave*, fortement adhérente, nous présente également tout un système de crêtes et de sillons longitudinaux qui se moulent fidèlement sur les sillons et les crêtes du derme sous-jacent.

c. *Extrémité libre.* — L'extrémité libre de l'ongle est d'un blanc grisâtre. Elle s'accroît constamment, et, si elle est abandonnée à elle-même, elle atteint facilement 2 à 3 centimètres de longueur. On la voit, dans ce cas, s'incurver sur la pulpe du doigt en manière de griffe.

L'épaisseur de l'ongle est à peu près uniforme dans toute la partie antérieure du corps. Elle mesure, d'après ESBACH (Th. de Paris, 1876), 384 μ chez l'homme, 346 μ seulement chez la femme. Des coupes de l'ongle, pratiquées dans le sens antéro-postérieur et dans le sens transversal (fig. 199 et 200), nous montrent nettement que cette épaisseur diminue graduellement au fur et à mesure qu'on se rapproche de la racine et des bords latéraux.

2° Organe producteur de l'ongle. — On donne ce nom à toute la portion du derme cutané qui est en rapport de contact avec l'ongle. Nous avons dit plus haut que l'ongle reposait sur le derme par sa face profonde et que, d'autre part, il était enchâssé par son extrémité supérieure et par ses bords latéraux dans une rainure que lui forme encore le derme. Nous pouvons donc admettre dans l'organe producteur de l'ongle trois parties, savoir : le derme sous-unguéal, le derme sus-unguéal, la gouttière ou rainure unguéale.

a. *Derme sous-unguéal*. — Le derme sous-unguéal (fig. 199) comprend toute l'étendue du derme qui est située à la face profonde de l'ongle. On le subdivise lui-même en deux zones distinctes : une zone antérieure ou *lit de l'ongle*, correspondant à la partie rosée du corps de l'ongle ; une zone postérieure ou *matrice de l'ongle*, répondant à la lunule et à la racine. — De ces deux zones, la première nous présente une coloration rosée ; la seconde est blanchâtre. De plus, tandis que le lit de l'ongle est convexe transversalement et plan d'avant en arrière, la matrice

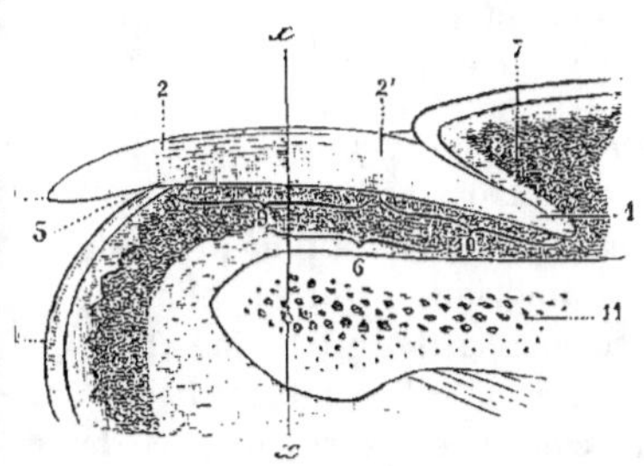

Fig. 199.

L'ongle vu en coupe longitudinale.

1, racine de l'ongle. — 2, corps de l'ongle, avec , lunule. — 3, extrémité libre. — 4. pulpe du doigt. - 5, angle de l'ongle. — 6. derme sous-unguéal. — 7, derme sus-unguéal ou manteau de l'ongle. — 8. rainure unguéale. — 9. lit de l'ongle. — 10, matrice de l'ongle. - 11, troisième phalange.

x, plan suivant lequel est faite la coupe de la figure précédente.

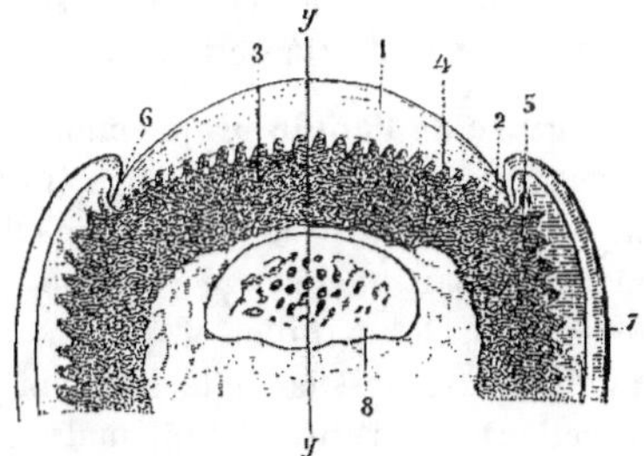

Fig. 200.

L'ongle vu en coupe transversale.

1, corps de l'ongle. — 2, ses bords latéraux. — 3. derme sous-unguéal (*lit de l'ongle*), avec 4. les crêtes de Henle. — 5, derme sus-unguéal ou *manteau de l'ongle*. — 6. rainure ou gouttière unguéale. — 7. peau du doigt, parties latérales. — 8, troisième phalange.

yy, plan suivant lequel est faite la coupe de la figure précédente.

de l'ongle est convexe dans tous les sens. — Le derme sous-unguéal nous présente une série de saillies longitudinales connues sous le nom de *crêtes de Henle*. Ces crêtes partent toutes d'un centre commun qui est la partie moyenne de la gouttière unguéale. De là les crêtes moyennes se portent directement en avant, en suivant la ligne axiale du doigt ; les crêtes latérales se portent d'abord en dehors, puis se redressent pour devenir parallèles aux précédentes. Nous ajouterons que les crêtes de Henle sont à peine marquées dans la zone postérieure du derme sous-unguéal, très développées au contraire dans la zone antérieure du lit de l'ongle.

b. *Derme sus-unguéal*. — Le derme sus-unguéal (*manteau de l'ongle* de Renaut) est ce repli du derme cutané qui recouvre la racine et les bords latéraux de l'ongle. Vu sur des coupes, il revêt la forme d'un triangle dont le sommet regarde le corps de l'ongle (fig. 199 et 200). Le repli sus-unguéal présente sa plus grande longueur au niveau de la racine. Il est moins étendu au niveau des bords latéraux et diminue graduellement au fur et à mesure qu'il se rapproche de la pulpe du doigt. A ce niveau il cesse d'exister, le bord de l'ongle se dégageant peu à peu du derme et devenant libre de toute adhérence.

c. *Gouttière ou rainure unguéale*. — La gouttière ou rainure unguéale est formée par la réunion du derme sous-unguéal avec le repli sus-unguéal. Elle correspond exactement à la racine de l'ongle et à ses bords latéraux, qui viennent s'y enchâsser comme un verre de montre dans sa rainure métallique. Comme le répli sus-unguéal lui-même, la gouttière unguéale diminue de profondeur en s'éloignant de la partie moyenne de l'ongle et disparaît peu à peu en avant. La partie moyenne de la rainure unguéale est généralement appelée *matrice de l'ongle*. Nous avons dit plus haut, en acceptant sur ce point les conclusions d'ARLOING (Th. d'agrégation, Paris, 1880), qu'il convenait d'étendre en avant la matrice de l'ongle et de donner ce nom, non pas seulement à la partie moyenne de la gouttière unguéale, mais à toute la partie du derme sous-unguéal qui correspond à la racine et à la lunule (fig. 199, 10).

B. — STRUCTURE DE L'APPAREIL UNGUÉAL

Nous examinerons successivement, au point de vue de leur structure : 1° l'ongle proprement dit ; 2° le derme sus- et sous-unguéal. Nous indiquerons ensuite quel est le mode de continuité de l'ongle avec le derme et l'épiderme.

1° Structure de l'ongle proprement dit. — Comme l'épiderme dont il dérive, l'ongle est constitué par des cellules épithéliales, formant des assises multiples et variant d'aspect suivant le niveau qu'elles occupent. La couche la plus profonde est constituée par une rangée unique de cellules cylindriques, qui s'appliquent directement sur les papilles et qui répondent à la couche basilaire ou génératrice de l'épiderme. Au-dessus d'elle s'étalent plusieurs assises de cellules polyédriques qui rappellent celles du stratum malpighien. Cette couche est surmontée par le stratum lucidum, lequel est surmonté à son tour par la couche cornée. Cette dernière couche, remarquable par son épaisseur, comprend de nombreuses assises de cellules épithéliales complètement kératinisées, aplaties en forme de lamelles et disposées parallèlement à la surface de l'ongle. Toutes ces cellules cornées possèdent à leur centre un noyau, qui est aplati comme elles et disposé dans le même sens.

L'ongle, on le voit, nous présente dans sa constitution histologique toutes les couches de l'épiderme, à l'exception d'une seule, le stratum granulosum, qui y fait complètement défaut, comme l'a fait remarquer depuis déjà longtemps HEYNOLD (*Virchow's Arch.*, 1875).

On rencontre cependant un certain nombre de granulations dans les cellules molles qui forment l'étage supérieur de la matrice de l'ongle et dans celles qui constituent la rangée la plus superficielle de son lit (RANVIER). Mais ces granulations diffèrent de l'éléidine en ce qu'elles sont solides et qu'elles se colorent en brun par le picrocarminate. RANVIER, qui, le premier, a signalé leur existence, a donné à la substance qui les constitue le nom significatif de *substance onychogène* (de ὄνυξ, ongle, et γεννάω, je reproduis).

2° Structure du derme périunguéal. — Analogue en principe au derme des autres régions du corps, le derme qui est en rapport avec l'ongle en diffère cependant par les particularités suivantes. — Le *derme sus-unguéal*, continu par sa face superficielle avec le derme du doigt, possède, comme ce dernier, des papilles nerveuses, des glandes sudoripares et des glandes sébacées. Sur sa face profonde ou réfléchie, les glandes font complètement défaut ; les papilles s'atténuent ou même disparaissent entièrement, d'après ARLOING. — Il en est de même pour le derme qui forme le fond de la *rainure de l'ongle*. Cette partie du derme périunguéal ne renferme ni glandes ni papilles. — Quant au *derme sous-unguéal*, il est au contraire très riche en papilles, comme nous l'avons vu. Mais ces papilles, qui

constituent les crêtes de Henle, sont exclusivement vasculaires. Aucun anatomiste
n'y a signalé encore de corpuscules du tact.

a. *Vaisseaux sanguins.* — Nous devons à RENAUT une bonne description des
vaisseaux sanguins du derme périunguéal. Dans toute l'étendue de cette portion
du derme, un peu au-dessous de sa face superficielle, s'étale un riche réseau de
capillaires dont les mailles sont disposées parallèlement à la surface même de la
peau. Ce *réseau planiforme* (c'est le nom que lui donne RENAUT) est alimenté par
de nombreux rameaux vasculaires, à direction généralement oblique, qui proviennent du réseau sous-cutané. Il constitue, à lui tout seul, la circulation sous-
unguéale sur les points où les papilles sont peu développées ou absentes, par
exemple dans la rainure unguéale et au niveau de la lunule. Sur les points au

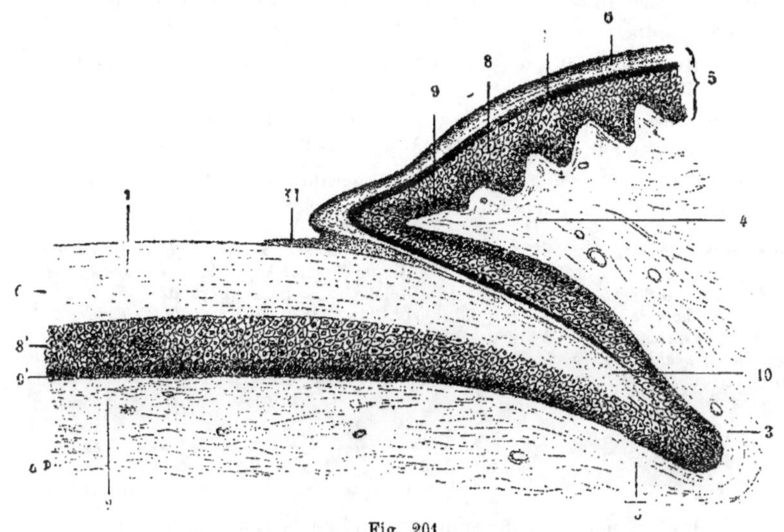

Fig. 201.

Mode de continuité de l'ongle avec le derme et l'épiderme.

1, corps de l'ongle. — 2, lit de l'ongle. — 3, matrice de l'ongle. — 4, derme sus-unguéal. — 5, épiderme, avec : 6, sa
couche cornée ; 7, sa couche granuleuse ; 8, le corps muqueux de Malpighi ; 9, sa couche basilaire ou génératrice. —
6', 8', 9', diverses couches de l'ongle, correspondant aux couches 6, 8 et 9 de l'épiderme. — 10, continuité de l'épiderme
avec la racine de l'ongle. — 11, épidermicule.

contraire où il existe des papilles, c'est-à-dire dans la plus grande étendue du
derme périunguéal, le réseau planiforme envoie dans l'épaisseur de ces dernières
des anses simples ou multiples, lesquelles présentent une direction différente,
suivant les régions : c'est ainsi qu'elles sont obliques d'arrière en avant pour la
région située en arrière de la lunule, obliques d'avant en arrière ou récurrentes
pour la région qui est placée immédiatement près de la lunule. Plus loin, elles se
redressent et deviennent verticales. Enfin, au niveau de l'angle, le réseau planiforme émet des anses longues et multiples, de véritables bouquets papillaires dont
la direction est parallèle à celle de l'ongle, c'est-à-dire exactement horizontale.

b. *Lymphatiques.* — Les lymphatiques du derme périunguéal ont été signalés
par BONAMY et ANCEL (Th. Paris, 1868). De son côté, SAPPEY, sans les décrire, a
représenté sur l'une de ses planches un réseau sous-unguéal d'une grande richesse.

c. *Nerfs.* — Quant aux nerfs, ils sont également très abondants dans le derme
sous-unguéal (SAPPEY, RENAUT). Mais nous ne sommes pas encore fixés sur leur mode
de terminaison.

3° Mode de continuité de l'ongle avec le derme et l'épiderme. — A l'exception de son extrémité inférieure ou portion libre, toute la face antérieure de l'ongle adhère intimement au derme sous-jacent. Les différentes couches épidermiques de la face dorsale des doigts et des orteils, arrivées sur le bord libre du repli sus-unguéal, se réfléchissent (fig. 201) pour tapisser la face profonde de ce repli et se continuer, au niveau de la rainure unguéale, avec les couches correspondantes de l'ongle. Cependant, la couche granuleuse. et les assises les plus superficielles de la couche cornée se comportent d'une façon toute spéciale : la couche granuleuse s'atténue peu à peu et finit par disparaître en atteignant le fond de la rainure unguéale ; cette couche n'est pas représentée dans l'ongle proprement dit, comme nous l'avons déjà indiqué plus haut. Quant aux assises superficielles de la couche cornée, elles s'étalent sur la face libre de l'ongle, qu'elles recouvrent de la périphérie au centre dans une étendue de quelques millimètres seulement : c'est à cette mince lamelle épidermique, située sur la face libre de l'ongle tout autour du repli sus-unguéal, que l'on donne le nom d'*épidermicule de l'ongle* ou de *périonyx* (ARLOING).

Le périonyx répond au périople du cheval. Il s'étend, chez le fœtus, sur toute la surface libre de l'ongle. S'il est moins développé chez l'adulte, c'est qu'il est constamment détruit au fur et à mesure de sa production, soit par les frottements, soit par les soins que l'on apporte à la toilette des ongles.

Voyez, au sujet des ongles : HENLE, *Das Wachsthum des menschl. Nagels und des Pferdehufs*, Abhandl. d. königl. Gesellsch. d. Wissensch. zu Göttingen, Bd. XXXI, 1884 ; — GRUDBERG, *Ueber die Nagelmatrix und die Verhornung des Nagels*, Monatschr. f. prakt. Dermatol. IV, 1885 ; — GEGENBAUR, *Zur Morphologie des Nagels*, Morph. Jahrb., Bd. X, 1886 ; — KÖLLIKER, *Ueber die Entwickelung der Nägel*, Sitzungsb. d. Würzburger physik. med. Gesellsch., 1888 ; — DU MÊME, *Die Entwickelung des menschlichen Nagels*, Zeitschr. f. wiss. Zool., Bd. XLVII, 1888 ; — CURTIS, *Sur le développement de l'ongle chez le fœtus humain*, Journ. de l'Anat., 1889.

§ IV. — POILS

Les poils sont des productions épidermiques, filiformes et flexibles, qui se développent en plus ou moins grand nombre à la surface libre de la peau.

A. — CONFORMATION EXTÉRIEURE

Ainsi que nous l'avons fait pour l'appareil unguéal, nous distinguerons dans l'appareil pileux : 1° la formation épidermique elle-même ou *poil proprement dit ;* 2° le *follicule pileux*, c'est-à-dire la cavité du derme où il est implanté et dont la partie inférieure, soulevée en forme de *papille*, joue à l'égard du poil le rôle d'organe producteur.

1° Poil proprement dit. — Le poil proprement dit comprend deux parties : une partie libre, la *tige ;* une partie cachée dans le follicule dermique, la *racine.* — La *tige*, plus ou moins volumineuse et plus ou moins longue, suivant les sujets et suivant les régions, se termine en pointe à son extrémité libre. — La *racine*, qui fait suite à la tige, subit un léger étranglement à son entrée dans le follicule. Puis elle se renfle plus ou moins pour former le *bulbe,* masse ovoïde ou piriforme dont l'extrémité libre se creuse en cupule pour coiffer la *papille,* qui se dresse dans le fond du follicule (fig. 209).

On rencontre des poils sur toute l'étendue du tégument externe, à l'exception des régions suivantes : la paume des mains, la plante des pieds, la face palmaire et la face plantaire des doigts et des orteils, la face dorsale de la troisième phalange des doigts et des orteils, les petites lèvres chez la femme, et, chez l'homme, la face interne du prépuce et le gland.

Très développés dans certaines régions, notamment sur le cuir chevelu, sur certaines parties de la face, dans le creux de l'aisselle et sur le pubis, les poils sont relativement peu apparents et quelquefois même à peine visibles sur le tronc et sur les membres. Toutefois, cette inégale répartition du système pileux chez l'homme est plus apparente que réelle : elle trouve son explication dans l'inégalité de développement que présentent les poils sur les différents points du corps, atteignant ici un développement complet, s'arrêtant là à des dimensions tellement réduites qu'ils ne peuvent être aperçus sans le secours d'une loupe (*poils de duvet* ou *lanugo*). Le nombre total des poils qui végètent à la surface du corps, dit Sappey, est à peu près le même aux différents âges, dans les deux sexes, chez tous les individus et probablement aussi dans toutes les races humaines; est variable seulement le nombre de ceux qui passent de l'état embryonnaire à l'état de développement parfait. Nous devons faire remarquer cependant que cette formule n'est pas rigoureusement exacte. Withof, en effet, comparant, au sujet de l'abondance des poils, les différentes régions du corps et opérant chaque fois sur un quart de pouce carré, est arrivé aux chiffres suivants : à la face antérieure de la cuisse, 13 poils; à la face dorsale de la main, 19; à l'avant-bras, 23; au menton, 39; sur le cuir chevelu, 293.

Quelle que soit l'abondance des poils, ces productions épidermiques se disposent toujours à la surface cutanée suivant des lignes courbes régulières qu'Eschricht a désignées sous le nom de *courants*. Ces lignes courbes rayonnent autour d'un point central appelé *tourbillon* : le tourbillon le plus connu est celui du cuir chevelu, qui se trouve à peu près à égale distance du bregma et de la nuque. Des tourbillons analogues, quoique moins nettement marqués, s'observent dans le creux de l'aisselle, à l'entrée du conduit auditif externe, au pli de l'aine, etc., etc. Du reste, les courants se distinguent, suivant la direction des poils qui les constituent, en divergents et convergents : ils sont dits *convergents* lorsque l'extrémité libre de leurs poils s'incline du côté du tourbillon auquel ils appartiennent; ils sont dits *divergents* lorsque l'extrémité libre de leurs poils s'incline en sens contraire. La ligne suivant laquelle les courants d'un même tourbillon rencontrent ceux d'un tourbillon inverse est appelée *ligne nodale*. Ces lignes nodales sont, suivant les régions, rectilignes, courbes, ou même plus ou moins sinueuses : la plus importante d'entre elles se trouve sur la partie antéro-latérale du tronc et s'étend verticalement du tourbillon axillaire au tourbillon du pli de l'aine. Il est des points de la surface cutanée où se rencontrent les courants de quatre tourbillons différents : à ces points naturellement aboutissent quatre lignes nodales revêtant dans leur ensemble la forme d'une *croix*. On observe des croix sur la racine du nez, au niveau de l'os hyoïde, sur les épaules, etc. Toutes ces dispositions ont été soigneusement représentées et décrites par Eschricht (*Ueber die Richtung der Haare am menschl. Körper*, Muller's Arch., 1837), et par C. Voigt (*Abhandl. über die Richtung der Haare*, etc., Wien, 1857), aux mémoires desquels nous renvoyons le lecteur pour de plus amples détails.

En nous basant uniquement sur l'inégal développement des poils, nous pouvons, avec Vaillant (Th. Paris, 1861), les diviser en cinq groupes, savoir : 1° les *cheveux*; 2° la *barbe*; 3° les *poils des organes génitaux et de l'aisselle*; 4° les *poils annexés aux organes des sens*; 5° les *poils de la surface cutanée générale*.

A. CHEVEUX. — On désigne sous ce nom les poils qui se développent à la surface de la tête. Ce sont ordinairement les poils les plus longs et les plus souples de l'économie.

a. *Longueur.* — Abandonnés à leur croissance naturelle, les cheveux acquièrent une longueur considérable. Dans nos races européennes et chez la femme, cette longueur varie de 50 centimètres à 1 mètre : les cheveux s'étendent ordinairement, chez elle, jusqu'à la ceinture. Mais il est des cas où on les voit descendre jusqu'au milieu de la cuisse, jusqu'au genou, ou même plus bas encore jusqu'au milieu du mollet. De toutes les races, les races jaunes sont celles où les cheveux atteignent la plus grande longueur. On connaît les longues nattes que les Chinois laissent pendre librement en arrière des épaules, et PRUNER-BEY parle de certains Peaux-Rouges, dont la chevelure, sous la forme d'une crinière ronde et lisse, tombe jusqu'aux talons.

b. *Grosseur.* — La grosseur des cheveux varie beaucoup suivant les sujets et suivant les races. Ce sont encore les races jaunes qui ont en général les cheveux les plus gros et les plus durs. D'après les recherches de PRUNER-BEY, le diamètre moyen des cheveux serait :

De 15 centièmes de millimètre chez les Hottentots ;
— 15 — — Nègres d'Afrique ;
— 23 — — Arabes ;
— 25 — -- Nègres d'Océanie ;
— 30 — — Guaranis ;
— 32 — — Malais.

Le même observateur a rencontré comme types extrêmes 41 chez une guarani, 9 seulement chez une juive. — Il est à remarquer que pour un même groupe ethnique les cheveux sont plus gros chez l'adulte que chez l'enfant et chez le vieillard. L'observation démontre encore que chaque cheveu, pris séparément, présente sa plus grande largeur à sa partie moyenne ; son diamètre, en effet, décroît graduellement à partir de ce point, soit en allant vers la racine, soit en allant vers la pointe.

c. *Couleur.* — La coloration des cheveux, tout aussi variable que celle de la peau, répond, dans le tableau chromatique de BROCA, à cinquante-quatre nuances différentes, désignées chacune par un numéro d'ordre. Les anthropologistes anglais admettent dix types seulement, qu'ils désignent par les dénominations suivantes : très blond, blond doré, roux, rouge, brun, brun clair, brun foncé, noir, brun et foncé. TOPINARD, réduisant encore cette gamme des couleurs appliquée aux cheveux, ne retient que les cinq types primordiaux suivants : 1° *noir absolu ;* 2° *brun foncé ;* 3° *châtain clair ;* 4° *blond,* avec les quatre nuances jaunâtre, rougeâtre, cendré, très clair ; 5° enfin, le type *roux.* Toutes ces dénominations, on en conviendra, ne sont susceptibles d'aucune définition exacte. Cette définition variera naturellement avec les observateurs, et le même sujet pourra, suivant l'anthropologiste qui l'examine, être rattaché à des types différents. Il en résulte que les classifications précitées, en dépit des explications détaillées qui les accompagnent, ne sont réellement bonnes en pratique que pour ceux qui les ont faites, et qu'on risque de courir à l'erreur en comparant, à ce sujet, les observations d'un anthropologiste à celles qui ont été faites par un autre.

d. *Abondance.* — L'abondance des cheveux est très variable suivant les individus et suivant les races. HILGENDORF en a compté 272 par centimètre carré chez un Allemand, de 252 à 286 chez le Japonais et 214 en moyenne chez les Aïnos.

WITHOF, à son tour, est venu établir que les cheveux sont plus nombreux chez les sujets blonds que chez les sujets colorés : il a compté en effet, par pouce carré, 147 cheveux noirs, 162 bruns et 182 blonds.

e. *Forme*. — Considérés maintenant au point de vue de leur *forme* et de leur mode d'enroulement, les cheveux se distinguent en cheveux lisses, ondés,

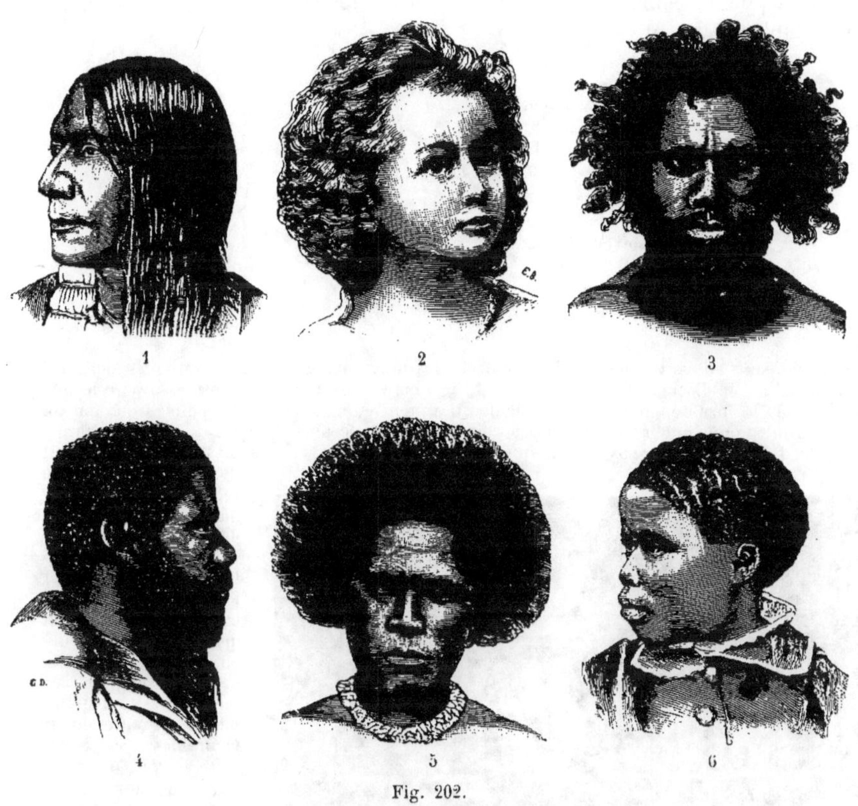

Fig. 202.

Différents types de cheveux.

1, cheveux droits (Peau-Rouge). — 2, cheveux ondulés (jeune Française). — 3, cheveux frisés (Australien). — 4, cheveux laineux, en toison (Tasmanien). — 5, cheveux laineux, en vadrouille (Néo-Calédonien). — 6, cheveux laineux, en grains de poivre (jeune nègre du Zambèze). — (Les figures 1, 3, 4, 5 et 6, d'après TOPINARD.)

bouclés, frisés et laineux (fig. 202). — Les *cheveux lisses* sont rectilignes dans toute leur étendue, à la manière d'un crin de cheval. — Les *cheveux ondés* ou *ondulés* sont ceux qui décrivent de longues courbes ou des tours de spire incomplets. — Les *cheveux bouclés*, ceux qui, à une certaine distance de leur extrémité, forment des anneaux larges et toujours incomplets. — Les *cheveux frisés*, ceux qui, dans toute leur étendue, forment des anneaux complets et mesurant un centimètre de diamètre ou plus. — Les *cheveux laineux* ou *crépus*, ceux dont les anneaux, à la fois plus petits et plus multipliés, s'entortillent les uns avec les autres de manière à donner naissance à de toutes petites touffes, dont l'aspect rappelle celui de la laine. Deux variétés intéressantes de cheveux crépus sont les *cheveux en grains de poivre* des Boschimans (fig. 202,6), et les *cheveux en vadrouille* des Papous et des Cafres (fig. 203,5).

C'est en se basant sur l'aspect extérieur des cheveux, on le sait, que Bory Saint-Vincent avait divisé les races humaines en deux grands groupes : les races à cheveux lisses ou *léiotriques* (de λεῖος, lisse, et θρίξ, cheveu), et les races à cheveux frisés ou *ulotriques* (de οὖλος, crépu, et θρίξ, cheveu). La base de cette classification a été adoptée plus tard par Isidore Geoffroy Saint-Hilaire, par Huxley et, plus récemment, par Hæckel, dont la classification se trouve résumée dans le tableau suivant :

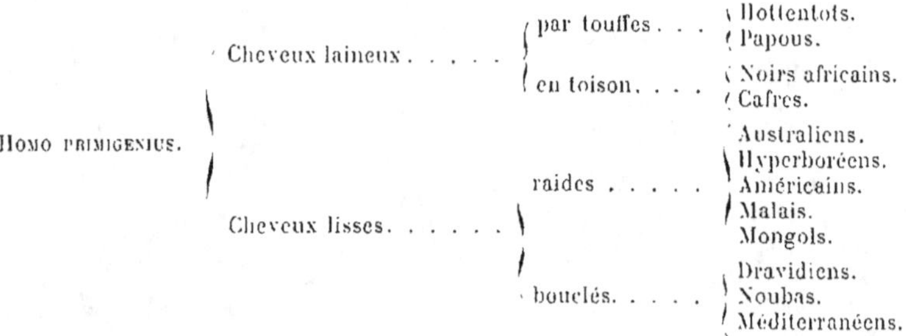

Le mécanisme en vertu duquel se produisent les différents degrés de frisure des poils est encore un objet de discussion. Nathusius, en 1866, a émis l'opinion que la forme du poil dépend avant tout de la forme même de son follicule : il a montré en effet que les poils droits ont un follicule droit, tandis que les poils frisés sortent d'un follicule plus ou moins recourbé en forme de spirale. De son côté, Sanson affirme que, chez le mouton, les zigzags ou tours de spire sont dus à une série de rétrécissements provenant des alternatives de bonne et de mauvaise alimentation. Enfin Weber, Henle et Kölliker rattachent la frisure à un aplatissement des cheveux, déterminant un enroulement sur le plat. Les recherches de Pruner-Bey sont entièrement favorables à cette manière de voir. Il résulte en effet des nombreuses mensurations faites sur des cheveux de toute nature par ce savant anthropologiste que l'indice du cheveu, c'est-à dire le rapport centésimal de son petit diamètre à son grand

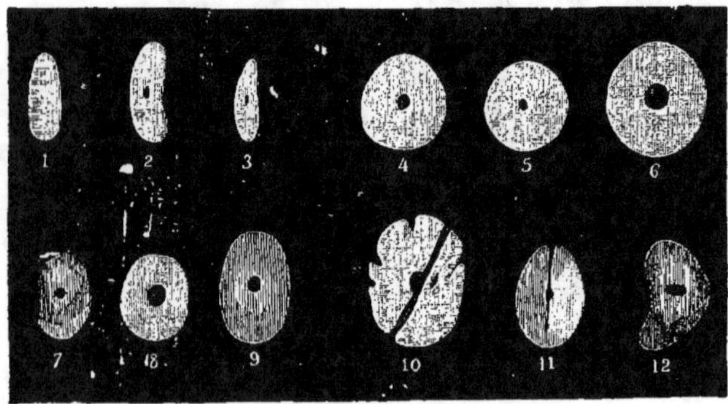

Fig. 203.

Coupes transversales des cheveux (d'après Pruner-Bey).

1. Hottentot. — 2 et 3. Papous de la Nouvelle-Guinée. — 4. Esquimau. — 5. Chinois. — 6. Guarani du Brésil. — 7, Australien. — 8. Lapon. — 9. Irlandais (cheveux altérés). — 10, Thibétain — 11, Esthonien. — 12, Momie égyptienne

diamètre, atteint son maximum pour les cheveux lisses et décroît ensuite graduellement pour les cheveux bouclés, les cheveux frisés et les cheveux crépus. Cet indice est de 90 chez les Samoyèdes et de 84 chez les Japonais qui ont des cheveux lisses ; il descend à 52 chez les nègres d'Afrique et à 40 chez les Papous qui ont les cheveux crépus. Nous plaçons ici sous les yeux du lecteur une série de douze types de cheveux observés par Pruner-Bey. Les types 1, 2, 3, appartiennent à des races nègres ; les trois types suivants, à des races caractérisées par des cheveux lisses. On voit au premier coup d'œil que les premiers sont aplatis, les autres relativement arrondis. Les types 7, 8, 9, représentent des types intermédiaires. Les trois derniers types se rapportent à des cheveux altérés.

Tout récemment, L. Duclert (*Journ. de l'Anat. et de Phys.*, 1888) a repris cette étude de la frisure du poil par des coupes de la peau pratiquées sur des moutons mérinos, et il a montré que, conformément à l'opinion émise par Nathusius, il existe une relation constante entre l'enroulement du brin de laine et la disposition en spirale de son follicule. Le mouton, en effet, ne présente, comme productions pileuses droites, que les poils dits de *jarre* ; or, ces derniers ont un follicule droit, tandis que les poils frisés répondent toujours à un follicule disposé en spirale. Il est donc exact de dire que, chez les moutons au moins, le poil reproduit dans sa forme extérieure l'aspect du follicule dans lequel il se développe et se moule. Il est à peine besoin de faire remarquer qu'une pareille conclusion n'infirme nullement les observations de Pruner-Bey, telles que nous les avons résumées ci-dessus.

B. Barbe. — On donne le nom de barbe à l'ensemble des poils qui croissent sur les différentes régions de la face. Le développement de la barbe présente des variations individuelles considérables portant sur la longueur des poils, sur leur nombre, sur leur couleur, sur leur mode de répartition. Mais, dans toutes les races, elle est l'apanage du sexe masculin : l'apparition de la barbe, chez la femme, n'existe qu'à l'état d'anomalie.

Les poils de la barbe mesurent en moyenne de 6 à 10 centimètres de longueur. Exceptionnellement, on les voit atteindre 20 centimètres, 30 centimètres et même 50 centimètres. Mais ce ne sont pas là encore les longueurs extrêmes : Bartholin parle d'un moine dont la barbe descendait jusqu'au sol.

L'Asie, l'Afrique et l'Amérique possèdent quelques races qui sont absolument imberbes. D'autre part, Pallas, Humboldt, Brasseur de Bourbourg, Pruner-Bey, cités par de Quatrefages, ont établi par des observations nombreuses que l'épilation soigneusement pratiquée de génération en génération peut, l'hérédité aidant, donner naissance à des races dont le visage est entièrement glabre. Dès lors, il est tout rationnel d'admettre que, dans les races précitées, l'absence de barbe n'est pas une disposition originelle, mais une disposition acquise.

Les poils du visage se montrent, chez l'homme, à l'âge de la puberté. Il est à remarquer que la castration entrave manifestement ce développement : les eunuques ont d'ordinaire la barbe peu fournie, et il en est généralement de même chez les hermaphrodites.

Voyez au point de vue anthropologique, Staniland Wake, *La barbe considérée comme caractère de race*, in Revue d'Anthropologie, 1880, p. 34.

C. Poils des organes génitaux et des aisselles. — Les poils des organes génitaux font leur apparition, comme ceux de la barbe, à l'époque de la puberté. Dans l'un et l'autre sexe, ils présentent leur maximum de développement au-dessus des pubis. De là, ils descendent sur les grandes lèvres chez la femme, et, chez l'homme, sur le scrotum et sur le périnée. Tous ces poils, plus ou moins frisés, ont une coupe elliptique ou ovalaire. Leur longueur dépasse rarement 5 à 8 centimètres. Ils ont généralement une teinte plus foncée que celle de la barbe et des cheveux.

Les poils de l'aisselle présentent avec les précédents une grande analogie. Ils occupent le creux de la région axillaire et sont, dans la plupart des cas, plus ou moins décolorés par l'humeur essentiellement corrosive que sécrètent les glandes de cette région.

D. Poils annexés aux organes des sens. — Les poils annexés aux organes des sens constituent : 1° les *cils* et les *sourcils,* qui sont situés, les premiers sur le bord libre des paupières, les seconds immédiatement au-dessus des orbites ; 2° les *vibrisses,* qui occupent l'entrée des narines ; 3° les *poils du conduit auditif externe,* qui se développent à l'entrée de ce conduit. Tous ces poils sont courts, rectilignes et rigides. A ce groupe il convient d'ajouter encore les *poils tactiles* des animaux (voy. plus loin, p. 330).

E. Poils de la surface cutanée générale. — Ces poils se montrent de préférence sur la face antérieure de la poitrine, sur les épaules, sur les membres. Ils sont constamment plus développés chez l'homme que chez la femme. Mais ils présentent, suivant les sujets, des variations considérables. Certains sujets, ne possédant que des poils de duvet, ont pour ainsi dire toute leur surface cutanée entièrement glabre. D'autres, au contraire, présentent dans les régions sus-indiquées de véritables forêts de poils. On a vu les poils de la poitrine atteindre jusqu'à 17 centimètres de longueur. C'est le cas de rappeler ici cette race particulièrement velue qui habite les îles Kouriles, les Aïnos, dont le corps tout entier est recouvert de longs poils, véritable toison, suffisamment épaisse parfois pour ne pas laisser voir la peau.

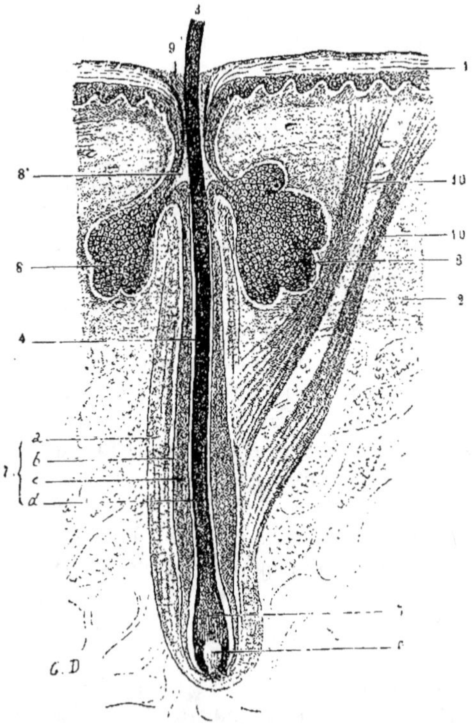

2° Organes producteurs du poil, follicules pileux, papille.

— Le follicule pileux (fig. 204,7) n'est autre que la dépression de la peau où s'enfonce et se dissimule la racine du poil. Les follicules se présentent en général sous la forme de cavités cylindroïdes ressemblant à de petites bouteilles (ARLOING), c'est-à-dire qu'ils sont rétrécis à leur partie superficielle, évasés à leur partie profonde. Du reste, ils sont creusés dans l'épaisseur du derme et en dépassent même parfois les limites, comme cela s'observe au niveau du cuir chevelu. Du fond de la cavité folliculaire s'élève une saillie généralement conique, la *papille pileuse* (fig. 204,6), qui joue relativement au poil le rôle d'organe producteur.

Ainsi que nous l'avons vu plus haut (p. 310), chaque follicule pileux reçoit le canal excréteur d'une ou

Fig. 204.

Coupe transversale de la peau pour montrer le poil et son follicule.

1. épiderme. — 2. derme. — 3. tige du poil. — 4. sa racine. — 5, son bulbe. — 6. sa papille. — 7, follicule pileux, avec : *a.* sa tunique externe : *b.* sa membrane vitrée ; *c.* sa gaine épithéliale externe ; *d.* sa gaine épithéliale interne. — 8, glandes sébacées, avec 8, leurs conduits excréteurs. — 9. espace libre par lequel s'écoule la matière sébacée. — 10, 10', muscle redresseur du poil.

de plusieurs glandes sébacées. En outre, il donne insertion, sur sa face externe, aux petits faisceaux musculaires, déjà décrits (p. 289), qui constituent les muscles redresseurs des poils.

Le follicule pileux sert de surface d'implantation au poil. Mais ses rapports avec ce dernier sont bien différents dans sa partie supérieure et dans sa partie inférieure. Dans sa partie inférieure, c'est-à-dire au-dessous des orifices des glandes sébacées, il y a adhérence intime entre le poil et la paroi folliculaire. Dans sa partie supérieure, au contraire, le poil occupe le centre du follicule sans entrer en contact avec sa paroi. Il existe là, entre cette paroi et le poil, un espace libre où s'écoule la matière sébacée.

La presque totalité des follicules pileux s'ouvrent à la surface extérieure de la peau. Il y en a quelques-uns cependant, d'un développement rudimentaire, qui s'ouvrent dans la cavité même des grosses glandes sébacées. On ne peut dire, dans ce cas, que la glande sébacée est annexée au follicule pileux ; c'est le follicule pileux et son poil qui sont descendus au rôle d'annexes de la glande (fig. 195).

En règle générale, les follicules pileux, tout en restant rectilignes, suivent dans le derme un trajet plus ou moins oblique. La direction perpendiculaire constitue l'exception. Quant à leur mode de répartition, il est tout naturellement le même que celui des poils : rares et isolés quand les poils sont peu abondants, ils sont nombreux et rangés par groupes de deux, trois ou quatre quand les poils sont nombreux et très rapprochés les uns des autres. Cette dernière disposition s'observe de préférence

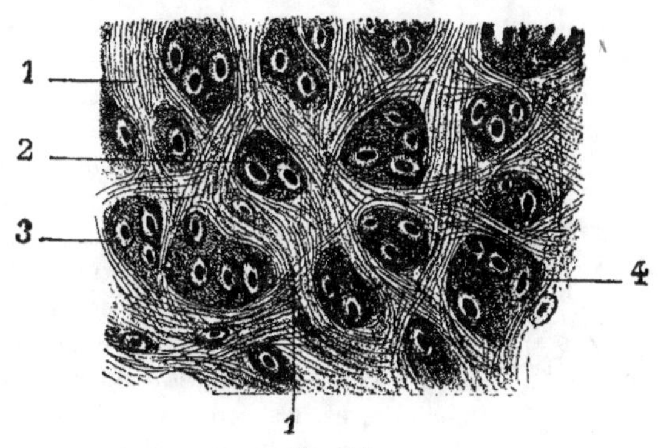

Fig. 205.

Coupe transversale du cuir chevelu, pour montrer le mode de groupement des follicules pileux (d'après Kölliker).

1, faisceaux de tissu conjontif entre-croisés. — 2, un groupe de deux follicules. — 3, 4, groupes de trois ou quatre follicules.

à la tête, comme le montre très nettement la figure ci-dessus (fig. 205) représentant une coupe transversale du cuir chevelu.

B. — Structure du poil

Nous étudierons successivement, à ce sujet : 1° la structure du poil considéré à l'état d'isolement ; 2° la structure du follicule ; 3° le mode de continuité du poil avec son follicule ; 4° les vaisseaux et les nerfs du follicule pileux.

1° Structure du poil proprement dit. — Le poil se compose essentiellement de trois couches concentriques qui sont, en allant du centre à la périphérie : la moelle, la substance corticale et l'épidermicule.

a. *Moelle.* — La moelle ou portion centrale forme une colonnette cylindrique, dont le diamètre représente le tiers ou le cinquième de celui du poil. Elle est blanche à la lumière réfléchie, noire à la lumière transmise. Au point

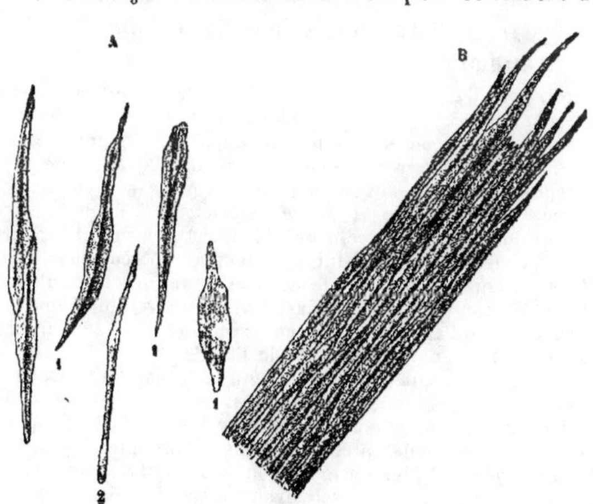

Fig. 206.

Fibres lamelleuses de la substance corticale d'un poil, traité par l'acide sulfurique (d'après Kölliker).

A, lamelles isolées : 1, vues de face (trois sont isolées et deux unies entre elles) ; 2, vues de profil. — B, couche composée d'un grand nombre de lamelles semblables aux précédentes, mais non dissociées.

de vue de sa constitution histologique, elle se compose de cellules, *cellules médullaires*, affectant une forme polyédrique et se superposant régulièrement de la racine du poil vers sa pointe. On en compte quatre ou cinq sur une coupe transversale du poil. Ces cellules, considérées isolément, présentent un noyau central autour duquel se disposent, en amas variables, des granulations pigmentaires, des granulations graisseuses et des bulles d'air.

b. *Substance corticale.* — La substance corticale, encore appelée *substance fondamentale* (POUCHET), entoure la moelle à la manière d'un cylindre creux. Elle est striée dans le sens de la longueur, ce qui lui donne un aspect fibroïde. En réa-

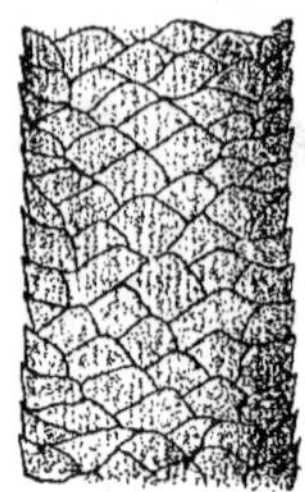

Fig. 207.

Surface extérieure de la tige d'un cheveu, pour montrer l'aspect de l'épidermicule.

lité, elle est constituée, non par des fibres, mais par des cellules épithéliales cornées, aplaties en lamelles et considérablement allongées dans le sens vertical. Ces cellules, ainsi transformées en écailles minces et fusiformes ou même parfois en de véritables filaments, se juxtaposent régulièrement et adhèrent les unes aux autres d'une façon intime. Comme les cellules médullaires, les cellules de la substance corticale renferment des granulations pigmentaires, dont le nombre et les dimensions varient avec la coloration des poils. Elles contiennent toutes un noyau rudimentaire, aplati comme elles et dans le même sens : il se montre, sur des coupes longitudinales du poil, sous la forme d'une simple strie verticale et de couleur foncée.

c. *Épidermicule.* — L'épidermicule, la couche la plus superficielle du poil, entoure la substance corticale, à laquelle elle forme une gaine complète, mais fort mince. Il est constitué histologiquement par un système d'écailles épidermiques, minces et transparentes, lesquelles s'imbriquent régulièrement de bas en haut à la manière des tuiles d'un toit. Vues en place, elles dessinent par leur contour, à la surface du poil, une espèce de réseau à mailles irrégulièrement rectangulaires, que MASCAGNI avait pris à tort pour un réseau lymphatique.

Les trois couches constitutives du poil, parfaitement caractérisées dans toute la hauteur de la tige, perdent peu à peu leur individualité en se rapprochant du *bulbe*. Celui-ci est formé par un amas de cellules molles, nettement nucléées et pigmentées, dans lequel un examen attentif permet de reconnaître trois couches, savoir (fig. 209) : 1° une *première couche* de cellules prismatiques reposant directement sur la papille et placées de champ ; elle est l'homologue de la couche génératrice de l'épiderme ; 2° une *deuxième couche* de cellules polyédriques, disposées en forme de cône au-dessus de la couche précédente et présentant les caractères du stratum malpighien ; 3° une *troisième couche* de cellules également polyédriques, qui forment encore ici une espèce de petit cône coiffant le cône précédent. Ces dernières cellules rappellent exactement, par leurs caractères extérieurs tout au moins, celles du stratum granulosum de l'épiderme. Elles en diffèrent cependant, d'après RANVIER, en ce qu'elles sont dépourvues d'éléidine et qu'elles subissent une kératinisation analogue à celle de l'ongle.

Au fur et à mesure qu'elles s'éloignent de la papille, les cellules du bulbe évoluent et s'individualisent : les unes, celles qui occupent la partie centrale, conservent leurs caractères cellulaires et forment la moelle du poil ; les autres, s'aplatissant peu à peu en forme de lamelles, se disposent tout autour des précédentes pour constituer la substance corticale et l'épidermicule. La *pointe du poil* est plus ou moins effilée suivant le degré d'usure qu'elle a subie par suite des frottements. Elle est formée exclusivement par la substance corticale et l'épidermicule. La portion médullaire du poil s'arrête en effet à quelque distance de la pointe.

2° Structure du follicule pileux et de sa papille. — Le follicule pileux est formé par trois tuniques concentriques, savoir (fig. 208 et 209) : une tunique externe ou fibreuse, une tunique moyenne hyaline, une tunique interne épithéliale.

A. TUNIQUE EXTERNE. — La tunique externe n'est autre que le derme lui-même qui se condense à ce niveau pour la former. Elle mesure en moyenne de 30 μ à

50 μ d'épaisseur. Comme le derme, dont elle est une dépendance, la tunique
externe du follicule se compose de fibres du tissu conjonctif et de cellules fusiformes. Ces éléments affectent une direction longitudinale pour les couches les
plus externes, nettement transversale au contraire pour les couches internes.

La *papille du poil* dépend de cette tunique. Elle mesure 110 à 130 μ de hauteur
sur 50 à 220 μ de largeur (KÖLLIKER). Analogue aux papilles du derme, elle est
formée par des éléments du tissu conjonctif, baignant dans une substance amorphe
finement granuleuse.

B. TUNIQUE MOYENNE. — Plus connue sous le nom de *membrane hyaline, membrane vitrée, couche limitante*, la tunique moyenne se présente sur les coupes
sous la forme d'un mince liséré transparent et amorphe (fig. 208 et 209). Elle

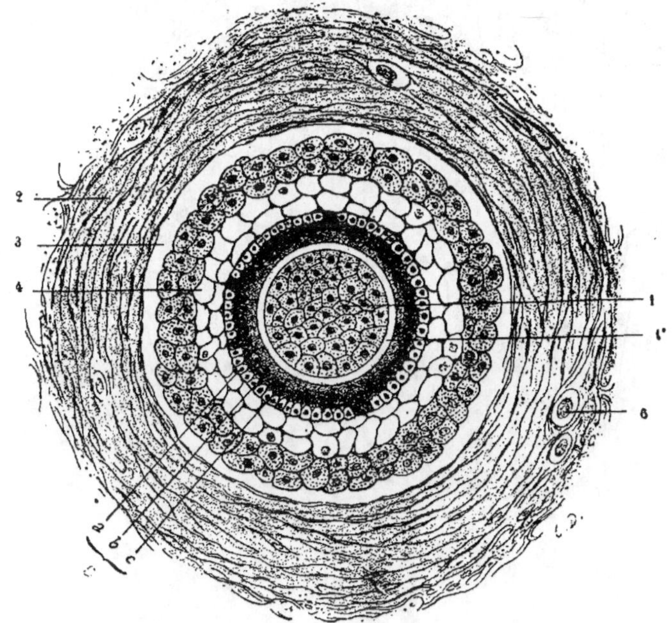

Fig. 208.

Coupe transversale d'un poil et de son follicule, faite un peu au-dessus de la papille.

1, corps du poil, avec 1', son épidermicule. — 2, tunique fibreuse du follicule. — 3, membrane vitrée. — 4, gaine
épithéliale externe. — 5, gaine épithéliale interne, avec : *a*, couche de Henle ; *b*, couche de Huxley ; *c*, cuticule de la
gaine. — 6, vaisseau sanguin.

mesure à peine 2 μ à 3 μ d'épaisseur et se continue, comme la membrane analogue
des glandes sébacées, avec la membrane basale ou vitrée qui sépare le derme de
l'épiderme. La vitrée du follicule s'étale sur toute la surface de la papille, mais en
s'amincissant beaucoup au niveau de cette dernière.

C. TUNIQUE INTERNE. — La tunique interne est formée par de nombreuses couches
de cellules épithéliales qui dépendent de l'épiderme et évoluent exactement comme
les cellules épidermiques. On la divise en deux parties : une partie externe ou
gaine épithéliale externe, une partie interne ou gaine épithéliale interne, cette
dernière concentrique à la précédente (fig. 208 et 209).

a. *Gaine épithéliale externe*. — La gaine épithéliale externe (*gaine radiculaire
externe* de certains auteurs) n'est autre que le revêtement épithélial qui descend

de l'épiderme contre la paroi du follicule. Elle comprend en effet, au-dessus de l'abouchement des glandes sébacées, toutes les couches constitutives de l'épiderme. Au-dessous de cet abouchement, dans la plus grande partie du follicule par conséquent, elle se trouve réduite à la couche basilaire et au stratum malpighien. Le stratum granulosum et la couche cornée y font complètement défaut.

b. *Gaine épithéliale interne.* — La gaine épithéliale interne (*gaine radiculaire*

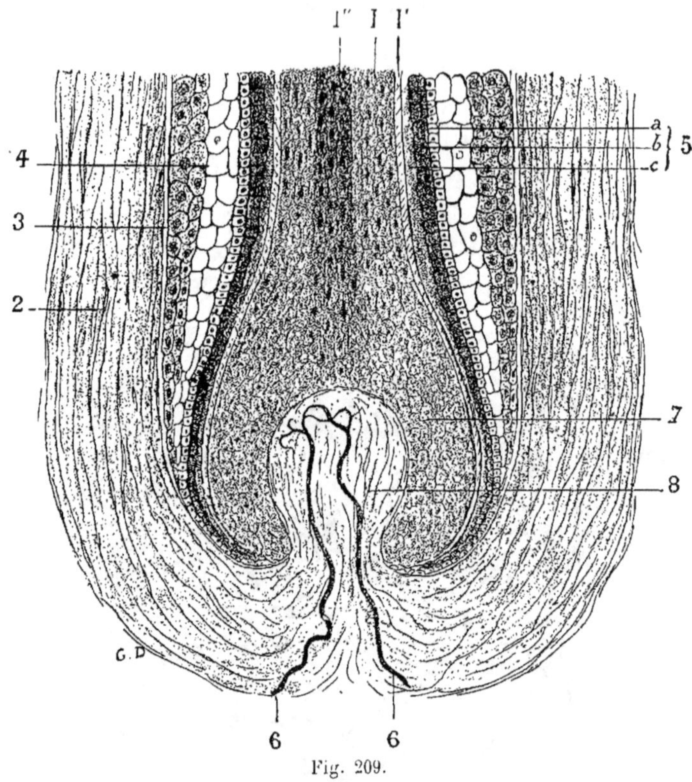

Fig. 209.

Coupe longitudinale de la racine d'un poil.

1, corps du poil, avec : 1', son épidermicule ; 1", ses cellules médullaires. — 2, tunique fibreuse du follicule. — 3, membrane vitrée. — 4, gaine épithéliale externe. — 5, gaine épithéliale interne, avec : *a*, couche de Henle ; *b*, couche de Huxley ; *c*, cuticule de la gaine. — 6, vaisseau sanguin. — 7, bulbe du poil. — 8, papille.

interne de certains auteurs) s'applique directement contre la précédente et répond d'autre part à l'épidermicule du poil.

Elle nous présente successivement, en allant de dehors en dedans, les trois couches suivantes : 1° la *couche de Henle*, formée par une rangée unique de cellules polyédriques, juxtaposées les unes aux autres ; 2° la *couche de Huxley*, située en dedans de la précédente et formée, comme elle, par une rangée de cellules polyédriques, mais un peu plus allongées ; les cellules de la couche de Huxley ne sont pas partout exactement contiguës ; elles sont séparées par places et de loin en loin par des espèces de fentes dans lesquelles s'insinuent des prolongements protoplasmiques issus des cellules de la couche de Henle (fig. 208) ; 3° la *cuticule de la gaine*, dont les cellules, lamelliformes et imbriquées à la manière des tuiles d'un toit, sont immédiatement contiguës à l'épidermicule du poil.

Toutes les cellules de la gaine épithéliale interne sont kératinisées, claires, transparentes et possèdent un noyau plus ou moins atrophié. Ainsi que l'a établi RANVIER, ces cellules ne proviennent pas des éléments cellulaires de la gaine épithéliale externe qui auraient évolué de dehors en dedans : les cellules de la gaine épithéliale externe sont dépourvues de stratum granulosum, comme nous l'avons dit plus haut, et la kératinisation ne s'y produit pas. Les cellules de la gaine épithéliale interne, à quelque couche qu'elles appartiennent, proviennent toutes de la papille pileuse au même titre que les cellules qui forment le poil. Elles se détachent principalement du col de la papille, se chargent peu à peu de granulations d'éléidine et se kératinisent progressivement au fur et à mesure qu'elles s'éloignent du fond du follicule.

3° Continuité du poil avec son follicule. — Le poil présente avec son follicule des rapports différents, suivant qu'on l'examine au-dessus ou au-dessous du point d'abouchement des glandes sébacées. Au-dessus de l'abouchement, le poil est séparé de la paroi folliculaire par un étroit espace en forme de fente dans lequel s'amasse la matière sébacée (fig. 204). Au-dessous, il adhère au follicule dans toute son étendue, soit au niveau de la papille, soit au niveau de ses gaines épi-théliales. Il suffit de jeter un simple coup d'œil sur une coupe longitudinale convenablement grossie (fig. 209) pour constater que les éléments cellulaires des deux gaines épithéliales se confondent sans ligne de démarcation bien nette, au niveau de la papille, avec les amas de cellules qui constituent le bulbe et qui forment plus haut, en évoluant chacune dans le sens qui lui est propre, les trois couches du poil. Les uns et les autres ont la même origine et la même signification : ce sont des cellules épidermiques.

4° Vaisseaux et nerfs du follicule pileux. — Les follicules pileux possèdent des vaisseaux sanguins et des nerfs :

a. *Vaisseaux*. — Les vaisseaux sanguins proviennent, en partie des réseaux intra-dermiques, en partie du réseau sous-cutané. Ils forment à la base du follicule un réseau en forme de cupule, dont la concavité regarde la papille. Ce réseau sous-follicu-laire fournit, par sa circonférence, un certain nombre de rameaux ascendants qui se ramifient et s'anastomosent dans la tunique externe ou conjonctive du follicule. Il émet, en outre, par sa partie centrale, un bouquet plus ou moins riche, qui s'élève dans l'épaisseur de la papille pileuse. Il est à remarquer que, sur aucun point, les vaisseaux folliculaires ne franchissent la vitrée : les deux gaines épithéliales et les différentes portions du poil sont donc, au même titre que l'épiderme, des formations non vasculaires.

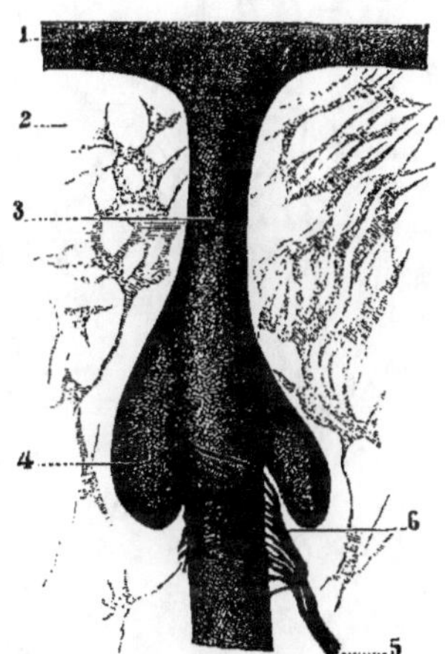

Fig. 210.

Terminaisons nerveuses dans les follicules du poil (d'après RANVIER.

1, épiderme. — 2, derme. — 3, poil (chat adulte). — 4, glande sébacée. — 5, une fibre nerveuse à myéline. — 6, appareil nerveux terminal, avec ses fibrilles longitudinales et ses fibrilles transversales ou annulaires.

b. *Nerfs*. — La présence de filets nerveux dans les follicules des poils ordinaires a été signalée en 1872, en France par JOBERT, en Allemagne par SCHŒBL. La question a été reprise et complétée, quelques années plus tard, par ARNSTEIN, par BONNET et par RANVIER. D'après ce dernier anatomiste (*Techn. hist.*, 2° édit.,

p. 704), on voit de petits troncs nerveux ou le plus souvent des fibres à myéline isolées se jeter sur les follicules pileux au-dessous de l'embouchure des glandes sébacées, se dépouiller de leur myéline et se résoudre ensuite en un certain nombre de fibrilles terminales, les unes longitudinales, les autres transversales (fig. 210,6). Les fibrilles longitudinales, qui sont les plus profondes, s'élèvent vers la surface de la peau, en longeant le côté externe de la vitrée et se terminent toutes à peu près au même niveau par des extrémités élargies et aplaties.

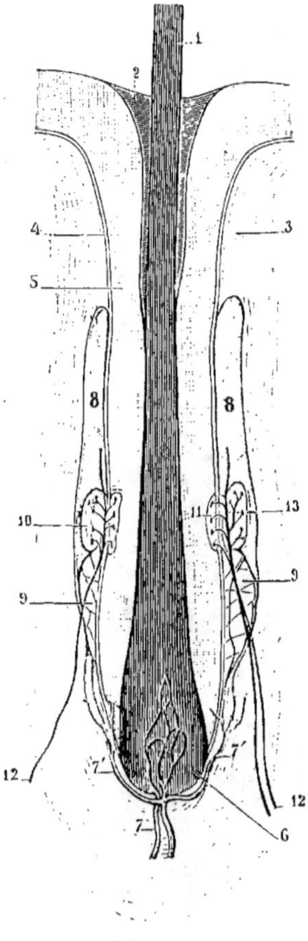

Poils tactiles. — Les poils dits *tactiles* font défaut chez l'homme. Mais ils existent chez la plupart des mammifères, où ils se présentent sous la forme de longues soies raides, implantées plus spécialement sur la lèvre supérieure : ils forment la moustache du chat, du rat, du lapin, etc. Ces longs poils, analogues au fond aux poils ordinaires, en diffèrent, cependant, par la présence d'un appareil vasculo-nerveux qui se développe autour de leur follicule et qui le transforme en un organe spécial d'une sensibilité exquise.

Les poils tactiles possèdent du reste, comme les autres poils, une tunique fibreuse plus ou moins épaisse, une membrane vitrée et un revêtement épithélial d'origine ectodermique. Les vaisseaux sous-papillaires, avant de s'élever au sein de la papille, abandonnent latéralement un certain nombre de rameaux, lesquels contournent la base du follicule et viennent s'ouvrir et se ramifier dans une cavité vasculaire qui entoure, à la manière d'un manchon, les deux tiers ou les trois quarts inférieurs du follicule (fig. 211). Cette cavité est exactement située entre la tunique fibreuse et la vitrée et semble être le résultat de l'écartement de ces deux membranes. Elle est traversée à sa partie inférieure par une masse de tissu muqueux, délicat, translucide, renfermant des cellules munies de prolongements protoplasmiques anastomosés en réseau. Dans sa partie supérieure, ce tissu disparaît presque complétement : tout l'espace est alors occupé par d'énormes capillaires, s'ouvrant les uns dans les autres et constituant de la sorte un véritable sinus ou lac sanguin construit à la façon d'un angiome caverneux. RENAUT, auquel j'emprunte cette description, a même signalé la présence de fibres musculaires, en partie lisses, en partie striées, pouvant, par leur contraction, comprimer les veines efférentes et arrêter la circulation de retour, tout en permettant l'afflux du sang artériel. Le lac sanguin précité se trouverait ainsi transformé en une espèce d'appareil érectile.

À la partie moyenne de la cavité vasculaire et immédiatement en dehors de la vitrée, existe un renflement ou bourrelet circulaire, dont la coupe est ovalaire, et qui est constitué, au point de vue histologique, par une charpente conjonctive très délicate, dans les aréoles de laquelle s'amassent de grosses cellules ovoïdes et transparentes, à noyau arrondi et volumineux. C'est l'*anneau tactile externe* de RENAUT (fig. 211,10).

En regard de l'anneau tactile externe, mais de l'autre côté de la membrane vitrée, entre cette dernière et la gaine épithéliale externe, se trouve une rangée de cellules ovoïdes, claires, absolument différentes comme nature et comme aspect des éléments cellulaires qui constituent le revêtement épithélial du follicule. Ces cellules spéciales, découvertes par MERKEL, constituent par leur ensemble l'*anneau tactile interne* de RENAUT (fig. 211,11).

Il existe donc, à la partie moyenne du follicule, deux anneaux concentriques, l'un externe, l'autre interne, séparés l'un de l'autre par la faible épaisseur de la membrane vitrée. Voyons maintenant comment se comportent les nerfs sur les poils tactiles.

Chaque follicule pileux reçoit, au voisinage de sa base, un ou deux faisceaux nerveux constitués à la fois par des fibres à myéline et des fibres de Remak. Ces faisceaux traversent obliquement la tunique fibreuse, s'engagent bientôt dans le lac vasculaire et viennent se ramifier sur

Fig. 211.

Un poil tactile, vu en coupe longitudinale (*schématique*).

1. corps de poil tactile. — 2, follicule pileux avec : 3, sa tunique fibreuse ; 4, sa tunique vitrée ; 5, son revêtement épithélial. — 6, papille pileuse. — 7, vaisseaux sous-papillaires, avec 7' leurs ramifications latérales. — 8, cavité vasculaire. — 9, tissu muqueux de cette cavité. — 10, anneau tactile externe. — 11, anneau tactile interne. — 12, nerf afférent. — 13, ces trois ordres de fibrilles terminales au niveau des anneaux tactiles.

la face externe de la membrane vitrée, entre les deux anneaux tactiles. A partir de ce point, les fibres nerveuses, encore revêtues de leur myéline, se partagent en trois groupes, suivant chacun une direction différente (fig. 211) :

a. Un *premier groupe* de fibres nerveuses, dites ascendantes, continuent leur trajet le long de la vitrée et s'élèvent ainsi bien au delà des anneaux tactiles. RENAUT qui, le premier, a signalé l'existence de ces fibres, n'a pu les suivre jusqu'à leur terminaison.

b. Un *deuxième groupe* de fibres nerveuses pénètrent dans l'anneau tactile externe, se dépouillent de leur myéline après un certain parcours et se résolvent alors en un certain nombre de filaments cylindraxiles, lesquels se terminent par de petits renflements en forme de bulbes (RENAUT). Il est à remarquer que la terminaison nerveuse se fait, non pas dans les cellules de l'anneau tactile, comme l'avait pensé MERKEL, mais bien entre ces cellules.

c. Un *troisième groupe*, enfin, est destiné à l'anneau tactile interne. Les fibres qui le constituent, traversent la vitrée après s'être dépouillées de leur myéline et se terminent pour la plupart sur le côté interne de cette dernière membrane, dans un système de petits renflements ou ménisques qui ont été particulièrement bien décrits par RANVIER. Quelques-unes, cependant, chez le lapin tout au moins (RANVIER), se terminent par des extrémités libres entre les cellules épithéliales.

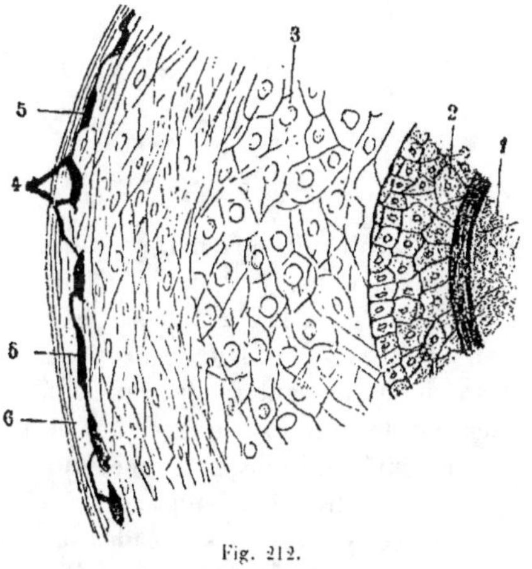

On comprend maintenant le rôle des poils tactiles dans l'exercice du toucher. Un premier contact, que ce contact soit recherché ou fortuit, amène, pour le poil qui en est l'objet, un double réflexe : un réflexe moteur, qui redresse le poil et le raidit pour ainsi dire ; un réflexe vasculaire, qui remplit de sang veineux les sinus du follicule (érection). Les deux anneaux tactiles se trouvent ainsi étroitement appliqués l'un et l'autre contre la racine du poil. L'appareil tactile est prêt : dès lors, le moindre contact exercé sur le poil, le moindre mouvement imprimé à sa tige se transmettront mécaniquement aux anneaux et, de là, aux terminaisons nerveuses qu'ils renferment.

Fig. 212.

Poil tactile de la moustache du lapin, vu en coupe transversale (RANVIER).

1 poil proprement dit. — 2. gaine épithéliale interne. — 3. gaine épithéliale externe. — 4, fibre nerveuse. — 5. ménisques tactiles. — 6. membrane vitrée.

A consulter au sujet des poils, parmi les mémoires récents : FLEMMING, *Ein Drillingshaar mit gemeinsamer innerer Wurzelscheide*. Monatsschr. f. praktische Dermatologie, 1883 ; — RICIARDI, *Sur la distribution des nerfs dans le follicule des poils tactiles à appareil vasculaire érectile chez le bœuf*, Arch. ital. de biol., IV, 1884 ; — DIESING, *Beiträge zur Kenntniss der Haarbalgmuskeln*, in L. GERLACH's Beiträge zur Morphologie und Morphogenie, 1884 ; — GIBBES, *Striped muscular tissue attached to hair follicles*, *Histological Notes*, Quat. Journ. of microsc. Sc., 1884 ; — WALDEYER, *Atlas der menschlichen und thierischen Haare, sowie der ähnlichen Fasergebilde mit erklärendem text*, Lahr, Schauenburg, 1884 ; — FLEMMING, *Zelltheilungen in den Keimschichten des Haares*, Monatshefte f. prakt. Dermatologie, 1884 ; — STIEDA, *Ueber den Haarwechsel*, Biol. Centralbl., Bd. VII, 1887 ; — MERTSCHING, *Beiträge zur Histologie des Haares und Haarbalges*, Arch. f. mikrosk. Anat., Bd. XXXI, 1887 ; — BOWEN, *The epitrichial layer of the human epidermis*, Anat. Anz., IV. Jahrg., 1889 ; — GIOVANNINI, *Ueber die normale Entwicklung und über einige Veränderungen der menschlichen Haare*, Vierteljahrsschr. f. Dermatolog. u. Syphilis, Bd. XIV, 1889 ; — DU MÊME, *Régénération des poils après épilation*, Arch. f. mikr. Anat., Bd. XXXVI, 1890 ; — VAN GEHUCHTEN, *Les nerfs des poils*, Bull. de l'Acad. roy. de Belgique, 1893 ; et Mém. de l'Acad. roy. de Belgique, 1893 ; — DU MÊME, *Contrib. à l'étude de l'innervation des poils*, Anat. Anz., 1892.

Voy., au sujet des poils tactiles et de leurs terminaisons nerveuses, JOBERT, *Études d'anat. comp. sur les organes du toucher*, Ann. des Sc. naturelles, t. XVI, 1872 ; — SCHOEBL, *Ueber die Nervenendigung an dem Tasthaaren der Saügethiere*, Arch. f. mikr. Anat., t. IX, 1873 ; — LŒWE (L.), *Bemerk. z. Anat. der Tasthaare*, Arch. f. mikr. Anat., 1878 ; — BONNET, *Studien über die Innervation der Haarbalge der Hausthiere*, Morph. Jahrb., t. IV, 1878 ; — RENAUT, art. *Syst. nerveux*, in Dict. encycl. des Sc. méd., 1878 ; — RANVIER, in Techn. hist., 2e édit., 1889, p. 701 ; — RETZIUS, *Ueber d. Endigungsweise, d. Nerven an d. Haaren d. Menschen*, Biol. Untersuch., 1894 ; — ARNSTEIN, *Die Nerven der Sinushaare*, Anat. Anz., t. X, 1895 ; — BOTEZAT, *Die Nervenendigungen an den Tasthaaren von Säugethieren*, Arch. f. mikr. Anat., 1897.

CHAPITRE II

SENS DU GOUT

(LANGUE)

Le goût est celui de nos cinq sens qui nous fait connaître les qualités sapides des corps ou saveurs. Quel que soit leur nombre, les saveurs sont toutes réductibles à l'un de ces deux groupes : les saveurs sucrées et les saveurs amères. Ce sont, en définitive, les deux ordres de saveurs fondamentales, avec les mille variétés qu'elles présentent, que nous fait apprécier le sens du goût. Les appareils nerveux terminaux, destinés à être impressionnés par elles, sont disséminés à la surface extérieure de la langue, qui devient ainsi l'organe du goût.

La langue est un organe musculeux et très mobile, logé dans l'espace parabolique que circonscrivent les arcades dentaires et remplissant complètement cet espace quand la bouche est fermée. Elle n'est pas seulement l'organe essentiel du goût : elle joue encore un rôle important dans la mastication, la déglutition, la succion, l'articulation des sons; elle devient, enfin, un véritable instrument de préhension chez un grand nombre d'animaux, notamment chez le chien et chez la plupart des mammifères herbivores.

Nous étudierons, en trois articles distincts :

1° Sa *conformation extérieure;*

2° Son *corps musculaire;*

3° Sa *muqueuse.*

ARTICLE I

CONFORMATION EXTÉRIEURE DE LA LANGUE

Envisagée dans sa configuration extérieure, la langue revêt la forme d'un cône, placé en sens sagittal, dont la pointe se serait inclinée en avant et qui serait fortement aplatie de haut en bas. Sensiblement horizontale dans sa moitié antérieure, elle est verticale dans sa moitié postérieure, de telle sorte qu'on peut, au point de vue de sa direction, la diviser en deux portions : une portion antérieure ou portion buccale, une portion postérieure ou portion pharyngienne. L'isthme du gosier sert de limite respective à ces deux portions. On décrit ordinairement à la langue deux faces, l'une supérieure, l'autre inférieure, deux bords latéraux, une base et un sommet ou pointe.

1° Face supérieure. — La face supérieure ou dorsale (fig. 213) nous présente un sillon médian, sur lequel viennent s'implanter régulièrement des rangées de papilles, à la manière des barbes d'une plume sur leur tige.

En avant, cette face est en rapport avec la voûte palatine; en arrière, elle répond à la cavité du pharynx et à l'épiglotte.

Trois replis, à direction antéro-postérieure, les *replis glosso-épiglottiques*, l'unissent à la face antérieure de l'épiglotte. De ces trois replis, l'un est médian,

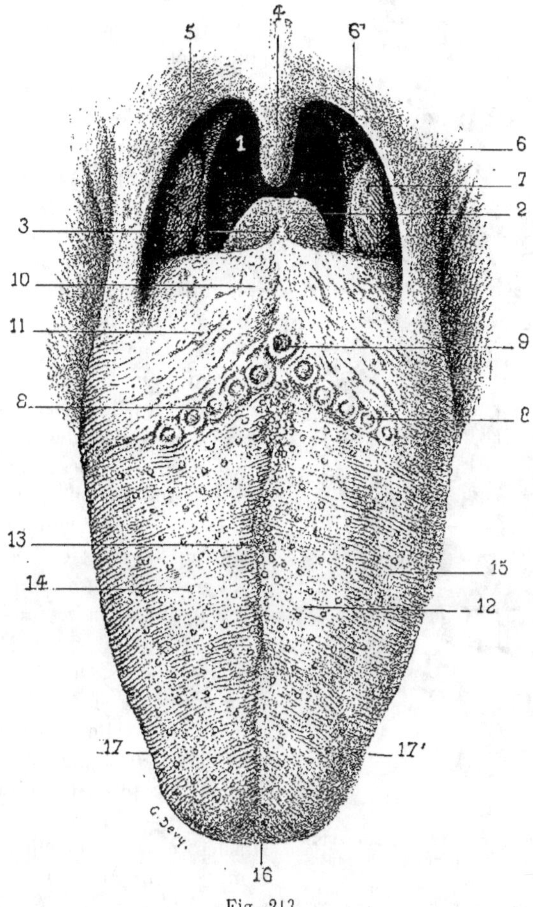

Fig. 213.

Face supérieure de la langue.

1, pharynx. — 2, épiglotte. — 3, repli glosso-épiglottique. — 4. luette. — 5. voile du palais, avec 6 et 6', ses piliers antérieur et postérieur. — 7. amygdale. — 8. papilles caliciformes formant le V lingual. — 9, papille caliciforme médiane, formant le sommet du V. — 10, portion verticale de la face supérieure de la langue, avec 11, ses glandes folliculeuses. — 12. portion horizontale de cette face, avec : 13, son sillon médian ; 14. ses papilles fongiformes ; 15, ses papilles corolliformes. — 16, pointe de la langue. — 17, 17'. ses bords droit et gauche.

les deux autres latéraux : chacun d'eux comprend dans sa structure des faisceaux de fibres conjonctives, des fibres élastiques et aussi quelques faisceaux de fibres musculaires striées, le tout recouvert par un prolongement de la muqueuse.

2° Face inférieure. — La face inférieure (fig. 214), bien moins étendue que la précédente, repose tout entière sur le plancher de la bouche. Cette face nous présente, elle aussi, sur la ligne médiane un sillon antéro-postérieur, auquel fait suite en arrière un important repli de la muqueuse, également médian, connu sous le nom de *frein* ou de *filet* (1) : de forme semi-lunaire, le frein est très résistant et limite dans une certaine mesure la locomotion de la langue, plus particulièrement ses mouvements d'élévation et ses mouvements de projection en avant.

A la partie inférieure du frein de la langue et de chaque côté de la ligne médiane, s'observent deux petits tubercules perforés à leur centre : ce sont les orifices des canaux de Wharton (3), qui apportent dans la cavité buccale, comme nous le verrons plus tard, la salive élaborée par la glande sous-maxillaire. Un peu au-dessus, se voient les orifices des canaux excréteurs de la glande sublinguale (4).

Nous signalerons encore, à la face inférieure de la langue et de chaque côté du frein, les deux veines ranines, se dessinant, au-dessous de la muqueuse, sous la forme de deux saillies longitudinales à reflet bleuâtre.

La muqueuse sublinguale diffère beaucoup d'aspect en dedans et en dehors de la veine ranine. En dedans, elle est plus mince, plus lisse, d'une coloration grisâtre ou légèrement rosée. En dehors, elle est plus épaisse, plus rouge et surtout beaucoup plus irrégulière : elle nous présente, en effet, au lieu d'une surface unie, un système de plis, de crêtes, de bosselures formant par leur ensemble une surface essentiellement raboteuse et comme déchiquetée. La limite entre la portion lisse et la portion raboteuse de la muqueuse sublinguale est une ligne irrégulièrement festonnée qui longe le côté externe de la veine ranine.

Chez le nouveau-né et chez l'enfant, la face inférieure de la langue nous présente, de

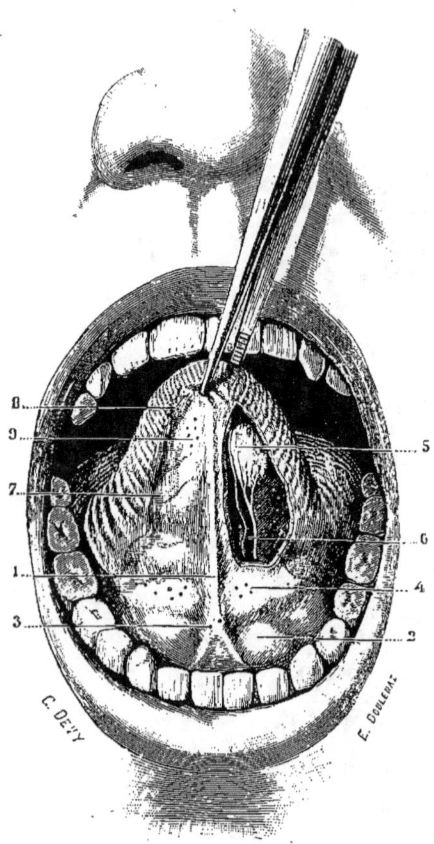

Fig. 214.

La langue fortement érignée en haut, pour montrer sa face inférieure et le plancher buccal.

(Du côté gauche, la muqueuse a été excisée, ainsi que les fibres musculaires les plus superficielles, pour mettre à découvert la glande de Nuhn.)

1, frein de la langue ou filet. — 2, muqueuse du plancher buccal, irrégulièrement soulevée par les lobules de la glande sublinguale. — 3, petite éminence où débouchent les conduits de Wharton. — 4, embouchures des conduits de la glande sublinguale. — 5, glande de Nuhn ou de Blandin. — 6, artère ranine et nerf lingual qui longent le bord interne de cet amas glandulaire. — 7, veine ranine. — 8, frange sublinguale ou plica fimbriata. — 9, conduits excréteurs de la glande de Nuhn.

chaque côté de la ligne médiane, un repli muqueux, qui commence un peu en avant de la base de la langue et qui, de là, se dirige obliquement d'arrière en avant et de dehors en dedans. Ce repli, dont le bord libre est plus ou moins frangé, a reçu le nom de *repli frangé* (*plica fimbriata*). Le repli frangé s'atrophie au fur et à mesure que le sujet se développe, mais on en trouve toujours des traces chez l'adulte. D'après Gegenbaur, ce repli muqueux est l'homologue de la *langue accessoire inférieure* des singes, qui est elle-même le rudiment d'une langue plus ancienne, laquelle n'était pas encore musculaire (voy. à ce sujet Gegenbaur, *Beitr. zur Morphol. der Zunge*, Morphol. Jahrbuch, 1886).

3° Bords. — Les bords de la langue, libres et arrondis, répondent aux arcades dentaires. Comme la langue elle-même, ils s'amincissent graduellement en se rapprochant de la pointe de cet organe.

4° Base. — La base de la langue, large et épaisse, répond successivement d'avant en arrière : 1° aux muscles mylo-hyoïdiens et génio-hyoïdiens; 2° à l'os hyoïde; 3° à l'épiglotte, à laquelle l'unissent les trois replis glosso-épiglottiques ci-dessus mentionnés.

5° Pointe. — La pointe, désignée encore sous le nom de sommet, est aplatie de haut en bas et fort mince. Sur sa partie médiane, viennent se réunir le sillon supérieur et le sillon inférieur de la langue. La continuité de ces deux sillons, plus ou moins accentuée suivant les sujets, partage la langue en deux moitiés symétriques, vestige évident de la bifidité de cet organe que nous présente normalement un grand nombre de vertébrés inférieurs.

ARTICLE II

CORPS MUSCULAIRE DE LA LANGUE

Le corps musculaire de la langue nous offre à considérer : 1° un squelette ostéofibreux; 2° des muscles, dits muscles de la langue; 1° des vaisseaux et des nerfs.

§ I. — SQUELETTE DE LA LANGUE

Le squelette de la langue est constitué : 1° par un os, l'*os hyoïde*, déjà décrit en ostéologie (voy. tome Ier); 2° par deux lames fibreuses, la *membrane hyoglossienne* et le *septum médian*.

1° Os hyoïde. — L'os hyoïde, situé au-dessous et en arrière de la langue, présente avec cet organe des connexions intimes.

Chez les poissons et chez les oiseaux, il envoie au milieu des faisceaux musculaires de la langue des prolongements, qui constituent pour ces parties molles une véritable charpente osseuse. Nous voyons encore, chez quelques mammifères, notamment chez le bœuf et le cheval, une apophyse médiane surgir du corps de l'hyoïde et pénétrer dans l'épaisseur de la langue.

Chez l'homme, la langue, plus mobile et plus indépendante en raison des fonctions plus élevées qui lui sont dévolues, n'est plus reliée à l'hyoïde que par les faisceaux musculaires qui prennent origine sur cet os et par les deux lames fibreuses mentionnées ci-dessus.

2° Membrane hyo-glossienne. — La membrane hyo-glossienne est une lame fibreuse, située à la partie postérieure de la langue et dirigée transversalement. Elle se détache du bord supérieur du corps de l'os hyoïde, dans l'intervalle compris entre la petite corne d'un côté et la petite corne du côté opposé. De là, elle se porte en haut et en avant et disparaît, après un parcours de 8 à 10 millimètres, au milieu des faisceaux musculaires. Sa face inférieure ou profonde recouvre les fibres postérieures du génio-glosse. Sa face supérieure ou superficielle répond à la partie la plus reculée de la muqueuses linguale, dont elle n'est séparée que par une nappe conjonctive, où se logent quelques glandules salivaires, quelques vaisseaux et le repli glosso-épiglottique médian.

· **3° Septum médian**. — Le septum médian ou septum lingual est une lame fibreuse, d'une coloration blanc jaunâtre, placée de champ sur la ligne médiane entre les deux muscles génio-glosses.

Il revêt la forme d'une faux et présente, par conséquent, deux faces latérales, deux bords et deux extrémités. — Ses deux faces latérales, l'une gauche, l'autre droite, servent de surface d'implantation à de nombreux faisceaux musculaires que nous étudierons dans un instant. — Son bord supérieur, convexe, se dirige parallèlement à la face dorsale de la langue, dont il n'est séparé que par un intervalle de 3 ou 4 millimètres. — Son bord inférieur, concave, répond aux fibres les plus internes des deux génio-glosses, qui s'entre-croisent au-dessous de lui. — Son extrémité postérieure ou base se continue avec la membrane hyo-glossienne et, par son intermédiaire, avec l'os hyoïde. — Son extrémité antérieure s'effile en pointe et se perd insensiblement au milieu des faisceaux musculaires du sommet de la langue.

Considéré au point de vue de sa structure, le septum médian de la langue est formé exclusivement par du tissu fibreux et ne mérite en rien, du moins chez l'homme, la dénomination de *fibro-cartilage médian*, que lui avait donnée BLANDIN et que lui donnent encore certains anatomistes.

§ 11. — MUSCLES DE LA LANGUE

Pendant bien longtemps on a considéré la langue comme un organe fort complexe, dans l'épaisseur duquel les faisceaux musculaires s'enchevêtraient d'une façon absolument inextricable. Contrairement à cette opinion ancienne, les patientes recherches de MALPIGHI, de STÉNON, de BAUR, complétées à une époque plus récente par les travaux de GERDY, de BLANDIN et de KÖLLIKER, sont venues démontrer que les faisceaux en question se trouvent disposés suivant un plan systématique et forment même une série de muscles distincts, que l'on peut suivre, soit par la dissection, soit par le procédé des coupes méthodiques, depuis leur origine jusqu'à leur terminaison.

En considérant seulement leur insertion d'origine, ces muscles peuvent être divisés en trois groupes : 1° les muscles du premier groupe prennent origine sur des régions osseuses voisines de la langue : ce sont les muscles génio-glosse, hyo-glosse et stylo-glosse, dont le nom seul indique nettement les insertions ; 2° ceux du deuxième groupe prennent naissance sur des organes voisins de la langue : ce sont les muscles palato-glosse, pharyngo-glosse et amygdalo-glosse ; 3° ceux du troisième groupe, enfin, se détachent à la fois de parties molles et de parties osseuses voisines de la langue ; ils sont au nombre de deux seulement : le lingual supérieur et le lingual inférieur.

Indépendamment de ces huit muscles qui prennent origine en dehors de la langue et qui sont appelés pour cette raison muscles extrinsèques, il existe un muscle intrinsèque, le muscle transverse, qui appartient à la langue dans toute son étendue et qui s'insère par conséquent, par l'une et l'autre de ses deux extrémités, sur les éléments histologiques de cet organe.

Des neuf muscles que nous venons d'indiquer, le lingual supérieur est un muscle impair. Tous les autres sont pairs et disposés symétriquement de chaque côté de la ligne médiane.

Au total, la langue chez l'homme comprend dix-sept muscles, que nous résumons dans le tableau suivant :

A). M. EXTRINSÈQUES . .	Naissant des os voisins	*Génio-glosse.*	2
		Hyo-glosse.	2
		Stylo-glosse	2
	Naissant des organes voisins. .	*Palato-glosse*	2
		Pharyngo-glosse.	2
		Amygdalo-glosse.	2
	Naissant à la fois des os et des organes voisins	*Lingual supérieur.* . . .	1
		Lingual inférieur	2
B). M. INTRINSÈQUES.		*Transverse*	2
		TOTAL	17

1° Génio-glosse. — Le génio-glosse (fig. 215,5), le plus volumineux des muscles de la langue, revêt la forme d'un large triangle dont le sommet se trouve situé derrière la symphyse mentonnière et dont la base, fortement convexe, répond à la face dorsale de la langue dans toute sa longueur.

a. *Insertions.* — Il s'insère en avant, à l'aide d'un court tendon, sur l'apophyse géni supérieure. De là, il se porte en haut et en arrière, en rayonnant à la manière d'un large éventail. Ses fibres suivent par conséquent les directions les plus diverses :

Les *fibres inférieures* ou *postérieures,* obliques en bas et en arrière, se portent vers l'os hyoïde et se fixent à la partie supérieure de cet os.

Les *fibres supérieures* ou *antérieures* se portent en haut et en avant, en décrivant une courbe à concavité antérieure, et viennent se terminer dans la pointe de la langue.

Les *fibres moyennes* enfin, de beaucoup les plus nombreuses, rayonnent vers la face dorsale de la langue et se terminent à la face profonde de la muqueuse, depuis la membrane hyo-glossienne jusqu'à la région de la pointe. De ces dernières fibres du génio-glosse, quelques-unes, celles qui sont le plus internes, s'entre-croisent sur la ligne médiane, immédiatement au-dessous du septum lingual, avec celles du côté opposé. D'autre part un certain nombre d'autres se continuent manifestement avec les fibres du pharyngo-glosse (fig. 216,8'), constituant ainsi de longs faisceaux qui s'étendent sans interruption depuis le pharynx jusqu'à la symphyse mentonnière (*muscle génio-pharyngien* de WINSLOW).

b. *Rapports.* — Le muscle génio-glosse est en rapport par sa face externe avec la glande sublinguale, le canal de Wharton, l'artère linguale, le nerf grand hypoglosse et les trois muscles hyo-glosse, stylo-glosse et lingual inférieur. — Par sa face interne, il répond au muscle génio-glosse du côté opposé. Il n'en est séparé que par une mince couche de tissu cellulo-adipeux et par le septum médian. — Son bord antérieur, concave en avant, regarde la symphyse mentonnière. Il est recouvert par la muqueuse de la face inférieure de la langue. — Son bord inférieur, sensiblement rectiligne, repose dans toute son étendue sur le muscle géniohyoïdien, qui suit exactement la même direction.

c. *Action.* — Par leurs fibres inférieures, les muscles génio-glosses portent en haut et en avant l'os hyoïde sur lequel ils s'insèrent et, avec l'os hyoïde, la langue elle-même qui présente avec cet os des connexions intimes. — Les fibres moyennes, agissant directement sur la langue, l'attirent en avant et déterminent sa projection en dehors de la cavité buccale. — Les fibres supérieures au contraire, en raison de leur direction toute différente, portent la pointe de la langue en bas et en arrière. — Lorsque tous les faisceaux du muscle se contractent simultanément,

la langue se pelotonne sur elle-même, en s'appliquant fortement contre le plancher
de la bouche et contre la face postérieure du maxillaire inférieur.

2° **Stylo-glosse**. — Le stylo-glosse (fig. 215.1) est un muscle long et grêle qui
s'étend de l'apophyse styloïde aux parties latérales de la langue.

a. *Insertions*. — Il s'insère en haut : 1° sur les côtés antérieur et externe de
l'apophyse styloïde, au voisinage de la pointe ; 2° sur la partie la plus élevée du
ligament stylo-maxillaire. De là, il se porte obliquement en bas et en avant, en
s'élargissant et en se contournant légèrement sur lui-même, d'une façon telle que

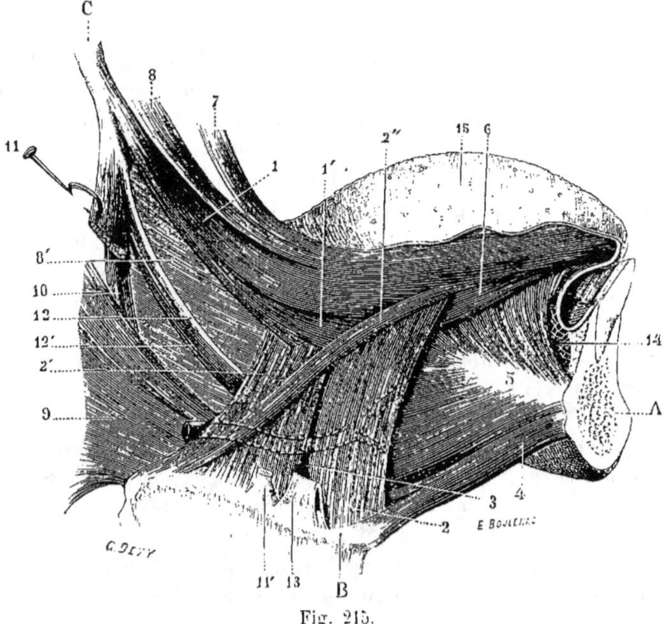

Fig. 215.

Muscles superficiels de la langue, vue latérale droite.

A, maxillaire inférieur, sectionné immédiatement en dehors des apophyses géni du côté droit — B, os hyoïde. —
C, apophyse styloïde.
1, muscle stylo-glosse, avec 1′, son faisceau inférieur pénétrant dans la profondeur entre les deux portions du
muscle hyo-glosse. — 2, 2′, muscle hyo-glosse divisé en deux parties : le basio-glosse (2) et le cérato-glosse (2′). —
2″, faisceau accessoire de l'hyo-glosse. — 3, interstice cellulo-graisseux séparant le basio-glosse du cérato-glosse et à travers lequel on aperçoit l'artère linguale. — 4, muscle génio-hyoïdien. — 5, muscle génio glosse. — 6, muscle lingual inférieur. — 7, muscle palato-glosse ou glosso-staphylin. — 8, muscle pharyngo-glosse (faisceaux supérieurs). — 8′, muscle
pharyngo-glosse (faisceaux inférieurs). — 9, constricteur moyen du pharynx. — 10, muscle stylo-pharyngien. — 11,
11′, muscle stylo-hyoïdien, dont on a réséqué la partie moyenne et attiré en arrière le chef supérieur, pour découvrir : 12, le ligament stylo-hyoïdien et 12′, le muscle stylo-hyoïdien profond. — 13, poulie du digastrique. —
14, bourse séreuse de Fleischmann. — 15, muqueuse du dos de la langue.

sa face antérieure tend à devenir externe. Parvenu sur les côtés de la langue,
immédiatement en arrière du pilier antérieur du voile du palais, il se divise en
trois ordres de faisceaux, que l'on distingue, d'après leur situation, en inférieurs,
moyens et supérieurs.

Les *faisceaux inférieurs*, obliques en bas et en avant (fig. 215.1′), s'engagent
entre les deux portions de l'hyo-glosse et se continuent, au-dessous de ce muscle,
en partie avec les faisceaux du lingual inférieur, en partie avec ceux du génio-glosse.

Les *faisceaux moyens* longent le bord correspondant de la langue, en décrivant
comme ce bord lui-même une légère courbe à concavité interne. On peut les
suivre jusqu'au niveau de la pointe.

Les *faisceaux supérieurs* ou *internes*, s'infléchissant en dedans, se portent horizontalement vers le septum lingual, sur lequel ils se terminent : les uns, les postérieurs, affectent une direction nettement transversale ; les autres suivent un trajet oblique, d'autant plus oblique qu'ils sont plus antérieurs.

b. *Rapports*. — Le stylo-glosse est en rapport : 1° en dehors, avec la glande parotide, le muscle ptérygoïdien interne, la muqueuse linguale et le nerf lingual ; 2° en dedans, avec le ligament stylo-hyoïdien, le constricteur supérieur du pharynx et l'hyo-glosse.

c. *Action*. — Il porte la langue en haut et en arrière et tend à l'appliquer fortement contre le voile du palais.

3° Hyo-glosse. — L'hyo-glosse (fig. 215, 2,2') est un muscle mince, aplati et quadrilatère, situé à la partie latérale et inférieure de la langue.

a. *Insertions*. — Il s'insère en bas : 1° sur le bord supérieur du corps de l'os hyoïde, dans la partie qui avoisine la grande corne ; 2° sur la lèvre externe de la grande corne dans toute son étendue. On désigne généralement sous le nom de *cérato-glosse* (de κέρας corne) la portion de ce muscle qui se détache de la grande corne, sous le nom de *basio-glosse* la portion qui répond au corps même de l'hyoïde ou basi-hyal.

Ces deux portions constitutives de l'hyo-glosse, le cérato-glosse et le basio-glosse, sont très souvent séparées l'une de l'autre, à leur partie inférieure, par un interstice cellulo-graisseux à travers lequel on aperçoit l'artère linguale. Plus haut, ils sont plus nettement séparés encore par les faisceaux inférieurs du stylo-glosse, qui sont situés tout d'abord sur la face superficielle du cérato-glosse et s'engagent ensuite au-dessous du basio-glosse.

Partis de l'hyoïde, les faisceaux de l'hyo-glosse se portent en haut et un peu en avant et gagnent tout d'abord le côté interne de la portion moyenne du stylo-glosse. Là, changeant brusquement de direction, ils s'infléchissent en dedans et en avant, et, de verticaux qu'ils étaient, deviennent horizontaux. Ils se mêlent alors aux faisceaux supérieurs du stylo-glosse, qui présentent la même direction, et, comme eux, ils viennent se terminer sur le septum médian depuis la base de la langue jusqu'à la pointe.

Au muscle hyo-glosse, tel que nous venons de le décrire, vient se joindre, sur bien des sujets, un faisceau additionnel ou accessoire, qui se détache en arrière, soit de l'extrémité de la grande corne, soit du constricteur moyen du pharynx. Quelle que soit son origine, ce faisceau accessoire (fig. 215,2'), le plus souvent arrondi et toujours fort grêle, se dirige obliquement en haut et en avant ; il croise en écharpe la face superficielle de l'hyo-glosse, atteint le faisceau moyen du stylo-glosse et se joint à ce dernier faisceau pour gagner avec lui la pointe de la langue.

b. *Rapports*. — Le muscle hyo-glosse présente des rapports importants. — Sa face profonde répond successivement au constricteur moyen du pharynx, au pharyngo-glosse et au génio-glosse. Cette face est encore en rapport avec l'artère linguale, qui s'applique contre elle en la croisant un peu obliquement d'arrière en avant et de bas en haut. — Sa face superficielle est recouverte en grande partie par les muscles mylo-hyoïdien, stylo-hyoïdien et digastrique. Elle répond en outre : 1° à la glande sous-maxillaire, qui repose sur sa partie postérieure (voy. cette glande) ; 2° au canal de Warthon et aux nerfs lingual et grand hypoglosse, qui la croisent d'avant en arrière.

c. *Action*. — Les muscles hyo-glosses sont les muscles abaisseurs de la langue : ils la compriment transversalement et la rapprochent de l'os hyoïde. Lorsque la langue a été portée en avant par l'action des génio-glosses, la contraction des hyo-glosses la porte en arrière et la ramène dans la cavité buccale.

Chondro-glosse. — On a décrit sous ce nom et considéré comme une dépendance de l'hyo-glosse un petit faisceau musculaire, qui naît, en arrière, sur le côté interne de la petite corne de l'hyoïde et se porte ensuite en avant et en haut, pour venir se terminer, de chaque côté de la ligne médiane, à la face dorsale de la langue. Ce faisceau manque quelquefois, contrairement à l'assertion de HALLER qui le regardait comme constant. En outre, il me paraît devoir être distingué de l'hyo-glosse, dont il est séparé à son origine hyoïdienne par l'artère linguale et par le muscle pharyngo-glosse.

4° Palato-glosse. — Le muscle palato-glosse, appelé encore *muscle glosso-*

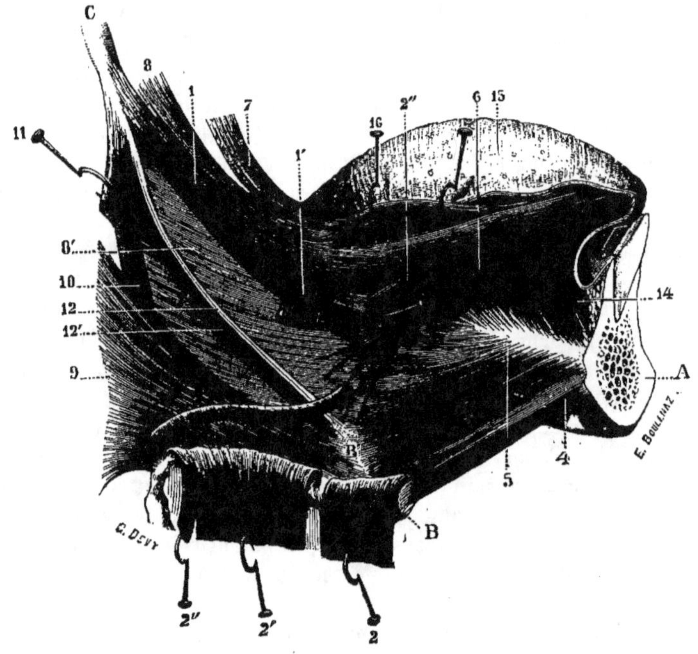

Fig. 216.

Muscles profonds de la langue, vue latérale droite.

(Le muscle hyo-glosse a été sectionné au-dessous de la pénétration de ses faisceaux par les fibres inférieures du stylo-glosse, et son chef inférieur a été récliné en bas.)

A, maxillaire inférieur, sectionné immédiatement en dehors des apophyses géni du côté droit. — B, os hyoïde. — B', sa petite corne. — C, apophyse styloïde.
De 1 à 15 inclusivement, comme dans la figure précédente. — 16, plan musculaire longitudinal, formé par la partie supérieure du pharyngo-glosse et le palato-glosse. Ce plan a été soulevé et érigné en haut, pour montrer les faisceaux sous-jacents à direction transversale qui proviennent du stylo-glosse, du cérato-glosse et du basio-glosse.

staphylin (fig. 215,7), est situé dans l'épaisseur du pilier antérieur du voile du palais. Il en constitue la portion centrale et pour ainsi dire le squelette.

a. *Insertions*. — Il s'insère en haut sur la face inférieure du voile du palais. De là il descend vers la base de la langue, en décrivant une courbe à concavité dirigée en avant et en haut, et vient s'épanouir sur le bord correspondant de la langue, en confondant ses fibres avec celles du pharyngo-glosse et de la portion moyenne du stylo-glosse.

b. *Rapports*. — Ce muscle répond à la muqueuse dans la plus grande partie de son étendue.

c. *Action*. — Quand il se contracte, il porte la langue en haut et en arrière.

5° Pharyngo-glosse. — On donne ce nom de muscle pharyngo-glosse (fig. 215 et 216,8,8') à un paquet de fibres musculaires que le constricteur supérieur du pharynx jette sur les côtés de la langue.

Ces faisceaux se distinguent en supérieurs et inférieurs. — Les premiers longent le bord correspondant de la langue, en se confondant avec les faisceaux du palato-glosse et les faisceaux moyens du stylo-glosse, qui présentent la même direction. — Les faisceaux inférieurs, obliques en bas et en avant, s'engagent au-dessous de l'hyo-glosse et se continuent là, en partie avec les fibres du génio-glosse, en partie avec les fibres du lingual inférieur.

Comme le précédent, ce muscle porte la langue en arrière et en haut.

6° Amygdalo-glosse. — L'amygdalo-glosse (fig. 217,3), découvert et bien décrit par BROCA, est un petit muscle aplati et mince, qui s'étend, comme son nom l'indique, de la région amygdalienne à la langue.

a. *Insertions*. — Il prend naissance en haut sur cette portion de l'aponévrose pharyngienne qui recouvre la face externe de l'amygdale. De là, il se porte verticalement en bas, entre le pharyngo-glosse et la muqueuse, et atteint bientôt la base de la langue. Changeant alors de direction pour devenir transversal, il gagne la ligne médiane et s'y termine en s'entre-croisant avec celui du côté opposé.

b. *Rapports*. — Dans cette dernière portion de son trajet, l'amygdalo-glosse se place immédiatement au-dessous du lingual supérieur et croise à angle droit la direction de ce dernier muscle.

c. *Action*. — Réunis l'un à l'autre, les deux amygdalo-glosses forment dans leur ensemble une espèce de sangle, qui répond aux amygdales par ses deux extrémités et à la base de la langue par sa partie moyenne. On conçoit alors que ces deux muscles, quand ils se contractent, portent en haut la base de la langue et tendent à l'appliquer contre le voile du palais.

7° Lingual supérieur. — Muscle impair et médian, le lingual supérieur est constitué par un système de fibres longitudinales et parallèles, qui s'étalent au-dessous de la muqueuse de la langue, depuis la base jusqu'à la pointe.

a. *Insertions*. — Ce muscle, à son origine postérieure, se divise en trois portions distinctes : une portion médiane et deux portions latérales. — La portion médiane s'attache sur ce repli fibro-muqueux qui relie, sur la ligne médiane, l'épiglotte à la base de la langue (*repli glosso-épiglottique médian*). — Les deux portions latérales prennent naissance, à droite et à gauche, sur les petites cornes de l'os hyoïde.

Parties de ces différents points, les trois portions du lingual supérieur se portent en haut et en avant en s'élargissant. Elles se rapprochent ainsi graduellement les unes des autres, arrivent au contact et finissent même par se confondre en une seule et même nappe musculaire, qui occupe la portion moyenne de la langue et que l'on peut suivre jusqu'à la pointe.

b. *Rapports*. — Par sa face inférieure, le lingual supérieur répond aux muscles sous-jacents. — Par sa face supérieure, il répond à la muqueuse de la face dorsale de la langue, à laquelle il adhère intimement : c'est un muscle peaucier de la langue. — Latéralement, il se confond avec les fibres longitudinales du palato-glosse, du pharyngo-glosse et du stylo-glosse. Il en résulte que la face supérieure et les deux bords de la langue sont recouverts par une espèce de gouttière musculaire à concavité inférieure, gouttière absolument indivise et à la constitution de laquelle concourent les quatre muscles précités.

c. *Action.* — Quand il se contracte, le lingual supérieur élève la pointe de la langue, en même temps qu'il la porte en arrière : c'est un muscle *élévateur et rétracteur* de la pointe.

8° **Lingual inférieur.** — Le lingual inférieur, comme son nom l'indique, occupe la face inférieure de la langue. Il est situé au-dessous du stylo-glosse, entre le génio-glosse qui est en dedans et l'hyo-glosse qui est en dehors.

a. *Insertions.* — Il tire sa principale origine des petites cornes de l'os hyoïde. Mais il reçoit en même temps de nombreux faisceaux de renforcement du pharyngo-glosse et de la portion inférieure du stylo-glosse.

Quelle que soit leur provenance, les faisceaux constitutifs du lingual inférieur se portent tous en avant, en suivant une direction légèrement ascendante, et viennent se terminer à la face profonde de la muqueuse qui revêt la pointe de la langue.

b. *Rapports.* — Envisagé au point de vue de ses rapports, le lingual inférieur est situé au-dessous du stylo-glosse, entre le muscle génio-glosse, qui est en dedans, et le muscle hyo-glosse, qui est en dehors.

c. *Action.* — Par ses contractions, le muscle lingual inférieur raccourcit la langue dans son diamètre antéro-postérieur, en même temps qu'il attire sa pointe

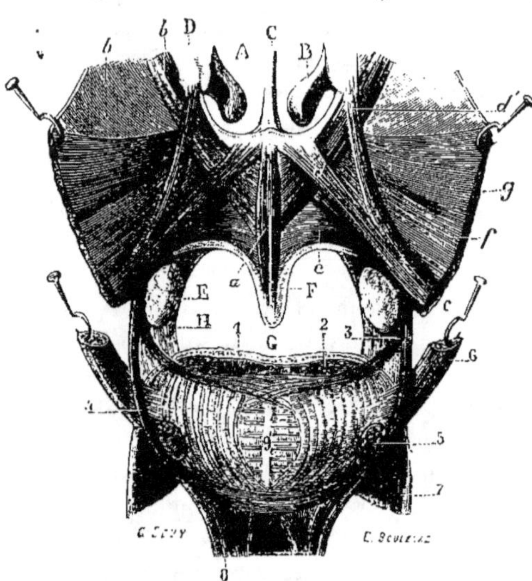

Fig. 217.

Coupe vertico-transversale de la langue pratiquée en arrière des amygdales, segment antérieur de la coupe.

En haut de la figure, les muscles du voile du palais et de la partie supérieure du pharynx ont été disséqués, divisés en arrière sur la ligne médiane et érignés en dehors.

A, cavité des fosses nasales. — B. cornets inférieurs. — C. cloison. — D, portion cartilagineuse de la trompe d'Eustache. — E. amygdales. — F. luette. — G, cavité buccale. — H, pilier antérieur du voile du palais.

1. muqueuse de la langue. — 2, coupe du muscle lingual supérieur. — 3, muscle amygdalo-glosse. — 4, muscle pharyngo-glosse. — 5, muscle lingual inférieur. — 6, muscle stylo-glosse. — 7, muscle hyo-glosse. — 8, muscle génio glosse. — 9, septum lingual.

a, palato-staphylin. — b, péristaphylin interne. — c, pharyngo-staphylin, avec : d, son faisceau accessoire interne ; d'. son faisceau accessoire externe. — e, fibres de ce muscle venant de la partie moyenne du voile du palais. — f, fibres internes s'entre-croisant en arrière avec celles du côté opposé. — g, constricteur supérieur du pharynx. — h, membrane fibreuse du pharynx.

en bas et en arrière : c'est un muscle *abaisseur et rétracteur* de la pointe.

9° **Transverse.** — Le muscle transverse, ainsi appelé en raison de sa direction, est constitué par un ensemble de faisceaux qui se portent transversalement de la ligne médiane vers les bords de la langue.

a. *Insertions.* — Ces faisceaux s'attachent, en dedans, sur les deux faces du septum lingual et se terminent, en dehors, sur la muqueuse des bords de la langue.

b. *Rapports.* — Dans ce trajet, ils s'entre-croisent çà et là et d'une façon fort

irrégulière avec les fibres de direction différente qu'ils rencontrent, tout particulièrement avec celles qui ont une direction longitudinale.

c. *Action*. — Les fibres du muscle transverse, se contractant simultanément du
côté gauche et du côté droit, rapprochent de la ligne médiane les bords de la
langue sur lesquels elles s'insèrent et diminuent naturellement les dimensions
transversales de cet organe. Comme conséquence, la langue s'arrondit et s'effile en
projetant sa pointe hors de la cavité buccale.

En RÉSUMÉ, toutes les fibres musculaires de la langue, quels que soient leur
origine, leur trajet et leur terminaison, peuvent être divisées, au point de vue de
leur direction, en trois groupes : fibres longitudinales, fibres verticales, fibres
transversales.

Les *fibres longitudinales* cheminent parallèlement à l'axe antéro-postérieur
de la langue. Elles ont pour origine : 1° en haut, le lingual supérieur ; 2° en bas,
le lingual inférieur, les faisceaux inférieurs du pharyngo-glosse et les faisceaux
postérieurs du génio-glosse ; 3° sur les côtés, le pharyngo-glosse (faisceaux supérieurs), le palato-glosse et le stylo-glosse (faisceaux moyens).

Les *fibres verticales* proviennent également de plusieurs sources : 1° sur la
ligne médiane, du génio-glosse ; 2° sur les côtés, de la portion ascendante des
hyo-glosses.

Les *fibres transversales*, enfin, ont pour type les fibres du muscle transverse,
qui, comme nous l'avons vu, se portent horizontalement du septum médian aux
bords de la langue. A ces fibres viennent se joindre : 1° les fibres de la portion
horizontale de l'hyo-glosse ; 2° les faisceaux supérieurs du stylo-glosse ; 3° la
portion horizontale de l'amygdalo-glosse.

Les trois ordres de fibres précités peuvent être mis en évidence par la dissection.
Mais c'est surtout sur des coupes verticales, transversales ou antéro-postérieures,
qu'ils apparaissent avec netteté, comme on le voit sur la figure 217. Ces coupes
nous montrent en même temps que les faisceaux musculaires en question s'entre-
croisent et s'enchevêtrent sous les angles les plus divers et qu'ils sont séparés les
uns des autres par un tissu adipeux mou et presque fluide.

§ III. — VAISSEAUX ET NERFS

1° Artères. — Les artères destinées à la portion musculeuse de la langue proviennent de la linguale, de la palatine inférieure et de la pharyngienne inférieure,
branches immédiates ou médiates de la carotide externe.

2° Veines. — Les veines, ainsi que nous l'avons vu (voy. ANGÉIOLOGIE), se portent
pour la plupart sur la face externe du muscle hyo-glosse et s'y réunissent en un
tronc commun, la *veine linguale proprement dite*, laquelle se jette dans la jugulaire interne.

3° Nerfs. — Les nerfs des muscles de la langue émanent de deux sources : du
facial et du grand hypoglosse.

Le *facial* fournit à la langue le rameau, dit *lingual*, qui s'anastomose constamment avec le glosso-pharyngien et vient se distribuer au stylo-glosse et au glosso-
staphylin, quelquefois au lingual inférieur.

Le *grand hypoglosse* est essentiellement le nerf moteur de la langue : il fournit des rameaux à chacun de ses muscles tant extrinsèques qu'intrinsèques. Ces rameaux se terminent, comme dans les autres muscles striés, par des plaques motrices, qui ne présentent ici aucune particularité nouvelle. LANNEGRAGE (*Th. d'agr.*, 1878) croit devoir insister cependant sur la richesse des muscles de la langue en fibres nerveuses, richesse telle, dit-il, qu'aucun autre muscle de l'économie ne saurait lui être comparé.

Le grand hypoglosse n'est pas seulement, pour la langue, un nerf moteur, mais aussi un vaso-moteur. C'est lui, en effet, qui renferme la plus grande partie des éléments vaso-constricteurs de cet organe, tandis que le lingual possède les vaso-dilatateurs.

Les fibres vaso-motrices qui suivent le trajet de l'hypoglosse pour aller aux vaisseaux de la langue sont surtout des fibres d'emprunt : elles lui viennent du sympathique cervical par l'anastomose que le ganglion cervical supérieur fournit à la douzième paire (voy. NÉVROLOGIE). Pourtant, après avoir coupé le sympathique cervical et attendu le délai nécessaire pour que la dégénération soit complète dans l'extrémité terminale des fibres ainsi coupées, si on excite de nouveau le tronc de l'hypoglosse avec les précautions convenables, on voit qu'il agit encore partiellement sur les vaisseaux de la langue. Si, au contraire, au lieu de couper simplement le tronc du sympathique on réséque le ganglion cervical supérieur, la propriété vaso-motrice de l'hypoglosse disparait entièrement. Ces résultats, fournis par l'expérimentation, peuvent admettre une double interprétation : ou bien les fibres vaso-motrices ont un centre trophique dans le ganglion cervical supérieur ; ou bien ces fibres proviennent partiellement d'une source autre que le sympathique cervical, soit d'un des nerfs voisins, soit des origines mêmes de l'hypoglosse (MORAT).

ARTICLE III

MUQUEUSE LINGUALE

La muqueuse linguale nous présente à étudier : 1° sa *conformation extérieure* ; 2° ses *papilles* ; 3° sa *structure* ; 4° ses *vaisseaux et nerfs*.

§ I. — CONFORMATION EXTÉRIEURE

1° Disposition générale. — La muqueuse linguale est jetée sur le corps musculaire de la langue à la manière d'un étui. Elle en recouvre toutes les régions à l'exception de la base, sur le pourtour de laquelle on la voit se réfléchir pour se continuer avec les muqueuses voisines. C'est ainsi qu'en arrière elle se confond avec les muqueuses du pharynx et du larynx, en formant en avant de l'épiglotte les trois replis dits glosso-épiglottiques (p. 333). Sur les côtés, elle se continue avec la muqueuse du voile du palais et de l'amygdale. En avant et en bas, elle se continue de même avec la muqueuse du plancher de la bouche, en formant sur la ligne médiane ce repli semi-lunaire que nous avons décrit plus haut sous le nom de frein ou filet.

2° Épaisseur. — L'épaisseur de la muqueuse linguale est loin d'être uniforme : mince et transparente sur la face inférieure de la langue, cette membrane s'épaissit légèrement en atteignant les bords. Elle présente son maximum d'épaisseur à la partie moyenne de sa face dorsale, entre le foramen cæcum et la pointe.

3° Consistance. — La consistance de la muqueuse linguale varie, comme son épaisseur, suivant les régions que l'on examine. C'est encore sur le tiers moyen de la face dorsale que cette consistance est la plus grande. Elle est plus faible sur la face inférieure, plus faible encore au niveau des bords, à la base et à la pointe. Sur ces derniers points, l'enveloppe muqueuse de la langue se laisse facilement déchirer.

4° Coloration. — Quant à sa coloration, elle est presque toujours rosée sur la face inférieure. Sur la face supérieure et sur les bords, elle est également rosée ou même rouge immédiatement après le repas; mais après une abstinence de quelques heures et principalement le matin à jeun, elle est plus ou moins blanche, quelquefois même jaunâtre. On sait l'importance clinique que les médecins attachent à cette coloration blanchâtre de la langue (*langue saburrale, langue chargée*).

§ II. — Papilles de la langue

La surface libre de la muqueuse linguale nous présente sur tous ses points une multitude de petites élevures, appelées *papilles*. Découvertes en 1665 par MALPIGHI, minutieusement étudiées plus tard par RUYSCH en 1721 et par ALBINUS en 1734, ces papilles ont été parfaitement décrites depuis par tous les anatomistes au point de vue de leur répartition topographique et de leur configuration extérieure. Mais ce n'est que dans ces dernières années que les travaux de LOVÉN et de SCHWALBE, en nous faisant connaître le corpuscule du goût, nous ont nettement fixés sur leur structure intime.

1° Forme et division. — Parfaitement visibles à la loupe, ou même à l'œil nu, les papilles de la langue nous présentent de nombreuses variations de forme et de volume. Nous pouvons à ce sujet les diviser en cinq groupes, savoir : les papilles caliciformes, les papilles fongiformes, les papilles filiformes, les papilles foliées et les papilles hémisphériques. Les papilles hémisphériques sont des *papilles simples*. Les quatre autres groupes comprennent des papilles d'une structure plus complexe et sont formées chacune par la réunion de plusieurs papilles plus petites : on pourrait les appeler *papilles composées*.

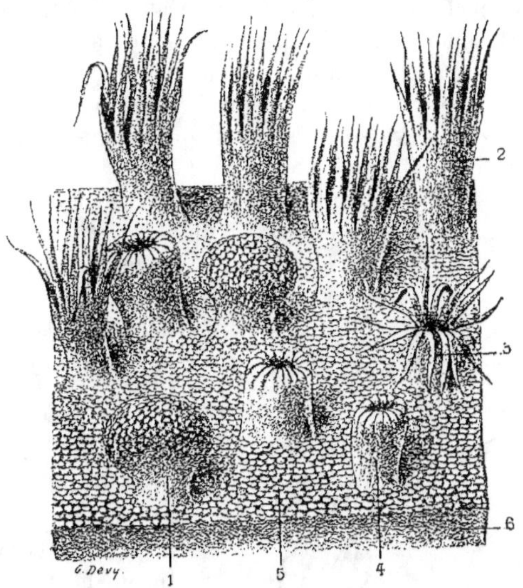

Fig. 218.

Une portion de la muqueuse linguale considérablement grossie, pour montrer l'aspect des papilles (*schématique*).

1, 1, deux papilles fongiformes, avec leur tête et leur pédicule. — 2, papille corolliforme dont les prolongements se portent en haut. — 3, papille corolliforme dont les prolongements se renversent en dehors. — 4, papille corolliforme dont les prolongements se renversent en dedans. — 5, papilles hémisphériques. — 6, coupe de la muqueuse.

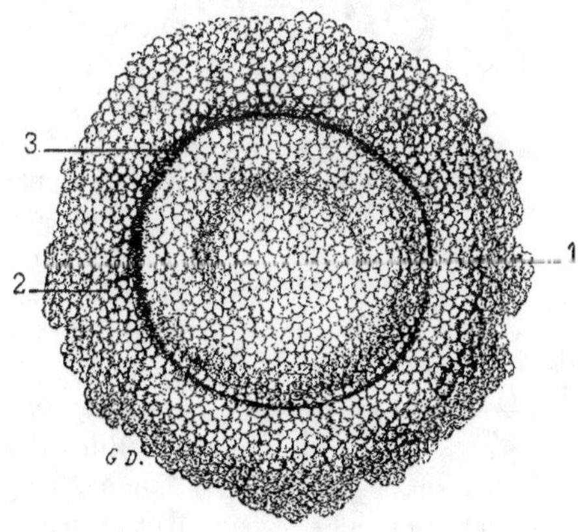

Fig. 219.

Une papille caliciforme, vue d'en haut.

1, mamelon central ou papille proprement dite. — 2, bourrelet circulaire ou *vallum*. — 3, rigole circulaire ou fossé.

a. *Papilles caliciformes.* — Les papilles caliciformes (fig. 219), qui sont à la fois les plus volumineuses et les plus importantes de toutes les papilles, se composent chacune d'une saillie centrale, *papille proprement dite*, qu'entoure un repli de la muqueuse affectant la forme d'un bourrelet circulaire ou *calice*. Entre la papille proprement dite et son bourrelet périphérique est creusée une dépression également circulaire : c'est le *fossé* ou la *rigole* de la papille caliciforme. Ces divers éléments se voient très nettement sur une coupe vertico-transversale de la papille (fig. 227, p. 352).

Au total, les papilles caliciformes se composent essentiellement d'une espèce de mamelon central entouré d'un fossé et d'un rempart (*vallum*), d'où le nom de *papillæ circumvallatæ* (papilles entourées d'un rempart) que lui donnaient avec raison les anciens anatomistes et sous lequel on les désigne encore aujourd'hui dans certains traités classiques.

Le mamelon central de la papille caliciforme mesure de 1 millimètre à 1ᵐᵐ,5 de hauteur. Légèrement étranglé à son extrémité adhérente, il s'élargit plus ou moins à son extrémité libre : cette extrémité libre est régulièrement circulaire, aplatie ou convexe, plus rarement déprimée en forme de cupule.

b. *Papilles fongiformes* — Les papilles fongiformes (fig. 218,1), ainsi appelées en raison de leur ressemblance avec un champignon (*fungus*), sont renflées à leur extrémité libre, rétrécies au contraire à leur extrémité adhérente. Elles se composent ainsi d'une tête plus ou moins volumineuse et arrondie, que supporte un pédicule plus ou moins long et plus ou moins grêle. Leur longueur mesure de 0ᵐᵐ,7 à 1ᵐᵐ,8 ; leur largeur, de 0ᵐᵐ,8 à 1 millimètre.

c. *Papilles filiformes.* — Les papilles filiformes (fig. 218 et 220) se présentent à l'œil sous la forme de petites élevures cylindriques ou coniques du sommet desquelles s'échappe un bouquet de prolongements filiformes. Ce sont les *papilles corolliformes* de Sappey. Elles mesurent de 1/3 de millimètre à 3 millimètres de longueur.

d. *Papilles foliées.* — Les papilles foliées sont constituées par une série de plis verticaux que l'on observe sur les bords de la langue, au voisinage de la base. Chacun de ces plis est séparé des plis voisins par un petit sillon de même direction, qui est d'autant plus profond que les plis en question sont plus développés.

e. *Papilles hémisphériques.* — Beaucoup plus nombreuses, mais aussi beaucoup plus petites que les précédentes, les papilles hémisphériques ne diffèrent pas des papilles dermiques que nous présente la peau. Comme ces dernières, elles occupent la face superficielle du chorion muqueux et affectent les formes les plus diverses : une forme conique, une forme hémisphérique, une forme mame-

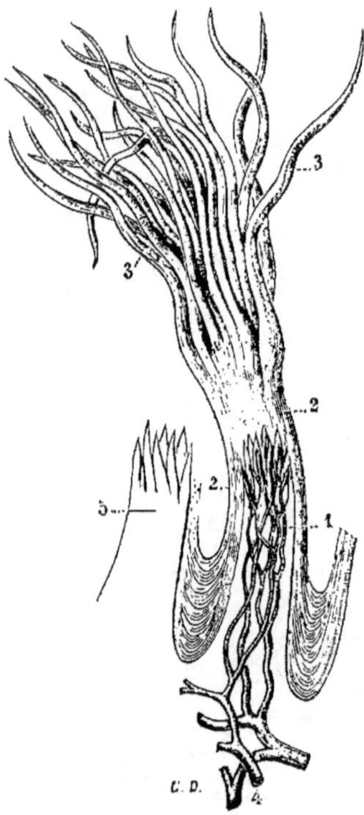

Fig. 220.

Papilles corolliformes (d'après Todd et Bowman).

1, papille proprement dite. — 2, son revêtement épithélial, d'où s'échappent 3, 3, des prolongements filiformes. — 4, vaisseaux de la papille. — 5, une papille corolliforme dépourvue de son revêtement épithélial.

lonnée, etc. Les papilles hémisphériques sont d'une extrême petitesse et rarement visibles à l'œil nu.

2° Répartition topographique des papilles linguales. — Les différents ordres de papilles que nous venons de décrire occupent à la surface de la langue une situation déterminée, qu'il est important de bien connaître pour établir ensuite quelles sont les régions de la muqueuse où s'exerce le sens du goût.

a. *Situation des papilles caliciformes.* — Les papilles caliciformes, tout d'abord, sont au nombre de 9 ou de 11 et sont situées exclusivement sur la face dorsale de la langue, à la réunion de son tiers postérieur avec ses deux tiers antérieurs. Elles se disposent là, de chaque côté de la ligne médiane (fig. 213,8), en une série linéaire, qui se dirige obliquement de dedans en dehors et d'arrière en avant. En se réunissant par leur extrémité interne, ces deux séries de papilles caliciformes forment par leur ensemble une figure géométrique qui rappelle très exactement un V majuscule : c'est le *V lingual*. La papille qui en occupe le sommet (9) est la plus volumineuse du groupe ; le bourrelet qui l'entoure et qui, lui aussi, est très développé, la dépasse ordinairement en hauteur, de telle sorte qu'elle semble surgir du fond d'une cavité : cette cavité, naturellement impaire et médiane, constitue le *trou borgne de la langue* ou *foramen cæcum*. Les deux branches du V lingual se dirigent l'une et l'autre vers le bord correspondant de la langue ; mais, comme nous le montre la figure 213, elles s'arrêtent constamment à quelque distance de ce bord. Nous ajouterons que les papilles caliciformes sont inégales en volume et que ce volume diminue graduellement, en allant de la ligne médiane vers le bord libre de la langue.

b. *Situation des papilles fongiformes.* — Les papilles fongiformes, au nombre de 150 à 200 (SAPPEY), sont irrégulièrement disséminées à la face dorsale de la langue, en avant du V lingual, principalement au niveau des bords et de la pointe. On en rencontre bien encore en arrière du V ; mais elles y sont en très petit nombre et elles se trouvent toujours immédiatement en arrière des papilles caliciformes.

c. *Situation des papilles filiformes.* — Les papilles filiformes occupent toute la portion de la face dorsale de la langue qui est située en avant du V lingual. En se juxtaposant les unes à la suite des autres, elles forment des séries linéaires qui se dirigent obliquement du sillon médian de la langue vers ses bords, parallèlement aux deux branches du V.

d. *Situation des papilles foliées.* — Les papilles foliées s'observent seulement, ainsi que nous l'avons dit plus haut, sur la partie postérieure des bords de la langue. Ces papilles foliées sont rudimentaires chez l'homme ; mais elles présentent un développement remarquable chez certains animaux. Chez le lapin notamment, ainsi que chez le lièvre, elles forment de chaque côté de la langue une saillie ovalaire, comprenant de 10 à 15 plis parallèles, dont l'ensemble constitue, pour ces espèces animales, les *organes foliés* de MAYER ou *organes latéraux du goût*.

e. *Situation des papilles hémisphériques.* — Quant aux papilles hémisphériques ou papilles simples, on les rencontre sur toute l'étendue de la muqueuse linguale. Elles existent non seulement dans les régions où les autres papilles font défaut, mais encore sur le sommet des papilles caliciformes, fongiformes, filiformes, ainsi que sur les plis foliés.

§ III. — STRUCTURE DE LA MUQUEUSE LINGUALE

Envisagée au point de vue de sa constitution anatomique, la muqueuse linguale nous offre à considérer, outre ses vaisseaux et ses nerfs, qui feront l'objet du para-

graphe suivant : 1° la muqueuse proprement dite : 2° ses glandes ; 3° des formations spéciales, appelées *bourgeons du goût*.

1° **Muqueuse proprement dite**. — La muqueuse linguale, analogue en cela à
toutes les muqueuses, est formée de deux couches : une couche profonde ou chorion, une couche superficielle ou épithéliale.

A. CHORION. — Le chorion de la muqueuse linguale se compose essentiellement,
comme le derme cutané, de faisceaux de tissu conjonctif diversement entre-croisés,
auxquels viennent s'ajouter de nombreuses fibres élastiques.

Les rapports de la face profonde du chorion avec les muscles sous-jacents varient
suivant les régions. — Sur la face dorsale de la langue, les faisceaux musculaires
venant s'implanter en masse sur le chorion muqueux, le tissu cellulaire y fait

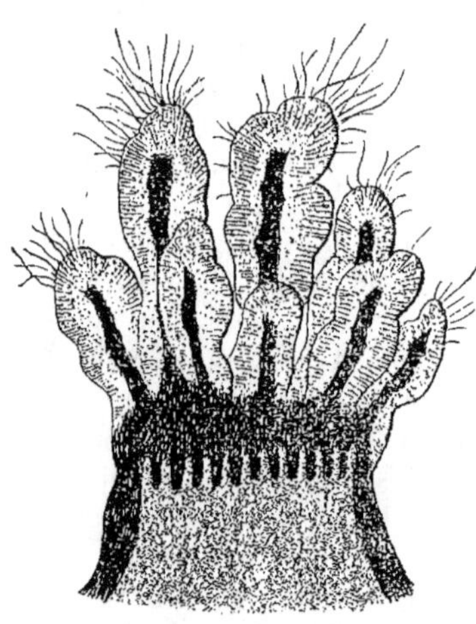

Fig. 221.

Une papille filiforme dont les prolongements épithéliaux sont recouverts
par le leptotrix buccalis (d'après
KŒLLIKER).

défaut en tant que couche isolable. Il en est à
peu près de même au niveau des bords. — Sur
la face inférieure, au contraire, où les muscles, tout en restant en rapport avec la muqueuse, ne s'insèrent nullement sur elle, une
nappe celluleuse sépare les deux couches et
leur permet ainsi de glisser l'une sur l'autre.
Cette nappe celluleuse sous-dermique se retrouve encore dans toute la portion de la muqueuse qui est placée en arrière du V lingual ;
elle est particulièrement développée dans le
voisinage de l'épiglotte.

B. COUCHE ÉPITHÉLIALE. — La couche épithéliale de la muqueuse linguale ne diffère en rien
du revêtement épithélial de la muqueuse buccale. Elle représente le corps muqueux du
tégument externe et, comme ce dernier, a une
origine ectodermique. Elle comprend donc trois
groupes de cellules, qui sont, en allant des
parties profondes vers les parties superficielles :
1° une couche de cellules prismatiques, verti-
calement implantées sur le chorion et séparées de ce dernier par une membrane
basale ou vitrée ; 2° une couche de cellules polyédriques, finement dentelées sur
leur pourtour ; 3° une couche de cellules aplaties et lamelliformes. Toutes ces
cellules, à quelque couche qu'elles appartiennent, sont nettement nucléées.

L'épithélium lingual forme au-dessus des papilles un revêtement partout continu, mais un peu différent pour les papilles simples et pour les papilles composées. — Il s'étale sur les papilles simples en les dissimulant, c'est-à-dire en nive-
lant la surface qu'elles occupent. — Au niveau des autres papilles, au contraire,
les assises épithéliales se redressent avec elles et leur forment une enveloppe qui
est à peu près uniforme sur toute leur surface. Loin de les masquer, elles exagèrent
plutôt leur relief. — Les cellules épithéliales revêtent, sur les papilles filiformes,
un aspect tout particulier : ce sont elles, en effet, qui, en s'aplatissant et en s'allongeant, donnent naissance à ces longs filaments qui couronnent le sommet de ces
papilles singulières (fig. 220,3). Nous rappellerons, en passant, que c'est sur ces
prolongements épithéliaux que se développe un cryptogame, comme eux allongé
et filiforme, le *leptotrix buccalis* de CH. ROBIN (fig. 221).

On ne trouve dans l'épithélium de la langue aucune couche que l'on puisse comparer au stratum granulosum de l'épiderme. Ce n'est que sur quelques papilles de dimensions moyennes qui avoisinent le V lingual, que l'on rencontre au-dessus des cellules dentelées deux ou trois rangées de cellules polyédriques renfermant de grosses gouttes d'éléidine et surmontées à leur tour d'un véritable stratum lucidum (Ranvier). L'évolution épithéliale s'effectue donc sur ces points de la même façon que dans l'épiderme cutané. S'il ne se forme pas ici de cellules cornées, c'est apparemment, comme le fait remarquer Ranvier, à cause de la desquamation rapide qui se produit sur la muqueuse linguale sous l'influence des aliments et du liquide buccal.

2° Glandes. — Les glandes de la muqueuse linguale sont de deux sortes : les glandes folliculeuses et les glandes muqueuses ou séreuses.

A. Glandes folliculeuses. — Les glandes folliculeuses sont situées sur le dos de la langue, en arrière du V lingual, où elles forment une traînée continue de l'épi-

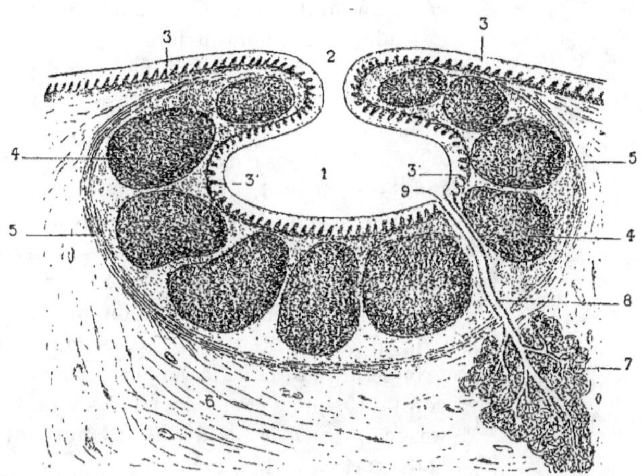

Fig. 222.

Une glande folliculeuse de la langue, vue en coupe verticale.

1, cavité du follicule. — 2, son canal excréteur. — 3, muqueuse linguale. — 3', muqueuse du follicule. — 4, 4, follicules clos. — 5, tissu cellulaire enveloppant le follicule. — 6, tissu cellulaire sous-muqueux. — 7, glande muqueuse. — 8, son canal excréteur. — 9, orifice de ce canal s'ouvrant dans la cavité de la glande folliculeuse.

glotte aux papilles caliciformes et d'une amygdale à l'autre. Ces glandes se présentent sous la forme de petites saillies, irrégulièrement hémisphériques ou lenticulaires, de 1 à 4 millimètres de diamètre (fig. 213,11). Elles soulèvent la muqueuse à leur niveau et présentent à leur point culminant un petit orifice, facile à distinguer même à l'œil nu, qui conduit dans une cavité centrale.

En étudiant les glandes folliculeuses sur une coupe verticale (fig. 222), on constate que leur cavité centrale est formée par une dépression ou plutôt par une involution de la membrane muqueuse. Sur la face profonde de cette portion de muqueuse, ainsi réfléchie, se trouve appliquée une couche toujours unique de follicules clos, qui rappellent exactement par leur structure ceux de l'amygdale : ils sont arrondis ou ovalaires, ont de 200 à 500 μ de diamètre et reposent au sein d'un tissu conjonctif lâche, dont les travées servent de support à un riche réseau capillaire. Enfin la glande folliculeuse se trouve limitée du côté des organes sous-jacents par une enveloppe conjonctive ou même fibreuse, laquelle se continue, sur le pourtour de son orifice, avec le chorion de la muqueuse linguale.

B. Glandes muqueuses. — Les glandes muqueuses ou séreuses sont des glandes en grappe, en tout semblables aux glandes en grappe qui se trouvent disséminées sur les parois de la cavité buccale. Considérées dans leur ensemble, elles sont disposées en une espèce de fer à cheval, dont la partie moyenne répond au tiers postérieur de la langue et dont les branches longent d'arrière en avant les bords de cet organe, pour venir se terminer sur sa face inférieure, de chaque côté de la pointe. On les divise d'ordinaire en trois groupes : un groupe postérieur, un groupe latéral et un groupe antéro-inférieur.

a. *Groupe postérieur*. — Le groupe postérieur, impair et médian, comprend toutes les glandes qui se trouvent situées en arrière du V lingual, entre une amygdale et l'amygdale du côté opposé. Ces glandes, remarquables par leur nombre et par leur volume, sont situées au-dessous de la couche des glandes folliculeuses, dans le tissu cellulaire sous-muqueux. Leur corps ou partie sécrétante repose exactement sur le muscle lingual supérieur. Leur canal excréteur vient s'ouvrir à la surface libre de la muqueuse, soit entre les glandes folliculeuses, soit dans la cavité même de ces glandes (fig. 222,7). Cette dernière disposition est même la plus commune.

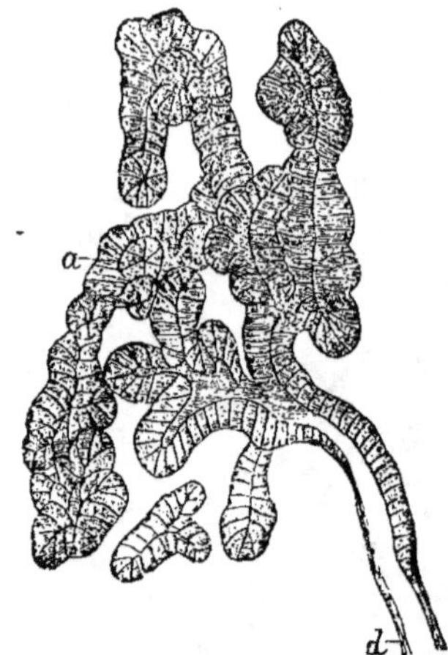

Fig. 223.

Lobule d'une glande muqueuse de la langue (KLEIN).

a, tubes glandulaires (alvéoles), vus dans des directions diverses et tapissés par des cellules transparentes. — *d*, conduit excréteur, tapissé par de petites cellules polyédriques.

b. *Groupe latéral*. — Le groupe latéral ou groupe des bords de la langue forme une traînée continue, qui s'étend depuis les papilles caliciformes jusqu'à la pointe. Ces glandes présentent cette particularité qu'elles reposent par leur base, non plus sur le muscle sous-jacent comme tout à l'heure, mais dans l'épaisseur même de ce muscle : elles sont intra-musculaires. Constamment, les glandes muqueuses latérales constituent à la partie postérieure des bords de la langue, juste au niveau du point où se trouvent les papilles foliées, un petit groupe distinct, que l'on désigne improprement sous le nom de *glande de Weber*. Ce n'est pas, en effet, une glande unique, mais un groupe de plusieurs petites glandes massées sur le même point. Leurs canaux excréteurs viennent s'ouvrir à la face inférieure de la langue.

c. *Groupe antéro-inférieur*. — Le groupe antéro-inférieur ou groupe de la pointe forme de même, à la face inférieure de la langue et de chaque côté de la ligne médiane, un autre petit groupe distinct qui a été signalé pour la première fois par BLANDIN, en 1823, et décrit à nouveau en 1845 par NÜHN. On le désigne indistinctement sous les noms de *glande de Blandin* ou de *glande de Nühn*. La glande de Blandin, constituée comme la glande de Weber par la réunion sur un même point de plusieurs glandes distinctes, se présente à l'œil sous la forme d'une petite masse oblongue, mesurant de 15 à 20 millimètres de longueur, 7 à 8 millimètres de largeur, 5 ou 6 millimètres de hauteur. Elle est située dans l'épaisseur des muscles stylo-glosse et lingual inférieur. Ses conduits excréteurs, au nombre de cinq ou six, s'ouvrent perpendiculairement sur la face inférieure de la langue de chaque côté du frein (fig. 214,5 et 9).

3° Bourgeons du goût. — Les bourgeons du goût, encore appelés bourgeons

gustatifs ou corpuscules du goût, sont particuliers à la muqueuse de la langue :
ils constituent les organes essentiels du goût. Découverts presque en même temps,
en 1868, par Lovén et par Schwalbe, ils ont été étudiés à nouveau de 1868 à 1872 par von Vyss, par Krause, par Dittlevsen. En 1872, Engelmann, résumant les connaissances jusque-là acquises, nous en donne, dans le *Manuel de Stricker*, une description minutieuse, à laquelle on a peu ajouté depuis.

A. Situation et forme. — Les bourgeons du goût sont situés dans la couche épithéliale de la langue, immédiatement au-dessus du chorion. Ils ressemblent assez exacte-ment (fig. 224) à des ballons ou à des bouteilles légèrement renflées : le fond de la bouteille répond au chorion, tandis que son col traverse perpendiculairement

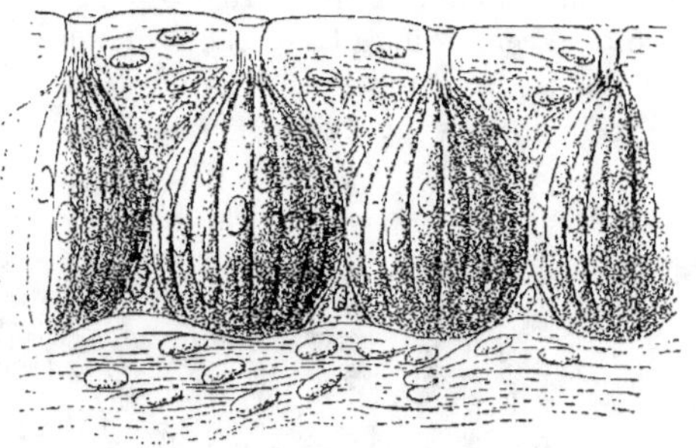

Fig. 224.

Bourgeons du goût de l'organe latéral du lapin
d'après Engelmann).

les assises superficielles de l'épithélium et débouche à la surface libre de la muqueuse par un petit orifice circulaire, appelé *pore gustatif*. Par cet orifice s'échappe (fig. 225) un petit bouquet de prolongements filiformes, les *cils gustatifs*. Nous verrons tout à l'heure quelle est leur provenance.

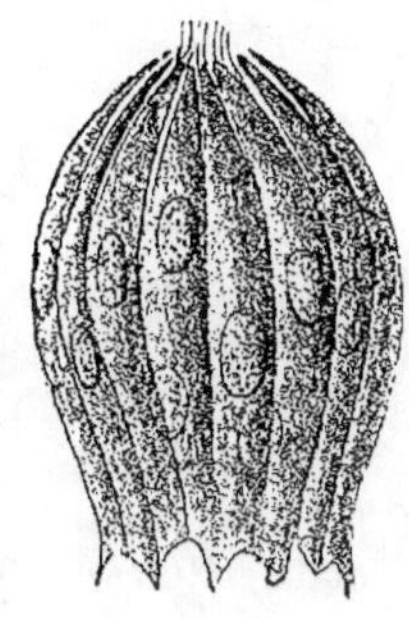

Fig. 225.

Un bourgeon du goût,
vu latéralement (d'après Engelmann.)

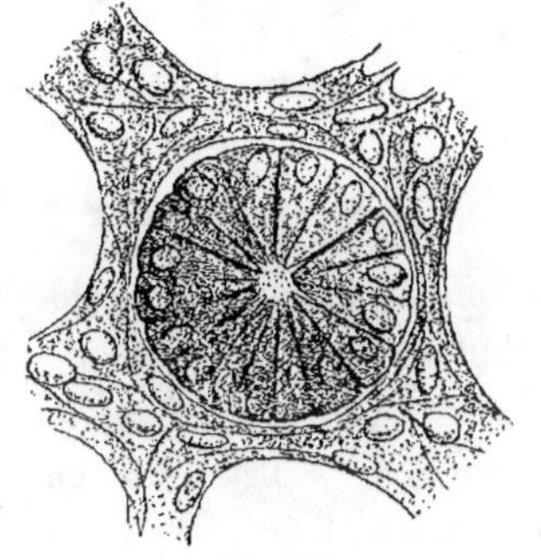

Fig. 226.

Un bourgeon du goût, vu par en
haut (d'après Engelmann).

B. Dimensions. — Les dimensions des bourgeons du goût sont les suivantes :
leur hauteur est de 70 à 80 μ ; leur largeur, de 35 à 50 μ ; le diamètre de
l'ouverture extérieure ou pore gustatif ne dépasse pas 3 ou 4 μ.

C. Répartition topographique. — Envisagés au point de vue de leur répartition
topographique, les bourgeons du goût se rencontrent, chez l'homme, en deux
points seulement : sur les papilles caliciformes et sur les papilles fongiformes. Ces
bourgeons étant les organes essentiels du goût, leur répartition sur ces deux
ordres de papilles nous permet de conclure que le sens du goût se trouve localisé
chez l'homme aux régions qu'occupent ces papilles, c'est-à-dire aux bords de la
langue, aux deux tiers antérieurs de sa face dorsale et à la région du V lingual, où
il présente bien certainement son maximum d'activité. — Sur les papilles caliciformes (fig. 227,4) les bourgeons gustatifs occupent les faces latérales de ces
papilles, qu'ils entourent comme d'une espèce de ceinture. On les trouve encore,
mais en petit nombre, sur la circonférence interne du bourrelet de la papille.
— Sur les papilles fongiformes, elles se montrent seulement au niveau de l'extrémité libre ou tête de ces papilles.

Chez les animaux, les corpuscules du goût ont leur siège de prédilection sur les plis foliés. ENGELMANN a pu en compter 7 400 pour chacun des organes foliés du lapin, soit en chiffres ronds 15 000 pour les deux côtés.

Suivant la remarque d'EBNER, des glandes muqueuses viennent s'ouvrir dans l'intervalle des plis foliés, ainsi que dans la rigole circulaire qui entoure les papilles caliciformes (fig. 227,5). Ces glandes muqueuses, en projetant sur les bour-

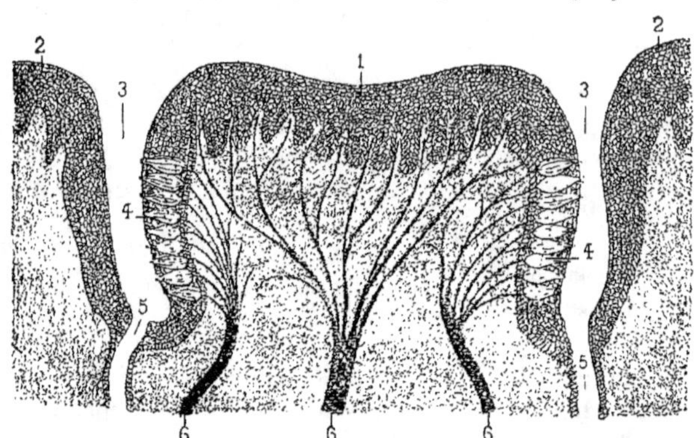

Fig. 227.

Coupe verticale d'une papille caliciforme pour montrer la disposition
des bourgeons du goût.

1, extrémité supérieure de la papille. — 2, son bourrelet. — 3, sa rigole circulaire. — 4, 4, corpuscules du goût. —
5, orifice glandulaire. — 6, nerfs de la papille.

geons du goût le liquide sécrété par elles, semblent avoir pour fonction de laver le champ gustatif après chaque sensation pour assurer ainsi la pureté de la sensation suivante.

D. STRUCTURE. — Les bourgeons du goût se composent essentiellement de cellules épithéliales, hautement différenciées en vue de la fonction spéciale qui leur est dévolue. On les distingue en cellules de soutènement et cellules gustatives :

a. *Cellules de soutènement.* — Les cellules de soutènement (fig. 228, A) forment pour la plupart la paroi extérieure du corpuscule, d'où le nom de *cellules recouvrantes* que leur donne LOVÉN. Un certain nombre d'entre elles, cependant, se disposent au centre même de l'organe, en se mêlant, comme l'ont fait remarquer MERKEL et RANVIER, aux cellules gustatives proprement dites. Les cellules de soutènement sont fortement allongées, ellipsoïdes, en forme de tranches de melon. Elles se terminent en pointe à leur extrémité libre, tandis qu'à leur extrémité opposée elles se divisent ou se renflent pour former une sorte de pied (RANVIER). Leur protoplasma, légèrement granuleux, renferme à son centre un gros noyau de forme lenticulaire.

b. *Cellules gustatives.* — Les cellules gustatives ou sensorielles (fig. 228, B) se trouvent incluses dans l'espèce d'enveloppe que leur forment par leur ensemble les cellules de soutènement. A la fois longues et minces, elles présentent à leur centre un noyau volumineux de forme ovoïde, qui les divise chacune en deux portions, l'une périphérique, l'autre centrale. — La portion périphérique se dirige vers la surface libre de la muqueuse, en s'amincissant de plus en plus, et se termine par un prolongement filiforme ou cil, lequel s'échappe, ainsi que nous l'avons vu plus haut, par le pore gustatif. — La portion centrale descend vers le chorion et se termine d'ordinaire à la limite profonde de l'épithélium par une extrémité libre. Cette extrémité, du reste, est fort variable: tantôt elle est coupée carrément; tantôt elle est élargie en pied ou renflée en massue; il n'est pas rare de la voir bifurquée, constituant alors ce qu'on appelle les *cellules en fourchette* (fig. 228, C).

Par leur forme, par leurs prolongements, par leurs réactions histo-chimiques, les cellules gustatives présentent les plus grandes analogies avec les cellules ner-

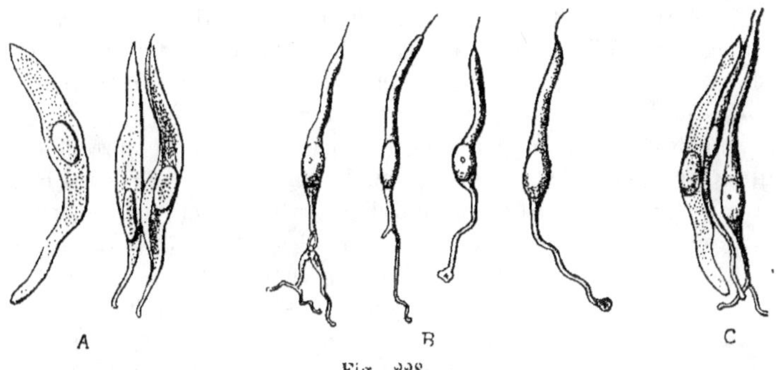

Fig. 228.

Cellules du bourgeon du goût à l'état d'isolement (d'après ENGELMANN).

A, cellules de revêtement. — B, quatre cellules sensorielles ou gustatives, avec leur noyau, leur prolongement central et leur prolongement périphérique pourvu d'un cil. — C, une cellule de revêtement et deux cellules gustatives, isolées des autres cellules du corpuscule, mais conservant encore leurs rapports réciproques.

veuses, et pendant longtemps on les a considérées comme de véritables neurones périphériques, de tous points comparables aux neurones olfactifs de la pituitaire. Cette opinion n'est pas admissible aujourd'hui, depuis que les recherches de RETZIUS, de LENHOSSÉK et autres nous ont appris que les cellules en question ne se continuent pas avec les fibrilles nerveuses du bourgeon, mais ne présentent avec elles que des rapports de contiguïté. Ce sont, comme nous l'avons dit plus haut, de simples cellules épithéliales, hautement différenciées, en vue de l'importante fonction qui leur est dévolue de faciliter et peut-être aussi de perfectionner l'impression gustative sur les fibrilles terminales des nerfs du goût.

§ IV. — VAISSEAUX ET NERFS

1° Artères. — Les artères destinées à la muqueuse de la langue proviennent des mêmes sources que celles qui se rendent à sa portion musculaire. Elles sont fournies principalement par la dorsale de la langue et par la ranine. Ces artères, après avoir jeté de nombreux ramuscules tout autour des glandes muqueuses et des glandes folliculeuses, viennent former dans la couche superficielle du chorion un riche réseau d'où s'échappent les vaisseaux des papilles : une anse simple pour les papilles hémisphériques; des anses toujours multiples et plus ou moins ramifiées pour les grosses papilles, notamment pour les papilles fongiformes et caliciformes. De son côté, chaque bourgeon gustatif possède à sa base un réseau capillaire spécial exceptionnellement riche (RANVIER).

2° Veines. — Les veinules qui descendent des papilles se réunissent, au-dessous de la muqueuse linguale, avec les veines issues des formations glandulaires et viennent finalement aboutir à la jugulaire interne, ainsi que nous l'avons déjà vu en angéiologie. RANVIER, en se basant sur certaines dispositions spéciales que

présente la circulation veineuse dans l'organe folié du lapin, pense que, dans
cet organe ainsi que dans les papilles caliciformes et fongiformes de l'homme,
il pourrait bien se produire des phénomènes de turgescence vasculaire, qui
seraient analogues aux phénomènes érectiles et ne seraient pas sans influence sur
la gustation.

3° Lymphatiques. — Les lymphatiques de la muqueuse linguale ont été découverts, en 1847, par Sappey, qui nous en a donné une description aussi exacte que
détaillée. Comme sur la plupart des surfaces libres, ils prennent ici naissance
dans l'épaisseur même des papilles où ils constituent un fin réseau capillaire, le
réseau intra-papillaire.

Les canaux qui descendent de ce réseau intra-papillaire, au nombre d'un seul
pour les petites papilles, de deux ou trois pour les grosses, forment dans la zone
sous-papillaire du chorion un réseau continu d'une extrême richesse, remarquable
à la fois par le nombre et par la ténuité de ses mailles. Ce réseau, dit *sous-papillaire*, occupe toute la portion de la muqueuse linguale qui est située en avant
du V lingual. Les canaux qui la constituent sont d'une finesse extrême à la pointe
de la langue. Si, de là, on les suit d'avant en arrière, on les voit se réunir les uns
aux autres et augmenter progressivement de
calibre au fur et à mesure qu'on se rapproche
des papilles caliciformes.

Les troncules et les troncs qui émanent du
réseau sous-papillaire suivent une double voie :
les uns se dirigent en arrière ; les autres se portent en avant et en bas. — Les *troncs lymphatiques postérieurs*, au nombre de quatre à six,
se dirigent, les uns vers l'épiglotte, les autres
vers les amygdales. Ils traversent ensuite, soit
la membrane thyro-hyoïdienne, soit le constricteur supérieur du pharynx, et viennent se
terminer dans deux ou trois ganglions qui
sont situés en avant de la jugulaire interne,
dans le voisinage du larynx. — Les *troncs
lymphatiques antérieurs*, au lieu de ramper
sous la muqueuse, descendent dans l'épaisseur de la langue. Après un trajet plus ou
moins long au sein de la masse musculaire,
ils traversent de haut en bas, soit l'hyo-glosse,
soit le mylo-hyoïdien, arrivent ainsi à la région sus-hyoïdienne et se jettent, comme les
précédents, dans les ganglions de la partie
moyenne du cou.

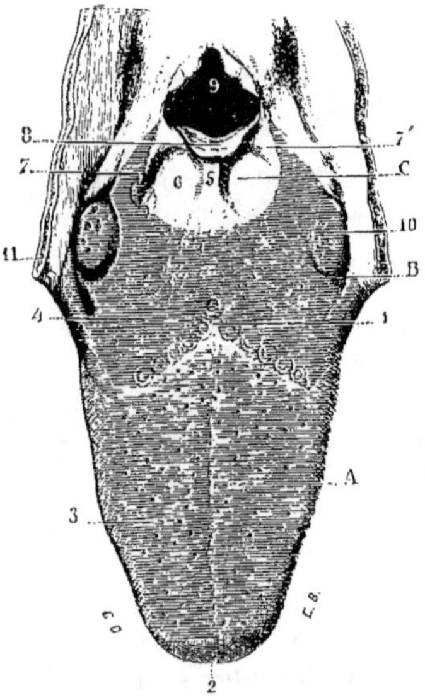

Fig. 229.

Schéma montrant les territoires nerveux de la muqueuse de la langue.

A, zone innervée par le nerf lingual *en rouge*.
— B, zone innervée par le glosso-pharyngien (*en
bleu*). — C, zone innervée par le nerf laryngé
supérieur, branche du pneumogastrique (*en
jaune*).
1. V lingual. — 2. pointe de la langue. — 3.
sa face dorsale. — 4. sa base. — 5. repli
glosso-épiglottique médian. — 6. fossettes glosso-
épiglottiques. — 7, 7'. replis glosso-épiglottiques
latéraux. — 8, épiglotte. — 9. ouverture supérieure du larynx. — 10. amygdales. — 11. piliers
antérieurs du voile du palais.

4° Nerfs et terminaisons nerveuses. — Les
filets nerveux destinés à la muqueuse linguale
proviennent de deux sources principales : du
lingual et du glosso-pharyngien. — Le *nerf
lingual*, branche du trijumeau, se ramifie dans
les deux tiers antérieurs de la muqueuse de la langue. — Le *nerf glosso-pharyngien* se distribue aux papilles caliciformes et à la portion de la muqueuse linguale

qui se trouve située immédiatement en arrière du V. — A ces deux nerfs, nerfs principaux, il convient d'ajouter le laryngé supérieur, branche du pneumogastrique, qui envoie quelques fibres à la portion toute postérieure de la muqueuse linguale, à cette portion qui avoisine l'épiglotte et les replis glosso-épiglottiques.

Remak a signalé depuis longtemps déjà (1852) la présence de petits ganglions microscopiques, disséminés le long des ramifications du glosso-pharyngien et du lingual. L'existence de ces ganglions périphériques a été confirmée presque immédiatement après par Kölliker et par Schiff. Mais ce n'est que dans ces derniers temps que le microscope, à l'aide des méthodes de colorations nouvelles, est venu nous fournir des notions précises sur le mode de terminaison de ces nerfs.

Nous examinerons successivement ces terminaisons nerveuses : 1° en dehors des bourgeons; 2° au niveau des bourgeons; 3° sur les glandes.

A. En dehors des bourgeons du goût. — Dans les régions de la muqueuse où il n'y a pas de bourgeons du goût, les filets nerveux de sensibilité générale se terminent, non seulement dans les papilles dermiques, mais aussi dans la couche épithéliale, comme le démontrent les recherches déjà anciennes de Billroth (1851), d'Axel Key (1861) et les travaux plus récents de Krohn, de Sertoli, de Ranvier, de Rosenberg. D'après ce dernier histologiste, les fibrilles nerveuses intra-épithéliales cheminent, comme dans l'épiderme cutané, dans l'intervalle des cellules. Elles se divisent ici en deux groupes : les unes, verticales, s'élèvent jusque dans les couches superficielles de l'épithélium et s'y terminent en une série de grains isolés qui ressemblent à des gouttelettes (*Tröpfchen*); les autres, horizontales, s'arrêtent dans les couches profondes de l'épithélium et s'y terminent par des renflements ou boutons de forme variable.

On trouve dans l'épithélium de la langue quelques corpuscules de Langherans (p. 300) : ces corpuscules ne sont ici, comme dans l'épiderme cutané, que des cellules lymphatiques, émigrées du derme.

Il existe encore dans la muqueuse linguale des corpuscules de Pacini et de Krause. Les corpuscules de Pacini ont été rencontrés par Ditlevsen et Aspet en 1876. Quant aux corpuscules de Krause, ils ont été signalés depuis longtemps déjà dans les papilles hémisphériques et aussi dans la partie supérieure ou extrémité libre des papilles caliciformes et fongiformes.

B. Au niveau des bourgeons du goût. — Dans les régions occupées par les bourgeons gustatifs, les filets nerveux du lingual et du glosso-pharyngien pénètrent les papilles par leur base (227,6), se ramifient dans leur épaisseur et viennent former à leur surface, immédiatement au-dessous de l'épithélium, un riche plexus qui, en raison de sa situation, a reçu le nom de *plexus sous-épithélial*. Ce plexus, formé par des fibres plus ou moins variqueuses et entremêlées dans tous les sens, laisse échapper une multitude de fibrilles destinées à la couche épithéliale. Nous les distinguerons, avec Jacques, en trois groupes : fibres intergemmales, fibres périgemmales, fibres intragemmales.

a. *Fibres intergemmales.* — Les fibres intergemmales ou interbulbaires (de *gemma*, bourgeon, ou *bulbus*, bulbe) cheminent, comme leur nom l'indique, dans l'intervalle des bourgeons du goût (fig. 230, 6). Les unes se terminent dans la masse épithéliale, à des hauteurs diverses, par un petit renflement arrondi ou ovalaire. Les autres vont jusqu'à la surface, où elles se terminent de même par un renflement en bouton : il en est parmi ces dernières qui, au niveau de leur terminaison, s'incurvent sur elles-mêmes comme le fait un hameçon (*terminaison en hameçon* de LENHOSSEK). Au cours de leur trajet, les fibres intergemmales se divisent dichotomiquement ou se résolvent en touffes plus ou moins fournies ; ou bien encore elles émettent des collatérales qui, comme la fibre-mère, se terminent chacune par un petit renflement.

b. *Fibres périgemmales.* — Les fibres périgemmales ou péribulbaires (fig. 230,6) s'étalent à la surface extérieure des bourgeons, qu'elles enveloppent comme dans un filet. Elles se terminent, toujours par un petit bouton, les unes à la partie moyenne du bourgeon, les autres à son extrémité supérieure, autrement dit au

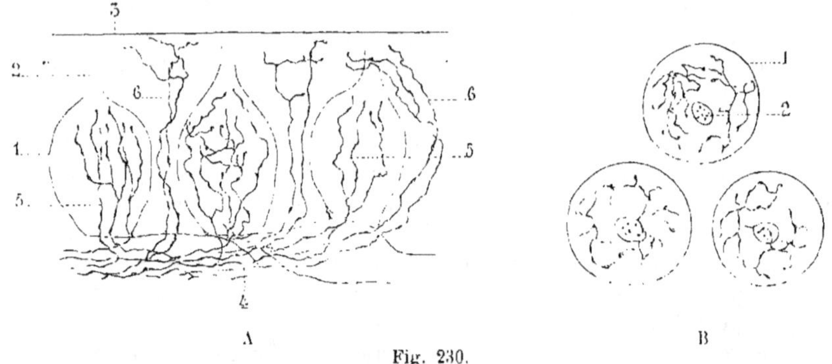

Fig. 230.

Terminaisons nerveuses dans les bourgeons gustatifs du lapin : A. les bourgeons vus en long. B, les bourgeons vus en coupe transversale.

(Préparation au bleu de méthylène, d'après RETZIUS.)

1. bourgeons du goût. — 2. pore gustatif. — 3. surface libre de la muqueuse. — 4. plexus sous-épithélial. — 5. fibrilles intragemmales. — 6, fibrilles péri- et intergemmales.

voisinage du pore gustatif. Par leur face externe, les fibrilles périgemmales émettent de fines collatérales qui pénètrent dans l'épithélium intergemmal pour s'y terminer à la manière des fibrilles du premier groupe. D'autres collatérales, également très fines, paraissent naître de leur face interne pour passer dans les couches les plus superficielles des cellules recouvrantes et s'y terminer après un court trajet (JACQUES).

c. *Fibres intragemmales.* — Les fibres intragemmales ou intrabulbaires (fig. 230, 5) sont ainsi appelées parce qu'elles sont contenues, durant tout leur trajet, dans l'épaisseur même du bourgeon. Elles s'insinuent entre les cellules gustatives, s'accolent à elles, les enlacent plus ou moins et entrent ainsi en relations intimes avec elles. On a admis pendant quelque temps que les fibrilles nerveuses, issues du plexus sous-épithélial, se continuaient directement avec le prolongement central des cellules gustatives, qui, de ce fait, acquéraient la signification de véritables cellules nerveuses. Cette opinion a été soutenue, tout récemment encore, par FUSARI et PANASCI, à la suite de recherches entreprises à l'aide de la méthode de Golgi sur la muqueuse linguale de plusieurs mammifères. Nous avons déjà dit plus haut que cette continuité de la fibrille nerveuse avec le prolongement central de la cellule gustative n'est qu'apparente. Les recherches récentes de RETZIUS, de LENHOSSEK, d'ARNSTEIN, confirmées dans ce qu'elles ont d'essentiel par celles de JACQUES et de VAN GEHUCHTEN, s'accordent à établir que les fibrilles intragemmales se terminent toutes, comme les fibres précédentes, par des extrémités libres renflées en bouton, les unes à des hauteurs diverses dans l'épaisseur des bourgeons, les autres au voisinage du pore gustatif.

C. Sur les glandes. — Les glandes de la face dorsale de la langue, préparées en même temps que la muqueuse linguale par la méthode de Golgi, ont montré à Fusari et Panasci des faits intéressants relativement à leur innervation. Ces deux histologistes ont constaté à leur niveau de riches plexus nerveux, formant autour des acini glandulaires un véritable réseau de fibres nerveuses, sur le trajet desquelles se voyaient des renflements (fig. 231,2) répondant vraisemblablement à des cellules nerveuses. De ces fibres ou de ces cellules se détachent de fines fibrilles (3) qui traversent la membrane propre de l'acinus et se mettent en contact direct avec les cellules glandulaires. Ces fibrilles, se divisant fréquemment à l'intérieur de l'acinus, forment un réseau avec des points nodaux ou des renflements terminaux de grandeur variable (4), réseau dont chaque maille renferme en quelque sorte une cellule glandulaire, avec le protoplasma de laquelle les éléments nerveux contractent des rapports très étroits, surtout au niveau de petits renflements qui se fondent plus ou moins avec le protoplasma de la cellule.

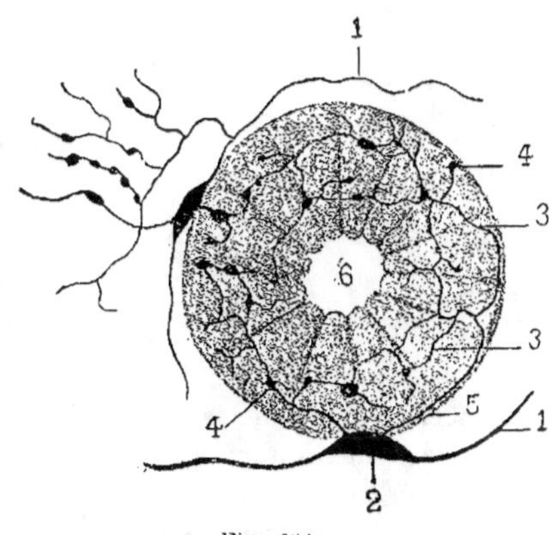

Fig. 231.

Coupe d'un acinus de glande muqueuse de la langue (d'après Fusari et Panasci).

1. 1. fibres nerveuses autour de l'acinus. — 2. cellule nerveuses. — 3. 3. fibres nerveuses dans l'acinus. — 4, 4, grains ou renflements sur le trajet des fibres nerveuses. — 5. limite de l'acinus. — 6. lumière de l'acinus.

Voyez, au sujet des terminaisons nerveuses dans la muqueuse linguale : Loven. *Beitrag. zur Kenntniss v. Bau d. Geschmackswürzchen der Zunge*, Arch. f. mikr. Anat., 1868. t. IV, p. 96 ; — Schwalbe, *Ueber die Geschmacksorgane der Saügethiere u. der Menschen*, ibid., 1868, p. 151 ; — Engelmann, in Stricker's Handbuch, 1872 ; — Exner. *Die acinösen Drüsen u. ihre Beziehungen zu den Geschmacksorganen*, Graz. 1873 ; — Krhon, Thèse de Copenhague, 1875 ; — Lannegrace, *Terminaisons nerveuses dans la langue*, Thèse d'agrég. Paris. 1878 ; — Sertoli. *Osservazioni sulle terminazioni dei nervi del gusto*, in Centralblatt, 1874 ; — Wintschau. *Beobacht. über die Veränderungen der Schmeckbecher nach Durchschneidung der N. glosso-pharyngeus*. Arch. de Pflüger, 1880 ; — Merkel, *Ueber die Endigung der sensiblen Nervenfasern*. Rostock. 1880 : — Ranvier. Techn. histol., 2e édit., 1889 : — Rosenberg (L.), *Ueber die Nervenendigungen in der Schleimhaut u. im Epithel der Saügethierezunge*, Sitz. d. k. Akad. d. Wiss. zu Wien. 1886 : — Drasch *Untersuch. über die Papillæ foliatæ u. circumvallatæ der Kaninchen und Feldhasen*, Leipzig 1887 ; — Herrmann, *Studien über den feineren Bau des Geschmacksorgans*, Erlangen, 1887 ; — Honigschmied, *Kleine Beitr. betreffend die Anordnung des Geschmacksknospen bei den Säugethieren*, Zeitschr. f. Wiss. Zoologie, 1888 ; — Tuckerman. *Anatomy of the papilla foliata of the human infant*, Journ. of Anat , vol. XVII. 1888 : — Du même. *The development of the gustatory organs in Man*, ibid., 1889 ; — Du même. *On the gustatory organs of some of the mammalia*, Journ. of Morphology, 1890 ; — Fusari et Panasci, *Sulle terminazioni nervose nella mucosa e nelle ghiandole sierose della lingua dei mammiferi*, Atti della R. Accad. delle Sc. di Torino, t. XXV, 1890 ; — Retzius, *Die Nervenendigungen in dem Geschmacksorgan der Säugethiere und Amphibien*, Biol. Untersuch., 1892 ; — Niemack. *Der nervöse Apparat in den Endscheiben der Froschzunge*, Anat. Hefte, 1892 ; — Lenhossek, *Die Nervenendigungen in den Endknospen der Mundschleimhaut der Fische*, Verh. d. Naturforsch. Gesellsch., Bâle. 1892 ; — Du même. *Der feinere Bau u. d. Nervenendigungen den Geschmacksknospen*. Anat. Anz., 1893 ; — Lenhossek. *Die Geschmacksknospen in den blattförmigen Papillien der Kaninchenzunge*, Würzburg. 1894 ; — Gmelin, *Zur Morphol. den Pap. vallata u. foliata*, Arch. f. mikr. Anat., 1893 ; — Arnstein. *Die Nervenendigungen in den Schmeckbechern der Säuger.*, Arch. f. mikr. Anat., 1893 ; — Jacques, *Terminaisons nerveuses dans l'organe de la gustation*, Th. Nancy, 1894.

CHAPITRE III

SENS DE L'OLFACTION

FOSSES NASALES ET PITUITAIRES

Les terminaisons nerveuses destinées à recueillir les sensations odorantes sont disséminées chez l'homme, comme chez tous les mammifères, sur les parois de deux cavités appelées *fosses nasales*.

Ces cavités sont creusées, de chaque côté de la ligne médiane, dans le massif osseux de la face, au-dessus de la cavité buccale qui renferme l'organe du goût, au-dessous de l'orbite où se loge l'appareil de la vision. Elles occupent, comme on le voit, la portion la plus élevée du long conduit que parcourt la colonne d'air de la respiration, s'ouvrant en avant en pleine atmosphère et débouchant en arrière dans le pharynx.

Considérées sur le sujet revêtu de ses parties molles, les fosses nasales sont protégées en avant par une saillie considérable, le *nez*, qui se dispose en manière d'auvent au-dessus de son orifice antérieur. C'est par lui que nous allons commencer notre description. Nous étudierons ensuite les *fosses nasales* proprement dites et la membrane muqueuse qui s'étale sur ses parois, la *pituitaire*.

A consulter : ZUCKERKANDL. (E.). *Normale u. pathologische Anatomie der Nasenhöhle*, Wien. 1882 ; — DU MÊME. *Das periphere Geruchorgan der Säugethiere*, Stuttgart. 1887 ; — DISSE, *Die Ausbildung der Nasenhöhle nach Geburt*, Arch. f. Anat. u. Phys., 1889 : — FRANKEL, *Gefrierdurchschnitte z. Anat. der Nasenhöhle*. Berlin, 1890 ; — SEIDEL. *Ueber die Nasenhöhle der höhern Säugethiere u. der Menschen*. Morph. Jahrb., 1891.

ARTICLE

DU NEZ

Le nez est cette saillie volumineuse, impaire et médiane qui se dispose, à la manière d'un auvent, au-dessus de l'entrée des fosses nasales. Il nous présente à étudier : 1° sa *conformation extérieure* ; 2° sa *constitution anatomique* ; 3° ses *vaisseaux et nerfs*.

§ I. — CONFORMATION EXTÉRIEURE

Placé au milieu du visage, entre les deux joues, au-dessous du front et au-dessus de la lèvre supérieure, le nez représente une pyramide triangulaire à base inférieure, dont le grand axe se dirigerait obliquement de bas en haut et d'avant en arrière. On lui considère, en conséquence, trois faces, trois bords, un sommet et une base :

1° Faces. — Des trois faces de la pyramide nasale, deux sont latérales ; la troisième est postérieure :

a. *Faces latérales.* — Les deux faces latérales sont planes, triangulaires et inclinées vers la région des joues. Fixes dans leur moitié supérieure, où elles reposent sur un squelette osseux, elles deviennent très mobiles dans leur moitié inférieure, où elles sont exclusivement formées par des parties molles et où elles prennent le nom d'*ailes du nez.*

b. *Face postérieure.* — La face postérieure de la pyramide fait pour ainsi dire défaut : elle est en effet représentée par deux gouttières longues et profondes, qui se confondent chacune avec la fosse nasale correspondante. Ces deux gouttières sont séparées l'une de l'autre par la cloison des fosses nasales, laquelle est osseuse en haut, cartilagineuse en bas.

2° Bords. — Les trois bords du nez se distinguent en bords latéraux et en bord antérieur :

a. *Bords latéraux.* — Les bords latéraux forment avec le plan de la face un sillon longitudinal, qui prend successivement, en allant de haut en bas, les noms de sillon *naso-palpébral,* sillon *naso-génien,* sillon *naso-lobial,* dénominations assez expressives par elles-mêmes pour n'avoir pas besoin d'une définition plus étendue.

b. *Bord antérieur.* — Le bord antérieur, constitué par l'adossement des deux faces latérales, porte le nom de *dos du nez.* Il forme une ligne plus ou moins

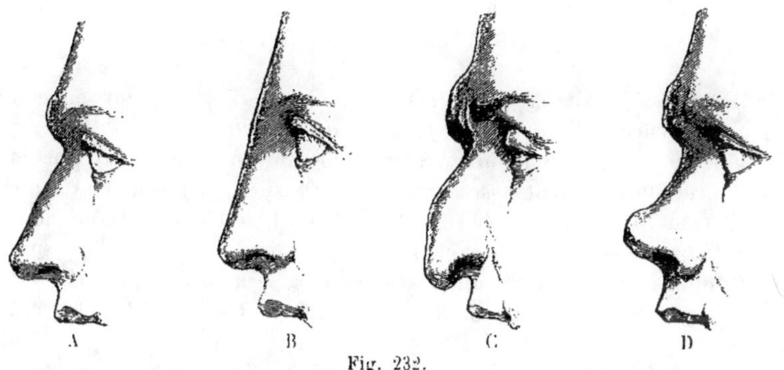

Fig. 232.

Différents types de nez vus de profil.

A. nez droit (AUGUSTE). — B. nez grec (VÉNUS DE MILO). — C. nez busqué (DANTE). — D. nez retroussé (SOCRATE).

inclinée en avant et se termine inférieurement par une saillie arrondie, appelée *lobe* ou *lobule du nez.* Le dos du nez présente, suivant les sujets, de nombreuses variétés de longueur et de direction. Au point de vue de la direction, ces variétés peuvent être ramenées à trois principales : le dos du nez peut être rectiligne, concave ou convexe. De là, les trois types classiques du nez chez l'homme : 1° le *nez droit* (fig. 232, A), dont les Kymris nous offrent le type le mieux accusé ; 2° le *nez retroussé* (D), qu'on rencontre chez les Celtes et chez les peuples du bassin méditerranéen, principalement chez la femme ; 3° le *nez aquilin* (A), recourbé en bas comme le bec de l'aigle (*aquila*), qui est essentiellement sémite ou aryen. Le *nez busqué* (C) et le *nez sinueux* ne sont que des variétés de ce dernier type.

3° Sommet. — Le sommet ou racine du nez répond à l'espace intersourcilier. Il est convexe dans le sens transversal, concave verticalement. Une dépression plus ou moins profonde sépare nettement la racine du nez de la région frontale. Cette dépression manque, comme on le sait, sur les statues antiques de la Grèce (fig. 232, B) d'où le nom de *nez grecs*, donné aujourd'hui aux nez qui présentent cette dernière disposition, je veux dire, à ceux dont le dos se continue directement avec la ligne du front.

4° Base. — La base du nez est horizontale dans le type que nous avons désigné sous le nom de nez droit. Elle est, au contraire, plus ou moins oblique dans les deux autres types : elle regarde en bas et en avant pour le nez retroussé, en bas et en arrière pour le nez aquilin.

Quelle que soit son orientation par rapport au plan horizontal, la base du nez nous présente toujours les deux éléments suivants : 1° sur la ligne médiane, une

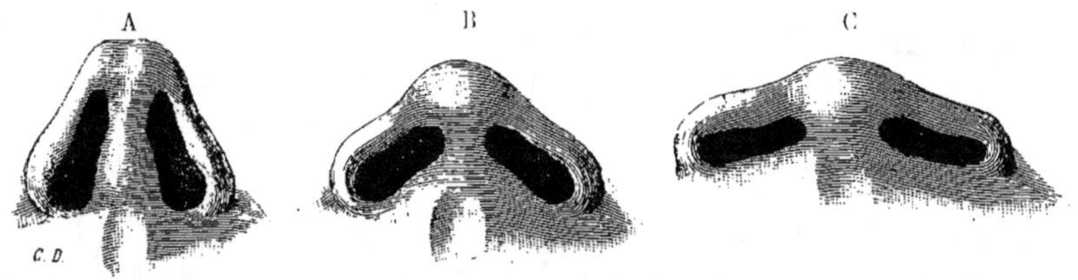

Fig. 233.

Orifices des narines.

A, type européen. — B, type des races jaunes. — C, type nègre.

cloison antéro-postérieure, la *sous-cloison* ; 2° sur les côtés, deux ouvertures symétriquement placées, les *orifices inférieurs des narines*.

La sous-cloison, relativement mince à sa partie moyenne, beaucoup plus large à ses deux extrémités, rappelle assez bien par son aspect la forme d'un sablier : comme ce dernier, elle est formée (fig. 233, A) par deux troncs de cône adossés par leur petite base. Quant à sa longueur, la sous-cloison varie beaucoup suivant les types ethniques : très longue dans les races européennes, elle diminue considérablement dans les races jaunes (fig. 233, B) et plus encore chez les nègres (fig. 233, C).

Les orifices inférieurs des fosses nasales varient beaucoup, eux aussi, suivant les races. Dans les races européennes (fig. 233, A), ils sont généralement elliptiques et leur grand axe se dirige plus ou moins d'arrière en avant. Dans les races jaunes (B), ils sont le plus souvent arrondis ; s'ils conservent la forme elliptique, leur grand axe se trouve dirigé, non plus d'arrière en avant, mais obliquement d'arrière en avant et de dehors en dedans. Dans les races nègres enfin (C), que caractérise un nez large plus ou moins aplati d'avant en arrière, les orifices des narines reprennent la forme allongée, mais leur grand axe se dirige transversalement.

Indice nasal céphalométrique. — Nous avons déjà vu, à propos de l'étude du squelette (voy. Ostéologie), que la forme générale du nez était assez bien indiquée par l'*indice nasal*, c'est-à-dire par un chiffre qui représente le rapport de sa largeur à sa hauteur. A côté de cet indice pris sur le squelette et appelé *indice nasal craniométrique*, il existe un deuxième indice nasal pris sur le vivant et appelé *indice nasal céphalométrique*. Du reste, il comporte la même définition que le premier : comme lui, il représente le rapport centésimal de la largeur maxima du nez à sa hauteur.

$$\text{Indice nasal céphalométrique} = \frac{\text{larg. max.} \times 100}{\text{Hauteur.}}$$

La largeur maxima du nez est ici la plus grande distance transversale comprise entre les ailes du nez au niveau de leur insertion. Quant à sa hauteur, elle n'est autre que la distance verticale qui sépare l'attache de la sous-cloison de la racine du nez.

L'indice nasal céphalométrique présente, suivant les sujets et suivant les races, des variations fort étendues. Il oscille d'ordinaire (TOPINARD) entre le chiffre 109,8 observé chez les Tasmaniens, et le chiffre 63, qui se rapporte aux Français Kymris. Entre ces deux indices maximum et minimum il existe, comme on le voit, un écart de 47 unités. Nous ferons remarquer que les chiffres précités ne sont que des moyennes et qu'ils peuvent être dépassés : c'est ainsi qu'on a observé 50 chez un Galtcha (UJFALVY) et 153 chez un Australien. Sur ce dernier sujet, véritablement remarquable, l'élargissement du nez était tellement prononcé que son diamètre transversal à la base était d'une moitié plus étendu que sa hauteur.

Sur le vivant, comme sur le squelette, les individus et les races se divisent, d'après leur indice nasal, en trois catégories : 1° les *leptorhiniens* ou à petits indices ; 2° les *platyrhiniens* ou à grands indices ; 3° les *mésorhiniens* ou à indices moyens, tenant le milieu entre les deux groupes précédents. Voici quels sont les chiffres qui correspondent à chacun de ces trois types de conformation générale du nez :

> Sont *leptorhiniens*, les individus dont l'indice égale 68,9 et au-dessous
> — *mésorhiniens,*   —   —   69 à 84,9
> — *plathyriniens,*   —   —   85 et au-dessus.

Les deux indices nasal craniométrique et nasal céphalométrique sont bien loin de se correspondre : le second est toujours plus fort que le premier, de 18 à 20 unités (BROCA, TOPINARD). Cet écart est, comme on le voit, considérable. De plus, il ne se fait pas suivant un rapport constant, de telle sorte qu'on ne peut, sans s'exposer à de graves erreurs, passer d'un indice à l'autre, je veux dire transformer, sur un individu ou sur un groupe ethnique, son indice craniométrique en indice céphalométrique ou vice versa.

Au point de vue anthropologique, l'indice nasal céphalométrique est un caractère de grande valeur. Il permet en effet, bien mieux que l'indice nasal pris sur le squelette, de répartir les races humaines entre les trois grands embranchements ou types primordiaux admis par tous les anthropologistes : en effet, toutes les races blanches appartiennent au groupe leptorhinien ; le groupe mésorhinien comprend toutes les races jaunes asiatiques et, de plus, les Esquimaux et les Peaux-Rouges de l'Amérique ; dans le groupe platyrhinien, enfin, viennent se ranger toutes les races nègres, soit de l'Afrique, soit de l'Océanie. Voici, à ce sujet, le tableau dressé par TOPINARD :

CLASSIFICATION DES RACES D'APRÈS L'INDICE NASAL CÉPHALOMÉTRIQUE

Leptorhiniens. | Races blanches.	Indice très faible.		KYMRIS.
	Indice plus fort	non aquilin. . .	CELTES.
		aquilin.	SÉMITES.
Mésorhiniens. | Races jaunes. .	Nez aplati		ESQUIMAUX. / JAUNES D'ASIE.
	Nez saillant		PEAUX-ROUGES.
Platyrhiniens. | Races noires. .	Nez relativement fin		NÈGRES D'AFRIQUE.
	Nez grossier avec ailes énormes . . .		MÉLANÉSIENS. / AUSTRALIENS

§ II. — CONSTITUTION ANATOMIQUE DU NEZ

Considéré au point de vue de sa constitution anatomique, le nez se compose : 1° d'un squelette ; 2° d'une couche musculaire ; 3° d'un revêtement extérieur ou cutané ; 4° d'un revêtement intérieur ou muqueux.

1° Squelette du nez. — A la constitution du squelette du nez concourent à la fois des os, des cartilages et une membrane fibreuse :

A. Os. — Les os qui entrent dans la constitution anatomique du nez sont : d'une part, les deux os propres du nez ; d'autre part, la branche montante du maxillaire supérieur et le bord antérieur de son apophyse palatine. Nous avons déjà étudié en ostéologie ces différentes pièces osseuses ; nous croyons inutile d'y revenir ici.

B. CARTILAGES. — Trois cartilages principaux contribuent à former le squelette du nez, savoir : le cartilage de la cloison, les cartilages latéraux et les cartilages de l'aile du nez. Il existe en outre un certain nombre de cartilages moins importants, que nous désignerons sous le nom de cartilages accessoires :

a. *Cartilage de la cloison.* — Le cartilage de la cloison (fig. 234,5), ainsi appelé parce qu'il complète la cloison osseuse des fosses nasales, remplit l'espace angulaire compris entre la lame perpendiculaire de l'ethmoïde et le vomer. Exactement situé sur la ligne médiane, dont il se dévie plus ou moins cependant chez quelques sujets, il présente deux faces et quatre bords. — Chacune des faces répond à la fosse nasale correspondante. — Des quatre bords, deux sont antérieurs, deux postérieurs. Le bord postéro-supérieur fait suite à la lame perpendiculaire de l'ethmoïde. Le bord postéro-inférieur se soude au bord antérieur du vomer et envoie entre les deux lames de cet os un prolongement aplati et mince qui arrive parfois jusqu'au sphénoïde. Le bord antéro-supérieur répond au dos du nez. Le bord antéro-inférieur, enfin, est logé dans la sous-cloison et s'étend de l'épine nasale antérieure au lobule du nez.

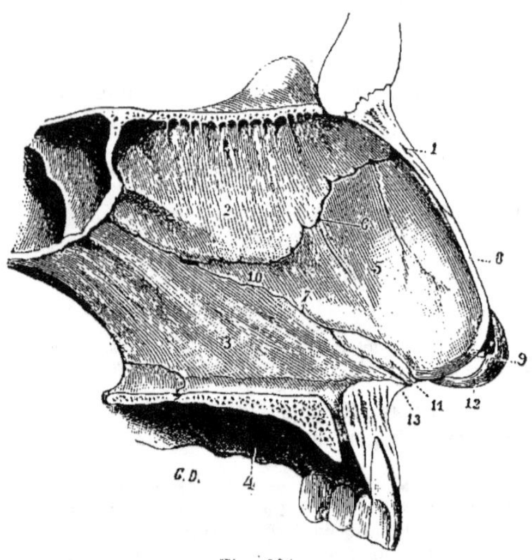

Fig. 234.

Cartilage de la cloison, vu sur une coupe sagittale de la fosse nasale droite.

1. os propre du nez. — 2, lame perpendiculaire de l'ethmoïde. — 3, vomer. — 4, maxillaire supérieur. — 5, cartilage de la cloison. avec : 6, son bord postéro-supérieur ; 7, son bord postéro-inférieur ; 8, son bord antéro-supérieur ; 9, son bord antéro-inférieur. 10, prolongement que le cartilage de la cloison envoie entre le vomer et l'ethmoïde. — 11, cartilage vomérien de Huschke. — 12, branche interne du cartilage de l'aile du nez (côté gauche). — 13, épine nasale antérieure et inférieure.

b. *Cartilages latéraux.* — Les cartilages latéraux (fig. 235 et 236,2), au nombre de deux, l'un droit, l'autre gauche, revêtent chacun la forme d'une lamelle triangulaire dont la base, située sur la ligne médiane, se confond en partie avec le cartilage précédent, et dont la pointe, plus ou moins arrondie, se dirige en arrière et en dehors vers le sillon naso-génien. Son bord supérieur, irrégulier et comme dentelé, s'unit intimement avec le bord inférieur des os propres du nez. Son bord inférieur est relié au cartilage suivant par une membrane fibreuse que nous décrirons tout à l'heure.

c. *Cartilages de l'aile du nez.* — Les cartilages de l'aile du nez (fig. 235,3 et 236,4) sont au nombre de deux également, un pour le côté droit, l'autre pour le côté gauche. Chacun d'eux se contourne sur lui-même de façon à former une espèce de fer à cheval, dont la partie moyenne répond au lobule et dont les deux branches circonscrivent par leur écartement l'orifice elliptique des fosses nasales. De ces deux branches, l'interne s'adosse sur la ligne médiane, en partie au cartilage de la cloison, en partie à la branche similaire du cartilage du côté opposé ; elle est logée dans la sous-cloison. La branche externe, à la fois plus large et plus longue, s'étale dans l'aile du nez dont elle forme le squelette.

d. *Cartilages accessoires.* — Les cartilages accessoires (fig. 235,4 et 236,5) sont situés dans les intervalles qui séparent les cartilages précédents. Ce sont : les cartilages carrés, les cartilages sésamoïdes et les cartilages vomériens de Huschke.

Les *cartilages carrés* sont de petites lamelles, irrégulièrement quadrilatères, situées à la partie postérieure et inférieure de l'aile du nez. Ils sont au nombre de deux ou trois de chaque côté et prolongent vers le sillon naso-labial la branche externe du cartilage de l'aile du nez, décrit ci-dessus.

Les *cartilages sésamoïdes* occupent l'espace compris entre le cartilage latéral et

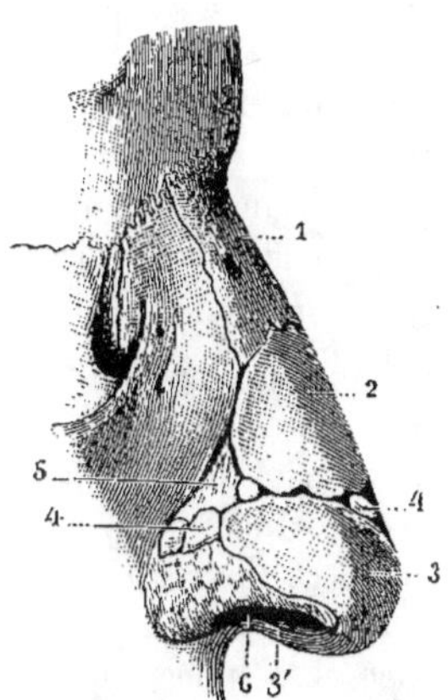

Fig. 235.

Squelette du nez, vu de profil.

1, os propres du nez. — 2, cartilage latéral. — 3, cartilage de l'aile du nez (branche externe). — 3', branche interne du même cartilage. — 4, cartilages accessoires. — 5, lame fibreuse, complétant le squelette du nez et reliant les cartilages au bord du maxillaire supérieur.— 6.narines.

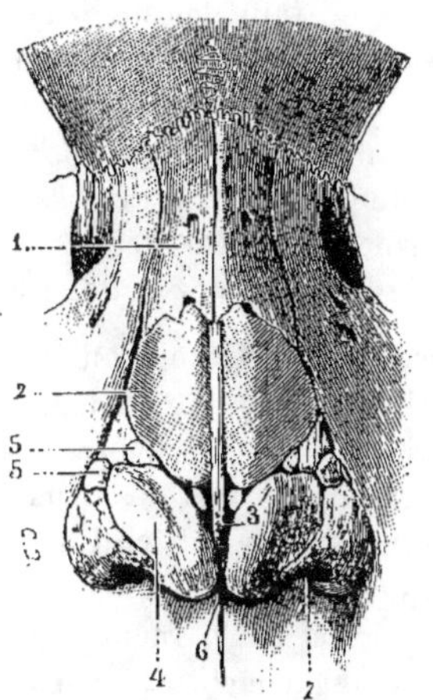

Fig. 236.

Squelette du nez, vu de face.

1, os propres du nez. — 2, cartilage latéral. — 3, cartilage de l'aile du nez (branche externe). — 5, 5, cartilages accessoires. — 6, dépression située entre les branches internes des deux cartilages de l'aile du nez. — 7, narines.

le cartilage de l'aile du nez. Très variables en nombre, ils le sont aussi en volume, les uns affectant encore la forme de petites lamelles, les autres réduits aux dimensions minuscules de simples grains cartilagineux. On les a comparés, non sans raison, aux os wormiens qui se développent entre les os du crâne.

Les *cartilages vomériens* ou *cartilages de* HUSCHKE, décrits pour la première fois par HUSCHKE, sont de petites lamelles longitudinales qui occupent le bord postéro-inférieur du cartilage de la cloison (fig. 234,11). Ils commencent au niveau de l'épine nasale et de là se dirigent en arrière et en haut, en longeant le cartilage de la cloison d'abord et puis le vomer. Le cartilage vomérien est encore appelé *cartilage de Jacobson*, en raison de ses rapports fréquents (mais non constants) avec un organe qui est absent ou rudimentaire chez l'homme, mais qui est très développé chez certains mammifères, l'organe de Jacobson (voy. plus loin, p. 373).

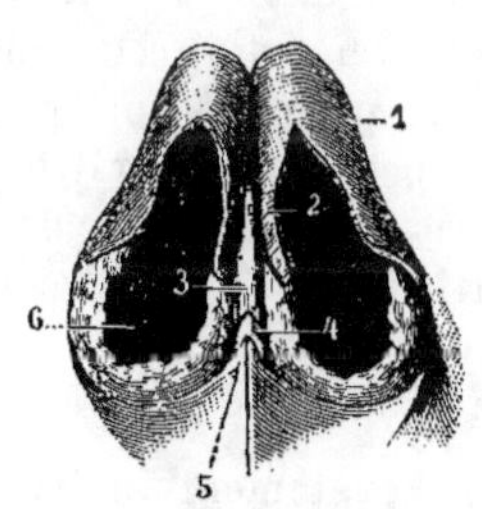

Fig. 237.

Squelette du nez, vu par sa face inférieure.

1, branche externe du cartilage de l'aile du nez. — 2, branche interne de ce même cartilage. — 3, partie inférieure du cartilage de la cloison. — 4, cartilage de Huschke. — 5, épine nasale inférieure. — 6, narines.

C. MEMBRANE FIBREUSE. — Tous les espaces laissés libres par les différents cartilages que nous venons de décrire sont comblés par une membrane fibreuse, ordinairement très résistante, qui unit les uns aux autres les différents cartilages d'abord, puis ceux-ci et les os voisins. Considérée au point de vue de sa signification anatomique, cette membrane est une dépendance du périoste et du périchondre qui revêtent les os et les cartilages voisins.

2° Couche musculaire. — Les muscles qui entrent dans la constitution anatomique du nez ont été déjà étudiés (voy. Myologie) à propos de la face. Nous ne saurions les décrire ici de nouveau sans tomber dans des redites inutiles. Nous nous contenterons de rappeler que, à l'exception du pyramidal qui est couché sur la racine du nez et agit exclusivement sur la peau de la région intersourcilière, tous ces muscles agissent sur l'aile du nez, qu'ils rapprochent ou écartent de la ligne médiane : dans le premier cas, ils rétrécissent l'orifice antérieur des fosses nasales ; dans le second cas, ils l'agrandissent. Sont constricteurs : le triangulaire du nez et le myrtiforme. Sont dilatateurs : le dilatateur propre des narines et le releveur commun de l'aile du nez et de la lèvre supérieure.

3° Revêtement extérieur ou couche cutanée. — La peau qui recouvre la pyramide nasale en reproduit fidèlement toutes les formes. Elle se continue en haut, avec la peau du front ; en bas, avec la peau de la lèvre inférieure ; latéralement, avec la peau des joues et des deux paupières. Au niveau des orifices antérieurs des fosses nasales, elle se réfléchit sur le pourtour de ces orifices pour aller tapisser les narines (voy. plus loin).

Dans la région de la racine, la peau du nez est mince et doublée, sur sa face profonde, d'une couche de tissu cellulo-graisseux, disposition anatomique qui permet aux doigts de la faire glisser dans tous les sens et qui en rend la dissection relativement facile. Sur le lobule au contraire, ainsi que sur l'aile du nez et sur la sous-cloison, elle est excessivement épaisse et adhère intimement à la couche sous-jacente.

Ce qui caractérise essentiellement la peau du nez, c'est sa richesse en glandes sébacées. Ces appareils glandulaires s'accusent principalement sur le lobule et sur les ailes. On en trouve de toutes les dimensions et de toutes les formes, depuis le simple follicule jusqu'à ces glandes gigantesques dont les nombreux lobules s'étalent au-dessous du derme. Les unes s'ouvrent dans les follicules pileux ; les autres versent directement leur contenu à la surface de la peau. La matière sébacée se fige parfois à l'orifice extérieur de la glande et se montre alors sous l'aspect d'un petit point noirâtre (*nez piqueté de noir*). Une simple pression exercée dans ce cas sur le pourtour de l'orifice ainsi oblitéré suffit généralement pour en faire sortir un petit cylindre de matière sébacée qui ressemble à un petit ver. De là cette locution vulgaire, *tirer les vers du nez* à une personne, c'est-à-dire l'interroger adroitement de façon à lui arracher ses secrets.

4° Revêtement intérieur ou couche muqueuse. — Sur sa face postérieure, le nez est revêtu : 1° tout à fait en bas, au niveau des narines, par la peau, qui, comme nous l'avons vu, s'est réfléchie de bas en haut au niveau de l'orifice antérieur des fosses nasales ; 2° dans tout le reste de son étendue, par une muqueuse. Le revêtement muqueux est une dépendance de la pituitaire, que nous décrirons en détail dans l'article suivant.

§ III. — VAISSEAUX ET NERFS

1° Artères. — Les artères du nez proviennent de l'ophthalmique et principalement de la faciale, qui jette sur la face latérale du nez l'artère dorsale et sur sa base l'artère de la sous-cloison.

2° Veines. — Les veines suivent un trajet indépendant des artères. Elles se jettent, soit dans la veine angulaire, soit dans la veine faciale.

3° Lymphatiques. — Les lymphatiques forment un riche réseau sur la peau de l'aile du nez, sur le lobule et sur la sous-cloison. Les troncs qui en émanent descendent obliquement sur les parties latérales de la face et viennent finalement aboutir aux ganglions sous-maxillaires.

4° Nerfs. — Les nerfs sont de deux ordres, moteurs et sensitifs. — Les *filets moteurs*, destinés aux muscles, proviennent du facial. — Les *filets sensitifs*, qui se ramifient dans la peau, émanent du trijumeau, par l'intermédiaire : 1° du nasal externe (p. 55), qui se distribue à la racine du nez ; 2° du sous-orbitaire (p. 65), qui jette de nombreux rameaux sur ses faces latérales ; 3° du naso-lobaire enfin (p. 56), branche du nasal interne, qui sort des fosses nasales entre l'os propre du nez et le cartilage latéral correspondant et couvre de ses fines ramifications la région du lobule.

ARTICLE II

FOSSES NASALES ET PITUITAIRE

Au nombre de deux, l'une droite, l'autre gauche, les fosses nasales représentent deux couloirs longs et anfractueux, dirigés d'avant en arrière et séparés l'un de l'autre par une cloison médiane fort mince. On les divise d'ordinaire en trois parties qui sont, en allant d'avant en arrière :

1° Les *narines* ;
2° Les *fosses nasales proprement dites* ;
3° L'*arrière-cavité des fosses nasales*.

§ I. — NARINES

Les narines, qu'on désigne encore, en raison de leur situation, sous le nom de *vestibule des fosses nasales*, occupent la partie la plus antérieure de ces cavités. Elles s'en distinguent nettement par leur revêtement intérieur qui est formé par la peau, tandis que les fosses nasales proprement dites sont tapissées par une véritable muqueuse, la pituitaire.

1° Configuration et rapports. — Envisagées à un point de vue purement descriptif, les narines nous offrent à considérer : 1° deux parois, l'une interne, l'autre externe ; 2° deux extrémités, que l'on distingue en antérieure et postérieure ; 3° deux orifices, l'un inférieur, l'autre supérieur.

a. *Paroi interne.* — La paroi interne mesure en moyenne de 10 à 14 millimètres de hauteur. Elle répond dans son tiers supérieur au cartilage de la cloison, et, dans ses deux tiers inférieurs, à la branche interne du cartilage de l'aile du nez. Le bord supérieur de ce dernier cartilage soulève le revêtement cutané, en formant une saillie antéro-postérieure souvent très marquée. Elle est concave, rugueuse et garnie de poils dans toute la partie qui correspond au cartilage de l'aile. Au-dessus de ce cartilage, elle est lisse et entièrement glabre.

b. *Paroi externe.* — La paroi externe est généralement un peu plus étendue que l'interne ; sa hauteur est de 14 à 16 millimètres. Elle répond, dans la plus grande partie de son étendue, à la branche externe du cartilage de l'aile du nez et forme, dans son ensemble, une petite voûte (SAPPEY) dont la concavité regarde en bas et en dedans. De longs poils végètent à sa surface. Mais ici, comme sur la paroi interne, ils occupent exclusivement la partie inférieure ; la partie supérieure en est complètement dépourvue.

c. *Extrémité postérieure*. — L'extrémité postérieure des narines, régulièrement arrondie, est séparée de celle du côté opposé par la base de la sous-cloison.

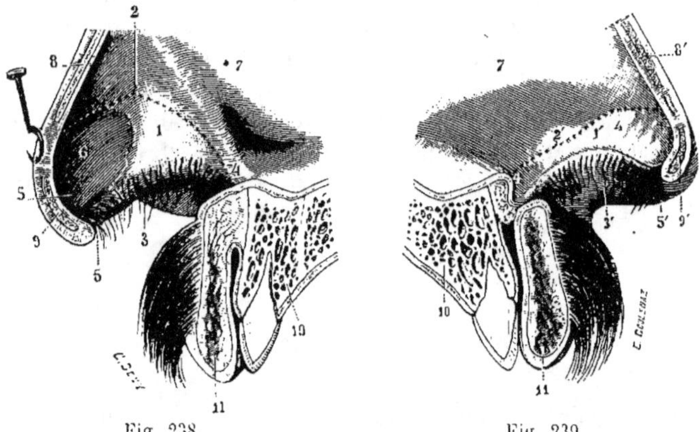

Fig. 238.   Fig. 239.

Narines, paroi externe (côté droit).   Narines, paroi interne (côté droit).

1. 1', paroi externe et paroi interne de la narine droite. — 2. 2', bord supérieur de ces deux parois, formant l'orifice supérieur des narines et établissant les limites respectives du revêtement cutané et de la muqueuse. — 3. 3', bord inférieur de ces deux mêmes parois, formant l'orifice inférieur des narines. — 4. 4, extrémité postérieure des narines. — 5. 5', leur extrémité antérieure ou ventricule du lobe du nez. — 6. 6', saillie formée par le cartilage de l'aile du nez. — 7. 7, muqueuse des fosses nasales. — 8. 8, coupe du cartilage latéral droit. — 9. 9', coupe du cartilage de l'aile du côté droit. — 10, 10, coupe du maxillaire supérieur du côté droit. — 11. 11, coupe de la lèvre supérieure.

d. *Extrémité antérieure*. — L'extrémité antérieure se prolonge dans le lobule, sous la forme d'une petite cavité en cul-de-sac, que l'on désigne quelquefois, en raison de sa forme et de sa situation, sous le nom de *ventricule du lobe du nez*. Comme les parois interne et externe, le ventricule du lobule est garni de poils tout au moins dans sa partie inférieure : car sa partie supérieure est ordinairement glabre.

e. *Orifice inférieur*. — L'orifice inférieur, ouvert en pleine atmosphère, a déjà été décrit plus haut (p. 360) à propos de la base du nez.

f. *Orifice supérieur*. — L'orifice supérieur, qui fait communiquer la narine avec la fosse nasale proprement dite, est relativement fort étroit. Il affecte la forme d'une fente, ou plutôt d'un triangle très allongé, dont le sommet se dirige en avant et en dedans. On a comparé cette fente, non sans raison, à l'orifice glottique. Son bord interne est sensiblement rectiligne. Quant à son bord externe, il décrit une courbe à concavité inférieure. Un peu au-dessous de ce bord, à l'union de ses deux tiers antérieurs avec son tiers postérieur, on rencontre parfois une saillie de forme pyramidale, dont le sommet regarde en bas et qui est formée par la branche externe du cartilage de l'aile, soulevant à ce niveau le revêtement cutané. Est-il besoin d'ajouter que le bord interne et le bord externe de l'orifice supérieur des narines, que nous venons de décrire, forment sur l'une et l'autre face les limites respectives de la peau et de la muqueuse. Ces deux membranes diffèrent très nettement, du reste, par leur aspect extérieur : sur les narines, c'est une surface lisse, sèche, de coloration grisâtre ; sur les fosses nasales, au contraire, c'est une surface irrégulière, tomenteuse, humide, de coloration rosée.

2° Revêtement cutané. — Le repli cutané qui tapisse les narines ne diffère en rien de la peau des autres régions du corps. Ce n'est qu'au voisinage de la pituitaire qu'elle subit les modifications profondes qui doivent la transformer en muqueuse : c'est ainsi qu'elle se dépouille de son tissu adipeux et de ses poils ; avec les poils disparaissent les glandes sébacées ; quant aux glandes sudoripares, elles se modifient pour devenir, dans la pituitaire, de véritables glandes en grappe. Cette transition de la peau à la muqueuse s'effectue d'une façon très brusque : les travées fibreuses qui constituent la partie profonde et résistante de la peau disparaissent subitement et l'on voit la substance plus molle de la couche sous-papillaire s'épaissir et former à elle seule le chorion de la muqueuse (RÉMY). De même pour l'épithélium, les cellules cornées disparaissent, tandis que les cellules profondes du stratum malpighien s'allongent et deviennent superficielles pour constituer les cellules cylindriques à cils vibratiles qui caractérisent la pituitaire.

3° Poils ou vibrisses. — Les poils des narines, que l'on désigne ordinairement sous le nom de *vibrisses*, ne présentent, eux non plus, aucune particularité structurale qui leur soit propre. Au point de vue de leur signification, ils sont analogues à la double rangée de cils qui sont disposés en avant du globe oculaire, et à cet autre bouquet de poils qui se dresse à l'entrée du conduit auditif externe : les uns et les autres semblent avoir pour rôle de tamiser l'air et d'arrêter ainsi, à l'entrée de nos appareils sensoriels, les corpuscules étrangers qui, sans cela, pourraient les atteindre et les troubler dans leur fonctionnement.

4° Vaisseaux et nerfs. — Les *artères* des narines proviennent des ethmoïdales, de la sphéno-palatine et de l'artère de la sous-cloison. — Les *veines*, se dirigeant en bas, arrivent à la face par l'orifice inférieur des narines et se jettent dans la veine faciale. — Les *lymphatiques* se mêlent de même aux lymphatiques de la face et aboutissent aux ganglions sous-maxillaires. — Les *nerfs* proviennent du trijumeau par l'intermédiaire du nasal interne.

§ II. — FOSSES NASALES PROPREMENT DITES, PITUITAIRE

Nous avons déjà décrit longuement en ostéologie (voy. t. Ier) les fosses nasales sur le squelette. Ces longues cavités osseuses, prolongées sur le vivant par les cartilages du nez, sont tapissées immédiatement par le périoste (périchondre au niveau des cartilages) et, plus superficiellement, par une membrane fort importante, que l'on désigne indistinctement sous les noms de *muqueuse nasale, muqueuse pituitaire, membrane de Schneider, muqueuse olfactive*. Cette dernière dénomination, toutefois, doit être abandonnée, les terminaisons olfactives ne se rencontrant pas uniformément sur toute l'étendue de la muqueuse des fosses nasales, mais sur sa partie supérieure seulement. Nous étudierons successivement, en ce qui concerne la pituitaire : 1° son *mode d'étalement dans les fosses nasales* ; 2° ses *caractères physiques* ; 3° sa *structure* ; 4° ses *glandes* ; 5° ses *vaisseaux et nerfs*.

A. — MODE D'ÉTALEMENT DE LA PITUITAIRE DANS LES FOSSES NASALES

La pituitaire revêt sans s'interrompre les différentes parois des fosses nasales. En s'étalant sur elles, elle en reproduit assez exactement toutes les saillies et toutes les dépressions. Elle les modifie cependant dans certains détails et, cela, d'une façon suffisante pour que les fosses nasales, vues sur le sujet revêtu de ses parties molles, se présentent sous un aspect un peu différent de celui qu'elles ont sur le squelette. Pour se rendre un compte exact de ces modifications, il importe tout d'abord de suivre méthodiquement la muqueuse sur chacune des quatre parois des fosses nasales et de voir ensuite comment elle se comporte au niveau de l'orifice antérieur et de l'orifice postérieur de ces cavités.

1° Sur la paroi supérieure. — Sur la paroi supérieure ou voûte des fosses nasales, la pituitaire tapisse, en allant d'arrière en avant (fig. 240) : 1° le corps

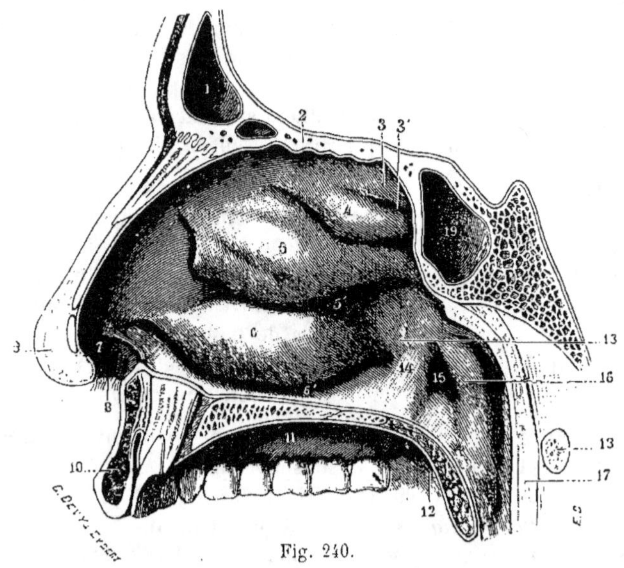

Fig. 240.

Paroi externe des fosses nasales (côté droit).

1, sinus frontal. — 2, lame criblée de l'ethmoïde. — 3, cornet de Santorini, avec 3' la dépression située au-dessous (*recessus spheno-ethmoidalis*). — 4, cornet supérieur, avec 4', méat supérieur. — 5, cornet moyen, avec 5', méat moyen. — 6, cornet inférieur, avec 6', méat inférieur. — 7, vestibule des fosses nasales ou narines. — 8, vibrisses. — 9, lobule du nez. — 10, lèvre supérieure. — 11, voûte palatine. — 12, voile du palais. — 13, gouttière naso-pharyngienne. — 14, repli salpingo-palatin. — 15, orifice pharyngien de la trompe d'Eustache. — 16, repli salpingo-pharyngien. — 17, paroi postérieure du pharynx. — 18, arc antérieur de l'atlas. — 19, sinus sphénoïdal. — 20, fossette de Rosenmüller.

du sphénoïde; 2° la lame criblée de l'ethmoïde; 3° les parties latérales de l'épine nasale du frontal ; 4° la face profonde des os propres du nez ; 5° enfin, l'angle dièdre que forment les cartilages latéraux du nez avec le cartilage de la cloison.

Au niveau de l'orifice du sinus sphénoïdal, la muqueuse pénètre dans ce sinus et en revêt régulièrement les parois. Cet orifice, sensiblement rétréci par elle, est tantôt arrondi, tantôt disposé en forme de fente verticale. Il est exactement situé (fig. 241, 6') à la partie antéro-supérieure du corps du sphénoïde, sur un point qui est un peu plus rapproché de la paroi externe des fosses nasales que de sa paroi interne.

Au niveau de la lame criblée de l'ethmoïde, la pituitaire ferme tous les trous qui sont creusés dans l'épaisseur de cette lame osseuse. Il en résulte que les vaisseaux et les nerfs auxquels ces trous livrent passage rencontrent immédiatement au-dessous d'eux la face profonde de la muqueuse et pénètrent alors dans l'épaisseur de cette membrane.

2° Sur la paroi externe. — Sur la paroi externe des fosses nasales, la pituitaire, suivie de haut en bas, revêt tout d'abord la face interne du cornet supérieur et, en avant de lui, la surface plane et quadrilatère qui répond aux cellules ethmoïdales postérieures. Puis, se réfléchissant le long du bord inférieur du cornet précité, elle tapisse de bas en haut sa face externe et descend alors sur la paroi externe du méat supérieur. À la partie moyenne de ce dernier, elle envoie un prolongement dans les cellules ethmoïdales postérieures : l'orifice qui fait communiquer ces cellules avec le méat est souvent multiple (fig. 241, 7,7'); on observe sur certains sujets quatre et même cinq ouvertures. Tout à fait à la partie postérieure du méat supérieur, la pituitaire rencontre le trou sphéno-palatin; elle passe au-

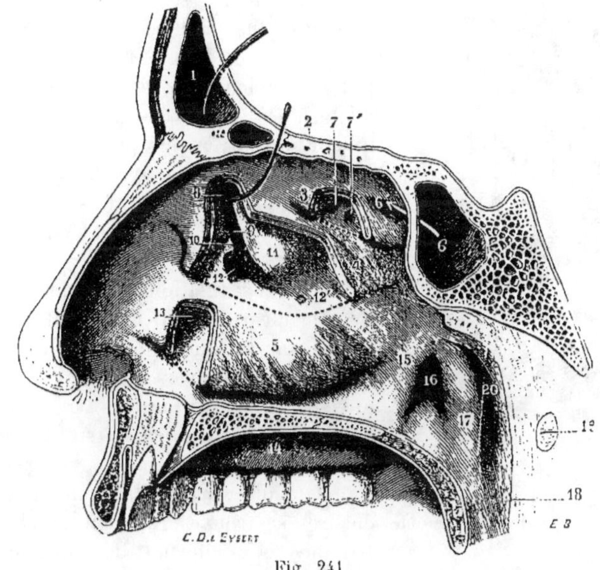

Fig. 241.

La même, après résection des trois cornets pour montrer les différents orifices
qui viennent s'ouvrir dans les méats.

1. sinus frontal. — 2, lame criblée de l'ethmoïde. — 3, cornet supérieur. — 4, cornet moyen. — 5, cornet inférieur. — 6, sinus sphénoïdal, avec 6'. flèche passant dans l'ouverture qui fait communiquer ce sinus avec les fosses nasales. — 7, 7', orifice des cellules ethmoïdales postérieures. — 8, orifice inférieur de l'infundibulum. — 9, gouttière de l'infundibulum. — 10, repli unciforme, formant le rebord interne de cette gouttière. — 11, promontoire ou *bulla ethmoidalis*. — 12, orifice principal du sinus maxillaire. — 12', orifice accessoire de ce sinus. — 13, orifice inférieur du canal nasal. — 14, voûte palatine. — 15, gouttière naso-pharyngienne. — 16, trompe d'Eustache. — 17, repli salpingo-pharyngien. — 18, paroi postérieure du pharynx. — 19, arc antérieur de l'atlas. — 20, fossette de Rosenmüller.

devant de lui et le ferme entièrement comme elle l'a déjà fait pour les trous olfactifs.

Du méat supérieur, la muqueuse se jette sur le cornet moyen. Elle en revêt successivement les deux faces, en voilant leurs aspérités, et arrive ensuite dans le méat moyen. Là, elle trouve deux orifices : l'un, qui est l'orifice du sinus maxillaire ; l'autre, qui répond à l'infundibulum. La muqueuse s'engage dans ces deux orifices et va tapisser dans toutes leurs anfractuosités, d'une part le sinus maxillaire, d'autre part les cellules ethmoïdales antérieures et le sinus frontal. Ces cavités deviennent ainsi, au même titre que les cellules ethmoïdales postérieures et le sinus sphénoïdal, de véritables diverticulums des fosses nasales.

L'orifice par lequel l'infundibulum s'ouvre dans les fosses nasales occupe la partie antérieure et supérieure du méat moyen (fig. 241, 8). Il est arrondi ou ovalaire et se continue, du côté du méat, par une gouttière profonde, qui se dirige obliquement en bas et en arrière. Cette gouttière, que je désignerai sous le nom de *gouttière de l'infundibulum*, est formée en bas et en dedans par un repli de la muqueuse, véritable cornet retourné, qui répond au bord postéro-supérieur de l'apophyse unciforme et que j'appellerai pour cette raison *repli unciforme*. Au-dessus d'elle, et la limitant en haut, se trouve une saillie plus ou moins volumineuse, mais constante (fig. 241, 11), qui a été particulièrement bien décrite en 1870 par Zoja, sous le nom de *promontoire des fosses nasales*, et en 1882 par Zuckerkandl sous le nom de *bulla ethmoïdalis*. La gouttière de l'infundibulum, à son extrémité antérieure, se continue, comme cela a été dit plus haut, avec l'infundibulum de l'ethmoïde. A son extrémité postérieure, immédiatement en arrière de la *bulla ethmoïdalis*, elle s'élargit en même temps qu'elle devient moins profonde, et se confond insensiblement avec la partie correspondante de la paroi des fosses nasales, qui, à ce niveau, est remarquablement unie et régulière.

Quant aux relations du sinus maxillaire avec le méat moyen, elles sont bien différentes sur le squelette et sur le vivant. Si nous examinons sur une tête sèche le méat moyen des fosses nasales (fig. 242), nous constatons que l'orifice du sinus maxillaire, rétréci par tous les os qui s'attachent sur son pourtour, mais relativement fort large encore, se trouve croisé en diagonale par l'apophyse unciforme de l'ethmoïde (voy. t. 1er, Ostéologie), laquelle se détache en haut de la partie antérieure du méat moyen et vient s'articuler en bas avec l'apophyse ethmoïdale du cornet inférieur. Cette apophyse unciforme, dont la direction est oblique de haut en bas et d'avant en arrière, divise l'ouverture du sinus maxillaire en deux parties : l'une antéro-inférieure placée au-dessous d'elle ; l'autre, postéro-supérieure, placée au-dessus. Cette dernière partie est elle-même subdivisée, sur bien des sujets, en deux orifices distincts par le fait de l'articulation de l'extrémité de l'apophyse unciforme avec le rebord supérieur de l'orifice du sinus maxillaire, comme le montre la figure ci-contre. Au total, l'apophyse unciforme, quand elle s'articule à la fois par son extrémité inférieure avec le cornet inférieur et avec le rebord supérieur de l'ouverture du sinus, divise cette ouverture en trois orifices distincts : 1° un *orifice antéro-inférieur* (a), qui est placé au-dessous de l'apophyse ; 2° un *orifice postérieur* (b), qui est placé en arrière de l'apophyse ; 3° un *orifice antéro-supérieur* (c), qui est placé au-dessus de l'apophyse, en avant et en haut du précédent. Eh bien, la muqueuse nasale, en s'étalant dans le méat moyen, ferme complètement les deux premiers de ces orifices. Elle ne res-

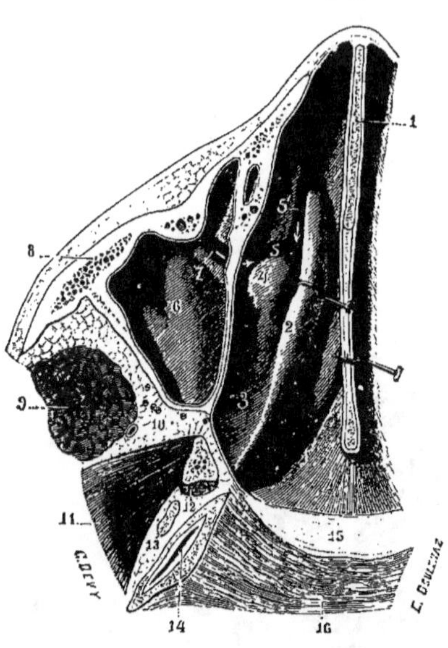

Fig. 242.

Le méat moyen du côté droit, vu d'en bas (coupe transversale de la face passant par le bord libre du cornet moyen, sujet congelé).

1, cloison des fosses nasales. — 2, bord inférieur du cornet moyen. — 3, méat moyen. — 4, promontoire. — 5, gouttière de l'infundibulum, avec 5'. orifice du sinus frontal. — 6, sinus maxillaire. — 7, son orifice dans la gouttière de l'infundibulum. — 8, os malaire. — 9, muscle temporal. — 10, couche cellulo-adipeuse. — 11, muscle ptérygoïdien externe. — 12, muscle péristaphylin externe. — 13, nerf maxillaire inférieur. — 14, trompe d'Eustache. — 15 et 16, coupe très oblique de la fibro-muqueuse qui recouvre la surface basilaire de l'occipital.

pecte que le dernier, l'orifice antéro-supérieur (fig. 241, 12). C'est à son niveau que la muqueuse se réfléchit pour aller tapisser le sinus, et c'est lui qui, sur le sujet revêtu de ses parties molles, établit une communication entre le sinus, et le méat. Du reste, il est arrondi ou ovalaire, mesure 3 ou 4 millimètres de diamètre et s'ouvre dans la gouttière de l'infundibulum, au-dessous du promontoire de Zoja, qui le surplombe, un peu au-dessous et en arrière de l'orifice du sinus frontal. Il est presque toujours caché par la lèvre interne de la gouttière de l'infundibulum et il est nécessaire alors, pour bien le mettre en lumière, de réséquer cette lèvre, comme cela a été fait sur les figures 241 et 244, B.

L'orifice que nous venons de décrire est généralement le seul qui fasse communiquer la cavité du sinus maxillaire avec les fosses nasales. Exceptionnellement, il en existe un second, beaucoup plus petit et situé un peu en arrière. Cet orifice accessoire, qui répond à l'orifice postérieur signalé tout à l'heure sur la tête sèche, s'ouvre encore dans le méat moyen un peu au-dessus de l'insertion du cornet inférieur (fig. 244, 10'). On le rencontre une fois environ sur 10 ou 15 sujets.

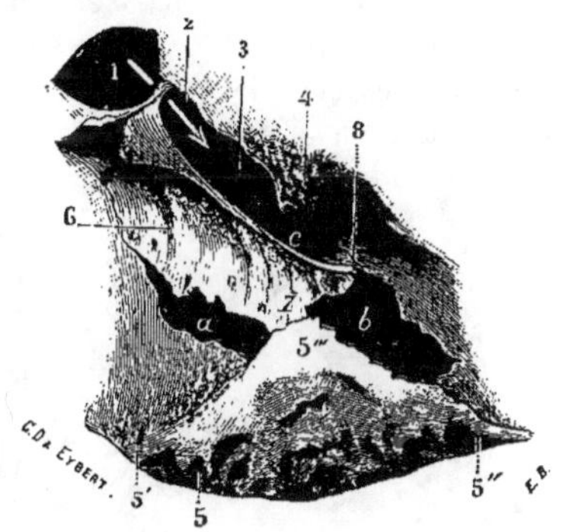

Fig. 243.

L'apophyse unciforme de l'ethmoïde sur le squelette, dans ses rapports avec l'orifice du sinus maxillaire.

1. sinus frontal et infundibulum. — 2. son ouverture dans le méat moyen. — 3, gouttière de l'infundibulum. — 4. promontoire. — 5, cornet inférieur, avec : 5'. son extrémité antérieure ; 5'', son extrémité postérieure ; 5''', son apophyse ethmoïdale. — 6, apophyse unciforme, avec : 7, son articulation avec le cornet inférieur : 8, son articulation avec le rebord supérieur de l'ouverture du sinus. — a, b, c, les trois orifices par lesquels le sinus maxillaire s'ouvre dans le méat moyen.

Après avoir tapissé le méat moyen, la pituitaire descend sur la face interne

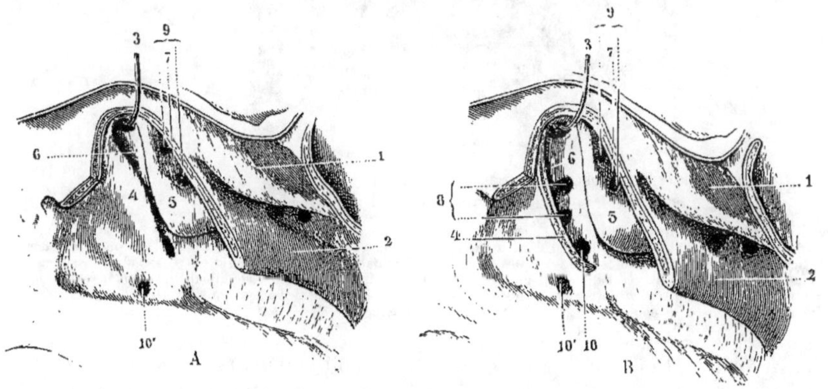

Fig. 244.

Gouttière de l'infundibulum (côté droit) : A. le repli falciforme étant en place ; B, le repli falciforme étant réséqué.

(Même orientation que dans la figure 241.)

1. cornet supérieur. — 2. cornet moyen, en grande partie réséqué. — 3, orifice de l'infundibulum. — 4, repli falciforme, en place dans la figure A, réséqué sur la figure B à son insertion sur la paroi. — 5, bulla ethmoidalis. — 6, gouttière de l'infundibulum ou sulcus infra-bullaris — 7, sulcus supra-bullaris. — 8, orifices des cellules ethmoïdales antérieures. — 9, orifices des cellules ethmoïdales moyennes. — 10, orifice du sinus maxillaire, avec 10', orifice accessoire de ce sinus.

ou convexe du cornet inférieur, contourne son bord libre, remonte sur sa face externe ou concave et arrive ainsi sur la paroi externe du méat inférieur, qu'elle tapisse de haut en bas jusqu'au plancher des fosses nasales.

A la partie antérieure et supérieure du méat inférieur, la muqueuse rencontre l'orifice du canal nasal. Elle s'y engage et se continue là avec la muqueuse du conduit lacrymo-nasal et, par son intermédiaire, avec la conjonctive. L'orifice du canal nasal s'ouvre, sur certains sujets, dans l'angle même que forme le cornet avec la paroi externe des fosses nasales : il est alors arrondi ou ovalaire et mesure en moyenne 2 ou 3 millimètres de diamètre. Mais, le plus souvent cependant, la

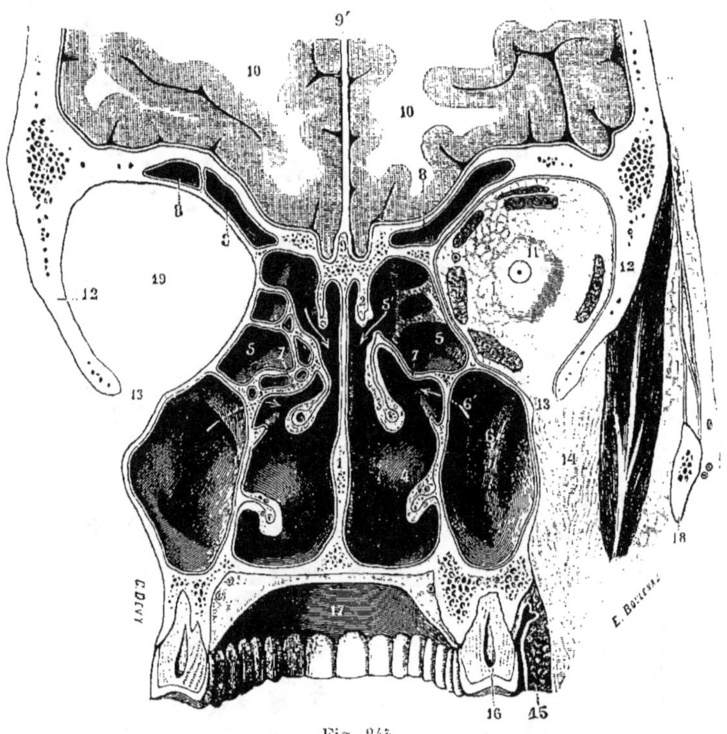

Fig. 245.

Coupe vertico-transversale des fosses nasales, passant par la dernière molaire :
(sujet congelé, segment antérieur de la coupe).

1, cloison des fosses nasales. — 2. cornet supérieur. — 3. cornet moyen. — 4. cornet inférieur. — 5. cellules ethmoïdales postérieures, avec 5', leur abouchement dans le méat supérieur. — 6. sinus maxillaire, avec 6', son ouverture dans le méat moyen. — 7, promontoire des fosses nasales ou bulla ethmoidalis. — 8. sinus frontal. — 9. apophyse crista galli, avec 9', faux du cerveau. — 10. cerveau. — 11. globe de l'œil et ses muscles. — 12. grande aile du sphénoïde. — 13. fente sphéno-maxillaire. — 14, tissu graisseux de la fosse zygomatique. — 15. muscle buccinateur. — 16, troisième molaire. — 17, voûte palatine. — 18, apophyse zygomatique. — 19, orbite gauche.

pituitaire forme au niveau de l'orifice nasal un repli valvulaire qui a pour effet de l'abaisser et de le rétrécir : il s'ouvre, dans ce cas, non plus dans l'angle du méat, mais sur sa paroi externe et se dispose alors en forme de fente verticale ou oblique, souvent peu visible. Nous aurons l'occasion de revenir sur ce sujet, à propos des voies lacrymales (voy. *Œil*).

3° Sur le plancher. — Sur le plancher des fosses nasales, la pituitaire revêt d'une façon très régulière les os qui la constituent. Arrivée au niveau du conduit palatin antérieur, elle s'y engage et forme là une espèce de cul-de-sac qui n'occupe en général que le tiers ou même le quart supérieur de ce conduit (fig. 246, 7). Un grand nombre de mammifères, notamment les ruminants, possèdent à ce niveau un véritable canal, *canal incisif* ou *canal de Stenson*, à travers lequel la muqueuse des fosses nasales se continue avec la muqueuse palatine. Chez l'homme, les deux cavités nasale et buccale sont également en communication jusqu'à la fin du deuxième mois de la vie intra-utérine. Mais, à partir de ce moment, le conduit naso-palatin se rétrécit peu à peu et s'oblitère même complètement. Chez le fœtus à terme et à fortiori chez l'adulte, son occlusion est la règle, sa perméabilité l'exception, comme le démontrent surabondamment les recherches de LEBOUCQ (*Arch. de Biologie*, 1881), qui, sur 28 fœtus à terme qu'il a examinés à ce sujet, n'a trouvé que deux fois le conduit naso-palatin perméable.

4° Sur la paroi interne. — Comme sur le plancher, la muqueuse s'étale régulièrement, et sans les modifier dans leur aspect extérieur, sur les différentes pièces

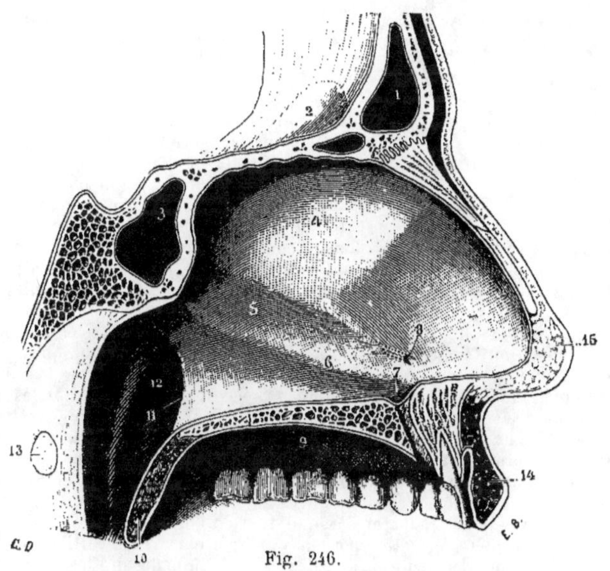

Fig. 246.

Paroi interne des fosses nasales (côté droit).

1. sinus frontal. — 2. apophyse crista galli. — 3, sinus sphénoïdal. — 4. paroi interne de la fosse nasale droite. — 5, gouttière répondant à une saillie du côté opposé. — 6. saillie à direction oblique répondant au cartilage vomérien de HUSCHKE. — 7, cul-de-sac naso-palatin. — 8. orifice de l'organe de Jacobson. — 9, voûte palatine. — 10, voile du palais. — 11, bord postérieur du vomer. — 12, trompe d'Eustache. — 13, arc antérieur de l'atlas. — 14, lèvre supérieure. — 15, lobule du nez.

osseuses et cartilagineuses qui forment la paroi interne ou cloison. Nous noterons cependant, à la partie antérieure et inférieure de cette paroi, l'existence d'un petit orifice circulaire qui s'ouvre un peu en avant et au-dessus du conduit naso-palatin (fig. 246, 8). Cet orifice nous conduit dans une petite cavité en forme de tube, de 2 à 7 millimètres de longueur seulement, lequel se dirige obliquement en arrière et un peu en haut : c'est le *tube de Ruysch* (*Ruysch'scher Gang*). Cette formation tubulaire, qui est peu apparente chez l'adulte, mais que j'ai toujours vue très nettement chez le fœtus, doit être considérée comme étant l'homologue rudimentaire d'un organe qui se trouve très développé chez beaucoup de mammifères et en particulier chez les rongeurs, l'*organe de Jacobson*.

Organe de Jacobson. — Chez les mammifères, l'organe de Jacobson est une espèce de sac long et étroit, occupant la partie antérieure et inférieure de la cloison. Son orifice, dirigé en avant, s'ouvre, tantôt dans les fosses nasales (rat, lapin, cobaye), tantôt dans le canal de Stenson (chien).

Envisagé au point de vue de sa structure, l'organe de Jacobson se compose essentiellement d'une enveloppe cartilagineuse, que tapisse à son intérieur une couche muqueuse. La gaine cartilagineuse est vraisemblablement l'homologue de notre cartilage vomérien, et, si la formation tubulaire que nous présente la cloison des fosses nasales chez l'homme n'est pas le représentant atrophié de l'organe de Jacobson, la persistance du cartilage vomérien nous montre, comme le fait remarquer fort justement WIEDERSHEIM, que les ancêtres de l'homme ont dû posséder jadis un organe de Jacobson. Quant au revêtement muqueux, il résulte d'une simple invagination de la pituitaire et possède tous les caractères histologiques de cette dernière membrane : sur sa moitié externe, en effet, nous rencontrons des cellules ciliées parfaitement analogues à celles que nous présente la portion respiratoire des fosses nasales, tandis que sa moitié interne nous montre de véritables cellules sensorielles rappelant exactement par leur nature les cellules sensorielles de la portion olfactive. Enfin, pour compléter l'analogie entre les deux muqueuses, nous trouvons dans l'organe de Jacobson des glandes en grappe fort nombreuses et deux ordres de nerfs : des nerfs de la sensibilité générale, qui proviennent du ganglion sphéno-palatin et des nerfs de la sensibilité spéciale, que l'on peut suivre jusqu'au bulbe olfactif. Du reste, ces fibres olfactives, comme l'ont établi les recherches de VON BRÜNN, se continuent directement, ici comme dans la portion olfactive de la pituitaire, avec le prolongement central des cellules olfactives (fig. 247).

L'organe de Jacobson paraît donc devoir se rattacher à la fonction olfactive, et comme son orifice extérieur s'ouvre, chez un grand nombre d'animaux, dans le conduit naso-palatin, on a émis l'hypothèse qu'il avait pour rôle spécial de recueillir les émanations odorantes des substances qui sont introduites dans la bouche. Quelque séduisante que

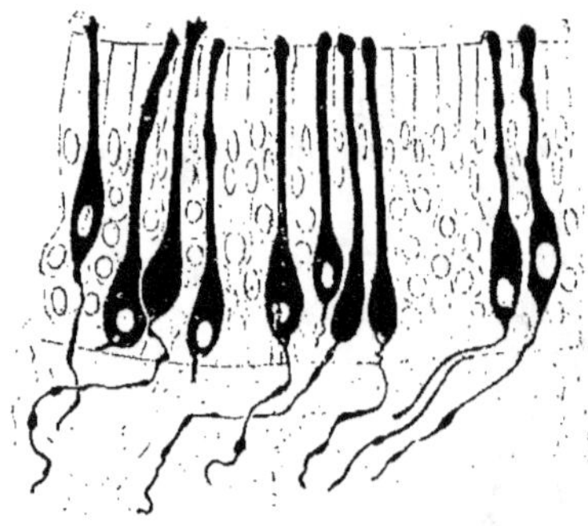

Fig. 247.
Terminaisons olfactives dans l'organe de Jacobson du mouton (d'après VON BRÜNN).

puisse être au premier abord une pareille interprétation, il ne faudrait pas l'admettre sans réserve. Elle est en opposition formelle, en effet, avec ce double fait anatomique : 1° que l'organe de Jacobson ne s'ouvre pas toujours dans le conduit naso-palatin ; 2° que le conduit palatin lui-même est complètement obstrué dans certaines espèces, notamment chez les solipèdes.

Chez l'homme, l'organe de Jacobson, organe inutile et par conséquent atrophié, est représenté, comme nous l'avons dit plus haut, par le tube de Ruysch. Dans un mémoire publié en 1886, GEGENBAUR s'élève contre cette opinion et croit devoir homologuer la formation en question à une glande acineuse (glande septale), qu'il a trouvée, chez les prosimiens, dans la cloison du nez et sur un point qui correspond exactement à celui qu'occupe le tube de Ruysch. L'un des principaux arguments de GEGENBAUR pour repousser l'assimilation de l'organe de Jacobson et du tube de Ruysch, c'est que cette dernière formation n'est pas en relation avec le cartilage de Jacobson, lequel cartilage entoure l'organe de Jacobson dans les espèces animales qui les possèdent.

Les conclusions de GEGENBAUR ont été vivement combattues dans ces dernières années par HERZFELD, par MERKEL et, plus récemment (1895), par MATHIAS DUVAL et GARNAULT. Il a été démontré tout d'abord que les cartilages de Huschke, appelés à tort cartilages de Jacobson, sont avant tout des organes de soutien pour la cloison nasale et n'ont avec l'organe de Jacobson que des relations contingentes et accidentelles. D'autre part, l'analogie de développement que présentent l'organe de Jacobson et le tube de Ruysch, leur analogie de structure, la présence dans le tube de Ruysch (du moins chez le fœtus), comme dans l'organe de Jacobson, de filets nerveux provenant de l'olfactif, établissent surabondamment que les deux formations sont morphologiquement homologues : la première est, chez l'homme, le représentant atrophié de la seconde.

Voyez, au sujet de l'organe de Jacobson, KÖLLIKER, *Ueber die Jacobson'schen Organ der Menschen*, Leipzig, 1877 ; — FLEISCHER, Sitz. d. Phys. med. Soc., Erlangen, 1877 ; — REMY (CH.), *La membrane muqueuse des fosses nasales*, Th. d'agrég., Paris, 1878 ; — KLEIN, *Divers mémoires*, dans le Quarterly Journal of microsc. Sciences de 1881 et de 1882 ; — KÖLLIKER, *Zur Entwick. des Auges u. Geruchsorganes menschl. Embryonen*, Wurzburg, 1883 ; — GEGENBAUR, *Ueber das Rudiment einer septalen Nasendrüses beim Menschen*, Morph. Jahrb., 1886 ; — HERZFELD, *Ueber das Jacobson'sche Organ des Menschen u. d. Säugethiere*, Zool. Jahrb., 1888 ; — BEARD, *The Nose and Jacobson's Organe*, Zool. Jahrb., 1889 ; — VON BRÜNN, *Die Endigung d. Olfactoriusfasern u. Jacobson'schen Organe des Schafes*, Arch. f. mikr. Anat., 1892 ; — MERKEL, *Ueber das Jacobson'sche Organ des Erwachsenen*, Wiesbaden, 1892 ; — GARNAULT, *Contribut. à l'étude de la morphologie des fosses nasales, l'organe de Jacobson*, Soc. Biol., 1895 ; — MATHIAS DUVAL ET GARNAULT, *L'organe de Jacobson des Chéiroptères*, Soc. Biol., 1895.

5° Au niveau des orifices antérieur et postérieur. — L'orifice antérieur des fosses nasales n'est autre, comme nous l'avons déjà vu, que l'orifice postérieur des narines. A son niveau, la muqueuse pituitaire se continue avec la peau. Au niveau de l'orifice postérieur, la pituitaire se confond de même avec les muqueuses voisines : en dedans, avec la pituitaire du côté opposé ; en haut et en dehors, avec la muqueuse du pharynx et de la trompe d'Eustache ; en bas, avec la muqueuse qui revêt la face dorsale du voile du palais.

B. — CARACTÈRES PHYSIQUES DE LA PITUITAIRE

1° Épaisseur. — Au cours de son étalement sur les différentes régions des fosses nasales, la muqueuse pituitaire varie beaucoup dans son épaisseur : dans les fosses nasales proprement dites, cette épaisseur mesure de 1 à 3 millimètres ; dans les sinus, elle descend jusqu'à un tiers, un quart et même un dixième de millimètre.

2° Consistance. — Sa consistance est molle et, par suite, sa résistance très faible. On sait avec quelle facilité la muqueuse nasale se laisse déchirer.

3° Adhérence. — Son adhérence au squelette sous-jacent est partout intime. On peut cependant l'isoler sur certains points, en particulier sur la cloison et sur le plancher.

4° Coloration. — Quant à sa coloration, la pituitaire est rosée sur le vivant, rouge ou même violacée sur le cadavre. Dans sa partie toute supérieure, c'est-à-dire dans sa portion olfactive, elle présente un léger reflet jaunâtre, qui a été signalé depuis déjà longtemps par TODD et BOWMANN, ainsi que par ECKER. Cette teinte jaunâtre (*locus luteus* d'ECKER) répond bien évidemment à la *tache jaune* ou *tache olfactive* de la grenouille.

C. — STRUCTURE DE LA PITUITAIRE

Envisagée au point de vue de sa structure, la muqueuse pituitaire se compose, comme toutes les muqueuses, de deux couches : l'une profonde ou chorion, l'autre superficielle de nature épithéliale.

1° Chorion. — Le chorion est formé par les différents éléments du tissu conjonctif, avec prédominance des éléments cellulaires et de la matière amorphe. Les fibres conjonctives sont relativement rares et s'enchevêtrent de loin en loin avec des fibres élastiques fines et onduleuses. ZUCKERKANDL a décrit dans la muqueuse nasale un véritable tissu adénoïde, se présentant, soit sous forme d'infiltration diffuse, soit sous forme de follicules. Ce tissu se rencontre surtout dans le méat inférieur et spécialement à la partie la plus reculée de ce méat. La région olfactive de la pituitaire est entièrement dépourvue de follicules et ne renferme même qu'une faible quantité de cellules lymphoïdes.

La *face profonde* du chorion est nettement distincte (CH. RÉMY) du périoste sous-jacent : la dénomination de fibro-muqueuse, employée encore par quelques anatomistes pour désigner la pituitaire confondue avec le périoste, consacre une erreur et doit être rejetée.

Sur sa *face superficielle* s'étale une mince couche hyaline ou *membrane basale* qui la sépare de l'épithélium.

2° Couche épithéliale. — L'épithélium de la pituitaire, plus épais dans la portion olfactive que sur tous les autres points de la muqueuse, comprend trois ordres de cellules : les cellules épithéliales proprement dites, les cellules basales et les cellules olfactives.

a. *Cellules épithéliales proprement dites.* — Les cellules épithéliales proprement dites (fig. 249, *b*) sont des cellules cylindriques à cils vibratiles, implantées verticalement sur le chorion muqueux. Elles sont essentiellement constituées par un protoplasma finement strié en long et possédant, à sa partie moyenne, un noyau ovalaire, très volumineux, renfermant lui-même à son centre un ou deux nucléoles. De fines granulations, jaunes ou brunes, se trouvent disséminées un peu partout dans le corps cellulaire ; mais elles se condensent très nettement vers son extrémité libre ou périphérique.

L'extrémité centrale de la cellule épithéliale donne naissance à un prolongement, relativement grêle, plusieurs fois ramifié, qui descend jusqu'à la membrane basale. Ce prolongement est essentiellement irrégulier dans sa direction et dans sa forme : ses bords, comme nous le montre la figure 249, nous présentent une série d'encoches ou de dépressions, que séparent des saillies en forme d'épines : ces dépressions répondent aux cellules basales, que nous décrirons tout à l'heure.

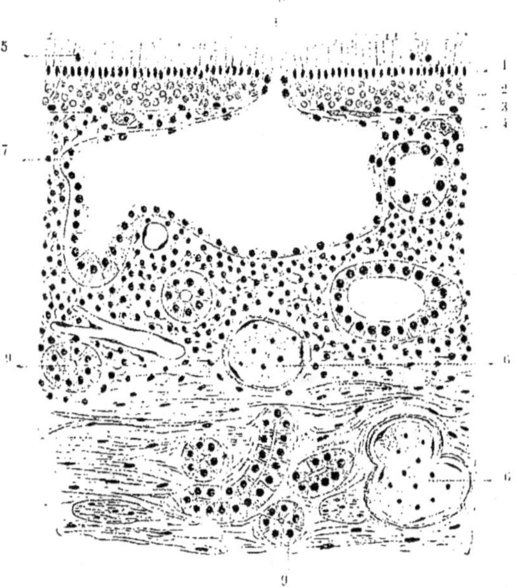

Fig. 248.

Coupe transversale de la muqueuse olfactive de l'homme (d'après von Brunn).

1, noyaux des cellules épithéliales. — 2, noyaux des cellules olfactives. — 3, cellules basales. — 4, cellules conjonctives pigmentées. — 5, cellules olfactives atypiques. — 6, 6, faisceaux nerveux coupés en travers. — 7, dilatation vésiculeuse sous-épithéliale (*Blase* de l'auteur). — 8, orifice extérieur du canal excréteur. — 9, 9, glandes de Bowman.

Les cellules épithéliales proprement dites se rencontrent indistinctement dans toute l'étendue de la pituitaire, avec cette particularité cependant que, dans la partie supérieure de la muqueuse, les cellules en question sont dépourvues de cils, du moins chez l'homme, car on retrouve ces cils sur les cellules épithéliales de la tache olfactive des animaux. Schultze (et Kölliker partage son opinion) incline à penser que la disparition des cils chez l'homme doit être attribuée aux inflammations de la muqueuse pituitaire, qui sont, chez nous, particulièrement fréquentes.

Il convient d'ajouter qu'aux cellules épithéliales se mêlent, dans la région non olfactive de la pituitaire, un grand nombre de cellules caliciformes.

Von Brunn a signalé (*Arch. f. mikr. Anat.*, 1875, t. XIX, p. 141) à la surface libre de l'épithélium pituitaire une membrane mince et hyaline à laquelle il a donné le nom de *membrane limitante externe*. Cette membrane, directement appliquée sur la base des cellules cylindriques, présenterait de loin en loin un double système d'orifices circulaires, dont les uns laisseraient passer les prolongements périphériques des cellules olfactives, et dont les autres correspondraient à l'ouverture des glandes. La plupart des histologistes allemands ont accepté la membrane cuticulaire de Von Brunn. Ranvier (*Technique*, 1889, p. 717) rejette complètement son existence, d'accord en cela avec Exner et Lowe, qui, eux aussi, considèrent cette membrane comme un produit artificiel.

b. *Cellules basales.* — Les cellules basales (fig. 248,3), situées au-dessous des précédentes, reposent, comme leur nom l'indique, sur la membrane hyaline (membrane basale) qui sépare le chorion muqueux de la couche épithéliale. Elles sont toujours fort nombreuses et disposées en rangées multiples. Au point de vue de leur forme, elles sont irrégulièrement étoilées et, sur leurs prolongements, on ne distingue aucune ligne de séparation qui pourrait correspondre à la limite des cellules, ce qui conduit à penser qu'elles sont fondues les unes avec les autres pour constituer un réseau protoplasmique (Ranvier). La signification des cellules basales n'est pas encore nettement élucidée. La plupart des histologistes, Krause entre autres, les considèrent comme de simples cellules de remplacement, destinées à prendre la place des cellules épithéliales ordinaires, quand celles-ci sont arrivées au dernier stade de leur évolution. Ranvier ne croit pas devoir accepter cette manière de voir et il considère les cellules en question comme des cellules spéciales, qu'il rapproche de certains éléments cellulaires situés dans la rétine. Quoi qu'il en soit, les cellules basales n'ont aucune relation directe avec les éléments nerveux : ce sont, au même titre que les cellules épithéliales ci-dessus décrites, de simples éléments de soutien.

c. *Cellules olfactives (neurones olfactifs périphériques).* — Les cellules olfactives ou *cellules de Schultze* sont les

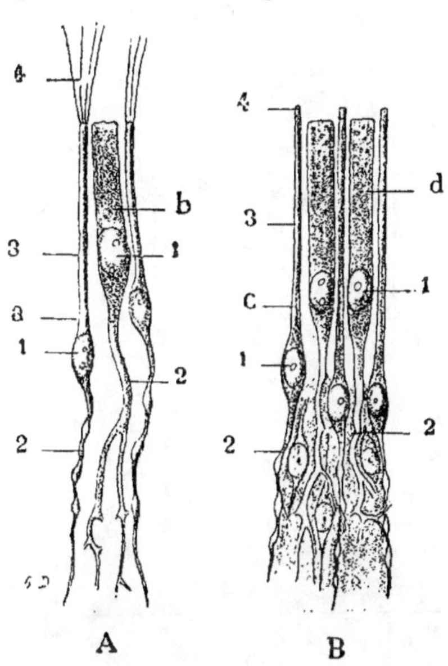

Fig. 249.

Cellules de la région olfactive :
A, chez la grenouille ; B, chez l'homme
(d'après Schultze).

a, cellule sensorielle, avec : 1, son noyau ; 2, son prolongement central ; 3, son prolongement périphérique ; 4, ses cils. — b, cellule épithéliale, avec : 1, son noyau ; 2, son prolongement central. — c, cellule sensorielle de l'homme, avec : 1, son noyau ; 2, son prolongement central ; 3, son prolongement périphérique ; 4, son petit bâtonnet terminal. — d, cellule épithéliale de l'homme, avec : 1, son noyau ; 2, son extrémité centrale.

véritables éléments sensoriels de la pituitaire. Vues en place ou à l'état d'isolement (fig. 249,1), elles nous apparaissent sous la forme d'un gros noyau sphérique ou légèrement ovalaire, autour duquel se dispose une mince couche de protoplasma. Ce protoplasma, à peine visible sur les parties latérales du noyau, s'accumule à l'une et à l'autre de ses extrémités ou pôles ; il forme là deux petits amas coniques, qui donnent à la cellule un aspect plus ou moins fusiforme.

Les deux extrémités de la cellule de Schultze donnent naissance à deux prolongements, qui se dirigent, l'un vers le chorion (prolongement central), l'autre vers la surface libre de la muqueuse (prolongement périphérique). — Le *prolongement périphérique* se présente sous la forme d'un bâtonnet irrégulier, relativement épais, mesurant 1 millimètre de largeur. Il se termine à la surface libre de la pituitaire par un ou plusieurs cils, qui flottent librement dans la cavité des fosses nasales. — Le *prolongement central*, beaucoup plus grêle encore que le précédent et légèrement flexueux, présente de loin en loin sur son trajet de petits renflements ovoïdes : il rappelle nettement par son aspect extérieur les ramifications terminales des fibres nerveuses et, de fait, il se continue avec l'une des fibres nerveuses qui constituent les filets olfactifs.

Les cellules olfactives acquièrent ainsi la signification de véritables cellules nerveuses (*neurone olfactif périphérique*), cellules bipolaires, dont le prolongement périphérique représente le prolongement protoplasmique, dont le prolongement central constitue le prolongement cylindraxile. Nous avons déjà insisté sur ce fait à propos des terminaisons réelles du nerf olfactif et, à ce sujet, nous avons établi que, malgré leur forme bipolaire et leur situation à la périphérie, l'ensemble des cellules olfactives, véritable ganglion étalé en surface, était l'homologue d'un ganglion spinal. Nous n'y reviendrons pas ici (voy. t. II, SYSTÈME NERVEUX CENTRAL).

Envisagées maintenant au point de vue de leur répartition topographique, les cellules olfactives ne se rencontrent que dans la partie supérieure des fosses nasales, qui devient ainsi la portion véritablement olfactive de la pituitaire. On a cru pendant longtemps que cette région olfactive avait pour limite inférieure le bord libre du cornet moyen, pour la paroi externe des fosses nasales, et, pour la cloison, une ligne conventionnelle à direction antéro-postérieure située à la même hauteur que le bord libre du cornet précité. Les recherches récentes de VON BRUNN nous apprennent qu'elle est beaucoup plus restreinte. Elle serait cantonnée à

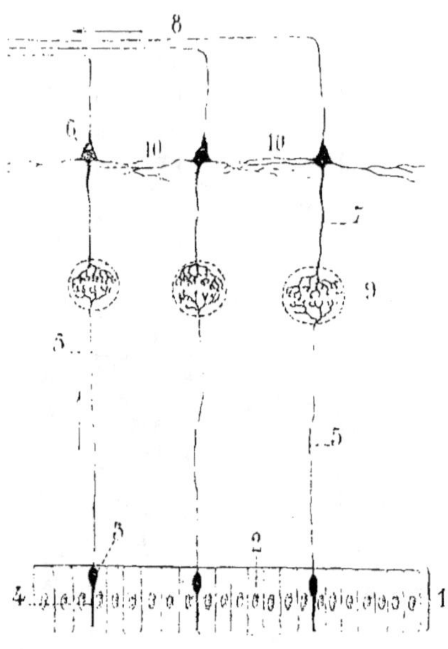

Fig. 250.

Schéma représentant les relations du neurone olfactif périphérique avec le neurone central.

1, muqueuse olfactive. — 2, cellules épithéliales. — 3, cellule olfactive périphérique, avec : 4, son prolongement périphérique ; 5, son prolongement central. — 6, cellule mitrale, avec : 7, son prolongement protoplasmique ; 8, son prolongement cylindraxile. — 9, glomérule olfactif, où entrent en relation l'arborisation cylindraxile du neurone périphérique et l'arborisation protoplasmique du neurone central. — 10, prolongements transversaux des cellules mitrales.
(Les flèches indiquent la direction que suivent les impressions olfactives.)

la partie toute supérieure des fosses nasales, sur les points suivants : 1° sur la partie moyenne de la voûte ; 2° sur la partie moyenne du cornet supérieur, depuis son bord adhérent jusqu'à 7 millimètres environ de son bord libre ; 3° sur la partie correspondante de la cloison. Sa superficie serait, en moyenne, de 240 millimètres carrés, dont 120 pour le cornet et 130 pour la cloison.

D. — GLANDES DE LA PITUITAIRE

La muqueuse nasale possède de nombreuses glandes, qui sont disséminées, avec une profusion variable, sur la portion non olfactive ou respiratoire de cette muqueuse, sur sa portion olfactive et dans les sinus. SAPPEY en a compté de 30 à 50 par centimètre carré.

1° Glandes de la portion non olfactive. — Sur la portion respiratoire, ces glandes appartiennent à la classe des glandes en grappe et, comme telles, possèdent un canal excréteur, dans lequel vient s'ouvrir un nombre plus ou moins considérable de lobules. Sappey, qui les a étudiées avec le plus grand soin (*C. R. Soc. biologie*, 1853, p. 29), les divise d'après leur forme extérieure en deux groupes : les *glandes en épi* et les *glandes globuleuses*. Les premières sont caractérisées par un long conduit dans lequel viennent s'ouvrir successivement les lobules isolés ou même de simples culs-de-sac. Les secondes sont constituées, au contraire, par un conduit fort court, autour duquel se pressent de nombreux lobules, tassés les uns contre les autres et formant par leur ensemble une masse unique plus ou moins sphérique.

2° Glandes de la portion olfactive. — Sur la portion olfactive existent encore de nombreuses glandes. Tous les anatomistes sont d'accord sur ce point. Mais le désaccord commence quand il s'agit d'établir leur nature. Tandis que Sappey, Robin et Rémy considèrent ces glandes comme des glandes en grappe, Ranvier, revenant à l'opinion déjà ancienne de Todd et Bowman, n'hésite pas à les rattacher à la classe des glandes en tube. « Chez les mammifères et chez l'homme, dit-il (*Technique*, p. 720), ces glandes sont franchement tubulaires ; elles n'ont pas d'autre canal excréteur que leur tube cellulaire intra-épithélial. Elles s'enfoncent d'abord directement dans la muqueuse. Puis, arrivées dans ses couches profondes, elles s'incurvent afin de pouvoir se loger dans l'espace restreint qui leur est réservé. Elles sont tapissées d'une seule couche de cellules, dans l'intérieur desquelles se trouvent des granulations pigmentaires, qui concourent pour la plus large part à donner à la muqueuse olfactive sa coloration caractéristique. Ces glandes se terminent par un seul cul-de-sac, au fond duquel sont accumulées des cellules plus petites que les autres, qui se colorent d'une manière plus vive sous l'influence du picrocarminate, de la purpurine ou de l'hématoxyline et forment là un groupe qui n'est pas sans analogie avec le croissant de Gianuzzi des glandes salivaires à mucus. »

3° Glandes des sinus. — Dans les sinus, les glandes muqueuses appartiennent en partie à la classe des glandes en tubes (Paulsen), en partie à celle des glandes en grappe. Ces dernières reproduisent les deux formes déjà décrites sur la portion respiratoire de la muqueuse, la forme en épi et la forme globuleuse. A ces deux formes, Sappey en ajoute une troisième constituant ce qu'il appelle les *glandes rameuses :* ce sont de simples glandes en épi dont le canal central se bifurque et se ramifie sur un ou plusieurs points, à la manière des branches d'un arbre.

Voyez au sujet des glandes du sinus maxillaire, Paulsen, *Ueber die Schleimhaut, besonders die Drüsen, der Oberkieferhöhle*, Arch. f. mikr. Anat., 1888.

E. — VAISSEAUX ET NERFS DE LA PITUITAIRE

1° Artères. — Les artères de la muqueuse pituitaire se disposent en trois réseaux (Sidky, *Th. Paris*, 1877) : un réseau profond, un réseau moyen, un réseau superficiel. Le réseau profond appartient au périoste ; le réseau moyen occupe la portion moyenne du chorion muqueux ; le réseau superficiel enfin s'étale au-dessous de l'épithélium ou plus exactement au-dessous de la membrane basale. Ces divers réseaux sont alimentés par des sources nombreuses, savoir : 1° les artères ethmoïdales antérieure et postérieure, branches de l'ophthalmique; 2° la sphéno-palatine, branche terminale de la maxillaire interne, qui arrive à la pituitaire par le trou sphéno-palatin ; 3° la nasale postérieure, rameau de la palatine supérieure, qui se

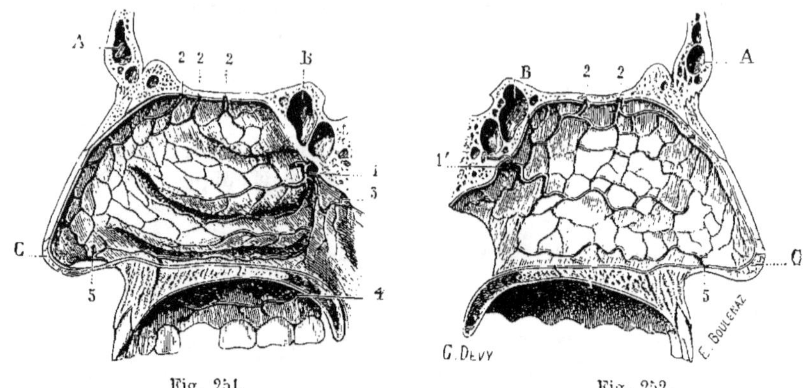

Fig. 251.   Fig. 252.

Artères des fosses nasales, paroi externe.   Artères des fosses nasales, paroi interne.

1, artère sphéno-palatine. — 2, artères ethmoïdales antérieure et postérieure — 3, ptérygo-palatine. — 4, palatine descendante. — 5, anastomose avec les artères sous-orbitaire et faciale. — A, sinus frontal. — B, sinus sphénoïdal. — C, lobule du nez.

distribue plus spécialement au cornet inférieur ; 4° la sous-orbitaire qui envoie quelques rameaux au sinus maxillaire ; 5° la ptérygo-palatine, qui se ramifie à la face inférieure du sphénoïde ; 6° la faciale, enfin, qui envoie quelques rameaux à l'orifice antérieur des fosses nasales. Toutes ces artères ont été déjà étudiées, et il est inutile de revenir ici sur leur description (voy. ANGÉIOLOGIE).

2° **Veines**. — Les veines qui émanent de la muqueuse pituitaire suivent trois voies différentes et forment ainsi trois groupes : un groupe antérieur, un groupe postérieur, un groupe supérieur. — Les *veines antérieures* s'échappent des fosses nasales par leur orifice antérieur et viennent se jeter dans la veine faciale. — Les *veines postérieures* traversent le trou sphéno-palatin et aboutissent au plexus veineux maxillaire interne. — Les *veines supérieures*, enfin, se réunissent en deux petits troncs qui constituent les veines ethmoïdales antérieure et postérieure. Elles suivent en sens inverse le trajet des artères homonymes et viennent s'ouvrir dans la veine ophthalmique.

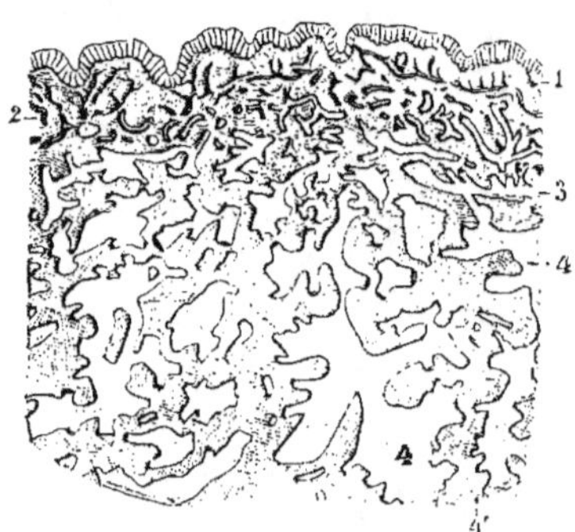

Fig. 253.

Coupe transversale du cornet inférieur pour montrer le tissu érectile et ses lacunes vasculaires (d'après ZUCKERKANDL).

1, épithélium. — 2, veines superficielles. — 3, chorion muqueux. — 4, 4', lacunes vasculaires.

Les réseaux sanguins de la pituitaire présentent sur les trois cornets, principalement sur le moyen et sur l'inférieur, un développement remarquable. Lorsqu'on examine, après injection, une coupe transversale de ces cornets, on constate que le chorion muqueux est beaucoup plus épais que sur les autres points des fosses nasales et, d'autre part, qu'il est occupé presque tout entier par des dilatations vasculaires dont les dimensions (fig. 253) augmentent progressivement des couches superficielles vers les couches profondes. Celles qui avoisinent la lamelle osseuse atteignent des dimensions considérables.

Le chorion de la pituitaire se trouve ainsi transformé en une espèce de tissu caverneux spécial,

qui a été particulièrement bien décrit par Toynbee et par Zuckerkandl.. Son épaisseur atteint
2, 3 et même 4 millimètres.

L'accord n'est pas encore complet entre les anatomistes, touchant la nature de ce tissu. Tandis
que certains auteurs ne voient dans les vaisseaux précités qu'un simple plexus veineux, d'autres
n'hésitent pas à les assimiler aux cavités vasculaires qui caractérisent les organes érectiles. Ils
élèvent ainsi la couche en question à la hauteur d'un véritable organe érectile, le *corps caverneux
de la pituitaire*. On y a même décrit des *nervi erigentes*, émanant du ganglion sphéno-palatin.
Il est de fait que les larges vaisseaux que nous présente la muqueuse des cornets possèdent
chacun une double couche musculaire : une couche interne, formée par des fibres longitudinales,
qui dessinent des reliefs dans la lumière du vaisseau; une couche externe, concentrique à la
précédente et constituée par des fibres circulaires ou spiroïdes (Pilliet). Ces deux couches sont
l'une et l'autre très développées et l'on conçoit que les faisceaux musculaires qui les constituent
puissent parfaitement, dans certains cas donnés, déterminer dans la muqueuse des cornets une
sorte de *turgescence active* par un mécanisme analogue à celui qui amène l'érection.

Au sujet de la circulation de la pituitaire et de son tissu érectile, lisez parmi les travaux
récents : Zuckerkandl, *Ueber den Circulationsapparat in der Nasenschleimhaut*, Denkschr. d. k.
Akad. d. Wissensch., Wienn, 1886 ; — Isch Wall, *Du tissu érectile des fosses nasales*, Progrès
médical, 1887 ;— Herzfeld, *Beitrag. zur Anat. des Schwellkörpers der Nasenschleimhaut*, Arch.
f. mikrosk. Anat., XXXIV, 1889, p. 197 ; — Pillet, *Note sur le tissu érectile des fosses nasales*,
Bull. Soc. anat., Paris, 1891 ; — Boulai, *Vaisseaux veineux de la muqueuse nasale*, Th. Paris,
1896.

3° **Lymphatiques**. — Les lymphatiques de la pituitaire, parfaitement connus
depuis les recherches de Simon (Paris, 1859) et de Panas (Th. Paris, 1860), forment
dans les couches les plus superficielles du chorion un réseau d'une extrême ténuité,
à grandes mailles irrégulières. Les nombreux canaux qui en émanent se dirigent
en arrière vers l'orifice de la trompe d'Eustache et s'y réunissent en deux troncs
principaux : le premier aboutit à un ganglion volumineux situé au-devant du
corps de l'axis ; le second se dirige en bas et vient aboutir à un ou deux ganglions
situés dans le voisinage de la grande corne de l'os hyoïde.

A la suite d'injections poussées dans les espaces sous-arachnoïdiens du cerveau, Schwalbe tout
d'abord et, après lui, Axel Key et Retzius (*Studien in der Anat. des Nervensystems*, etc., Stockholm,
1876) ont signalé dans la pituitaire tout un système de canaux lymphatiques, qui se continue-
raient en haut, à travers les trous de la lame criblée, soit avec la cavité arachnoïdienne, soit
avec les espaces sous-arachnoïdiens. Ces canaux lymphatiques, véritables diverticulums des cavités
arachnoïdienne et sous-arachnoïdienne, suivent pour la plupart les filets du nerf olfactif, autour
desquels ils forment des gaines analogues à celles que nous présente le nerf optique dans sa
portion orbitaire (563). Mais il en existe aussi qui sont complètement indépendants des nerfs et
qui remplissent à eux seuls certains trous de la lame criblée. Quoi qu'il en soit, qu'ils soient
indépendants ou disposés autour des filets nerveux sous forme de *gaines périneurales*, les canaux
d'Axel Key et de Retzius se ramifient dans le chorion de la muqueuse en un réseau serré et, finalement, viennent s'ouvrir à la surface libre de la muqueuse par des canalicules très fins, cylindriques ou cratériformes. Ces milliers d'orifices, qui déversent à la surface de la pituitaire le
liquide céphalo-rachidien, nous ramènent, on le voit, d'une façon bien inattendue, à cette opinion
surannée, d'après laquelle les nerfs olfactifs auraient pour fonctions de transporter dans les
fosses nasales les humeurs du cerveau.

4° **Nerfs**. — La muqueuse des fosses nasales reçoit deux ordres de nerfs, des nerfs
de sensibilité générale et des nerfs de sensibilité spéciale :

a. *Nerfs de sensibilité générale*. — Les nerfs de sensibilité générale émanent
du trijumeau par l'intermédiaire des cinq branches suivantes : 1° le *nasal interne*,
branche de l'ophthalmique, qui se ramifie dans la partie antérieure de la muqueuse,
tant sur la paroi interne que sur la paroi externe des fosses nasales ; 2° le *sphéno-
palatin interne* et le *sphéno-palatin externe*, branches du ganglion de Meckel, qui
se distribuent, le premier à la muqueuse de la cloison, le second à la région des
deux cornets supérieurs ; 3° le *nasal postérieur*, rameau du palatin antérieur, qui
se perd sur le cornet inférieur ; 4° le *ptérygo-palatin*, branche postérieure du
ganglion de Meckel, qui se distribue à la partie postérieure et supérieure de la
pituitaire, au voisinage de la trompe d'Eustache. Les fibres nerveuses qui proviennent de ces différentes branches se terminent par des extrémités libres, en

partie dans le chorion muqueux, en partie dans l'épaisseur même de la couche
épithéliale (von Brunn, Lenhossék, Cajal, Retzius, Callius). Ces terminaisons libres

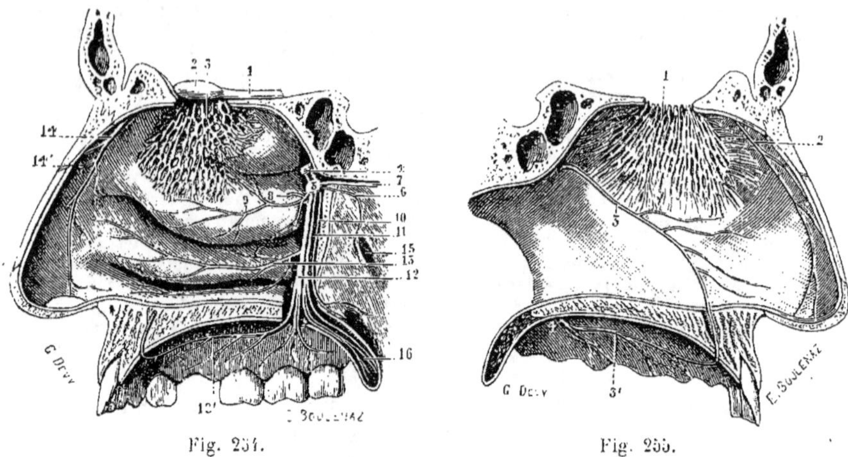

Fig. 254.   Fig. 255.

Fig. 254. — Paroi externe des fosses nasales pour montrer les rameaux externes du nerf olfactif.

1. bandelette olfactive. — 2. bulbe olfactif. — 3. ramifications externes du nerf olfactif. — 4. nerf maxillaire supérieur. — 5. ganglion sphéno-palatin. — 6. nerf ptérygo-palatin. — 7. nerf vidien. — 8. nerf sphéno-palatin interne. sectionné près de son origine. — 9. nerf sphéno-palatin externe. — 10. nerf palatin postérieur. — 11. nerf palatin moyen. — 12. nerf palatin antérieur, avec 12'. son anostomose avec le sphéno-palatin externe. — 13, nerf nasal postérieur. — 14. rameau externe du nasal interne, avec 14'. naso-lobaire. — 15, orifice de la trompe d'Eustache. — 16, branches terminales du nerf palatin moyen.

Fig. 255. — Paroi interne des fosses nasales, pour montrer les rameaux internes du nerf olfactif.

1. ramifications du nerf olfactif dans la pituitaire. — 2. filet interne du nasal interne. — 3. nerf sphéno palatin interne sectionné en arrière. — 3'. son astomose avec le nerf palatin antérieur 4.

inter-épithéliales se rencontrent même dans la partie olfactive de la muqueuse, tout à côté des cellules olfactives (fig. 256, b, c).

b. *Nerfs de sensibilité spéciale.* — Les nerfs de sensibilité spéciale proviennent de l'olfactif. Nous les avons déjà décrits à propos des nerfs crâniens (p. 35), et nous avons vu alors que ces nerfs, issus du bulbe olfactif, traversent les trous de la lame criblée de l'ethmoïde et se distribuent exclusivement, tant sur la paroi interne que sur la paroi externe des fosses nasales à la portion toute supérieure ou portion olfactive de la pituitaire. Nous rappellerons en passant que les fibres olfactives, dépourvues de myéline, présentent de ce fait une grande analogie avec les fibres de Remak et nous rappellerons aussi que les prétendues anastomoses, décrites par Fischer entre les filets de l'olfactif et les ramifications du trijumeau n'existent pas.

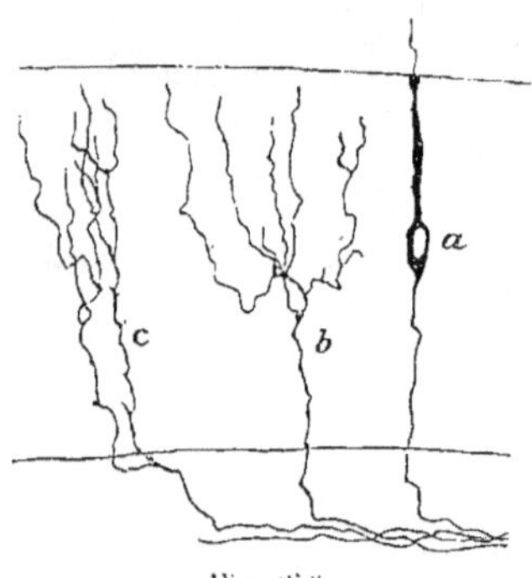

Fig. 256.

Muqueuse olfactive d'une souris de huit jours (Lenhossék).

a. cellule nerveuse olfactive (neurone olfactif périphérique), constituant par son prolongement central une fibre du nerf olfactif. — b, c, arborisations nerveuses libres, provenant vraisemblablement du trijumeau.

Envisagées au point de vue de leur trajet et de leur mode de terminaison, les fibres olfactives cheminent tout d'abord dans le chorion parallèlement à la surface de la muqueuse. Puis, se redressant, elles se dirigent vers la membrane vitrée, la

traversent et arrivent alors dans la couche épithéliale, où elles se continuent avec
le prolongement central des cellules olfactives. Ce fait essentiel de la continuité du
prolongement central des cellules sensorielles avec les fibrilles terminales de l'olfactif, simplement pressenti par MAX SCHULTZE, a été constaté depuis par de nom-

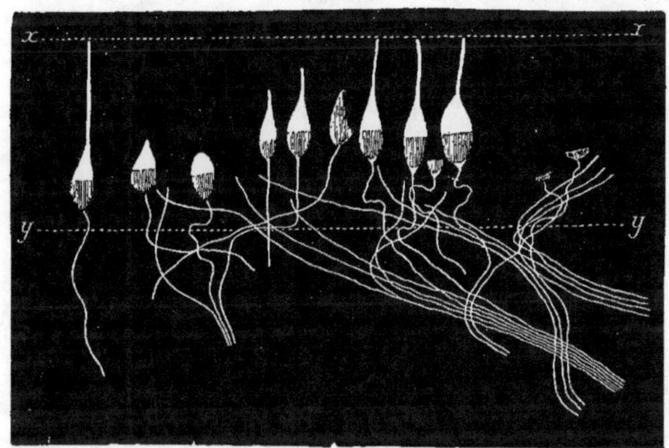

Fig. 257.

Coupe verticale de la muqueuse olfactive, montrant la continuité des fibrilles nerveuses avec le
prolongement central des cellules de Schultze (d'après VAN GEHUCHTEN).

Préparation d'après la méthode de Golgi. — On voit des faisceaux de fibres nerveuses se diriger vers l'épithélium et se
diviser, au-dessous de la vitrée, en un certain nombre de fibrilles terminales, lesquelles traversent cette dernière membrane, entrent dans l'épithélium en suivant un trajet divergeant et, finalement, vont se continuer directement avec le prolongement central des cellules sensorielles. — *x.x.* surface libre de la muqueuse. — *yy.* limite de l'épithélium et de la
couche dermique.

breux observateurs, parmi lesquels nous citerons CH. RÉMY (1880), EHRLICH (1886),
ARNSTEIN (1887), GRASSI et CASTRONOVO (1889), RAMON Y CAJAL (1890), VAN GEHUCHTEN
(1890), RETZIUS 1891, etc. Ces trois derniers observateurs ont employé pour
leurs recherches la méthode de Golgi et les préparations ainsi obtenues (je représente l'une d'elles dans la figure 257) ne laissent aucun doute sur la continuité
immédiate des terminaisons nerveuses avec le prolongement central des cellules
olfactives.

Nous devons ajouter que RAMON Y CAJAL et VAN GEHUCHTEN n'ont pas retrouvé sur
leurs préparations le plexus nerveux qui a été signalé par EXNER immédiatement
au-dessus de la membrane vitrée et par RANVIER au-dessus des cellules basales. Ils
rejettent donc l'existence de ce plexus et RAMON Y CAJAL est très affirmatif sur ce
point : pour lui, chaque fibre olfactive conserve son indépendance absolue depuis
son émergence du bulbe olfactif jusqu'à son entrée dans la cellule olfactive à
laquelle il appartient ; elle ne se divise en aucun point de son trajet et, d'autre
part, ne s'anastomose jamais avec les fibres voisines.

Lisez au sujet de la pituitaire et en particulier au sujet des terminaisons nerveuses dans
l'épithélium olfactif, outre les travaux déjà indiqués (p. 358, 374, 379 et 381) : SCHULTZE (M.),
Untersuch. über den Bau der Nasenschleimhaut, etc., Halle, 1872 ; — SIDKY, Rech. anatomo-
microscopiques sur la muqueuse olfactive, Thèse de Paris, 1877 ; — RÉMY (CH.), Thèse d'agrég.,
Paris, 1880 ; — LOEWE, Contrib. à l'anatomie du nez, Berlin. Klin. Woch., 1886 ; — KAUFMANN,
Ueber die Bedeutung der Reich. u. Epithelzellen der Regio olfactoria, Wien. Méd. Jahrb., 1886 ;
— EHRLICH, in Deutsche medicin. Wochenschr., 1886 ; — ARNSTEIN, in Anatom. Anzeiger, 1887,
p. 125 ; — GAUPP, Anatom. Untersuch. über die Nervenversorgung des Mund- u. Nasenhöhlen-
drüsen des Wirbelthiere, Morph. Jahrb., 1888 : — PAULSEN, Ueber die Schleimhaut besonders die

Drüsen der Oberkieferhöhle, Arch. f. mikr. Anat., 188 ; — Grassi v. Castronovo, *Beitrag. zur Kenntniss d. Geruchorgans des Hundes*, Arch. f. mikr. Anatomie, 1889, t. XXXIV, p. 385 ; — Ramon y Cajal, *Originen y terminacion de las fibras nervosias olfatorias*, Barcelone, 1890 ; — Van Gehuchten, *Contribution à l'étude la muqueuse olfactive chez les mammifères*, La Cellule, t. VI, 1890, p. 395 ; — Suchannek. *Beiträge zur feineren Anatomie des menschl. Geruchorganes*, Arch. f. mikr. Anat., 1890 ; — von Brunn. *Die Nervenendigung im Riechepithel*, Naturforsch. Gesellschaft, Rostock, 1891 ; — Du même, *Beiträge zur mikr. Anat. der menschl. Nasenhöhle*, Arch. f. mikr. Anat., 1892 et 1893 ; — Retzius, *Die Endigungsweise des Riechnerven*, Biol. Untersch., 1891 et 1892 ; — Du même, *Die Riechzellen der Ophidien in der Riechschleimhaut, u. in Jacobson'schen Organ*, ibid., 1894 ; — Lenhossek, *Die Nervenendigungen in der Riechschleimhaut*, in Beitr. z. Hist. d. Nervensystems u. d. Sinnesorgan, 1894 ; — Raugé, *L'infundibulum et les orifices des sinus*, Ann. des mal. de l'Oreille, 1894 ; — Disse, *Ueber Epithelknospen in der Regio olfactoria der Säuger*, Anat. Heft., 1895.

§ III. — Arrière-cavité des fosses nasales

L'arrière-cavité des fosses nasales fait suite aux fosses nasales proprement dites. Elle n'est autre que la portion toute supérieure du pharynx et sera décrite à propos de cet organe (voy. t. III, Appareil de la digestion).

CHAPITRE IV

SENS DE LA VUE

(ŒIL ET SES ANNEXES)

Le sens de la vue a pour organe essentiel le *globe oculaire* et plus spécialement l'une de ses membranes, la *rétine*, où se trouvent réunis les appareils nerveux terminaux destinés à percevoir les impressions lumineuses.

Le globe oculaire, organe pair et symétriquement placé de chaque côté de la ligne médiane, s'abrite dans la portion antérieure de la cavité orbitaire, au-dessous du cerveau, au-dessus et en dehors des fosses nasales. Protégé en arrière par les différents plans osseux qui constituent l'*orbite*, il est recouvert en avant par deux voiles membraneux et mobiles, les *paupières*, qui deviennent à son égard de nouveaux appareils de protection. Une glande volumineuse, la *glande lacrymale*, déverse continuellement sur sa partie antérieure un liquide transparent et incolore, qui, en s'étalant à sa surface, favorise ses glissements et balaie, au fur et à mesure qu'elles s'y déposent, les particules solides charriées par l'atmosphère. Enfin, un groupe varié de *muscles striés*, tous logés dans l'orbite, permettent à la volonté de diriger le globe de l'œil, suivant les besoins, vers les différents points du champ visuel.

Nous classerons ces derniers organes parmi les annexes de l'œil et décrirons successivement, dans trois articles distincts :

1° L'*orbite* et son *périoste*;
2° L'*œil* ou *globe oculaire*;
3° Les *annexes de l'œil.*

ARTICLE I

ORBITE ET PÉRIOSTE ORBITAIRE

Nous avons déjà décrit longuement en ostéologie (voy. t. Ier) la cavité osseuse, connue sous le nom d'orbite. Nous avons vu qu'elle affectait la forme d'une pyramide quadrangulaire à sommet postérieur et qu'elle possédait par conséquent quatre parois, une base, un sommet. Nous avons vu encore qu'elle était reliée par de nombreux orifices (*trous* ou *fentes*) : 1° avec la cavité cranienne ; 2° avec les fosses nasales ; 3° avec les fosses temporale, zygomatique et ptérygo-maxillaire. Nous ne saurions revenir ici sur ces détails sans tomber dans des redites.

Étudiée non plus sur le squelette, mais bien sur le sujet revêtu de ses parties molles, l'orbite, tout en conservant sa configuration générale ci-dessus décrite, présente quelques modifications de détails, dues à l'étalement du périoste sur sa surface interne.

Le périoste de l'orbite (*périorbite* de quelques auteurs) tapisse régulièrement les quatre parois de la cavité orbitaire. Solidement fixé à la surface osseuse au niveau du rebord de l'orbite et au niveau des sutures, il ne lui adhère que faiblement sur tous les autres points, d'où son décollement facile dans les dissections et dans les opérations chirurgicales. En abordant les différents orifices, fentes ou canaux, qui aboutissent à l'orbite ou qui en partent, le périoste respecte les uns et passe au-devant des autres en les faisant disparaître. C'est ainsi que la fente sphéno-maxillaire est complètement fermée par lui ; il en est de même de la plus grande partie de la fente sphénoïdale. Au niveau du trou optique et des canaux ethmoïdaux, au contraire, le périoste se réfléchit sur lui-même pour les traverser et se confondre au delà avec la première des méninges cérébrales, la dure-mère. De même, au niveau du canal nasal, il s'engage dans ce conduit, le tapisse dans toute son étendue et se continue dans le méat inférieur, avec le périoste des fosses nasales. Au niveau de la gouttière sous-orbitaire, le périoste de l'orbite se dédouble et forme deux feuillets : un feuillet profond, qui descend dans le fond de la gouttière ; un feuillet superficiel, qui passe horizontalement d'un de ses bords à l'autre. Il résulte d'une pareille disposition : 1° que la gouttière sous-orbitaire est transformée en un véritable canal ostéo-fibreux, qui continue en arrière le canal osseux de même nom ; 2° que le nerf sous-orbitaire auquel elle livre passage ne traverse pas l'orbite, mais se trouve placé en réalité au-dessous de cette cavité.

Le périoste de l'orbite est fort mince et présente, à peu de chose près, la même structure que dans les autres régions. Chez un grand nombre de mammifères, notamment chez le mouton (Turner), il renferme une grande quantité de fibres musculaires lisses, dont l'ensemble constitue le *muscle orbitaire ;* ces fibres se contractent sous l'influence de l'excitation du sympathique cervical et c'est par ce mécanisme, comme l'a établi Müller (*Journ. de la physiologie*, 1861), que les parties contenues dans l'orbite, et notamment le globe de l'œil, sont refoulées en avant. Cet appareil musculaire a presque entièrement disparu chez l'homme où les parois osseuses de l'orbite sont plus développées et plus complètes que chez les autres mammifères. On rencontre encore cependant, chez ce dernier, une mince couche de fibres musculaires lisses au niveau de la fente sphéno-maxillaire, dans toute la portion de cette fente comprise entre son extrémité antérieure et le commencement de la gouttière sous-orbitaire.

Nous avons déjà dit qu'au niveau du trou optique et des canaux ethmoïdaux la lame périostale de l'orbite se continuait avec la dure-mère cranienne. Nous la voyons de même, au niveau de la base de l'orbite, se confondre sans ligne de démarcation aucune avec le périoste du crâne et de la face.

ARTICLE II

ŒIL OU GLOBE OCULAIRE

L'œil ou globe oculaire est l'organe essentiel de l'appareil de la vision. C'est, comme nous l'avons vu plus haut, un organe pair et symétriquement placé de chaque côté de la ligne médiane, à la partie toute supérieure de la face, au-dessous du cerveau, au-dessus et en dehors des fosses nasales.

1° Forme et dimensions. — Le globe de l'œil, comme son nom l'indique, affecte la forme d'une sphère. Toutefois la sphère oculaire n'est pas entièrement

régulière, n'est pas exactement géométrique : elle est légèrement aplatie de haut
en bas et, d'autre part, sa partie antérieure, sous le nom de cornée transparente,
fait une saillie très manifeste sur le reste de la surface de l'œil. Cette double disposition entraîne naturellement comme conséquence une inégalité plus ou moins
prononcée, mais constante, des trois principaux diamètres du globe oculaire : le
diamètre transversal mesure 23^{mm},5 ; le diamètre vertical, 23 millimètres ; le diamètre antéro-postérieur, le plus long des trois, 25 millimètres. Ce dernier diamètre
peut même aller jusqu'à 26 millimètres, en dehors de toute anomalie.

2° Poids et consistance. — Le poids de l'œil varie de 7 grammes à 7 grammes
et demi. Sa consistance, très ferme sur le vivant, donne au doigt qui l'explore la
sensation d'un corps dur et solide. Cette consistance est due moins à la résistance
des membranes qui l'entourent, qu'à la pression des liquides qu'il renferme, pression qui atteint jusqu'à 15 millimètres de mercure.

3° Topographie oculaire. — On distingue au globe oculaire, comme au globe
terrestre, auquel on l'a comparé, deux pôles un équateur et des méridiens :

a. *Pôles*. — Les pôles sont les deux points de la surface extérieure de l'œil que
traverse le diamètre antéro-postérieur de cet organe : le *pôle antérieur* correspond
au centre de la cornée transparente ; le *pôle postérieur* est situé au point diamétralement opposé, un peu en dehors de l'orifice d'entrée du nerf optique.

b. *Équateur*. — L'équateur de l'œil n'est autre que le grand cercle qui est perpendiculaire à l'axe antéro-postérieur et dont chacun des points est également dis-
tant des deux pôles. L'équateur divise le globe de l'œil en deux segments sensiblement égaux (l'un antérieur, l'autre postérieur) appelés *hémisphères*.

c. *Méridiens*. — Enfin on désigne sous le nom de méridiens tous les grands
cercles, quel que soit le plan par lequel ils sont menés, qui passent à la fois par
l'un et l'autre pôle. Chaque méridien, on le conçoit, est parallèle à l'axe antéro-
postérieur et, d'autre part, coupe perpendiculairement le cercle équatorial. On
distingue un méridien vertical, un méridien horizontal et, entre les deux, une
série indéfinie de méridiens obliques.

4° Situation et rapports. — Le globe de l'œil occupe la partie antérieure de l'orbite. Il est contenu presque tout entier dans cette cavité. Seule sa partie antérieure
la déborde un peu en avant, comme nous le verrons tout à l'heure.

a. *Rapports de l'axe oculaire avec l'axe orbitaire*. — Les deux axes antéro-
postérieurs des yeux, celui de l'œil droit et celui de l'œil gauche, sont pour ainsi
dire parallèles. Ils divergent bien d'arrière en avant, mais cette divergence est
légère : elle est représentée par un angle à sommet postérieur, dont l'ouverture
est en moyenne de 10 degrés. Si l'on veut bien se rappeler maintenant (voy. OSTÉO-
LOGIE) que les axes des deux orbites se portent obliquement en dehors, de façon
à intercepter entre eux un angle de 46 degrés, on voit tout de suite que l'axe de
l'œil est bien loin de coïncider avec celui de la cavité qui le contient : les deux
axes oculaire et orbitaire s'inclinent l'un sur l'autre sous un angle de 18 degrés.

b. *Rapports de l'œil avec les parois orbitaires*. — D'un autre côté, le globe
oculaire n'est pas exactement situé sur l'axe antéro-postérieur de l'orbite, je veux
dire à égale distance de ses quatre parois. L'observation démontre qu'il est plus
rapproché de la paroi externe que de la paroi interne, un peu plus rapproché
aussi de la paroi supérieure que de la paroi inférieure. Sur une coupe vertico-
transversale d'orbite congelé, passant par l'équateur de l'œil, j'ai trouvé,

comme intervalle oculo-orbitaire : en haut 9 millimètres ; en bas 11 millimètres ;
en dedans 11 millimètres ; en dehors 6 millimètres seulement.

 c. Rapports de l'œil avec la base de l'orbite. — En ce qui concerne les rapports
de l'œil avec la base de l'orbite, nous pouvons les résumer comme suit. Le sommet
de la cornée transparente est situé à peu de chose près sur la ligne droite qui join-

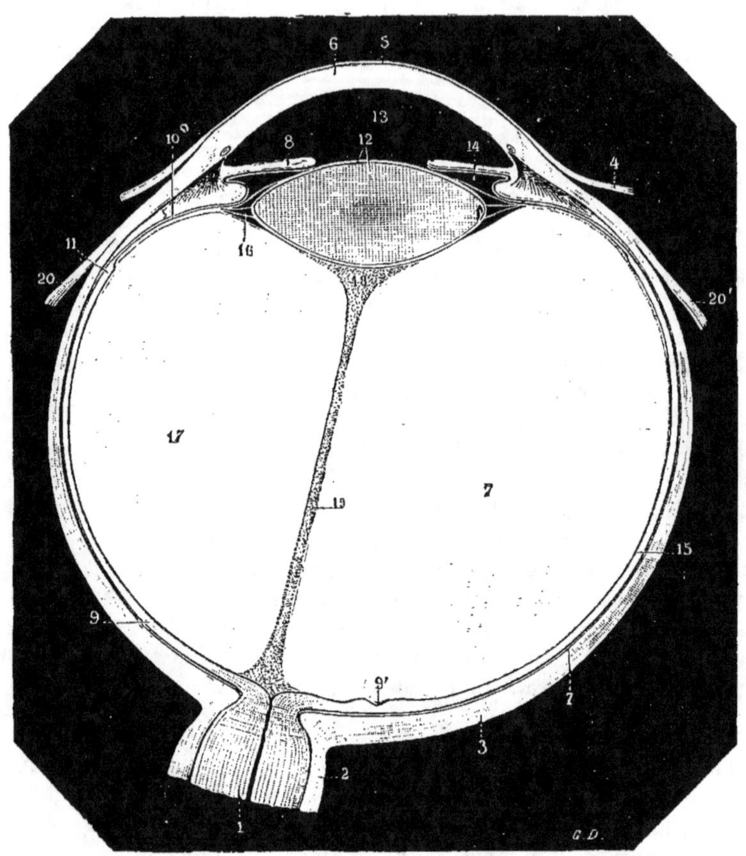

Fig. 258.

Coupe horizontale de l'œil droit, segment inférieur de la coupe *schématique*.

(La membrane fibreuse de l'œil est représentée en blanc : sa membrane vasculaire, en rouge : sa membrane nerveuse,
en jaune.)

1, nerf optique (*en jaune*). — 2, sa gaine fibreuse ou durale. — 3, sclérotique. — 4, conjonctive scléroticale. —
5, conjonctive cornéenne. — 6, cornée. — 7, choroïde (*en rouge*). avec 7', zone ciliaire (*en rouge*). — 8, iris (*en rouge*).
— 9, rétine (*en jaune*). avec : 9', région de la macula : 10, sa portion ciliaire (*pars ciliaris retinæ*). — 11, ora serrata.
— 12, cristallin et cristalloïde. — 13, chambre antérieure. — 14, chambre postérieure. — 15, membrane hyaloïde (*en
bleu plein*). — 16, canal godronné de Petit. — 17, corps vitré (*en bleu quadrillé*). — 18, fovea patellaris. — 19, canal
hyaloïdien. — 20, 20', insertion des tendons des muscles droit interne et droit externe sur la sclérotique.

drait les points les plus saillants des rebords orbitaires supérieur et inférieur
(fig. 259, A). Sur une coupe horizontale, au contraire (fig. 259, B), la ligne qui réunit
le bord interne au bord externe de la base de l'orbite passe très en arrière de la
cornée. Cette ligne, comme nous l'avons déjà vu en ostéologie, est fortement oblique
de dedans en dehors et d'avant en arrière : en dedans, elle rencontre la partie antérieure du corps ciliaire ; en dehors, elle passe un peu en arrière de l'ora serrata.

Nous voyons donc, par ce simple exposé, que si le rebord supérieur de l'orbite dépasse et surplombe le globe oculaire, celui-ci à son tour déborde en avant les trois autres bords, le bord externe plus que les deux autres. C'est donc par son côté externe que l'œil est le moins protégé contre les violences extérieures et que, d'autre part, il est le plus acces-
sible aux instruments du chirur-
gien.

Il convient d'ajouter que les rapports du globe oculaire avec la base de l'orbite présentent, suivant les sujets, des variations souvent fort étendues. Abstraction faite des variations dites individuelles, qui existent ici comme partout ailleurs, ces rap-
ports sont influencés par ce qu'on pourrait appeler l'*état de réplétion de la cavité orbitaire*, je veux dire le développement plus ou moins considérable de la

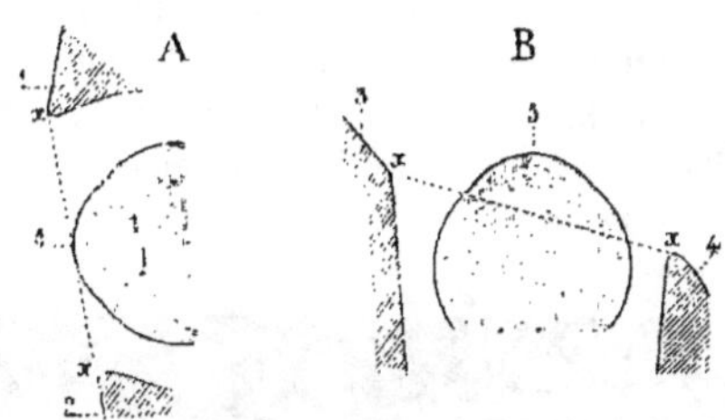

Fig. 259.

Rapports du globe de l'œil avec la base de l'orbite, vus : A, sur une coupe sagittale ; B, sur une coupe horizontale.

1, rebord supérieur de l'orbite. — 2, rebord inférieur. — 3, rebord interne. — 4, rebord externe. — 5, pôle antérieur de l'œil.

Les deux axes *x.x* indiquent : dans la figure A, la ligne qui unit les points les plus saillants des deux rebords supérieur et inférieur ; dans la figure B, la ligne qui unit les points les plus saillants des deux bords interne et externe.

masse adipeuse rétro-oculaire et la distension plus ou moins grande des vaisseaux artériels ou veineux. Or, ces conditions anatomiques sont susceptibles de varier, sur un même sujet, suivant les conditions pathologiques ou physiologiques dans lesquelles il se trouve. Chacun sait, par exemple, qu'à la suite de maladies longues, entraînant après elles un amaigrissement général, les yeux sont plus ou moins rentrés dans l'orbite (*yeux caves*). Des observations nombreuses nous démontrent d'autre part, que toutes les fois que la cavité orbitaire est le siège d'une circulation plus active ou d'une stase veineuse, l'œil se projette en avant et arrive plus ou moins *à fleur de tête*.

d. *Rapports de l'œil avec les paupières et avec l'aponévrose de Tenon*. — Quelle que soit sa situation dans la cavité orbitaire, le globe oculaire n'est jamais en rap-
port immédiat avec les os. Recouvert en avant par les paupières (voy. *Paupières*, p. 488), il est reçu en arrière dans une espèce de cupule fibreuse ou simplement conjonctive que lui forme l'aponévrose orbito-oculaire ou aponévrose de Tenon. Comme nous le verrons plus loin (voy. *Annexes de l'œil*), cette aponévrose recouvre les cinq sixièmes postérieurs du globe de l'œil et sépare cet organe de toutes les autres parties molles qui sont contenues dans la cavité orbitaire.

**5° Constitution anatomique : membranes enveloppantes et milieux transpa-
rents.** — Envisagé au point de vue de sa constitution anatomique, le globe ocu-
laire nous présente tout d'abord trois membranes ou tuniques, qui sont en allant de dehors en dedans : 1° une *tunique externe*, de nature fibreuse ; 2° une *tunique moyenne*, qui est à la fois vasculaire, musculeuse et riche en pigment ; 3° une *tunique interne*, nerveuse, formée par l'épanouissement du nerf optique. Ces trois tuniques sont concentriques et régulièrement superposées les unes aux autres. Leur ensemble constitue ce qu'on appelle les parois du globe oculaire.

L'espace intérieur que circonscrivent les trois tuniques précitées se trouve com-
blé par des milieux liquides ou solides, à la fois transparents et réfringents, que doivent traverser les rayons lumineux pour se rendre des objets éclairés aux

appareils nerveux terminaux destinés à les recueillir. Ces milieux transparents sont ordinairement disposés d'une façon telle que les rayons lumineux qui partent d'un objet éclairé placé à l'infini, viennent se réunir et former leur foyer sur la rétine : c'est là l'œil normal, *l'œil emmétrope* (fig. 260, A). Anormalement, le pouvoir convergent des milieux de l'œil peut être diminué ou augmenté ; ou bien, ce qui revient au même, le diamètre antéro-postérieur de l'œil peut être raccourci ou agrandi. Dans le premier cas, les rayons lumineux, provenant d'un objet placé à grande distance, formeront leur foyer au delà de la rétine : l'œil qui présente cette anomalie est dit *hypermétrope* (fig. 260, B). Dans le second cas, ces

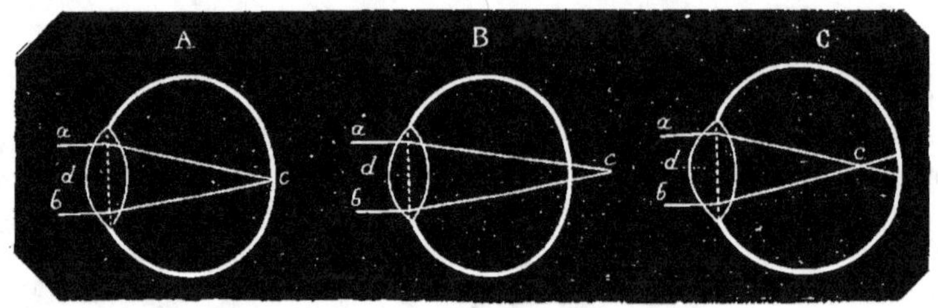

Fig. 260.

Rapport entre les dimensions du globe de l'œil et la fonction visuelle.

A, œil emmétrope (normal). — B, œil hypermétrope (trop court). — C, œil myope (trop long).

Les deux rayons lumineux *a* et *b*, venus de l'infini, après avoir traversé le dioptre *d*, qui représente les milieux réfringents de l'œil, donnent un cône dont le sommet tombe *sur la rétine* dans l'œil *emmétrope* (A), *en arrière de la rétine* dans l'œil *hypermétrope* (B), *en avant de la rétine* dans l'œil *myope* (C).

mêmes rayons lumineux formeront leur foyer en avant de la rétine : l'œil qui est ainsi constitué a reçu le nom d'*œil myope* (fig. 260, C). Quoi qu'il en soit, les *milieux transparents de l'œil*, abstraction faite de la cornée qui fait partie des parois de l'œil, sont au nombre de trois, savoir : 1° immédiatement en arrière de la cornée, *l'humeur aqueuse*, qui est contenue dans ce qu'on appelle les *chambres de l'œil* ; 2° en arrière de l'humeur aqueuse, le *cristallin* ; 3° en arrière du cristallin, le *corps vitré*.

Nous avons donc à étudier, à propos de la constitution anatomique de l'œil, les six formations suivantes :

     1° Sa *tunique fibreuse* ;
     2° Sa *tunique vasculaire* ;
     3° Sa *tunique nerveuse* ;
     4° Le *cristallin* ;
     5° Le *corps vitré* ;
     6° Les *chambres de l'œil* et *l'humeur aqueuse*,

Chacune d'elles fera l'objet d'un paragraphe spécial.

§ I. — TUNIQUE FIBREUSE DE L'ŒIL

La tunique fibreuse de l'œil a pour caractères principaux d'être très épaisse, très résistante et à peu près inextensible. Elle a pour rôle de contre-balancer la pression qu'exercent sur sa face intérieure les liquides intra-oculaires et d'assurer à l'œil la forme globuleuse qui le caractérise. La tunique externe de l'œil constitue ainsi pour ce dernier organe un important appareil de protection. On la divise en deux portions fort inégales :

1° Une portion postérieure, plus étendue, la *sclérotique* ;

2° Une portion antérieure, beaucoup plus petite, la *cornée transparente*.

A. — SCLÉROTIQUE

La sclérotique (de σκληρός, dur) est une membrane fibreuse, représentant environ les cinq sixièmes postérieurs de la tunique externe de l'œil. Elle diffère essentiellement de la cornée transparente, qui lui fait suite en avant, en ce qu'elle n'est pas traversée par les rayons lumineux : c'est la *cornée opaque* de certains auteurs.

1° Forme et dimensions. — Envisagée tout d'abord au point de vue de sa forme, la sclérotique est un segment de sphère creuse, dont le rayon serait égal à 11 ou 12 millimètres. Traversée en arrière par le nerf optique, cette membrane présente en avant une large ouverture dans laquelle vient se loger la cornée transparente. Son épaisseur, très variable suivant les régions où on la considère, est de 1 millimètre en arrière, de $0^{mm},6$ à $0^{mm},8$ en avant, de $0^{mm},4$ ou $0^{mm},5$ à sa partie moyenne.

2° Poids. — Le poids de la sclérotique représente le quart du poids total de l'œil d'après HUSCHKE, tandis que, pour SAPPEY, il n'en représenterait que le neuvième. Frappé d'un écart aussi considérable entre les résultats obtenus par ces deux anatomistes, j'ai pesé moi-même, sur cinq sujets adultes, le globe oculaire et la sclérotique, après l'avoir soigneusement détachée du nerf optique et de la cornée. Je résume les résultats de mes recherches dans le tableau suivant :

POIDS DE LA SCLÉROTIQUE DANS SES RAPPORTS AVEC LE POIDS TOTAL DE L'ŒIL.

OBSERVATIONS	SEXE	AGE	CÔTÉ	POIDS TOTAL DE L'ŒIL	POIDS DE LA SCLÉROTIQUE	RAPPORT
I	♂	62 ans.	Œil droit.	6.950	1,255	5,55
			— gauche.	6,825	1,250	5,45
II	♂	61 ans.	Œil droit.	7,250	1,170	6,19
			— gauche.	7,430	1,170	6,35
III	♂	31 ans.	Œil droit.	6,910	1,070	6,46
			— gauche.	6,900	1,020	6,76
IV	♂	25 ans.	Œil droit.	6,575	1,035	6,36
			— gauche.	6,800	1,055	6,44
V	♂	50 ans.	Œil droit.	7,900	1,325	5,97
			— gauche.	7,900	1,325	5,97

Si nous prenons la moyenne de ces différents chiffres, nous voyons : 1° que le poids total de l'œil est de $7^{gr},14$; 2° que celui de la sclérotique est de $1^{gr},167$; 3° que le poids de la sclérotique est à celui de l'œil : 1 :: 6,15. En chiffres ronds, le poids de la sclérotique représente le sixième du poids total de l'œil.

3° Rapports. — La sclérotique, avons-nous dit plus haut, est un segment de sphère creuse, traversé en arrière par le nerf optique et largement ouvert en avant pour recevoir la cornée. Nous pouvons donc lui considérer deux surfaces, l'une extérieure, l'autre intérieure et deux ouvertures, l'une postérieure, l'autre antérieure :

A. Surface extérieure. — La surface extérieure, convexe, répond à la surface antérieure ou concave de la capsule de Tenon, dont elle est séparée par une séreuse cloisonnée où circule la lymphe. Bleuâtre chez l'enfant, elle est d'un blanc nacré chez l'adulte, d'une coloration terne et légèrement jaunâtre chez le vieillard. Cette surface donne insertion, en des points que nous indiquerons ultérieurement (voy. *Muscles de l'œil*), aux tendons des quatre muscles droits et des deux obliques. Elle est, en outre, traversée par tous les vaisseaux et nerfs de l'œil. De là une série nombreuse d'orifices que l'on peut, d'après leur situation, distinguer en trois groupes, postérieur, moyen et antérieur :

Les *orifices postérieurs* (fig. 261, 4,4'), au nombre de quinze à vingt, sont disposés tout autour du nerf optique : ils livrent passage aux artères ciliaires postérieures et aux nerfs ciliaires. De ces orifices, il en est deux (4') qui sont placés un peu en avant des autres, l'un en dedans (du côté nasal), l'autre en dehors (du côté temporal) : ils sont destinés aux deux artères ciliaires longues postérieures.

Les *orifices antérieurs* sont également disposés en cercle autour de la cornée. Ils sont plus petits que les orifices postérieurs et livrent passage aux artères ciliaires antérieures, ainsi qu'à un certain nombre de veinules et de canaux lymphatiques.

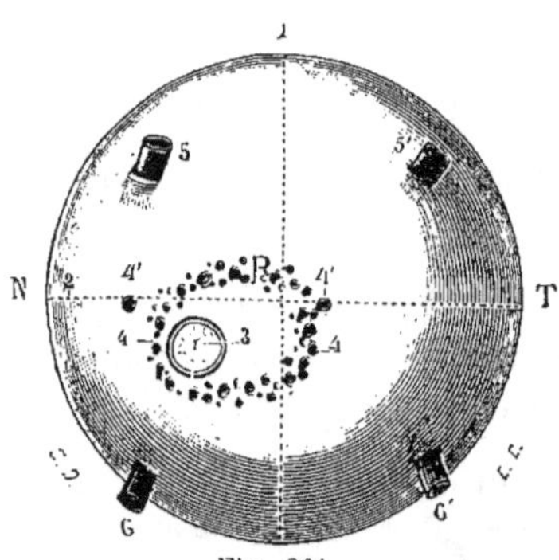

Fig. 261.

Le globe de l'œil vu par son hémisphère postérieur (*demi-schématique*).

P, pôle postérieur de l'œil. — N, côté interne ou nasal. — T, côté externe ou temporal.
1, méridien vertical. — 2, méridien horizontal. — 3, nerf optique. — 4, 4, vaisseaux et nerfs ciliaires. — 4', 4', les deux artères ciliaires longues. — 5, 5', les deux vasa vorticosa supérieurs. — 6, 6', les deux vasa vorticosa inférieurs.

Les *orifices moyens* (fig. 261) sont situés un peu en arrière de l'équateur de l'œil. Ils sont au nombre de quatre seulement : deux supérieurs, dont l'un est externe (5'), l'autre interne (5); deux inférieurs, qui, comme les précédents, se disposent l'un en dehors (6'), l'autre en dedans (6). Ces quatre orifices sont traversés par les veines de la choroïde ou *vasa vorticosa* et par des canaux lymphatiques qui font communiquer l'espace supra-choroïdien avec l'espace supra-sclérotical ou espace de Tenon.

B. Surface intérieure. — La surface intérieure de la sclérotique est concave et présente une coloration brunâtre qui tranche nettement sur celle de la surface précédente. Elle répond dans toute son étendue à la choroïde, à

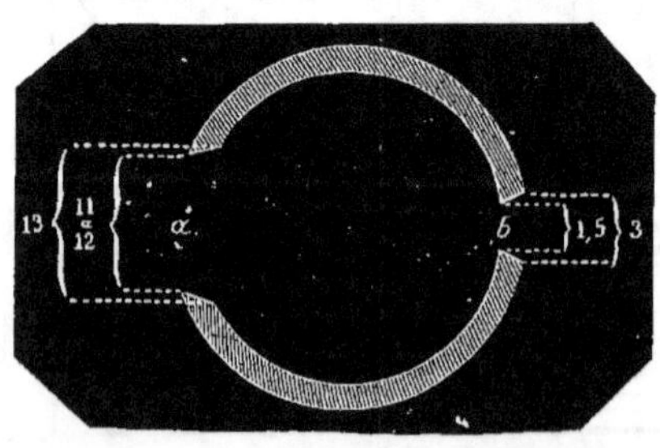

Fig. 262.

Coupe sagittale de la sclérotique pour montrer ses deux orifices (*schématique*).

a, ouverture antérieure, pour la cornée. — b, ouverture postérieure, pour le nerf optique.

laquelle elle est unie : 1° par les vaisseaux et nerfs qui la traversent; 2° par une couche de tissu cellulaire lâche, appelée *lamina fusca* (voy. *Choroïde*).

C. Ouverture postérieure, lamina cribrosa. — L'ouverture postérieure (fig. 262, *b*), destinée à livrer passage au nerf optique, n'occupe pas exactement le pôle postérieur de l'œil : elle est située (fig. 261) à 3 millimètres en dedans et à 1 millimètre au-dessous de ce pôle. Cet orifice ou plutôt ce canal est taillé en biseau aux dépens des couches extérieures de la sclérotique ; il n'est donc pas cylindrique, mais affecte la forme d'un tronc de cône à base postérieure. En d'autres termes, son diamètre diminue d'arrière en avant, comme l'indique nettement la figure ci-dessus : ce diamètre, qui mesure 3 ou 5 millimètres à l'extrémité postérieure du canal, n'est plus, à son extrémité antérieure, que de 1 millimètre et demi à 1 millimètre.

Il convient d'ajouter que le canal sclérotical du nerf optique n'est pas librement ouvert. Il se trouve fermé au contraire, à sa partie antérieure tout au moins, par

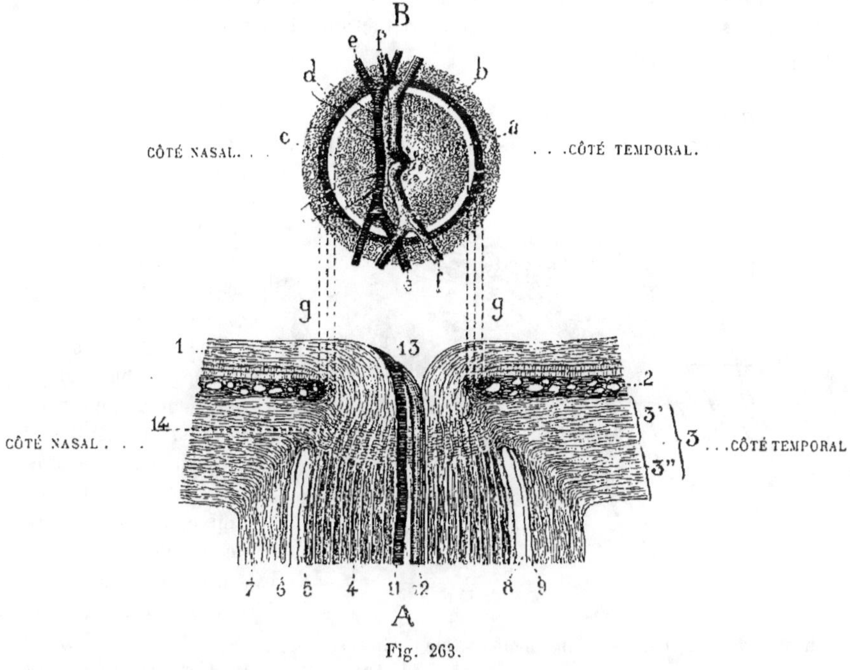

Fig. 263.

Terminaison antérieure du nerf optique.

A, Portion sclérale du nerf optique, vue en coupe horizontale. — 1, rétine. — 2, choroïde. — 3, sclérotique, avec : 3', ses lamelles internes formant la lamina cribrosa ; 3" ses lamelles externes, se réfléchissant en arrière pour se continuer avec la gaine durale du nerf optique. — 4, nerf optique (les faisceaux noirs sont les faisceaux nerveux ; les espaces clairs sont les espaces interfasciculaires). — 5, gaine piale. — 6, gaine arachnoïdienne. — 7, gaine durale. — 8, espace sous-arachnoïdien. — 9, espace subdural. — 11, artère centrale de la rétine. — 12, veine centrale. — 13, excavation physiologique de la papille. — 14, lamina cribrosa.

B, Papille du nerf optique, vue à l'examen ophthalmoscopique. — *a*, excavation physiologique. — *b*, pointillé grisâtre, répondant à la lame criblée — *c*, anneau clair, répondant à la sclérotique (anneau sclérotical). — *d*, anneau foncé, répondant à la choroïde (anneau choroïdien). — *e*, artères. — *f*, veines. — *g*, *g*, lignes de concordance entre les figures A et B.

une membrane fibreuse (fig. 263,14), qui est placée de champ et percée d'une série innombrable de petits trous : c'est la *lame criblée* ou *lamina cribrosa*, à travers laquelle se tamisent les faisceaux, également innombrables du nerf optique.

Les coupes longitudinales du nerf optique, pratiquées au niveau de sa portion intra-oculaire (fig. 263,4), nous indiquent nettement quelle est la nature de la lamina cribrosa. Cette membrane est formée par les lamelles les plus internes de la sclérotique, auxquelles viennent se joindre, à sa partie tout antérieure, un certain nombre de faisceaux provenant de la choroïde. Quant aux lamelles externes de la sclérotique, elles ne prennent aucune part à la constitution de la lamina cribrosa : comme nous le montre la figure 263, elles se réfléchissent en arrière et se continuent directement avec la gaine durale du nerf optique. Il n'est donc pas exact de dire que le nerf optique, pour gagner la rétine, traverse la sclérotique ; il ne fait que traverser les lamelles les plus internes de cette membrane, lesquelles lamelles internes ne sont autre chose que la lamina cribrosa.

Nous avons déjà vu, à propos du nerf optique (p. 43), que les fibres constitutives de ce nerf abandonnent leur myéline en arrière de la lamina cribrosa, ce qui nous explique : 1° le changement de couleur que nous présente à ce niveau le nerf optique qui, de blanc et opaque qu'il était, devient grisâtre et translucide ; 2° la réduction graduelle que subit son volume dans le canal sclérotical ; 3° la possibilité pour ses faisceaux (grâce à cette réduction) de traverser en totalité les étroits pertuis de la lame criblée.

D. OUVERTURE ANTÉRIEURE, CANAL DE SCHLEMM. — L'ouverture antérieure (fig. 262,*a*), destinée à recevoir la cornée transparente, est taillée en biseau comme la postérieure, mais en sens inverse, aux dépens des couches intérieures de la sclérotique par conséquent. De plus, le biseau n'est pas uniforme : il est plus accentué en haut et en bas qu'en dehors et en dedans. Il résulte de cette disposition irrégulière du biseau que l'ouverture antérieure de la sclérotique présente un aspect différent suivant qu'on la regarde par sa face postérieure ou par sa face antérieure. Vue en arrière, cette ouverture représente une circonférence régu-

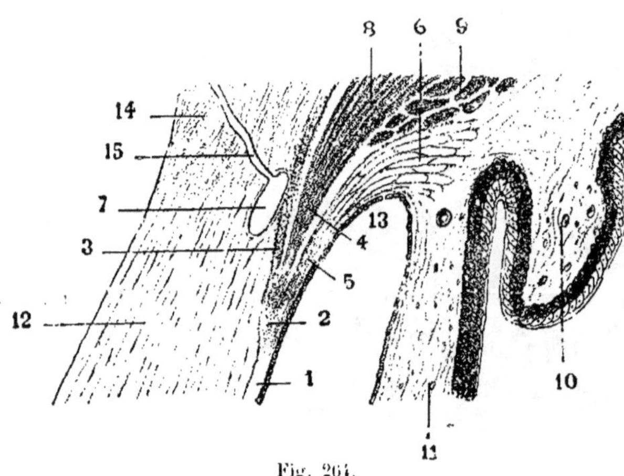

Fig. 264.

L'angle irido-cornéen et le ligament pectiné de HUECK.

1, lame élastique postérieure de la cornée. — 2, anneau tendineux de Döllinger, avec les trois plans de fibres qui en partent : 3, fibres sclérales, chargées de granulations ; 4, fibres moyennes ou ciliaires ; 5, fibres postérieures, formant le ligament pectiné de Hueck. — 6, espaces de Fontana. — 7, canal de Schlemm. — 8, fibres radiées du muscle ciliaire. — 9, fibres annulaires de ce muscle. — 10, procès ciliaires. — 11, iris. — 12, cornée. — 13, angle irido-cornéen. — 14, sclérotique. — 15, une veine sclérale.

lière, dont tous les diamètres sont égaux et mesurent chacun 13 millimètres. Vue en avant, elle revêt, au contraire, la forme d'un ovale à grand diamètre dirigé transversalement : ce diamètre transversal est de 12 millimètres, tandis que le diamètre vertical n'est que de 11.

On trouve encore dans quelques traités classiques que la cornée transparente est reçue dans l'ouverture antérieure de la sclérotique comme un verre de montre dans sa rainure métallique : une pareille comparaison est en contradiction formelle avec les faits anatomiques, la cornée transparente et la sclérotique étant toutes les deux des membranes fibreuses et se réunissant l'une à l'autre par une véritable fusion de tissus. Le verre et la rainure métallique qui le reçoit sont de

nature différente et simplement *contigus ;* la sclérotique et la cornée sont de même
nature et *continus.*

Au niveau de la ligne de soudure scléro-cornéenne et sur la portion toute postérieure de cette ligne, se trouve un petit canal connu sous le nom de *canal de
Schlemm.* Ce canal, vu sur une coupe méridienne de l'œil, revêt le plus souvent
la forme d'un ovale très allongé, aplati parallèlement à la surface de la sclérotique. Du reste, son contour est extrêmement irrégulier. Des saillies lamelleuses
hérissent sa paroi interne, s'avançant plus ou moins dans la limite du canal et
allant parfois d'un côté à l'autre : le canal de Schlemm nous présenterait ainsi une
sorte de cloisonnement, que Rochon-Duvignaud compare à celui des sinus de la dure-
mère. D'après ce dernier auteur, le canal se subdiviserait même par places en des
canaux multiples, lesquels se reconstitueraient un peu plus loin en un canal unique.

On considère au canal de Schlemm une paroi externe et une paroi interne. —
La *paroi externe* (ou antérieure) répond au tissu propre de la sclérotique, tissu
fibreux et compact. — La *paroi interne* (ou postérieure) est en rapport avec un
tissu trabéculaire qui est une dépendance du ligament pectiné et que nous décrirons plus loin, à propos de l'angle irido-cornéen. D'après Rochon-Duvignaud, il
existe, entre ce tissu trabéculaire et le canal, une mince couche de tissu compact
riche en fibrilles élastiques et c'est cette lame compacte, plutôt que le tissu trabéculaire précité, qui formerait la paroi interne du canal de Schlemm.

Un peu en avant du canal de Schlemm et communiquant avec lui se trouvent
quelques autres petits vaisseaux que Schwalbe et Waldeyer considèrent comme
des veines : leur ensemble constitue le *plexus veineux* de Leber. Ces veines, issues
du canal de Schlemm, cheminent quelque temps dans l'épaisseur même de la sclérotique (*veines intra-sclérales*), puis s'échappent de cette membrane au niveau de
sa surface externe pour devenir épisclérales (*veines épisclérales*) et s'aboucher
alors dans les veines musculaires.

Le canal de Schlemm a soulevé dans ces derniers temps de nombreuses controverses et l'accord
n'est pas encore fait, parmi les anatomistes, sur sa véritable signification morphologique. Un
certain nombre de faits, cependant, paraissent définitivement acquis. Schwalbe, tout d'abord, a
reconnu dans ce canal un revêtement de cellules endothéliales plates, présentant un dessin cha-
griné particulier. Puis, le canal de Schlemm communique en avant, comme nous l'avons déjà
indiqué plus haut, avec les veines sclérales. Enfin, il communique en arrière, à travers le tissu
trabéculaire qui double sa paroi interne, avec la chambre antérieure de l'œil, ce que démontre
sa réplétion par une injection colorante poussée dans l'intérieur de cette chambre.

Ces trois ordres de faits établissent nettement que le canal de Schlemm est un vaisseau, mais
est-ce un vaisseau veineux ou un canal lymphatique? La question n'est pas résolue. Waldeyer
nous déclare que, malgré ses nombreuses recherches, il n'a jamais pu, sur des yeux humains
ou des yeux d'animaux, rencontrer de corpuscules sanguins dans la lumière de ce canal. Complètement d'accord sur ce point avec le savant histologiste allemand, Rochon-Duvignaud nous
apprend, à son tour, que sur des yeux humains énucléés pour des lésions non inflammatoires
et éloignées du canal de Schlemm, il a trouvé constamment le canal vide de sang. Il est donc
très probable, et ce sont là les conclusions de Schwalbe et de Waldeyer, que le canal de Schlemm
appartient réellement au système lymphatique et que le cours de la lymphe s'effectue dans cette
région : 1° de la chambre antérieure dans le canal de Schlemm ; 2° du canal de Schlemm dans
les veines sclérales. Nous reviendrons sur cette question à propos de la chambre antérieure.

Il doit exister vraisemblablement des appareils valvulaires destinés à empêcher le retour de la
lymphe et du sang veineux dans le canal de Schlemm. Car, si ce canal se remplit toujours, ainsi
que les veines sclérales qui sont en rapport avec lui, par une injection poussée dans la chambre
antérieure, il ne se remplit jamais à la suite d'une injection poussée par les veines. Toutefois,
les tentatives faites par Schwalbe et par Waldeyer pour découvrir ces valvules sont jusqu'ici
restées infructueuses.

4° **Structure.** — La sclérotique est essentiellement composée de faisceaux de
tissu conjonctif, les uns antéro-postérieurs, les autres transversaux, d'autres
obliques, qui s'entre-croisent dans tous les sens. Il en résulte un vrai feutrage.

tant dans le sens de l'épaisseur que dans le sens de la surface : la sclérotique, quoi qu'on en ait dit, ne peut se décomposer en lamelles horizontales superposées les unes aux autres. Aux faisceaux de tissu conjonctif se mêlent, sur tous les points de la sclérotique, un réseau de fibres élastiques excessivement fines.

En se réunissant entre eux, les faisceaux conjonctifs de la sclérotique ménagent de loin en loin des espaces ou lacunes, qui sont reliés les uns aux autres par un système de canalicules anastomosés. Ces espaces lacunaires renferment de la lymphe et deux ordres de cellules : des *cellules fixes* et des *cellules migratrices*, ces dernières peu nombreuses.

On observe encore dans le tissu scléral quelques cellules étoilées fortement pigmentées, entièrement analogues à celles de la choroïde. Mais ces cellules sont extrêmement rares et ne se rencontrent chez l'homme que sur deux points, près de l'entrée du nerf optique et au voisinage de la cornée, dans les couches les plus profondes de la sclérotique.

5° Vaisseaux sanguins. — Les *artères* propres de la sclérotique proviennent des ciliaires courtes postérieures et des ciliaires antérieures ; elles forment au milieu des faisceaux conjonctifs un réseau capillaire à larges mailles. De ce réseau naissent les *veinules,* qui vont se jeter, en partie dans les veines ciliaires antérieures, en partie dans les veines choroïdiennes.

6° Voies lymphatiques. — La sclérotique ne possède pas de *vaisseaux lymphatiques* proprement dits : la lymphe y circule dans le système lacunaire que nous avons signalé plus haut, système lacunaire qui est en relation à la fois avec l'espace lymphatique supra-choroïdien et avec l'espace lymphatique supra-sclérotical.

7° Nerfs. — Les nerfs de la sclérotique ont été décrits par HELFREICH (1870). Ils proviennent des nerfs ciliaires et sont formés tout d'abord de fibres à double contour qui, après de nombreuses divisions successives, se réduisent à leur cylindraxe. Le cylindraxe, à son tour, se résout en fibrilles, lesquelles se terminent, après un trajet souvent fort long et après s'être fréquemment entre-croisées, dans l'intervalle des faisceaux conjonctifs. Il est à remarquer qu'elles ne se renflent jamais à leur extrémité libre ; elles s'effilent, au contraire, de plus en plus, de manière à se terminer en pointe.

B. — CORNÉE

La cornée est une membrane transparente, enchâssée dans l'ouverture antérieure de la sclérotique et complétant en avant la tunique fibreuse de l'œil. Bien qu'elle soit sphérique comme la sclérotique, elle fait saillie en avant de cette dernière membrane, ce qui indique nettement que son rayon de courbure est plus petit que celui de la sclérotique. La cornée représente donc un segment de sphère d'un rayon plus petit, qui s'ajoute à un deuxième segment de sphère d'un rayon plus grand, la sclérotique. Son épaisseur n'est pas entièrement uniforme ; elle atteint, chez l'adulte, 1 millimètre pour la région périphérique, $0^{mm},8$ seulement pour la région centrale. L'indice de réfraction de la cornée transparente est de 1,33, d'après CHOSSAT, de 1,35, d'après W. KRAUSE.

1° Configuration extérieure et rapports. — On considère à la cornée deux faces, l'une antérieure, l'autre postérieure, et une circonférence.

A. FACE ANTÉRIEURE. — La face antérieure, convexe, répond à l'atmosphère quand les paupières sont écartées, à la conjonctive palpébrale quand ces voiles membraneux se sont rapprochés l'un de l'autre et ont pris contact. Elle est légèrement ovalaire à grand diamètre transversal. Comme l'orifice antérieur de la sclérotique qu'elle ferme très exactement, elle mesure 12 millimètres dans le sens transversal, 11 millimètres seulement dans le sens vertical. Le rayon de courbure de cette face est de 7 ou 8 millimètres.

Quoique convexe, la cornée n'est pas nettement sphérique, je veux dire qu'elle ne représente pas exactement un segment de sphère régulière. Il résulte, en effet, des recherches de LEROY (*C. R. Académie des Sciences*, 1888) que sa surface antérieure peut, à l'état normal, être assimilée à un ellipsoïde déformé. La courbure diminue du centre à la périphérie ; encore cette diminution n'est-elle pas la même pour tous les méridiens : c'est ainsi que, l'aplatissement temporal étant pris pour unité, les aplatissements du méridien vertical en haut et en bas sont égaux sensiblement à 2, tandis que l'aplatissement du côté nasal est égal à 4. La configuration de la cornée est donc essentiellement asymétrique. LEROY incline à penser que les muscles moteurs du globe oculaire sont les agents principaux de cette asymétrie et que la situation de l'aplatissement maximum sur le côté interne de l'œil est due à l'action du muscle droit interne, dont l'importance fonctionnelle est prépondérante à un si haut degré.

B. FACE POSTÉRIEURE. — La face postérieure, concave, limite en avant la chambre antérieure de l'œil et, de ce fait, se trouve continuellement baignée par l'humeur aqueuse. Elle est régulièrement circulaire et mesure 13 millimètres dans tous ses diamètres. Son rayon de courbure moyen est de 7^{mm},5.

C. CIRCONFÉRENCE. — La circonférence de la cornée (*limbe cornéen* de quelques auteurs), enchâssée dans l'ouverture antérieure de la sclérotique, présente exactement la même configuration que cette dernière. Elle est taillée en biseau aux dépens de ses lames antérieures. De plus, ce biseau, ainsi que nous l'avons vu pour l'ouverture scléroticale, est plus prononcé en haut et en bas qu'en dehors et en dedans. Il résulte de cette disposition : 1° que la sclérotique empiète sur la face antérieure de la cornée sur tout son pourtour ; 2° que cet empiétement est plus prononcé aux deux extrémités de l'axe vertical qu'aux deux extrémités de l'axe transversal. On conçoit sans peine que c'est en raison de cet empiétement inégal de la sclérotique sur la cornée que cette dernière membrane revêt une forme circulaire quand on la regarde par sa face postérieure, une forme ovalaire quand on la regarde par sa face antérieure.

Nous rappellerons, en passant, que la cornée n'est pas isolable de la sclérotique. Ces deux membranes, en effet, ne sont pas simplement juxtaposées comme le seraient deux organes de nature différente. Mais elles sont intimement unies l'une à l'autre par fusion de tissus : il y a à la fois, entre elles, contiguïté et continuité.

La cornée, avons-nous dit plus haut, est essentiellement transparente. Chez les sujets âgés, cependant, on voit apparaître en dehors de toute influence pathologique, dans la région circonférentielle de la membrane, une ligne étroite, de coloration grisâtre, que l'on désigne sous le nom d'*arc sénile* (*arcus senilis corneæ*, *gerontoxon*, de γέρων, vieillard, et τόξον, arc). Cette ligne grisâtre se montre d'abord à la partie supérieure de la cornée, puis à sa partie inférieure, sous forme de deux arcs se regardant par leur concavité. Les deux arcs, s'étendant graduellement, arrivent réciproquement au contact sur les côtés interne et externe de la cornée et constituent alors un anneau complet. Du côté externe, l'arc sénile a une limite nettement tranchée : il est séparé du limbe conjonctival par une bande de tissu cornéen parfaitement transparent. Du côté interne, au contraire, c'est-à-dire du côté qui regarde le centre de la cornée, la zone trouble se perd peu à peu dans la cornée transparente.

2° **Structure**. — Envisagée au point de vue de sa constitution anatomique, la cornée transparente se compose de cinq couches, qui sont, en procédant d'avant en arrière (fig. 265) : 1º la couche épithéliale antérieure ; 2º la lame élastique antérieure ; 3º le tissu propre de la cornée ; 4º la lame élastique postérieure ; 5º la couche épithéliale postérieure.

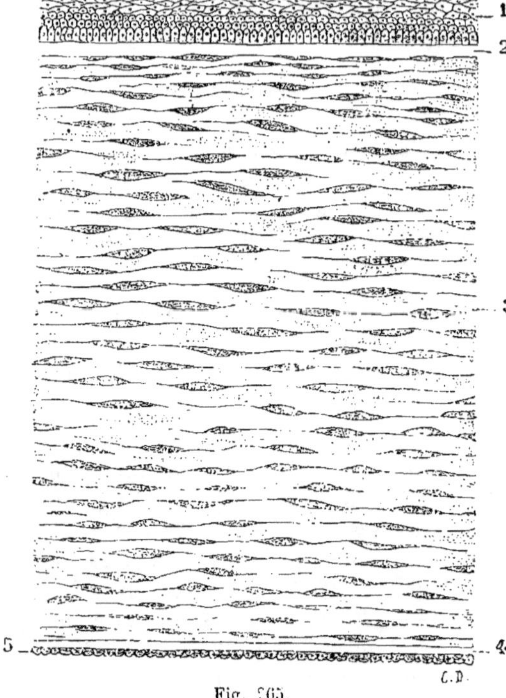

Fig. 265.

Coupe verticale de la cornée, pour montrer ses différentes couches.

1. couche épithéliale antérieure. — 2. lame élastique antérieure. — 3. tissu propre de la cornée. — 4, lame élastique postérieure. — 5, couche épithéliale postérieure.

A. Couche épithéliale antérieure. — La couche épithéliale antérieure (fig. 265, 1) se continue sur son pourtour avec la couche épithéliale de la conjonctive et est formée, comme cette dernière, par de l'épithélium pavimenteux, qui présente les plus grandes analogies avec l'épiderme de la peau. Il comprend sept à huit rangées de cellules, lesquelles diffèrent d'aspect suivant le niveau où on les considère. — Les *cellules superficielles* sont aplaties, lamelleuses et possèdent à leur centre un noyau aplati comme elles et dans le même sens. — Les *cellules moyennes* sont sphéroïdales, ou plutôt polyédrique par pression réciproque. Leur noyau est arrondi. Leur contour, irrégulièrement dentelé, est hérissé de nombreux prolongements en forme de piquants ou de crêtes fortement aiguës. — Les *cellules profondes* sont cylindriques, à grand axe perpendiculaire à la surface de la cornée. Elles s'élargissent fréquemment à leur extrémité profonde et reposent alors sur la lame élas-

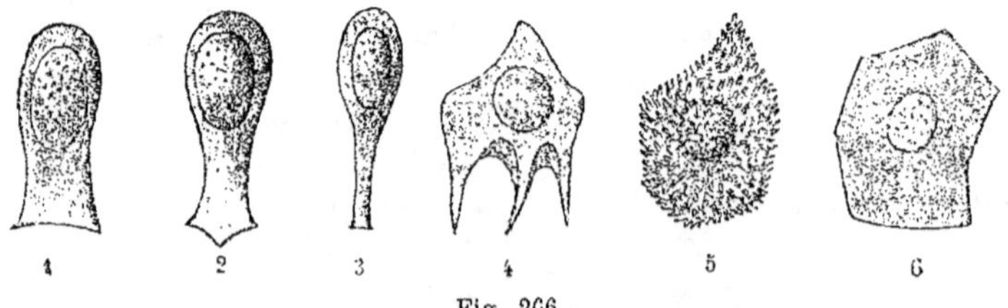

Fig. 266.

Cellules de l'épithélium antérieur de la cornée, vues isolément.

1. 2. 3, trois cellules pédales provenant des couches profondes. — 4, une cellule des couches moyennes avec des prolongements digités. — 5, une cellule dentelée. — 6, une cellule plate de la couche superficielle.

tique antérieure par une espèce de pied ou de plaque plus ou moins étendue : de là, le nom de *cellules-pédales* (fig. 266. 1, 2 et 3) sous lequel les a désignées Rollet.

B. Lame élastique antérieure. — La lame élastique antérieure (*membrane basale*

antérieure de RANVIER), que l'on appelle encore *couche limitante antérieure,*
membrane de Bowman, se présente sur les coupes (fig. 265, 2) sous la forme
d'une mince bande hyaline, mesurant de 8 à 12 µ d'épaisseur. Elle est complètement amorphe et constituée par une substance qui, quoique très élastique, se distingue cependant du tissu élastique vrai des formations conjonctives. Elle n'en a
pas, en effet, toutes les réactions : elle ne résiste pas à l'action de la potasse et ne
se colore pas en jaune par le picro-carmin. La lame élastique antérieure se continue, à la circonférence de la cornée, avec la membrane basale de la conjonctive :
elle a, du reste, la même signification anatomique que cette dernière.

C. TISSU PROPRE DE LA CORNÉE. — Le tissu propre de la cornée est bien certainement la couche la plus intéressante de cette membrane. C'est malheureusement
aussi celle qui a suscité le plus de controverses et sur
laquelle les anatomistes sont le moins d'accord.

a. *Fibres de la cornée.* — La cornée est une membrane fibreuse au même titre que la sclérotique, avec
laquelle elle présente les plus grandes analogies. Elle
a pour éléments fondamentaux des *fibrilles* de tissu
conjonctif, remarquables par leur excessive ténuité.
Ces fibrilles s'ajoutent les unes aux autres pour constituer des *faisceaux,* dont le volume varie, on le conçoit, avec le nombre des fibrilles constituantes. Les
faisceaux, à leur tour, se réunissent entre eux pour
donner naissance à des *lamelles (lamelles cornéennes)*
qui sont aplaties d'avant en arrière, dans le même sens
par conséquent que la cornée elle-même.

Ces différents éléments morphologiques, *fibres, fais-*
ceaux et *lamelles,* sont unis ensemble par un ciment
interstitiel, complètement amorphe, qui prend les
noms de *ciment interfibrillaire* entre les fibrilles, de
ciment interfasciculaire entre les faisceaux, de *ciment*
interlamellaire entre les lamelles. On rencontre encore
dans le tissu cornéen quelques fibres élastiques fines,
mais seulement (HENLE. WALDEYER) dans le voisinage de
la sclérotique.

Considérés dans leurs rapports réciproques, les faisceaux conjonctifs de la cornée suivent, comme ceux de
la sclérotique, une triple direction : les uns sont méridiens; les autres, équatoriaux; d'autres, enfin, plus ou
moins obliques. Ces différents faisceaux s'entre-croisent
et s'enchevêtrent dans tous les sens, non seulement

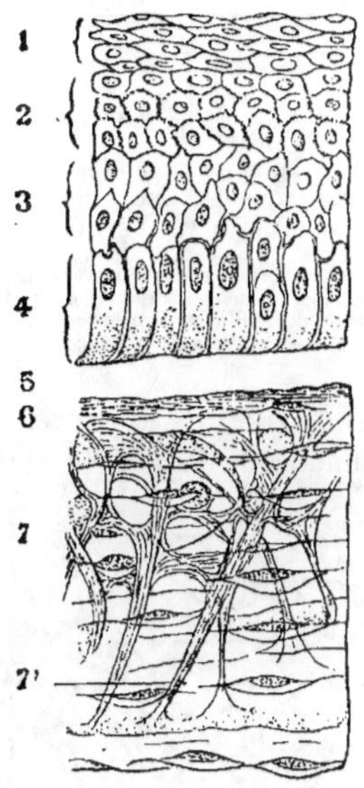

Fig. 267.

Coupe méridienne à travers
la cornée du veau (d'après
VON BRUNN).

1, cellules épithéliales plates. —
2, cellules dentelées. — 3, cellules
polymorphes. — 4, cellules cylindriques. — 5, lame élastique antérieure. —6, couche la plus antérieure
du tissu cornéen proprement dit. —
7, couches profondes, avec 7', fibres
descendantes ou suturales.

dans le même plan, mais aussi dans les plans sus- ou sous-jacents ; on voit même
un certain nombre de fibres, dites *fibres suturales* (fig. 267, 7'), qui, se dirigeant
d'avant en arrière, de la membrane de Bowmann à la lame de Descemet par conséquent, traversent un nombre variable de lamelles cornéennes, en établissant
entre elles de nouvelles relations verticales. Toutefois, ces relations verticales entre
une couche quelconque de la cornée et les couches sus- ou sous-jacentes sont relativement peu intimes. On peut, en effet, par une dissociation qui ne présente pas
grande difficulté, décomposer la cornée en une série de couches successives (*la-*

melles cornéennes), qui se superposent régulièrement d'avant en arrière. Il est à remarquer que pour une lamelle quelconque, les fibres qui la constituent sont orientées d'une façon telle qu'elles sont à peu près perpendiculaires à celles des lamelles sus- ou sous-jacentes.

b. *Système lacunaire de la cornée.* — Les lamelles cornéennes ne sont pas contiguës avec les lamelles voisines par tous les points de leur surface. En se superposant, elles ménagent entre elles des espaces, qui sont aplatis comme elles et dans le même sens : ce sont les *espaces* ou *lacunes de la cornée*. De ces lacunes partent en rayonnant des prolongements canaliculés, *canaux* ou *canalicules de la cornée*, qui s'anastomosent avec les prolongements similaires des lacunes voisines. Les lacunes et les canaux de la cornée ne paraissent pas avoir de parois propres ; tout au moins n'a-t-on pas encore démontré leur existence. Il est vraisemblable qu'ils n'ont d'autres limites que celles que leur forment les éléments conjonctifs et le ciment qui les unit.

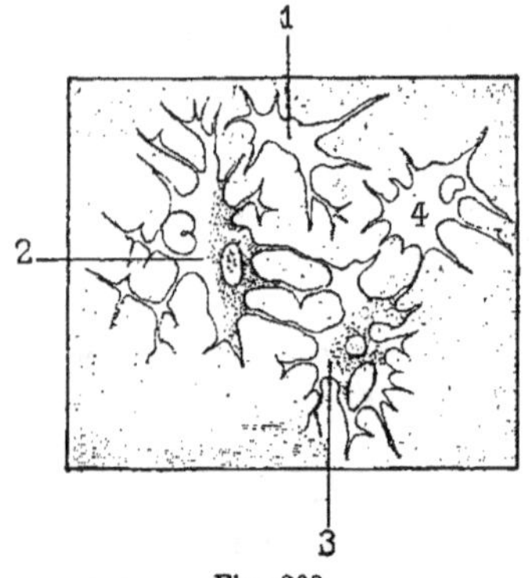

Fig. 268.

Cornée humaine, examinée dans l'humeur aqueuse une heure après la mort (d'après Waldeyer).

1, 2, 3, 4, quatre des plus grandes lacunes anastomosés : deux d'entre elles (2 et 3) contiennent des cellules cornéennes qui ne remplissent pas entièrement la lacune.

c. *Cellules de la cornée : cellules fixes et cellules migratrices.* — Le système lacunaire de la cornée sert de réservoir à la lymphe. Il renferme, en outre, deux espèces de cellules, les unes fixes, les autres mobiles :

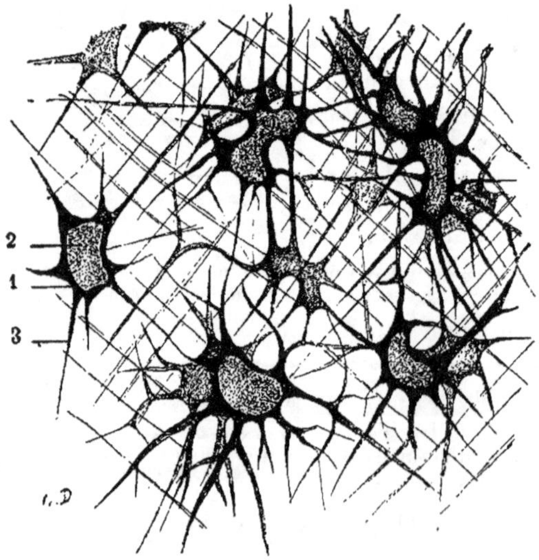

Les *cellules fixes, cellules cornéennes proprement dites*, occupent les lacunes cornéennes ci-dessus indiquées, sans toutefois les remplir entièrement : le reste de la cavité est occupé par la lymphe. Elles sont aplaties comme les espaces qui les renferment et, de ce fait, se présentent sous un aspect différent suivant qu'elles sont vues de face ou de côté. Vues de côté, sur des coupes perpendiculaires aux faces de la cornée (fig. 265), elles sont fusiformes et dirigées transversalement. Vues de face, sur des coupes tangentielles aux faces cornéennes (fig. 269), elles ont la forme de cellules étoilées, dont les prolongements, plus ou moins nombreux et plus ou moins ramifiés, s'engagent dans les canalicules de la cornée et s'anastomosent avec les prolongements de même

Fig. 269.

Cellules fixes de la cornée d'une grenouille, traitées par le chlorure d'or, vues de face (d'après Rollet).

1, une cellule cornéenne. — 2, son noyau. — 3, ses prolongements.

nature des cellules voisines. L'ensemble de ces anastomoses forme un élégant réseau dont la figure 269 donne une idée très nette. Les cellules fixes de la cornée sont constituées par une masse protoplasmique finement granuleuse, possédant à son centre un noyau arrondi à un ou deux nucléoles [1]. Au point de vue de leur nature, elles ne sont autre chose que des cellules du tissu conjonctif.

Les *cellules mobiles* ou *migratrices* de la cornée sont de vraies cellules de la lymphe ou leucocytes. Elles se distinguent des cellules fixes par leur volume moins considérable, par leur forme constamment variable, par leur éclat brillant et avant tout par leurs propriétés locomotrices (WALDEYER). Elles sont douées en effet de vrais mouvements amiboïdes, en vertu desquels elles voyagent de lacune en lacune dans toute l'étendue de la cornée. On les voit même, abandonnant le système lacunaire, pénétrer jusque dans l'épaisseur des lamelles cornéennes en écartant les fibres qui les constituent.

Quoique stables dans leur position, les cellules fixes de la cornée peuvent se modifier dans leur forme et leurs contours à la suite de phénomènes dits de contractilité. Cette contractilité des cellules fixes de la cornée, tour à tour admise et rejetée par les histologistes, semble avoir pour elle aujourd'hui un bon nombre de faits décisifs. WALDEYER l'admet pleinement et il n'est même pas très éloigné de conclure à une similitude complète entre les cellules migratrices et les cellules fixes, celles-ci n'étant primitivement que des cellules mobiles qui se sont fixées à la longue à l'état de cellules stables. Quelques observations de RECKLINGHAUSEN, de STRICKER, de NORRIS et de ROLLET paraissent même établir la possibilité, pour ces *cellules ainsi fixées*, de reconquérir dans certaines conditions, sous l'influence d'un processus inflammatoire par exemple, leurs propriétés perdues : on les verrait alors présenter de nouveau des mouvements amiboïdes et reprendre leurs migrations à travers le système canaliculaire de la cornée.

D. LAME ÉLASTIQUE POSTÉRIEURE. — La lame élastique postérieure, plus connue sous le nom de *membrane de Descemet* ou de *membrane de Demours* (*membrane basale postérieure* de RANVIER), nous apparaît sur des coupes verticales (fig. 265,4) sous la forme d'une mince bande hyaline, placée en arrière du tissu propre de la cornée. Elle mesure de 10 à 12 μ d'épaisseur. Elle est fortement élastique : on la voit, en effet, s'enrouler sur elle-même quand on l'a isolée des couches voisines, soit en totalité, soit seulement par fragments. La membrane de Descemet présente sur sa face postérieure, chez l'adulte, mais surtout chez le vieillard, des saillies verruqueuses, isolées ou disposées par groupes : LEBER considère ces excroissances comme une production des cellules épithéliales qui revêtent cette membrane.

Au voisinage de la circonférence de la cornée, la membrane de Descemet, d'anhiste qu'elle était, devient manifestement fibrillaire. Elle vient se placer alors sur le côté interne du canal de Schlemm et s'épaissit à ce niveau, pour constituer tout autour de la circonférence cornéenne un anneau élastique, l'*anneau tendineux* de DÖLLINGER (fig. 270, 2). Puis, ces fibrilles constitutives, divergeant en éventail, se disposent en trois plans, antérieur, moyen et postérieur. — Les *fibrilles antérieures* (3), auxquelles viennent se joindre de nombreuses granulations irrégulières, pénètrent dans la sclérotique et se confondent peu à peu avec les fibres élastiques que nous avons déjà signalées dans cette membrane. Elles passent en arrière du canal de Schlemm et doublent ainsi la paroi postérieure de ce canal. — Les *fibrilles moyennes* (4) se terminent, en rayonnant, sur les faisceaux du muscle ciliaire. — Les *fibrilles postérieures* (5), enfin, se réfléchissent d'avant en

---

[1] Deux méthodes principales sont employées par les histologistes pour rendre apparentes les cellules fixes de la cornée : le chlorure d'or et le nitrate d'argent. Le chlorure d'or colore directement la cellule. Le nitrate d'argent se dépose sur les lames cornéennes qui entourent la cellule ; la cellule elle-même est complètement respectée et apparaît alors en blanc dans l'espace ménagé par le dépôt du métal.

arrière et viennent se perdre sur la face antérieure de l'iris. C'est à l'ensemble de ces dernières fibres élastiques réfléchies, qui se portent de l'anneau de DÖLLINGER sur l'iris en contournant l'angle irido-cornéen, qu'on donne, depuis HUECK, le nom de *ligament pectiné*.

Examiné sur des coupes méridiennes de l'œil, le ligament pectiné de HUECK s'élargit progressivement au fur et à mesure qu'il s'éloigne de la cornée, de telle sorte qu'il représente dans son ensemble, comme nous le montre la figure 270, une sorte de triangle curviligne, dont le sommet est dirigé en avant, la base en arrière. — Son *sommet* se confond tout naturellement avec l'anneau de Döllinger dont il émane. — Sa *base* répond à la circonférence de l'iris ou, si l'on veut, à la ligne de réunion de cette circonférence avec la zone ciliaire. — Sa *face externe*, convexe, répond tout d'abord aux fibres radiées du muscle ciliaire et, plus loin,

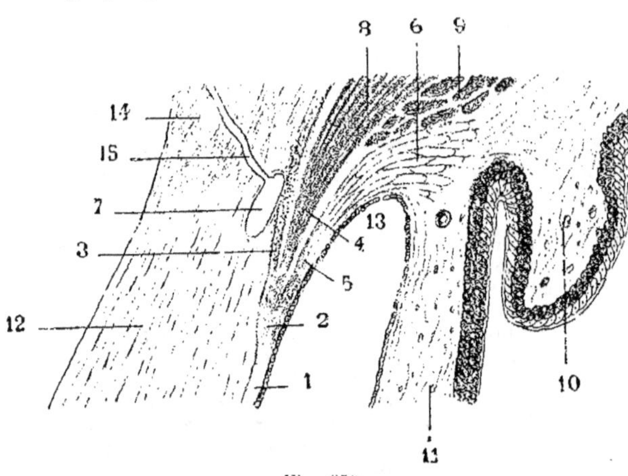

Fig. 270.

Coupe méridienne de l'angle irido-cornéen pour montrer le ligament pectiné de HUECK.

1, lame élastique postérieure de la cornée. — 2, anneau tendineux de Döllinger, avec les trois plans de fibres qui en partent ; 3, fibres sclérales chargées de granulations ; 4, fibres moyennes ou ciliaires ; 5, fibres postérieures formant le ligament pectiné de Hueck. — 6, espaces de Fontana. — 7, canal de Schlemm. — 8, fibres radiées du muscle ciliaire. — 9, fibres annulaires de ce muscle. — 10, procès ciliaires. — 11, iris. — 12, cornée. — 13, angle irido-cornéen ou angle de la chambre antérieure. — 14, sclérotique. — 15, une veine sclérale.

aux faisceaux annulaires de ce muscle. — Sa *face interne*, concave, forme l'angle irido-cornéen, ou angle de la chambre antérieure. Sur cette face, le ligament pectiné se trouve tapissé par une couche de cellules épithéliales qui se continuent, d'une part avec les cellules postérieures de la cornée, d'autre part avec les cellules antérieures de l'iris.

Envisagé au point de vue de sa structure, le ligament pectiné de HUECK se compose essentiellement de faisceaux fibrillaires, s'anastomosant entre eux suivant les modalités les plus diverses et formant ainsi un vaste réseau (fig. 271), à mailles très irrégulières dans leur forme et dans leurs dimensions. Entre les travées constitutives de ce réseau se trouvent des espaces, eux aussi fort irréguliers, auxquels on donne le nom d'*espaces de Fontana*. Ces espaces, du reste, sont tapissés par une couche endothéliale, continuation de celle qui revêt en arrière la membrane de Descemet.

Les espaces de Fontana s'ouvrent, en avant, dans le canal de Schlemm. En arrière, ils communiquent largement, d'une part avec les espaces lymphatiques de l'iris, d'autre part avec la chambre antérieure. Leur signification devient ainsi on ne peut plus nette : ce sont des espaces lymphatiques et, comme ils sont toujours pleins, le ligament pectiné, dans son ensemble, peut être considéré comme une sorte d'éponge, disposée en anneau tout autour de la chambre antérieure et constamment imbibée de lymphe ou, si l'on veut, d'humeur aqueuse.

Le système trabéculaire qui constitue le ligament pectiné est très développé chez les quadrupèdes, notamment chez le bœuf, le chat, le porc, le lapin, etc. Dans l'espèce humaine, on le rencontre encore à un état de développement relativement considérable chez l'embryon et le fœtus ; mais, plus tard, il s'atrophie graduellement (Rochon-Duvignaud) et on ne le trouve plus, chez l'adulte, qu'à l'état rudimentaire. Très développé (quadrupèdes) ou peu développé (homme), un réseau de fines trabécules se dispose toujours en arrière du canal de Schlemm et, si l'on veut bien se rappeler que dans cette région la lymphe circule d'arrière en avant, de l'iris et de la chambre antérieure vers le canal de Schlemm, on sera naturellement porté à voir dans le réseau en question comme un grillage à plusieurs plans, paraissant avoir pour résultat, sinon pour fonction, de faire subir au liquide qui circule une sorte de filtration.

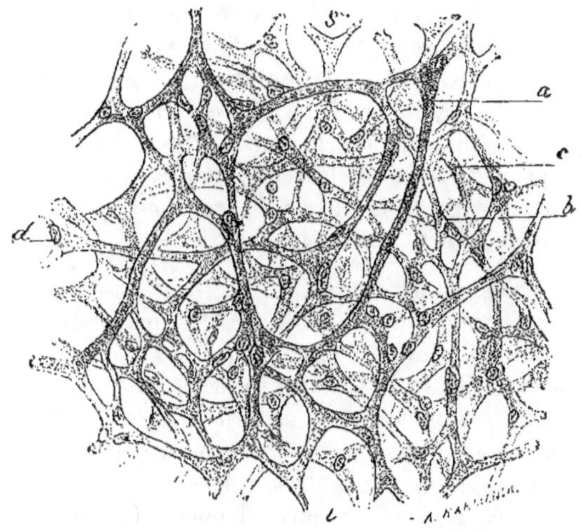

Fig. 271.

Un fragment du système trabéculaire de l'angle iridocornéen (d'après Rochon-Duvignaud).

a, une trabécule du premier plan, celui tourné vers l'humeur aqueuse. — *b*, une trabécule du deuxième plan. — *c*, une trabécule du troisième plan. — *d*, noyaux des cellules endothéliales appliquées à la surface des trabécules. — *f*. côté du tendon ciliaire. — *i*. côté de la membrane de Descemet.

E. Couche épithéliale postérieure. — La couche épithéliale postérieure est formée par une seule rangée de cellules aplaties et parfaitement transparentes, dont les contours polyédriques dessinent dans leur ensemble une belle mosaïque.

Ces cellules, larges de 20 à 25 μ, épaisses de 4 à 6 μ, possèdent à leur centre un noyau arrondi ou ovalaire, autour duquel se disposent quelques granulations excessivement ténues. Sous l'influence d'une faible solution d'argent, on voit apparaître entre elles des lignes séparatives nettement accusées et çà et là de petits espaces clairs, qui ne sont vraisemblablement que des stomates établissant des communications entre la chambre antérieure et les espaces lymphatiques de la cornée.

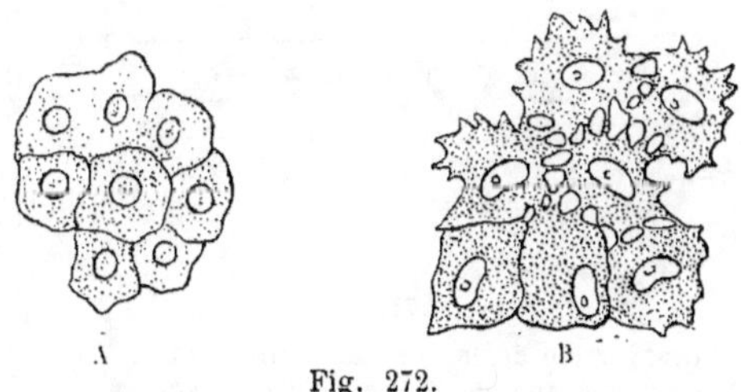

Fig. 272.

Cellules épithéliales de la membrane de Descemet (d'après Waldeyer).

A. chez l'homme, cornée fraîche examinée dans l'humeur aqueuse.
B. chez la grenouille, préparation à l'argent.

A la circonférence de la cornée, les cellules de la couche épithéliale postérieure se continuent, sans ligne de démarcation aucune, avec l'épithélium qui revêt la face antérieure de l'iris. D'après Klebs, elles seraient contractiles et présenteraient, chez la grenouille tout au moins, des mouvements d'expansion et de retrait, rappelant exactement ceux des cellules amiboïdes.

3° Vaisseaux sanguins. — Les vaisseaux sanguins font complètement défaut dans la cornée de l'adulte. Müller et Henle ont bien signalé, chez le fœtus, un réseau vasculaire situé dans la conjonctive cornéenne et s'arrêtant à quelque distance du centre de cette membrane. Mais ces vaisseaux s'atrophient et disparaissent vers la fin de la vie fœtale. On n'observe plus, chez le nouveau-né et chez l'adulte, que quelques capillaires très fins formant sur le bord de la cornée, entre la couche élastique antérieure et le tissu cornéen, une zone de 1 à 2 millimètres de largeur et disposés en anses. Indépendamment de ce réseau péricornéen, Kölliker décrit dans le tissu propre de la cornée quelques capillaires qui proviendraient de la sclérotique et descendraient jusque dans la cornée elle-même en suivant le trajet des branches nerveuses : l'existence de ces capillaires est formellement rejetée par Leber.

4° Voies lymphatiques. — La cornée est également dépourvue de véritables vaisseaux lymphatiques, c'est-à-dire de canaux présentant un revêtement endothélial continu. La lymphe y circule dans le système de lacunes et de canalicules que nous avons décrits ci-dessus. Une injection poussée dans ce système lacunaire s'étend jusque dans les couches superficielles de l'épithélium antérieur (Gutmann), en suivant très probablement le même trajet que les nerfs. Nous devons ajouter que les voies lymphatiques de la cornée communiquent en arrière avec la chambre antérieure et, d'autre part, viennent s'ouvrir, en avant, dans le réseau lymphatique de la conjonctive.

5° Nerfs. — Les nerfs de la cornée sont fort nombreux. Découverts en 1832 par Schlemm, ils ont pu être suivis par Hoyer, en 1865, et par Conheim, en 1866, jusque dans la couche épithéliale antérieure. Kölliker, Rollet, Lighbody, Ranvier nous ont donné de ces nerfs une excellente description. Vingt ou vingt-cinq troncs, provenant des nerfs ciliaires et constitués encore par des fibres à myéline, sortent de la sclérotique au niveau de la ligne de soudure scléro-cornéenne et pénètrent immédiatement dans la cornée par sa circonférence. Arrivés à 2 ou 4 millimètres au delà du bord cornéen, les fibres nerveuses se dépouillent de leur myéline et, réduites alors à l'état de cylindraxes, se partagent en deux groupes, l'un antérieur, l'autre postérieur :

a. Nerfs cornéens antérieurs. — Les nerfs cornéens antérieurs (fig.

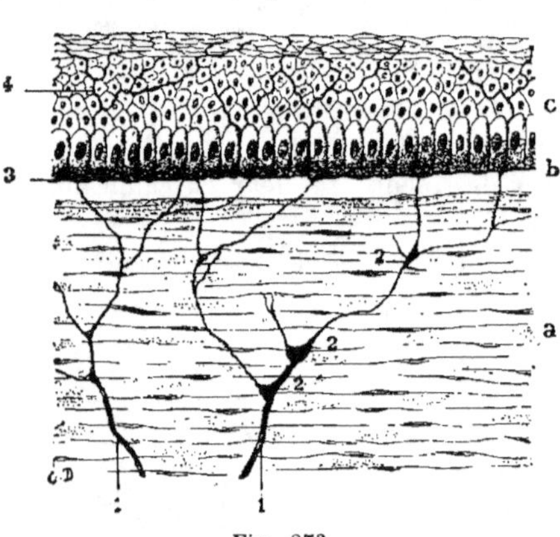

Fig. 273.

Coupe transversale de la cornée, pour montrer les trois plexus nerveux (*demi-schématique*).

1, deux rameaux afférents. — 2, réseau sous-basal. — 3, réseau sous-épithélial. — 4, réseau intra-épithélial. — 5, boutons terminaux. — *a*, tissu cornéen. — *b*, lame élastique antérieure. — *c*, couche épithéliale antérieure.

273) se dirigent vers la lame élastique antérieure et forment au-dessous de cette lame un riche réseau plexiforme, appelé *plexus sous-basal*. De ce plexus partent des fibres droites, qui traversent la lame élastique pour former au-devant d'elle un deuxième plexus, le *plexus sous-épithélial*. Ce plexus fournit à son tour de nouvelles fibres droites, qui pénètrent dans la couche épithéliale et s'y anastomosent

de nouveau en donnant naissance à un troisième plexus, le *plexus intra-épithélial* (fig. 274). De ce plexus, enfin, s'échappent une multitude de filaments extrêmement grêles, qui vont se terminer entre les cellules épithéliales par une extrémité libre pourvue d'un léger renfle-
ment en forme de bouton. Les boutons
terminaux s'avancent très loin du côté
de la surface libre de la cornée ; mais
quelque voisins qu'ils soient de cette
surface libre, ils sont toujours recouverts au moins par une ou deux cellules lamelleuses de l'épithélium. Dans
aucun cas, ils ne dépassent cet épithélium pour flotter librement dans le
liquide des larmes, comme l'avait prétendu CONHEIM.

b. *Nerfs cornéens postérieurs.* —
Les nerfs cornéens postérieurs se portent en arrière vers la membrane de
Descemet et se perdent, en partie dans
cette membrane, en partie dans le tissu
cornéen. Ces nerfs sont remarquables
en ce qu'ils poursuivent un trajet recti-

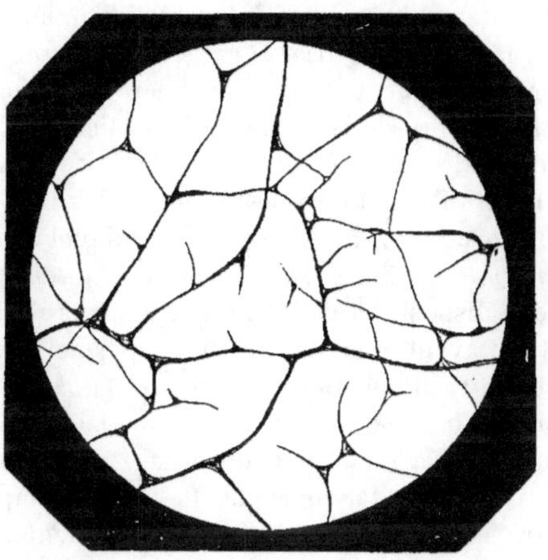

Fig. 274.

Le plexus intra-épithélial, vu de face (cornée
de lapin traitée par le chlorure d'or).

ligne sur une étendue souvent fort longue et qu'ils se coudent fréquemment à
angle droit quand ils changent de direction.

A consulter, parmi les travaux récents sur la cornée et la sclérotique : RANVIER, *Leçons sur la
cornée*, Paris, 1878-1879 ; — RENAUT, *Sur les confluents linéaires du tissu conjonctif dans la cornée*,
C. R. Acad. des Sc., 1880 ; — ELOUI, Th. de Paris, 1881 ; — VIRCHOW, *Ueber d. verschiedenen Formen
d. Ligam. pectinatum iridis*, Arch. f. Anat. u. Phys., 1885 ; — PRENANT, *Membrane épithéliale de
Descemet*, Journ. de l'Anatomie, 1886 ; — STRAUB, *Die Lymphbahnen der Hornhaut*, Arch. f. Anat.
u. Phys., 1887 ; DU MÊME, *Notiz über das Ligam. pectinatum u. die Endigung der Membrana Desce-
meli*, Græfe's Arch., XXXIII, 1888 ; — BOURGEOIS et TSCHERNING, *Rech. sur les relations qui existent
entre la courbure de la cornée, la circonférence de la tête et de la taille*, Ann. d'oculistique, 1887 ;
— GUTMANN, *Ueber die Lymphbahnen der Cornea*, Arch. f. mikr. Anat., t. XXXII, 1888 ; — SCHNEL-
LER, *Ueber Formenveränderung des Auges durch Muskeldruck*, Arch. f. Ophthalmol., 1889 ; —
MEYER, *De la forme de l'hémisphère antérieur de l'œil, déterminée par la mensuration des courbures de la cornée et de la sclérotique*, Rev. gén. d'Ophth., année VIII, 1889 ; — DOGIEL, *Die Nerven
der Cornea der Menschen*, Anat. Anzeiger, 1890, p. 483 ; — BRAND, *The nerve terminations in the
Cornea*, Arch. of Ophthalmol., New-York, vol. XVIII, 1890 ; — DOGIEL, *Die Nerven der Cornea des
Menschen*. Anat. Anzeiger, 1890 ; — SULZER, *La forme de la cornée humaine et son influence sur la
vision*, Arch. d'ophtalm., 1890 ; — HEITZMANN, *The minute structure of the Cornea*, The Microscope, 1890 ; — ROCHON-DUVIGNAUD, *Recherches sur l'angle de la chambre antérieure et le canal
de Schlemm*, Th. Paris, 1892 ; — GRUBER, *Ueber Hornhautcirculation*, Verh. der Ges. deutsch.
Naturforscher, 66 Vers. in Wien, 1894 ; — LEBER, *Der circulus venosus Schlemmii steht nicht in
offener Verbindung, mit der vorderen Augenkammer*, Græfe's Arch., 1895 ; — GUTMANN, *Ueber die
Natur des Schlemm' schen Canal u. seine Beziehungen zur vorderen Augenkammer*, Græfe's Arch.,
t. XLI, 1895.

§ II. — TUNIQUE VASCULAIRE DE L'ŒIL

La tunique moyenne de l'œil, encore appelée *uvée, tractus uvéal, membrane
irido-choroïdienne*, est une membrane de couleur sombre, située entre la tunique
fibreuse ci-dessus décrite et la tunique nerveuse que nous décrirons dans le paragraphe suivant. Elle a pour caractère essentiel d'être très vasculaire, ce qui lui a
valu de la part de quelques auteurs le nom de *membrane nourricière de l'œil*.
Grâce à ses nombreux vaisseaux et à la circulation toujours très active dont ils

sont le siège, cette membrane tient, tout d'abord, sous sa dépendance la pression des liquides intra-oculaires. Elle constitue, en outre, pour la rétine une véritable chambre chaude, entretenant autour des cônes et des bâtonnets une température constante, éminemment favorable à leur fonctionnement.

En la suivant, d'arrière en avant, on voit la tunique vasculaire de l'œil s'appliquer directement contre la sclérotique, jusqu'à 1 millimètre ou 1 demi-millimètre du bord de la cornée. Là, au lieu de s'appliquer de la même façon contre la cornée, elle se réfléchit en arrière de cette membrane, pour se diriger verticalement vers l'axe antéro-postérieur de l'œil : elle forme ainsi avec la face postérieure de la cornée un angle circulaire, auquel nous donnerons le nom d'*angle iridocornéen*. C'est l'*angle de la chambre antérieure* de quelques auteurs.

Cette disposition de la tunique vasculaire de l'œil, bien différente, comme on le voit, en avant et en arrière, nous permet déjà de diviser cette membrane en deux portions : une portion postérieure, la *choroïde*, qui est en rapport avec la sclérotique et lui adhère ; une portion antérieure, l'*iris*, qui répond à la cornée, tout en étant séparée d'elle par un espace considérable qui constitue la chambre antérieure de l'œil. La choroïde elle-même comprend deux parties : une partie postérieure, mince et uniforme, qui s'étend depuis le nerf optique jusqu'à quelques millimètres en avant de l'équateur de l'œil, c'est la *choroïde* proprement dite ; une partie antérieure, beaucoup plus épaisse, que nous appellerons la *zone ciliaire*. Une ligne festonnée, à laquelle on donne le nom d'*ora serrata*, sépare nettement ces deux parties.

Nous décrirons donc successivement, dans la tunique vasculaire de l'œil :

1° La *choroïde proprement dite* ;

2° La *zone ciliaire* ;

3° L'*iris*.

Nous terminerons cette étude de la membrane irido-choroïdienne par la description de ses *vaisseaux* et de ses *nerfs*.

A. — CHOROÏDE PROPREMENT DITE

La choroïde proprement dite, ou simplement la choroïde, représente un segment de sphère creuse, intercalé entre la sclérotique et la rétine. Elle présente dans son ensemble une teinte sombre tirant sur le brun ou sur le noir. Son épaisseur, égale à 0^{mm},4 ou 0^{mm},5 à sa partie postérieure, descend, à sa partie antérieure, jusqu'à 0^{mm},3 et même 0^{mm},2. Sa consistance est faible et rappelle celle de la pie-mère cérébrale, dont la choroïde peut être considérée comme un prolongement.

1° Configuration extérieure et rapports. — La choroïde nous présente, comme la sclérotique, deux surfaces, l'une extérieure, l'autre intérieure, et deux ouvertures, l'une postérieure, l'autre antérieure :

A. SURFACE EXTÉRIEURE. — La surface extérieure, convexe, répond dans toute son étendue à la surface intérieure de la sclérotique, à laquelle elle est unie par les vaisseaux et les nerfs ciliaires, ainsi que par une nappe de tissu conjonctif lâche, appelée *lamina fusca*.

B. SURFACE INTÉRIEURE. — La surface intérieure, concave, est en rapport avec la rétine, sur laquelle elle se moule, sans toutefois lui adhérer : il est, en effet, relativement facile de séparer l'une de l'autre les deux membranes. Chez certains animaux, cette face présente à sa partie postéro-externe une tache brillante, à reflets irisés, qui fait office de miroir, c'est le *tapis*. Il est d'un vert doré chez le mouton et chez le bœuf, d'un bleu argenté chez le cheval, d'un blanc pur bordé de bleu chez le chien, d'un jaune doré pâle chez le chat. Le tapis fait défaut chez l'homme.

C. Ouverture postérieure. — L'ouverture postérieure, destinée à livrer passage au nerf optique, fait suite à l'ouverture postérieure de la sclérotique. La choroïde est véritablement interrompue à ce niveau et forme au nerf optique un véritable canal. Il convient d'ajouter, cependant, qu'un certain nombre de ses éléments contribuent à former le plan antérieur de la lamina cribrosa (voir p. 393).

D. Ouverture antérieure. — L'ouverture antérieure, que l'on désigne encore sous le nom de bord antérieur de la choroïde, est située un peu en avant de l'équateur de l'œil. Elle est indiquée par une ligne circulaire et régulièrement festonnée, à laquelle nous avons déjà donné le nom d'*ora serrata*. Là, la choroïde proprement dite se continue avec la zone ciliaire.

2° Structure. — Considérée au point de vue de sa structure, la choroïde se compose de quatre couches concentriques, qui sont, en allant de dehors en dedans : 1° la *lamina fusca* ; 2° la *couche des gros vaisseaux* ; 3° la *couche des capillaires* ; 4° la *lame vitrée*. La couche de cellules pigmentaires, qui est située au-dessous de la lame vitrée, et que la plupart des auteurs classiques décrivent aujourd'hui encore comme une cinquième couche de la choroïde, appartient manifestement à la rétine et sera décrite avec cette dernière membrane.

A. Lamina fusca. — On désigne sous ce nom la nappe de tissu conjonctif qui se trouve située entre la sclérotique et la choroïde (fig. 275,2). Elle est constituée par un système de travées ou de lamelles conjonctives, s'entre-croisant dans tous les sens et interceptant entre elles des espaces libres, que nous devons considérer, avec Schwalbe, comme de vrais espaces lymphatiques. Du reste, une couche endothéliale, plus ou moins continue, tapisse les parois de ces

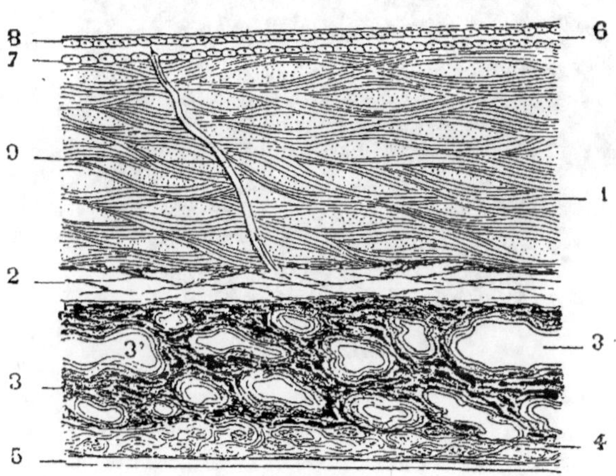

Fig. 275.

Coupe transversale de la sclérotique et de la choroïde
(*demi-schématique*).

1. sclérotique. — 2. lamina fusca et espace lymphatique supra-choroïdien. — 3. tissu propre de la choroïde, avec 3', ses vaisseaux. — 4. couche chorio-capillaire. — 5. lame vitrée. — 6. espace lymphatique supra-sclérotical ou espace de Tenon. avec : 7. sa couche endothéliale interne ; 8. sa couche endothéliale externe. — 9, canal lymphatique faisant communiquer les deux espaces supra-choroïdien et supra-sclérotical. — 10, tissu conjonctif de la membrane de Tenon.

différents espaces. D'autre part, les cloisons qui les séparent étant toujours incomplètes, les espaces lymphatiques de la lamina fusca communiquent tous entre eux. Ils constituent par leur ensemble l'*espace supra-choroïdien* de Schwalbe. On rencontre encore, sur les lamelles conjonctives de la lamina fusca, de nombreuses cellules étoilées remplies de granulations pigmentaires.

Les cellules pigmentaires de la lamina fusca, récemment étudiées par Hache (*C. R. Acad. des Sc.*, 1887), sont situées, non pas dans l'épaisseur des lamelles conjonctives, mais bien sur une de leurs faces, où elles rappellent assez bien, par leur disposition en plaques larges et étalées régulièrement, la disposition des cellules endothéliales. Toutefois, les cellules pigmentaires diffèrent de l'endothélium des séreuses, en ce qu'elles ne se touchent pas et ne forment par conséquent pas un revêtement continu. Il résulte encore des recherches de HACHE que la face de la lamelle conjonctive où se trouvent les cellules pigmentaires est dépourvue d'endothélium : celui-ci n'existe que sur la face opposée. Comme conséquence, les espaces lymphatiques ci-dessus décrits sont délimités, sur une de leurs faces, par un revêtement endothélial, sur l'autre par des cellules pigmentaires. Enfin, toujours d'après HACHE, l'orientation des lamelles de la lamina fusca est telle que leur face à revêtement endothélial est tournée du côté de la sclérotique, tandis que la face à cellules pigmentaires regarde les vaisseaux choroïdiens.

B. COUCHE DES GROS VAISSEAUX, STROMA CHOROÏDIEN. — La couche des gros vaisseaux (fig. 275,3) comprend deux plans : un plan profond formé par les artères, un plan superficiel formé par les veines.

Les *artères de la choroïde* proviennent des ciliaires courtes postérieures, branches de l'ophthalmique. Ces artères cheminent d'arrière en avant, parallèlement aux méridiens de l'œil, jetant latéralement de nombreux rameaux et ramuscules, dont les dernières divisions aboutissent à la couche choriocapillaire. Elles se font remarquer par le développement considérable de leur tunique musculaire.

Les *veines de la choroïde* présentent dans leur trajet et leur mode de terminaison une disposition vraiment caractéristique : elles forment des *tourbillons*, d'où les noms de *vasa vorticosa*, de *veines vorticineuses*, de *veines vorticillées* que lui donnent indistinctement la plupart des anatomistes. Voici en quoi consistent ces tourbillons (fig. 276) : un certain

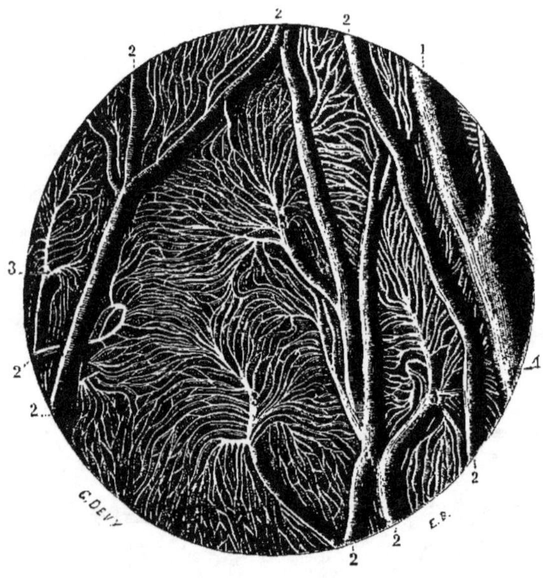

Fig. 276.

Les veines en tourbillons de la choroïde, d'après ARNOLD.

1, une grosse branche veineuse. — 2, 2, 2, 2, 2, veines d'un plus petit calibre. — 3, 3, 3, 3, petites veines recevant une foule de ramifications curvilignes, lesquelles se groupent autour d'elles en formant des tourbillons.

nombre de veinules, 10 à 15, convergent vers un même point, en suivant chacune une direction curviligne et, là, se réunissent en un seul troncule ; ce troncule et l'ensemble de ses affluents, tous plus ou moins contournés en arc, constituent un tourbillon. Les troncules, à leur tour, forment de nouveaux tourbillons, disposés suivant la même modalité que le précédent et aboutissant à un seul tronc, etc., etc. Finalement, les divers canaux veineux de la choroïde aboutissent à quatre tourbillons principaux, qui occupent le plan le plus superficiel de la couche des gros vaisseaux. Ces quatre tourbillons, que l'on voit très nettement sur la figure 276, ont leur centre placé un peu en arrière de l'équateur de l'œil : deux sont supérieurs et se distinguent en interne et externe ; les deux autres, inférieurs, se distinguent de même en interne et externe. Chacun d'eux donne naissance à une grosse veine, laquelle, se portant en arrière, perfore la sclérotique (fig. 244), pour aller se jeter dans l'ophthalmique. Morano (*Med. Centralbl.*, 1874) a décrit, autour des veines choroïdiennes, un système de gaines lymphatiques, qui les enveloppent à la manière de manchons et dans lesquelles circule la lymphe.

Les gros vaisseaux de la choroïde baignent dans une atmosphère conjonctive, le *stroma choroïdien*, lequel comprend : 1° des fibres du tissu conjonctif ; 2° de fines fibres élastiques ; 3° des fibres musculaires lisses (Müller) ; 4° de nombreux éléments cellulaires, dits *cellules de la choroïde*. Ces cellules, aplaties et étoilées, laissent échapper de nombreux prolongements, qui s'anastomosent avec les prolongements des cellules voisines, de manière à dessiner par leur ensemble un riche réseau. Chacune d'elles, prise à part, mesure de 20 μ à 40 μ de diamètre et présente, tant dans son noyau que dans son protoplasma, des amas plus ou moins considérables de granulations pigmentaires. A côté de ces cellules fortement pigmentées, on en trouve un certain nombre d'autres, dépourvues de pigment, qui ne sont vraisemblablement que des cellules lymphatiques.

C. Couche des capillaires. — La couche des capillaires, désignée généralement sous le nom de *couche chorio-capillaire* ou de *membrane de Ruysch* (fig. 275, 4), est essentiellement composée par un réseau de fins capillaires, dont les mailles, irrégulièrement arrondies au voisinage du nerf optique, s'allongent et s'élargissent d'autant plus qu'on se rapproche de l'ora serrata. Ces capillaires ont 9 μ de diamètre (Kölliker). Quant aux mailles qu'ils circonscrivent, elles mesurent de 10 μ à 20 μ en arrière, de 15 μ à 30 μ dans la région équatoriale, de 25 μ à 35 μ au voisinage de l'ora serrata. Les interstices des vaisseaux capillaires sont comblés par une matière amorphe finement granuleuse.

D. Membrane vitrée. — La membrane vitrée (fig. 275, 5) a été décrite pour la première fois par Bruch en 1844, d'où les noms de *membrane de Bruch*, de *vitrée de Bruch*, sous lesquels on la désigne quelquefois. C'est une membrane transparente, excessivement mince, épaisse seulement de 1 μ à 3 μ. Celle de ses faces qui est dirigée vers la rétine est lisse et complètement anhiste. La face opposée, en rapport avec la couche chorio-capillaire, présente au contraire un aspect finement fibrillaire.

Sattler (*Arch. f. Ophth.*, t. XXII) a décrit en 1876, entre les capillaires et les gros vaisseaux de la choroïde, une couche intermédiaire formée par un fin réseau de fibres élastiques. Ces fibres élastiques se disposent en une série de lamelles, que tapisse du côté des capillaires un revêtement continu de cellules endothéliales. Cette *couche intervasculaire* ou *couche de Sattler*, qui porte en réalité à cinq le nombre des couches de la choroïde, s'étend sans interruption depuis le nerf optique jusqu'à la zone ciliaire. On n'y rencontre jamais de cellules pigmentaires. Elle est l'homologue du tapis chez l'homme et chez les animaux dont la choroïde est dépourvue de cette tache brillante : c'est un tapis rudimentaire.

On a décrit, au point de vue de leur constitution histologique, deux espèces de tapis : le *tapis fibreux*, constitué par des éléments fibrillaires très fins ; le *tapis celluleux*, comprenant plusieurs rangées de cellules particulières, dites cellules irisantes, cellules à contours polygonaux qui mesurent de 30 à 40 μ de diamètre. Pour Sattler, le premier type de tapis, le tapis fibreux, serait formé par les fibres élastiques de son stratum intervasculaire, tandis que le tapis celluleux résulterait de l'accumulation des cellules endothéliales ci-dessus décrites, qui, en se modifiant dans leur protoplasma, se seraient transformées en cellules irisantes.

Voyez au sujet du tapis. Tourneux, *Contribution à l'étude du tapis chez les mammifères (Journ. de l'Anatomie, 1878).*

B. — Zone ciliaire

La zone ciliaire, intermédiaire à la choroïde proprement dite et à l'iris, comprend deux parties plus ou moins distinctes, qui sont superposées dans le sens antéro-postérieur : le *muscle ciliaire* en avant, les *procès ciliaires* en arrière.

1° Muscle ciliaire. — Le muscle ciliaire (fig. 277, 7 et 8), encore appelé *muscle de Brücke, muscle tenseur de la choroïde,* occupe le plan antérieur ou superficiel de la zone ciliaire.

A. FORME ET DIMENSIONS. — Vu en avant (fig. 281, *b*), il revêt la forme d'une bande ou plutôt d'un anneau aplati, d'une coloration blanc grisâtre, dont la largeur, d'après WARLOMONT, atteint 7 millimètres sur le côté temporal du globe de

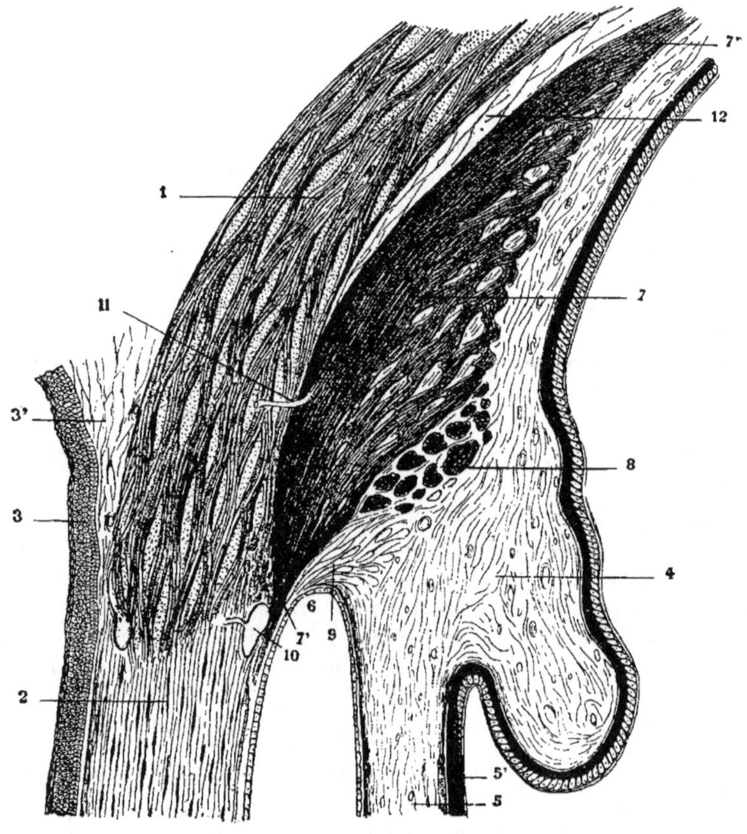

Fig. 277.

Coupe méridienne de l'œil pour montrer les deux portions du muscle ciliaire.

1, sclérotique. — 2, cornée. — 3, conjonctive, avec 3', le tissu sous-conjonctival. — 4, procès ciliaires. — 5, iris, avec 5', son revêtement pigmentaire. — 6, angle irido-cornéen. — 7, portion radiée du muscle ciliaire, avec : 7' son tendon antérieur ; 7", son tendon postérieur. — 8, portion circulaire du muscle ciliaire. — 9, ligament pectiné et espaces de Fontana. — 10, canal de Schlemm. — 11, une veine ciliaire antérieure traversant la sclérotique. — 12, espace lymphatique supra-choroïdien.

l'œil, 6 millimètres seulement sur le côté nasal. Son épaisseur augmente considérablement d'arrière en avant : elle mesure 0,2 de millimètre environ à sa partie postérieure, tandis qu'elle atteint au voisinage de l'iris 0,6 et 0,8 de millimètre. Le muscle ciliaire nous apparaît, par conséquent, sur des coupes méridiennes de l'œil (fig. 277), sous l'aspect d'un triangle dont le sommet répond à l'ora serrata et dont la base regarde la pupille ou, si l'on veut, l'axe antéro-postérieur de l'œil.

B. RAPPORTS. — Ainsi entendu, le muscle ciliaire nous présente deux faces, l'une antérieure, l'autre postérieure. La *face antérieure* s'applique contre la sclérotique, dont elle n'est séparée que par un mince prolongement de la lamina fusca. La *face postérieure* répond aux procès ciliaires, que nous décrirons dans un instant.

C. Constitution anatomique. — Au point de vue de sa constitution anatomique, le muscle ciliaire se compose de deux ordres de fibres ; des fibres radiées et des fibres circulaires. Les unes et les autres appartiennent, chez l'homme tout au moins, à la variété des fibres lisses.

a. *Fibres radiées.* — Les fibres radiées (fig. 277, 7), encore appelées *fibres antéro-postérieures* ou *fibres méridiennes,* prennent naissance sur cet anneau (*anneau tendineux* de Döllinger) que nous avons décrit (p. 401) en arrière du canal de Schlemm et qui est une dépendance de la membrane de Descemet. Cet anneau devient ainsi, pour le muscle ciliaire, un véritable tendon annulaire. De là, les fibres méridiennes se portent en arrière, en divergeant. Dans ce trajet, elles sont d'abord nettement parallèles aux plans méridiens de l'œil. Mais, après un certain parcours elles s'infléchissent sur elles-mêmes, pour cheminer alors obliquement ou même en sens équatorial et s'anastomoser les unes avec les autres : il en résulte un plexus à mailles très irrégulières. Finalement, les fibres méridiennes du muscle ciliaire se terminent, les superficielles dans le stroma choroïdien, les profondes dans le tissu conjonctif des procès ciliaires.

b. *Fibres circulaires.* — Les fibres circulaires (fig. 277, 8), que l'on désigne encore sous le nom de *fibres orbiculaires, fibres annulaires, fibres équatoriales,* occupent la partie postéro-interne du muscle ciliaire. Elles se présentent, sur les coupes méridiennes, sous la forme de deux ou trois gros faisceaux, irrégulièrement arrondis et séparés les uns des autres par une couche fort épaisse de tissu conjonctif. Leur ensemble constitue un véritable muscle annulaire, parallèle à la grande circonférence de l'iris. Nous l'appellerons du nom de l'anatomiste français qui l'a découvert en 1856, le *muscle de Rouget.* Les anatomistes allemands lui donnent le nom de *muscle de Müller,* bien que Müller ne l'ait décrit qu'en 1857, un an après Rouget.

D. Nature des fibres constitutives du muscle ciliaire. — Considérées isolément, les fibres constituantes du muscle ciliaire, qu'elles appartiennent à la portion radiée ou à la portion circulaire, sont des fibres lisses, mesurant en moyenne de 50 à 75 μ de longueur sur 6 μ de largeur.

E. Développement comparatif des fibres radiées et des fibres circulaires. — Quant au développement comparatif des deux ordres de fibres, fibres radiées et fibres circulaires, il présente des variations individuelles aussi fréquentes qu'étendues. Il résulte des recherches d'Iwanoff et de Arlt, entreprises sur ce sujet : 1° que les fibres circulaires sont peu nombreuses ou même complètement absentes chez les sujets atteints de myopie ; 2° qu'elles sont très développées, au contraire, chez certains hypermétropes ; elles peuvent atteindre, dans ce dernier cas, jusqu'au tiers de la masse totale du muscle ciliaire. On admet généralement que, pour l'œil normal, les fibres radiées représentent les neuf dixièmes de la masse totale du muscle ciliaire ; les fibres circulaires n'en représenteraient par conséquent qu'un dixième.

2° Procès ciliaires. — On donne le nom de procès ciliaires à une série de replis disposés en sens méridien, qui se trouvent situés à la partie postérieure du muscle ciliaire. Pour bien les voir et pour prendre en même temps une notion exacte de

leur disposition et de leurs rapports, l'un des meilleurs procédés consiste à sectionner le globe oculaire au niveau de son équateur et à examiner l'hémisphère
antérieur par sa face postérieure. On constate alors (fig. 278, 2) que les plis en
question commencent un peu en avant de l'ora serrata et s'étendent de là jusqu'au cristallin, en formant autour de ce dernier organe une élégante collerette :
c'est la *couronne ciliaire* ou, tout simplement, le *corps ciliaire*.

A. FORME ET RAPPORTS. — Chacun des procès ciliaires a la forme d'une pyramide
triangulaire de 3 à 5 millimètres de longueur, dont le sommet dirigé en arrière se
confond avec la choroïde au ni-
veau de l'ora serrata, tandis que
la base, plus ou moins arrondie
et plus ou moins renflée, remplit
l'espace qui sépare la face postérieure de l'iris de la face antérieure du cristallin (*chambre
postérieure de l'œil*).

Des trois faces que présente
chacun des procès ciliaires, l'une,
dirigée en avant, est en rapport
avec la face postérieure du muscle ciliaire; les deux autres, laté-

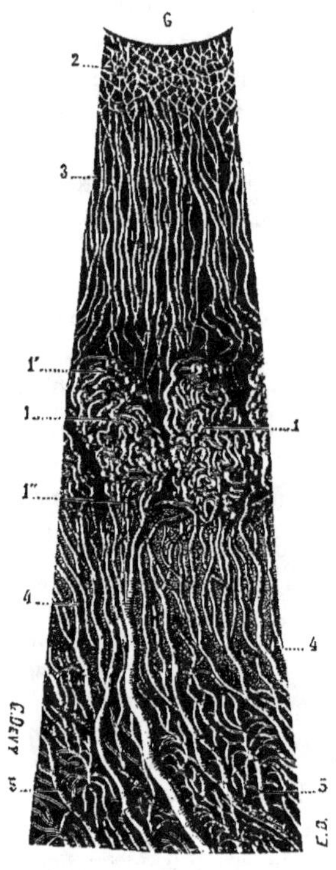

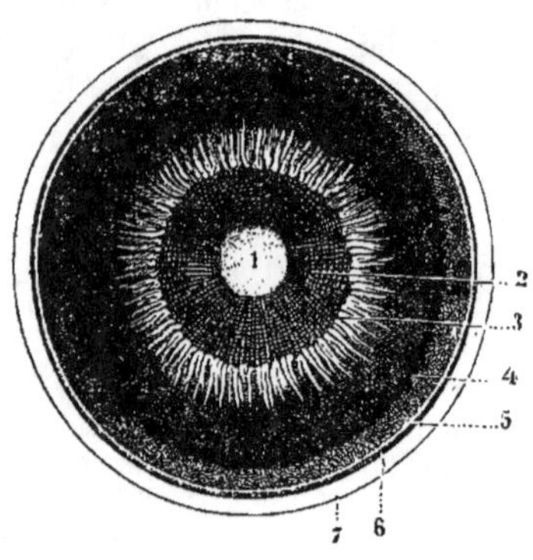

Fig. 278.

L'hémisphère antérieur de l'œil, vu par
sa face postérieure (d'après ZINN).

1, cornée transparente. — 2, iris. — 3, couronne ciliaire. — 4, ora serrata. — 5, rétine. —
6, choroïde. — 7, sclérotique.

Fig. 279.

Un segment de l'iris, du corps ciliaire et de la
choroïde, vu par leur face postérieure.

1. 1. procès ciliaires. avec : 1', leur base; 1''. leur sommet. —
2, petit cercle de l'iris. — 3. vaisseaux de l'iris cheminant en
sens radiaire. — 4. veines efférentes des procès ciliaires, au niveau de l'ora serrata. — 5. veines et tourbillons secondaires de la
choroïde, allant former les vasa vorticosa. — 6. orifice pupillaire.

rales, répondent aux faces similaires des procès ciliaires voisins, mais sans entrer
en contact avec elles. Tous les procès ciliaires sont en effet séparés de leurs voisins
par des sillons plus ou moins profonds, qui se dirigent comme eux en sens méridien et que l'on désigne communément sous le nom de *vallées ciliaires*. Dans ces
vallées ciliaires s'insinuent les replis de la zone de Zinn, qui, comme nous le verrons plus loin (voy. *Corps vitré*), séparent le corps ciliaire de l'humeur vitrée.

B. VOLUME ET NOMBRE. — Les procès ciliaires varient légèrement, quant à leur
longueur et à leur volume. Leur nombre, au contraire, présente une constance

remarquable : on en compte, chez l'homme 70, très rarement un de plus ou un de moins (NUEL).

C. CONSTITUTION ANATOMIQUE. — Envisagés au point de vue de leur structure, les procès ciliaires sont essentiellement constitués par des paquets de vaisseaux qui s'anastomosent et se ramifient jusqu'à production de capillaires (fig. 279,1). Les veines prédominent de beaucoup sur les artères et se caractérisent par une disposition fortement flexueuse. Le tout est plongé dans une trame conjonctive où l'on distingue, au milieu d'une grande quantité de substance amorphe, des cellules étoilées plus ou moins chargées de pigment. Les procès ciliaires sont revêtus, en arrière, par un prolongement de la lame vitrée de la choroïde et par une couche régulière de cellules épithéliales pigmentées qui dépendent de la rétine (voy. *Portion ciliaire de la rétine*).

Accommodation. — L'œil est comparable à l'appareil de physique appelé chambre obscure. L'iris, avec son orifice central, est un diaphragme, réglant suivant les besoins la quantité de lumière qui pénètre dans l'appareil. La rétine est un écran sensibilisé sur lequel vient se former l'image des objets extérieurs. Le cristallin enfin est une lentille biconvexe, qui fait converger les rayons émanés de chaque point de l'objet sur un point défini de l'écran de manière à former sur celui-ci une image réelle et renversée, d'après les lois de la réfraction dans les ménisques convergents.

Dans l'appareil physique qui nous sert de comparaison, la position respective de la lentille et de l'écran étant une fois réglée et fixe, l'objet doit être à une distance également déterminée de la lentille pour que l'image soit nette sur l'écran. Plus loin ou plus près, les rayons lumineux émanant de sa surface auraient, après leur réfraction dans la lentille, leur point de convergence en deçà ou au delà de l'écran et l'image serait alors diffuse.

Or, il n'en est pas de même pour l'œil humain. Nous apercevons en effet d'une façon également distincte tous les objets éclairés, quelle que soit leur situation dans l'espace, depuis l'infini jusqu'à une distance de quelques centimètres au-devant de la cornée. L'appareil biologique a donc sur l'appareil physique cette grande supériorité de ne pas être fixe, mais de se modifier suivant les besoins et de se disposer toujours d'une façon telle que les objets, quelle que soit leur distance, viennent toujours former leur image sur la rétine. Cette fonction remarquable, que possède l'œil, de *s'accommoder* ainsi à toutes les distances a reçu le nom d'*accommodation*. Elle réside, comme l'a démontré HELMHOLTZ, dans le cristallin qui, sans se déplacer, modifie ses deux courbures, l'antérieure principalement : c'est ainsi que, lorsqu'on fixe un objet rapproché, le cristallin bombe en avant, pendant que son diamètre équatorial diminue ; inversement, quand on porte le regard sur un objet éloigné, le cristallin s'aplatit, pendant que le diamètre équatorial augmente. L'expérience bien connue des *images de Purkinje* (voy. les *Traités de physiologie*) nous démontre ce double fait d'une façon aussi élégante que précise.

Ces changements de courbure du cristallin dans l'accommodation sont passifs, en ce qui concerne la lentille elle-même qui, ne possédant pas de fibres musculaires, ne présente aucun mouvement qui lui appartienne en propre. L'agent direct, l'agent immédiat de la déformation cristallinienne est le muscle ciliaire et en particulier sa portion radiée. A l'état de repos du muscle, le cristallin est soumis à l'action d'une membrane annulaire que nous étudierons plus tard, la *zonula*, laquelle en s'insérant sur l'équateur, attire cet équateur dans un sens excentrique et aplatit par conséquent la lentille. Lorsque le muscle ciliaire se contracte, ses fibres radiées, prenant leur point fixe au niveau de l'angle irido-cornéen, por-

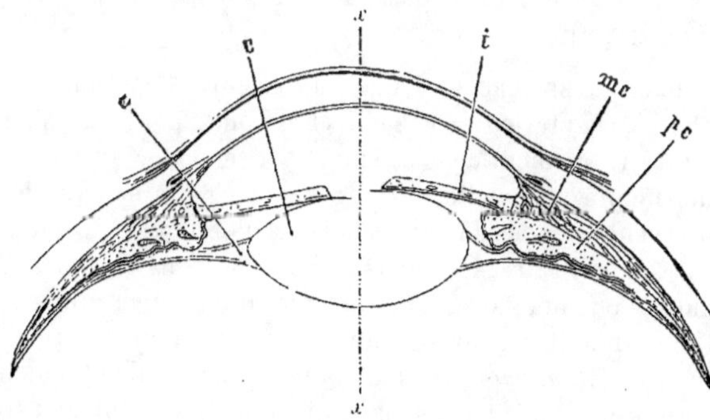

Fig. 280.

Mécanisme de l'accommodation oculaire. Dans la moitié gauche de la figure, le cristallin aplati est accommodé pour la vision des objets éloignés. Dans la moitié droite, le cristallin, par suite de la contraction du muscle ciliaire et du relâchement de la zonula, bombe fortement en avant en repoussant l'iris : il est accommodé pour la vision des objets rapprochés.

m c, muscle ciliaire. — *p c*, procès ciliaires. — *i*, iris. — *c*, cristallin. — *z*, zonula. *x x*, axe antéro-postérieur.

tent en avant le bord antérieur de la choroïde et, du même coup, relâchent la zonula qui adhère intimement à ce bord. Comme conséquence de ce relâchement, le cristallin, qui n'est plus soumis maintenant à l'influence de la zonula, revient en vertu de son élasticité à ce que j'appellerai sa *position de repos*, sa *configuration propre* : son diamètre équatorial diminue, en même temps que son diamètre antéro-postérieur augmente, entraînant nécessairement le bombement de ses faces (voy. fig. 280).

Le muscle ciliaire devient aussi le *muscle de l'accommodation*, le *muscle accommodateur*. Ce muscle est sous la dépendance d'un centre ganglionnaire, le *plexus ciliaire* (p. 915), dans lequel viennent se terminer deux ordres de fibres motrices : des fibres du moteur oculaire commun et des fibres du grand sympathique. — Les premières, celles qui émanent du moteur oculaire commun, agissent à la manière d'un nerf moteur ordinaire. Leur excitation fait contracter le muscle ciliaire et détermine, comme une conséquence de cette contraction, le relâchement de la zonula et le bombement du cristallin. — Les autres, celles qui proviennent du sympathique, agissent aussi sur le cristallin, mais par un mécanisme tout différent. A ce sujet, MORAT et DOYON (*C. R. Acad. des Sc.*, 1891) ont établi par des expériences sur le chat, le chien et le lapin : 1° que la section du sympathique amène une exagération légère de la courbure du cristallin ; 2° que son excitation, au contraire, détermine une diminution de cette courbure, un aplatissement de la lentille par conséquent. Comme il n'existe pas dans l'œil d'appareil anatomique permettant d'expliquer ce double phénomène par une contraction musculaire, MORAT et DOYON admettent que le sympathique se comporte ici comme un nerf d'arrêt et agit par un phénomène d'inhibition sur le plexus ciliaire.

Quoi qu'il en soit de l'explication, il est de fait que le moteur oculaire commun et le grand sympathique, en ce qui concerne l'accommodation, sont réciproquement antagonistes : l'un fait bomber le cristallin, l'autre l'aplatit. Le premier est le *nerf accommodateur pour la vision des objets rapprochés* ; le second, le *nerf accommodateur pour les objets éloignés*.

C. — IRIS

L'iris est le segment le plus antérieur de la tunique vasculaire de l'œil. Placé de champ en avant du cristallin, de forme régulièrement circulaire et percé à son centre d'un orifice également circulaire, la pupille, il représente exactement un de ces diaphragmes que l'on emploie dans les instruments d'optique. Comme la choroïde, l'iris est d'une consistance faible. Il mesure de 12 à 13 millimètres de diamètre et présente une épaisseur moyenne de $0^{mm},3$.

1° Conformation extérieure et rapports. — On considère à l'iris deux faces, l'une antérieure, l'autre postérieure, et deux circonférences que l'on distingue en grande et petite :

A. FACE ANTÉRIEURE. — La face antérieure, légèrement convexe, limite en arrière la chambre antérieure de l'œil et répond, par conséquent, à l'humeur aqueuse. Elle est diversement colorée suivant les sujets. Mais sa coloration est généralement en harmonie avec celle des cheveux : c'est ainsi que les iris d'une teinte claire s'observent chez les sujets à cheveux blonds ; les iris d'une teinte foncée caractérisent, au contraire, les sujets à cheveux bruns ou noirs. Chacun sait que, chez les albinos, l'iris nous présente une coloration rouge diffuse.

TOPINARD admet cinq tons fondamentaux pour désigner la coloration des yeux : *noir, foncé, marron, gris* et *bleu*. Voici, sur 100 sujets, la répartition de ces différents tons pour trois pays qui correspondent aux trois principales latitudes d'Europe :

	SCANDINAVIE (lat. septentrionale)	FRANCE (lat. moyenne)	ESPAGNE (lat. méridionale)
Yeux noirs.	2,1	4,5	21,5
Yeux foncés.	6	14,1	19,7
Yeux marrons	6,3	10,7	16,4
Yeux gris.	17,2	26,2	18,5
Yeux bleus	68,4	44,5	23,9
	100,0	100,0	100,0

On voit par ce tableau que les nuances foncées augmentent en passant des latitudes septentrionales aux latitudes méridionales ; qu'au contraire les nuances claires, relativement rares chez les peuples méridionaux, atteignent leur maximum chez les peuples du Nord. En France, les yeux bleus se présentent avec une proportion de 44,5 p. 100, les yeux franchement noirs avec une proportion de 4,5 p. 100 seulement.

Quel que soit le ton fondamental de l'iris, la coloration de la face antérieure de cette membrane n'est jamais uniforme, mais forme deux zones concentriques ordinairement très distinctes : l'une, plus petite, large de 1 ou 2 millimètres, entoure la pupille, c'est l'*anneau coloré interne ;* l'autre, plus grande, large de 3 ou 4 millimètres, est placée tout autour de cette dernière dans la région de la grande circonférence de l'iris, c'est l'*anneau coloré externe*. On rencontre en outre çà et là, même sur des iris normaux, quelques taches irrégulières brunes ou noires, tranchant nettement sur la coloration des parties voisines ; elles sont dues à des dépôts accidentels de pigment. Quand ces taches sont nombreuses et répandues sur toute la surface de l'iris, cette membrane prend comme un aspect tigré.

La face antérieure de l'iris est parcourue par des stries, plus ou moins visibles suivant les sujets, lesquelles partent de la petite circonférence et se portent vers la grande circonférence à la manière de rayons. Ces stries répondent aux vaisseaux de l'iris. Comme on le conçoit sans peine, elles sont rectilignes quand la pupille est rétrécie et que la membrane irienne présente son plus grand développement ; elles sont plus ou moins flexueuses, au contraire, quand la pupille est dilatée et l'iris fortement réduit en surface.

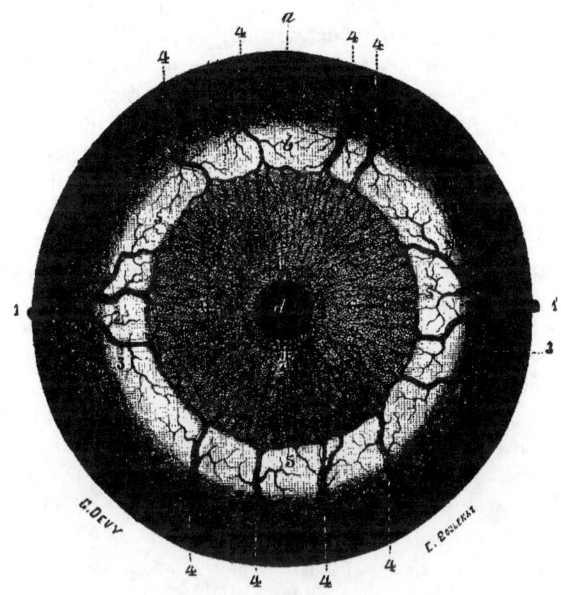

Fig. 281.

L'iris, vu par sa face antérieure avec son grand cercle
artériel et son petit cercle artériel.

a, choroïde. — *b*, muscle ciliaire. — *c*, iris. — *d*, pupille.
1, et 1', les deux artères ciliaires longues, avec : 2, leur branche de bifurcation ascendante ; 3, leur branche de bifurcation descendante. — 4, 4, 4, artères ciliaires antérieures. — 5, grand cercle artériel de l'iris. — 6, 6, ses branches iriennes cheminant en sens radiaire. — 7, petit cercle artériel de l'iris, disposé tout autour de la papille.

B. FACE POSTÉRIEURE. — La face postérieure de l'iris, légèrement concave, présente chez tous les sujets, les albinos exceptés, une coloration noir foncé. Elle répond par sa partie centrale à la face antérieure du cristallin. Par sa partie excentrique, elle est contiguë aux procès ciliaires, auxquels l'unissent quelques vaisseaux : ces procès ciliaires déterminent sur elle des sillons d'empreinte plus ou moins marqués.

C. GRANDE CIRCONFÉRENCE. — La grande circonférence de l'iris répond à la zone ciliaire et à la ligne de jonction de la sclérotique avec la cornée (*ligne scléro-cornéenne*). Elle est maintenue en position : 1° par la continuité de son tissu conjonctif avec celui qui entre dans la constitution du muscle ciliaire ; 2° par les nombreux vaisseaux qui, de la face postérieure du muscle ciliaire, pénètrent dans le tissu propre de l'iris ; 3° enfin, par les prolongements du ligament pectiné de HUECK (p. 401), qui se portent de l'anneau tendineux de DÖLLINGER, sur la face antérieure de l'iris.

D. PETITE CIRCONFÉRENCE. — La petite circonférence, encore appelée bord pupillaire, circonscrit un orifice arrondi, la *pupille* (fig. 281, *d*). Cette petite circonférence est représentée par un fort liséré de coloration noirâtre, qui est particulièrement visible sur des yeux atteints de cataracte.

L'orifice pupillaire, essentiellement mobile, a pour destination de doser pour ainsi dire, suivant les circonstances, la quantité de rayons lumineux qui pénètrent dans l'œil. C'est ainsi qu'il se rétrécit sous l'influence d'une vive lumière, qu'il s'élargit au contraire dans un milieu faiblement éclairé, ne laissant jamais arriver à la rétine que la quantité de lumière nécessaire pour la production d'une impression normale. À l'état de dilatation moyenne, la pupille mesure 3 ou 4 millimètres de diamètre.

Il est à remarquer que la pupille n'occupe pas toujours exactement le centre de l'iris : sur 161 individus examinés par FOUCHER, elle a été trouvée centrale sur 98, portée en dedans sur 12, portée en haut sur 15, en haut et en dedans sur 31, en haut et en dehors sur 5.

De plus, la pupille n'est pas toujours exactement circulaire : sur 154 sujets examinés par le même observateur, elle ne présentait cette disposition que sur 120 ; sur tous les autres, elle était plus ou moins elliptique, à grand diamètre transversal sur 6, à grand diamètre vertical sur 6, à grand diamètre oblique externe sur 14, à grand diamètre oblique interne sur 8.

MEMBRANE PUPILLAIRE. — Pendant la plus grande partie de la vie fœtale, la pupille est fermée par une membrane circulaire, mince et transparente, qui se continue par sa circonférence avec la petite circonférence de l'iris : c'est la *membrane pupillaire* ou *membrane de Wachendorf*, du nom de l'anatomiste qui, le premier, l'a bien décrite en 1738.

La membrane pupillaire est parcourue par de nombreux vaisseaux, lesquels viennent de deux sources : les uns, situés sur le prolongement de ceux de l'iris, appartiennent manifestement à la tunique vasculaire de l'œil ; les autres abordent la membrane par sa face postérieure et proviennent du réseau vasculaire qui entoure le cristallin pendant la période fœtale (voy. *Cristallin*).

Ces vaisseaux, cheminant en sens radiaire, se dirigent vers le centre de la membrane pupillaire. Au moment de l'atteindre, ils s'infléchissent sur eux-mêmes et se terminent en formant des anses, dont la concavité regarde la grande circonférence de l'iris. Il existe donc toujours, à la partie centrale de la membrane pupillaire, un petit espace qui se trouve dépourvu de vaisseaux et qui est justement circonscrit par ces anses terminales.

La membrane pupillaire reste entière jusqu'à la fin du septième mois de la vie fœtale. À cette époque, on la voit s'amincir à son centre et présenter même bientôt un tout petit orifice, premier rudiment de la pupille. Dans les huitième et neuvième mois, cet orifice s'agrandit graduellement par suite de la résorption progressive de la membrane de Wachendorf, laquelle a entièrement disparu chez l'homme, sauf quelques cas exceptionnels, dans les derniers jours qui précèdent la naissance.

2° Structure. — L'iris est constitué par cinq couches superposées, qui sont en procédant d'avant en arrière : 1° l'épithélium antérieur ; 2° la membrane basale antérieure ; 3° le tissu propre de l'iris ; 4° la membrane basale postérieure ; 5° l'épithélium postérieur.

A. COUCHE ÉPITHÉLIALE ANTÉRIEURE. — La couche épithéliale antérieure (fig. 283,6) est constituée par une rangée unique de cellules aplaties, à contours polygonaux, dépourvues de pigment. Elle se continue, au niveau de l'angle irido-cornéen, avec la couche épithéliale qui tapisse la face postérieure de la cornée. Fuchs en 1885 et, après lui, Nuel et Cornil (1890) ont décrit sur la face antérieure de l'iris des dépressions ou *cryptes*, au fond desquelles les cellules épithéliales et même la membrane basale font entièrement défaut. Il existerait donc au fond des cryptes de véritables stomates, établissant une libre communication entre les espaces lymphatiques de l'iris et la chambre antérieure. Les *stomates iriens* de Fuchs, dont on comprendra toute l'importance au point de vue de la circulation de la lymphe et de l'absorption des substances injectées dans la chambre antérieure sont arrondis ou allongés en forme de fente (fig. 282,2). Leurs dimensions sont très variables : les plus grands, d'après Nuel et Cornil, ont un dixième et même deux dixièmes de milli

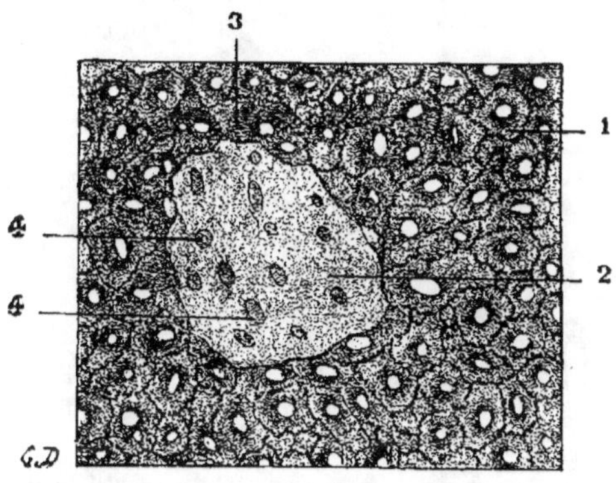

Fig. 282.

Épithélium antérieur de l'iris (d'après Nuel et Cornil).

1, cellules épithéliales avec leurs noyaux. — 2, un stomate de Fuchs. — 3, une cellule épithéliale qui se renverse vers le stomate. — 4, 4, noyaux apparaissant dans le fond du stomate.

mètre ; les plus petits mesurent de 20 μ à 8 μ seulement. De plus, l'observation démontre qu'ils ne sont pas uniformément répandus sur toute la face antérieure de l'iris : on ne les rencontre, en effet, que dans le voisinage de sa grande circonférence et sur sa portion juxta-pupillaire. Entre ces deux régions, se trouve une zone intermédiaire qui en est totalement dépourvue.

B. Membrane basale antérieure. — La membrane basale antérieure (fig. 283,7) est située immédiatement en arrière de l'épithélium, où elle se présente sous la forme d'une lame hyaline excessivement mince et sans structure apparente. Comme la couche épithéliale, elle se continue, au niveau de l'angle irido-cornéen, avec la lame élastique postérieure de la cornée ou membrane de Descemet.

C. Tissu propre de l'iris. — Le tissu propre de l'iris (fig. 283,8) est essentiellement formé par des fibres musculaires lisses et par des vaisseaux et des nerfs, baignant dans un stroma conjonctif :

a. *Fibres musculaires lisses.* — Les fibres musculaires se disposent en cercle autour de la pupille. Elles forment ainsi, tout autour de cet orifice, une espèce d'anneau aplati, de 1 millimètre à 1mm,3 de largeur. Son épaisseur mesure 0mm,1 au niveau du bord pupillaire, 0mm,25 au niveau du bord opposé. Quand elles se contractent, les fibres iriennes rétrécissent la pupille et constituent pour cet orifice un véritable sphincter, le *sphincter pupillaire.*

Indépendamment de ces fibres circulaires, sur l'existence desquelles l'accord est complet, un grand nombre d'anatomistes, parmi lesquels il convient de citer Henle, Kölliker, Iwanoff, Merkel, ont décrit dans l'iris des fibres radiées, qui s'étendraient à la manière de rayons de la grande circonférence à la petite. Pour Iwanoff, qui nous a donné de ces fibres une description fort détaillée, elles prendraient naissance, tout autour de la pupille, dans un plexus fort irrégulier, dont les travées seraient situées, en partie dans l'épaisseur même des fibres circulaires, en partie en arrière d'elles, immédiatement en avant de la couche épithé liale postérieure. Puis, arrivées au voisinage de la grande circonférence, elles s'enchevêtreraient de nouveau en décrivant des anses à concavité dirigée vers la pupille et, finalement, viendraient s'insérer, soit sur l'anneau tendineux de DÖLLINGER, soit sur le ligament pectiné de HUECK, qui, comme on le sait (p. 401), prolonge cet anneau du côté de l'iris.

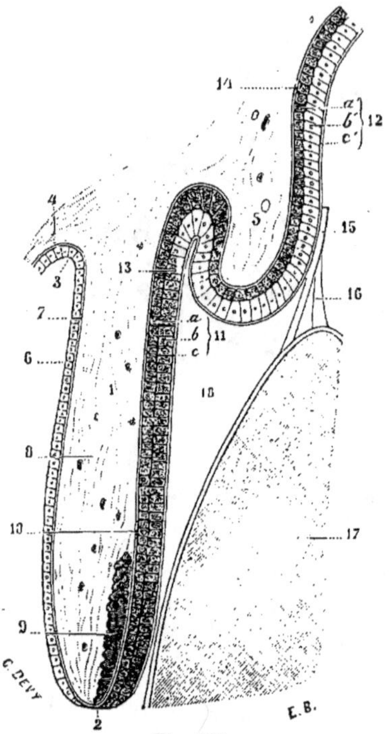

Au point de vue physiologique, ces fibres radiées, prenant leur point fixe du côté de la grande circonférence de l'iris, rapprocheraient de cette dernière la petite circonférence. Elles dilateraient ainsi l'orifice pupillaire et formeraient pour cet orifice un muscle antagoniste du sphincter, un véritable *muscle dilatateur de la pupille*. Malheureusement pour la théorie, les fibres radiées de l'iris, si elles existent chez quelques animaux, notamment chez le lapin et chez la loutre, ne sont pas encore, chez l'homme, admises sans conteste.

La question de l'existence ou de la non-existence d'un *muscle dilatateur de la pupille* chez l'homme est certainement l'un des points les plus controversés de l'anatomie oculaire. Comme nous l'avons dit plus haut, des anatomistes éminents tels que HENLE, KÖLLIKER, IWANOFF, LUSCHKA, MERKEL admettent ce muscle et le décrivent avec beaucoup de détails. Mais leur opinion a rencontré de nombreux adversaires. Le premier en date, comme aussi le plus acharné, a été GRÜNHAGEN. Dès 1864 (in *Virchow's Archiv.*, t. XXX), cet histologiste s'élève contre la description de HENLE relative au dilatateur de la pupille et, depuis cette époque, il n'a cessé de combattre les arguments et les faits qui ont été produits en faveur de son existence. Pour lui, les fibres radiées qui ont été vues en avant de la couche épithéliale postérieure de l'iris ne seraient pas des fibres musculaires, mais bien des fibrilles élastiques provenant de la membrane basale postérieure, laquelle aurait été artificiellement dissociée. Du reste, les noyaux caractéristiques des cellules musculaires feraient défaut sur ces fibres et ceux qu'on a décrits comme ayant cette signification appartiendraient réellement à la couche des cellules pigmentaires qui revêt la face postérieure de l'iris.

De 1885 à 1888, la littérature médicale relative à cette question s'est enrichie de trois mémoires, dus à BOÉ, à KOGANEÏ et à RETTERER. Tous les trois sont entièrement favorables aux conclusions de GRÜNHAGEN. C'est ainsi que BOÉ (*Arch. d'Ophtalmol.*, 1885), qui a écrit son mémoire sous les yeux du professeur SCHWALBE, rejette complètement le muscle dilatateur de HENLE, les noyaux qu'on avait pris pour des noyaux de fibres musculaires appartenant manifestement aux cellules pigmentaires de l'iris (fig. 284). KOGANEÏ (*Arch. f. mikr. Anat.*, 1885), qui a étudié comparativement l'iris de l'homme et celui de trente vertébrés différents, résout comme suit la question du dilatateur : ce muscle n'existe pas chez l'homme, le gorille, l'orang, le chien, le chat, le rat, le porc, le cheval, le bœuf, les reptiles et les poissons qu'il a examinés ; par contre, il y en a un, mais peu développé, chez le lapin, assez fort chez les oiseaux, plus fort encore chez la loutre. RETTERER, à son tour (*Bull. Soc. de Biologie*, 1888), en est arrivé, après de longues et patientes recherches sur un grand nombre de vertébrés, à n'admettre, en fait de fibres musculaires dans le stroma irien, que celles qui forment le sphincter pupillaire. Il rejette donc formellement, comme le fait GRÜNHAGEN, l'existence d'un dilatateur et il estime que les auteurs qui décrivent

Fig. 283.

Coupe méridienne de l'iris et d'un procès ciliaire (*demi-schématique*).

1, iris. — 2, son bord pupillaire. — 3, angle iridocornéen. — 4, ligament pectiné de HUECK. — 5, un procès ciliaire. — 6, couche épithéliale antérieure de l'iris. — 7, membrane basale antérieure. — 8, stroma irien, avec 9, faisceaux du sphincter pupillaire coupés en travers. — 10, membrane basale postérieure ou membrane de Bruch. — 11, couche épithéliale postérieure (portion irienne de la rétine), avec : *a*, sa couche épithéliale antérieure ; *b*, sa couche épithéliale postérieure ; *c*, la limitante interne. — 12, portion ciliaire de la rétine, avec : *a'*, pigment rétinien ; *b'*, couche de cellules cylindriques ; *c'*, limitante interne. — 13, point où les cellules de la couche *a'* se chargent de pigment. — 14, lame vitrée de la choroïde. — 15, zonula. — 16, canal de Petit. — 17, cristallin. — 18, chambre postérieure.

dans l'iris des fibres radiées ont dû souvent prendre comme telles les éléments cellulaires des cordons nerveux, dont la direction est en sens radiaire.

La question paraissait donc définitivement jugée quand, en 1895, GABRIELIDÈS, en se débarrassant du pigment irien par la méthode de GRIFFITH, a reconnu la nature musculaire de la couche de Henle et, de nouveau, a affirmé l'existence d'un muscle dilatateur de la pupille. Ce muscle, dit-il, composé d'une double et triple assise de cellules, part du tissu conjonctif du corps ciliaire. De là, il chemine, en diminuant d'épaisseur, vers le bord pupillaire, appliqué toujours contre l'épithélium pigmentaire. En atteignant la périphérie du sphincter, le muscle y prend une première insertion ; puis, continuant son parcours, passe derrière le sphincter et atteint le bord pupillaire. Dans son trajet, il prend quelques insertions sur le sphincter. Tout récemment (nov. 1897), VIALLETON a confirmé, dans ce qu'elles ont d'essentiel, les conclusions de GABRIELIDÈS. Pour lui, cependant, le dilatateur de la pupille ne serait pas constitué par deux ou trois assises de fibres-cellules semblables à celles du sphincter, mais se « composerait d'une mince membrane continue, formée de fibrilles contractiles et de noyaux ». Ce muscle aurait donc une disposition toute particulière et, comme d'autre part, il est étroitement accolé à l'épithélium, il y a lieu de se demander, avec VIALLETON, s'il ne s'agirait pas là d'un muscle épithélial, je veux dire d'un muscle dérivé de l'épithélium postérieur, rappelant exactement les cellules épithéliales externes des glandes sudoripares qui, elles aussi, se sont transformées en fibres musculaires lisses.

Les mouvements de l'iris, déterminant le rétrécissement ou la dilatation de la pupille, sont sous la dépendance des deux nerfs moteur oculaire commun et grand sympathique qui envoient l'un et l'autre des rameaux au plexus ciliaire. Or, la physiologie expérimentale nous enseigne : 1° que l'excitation du moteur oculaire commun se traduit par un rétrécissement de l'orifice pupillaire ; 2° que l'excitation du grand sympathique, au contraire, amène une dilatation de ce même orifice. — Avec la théorie ancienne (laquelle pourrait bien, si les recherches de GABRIELIDÈS sont confirmées, devenir la théorie nouvelle), qui admettait dans l'iris deux ordres de fibres, des fibres circulaires formant un muscle sphincter et des fibres radiées formant un dilatateur, l'explication de ces deux faits expérimentaux était des plus faciles : le moteur oculaire commun se rendait au sphincter et son excitation amenait une contraction de ce muscle et, par suite, un rétrécissement de la pupille ; d'autre part, le sympathique innervait le dilatateur et son excitation avait pour conséquence une contraction de ce muscle, entraînant à sa suite un agrandissement de l'orifice pupillaire. — Cette dernière conclusion, pour les physiologistes qui n'admettent pas l'existence d'un muscle dilatateur, est naturellement sans valeur. Pour eux CHAUVEAU, le phénomène de dilatation pupillaire qui suit l'excitation du sympathique serait attribuable à une action d'arrêt ou d'inhibition exercée par le sympathique sur le plexus ciliaire, plexus d'où émanent les nerfs destinés à l'iris.

b. *Vaisseaux et nerfs.* — Les vaisseaux iriens comprennent des artères, des veines et des lymphatiques. — Les *artères* émanent d'un cercle artériel, le *grand cercle artériel de l'iris* (voyez plus loin), qui est situé tout autour de la grande circonférence de cette membrane. Suivant dans leur trajet une direction radiaire, elles se portent vers la pupille et se résolvent autour de cet orifice en un riche plexus à mailles très étroites, le *petit cercle artériel de l'iris.* — Les *veines* suivent en sens inverse le trajet des artères et aboutissent aux veines des procès ciliaires. — Nous décrirons ultérieurement les *lymphatiques* et les *nerfs* de l'iris (voy. p. 423).

c. *Stroma conjonctif.* — Le stroma au sein duquel se trouvent les fibres musculaires et les vaisseaux que nous venons de décrire, comprend : 1° des fibres du tissu conjonctif ; 2° des fibres élastiques excessivement ténues ; 3° des cellules lymphatiques ; 4° des cellules étoilées, peu ou point pigmentées sur les yeux clairs, fortement pigmentées au contraire sur les yeux bruns ou noirs ; 5° enfin, des granulations pigmentaires libres. C'est de la proportion et probablement aussi de la nature variables de ce pigment que dépendent les teintes si variées que nous présente l'iris.

D. MEMBRANE BASALE POSTÉRIEURE. — La membrane basale postérieure (fig. 283,10), plus connue sous le nom de *couche de Bruch* ou *couche de Henle*, est une lame transparente, fort mince (3 à 4 μ seulement), limitant en arrière le tissu propre de l'iris. Vue de face, elle a un aspect nettement fibrillaire, mais les histologistes ne sont pas encore d'accord sur la signification de ces fibrilles : les uns les considèrent comme étant élastiques ; les autres (HENLE et, tout récemment, GABRIELIDÈS et VIALLETON) les regardent comme étant de nature musculaire et ce sont elles, comme nous l'avons vu à la page précédente, qui constitueraient par leur ensemble le muscle dilatateur et la pupille. Quoi qu'il en soit de sa nature histologique, la membrane de Bruch se continue avec la lame similaire qui tapisse la face postérieure des procès ciliaires et, par l'intermédiaire de cette dernière, avec la lame vitrée de la choroïde.

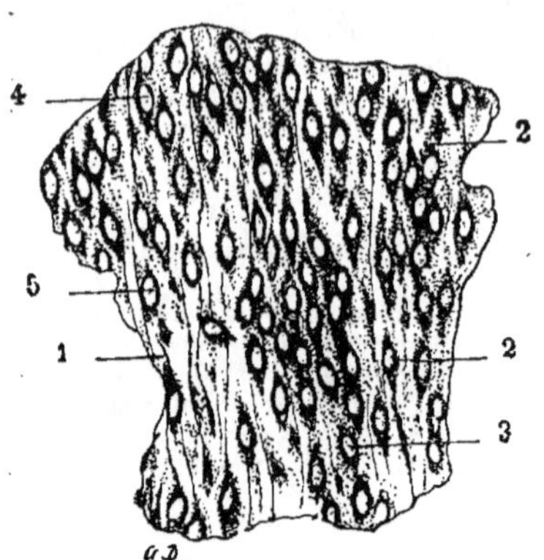

Fig. 284.

La membrane de Bruch vue par sa face postérieure (d'après KOGANEÏ).

1, membrane de Bruch, finement striée. — 2, 2, cellules de la couche antérieure de la portion irienne de la rétine, débarrassées d'une partie de leur pigment. — 3, 4, 5, leurs noyaux allongés en sens radiaire.

E. COUCHE ÉPITHÉLIALE POSTÉRIEURE. — Elle est formée (fig. 283, 11) par des cellules pigmentées qui se disposent en une double rangée à la face postérieure de l'iris. Cette couche, que certains auteurs désignent à tort sous le nom d'*uvée*, ne fait nullement partie de la tunique vasculaire de l'œil. Par son développement comme par ses connexions, elle appartient manifestement à la tunique nerveuse et sera décrite à propos de cette dernière membrane (voy. plus loin, *Portion irienne de la rétine*, p. 445).

D. — VAISSEAUX ET NERFS DE LA MEMBRANE IRIDO-CHOROÏDIENNE

1° Artères. — Les artères de la membrane irido-choroïdienne proviennent de trois sources différentes : des ciliaires courtes postérieures, des ciliaires longues postérieures et des ciliaires antérieures.

a. *Artères ciliaires courtes postérieures*. — Les artères ciliaires courtes postérieures (voy. ANGÉIOLOGIE), en nombre indéterminé, mais toujours fort nombreuses, traversent la sclérotique sur le pourtour du nerf optique et viennent se ramifier dans la choroïde, depuis sa partie postérieure jusqu'à l'ora serrata. Elles forment, ainsi que nous l'avons vu plus haut, un plan intermédiaire à la couche des capillaires qui sont situés au-dessous d'elles et à la couche des veines qui sont plus superficiellement placées. Des rameaux anastomotiques, particulièrement bien décrits par WOLFRING (*Arch. f. Ophtalmol.*, Bd. XVIII, 1872), réunissent le réseau choroïdien au niveau de la *lame criblée* de la sclérotique, d'une part avec le réseau du nerf optique, d'autre part avec le réseau de la rétine.

b. *Artères ciliaires longues postérieures*. — Les ciliaires longues postérieures (t. Ier, p. 980), au nombre de deux seulement, l'une interne ou nasale, l'autre externe ou temporale, traversent la sclérotique un peu en avant de l'orifice qui livre passage au nerf optique. Puis elles cheminent d'arrière en avant au-dessus de la choroïde, sans lui abandonner un seul rameau, et, arrivées au-devant du muscle ciliaire, se (fig. 281,3 et 4) divisent chacune en deux branches : une branche ascendante et une branche descendante. Ces branches de bifurcation s'anastomosent deux à deux, les ascendantes en haut, les descendantes en bas, de façon à former autour de la grande circonférence de l'iris un cercle complet, c'est le *grand cercle artériel de l'iris* (fig. 281,5).

c. *Artères ciliaires antérieures*. — Les artères ciliaires antérieures (voy. Angéiologie), en nombre variable, proviennent des artères musculaires. Elles traversent
la sclérotique dans le voisinage de l'insertion des muscles droits, arrivent sur le

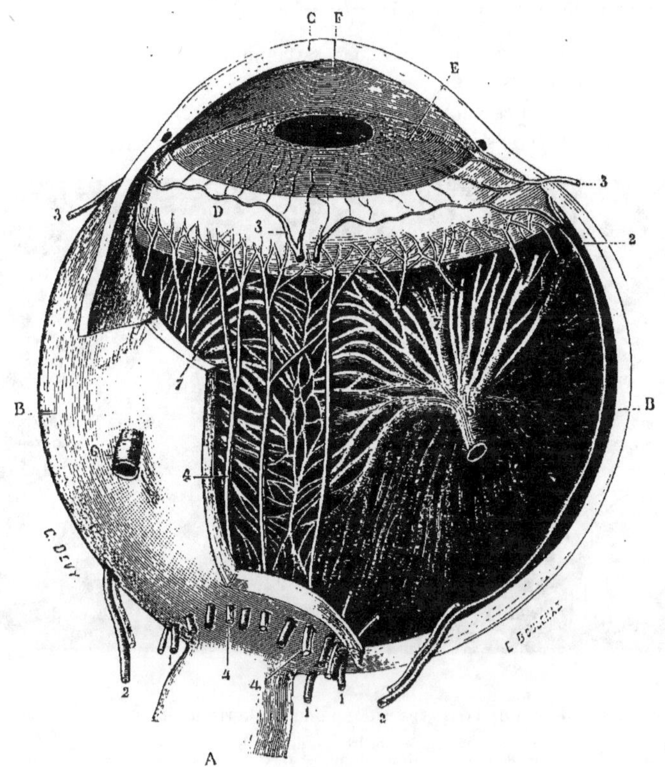

Fig. 285.

Vaisseaux et nerfs de la membrane irido-choroïdienne, vus d'en haut.

(La sclérotique et la cornée ont été réséquées dans la plus grande partie de l'hémisphère supérieur de l'œil,
pour mettre à découvert la choroïde, la zone ciliaire et l'iris.)

A, nerf optique. — B. sclérotique. — B', la même, vue en coupe au niveau du méridien horizontal. — C, coupe de la
cornée. — D, muscle ciliaire. — E, iris. — F, chambre antérieure de l'œil.
1. 1. artères ciliaires courtes postérieures. — 2. 2, artères ciliaires longues postérieures. — 3. 3, artères ciliaires
antérieures. — 4. 4. nerfs ciliaires. — 5, grosse veine (veine vorticineuse supéro-externe), recevant les vasa vorticosa
du quart supérieur et externe de la choroïde et des procès ciliaires. — 6, veine vorticineuse supéro-interne, sortant de
la sclérotique. — 7, vasa vorticosa de la choroïde.

muscle ciliaire et viennent se jeter alors dans le cercle artériel précité (fig. 281,4),
prenant ainsi une large part à sa constitution.

d. *Grand cercle artériel de l'iris*. — Le grand cercle artériel de l'iris (fig. 281,5)
est situé tout autour de la grande circonférence de l'iris, entre la sclérotique et le
muscle ciliaire. Il est dirigé parallèlement à l'équateur de l'œil ou, autrement dit,
à la ligne de jonction scléro-cornéenne. Du grand cercle artériel s'échappent,
comme artères collatérales, trois ordres de rameaux, savoir : 1° des *rameaux postérieurs* ou *ciliaires*, qui se distribuent au muscle ciliaire et aux procès ciliaires ;
2° des *rameaux iriens*, qui se portent dans l'iris, en suivant une direction radiaire,
se ramifient dans leur trajet à travers cette membrane et, finalement, viennent
former autour de la pupille, ainsi que nous l'avons vu plus haut (p. 419), le petit
cercle artériel de l'iris ; 3° des *rameaux choroïdiens*, généralement peu nom-

breux et très grêles qui cheminent sur la face antérieure du muscle ciliaire, en se dirigeant vers l'ora serrata, et viennent s'anastomoser à ce niveau avec l'extrémité antérieure du réseau choroïdien. De ce côté-là encore, le réseau artériel de la choroïde n'est pas complètement indépendant (voy. fig. 286).

2° Veines. — Nous les considérons successivement sur l'iris, sur le muscle ciliaire et sur la choroïde :

a. *Veines de l'iris.* — Les veines de l'iris suivent en sens inverse le trajet des artères homonymes. Arrivées à la grande circonférence de l'iris, elles s'unissent

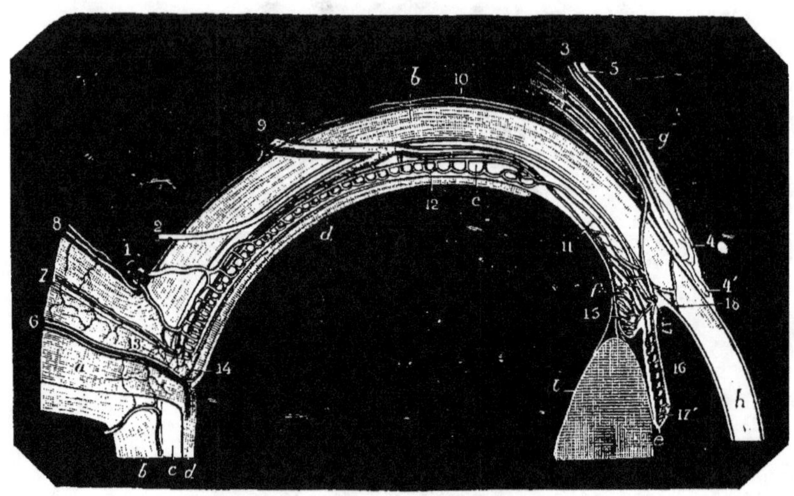

Fig. 286.

Schéma de la circulation de l'œil, vue sur une coupe horizontale (imité de LEBER).

1. artères ciliaires courtes postérieures. — 2. artères ciliaires longues postérieures. — 3, artères et veines ciliaires antérieures. — 4. vaisseaux antérieurs de la conjonctive bulbaire. — 5. ses vaisseaux postérieurs. — 6, artère et veine centrales de la rétine. — 7. vaisseaux sous-duraux du nerf optique. — 8. vaisseaux duraux du nerf optique. — 9. vasa vorticosa. — 10. artère et veine épisclérales. — 11, artère choroïdienne récurrente. — 12, capillaires de la choroïde. — 13, anastomoses des artères ciliaires courtes avec l'artère centrale de la rétine. — 14, anastomoses des vaisseaux choroïdiens avec les vaisseaux rétiniens. — 15, vaisseaux des procès ciliaires. — 16, vaisseaux de l'iris. — 17, grand cercle de l'iris. — 17', petit cercle de l'iris. — 18, canal de Schlemm.

a, nerf optique et sa gaine. — b, sclérotique. — c, choroïde. — d, rétine. — e, iris. — f, procès ciliaires. — g, conjonctive. — h, cornée. — i, cristallin.

aux *paquets veineux des procès ciliaires* et vont, avec ces derniers, grossir le réseau veineux de la choroïde, qu'elles rejoignent au niveau de l'ora serrata.

b. *Veines du muscle ciliaire.* — Les veines du muscle ciliaire se jettent en partie dans le réseau choroïdien. En partie aussi elles traversent la sclérotique d'arrière en avant pour venir déverser leur contenu dans les veines musculaires. On donne à ce dernier groupe le nom de *veines ciliaires antérieures;* elles suivent, comme on le voit, le même trajet que les artères homonymes.

c. *Veines de la choroïde.* — Les veines choroïdiennes, plus connues sous le nom de *vasa vorticosa* (voy. p. 408) en raison de leur disposition caractéristique en tourbillon, forment, ainsi que nous l'avons dit, un riche réseau situé immédiatement au-dessous de la lamina fusca. Ce réseau veineux de la choroïde aboutit à quatre canaux volumineux, deux supérieurs et deux inférieurs, qui traversent la sclérotique un peu en arrière du plan équatorial de l'œil et viennent s'ouvrir finalement, ainsi que nous l'avons déjà vu (t. 1er), dans les veines ophthalmiques. Il en résulte que, abstraction faite des quelques veines ciliaires antérieures

qui sont tributaires des veines musculaires, ces quatre canaux résument toute la
circulation veineuse de la membrane irido-choroïdienne.

3° Lymphatiques. — La membrane irido-choroïdienne paraît dépourvue, chez
l'homme tout au moins, de véritables vaisseaux lymphatiques. La lymphe y circule dans un système lacunaire qui a été particulièrement bien décrit par Schwalbe.

La lymphe de l'iris et des procès ciliaires se déverse dans la chambre antérieure
à travers un système de fentes, qui existent non seulement sur le pourtour de l'iris
entre les faisceaux du ligament pectiné, mais encore, comme l'a démontré Fuchs,
au niveau de son bord pupillaire. De la chambre antérieure, la lymphe passe dans
le canal de Schlemm et, de ce canal, dans les veines musculaires.

En ce qui concerne la choroïde, la lymphe y chemine dans des fentes lymphatiques et dans les gaines périvasculaires qui ont été signalées autour des veines
par Morano et par Schwalbe. Elle aboutit tout d'abord à l'*espace supra-choroïdien* de la lamina fusca ; puis, elle passe dans l'espace *supra-sclérotical* ou *espace
de Tenon*, par quatre canaux qui traversent la
sclérotique exactement sur les mêmes points que
les vasa vorticosa signalés ci-dessus, lesquels, on
le sait, amènent à la veine ophthalmique le sang
veineux de la choroïde, du corps ciliaire et de l'iris.

Les véritables vaisseaux lymphatiques, avons-nous dit
plus haut, n'existent pas dans la choroïde de l'homme.
Mais ils se rencontrent sur les yeux pourvus d'un tapis,
où ils ont été signalés en 1879 par Altmann et bien étudiés,
en 1889, par Alexander. Ce dernier observateur a même pu
voir, à la limite du tapis, les fentes conjonctives s'ouvrir
directement dans les capillaires lymphatiques. Si les faits
énoncés par Alexander étaient confirmés, il n'y aurait
plus aucun doute à avoir sur les relations étroites qui
existent entre les simples lacunes du tissu conjonctif et
les canaux lymphatiques vrais, que caractérisent leur forme
cylindrique et leur revêtement endothélial continu.

4° Nerfs. — Les rameaux nerveux destinés à la
tunique vasculaire de l'œil proviennent des nerfs
ciliaires, dont le plus grand nombre émanent du
ganglion ophthalmique, deux ou trois seulement
provenant directement du nasal. D'après les recherches déjà anciennes de Müller, contrôlées plus
récemment par Jeropheef, ces nerfs, après avoir
traversé la sclérotique, forment à la face externe
de la choroïde un riche plexus, le *plexus choroïdien*, dont les ramuscules efférents viennent se
perdre dans la tunique musculaire des vaisseaux
de la choroïde. Ce plexus est remarquable par la
présence d'un grand nombre de cellules ganglionnaires, disposées le long de ses travées (fig. 287).

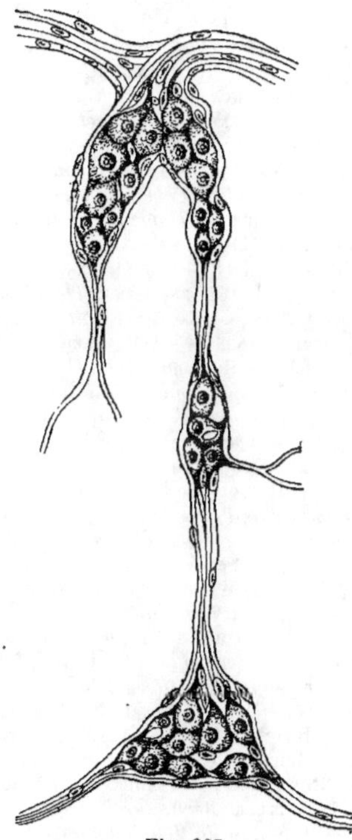

Fig. 287.

Groupe ganglionnaire du réseau
nerveux de la choroïde d'un adulte
(d'après Iwanoff).

Au-devant du muscle ciliaire, les nerfs précités
forment un deuxième plexus, le *plexus ciliaire*, très riche, lui aussi, en cellules
ganglionnaires et se terminant dans les faisceaux musculaires du muscle de Brücke.

Enfin, les nerfs ciliaires, considérablement amoindris par suite des rameaux
abandonnés sur leur parcours, pénètrent dans l'iris. Après s'être divisés dichotomiquement dans l'épaisseur de cette membrane, ils se résolvent en un troisième

plexus, le *plexus irien*, d'où l'on voit partir (ARNOLD et IWANOFF) trois ordres de fibres : 1° des fibres pâles, qui se portent sur la face postérieure de l'iris et dont la terminaison n'est pas encore connue ; 2° des fibres à myéline, qui se dirigent en avant et se résolvent, vers la face antérieure de l'iris, en un réseau de fibrilles excessivement ténues (*fibres sensitives*) ; 3° des fibres très fines, qui se distribuent aux fibres musculaires (*fibres motrices*). Il existe enfin des fibrilles terminales pour les vaisseaux de l'iris ; ces *fibres nerveuses vaso-motrices*, véritables régulateurs de la circulation irienne, ont été décrites en détail, en 1878, par MEYER. Contrairement à l'opinion émise par ARNOLD, MEYER, n'a pu rencontrer de cellules nerveuses dans l'iris du lapin. Ses conclusions concordent en cela avec les recherches antérieures de PAUSE, de FORMAD et de FÜRST, qui rejettent eux aussi l'existence de cellules ganglionnaires sur le trajet des nerfs de l'iris.

A consulter parmi les travaux récents sur la tunique vasculaire de l'œil : PAUSE, *Ueber die Nerven der Iris*, Arch. f. Ophthalm., 1877 ; — FORMAD, *The distribution of nerves in the iris*, Americ. Journ. of med. Sc., 1878 ; — FÜRST, *Om nerverna i iris*, Nord. med. Arkiv., 1880 ; — MEYER, *Die Nervenendigungen in der Iris*, Arch. f. mikr. Anatomie, 1879 ; — FUCHS, *Zur Anatomie der Iris*, Klin. Monatsbl., 1885 ; — BOÉ, *Quelques recherches sur la couche pigmentaire de l'iris et sur le soi-disant muscle dilatateur de la pupille*, Arch. d'Ophthalm., 1885 ; — KOGANEÏ, *Untersuch. über den Bau der Iris des Menschen u. der Wirbelthiere*, Arch. f. mikr. Anat., 1885 ; — DASTOJEWSKI, *Ueber d. Bau des Carpus ciliare u. der Iris von Säugethieren*, Arch. f. mikr. Anat., XXVIII, 1886 ; — DOGIEL, *Neue Untersuch. ü. d. pupillenerveiternden Muskeln*, etc., Arch. f. mikr. Anat., XXVII, 1886 ; — EWING, *Ueber ein Bauverhältniss des Irisumfanges beim Menschen*, Arch. f. Ophthalm., Bd. XXXIV, 1888 ; — HACHE, *Sur la structure de la choroïde*, etc., C. R. Acad. des Sciences, 1887 ; — WÜRDINGER, *Ueber die vergl. Anatomie des Ciliarmuskel*, Zeitschr. f. vergl. Augenheilk., IV, 1887 ; — LEYDIG, *Pigment der Hautdecke u. der Iris*, Verhandl. d. phys. medicin. Gesellsch. z. Wurzburg, 1888 ; — RETTERER, *Note sur la structure de l'iris chez les mammifères*, Bull. Soc. de biologie, 1888 ; — GRÜNHAGEN, *Ueber die Muskulatur u. die Bruch'sche Membran der Iris*, Anat. Anz., III, 1888 ; — LANG, *The ciliary processes and the suspensory ligament*, Ophth. Review, décembre 1888 ; — CZERMAK, *Beitrag zur kenntniss der sog. ciliorelinalen gefässe*, Wiener Klin. Wochenschr., 1888 ; — ALEXANDER, *Ueber die Lymphcapillären der Choroidea*, Arch. f. Anat. u. Phys., 1889 ; — REMSCHEWITSCH, *Ueber die Anastomosen der hinteren Ciliargefässe mit denen des Opticus und der Retina*, Klinische Monatsblätter f. Augenheilk., 1889 ; — ALEXANDER, *Ueber die Lymphcapilläre der Choroidea*, Arch. f. Anat. u. Physiol., 1889 ; — NUEL et CORNIL, *Endothélium de la chambre antérieure de l'œil*, Arch. d'Ophthalm., 1890, p. 409 ; — NICATI, *La glande de l'humeur aqueuse*, Arch. d'Ophthalm., 1890, p. 281 ; — BOUCHERON, *Nerfs de l'hémisphère antérieur de l'œil*, Bull. Soc. de biol., 1891 ; — HOCQUARD, *Recherches sur l'Anat. et la phys. de l'appareil accommodateur*, Paris, 1891 ; — MORAT et DOYON, *Le grand sympathique nerf de l'accommodation pour la vision des objets éloignés*, C. R. Acad. des Sciences, 1891 ; — DOYON, même sujet, Th. Lyon, 1891 ; — LANGER, *Beitrag z. normalen Anatomie des menschl. Auges*, Sitz. d. k. d. Wiss. Wien, 1890 ; — MARIAN, *Versuche über die Lymphwege des Auges*, Arch. f. Anat. u. Physiol., 1890 ; — COLLINS, *The glands of the ciliary body in the human eye*, Transact. of the ophthalmol. Society of the United Kingdom, London, 1890-91 ; — RIEKE, *Ueber Formen u. Entwickl. der Pigmentzellen der Choroidea*, Arch. f. Ophth., XXVII, 1891 ; — NUEL, *De la vascularisation de la choroïde et de la nutrition de la rétine*, Arch. d'Opht., 1892 ; — KIRSCHBAUMER, *Ueber Altersverän-derungen der Uvea*, Arch. f. Ophth., XXXVIII, 1892 ; — RETZIUS, *Zur Kenntniss vom Bau der Iris*, Unters., Bd. V, 1893 ; — ARNSTEIN u. AGABOW, *Die Innervation des Celiarkörpers*, Anat. Anz., 1893 ; — GRIFFITH, *Criticism concerning recent views as to secretory function of the ciliary body*, Ophth. Rev., 1894 ; — TSCHERNING, *Étude sur le mécanisme de l'accommodation*, Arch. de Physiol., 1894 ; — SATTLER, *Rech. sur l'accommodation par les muscles extrinsèques*, Græfe's Arch., t. XL, 1895 ; — BIETTI, *Sulla distribuzione e teminazione delle fibre nervose nella coroidea*, Ann. di ottalm., 1895 ; — GABRIELIDÈS, *Rech. sur l'embryogénie et l'anatomie comparée de l'angle de la chambre antérieure chez le poulet et chez l'homme, muscle dilatateur de la pupille*. Th. Paris, 1895. — VIALLETON, *Sur le muscle dilatateur de la pupille chez l'homme*, Arch. d'anat. micr., 1897.

§ III. — TUNIQUE NERVEUSE DE L'ŒIL

La tunique interne de l'œil est une membrane nerveuse, la rétine. Elle s'applique régulièrement contre la tunique précédente et s'étend en réalité depuis le nerf optique, dont elle n'est que l'épanouissement, jusqu'à l'orifice pupillaire. Mais,

dans ce long trajet, la membrane nerveuse de l'œil est loin d'être partout uniforme : elle subit dans sa texture, au niveau de l'ora serrata, des modifications
profondes qui nous permettent de la partager en deux moitiés tout à fait dissemblables. En effet, tandis que la moitié postérieure présente les caractères d'un
organe complètement développé, la moitié antérieure est restée à l'état embryonnaire, et il faut les avoir suivies l'une et l'autre dans leurs diverses phases embryo-
géniques pour savoir que celle-ci est véritablement le prolongement de celle-là.

La moitié antérieure de la membrane nerveuse, à son tour, présente une structure un peu différente suivant qu'on la considère sur la zone ciliaire ou sur l'iris.

Nous pouvons donc, au point de vue descriptif, diviser la tunique nerveuse de
l'œil en trois portions, qui correspondent chacune aux trois portions déjà étudiées
de la tunique vasculaire, savoir :

1° Une portion postérieure répondant à la choroïde, c'est la *portion choroïdienne
de la rétine* ou *rétine proprement dite* ;

2° Une portion moyenne répondant à la zone ciliaire, c'est la *portion ciliaire
de la rétine* ;

3° Une portion antérieure répondant à l'iris, c'est la *portion irienne de la
rétine*.

A. — RÉTINE PROPREMENT DITE

La rétine proprement dite s'étend du nerf optique à l'ora serrata, ligne festonnée située un peu en avant de l'équateur de l'œil, qui sépare, ainsi que nous
l'avons déjà vu, la choroïde proprement dite de la zone ciliaire. Son épaisseur
mesure $0^{mm},4$ en arrière. De là, elle va en diminuant insensiblement, descend à
$0^{mm},2$ à sa partie moyenne et ne présente plus dans le voisinage de l'ora serrata
que $0^{mm},1$. Abstraction faite de sa couche la plus externe, qui est formée par
des cellules pigmentaires et qui présente une belle coloration noire, la rétine à
l'état physiologique est parfaitement transparente dans toute son étendue et dans
toute son épaisseur. Incolore quand elle est éclairée, elle présente, sur des yeux
maintenus dans l'obscurité, une coloration rougeâtre (BOLL, KÜHNE), due à un
pigment de même couleur, le *pourpre rétinien*, le *pourpre visuel* ou *rhodop-
sine*, qui se trouve dans les segments externes des bâtonnets. Après la mort, la
rétine revêt une teinte opaline ou même légèrement grisâtre et s'altère très rapidement. Elle est, du reste, d'une consistance très délicate et se déchire à la moindre
traction.

1° Conformation extérieure et rapport. — La rétine, comme la choroïde qui est
placée en dehors d'elle, représente un segment de sphère creuse. Nous pouvons
donc lui considérer, comme à la choroïde : 1° deux surfaces, qui se distinguent en
extérieure et intérieure ; 2° un bord ou circonférence, qui est dirigée en avant.

A. SURFACE EXTÉRIEURE. — La surface extérieure, convexe, répond à la lame vitrée
de la choroïde, mais sans lui adhérer. Les deux membranes sont simplement
accolées l'une à l'autre : il n'existe entre elles aucune trace d'un tissu connectif
quelconque.

B. SURFACE INTÉRIEURE. — La surface intérieure, concave, enveloppe le corps
vitré, sur lequel elle se moule, mais avec lequel elle ne présente non plus aucune
adhérence. Cette face, régulière et parfaitement unie dans la plus grande partie de
son étendue, nous présente, à sa partie postérieure, deux régions spéciales, mor-

phologiquement et physiologiquement très importantes : c'est la papille optique et la tache jaune.

a. *Papille optique.* — La papille optique (fig. 288, 2) répond au point où le nerf optique se continue avec la rétine : c'est le lieu d'épanouissement du nerf optique. Elle revêt l'aspect d'un petit disque de coloration blanchâtre, arrondi ou légèrement ovalaire, situé à 3 millimètres en dedans et à 1 millimètre au-dessous du pôle postérieur de l'œil. Elle mesure, chez l'adulte, de 1ᵐᵐ,5 à 1ᵐᵐ,8 de diamètre. Sa coloration blanchâtre est due vraisemblablement à la myéline que possèdent encore les fibres constitutives du nerf optique au moment où elles s'engagent dans les pertuis de la lamina cribrosa (voy. p. 393). La région de la papille n'est nullement saillante comme le laisserait supposer le mot de *papille*, qu'on emploie pour la désigner. A l'état normal, elle est plane et située exactement sur le même plan que la rétine, dont elle fait partie. Elle présente même, à son centre, une légère dépression en entonnoir : c'est *l'excavation centrale* ou *excavation physiologique de la papille*. Le mot de *cupule optique* lui conviendrait donc bien mieux que celui de papille. Mais l'usage a universellement consacré la dénomination de papille optique et longtemps encore nous devrons nous incliner devant lui. C'est au niveau de l'excavation centrale de la papille optique qu'apparaissent les vaisseaux destinés à la rétine. (Au point de vue de l'aspect que revêt la papille à l'examen ophthalmoscopique, voy. p. 444 et fig. 263.)

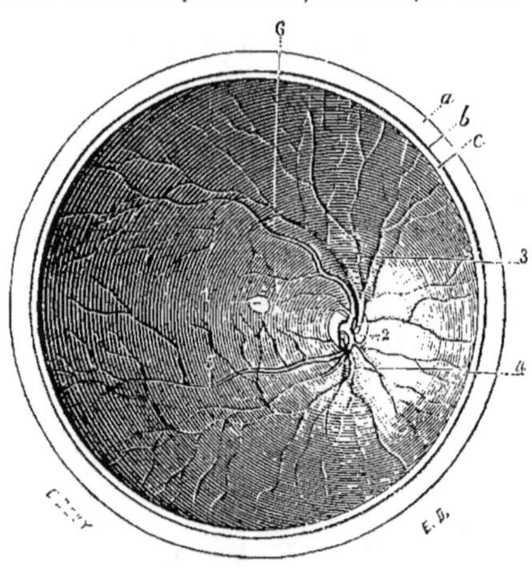

Fig. 288.

La rétine, vue par sa face concave (œil droit).

a, sclérotique. — *b*. choroïde. — *c*. rétine. — 1. macula lutea. — 2. papille optique. — 3. artère nasale supérieure. — 4, artère nasale inférieure. — 5. artère temporale inférieure. — 6. artère temporale supérieure. — T, côté temporal. — N. côté nasal.

b. *Tache jaune.* — La tache jaune (fig. 288, 1), qu'on appelle encore *macula lutea* ou tout simplement *macula*, occupe exactement le pôle postérieur de l'œil. Elle est située par conséquent un peu en dehors et un peu au-dessus de la papille optique. C'est une petite région d'une coloration jaune citron, affectant la forme d'un ovale à grand diamètre transversal et mesurant de 2 à 3 millimètres de largeur sur 1 millimètre à 1 millimètre et demi de hauteur. Elle doit sa coloration propre à la présence d'un pigment jaune, lequel, à son niveau, est uniformément répandu (SCHWALBE) dans toutes les couches de la rétine qui sont situées en avant des cellules visuelles.

La tache jaune se déprime à son centre en une espèce de fossette appelée *fovea centralis*. La partie la plus profonde de la fovea se montre sous la forme d'un tout petit point noir, qu'on a pris pendant très longtemps pour un orifice arrondi, le *foramen centrale* de SŒMMERING. Cet orifice, quand il existe sur des rétines détachées, est toujours artificiel. Quant à la teinte noirâtre que prend le fond de la fovea centralis, elle résulte de ce que, en ce point et par suite de l'amincissement considérable de la rétine, on aperçoit pour ainsi dire directement la couche de pigment qui revêt sa surface externe.

Les bords de la fovea répondent à la partie la plus épaisse de la rétine. Parfois même, ils sont en saillie sur le plan de la rétine, entourant alors la fovea à la manière d'un véritable bourrelet. Mais ici encore le repli transversal de la rétine, admis par la plupart des anatomistes pour expliquer la formation de la tache jaune, n'existe pas : il est le produit d'un phénomène d'imbibition cadavérique.

C. Bord antérieur. — Le bord antérieur ou circonférence de la rétine proprement dite répond à l'ora serrata de la choroïde. Il se continue directement, en se modifiant toutefois dans sa structure, avec la portion ciliaire de la rétine, que nous étudierons plus loin (p. 445). Nous devons auparavant faire connaître la structure intime de la rétine proprement dite.

2° Structure. — Envisagée au point de vue de sa constitution anatomique, la tunique nerveuse de l'œil se compose essentiellement, comme le névraxe dont elle dérive, de deux ordres d'éléments : des éléments nerveux proprement dits et des éléments de soutien, ces derniers comprenant à la fois les fibres de Müller et des cellules névrogliques. Depuis les importants travaux de MÜLLER et de MAX SCHULTZE, travaux qui sont restés classiques jusqu'au jour où la méthode de Golgi a été appliquée à l'étude de la rétine, on admet généralement que les différents éléments constitutifs de cette membrane se répartissent en dix couches régulièrement superposées, qui sont, en allant de dedans en dehors, du corps vitré à la choroïde par conséquent : 1° la *membrane limitante interne* ; 2° la *couche des fibres nerveuses* ; 3° la *couche des cellules nerveuses* ; 4° la *couche plexiforme interne* ; 5° la *couche granuleuse interne* ; 6° la *couche plexiforme externe* ; 7° la *couche granuleuse externe* ; 8° la *membrane limitante externe* ; 9° la *couche des bâtonnets et des cônes* ; 10° la *couche pigmentaire*. De ces dix couches, la plus superficielle, la couche pigmentaire, provient du feuillet externe de la vésicule oculaire secondaire. Toutes les autres, au nombre de neuf, se développent aux dépens du feuillet interne de cette même vésicule : les cinq premières constituent ce qu'on est convenu d'appeler la *portion cérébrale* de la rétine ; les quatre dernières forment sa *portion neuro-épithéliale*.

Nous croyons devoir placer ici, en regard de la nomenclature que nous avons adoptée et qui est à peu de chose près celle de SCHULTZE, les divisions un peu différentes de RANVIER et de SCHWALBE. Il sera facile de constater, par ce simple rapprochement, que les trois nomenclatures sont moins différentes dans le fond que dans la forme :

SCHULTZE	RANVIER	SCHWALBE

a. Feuillet interne de la vésicule oculaire secondaire.

SCHULTZE	RANVIER	SCHWALBE
1° Membrane limitante interne	Couche limitante interne	Limitante interne.
2° Fibres du nerf optique	Couche des fibres du nerf optique	Couche des fibres nerveuses.
3° Cellules ganglionnaires	Couche des cellules multipolaires	Couche des cellules ganglionnaires.
4° Couche moléculaire	Plexus cérébral	Couche réticulaire interne.
5° Couche granuleuse interne	Couche des cellules unipolaires / Couche des cellules bipolaires	Couche des spongioblastes. / Couche du ganglion retinæ.
6° Couche intergranuleuse	Couche basale	Couche réticulaire externe.
7° Couche granuleuse externe	Corps des cellules visuelles	Couche des cellules visuelles.
8° Limitante externe	Membrane limitante externe	
9° Bâtonnets et cônes	Cônes et bâtonnets	

b. Feuillet externe de la vésicule oculaire secondaire.

| 10° Couche pigmentaire | Epithélium externe | Couche épithéliale. |

A. Membrane limitante interne (épaiss. $= 1\ \mu$). — La membrane limitante interne apparaît sur des coupes transversales comme une mince membrane hyaline de 1 μ d'épaisseur. Sa face interne répond directement à la membrane hyaloïde du corps vitré. De sa face externe s'élève une série de colonnettes, qui ont été décrites

pour la première fois par Müller et qui sont appelées depuis les *fibres radiées de
Müller*. On les désigne encore, en raison de leurs fonctions, sous le nom de *fibres
de soutien*, de *fibres de soutènement*. Parties de la première couche de la rétine.

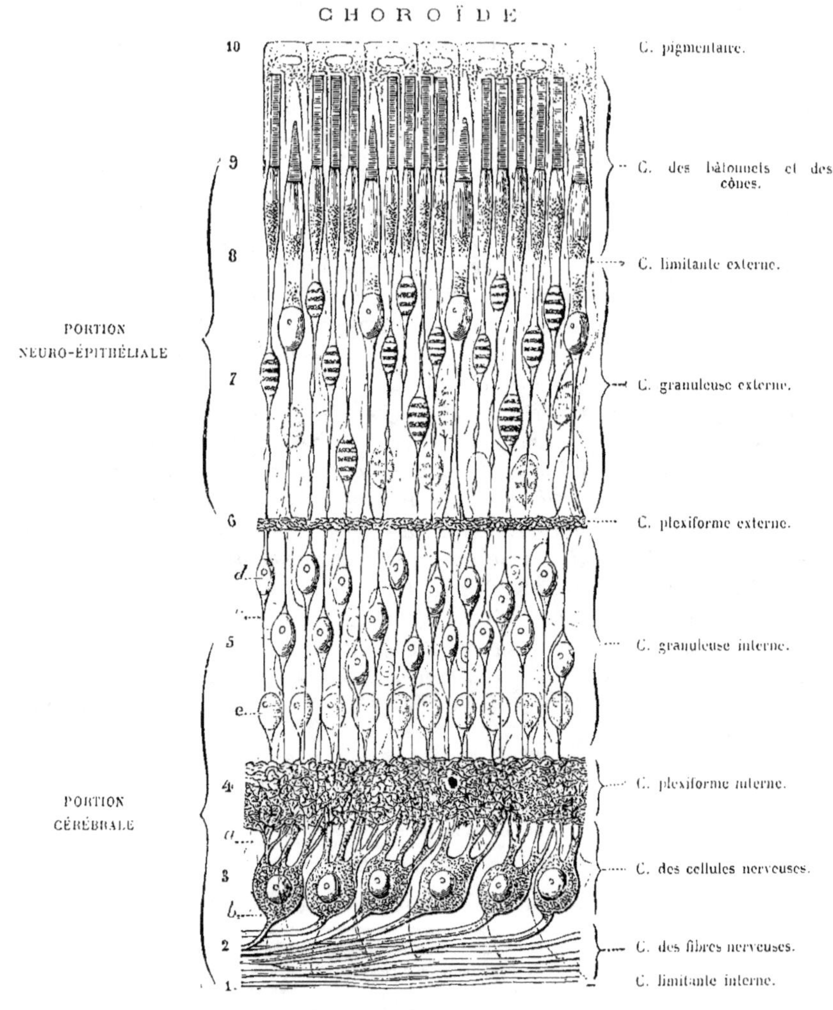

Fig. 289.

Couche transversale de la rétine pour montrer ses différentes couches
(schéma de Schultze, légèrement modifié et colorié).

(Le système de soutien est teinté en rouge, le système optique en noir, la couche pigmentaire en bleu.)
1, 2, 3, 4, 5, 6, 7, 8, 9, 10, les dix couches de la rétine. — *a*, fibres de soutènement de Müller (*en rouge*), avec : *b*, leur
base ou pied ; *c*, leur noyau. — *d*, cellules bipolaires et *e* spongioblastes de la couche granuleuse interne.

elles traversent successivement, à la manière de rayons, les cinq couches suivantes
et arrivent ainsi à la membrane limitante externe, avec laquelle elles se confondent. Chacune des fibres de Müller, considérée isolément, commence en dedans par

une extrémité élargie en forme de cône, dont la base regarde le corps vitré. Cette extrémité élargie, *pied de la fibre de soutènement*, se relie intimement avec les extrémités similaires des fibres voisines et, pour certains histologistes, la membrane limitante interne serait exclusivement formée par l'ensemble de ces bases régulièrement juxtaposées suivant un même plan. Les fibres de soutien présentent en outre sur leur trajet, au niveau de la couche granuleuse interne, un noyau ovalaire (fig. 290, 7), qui leur appartient en propre et qui doit être soigneusement distingué des cellules nerveuses qui l'entourent.

Max Schultze et, avec lui, la plupart des histologistes de son époque ont considéré les colonnettes radiées de Müller comme étant de nature conjonctive. Ces colonnettes enverraient latéralement, dans leur trajet à travers les différentes couches de la rétine, de nombreux prolongements, en forme de fibres ou de membranes, qui, en s'anastomosant avec les prolongements voisins, formeraient un stroma conjonctif, une véritable éponge, renfermant dans ses cavités les éléments plus nobles de la rétine, les éléments nerveux.

Contrairement à cette opinion qui est restée longtemps classique, Schwalbe refuse aux fibres radiées toute signification conjonctive. Pour lui, elles dérivent des cellules allongées qui existent dans la rétine embryonnaire et que nous retrouverons, arrêtées dans leur développement, dans la portion ciliaire de la rétine. Le noyau que nous avons vu annexé à chaque fibre de Müller, est le vestige significatif de la cellule primitive qui a formé cette fibre en s'allongeant.

Ranvier, à son tour, considère les prétendues fibres de Müller comme de véritables cellules dont le corps fortement allongé s'étend de la limitante interne à la limitante externe. Voici, du reste, la description qu'il en donne chez le triton : « Au delà de leur base, constituant la couche limitante interne, les cellules de soutènement s'amincissent et prennent la forme de fibres. Dans cette portion de leur trajet, elles sont munies d'expansions latérales, filamenteuses ou membraniformes, et correspondent à trois couches de la rétine, celle des fibres optiques, celle des cellules multipolaires (couche granuleuse interne) et celle du plexus cérébral (couche plexiforme interne). Elles s'élargissent ensuite d'une manière progressive et, dans un renflement protoplasmique marginal, contiennent un noyau ovalaire dont l'axe est parallèle au leur. A ce niveau, elles émettent dans toutes les directions un grand nombre de lames ou de crêtes, limitant des fossettes dans lesquelles sont logées les cellules unipolaires et bipolaires. Puis, elles se rétrécissent brusquement au niveau du plexus basal (couche plexiforme externe), s'épanouissent ensuite et se creusent des logettes dans lesquelles sont comprises les cellules visuelles. Elles se terminent par un bord réfringent, qui paraît être une formation cuticulaire et qui correspond à la membrane limitante externe. »

Cajal croit devoir considérer les fibres de Müller comme constituant un appareil isolateur des courants nerveux, car, dit-il, on remarque que leurs expansions latérales manquent seulement dans les zones rétiniennes où il y a des connexions de fibres, c'est-à-dire des passages de courants.

Outre les cellules épithéliales qui constituent les fibres de Müller, l'appareil de soutènement de la rétine nous présente encore des cellules névrogliques proprement dites : ce sont de véritables *cellules araignées*, disséminées en nombre plus ou moins considérable dans les deuxième et troisième couches (couche des fibres nerveuses et couche des cellules nerveuses).

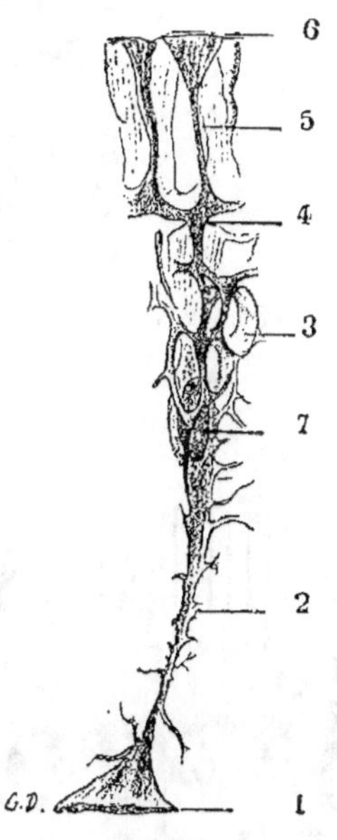

Fig. 290.

Cellules de soutènement (fibres de Müller) de la rétine du triton (d'après Ranvier).

1, base de la cellule répondant à la limitante interne. — 2, portion rétrécie répondant aux deux couches suivantes. — 3, portion répondant à la couche granuleuse interne. — 4, portion répondant à la couche intergranuleuse. — 5, portion répondant à la couche granuleuse externe (cellules visuelles). — 6, bord cuticulaire formant la limitante externe. — 7, noyau de la cellule de soutènement.

B. Couche des fibres nerveuses (épaiss. moy. = 8 μ). — La couche des fibres nerveuses est formée par les fibres du nerf optique, que nous avons vues se réfléchir au niveau de la papille pour rayonner de là dans toutes les directions. Celles qui se portent en dehors décrivent au-dessus et au-dessous de la tache jaune deux courbes régulières (fig. 291) qui se regardent par leur concavité.

L'épaisseur de cette couche mesure 20 μ autour de la papille, 8 μ à la partie moyenne de la rétine, 3 μ seulement à l'ora serrata. Les fibres nerveuses qui la constituent, sont de simples cylindraxes à trajet rectiligne ou plus ou moins brisé.

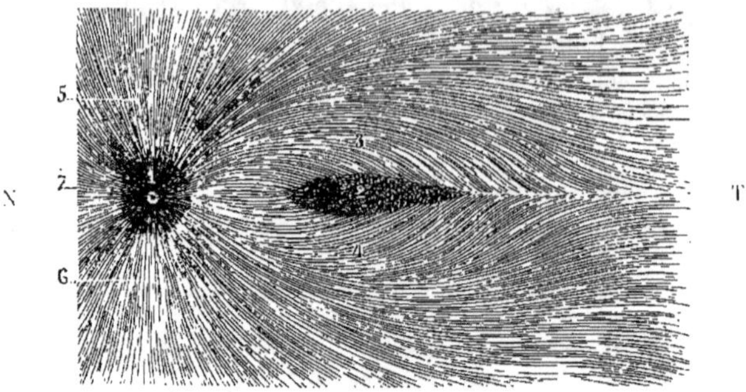

Fig. 291.

Mode d'irradiation des fibres du nerf optique à partir de la papille (d'après KÖLLIKER).

1. papille optique. — 2. macula. 3. faisceaux de fibres passant au-dessus de la macula. — 4. faisceaux de fibres passant au-dessous. — 5. fibres rayonnant en haut. — 6. fibres rayonnant en bas. — 7. fibres rayonnant en dedans. — N. côté interne ou nasal. — T. côté externe ou temporal.

présentant de distance en distance des varicosités ovales ou arrondies. Les fibres à myéline qui existent normalement, dans cette couche, chez le lièvre et le lapin, font complètement défaut chez l'homme.

Nous rappellerons en passant (voy. SYSTÈME NERVEUX CENTRAL) qu'à côté de ces fibres optiques *à direction centripète* s'en trouve un certain nombre d'autres *à direction centrifuge*. Ces fibres optiques centrifuges, découvertes par CAJAL et imprégnées à nouveau par VAN GEHUCHTEN, ont leur origine dans les masses grises du névraxe. Elles arrivent à la rétine par le nerf optique et se terminent tout autour des spongioblastes que nous étudierons tout à l'heure dans la couche plexiforme interne.

C. COUCHE DES CELLULES NERVEUSES (épaiss. = 30 μ). — Appelée encore *couche ganglionnaire*, cette couche est constituée par une rangée de cellules nerveuses multipolaires, analogues à celles qu'on rencontre dans l'axe cérébro-rachidien. Ces cellules (fig. 292, 5), très variables dans leur forme, sont, suivant les cas, globuleuses, ovoïdes, piriformes, semi-lunaires, etc. Leurs dimensions ne sont pas moins variables (de 15 à 30 μ en moyenne) et on peut, à cet effet, les diviser en cellules petites, cellules moyennes et cellules géantes. Histologiquement, elles se composent d'un protoplasma finement fibrillaire, renfermant à son centre

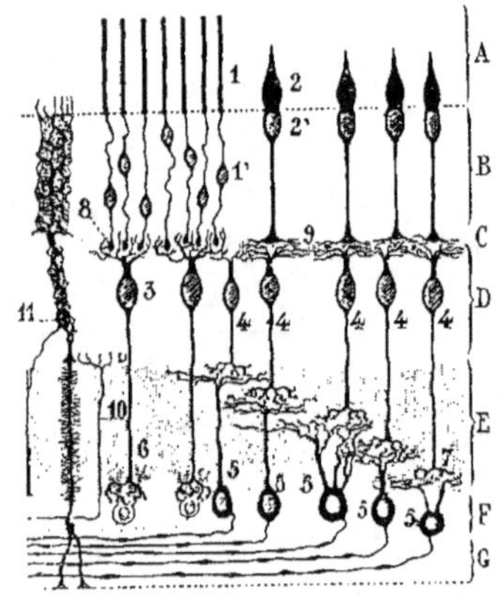

Fig. 292.

Coupe transversale de la rétine d'un mammifère (d'après CAJAL).

A, couche des cônes et des bâtonnets. — B, couche granuleuse externe. — C, couche plexiforme externe. — D, couche granuleuse interne. — E, couche plexiforme interne. — F, couche des cellules ganglionnaires. — G, couche des fibres nerveuses.

1, bâtonnet, avec 1', grain de bâtonnet. — 2, cône, avec 2', grain de cône. — 3, cellule bipolaire pour bâtonnet. — 4, cellule bipolaire pour cône. — 5, 5, cellules ganglionnaires ramifiées dans les divers étages de la zone plexiforme interne. — 6, arborisation inférieure des cellules bipolaires pour bâtonnets, en connexion avec le corps des cellules ganglionnaires. — 7, arborisation inférieure des cellules bipolaires pour cônes, en connexion avec les ramifications protoplasmiques des cellules ganglionnaires. — 8, contact entre les bâtonnets et leurs cellules bipolaires. — 9, contact entre les cônes et leurs cellules bipolaires. — 10, fibre optique centrifuge. — 11, fibre de Müller.

un noyau arrondi ou ovalaire, pourvu lui-même d'un nucléole.

La partie inférieure de la cellule nerveuse laisse échapper un prolongement cylindraxile, toujours unique, qui passe dans la couche des fibres nerveuses et qui n'est autre que l'une des fibres de cette couche.

La partie supérieure donne naissance à de nombreux prolongements protoplasmiques qui, suivant un trajet ascendant, pénètrent dans la couche plexiforme interne et s'y étalent en formant des plexus horizontaux (fig. 292, 5). La couche plexiforme interne, nous le verrons plus loin, est formée par plusieurs étages. Or, suivant les rapports que présentent avec ces étages les ramifications protoplasmiques des cellules nerveuses ganglionnaires, CAJAL divise ces cellules en trois groupes, savoir : 1° *cellules unistratifiées* (fig. 295, *a* et *c*), celles dont la ramification protoplasmique n'occupe qu'un seul étage de la couche plexiforme interne ; 2° *cellules pluristratifiées* (fig. 731, *b* et *f*), celles dont la ramification protoplasmique forme deux ou plusieurs plexus superposés, correspondant à un nombre égal d'étages de la couche plexiforme interne ; 3° *cellules diffuses* (fig. 296, *i*), celles dont l'arborisation ascendante se distribue, sans donner de stratification, dans presque toute l'épaisseur de la couche plexiforme. Quelles que soient les variétés des cellules dont ils émanent, les prolongements protoplasmiques des cellules ganglionnaires se terminent tous, en pleine couche plexiforme, par des ramifications libres, qui entrent en relation (par contact bien entendu et non par anastomose) avec les prolongements cylindraxiles des cellules bipolaires de la couche granuleuse interne.

D. COUCHE PLEXIFORME INTERNE (épaiss. = 35 μ). — La couche plexiforme interne (fig. 292, E), encore appelée couche moléculaire interne, est formée par un réticulum de fibrilles excessivement ténues, lequel est comme noyé dans une matière amorphe analogue à celle que renferme la substance grise cérébrale. Dans ce réticulum, au premier abord inextricable, la méthode de Golgi nous révèle les trois éléments suivants : 1° les ramifications ascendantes des cellules nerveuses ganglionnaires, ci-dessus décrites ; 2° les ramifications descendantes des spongioblastes, que nous étudierons tout à l'heure dans la couche granuleuse interne ; 3° les panaches inférieurs des cellules bipolaires pour cônes, qui occupent également la couche granuleuse interne. Toutes ces arborisations, quelle que soit leur provenance, se terminent dans la couche plexiforme interne et elles présentent ce caractère particulier qu'elles s'y terminent par des plexus disposés horizontalement, je veux dire parallèles à la surface de la rétine. Ces plexus horizontaux (fig. 292) se superposent les uns au-dessus des autres dans toute la hauteur de la couche plexiforme interne, de telle sorte que cette couche, vue en coupe transversale, nous apparaît comme formée par une série d'étages, dont le nombre est ordinairement de cinq chez les mammifères. Chez les oiseaux et les reptiles, où la couche plexiforme interne est très développée, on arrive à compter (CAJAL) dans les points les plus épais de cette couche jusqu'à sept étages du plexus.

E. COUCHE GRANULEUSE INTERNE (épaiss. = 35 μ). — Indépendamment des fibres de Müller, qui présentent à ce niveau leur corps cellulaire et leur noyau, la couche granuleuse interne (fig. 292, D) renferme de nombreux éléments cellulaires, qui lui ont valu son nom. Ces éléments cellulaires sont de trois ordres : les cellules horizontales, les cellules bipolaires et les spongioblastes.

a. *Cellules horizontales.* — Les cellules horizontales occupent la partie la plus externe de la couche granuleuse, où elles se disposent en une ou plusieurs rangées. Comme leur nom l'indique, ce sont des cellules aplaties de haut en bas (fig. 293, 4 et 5), orientées par conséquent dans le même sens que la rétine elle-même. CAJAL, d'après leurs dimensions et leur situation plus ou moins superficielle, les distingue en *petites cellules horizontales ou externes* et *grandes cellules horizontales ou internes*. Mais ces deux variétés ont exactement les mêmes connexions et, partant, la même signification anatomique. — Leurs *prolongements protoplasmiques* (fig. 294) sont toujours très nombreux, très ramifiés, mais relativement très courts.

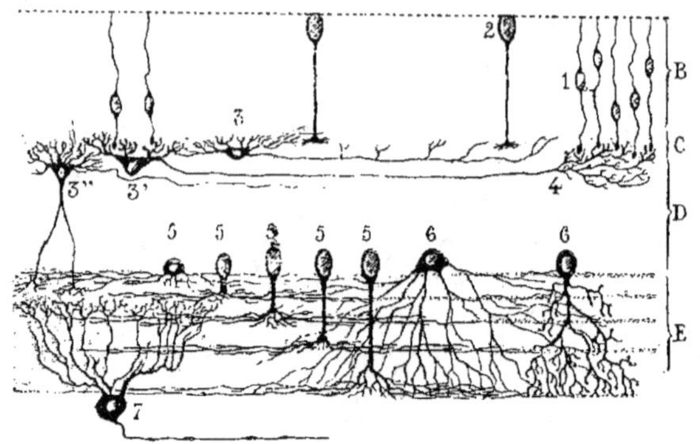

Fig. 293.

Coupe perpendiculaire d'une rétine de mammifère (d'après Cajal).

B. couche granuleuse externe. — C. couche plexiforme externe. — D. couche granuleuse interne. — E. couche plexiforme interne. — F. couche des cellules ganglionnaires.
1. grains externes ou corps des bâtonnets. — 2. corps des cônes. — 3. cellule horizontale externe petite. — 3'. cellule horizontale interne grande. — 3''. cellule horizontale interne, avec des appendices protoplasmiques descendants. — 4. cylindraxe et arborisation aplatie d'une cellule horizontale. — 5, 5. spongioblastes ou cellules amacrines, ramifiées dans les divers étages de la zone plexiforme interne. — 6, 6. deux spongioblastes diffus. — 7. cellule ganglionnaire bi-stratifiée.

Quelques-uns descendent, comme on le voit pour la cellule 3'' de la figure 293, jusque dans la couche plexiforme interne. Mais la plupart d'entre eux, suivant un trajet ascendant, passent dans la couche plexiforme externe et s'y terminent librement autour des extrémités internes des cônes et des bâtonnets. — Leur *prolongement cylindraxile* (fig. 293, 4), assez fin pour les petites cellules, mais volu-

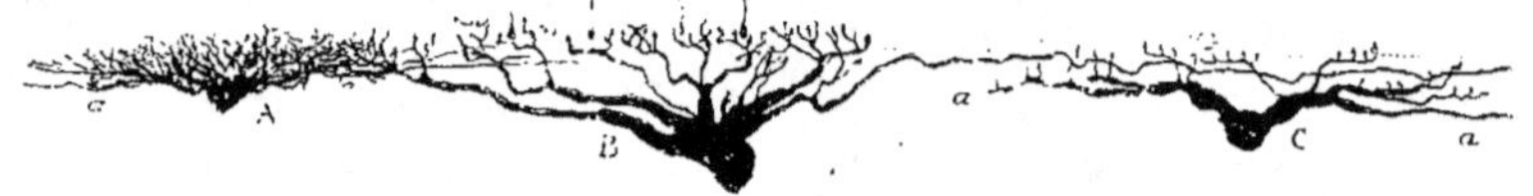

Fig. 294.

Cellules horizontales de la rétine du chien (d'après Cajal).

A. cellule horizontale externe. — B. cellule horizontale interne de grande taille dont les expansions protoplasmiques sont toutes ascendantes. — C. autre cellule horizontale interne, de dimensions plus réduites. — a. cylindraxe, courant en sens horizontal.

mineux pour les cellules de grandes dimensions, se dirige horizontalement dans la couche granuleuse interne et, après un certain parcours, se résout en une arborisation variqueuse, dont les ramifications ultimes entrent en connexion avec la base des cônes et les sphérules des bâtonnets (voy. plus loin). Chemin faisant, le prolongement cylindraxile des cellules horizontales émet des collatérales ascendantes, qui passent dans la couche plexiforme externe.

b. *Cellules bipolaires.* — Les cellules bipolaires (fig. 292, 3 et 4), situées au-dessous des cellules horizontales, sont légèrement allongées en sens radiaire, c'est-à-dire dans le sens de l'épaisseur de la rétine. Chacune d'elles émet deux prolongements, qui se dirigent en sens inverse : un prolongement externe ou périphérique, de nature protoplasmique ; un prolongement interne ou central, ayant la valeur d'un

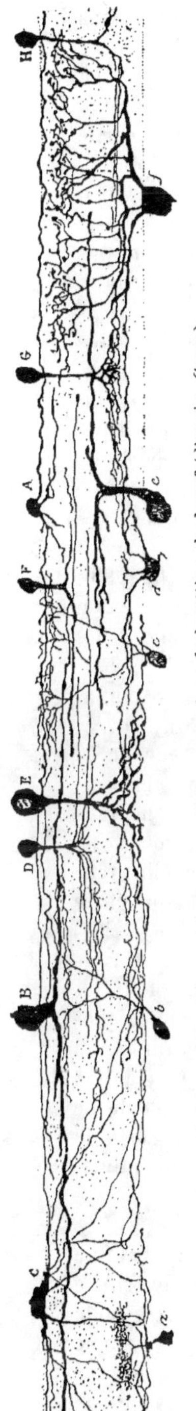

Fig. 295. — Spongioblastes ou cellules amacrines de la rétine du bœuf (d'après Cajal).

A, spongioblaste semi-lunaire, dont les branches, de longueur énorme, longent le premier étage. — B, spongioblaste, dont les branches épaisses s'étalent dans le second étage. — F, autre spongioblaste plus petit, destiné au second étage. — D, spongioblaste à panache rayonnant, destiné au troisième étage. — G, H, spongioblastes destinés au quatrième étage. — E, spongioblaste de grande taille destiné au cinquième étage. — C, spongioblaste spécial à branches très minces, qui s'étale de préférence dans le premier et le cinquième étage. — a, petite cellule ganglionnaire destinée au quatrième étage. — b, cellule ganglionnaire dont les branches constituent trois plexus superposés. — c, cellule ganglionnaire de petite dimension, dont les branches s'arborisent dans le premier étage. — d, cellule ganglionnaire de taille moyenne, dont les branches se rendent au quatrième étage. — e, cellule ganglionnaire géante destinée au troisième étage. — f, cellule ganglionnaire dont les branches constituent deux plexus, un dans le quatrième, l'autre dans le second étage.

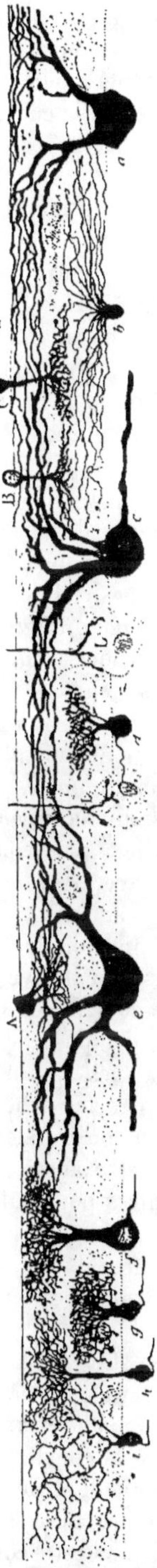

Fig. 296. — Cellules ganglionnaires de la rétine du chien (d'après Cajal).

a, cellule ganglionnaire géante, qui étale son panache dans le premier étage et une partie du second. — b, cellule ganglionnaire de petite dimension, dont les prolongements multiples se perdent dans le cinquième étage. — c, cellule géante dont le panache semble se placer de préférence dans le second étage. — d, g, petites cellules ganglionnaires, à panache situé dans le quatrième étage. — f, cellule ganglionnaire de taille moyenne destinée au premier étage. — h, autre cellule ganglionnaire destinée au second étage et à une partie du premier. — i, cellule ganglionnaire non stratifiée. A, B, C, spongioblastes. — L, L, prolongements descendants des cellules bipolaires se terminant sur les cellules ganglionnaires.

prolongement cylindraxile. — Le *prolongement ériphérique* (fig. 292), tantôt simple, tantôt multiple, passe dans la couche plexiforme externe et s'y termine, après s'être plus ou moins ramifié, par des extrémités libres. Ces fibres terminales entrent en relation, les unes avec l'extrémité interne des cônes (bases des cônes), les autres avec l'extrémité interne des bâtonnets (sphérules des bâtonnets). Les cellules, dont émane le prolongement, sont dites *cellules pour cônes* dans le premier cas (4), *cellules pour bâtonnets* dans le second (3). Il convient d'ajouter que, à côté des cellules pour cônes, qui entrent en relation avec les cônes, et des cellules pour bâtonnets, qui sont en rapport avec les bâtonnets, il existe des cellules mixtes, *cellules pour cônes et pour bâtonnets* (Cajal), qui entrent en connexion à la fois avec les bâtonnets et les cônes. — Le *prolongement central* (fig. 292), toujours unique, descend dans la couche plexiforme interne et se termine, à différentes hauteurs, par une sorte de panache aplati et disposé horizontalement. Ce panache terminal des cellules bipolaires présente des rapports différents, suivant qu'il provient d'une cellule pour cône ou d'une cellule pour bâtonnet : s'il provient d'une cellule pour cône, il se termine dans l'un quelconque des cinq étages d'arborisations que nous présente la couche plexiforme interne ; s'il provient d'une cellule pour bâtonnet, il s'applique, en l'enlaçant plus ou moins, sur le corps des cellules nerveuses ganglionnaires (Cajal).

c. *Spongioblastes.* — Les spongioblastes (fig. 293, 5 et 6) sont situés à la partie inférieure de notre couche granuleuse, tout à côté de la couche plexiforme interne. Ce sont des cellules nerveuses très variables par leur forme et leurs dimensions, mais présentant toutes ce caractère commun, bien mis en lumière par Dogiel, qu'elles sont dépourvues de cylindraxe. Cajal, pour cette raison, les désigne sous le nom de *cellules amacrines* (de α privatif, μαχρός, long et ἴς,ἰνός, fibre, cellules sans prolongement long, c'est-à-dire sans cylindraxe). Leurs prolongements protoplasmiques plus ou moins ramifiés, plus ou moins touffus, descendent tous dans la couche plexiforme interne et s'y terminent en formant des plexus horizontaux, tout comme les panaches inférieurs des cellules bipolaires pour cônes et les prolongements protoplasmiques des cellules nerveuses ganglionnaires. Voilà leur disposition générale. Mais il s'en faut de beaucoup qu'ils présentent, par rapport aux cinq étages de la couche plexiforme, la même étendue et nous retrouvons ici, comme dans les groupes cellulaires de la deuxième couche : 1° des *spongioblastes unistratifiés* (fig. 295), dont l'arborisation terminale n'occupe qu'un seul des étages de la couche plexiforme ; 2° des *spongioblastes pluristratifiés,* dont l'arborisation s'étend sur plusieurs couches ; 3° enfin, des *spongioblastes diffus* (fig. 293, 6), dont les expansions occupent toute l'épaisseur de la couche et, par conséquent, entrent en connexion avec les éléments fibrillaires de tous les étages. Cajal, auquel nous devons une étude approfondie des différentes couches rétiniennes, est arrivé à considérer chaque étage de la couche plexiforme interne (fig. 297) comme composé de trois plans, tous les trois

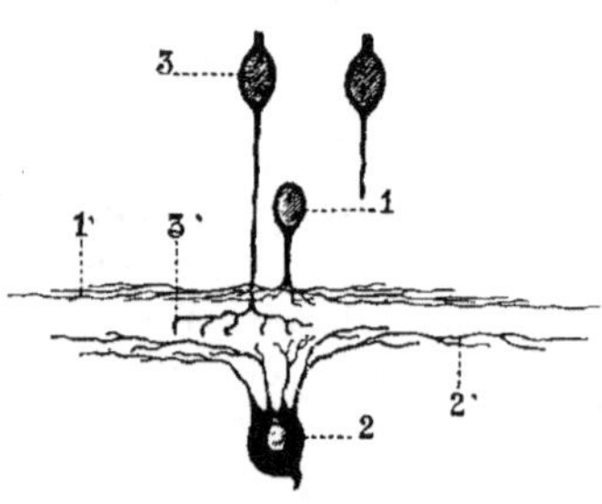

Fig. 297.

Les trois plans d'un étage quelconque de la couche plexiforme interne (schématique).

1, spongioblaste, avec 1', son plexus. — 2, cellule ganglionnaire, avec 2', son plexus. — 3, cellule bipolaire, avec 3', son panache terminal.

horizontaux : un plan externe, formé par les ramifications des spongioblastes unistratifiés ; un plan interne, constitué par les arborisations des cellules ganglionnaires unistratifiées ; un plan moyen, où s'étalent les panaches inférieurs des cellules bipolaires pour cônes et peut-être aussi un certain nombre d'autres panaches appartenant aux cellules bipolaires pour bâtonnets. Ces trois plexus de fibres, ajoute Cajal, ne sont pas rigoureusement séparés : mais les ramuscules de chacun d'eux montent ou descendent en différents points, en s'entrelaçant intimement et en formant ainsi une sorte de feutrage très serré.

F. Couche plexiforme externe (épaiss. $= 10\ \mu$). — La couche plexiforme externe (fig. 292, *c*), encore appelée couche intergranuleuse parce qu'elle se trouve située entre la couche granuleuse interne et la couche granuleuse externe, ressemble beaucoup comme aspect et comme texture à la couche plexiforme interne. Comme elle, en effet, elle nous présente un fort réticulum de fibrilles nerveuses (*plexus basal* de Ranvier) baignant dans une substance amorphe. L'emploi de la méthode chromo-argentique nous apprend que c'est dans cette couche que prennent récipro-

quement contact les extrémités centrales des cellules visuelles et les prolongements ascendants des cellules de la couche précédente. A cet effet, il y a lieu de
distinguer (Cajal), dans la couche plexiforme externe, un étage supérieur et un
étage inférieur (fig. 292, 8 et 9) : l'étage inférieur est le point où les pieds des
cônes se mettent en rapport avec l'expansion ascendante des cellules bipolaires
pour cônes ; c'est dans l'étage supérieur que s'établissent, de même, les relations
(relations par contact et non par anastomose) entre les sphérules terminales des
bâtonnets et les expansions ascendantes des cellules bipolaires pour bâtonnets.

G. COUCHE GRANULEUSE EXTERNE (épaiss. = 60 µ). — Indépendamment des fibres de
soutien, qui existent ici comme dans les couches précédentes, la couche granuleuse externe se compose essentiellement d'un
système de fibres qui se dirigent perpendiculairement à la surface de la rétine et à chacune
desquelles est annexé un noyau. Ces fibres
émergent de la couche plexiforme externe,
traversent en ligne droite toute l'épaisseur de
la couche granuleuse et se continuent au delà
de la limitante externe, les unes avec les cônes,
les autres avec les bâtonnets. De là une division toute naturelle de ces fibres en deux
groupes : les *fibres de cônes* et les *fibres de
bâtonnets*. Quant aux noyaux qui leur sont annexés, ils portent le nom de *grains de cônes*
sur les fibres du premier groupe , celui de
grains de bâtonnets sur le second.

a. *Grains de cônes.* — Les grains de cônes
(*corps cellulaires des cônes* de Cajal) se présentent (fig. 298, 4) sous la forme de gros noyaux
arrondis ou légèrement ovalaires, clairs et bril-
lants, renfermant à leur centre un tout petit nucléole. Ils sont confinés dans la partie externe
de la couche granuleuse, presque immédiatement au-dessous de la limitante. — Du côté
externe, ils se continuent presque directement
chacun avec le cône correspondant : un étranglement plus ou moins prononcé sépare seul
ces deux éléments. — Du côté interne, au contraire, les noyaux de cône se prolongent en
une longue fibre, la *fibre de cône*, laquelle descend du côté de la couche intergranuleuse et

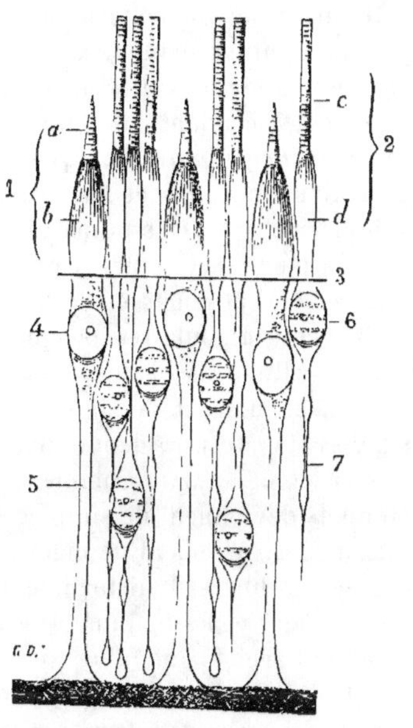

Fig. 298.
Les grains de cône et les grains de
bâtonnets (schéma de Schultze,
légèrement modifié).

1. cône, avec : *a*. son article externe; *b*. son
article interne. — 2, bâtonnet, avec : *c*, son article externe; *d*. son article interne. — 3, limitante externe. — 4, grains de cône, avec 5, leur
prolongement interne se terminant par une base
élargie (*pied du cône*). — 6, grains de bâtonnet,
avec 7, leur prolongement interne se terminant
par un petit renflement (*sphérule terminale du
bâtonnet*). — 8, couche plexiforme externe.

s'y termine en apparence par une espèce de renflement en forme de disque,
appelé *pied de cône*. En réalité, le pied de cône donne naissance, par sa base, à
des fibrilles horizontales (fig. 292) qui, toutes, se terminent librement dans
l'étage inférieur de la couche plexiforme externe. — Envisagée au point de vue
de sa structure intime, la fibre de cône, finement striée dans le sens longitudinal, peut être considérée comme un faisceau de fibrilles nerveuses cylindraxiles.

b. *Grains de bâtonnets.* — Les grains de bâtonnets (*corps cellulaires des bâtonnets* de Cajal) sont situés (fig. 292, 1') en dedans des grains de cônes, où ils

forment toujours des rangées multiples. Ce sont encore des noyaux arrondis ou ovalaires, munis d'un tout petit nucléole. Mais les grains de bâtonnets présentent cette particularité que leur contenu se trouve divisé par des stries transversales en trois ou quatre bandes, alternativement claires et foncées (fig. 298, 6). Ces noyaux occupent d'ordinaire la partie moyenne de la fibre de bâtonnet. Autrement dit, ils émettent, au niveau de leurs pôles, deux prolongements fins et variqueux, qui se dirigent en sens inverse et qui constituent l'un et l'autre la fibre de bâton- net. De ces deux prolongements, l'un, externe ou périphérique (*segment externe de la fibre de bâtonnet*), se porte vers la limitante externe et, là, se continue avec un bâtonnet. L'autre, interne ou central (*segment interne de la fibre de bâtonnet*) descend vers la couche plexiforme externe, où il se termine par un petit renfle- ment piriforme ou sphérique : c'est la *sphérule terminale* du bâtonnet. Cette sphérule, entièrement dépourvue de ramuscules lui appartenant en propre, est enlacée, comme nous l'avons déjà vu (p. 433), par les fibrilles terminales du pro- longement ascendant des cellules bipolaires pour bâtonnet.

c. *Signification anatomique des grains de cônes et des grains de bâtonnets.* — Les grains de cônes et les grains de bâtonnets sont entourés d'une couche de protoplasma, qui, très mince sur leurs parties latérales, est particulièrement bien visible à leurs deux pôles, c'est-à-dire sur les deux points où viennent s'implanter les fibres de bâtonnets et de cônes auxquelles elles donnent naissance. Dès lors, les éléments globulaires en question peuvent être considérés comme de simples noyaux cellulaires et ces noyaux, réunis à la couche protoplasmique qui les entoure, acquièrent la signification de véritables cellules : ce sont les *cellules visuelles* de Müller, dénomination qui a été adoptée depuis par Schwalbe, par Ranvier et par Cajal. Comme conséquence, les fibres de cônes et les fibres de bâtonnets deviennent de simples expansions du protoplasma des cellules visuelles et il en est exactement de même des cônes et des bâtonnets, qui sont la continua- tion de ces fibres. L'histogénie de la rétine nous démontre nettement, du reste, que les cônes et les bâtonnets dérivent des cellules de la couche granuleuse externe et ne sont réellement, quel que soit leur degré de différenciation morphologique chez l'adulte, que de simples prolongements de ces cellules.

A côté des grains de bâtonnets et des grains de cônes, et entremêlés à eux, on trouve encore dans cette couche de petits corps allongés en forme de massue. les *massues de Landolt*, qui paraissent implantées par leur base, sur la couche intergranuleuse. Par la dissociation on peut arriver à isoler des éléments voisins les massues de Landolt. On voit alors que leur base ou leur pied traverse en réalité la couche intergranuleuse et aboutit à une cellule bipolaire de la couche granuleuse interne.

II. Membrane limitante externe (épaiss. = 1 µ). — La membrane limitante externe apparaît, sur des coupes transversales (fig. 289, 8), sous la forme d'une simple ligne fort mince, mais très nette. Sur sa face interne viennent se terminer les extrémités externes élargies ou têtes des fibres radiées de Müller. De sa face externe s'échappent de nombreux prolongements ou cils qui se dirigent en dehors et viennent s'appliquer à la surface de l'article interne des cônes et des bâtonnets, parallèlement à leur grand axe. D'après Ranvier, la membrane limi- tante externe, ainsi que les cils qui en émanent, sont de nature cuticulaire. Du reste, cette membrane n'est pas continue ; mais elle est percée d'une multitude d'orifices arrondis. Ces orifices sont destinés au passage des bâtonnets et des cônes, que nous allons maintenant décrire.

I. Couche des batonnets et des cônes (épaiss. = 50 µ). — La couche des bâtonnets et des cônes (fig. 289, 9 et 292, A), qu'on désigne encore sous le nom de *membrane de Jacob*, se compose d'éléments allongés et implantés perpendiculairement sur la limitante externe. Ces éléments, d'après leur configuration extérieure, se divisent en deux groupes, morphologiquement et physiologiquement très distincts : les bâtonnets et les cônes.

a. *Description des bâtonnets.* — Les bâtonnets (fig. 299) sont des formations cylindriques, mesurant 40 μ de longueur sur 2 à 3 μ de largeur. Leur extrémité interne traverse la limitante pour se continuer directement avec la fibre de bâtonnet correspondante. Leur extrémité externe, coupée carrément, s'enfonce dans la couche pigmentaire de la rétine. Les bâtonnets, très fins chez les mammifères et les oiseaux nocturnes, sont très gros, au contraire, chez les batraciens, les oiseaux diurnes et les poissons; ils font complètement défaut chez les reptiles (CAJAL).

b. *Description des cônes.* — Les cônes (fig. 299) sont un peu plus courts que les bâtonnets, mais ils sont aussi beaucoup plus larges, surtout à leur partie moyenne qui mesure de 6 à 7 μ. On les a comparés, au point de vue de leur forme, à des bouteilles : leur extrémité interne ou base se continue, à travers la limitante externe, avec les grains de cônes que nous avons déjà décrits ; leur extrémité externe, affectant la forme d'une pointe plus ou moins effilée, répond à la couche pigmentaire. Les cônes existent exclusivement dans la rétine des reptiles ; ils sont très abondants chez les oiseaux diurnes, rares chez les oiseaux nocturnes et beaucoup moins fréquents que les bâtonnets dans la rétine des mammifères (CAJAL), abstraction faite, bien entendu, de la fovea centralis qui, comme nous le verrons plus loin, ne nous présente que des cônes.

c. *Structure des cônes et des bâtonnets, article externe et article interne.* — Les cônes et les bâtonnets sont transparents et homogènes, mais d'une constitution anatomique tellement délicate qu'ils s'altèrent très rapidement après la mort. Chacune de ces formations, qu'elle appartienne au groupe des cônes ou au groupe des bâtonnets, se compose de deux segments ou articles, l'un interne, l'autre externe :

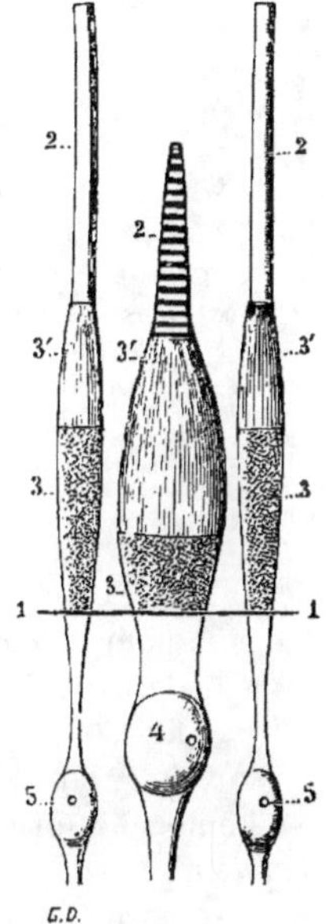

Fig. 299.

Article interne des cônes et des bâtonnets (*schéma*).

1. membrane limitante externe. — 2, article externe. — 3, article interne. avec 3'. corps intercalaire filamenteux de RANVIER. — 4, grain de cône. — 5, 5, grains de bâtonnets.

L'*article externe* (fig. 299, 2), cylindrique pour les bâtonnets, conique pour les cônes, est fortement réfringent et se colore en noir par l'acide osmique. Après la mort et sous l'influence de certains réactifs, tels que l'iodo-sérum et les acides faibles, il se désagrège en une série de disques, épais de 3 à 4 μ environ et empilés les uns sur les autres (fig. 300). Ce mode de fragmentation répond vraisemblablement à des stries transversales et parallèles, que l'on observe parfois très nettement sur l'article externe des bâtonnets et des cônes. Indépendamment de ces stries transversales, on constate encore, sur cet article, l'existence de stries longitudinales qui s'élèvent régulièrement de sa base à son sommet. Quelques histologistes considèrent ces stries comme formées par des fibres de nature conjonctive ou élastique. SCHULTZE a démontré depuis déjà longtemps qu'elles ne sont, en réalité, que des sillons linéaires, de simples cannelures creusées à la surface extérieure de l'article.

L'*article interne* (fig. 299, 3) des bâtonnets et des cônes ne se colore pas par l'acide osmique. Dans le picro-carminate, il prend une teinte rose, tandis que l'article

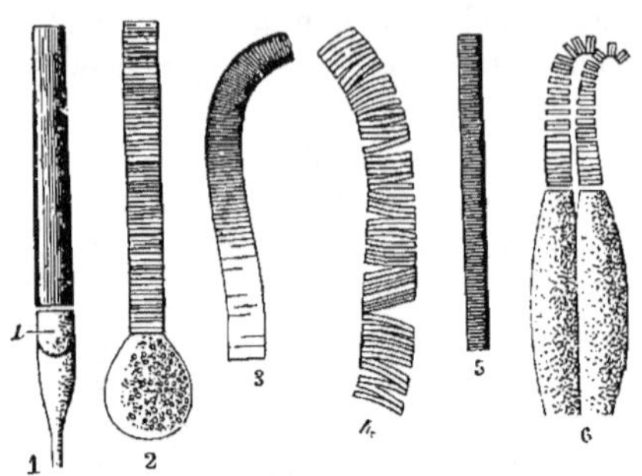

Fig. 300.

Articles externes des cônes et des bâtonnets
(d'après Schultze).

1, article externe d'un bâtonnet de la grenouille, en connexion avec son article interne, avec *a*, corps intercalaire. — 2, 3, le même, strié transversalement après l'action des réactifs. — 4, le même, fragmenté en lamelles. — 5, article externe d'un bâtonnet de l'œil humain. — 6, cône gémellaire d'un œil de poisson (perche).

externe se colore en jaune. Son contenu, parfaitement transparent pendant la vie, devient légèrement granuleux après la mort. Nous avons dit, à propos de la limitante externe, que cette membrane envoyait de nombreux prolongements en forme de cils entre les cônes et les bâtonnets : ces prolongements fibrillaires, dernières émanations du système de soutien, forment autour de chacun d'eux une véritable couronne, une espèce de *panier de fils* (*Faserkorb*) pour employer une expression de Max Schultze.

d. *Corps intercalaire.* — Chez un grand nombre de vertébrés, notamment chez les batraciens et chez les oiseaux, on rencontre à la limite de l'article interne et de l'article externe un corpuscule spécial, que Ranvier a désigné sous le nom de *corps intercalaire ;* il affecte, suivant les espèces animales où on le considère, la forme d'une lentille, d'une sphère ou seulement d'un segment de sphère (fig. 300, 1, *a*). Cet élément histologique, sur la nature duquel on n'est pas encore fixé, fait défaut chez l'homme et chez les singes, au moins en tant que masse homogène plus ou moins globuleuse. Il y est remplacé par un système de fils (*Fädenapparat* de Schultze), qui, naissant de la ligne de démarcation des deux articles, se portent vers la limitante et cessent brusquement avant d'atteindre cette membrane. Il est à remarquer que ce système fibrillaire descend plus bas sur les cônes que sur les bâtonnets, comme le montre nettement la figure 299 (3'). Ranvier estime que le *Fädenapparat* de Schultze n'est pas une formation nouvelle, mais

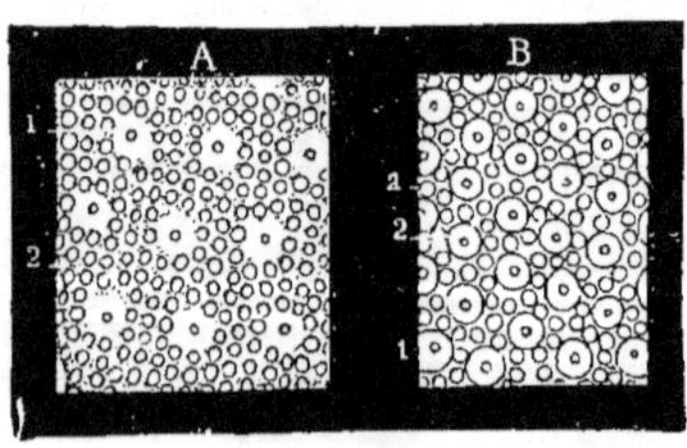

Fig. 301.

Vue de la surface extérieure de la rétine de l'homme après l'ablation de la couche pigmentaire (d'après Schultze).

Répartition des cônes et des bâtonnets : A, dans la plus grande partie de la rétine ; B, autour de la macula. — 1, cônes. — 2, bâtonnets.

l'homologue modifié du corps intercalaire : en conséquence, il propose de lui donner le nom de *corps intercalaire filamenteux.*

e. *Fibre centrale.* — Quant à la fibre centrale décrite par Ritter, qui occuperait le centre des deux articles ou seulement l'article interne et qui prolongerait une des fibres optiques jusque dans les cônes et les bâtonnets, elle n'a pu être retrouvée ni par Schultze ni par Ranvier. Elle doit être considérée comme le résultat d'une altération cadavérique.

f. *Mode de répartition des cônes et des bâtonnets.* — La distribution des cônes et des bâtonnets à la surface de la rétine (fig. 301) est loin d'être uniforme : chez l'homme, le

nombre des cônes diminue en allant du fond de l'œil vers l'ora serrata ; par contre, celui des bâtonnets augmente dans le même sens. Dans la région de l'ora serrata, on ne trouve pour ainsi dire que des bâtonnets ; les cônes y sont excessivement rares. A la partie moyenne de la rétine, chaque cône est séparé des cônes voisins par une distance égale au diamètre de trois ou quatre bâtonnets. Enfin, au niveau de la fovea centralis, les bâtonnets disparaissent complètement et sont remplacés par les cônes, qui, sur ce point, constituent à eux seuls la membrane de Jacob.

J. COUCHE PIGMENTAIRE. — La couche pigmentaire (fig. 289, 10), *tapetum nigrum* de certains anatomistes, se compose de cellules épithéliales remplies de pigment, lesquelles se disposent en une seule rangée au-dessus des bâtonnets et les cônes. Vues de face (fig. 302, A), ces cellules sont polygonales à cinq ou six côtés ; elles mesurent de 14 à 18 μ de diamètre et dessinent par leur ensemble une belle mosaïque. Mais ce n'est que sur des coupes perpendiculaires à la surface de la rétine qu'on peut

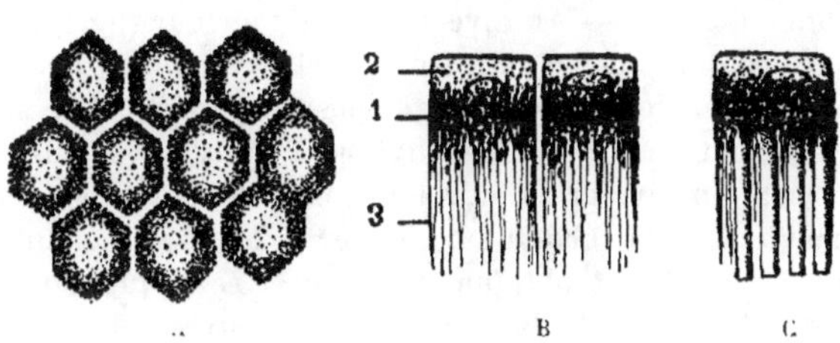

Fig. 302.

Cellules pigmentaires de la rétine (d'après SCHULTZE).

A, dix cellules pigmentaires, vues de face et dans leurs connexions réciproques. — B, deux cellules, vues de profil, avec : 1, leur partie moyenne fortement pigmentée ; 2, leur partie externe dépourvue de pigment ; 3, leurs prolongements inférieurs. — C, une cellule pigmentaire emprisonnant encore les articles externes d'un certain nombre de bâtonnets.

prendre une notion exacte de leur forme et de leurs rapports. On constate alors (fig. 302, B et C) : 1° que leur extrémité externe répond à la choroïde par une surface plane et que cette extrémité est entièrement dépourvue de pigment ; 2° que leur extrémité interne, au contraire, fortement pigmentée, se résout en une multitude de prolongements ou frangés, qui s'insinuent entre les bâtonnets et les cônes, en comblant l'espace qui sépare ces éléments et en formant pour ainsi dire à chacun d'eux une enveloppe pigmentaire.

Le noyau des cellules épithéliales pigmentaires de la rétine, légèrement aplati dans le sens transversal, est dépourvu de pigment et occupe toujours la partie externe ou partie non pigmentée du corps cellulaire. Autour de lui se disposent des gouttelettes graisseuses incolores ou colorées en jaune et, de plus, un certain nombre de granulations légèrement réfringentes (*granulations aleuronoïdes* de BOLL).

Il résulte des intéressantes recherches d'ANGELUCCI (*Atti della R. Accad. d. Lincei*, 1877-1878) et de KÜHNE (*Zur Photochemie d. Netzhaut*, Heidelberg, 1877) que les grains de pigment qui remplissent les cellules que nous venons de décrire jouissent de la propriété fort curieuse de se mouvoir et d'occuper des positions différentes, suivant qu'ils sont exposés à la lumière ou placés dans l'obscurité : sous l'influence de la lumière, ils s'avancent entre les cônes et les bâtonnets et descendent alors jusqu'à la limitante externe ; sous l'influence de l'obscurité, au contraire, ils se retirent dans le corps même de la cellule et ne recouvrent plus que l'article externe des bâtonnets et des cônes.

3° Structure spéciale de la papille optique et de la tache jaune. — Deux régions de la rétine méritent, au point de vue de la structure de cette membrane, une description spéciale : ce sont la *papille optique* et la *tache jaune*.

A. PAPILLE OPTIQUE. — Nous connaissons déjà (p. 426) sa situation, ses dimensions, sa configuration en entonnoir ou en cupule (*excavation physiologique de la papille*). Au point de vue de sa constitution histologique, elle est formée exclusivement par les fibres du nerf optique, réduites à ce niveau à l'état de cylindraxes : ces fibres présentent un aspect grisâtre et translucide. Toutes les autres couches de la rétine font défaut au niveau de la papille, qui devient ainsi une région inapte à percevoir les rayons lumineux : c'est le *punctum cæcum* des physiologistes.

B. Tache jaune. — La tache jaune nous présente, comme nous l'avons déjà vu (p. 426), deux parties : une partie périphérique, *bord* ou *pourtour de la macula*, et une partie centrale fortement déprimée en cupule, la *fovea centralis* :

a. *Macula lutea*. — Au niveau de son pourtour (fig. 303), la tache jaune est formée par les dix couches rétiniennes, telles que nous venons de les décrire. Nous signalerons seulement comme dispositions particulières à cette région : 1° la multiplication des cellules ganglionnaires, qui se disposent ici en plusieurs couches ; 2° un plus grand développement de la couche granuleuse externe, développement portant surtout sur ses fibres, fibres de bâtonnet et fibres de cône, qui suivent ici un trajet oblique et sont par conséquent plus longues que partout ailleurs ; 3° enfin, la disparition progressive des bâtonnets qui, comme nous l'avons déjà dit, sont remplacés par des cônes.

b. *Fovea centralis*. — Au niveau de la fovea centralis surviennent des modifications beaucoup plus importantes. C'est ainsi qu'au centre de cette dépression nous

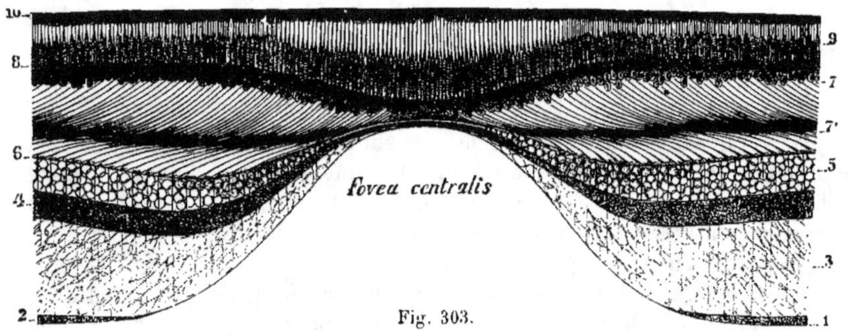

Fig. 303.

Coupe verticale de la macula et de la fovea centralis (d'après Schultze).

1, limitante interne. — 2, couche des fibres optiques. — 3, couche des cellules ganglionnaires. — 4, couche plexiforme interne. — 5, couche granuleuse interne. — 6, couche plexiforme externe. — 7, couche granuleuse externe, dont la partie interne 7', formée par de longues fibres obliques, porte le nom de couche des fibres externes. — 8, limitante externe. — 9, couche des cônes et des bâtonnets. — 10, pigment rétinien.

ne trouvons, ni fibres de soutènement, ni fibres nerveuses, ni cellules ganglionnaires. A leur tour, les deux limitantes, la couche plexiforme interne, la couche granuleuse interne et la couche plexiforme externe subissent un amincissement graduel qui les transforme en de simples pellicules transparentes. La couche granuleuse externe, quoique amincie, persiste encore avec deux ou trois rangées de granulations. La membrane de Jacob (9ᵉ couche) est exclusivement formée par des cônes, mais par des *cônes modifiés*, qui diffèrent des cônes des autres régions par deux caractères principaux. Tout d'abord, ils sont moins larges et beaucoup plus longs : ils mesurent, en effet, 2 à 3 µ de diamètre seulement et atteignent jusqu'à 100 µ de longueur. De plus, ils sont fortement tassés les uns contre les autres et forment par leur ensemble une saillie qui est convexe en avant. Il résulte d'une pareille disposition que la couche granuleuse externe, repoussée sur sa face antérieure par la dépression même de la fovea, repoussée d'autre part sur sa face postérieure par la saillie que forment les cônes, revêt la forme d'une lentille biconcave. Quant à la couche pigmenlaire, qui s'étale en arrière des cônes, elle s'épaissit au niveau de la fovea et, d'autre part, les cellules qui la constituent semblent être plus foncées que partout ailleurs.

Au total, toutes les modifications que subit la rétine au niveau de la fovea centralis ont pour but évident de faire disparaître ou tout au moins d'atténuer les différentes couches histologiques que doivent traverser les rayons lumineux avant d'atteindre leur dernière étape. Ceux-ci, au sortir de l'humeur vitrée, arrivent directement pour ainsi dire sur les cellules visuelles et les impressionnent par conséquent d'une façon plus nette. La physiologie nous démontre que la sensibilité de la rétine, au niveau de la fovea centralis, est 150 fois plus grande que dans le voisinage de l'ora serrata. La tache jaune, et plus spécialement la fovea centralis, devient donc chez l'homme le *point essentiel de la vision distincte*. C'est pour cela que, instinctivement, nous dirigeons toujours notre œil d'une façon telle que les objets que nous voulons examiner viennent former image sur elle.

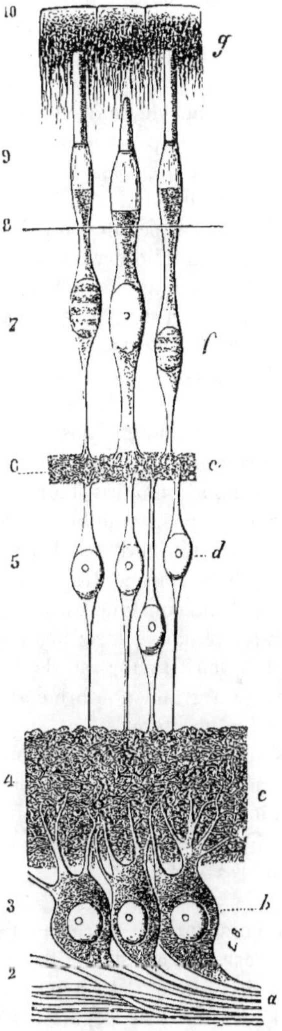

4° Marche des impressions lumineuses dans la rétine.

— Nous venons, dans les pages qui précèdent, d'étudier une à une les dix couches constitutives de la rétine, telles que nous les ont fait connaître les recherches déjà anciennes de Müller et de Schultze et les travaux plus récents de Ranvier, de Schifferdecker, de Krause, de Dogiel, de Tartuferi, de Ramon y Cajal, etc. Nous pouvons, maintenant que la constitution anatomique de ces différentes couches nous est bien connue, nous faire une idée très nette de la marche des impressions lumineuses dans la tunique nerveuse de l'œil (voy. fig. 292 et 304).

Les impressions lumineuses, recueillies au-dessous de la couche pigmentaire par les bâtonnets et les cônes, sont transportées tout d'abord, par le prolongement central des cellules visuelles (fibres de bâtonnets et fibres de cônes) à la couche plexiforme externe. Là, elles sont reprises par les prolongements ascendants des cellules bipolaires et transmises par les prolongements descendants de ces mêmes cellules bipolaires aux cellules nerveuses de la couche ganglionnaire, lesquelles, par un trajet complexe mais étudié précédemment, les conduisent jusqu'aux centres corticaux de la vision.

Comme on le voit, la voie de conduction optique, abstraction faite des cellules visuelles (que l'on peut considérer comme des cellules neuro-épithéliales hautement différenciées) comprend au moins deux neu-

Fig. 304.

Schéma destiné à montrer le trajet des fibres optiques à travers la rétine.

1, 2, 3, 4, 5, 6, 7, 8, 9, 10, les dix couches de la rétine, en allant du corps vitré vers la choroïde.
a, fibres nerveuses. — *b*, cellules ganglionnaires. — *c*, couche plexiforme interne. — *d*, cellules bipolaires. — *e*, couche plexiforme externe. — *f*, cellules visuelles. — *g*, pigment rétinien.

rones superposés : un neurone périphérique, homologue du neurone périphérique de la voie sensitive générale, qui est représenté par les cellules bipolaires ; un neurone central, qui est formé par les cellules nerveuses ganglionnaires et dont le prolongement cylindraxile s'étend, par le nerf optique, le chiasma, la bandelette optique et le faisceau optique intra-cérébral, jusqu'à la sphère visuelle (voy. t. II, *Voie optique*). Est-il besoin de rappeler qu'ici, comme pour les autres chaînes de neurones, la transmission se fait par contact et non par anastomoses ? C'est par simple contact que les sphérules des bâtonnets et les pieds des cônes transmettent les excitations lumineuses aux prolongements protoplasmiques des cellules bipolaires et c'est encore par simple contact que les panaches cylindraxiles de ces cellules bipolaires transmettent ces mêmes excitations aux cellules nerveuses ganglionnaires ou à leurs prolongements protoplasmiques.

Quel est, dans les phénomènes de la conduction optique, le rôle des cellules horizontales et des spongioblastes ?

Les cellules horizontales, tout d'abord, placées immédiatement au-dessous de la couche des cellules visuelles, paraissent remplir par rapport à ces cellules un rôle d'association.

Quant aux spongioblastes, qui, comme on le sait, sont dépourvus de cylindraxe et entrent en relation, par leurs expansions protoplasmiques, avec les cellules nerveuses ganglionnaires, leur signification morphologique est encore fort obscure. Il ne faudrait pas, toutefois, les considérer comme des formations physiologiquement inutiles ou indifférentes. Un certain nombre de faits, mis en lumière par Cajal, tendent à établir au contraire qu'il leur est dévolu un rôle d'une grande importance : tels sont la constance de ces éléments dans la rétine de tous les vertébrés, leur complexité dans les rétines les plus épaisses et les mieux développées, l'accroissement de leur nombre et de leurs variétés morphologiques, soit sur le bord de la fovea d'un grand nombre d'animaux (reptiles, oiseaux), soit dans les régions voisines (mammifères). Les spongioblastes étant les seuls des éléments rétiniens qui reçoivent les arborisations terminales des fibres optiques centrifuges, on est autorisé, ce semble, à penser qu'ils reçoivent, pour les transmettre ensuite aux cellules ganglionnaires, des incitations cérébrales, dont la nature nous est complètement inconnue, mais qui n'est pas sans influence sur le fonctionnement de ces dernières cellules.

5° Vaisseaux et nerfs. — *A*. Artères. — Les réseaux capillaires de la membrane nerveuse de l'œil sont alimentés par l'*artère centrale de la rétine*, branche de l'ophthalmique. Cette artère que nous avons déjà décrite en partie (voy. Angeiologie) chemine dans l'épaisseur du nerf optique, arrive à la papille et s'y partage en deux branches, l'une ascendante, l'autre descendante (fig. 308). Chacune de ces artères se subdivise à son tour en deux branches secondaires, l'une interne ou nasale, l'autre externe ou temporale, lesquelles se ramifient dans toute l'étendue de la rétine, jusqu'à l'ora serrata.

Les artères rétiniennes se dirigent ainsi d'arrière en avant, en suivant la couche des fibres nerveuses. Au cours de leur trajet, elles émettent une multitude de ramuscules très fins, qui se portent en sens radiaire vers la surface externe de la rétine. Ces ramuscules peuvent être suivis jusqu'au-dessous de la couche plexiforme externe ; mais ils ne pénètrent jamais dans cette couche, de telle sorte que le plexus basal de Ranvier et les cellules visuelles, qui lui font suite, sont complètement dépourvus de vaisseaux sanguins.

Les artères rétiniennes forment deux réseaux principaux : l'un dans la couche des fibres nerveuses et des cellules ganglionnaires, l'autre dans la couche granuleuse interne. Ces deux réseaux sont à mailles arrondies et sont unis l'un à l'autre par de nombreuses anastomoses verticales, c'est-à-dire disposées en sens radiaire.

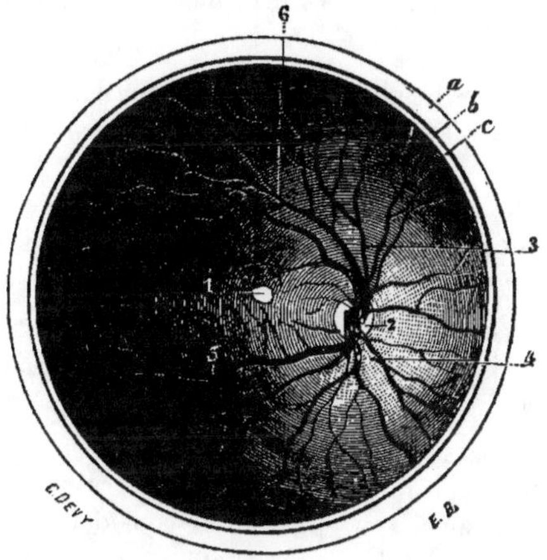

Le mode de division de l'artère centrale de la rétine au niveau de la papille présente, comme celui de toutes les artères, de nombreuses variations individuelles. Voici quelles sont, d'après MAGNUS (*Die mikrosk. Gefässe der menschl. Netzhaut*, Leipzig, 1873), les quatre formes principales que l'on peut observer chez l'homme :

1° L'artère centrale parcourt toute la papille sans se diviser ; puis, arrivée au niveau du bord, elle se partage en deux branches ; chacune de ces branches se subdivise à son tour en deux rameaux, un rameau temporal et un rameau nasal ;

2° Immédiatement à sa sortie du nerf optique, l'artère centrale se divise en deux rameaux, lesquels se subdivisent à leur tour comme d'habitude ; le point de division se montre sous la forme d'un petit point rouge foncé ;

3° L'artère centrale se divise déjà profondément dans le tronc même du nerf optique et sort de la papille en deux branches, qui se subdivisent elles-mêmes en rameau temporal et rameau nasal. Cette disposition est une des plus fréquentes ;

4° L'artère centrale se divise, dans le tronc même du nerf optique, en ses quatre rameaux qui, dans ce cas, apparaissent isolément à la surface de la papille.

Fig. 305.

Les vaisseaux de la rétine, vus de face.

a, sclérotique. — b, choroïde. — c, rétine.
1, macula lutea. — 2, papille du nerf optique. — 3, rameau nasal supérieur. — 4, rameau nasal inférieur. — 5, rameau temporal inférieur. — 6, rameau temporal supérieur. T, côté temporal. — N, côté nasal.

B. VEINES. — Les veines de la rétine suivent en sens inverse le trajet des artères. Elles convergent vers la papille et s'y réunissent en deux petits troncs, l'un supérieur, l'autre inférieur, qui pénètrent, avec l'artère centrale de la rétine, dans l'épaisseur du nerf optique. Ces deux troncules veineux se réunissent à leur tour en un vaisseau unique, lequel se dégage bientôt du cordon nerveux et vient s'ouvrir finalement, soit dans la veine ophthalmique supérieure, soit directement dans le sinus caverneux, ce dernier mode de combinaison étant le plus fréquent. D'après les recherches de FESTAL, la veine centrale de la rétine, au sortir du nerf optique, contribuerait le plus habituellement à former un réseau, qui serait complété par les veinules propres du nerf optique et par celles du tissu cellulo-adipeux ambiant. Ce réseau présenterait, d'autre part, de nombreuses communications avec la veine ophthalmique supérieure.

La région de la macula ne présente que des vaisseaux d'un tout petit calibre. Ces vaisseaux s'y résolvent en de fins capillaires qui s'arrêtent au pourtour de la fovea centralis, en formant des anses analogues à celles qu'on observe dans le limbe conjonctival tout autour de la cornée. La fovea elle-même, comme l'a formellement démontré LEBER, est totalement dépourvue de vaisseaux.

Le réseau sanguin de la rétine est à peu près indépendant des réseaux voisins. Au niveau de la papille cependant, ou plus exactement au niveau de la lamina cribrosa, de fins rameaux anastomotiques, particulièrement bien décrits par LEBER et par WOLFRING (*Arch. f. Ophth.*, t. XVIII, 1872), relient le réseau rétinien, d'une part au réseau de la choroïde, d'autre part au réseau interstitiel du nerf optique. Tout récemment, RUMCZEWICZ (*Klin. Monatsbl.*, 1889, a pu voir à l'ophthalmoscope une grosse veine choroïdienne traverser la papille et se jeter dans la veine centrale de la rétine ; mais ce n'était là bien certainement qu'une disposition anormale.

C. VOIES LYMPHATIQUES. — Comme la tunique externe et la tunique moyenne de l'œil, la rétine ne possède pas de véritables vaisseaux lymphatiques. La lymphe y circule : 1° dans un système de lacunes, qui occupent les interstices des éléments histologiques de cette membrane ; 2° dans les gaines périvasculaires, qui ont été signalées par HIS et par SCHWALBE autour des artères, des veines et des capillaires. La lymphe rétinienne, suivant le même trajet que le sang veineux, se porte vers la papille, traverse la lamina cribrosa à travers un système de fentes qui ont été décrites par WOLFRING et se déverse ensuite dans les espaces lymphatiques du nerf optique (voy. *Nerf optique*, p. 41).

D. NERFS. — Le filet nerveux, décrit par TIEDMANN et par LANGENBECK, autour de l'artère centrale de la rétine a été vainement cherché depuis par de nombreux anatomistes, qui, par suite, considèrent son existence comme fort douteuse. W. KRAUSE (1875) a pourtant observé autour de l'artère centrale de la rétine un véritable plexus nerveux, dont les branches proviennent des nerfs ciliaires et qui s'étend jusque dans la rétine en suivant les branches de bifurcation du tronc artériel. Ces nerfs sont vraisemblablement des vaso-moteurs, ayant pour fonction de régulariser la circulation rétinienne.

Image ophthalmoscopique. — A l'état normal, le fond de l'œil, examiné à l'ophthalmoscope, offre une teinte rouge orangé, qui est plus claire chez les blonds, plus foncée chez les bruns par le fait d'une pigmentation plus ou moins abondante de l'épithélium rétinien et de la choroïde. Sur ce fond, se détache un disque circulaire d'un blanc rosé demi-transparent. C'est l'extrémité du nerf optique ou papille. L'aspect diaphane de ce disque est dû à la transparence des fibres nerveuses qui recouvrent sa surface. La couleur blanche est donnée par la myéline que possèdent encore les fibres optiques en abordant la lamina cribrosa : la teinte rosée est due aux capillaires.

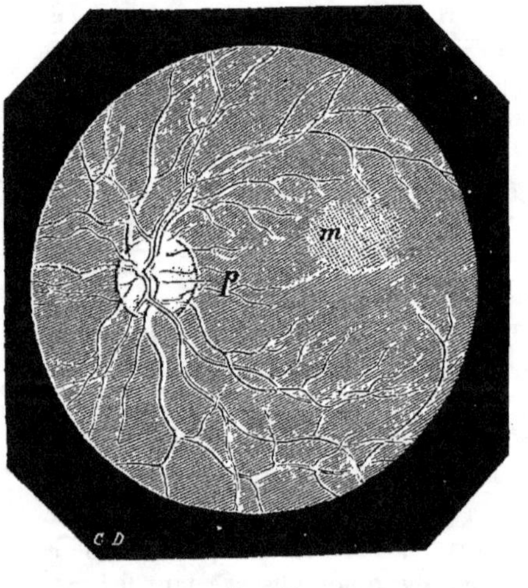

A la périphérie de la papille, on aperçoit un cercle blanchâtre qui n'est autre chose que l'extrémité de la gaine interne du nerf optique, dont les fibres arrivent jusqu'au niveau de la chorio-capillaire. Dans la figure ci-contre (fig. 297), cet anneau se voit à peine. Généralement il est plus large, surtout du côté temporal, où la couche des fibres nerveuses est plus mince. En dehors de cet anneau et à sa partie temporale, il existe généralement un liseré noirâtre ayant le plus souvent la forme d'un croissant : ce liseré marque la séparation de la choroïde et du nerf optique (voy. fig. 266. p. 393).

La papille paraît ordinairement ronde, parfois ovale. Cette dernière forme peut être réelle ; mais le plus souvent ce n'est qu'une apparence, résultant d'une déformation engendrée dans l'image du fond de l'œil par l'astigmatisme. La grandeur apparente de la papille est variable. Elle se montre plus grande chez l'hypermétrope que chez le myope, plus grande aussi à l'image droite qu'à l'image renversée. La figure 306 a été dessinée à l'image droite chez un emmétrope : le disque a donc ici une grandeur moyenne.

Fig. 306.

La rétine, vue à l'ophthalmoscope, œil gauche, image droite
(en partie d'après JÆGER).

P, papille optique. — *m*, macula lutea. — N, côté interne ou nasal.
T, côté externe ou temporal.

Du centre de la papille émergent les vaisseaux de la rétine, présentant dans leur mode de ramescence les variations individuelles que nous avons indiquées plus haut (p. 443).

Les artères ont une coloration rouge clair, tandis que les veines sont d'un rouge sombre. Le calibre des artères est un peu moindre que celui des veines. Enfin, on aperçoit, le long du trajet des artères, une raie brillante blanchâtre qui n'existe pas dans les veines ; c'est un effet de la réflexion directe de la lumière.

Chez les bruns, les vaisseaux rétiniens dont nous venons de parler sont les seuls visibles. Chez les blonds, on voit encore par transparence le réseau choroïdien sous forme de bandelettes colorées en orangé clair ou foncé.

Du côté temporal de la papille, et à une distance équivalente à deux diamètres de cette dernière, se trouve la macula. Elle apparaît sous la forme d'une tache obscure, pigmentaire. A son centre, on voit un point brillant, c'est la fovea centralis. Il est à remarquer qu'à la partie centrale de la macula, on n'observe aucune ramification vasculaire : ce dernier fait est en concordance parfaite avec les conclusions, énoncées ci-dessus, de LEBER, qui a constaté l'absence complète de vaisseaux au niveau de la fovea centralis.

B. — PORTION CILIAIRE DE LA RÉTINE

En atteignant l'ora serrata, la rétine perd peu à peu tous ses éléments essentiels et se termine réellement à ce niveau en tant que membrane nerveuse susceptible d'être impressionnée par les rayons lumineux. Au delà de l'ora serrata, elle est complètement rudimentaire et inexcitable.

Au niveau de la zone ciliaire, qui fait suite immédiatement à l'ora serrata, la rétine (*pars ciliaris retinæ*) est réduite à une simple pellicule fort mince. Elle répond, en avant, à la partie postérieure des procès ciliaires et adhère intimement, en arrière, à la zone de Zinn qui, comme nous le verrons plus tard, est une dépendance de la membrane hyaloïde.

Au point de vue de sa constitution histologique, la portion ciliaire de la rétine se compose des deux couches extrêmes de la rétine proprement dite, la couche pigmentaire et la limitante interne, emprisonnant entre elles une rangée de cellules cylindriques. Ces cellules, longues de 40 à 50 μ au niveau de l'ora serrata, de 14 μ seulement sur les procès ciliaires, sont dirigées perpendiculairement à la membrane elle-même et forment une couche continue depuis l'ora serrata jusqu'à la grande circonférence de l'iris. Par leur extrémité interne, plus ou moins effilée (*sommet*), elles s'implantent sur la limitante ; par leur extrémité externe, élargie et plane (*base*), elles sont en contact immédiat avec les cellules de la couche pigmentaire. Elles possèdent un noyau ovalaire, qui est toujours plus rapproché de sa base que de son sommet.

Pour MÜLLER, dont l'opinion à cet égard a été adoptée par KÖLLIKER et par SCHULTZE, ces éléments cellulaires représentent ici les fibres et noyaux de soutien de la rétine réduits à leur plus simple expression. Il nous paraît plus exact de les considérer comme des cellules embryonnaires du feuillet interne de la vésicule oculaire secondaire, qui n'ont pas évolué et sont restées indifférentes.

C. — PORTION IRIENNE DE LA RÉTINE

Au niveau de l'iris, la tunique nerveuse de l'œil (*pars iridica retinæ*) est représentée par la couche épithéliale postérieure de cette membrane (p. 420), que l'on désigne ordinairement sous le nom d'*uvée*.

Cette couche, qui est la continuation de la portion ciliaire de la rétine, se compose encore ici de deux assises de cellules. Mais ces cellules sont tellement chargées de pigment que leur contour et même leurs noyaux sont complètement masqués, de telle sorte que la couche tout entière se présente, sur les coupes, sous la forme d'un liséré noir partout continu (fig. 283,11). La double couche de cellules n'est pourtant pas douteuse et se voit manifestement, comme l'ont établi les recherches de Schwalbe et de Boé, sur les iris des animaux albinos, le lapin par exemple (fig. 307, 3).

La *couche antérieure* fait suite au pigment rétinien et répond au feuillet externe de la vésicule oculaire secondaire. Les cellules qui la constituent reposent directement sur la membrane basale postérieure de l'iris. Leurs noyaux sont allongés dans le sens radiaire et ce sont eux, rappelons-le en passant, qui ont été pris pour des noyaux de fibres musculaires par les partisans du muscle dilatateur de la pupille (voy. p. 418 et fig. 284).

La *couche postérieure* correspond au feuillet interne de la vésicule oculaire secondaire et fait suite aux cellules cylindriques de la portion ciliaire de la rétine. Elle se compose de cellules à contours polygonaux, qui mesurent de 25 à 35 µ d'épaisseur. De même que les cellules de la couche précédente, elles sont entièrement remplies de granulations pigmentaires et leurs noyaux, comme leurs contours, ont entièrement disparu. Au niveau de la grande circonférence de l'iris, au voisinage par conséquent des procès ciliaires, les granulations pigmentaires se retirent peu à peu de la face libre de la cellule vers sa face profonde : elles dégagent d'abord la partie interne de la cellule, puis son noyau, et enfin sa partie externe (fig. 283). C'est donc par des transitions graduelles que l'on passe de la cellule pigmentée de la portion irienne de la rétine à la cellule non pigmentée de sa portion ciliaire, et il n'y a aucun doute à avoir touchant la parenté anatomique de ces deux ordres de cellules : elles ont exactement la même signification et les premières ne diffèrent des secondes que parce qu'elles se sont chargées de pigment, en vue d'une nouvelle adaptation fonctionnelle.

Nous devons ajouter, en terminant cette description, que les cellules de la couche postérieure sont recouvertes en arrière, du côté du centre de l'œil par conséquent, par une mince lamelle hyaline (fig. 283, c), laquelle représente la limitante interne de la rétine.

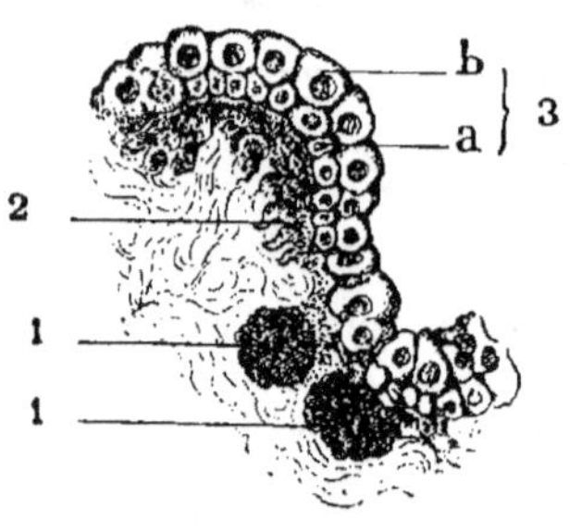

Fig. 307.

Coupe transversale de l'iris d'un lapin albinos, pour montrer les deux couches de son épithélium postérieur (d'après Koganeï).

1, 1, faisceaux du muscle dilatateur de la pupille. — 2, membrane basale postérieure, apparaissant comme finement ponctuée. — 3, épithélium postérieur, avec : a, sa couche profonde ; b, sa couche superficielle.

A consulter, parmi les travaux récents sur la rétine : Lemnox, *Beobacht. über die Histologie der Netzhaut*, etc. Arch. f. Ophthalm., XXXII, 1886 ; — Peltesohn, *Zur Morphologie der Papilla optica*, Centr. f. praktische Augenheilk., XII, 1886 ; — Cuccati, *Sur la structure rayonnée du segment externe des bâtonnets de la rétine*, Arch. ital. de Biol., VII, 1886 ; — Tartuferi, *Sulla anatomia della Retina*, Internat. Monatsschr. f. Anat., 1887 ; — Schiefferdecker, *Studien zur vergl. Histol. der Retina*, Arch. f. mikr. Anatomie, 1887 ; — Szili, *Zur Morphologie des Papilla nervi optici*, Centralb. f. Augenheilk., 1887 ; — Stoehr, *Ueber die Netzhaut.*, Sitz. d. Phys. med. Gesellsch. in Wurzburg, 1888 ; — v. Genderen-Stort, *Ueber Form- und Ortsveränderungen der Netzhaut-Elemente unter Entfluss von Licht und Dunkel*, Arch. f. Ophth., Bd. XXXIII, 1888 ; — Wertheim, *Ueber die Zahl der Seheinheiten im mittleren Theile der Netzhaut*, Arch. f. Ophth., Bd. XXXIII, 1888 ; — Falchi, *Ueber die Histogenese der Retina und des Nervus opticus*, Arch. f. Ophth., XXXIV, 1888 ; — Dogiel, *Ueber das Verhalten der nervosen Elemente in der Retina*, Anat. Anzeiger, 1888 ; — Weiss, *Zur Anat. der Eintrittstelle der Sehnerven*, Intern. opht. Congress, Heidelberg, 1888 ; — Rampoldi, *Sull'anatomia delle regione interne della retina dei mammiferi*, Annal. d'Ottalmologia, 1888 ; — W. Krause, *Die Retina*, Intern. Monatsschr. f. Anatomie, 1889 ; — Kuhnt, *Hist. Studien an der menschl. Netzhaut*, Jen. Zeitschr. f. Naturwiss. 1889 ; — Dubois et Renaut, *Sur la continuité de l'épithélium pigmenté de la rétine avec les segments externes des cônes et des bâtonnets*, C. R. Acad. des Sc., 1889 ; — Rumczewicz, *Zur Morphographie der papilla nervi optici*, Centr. f. Augenheilk., 1189 ; — Fick, *Ueber die Ursachen der Pigmentierung in der Netzhaut*, Vierteljahrsschrift d. naturf. Gesellsch. in Zurich., 1890 ; — Dogiel, *Ueber die nervosen Elemente in der Retina des Menschen*, Arch. f. mikr. Anat., 1891 et 1892 ; — Chievitz, *Untersuch. über die Area centralis retinæ*, Arch. f. Anat. u. Phys., 1889 ; — Du même, *Ueber das Vorkommen der Area centralis retinæ in den vier höheren Wirbelthierklassen*, Arch. f. Anat u. Phys., 1891 ; — Martin, *Entwickl. der Netzhaut bei der Katze*, Zeitschr. f. vergleich. Augenheilk., VII, 1891 ; — Ucke, *Zur Entwickl. des Pigmentepithels der Retina*, Inaug.-Diss., Dorpat, 1891 ; — Fick, *Unters. über die Pigmenwanderung in der Netzhaut des Frosches*, Arch. f. Ophth., XXXVII, 1891 ; — Musgrave, *The blood-vessels of the retina*, The Journ. of Anat. and Phys., 1892 ; — Boden and Sprawson, *The pigment cells of the retina*, Quarterly Journ. of microsc. Science, XXXIII, 1892 ; — Johnson, Lindsay, *Observations on the Macula lutea*, Arch. Ophth. New-York, 1892 ; — Schaper, *Zur Histologie der menschl. Retina*, Arch. f. mikr. Anat., Bd. XL, 1893 ; — Ramon y Cajal, *Sur la morphologie et les connexions des éléments de la rétine des oiseaux*, Anat., Anz. Jahrg., IV, 1889 ; — Du même, *La rétine des vertébrés*, La Cellule, IX, 1893 ; — Colucci, *Sulla Nevroglia retinica*, Giorn. della assoz. napolit. dei med. e natur., Anno 5, 1894 ; — Golding-Bird and Schafer, *On the structure of the fovea centralis*, Proc. Phys. Soc. Journ. of Phys., 1894 and Int. Monthly Journ. of Anat. and Phys., 1894 ; — Lindsay, Johnson, *Histol. of region of the Macula of the human eye*, Arch. of Ophthalm., 1895 ; — Dor, *Action de la lumière sur les noyaux des cônes et des bâtonnets*, Soc. des Sc. méd. de Lyon, 1896 ; — Hosch, *Structure de la rétine des mammifères*, Græfe's Arch., 1896.

§ IV. — Cristallin

Le cristallin, le plus important des milieux transparents de l'œil, est une lentille biconvexe, placée en arrière de la pupille, entre l'humeur aqueuse des chambres de l'œil, qui est en avant, et le corps vitré, qui est en arrière.

Son *axe* se confond à peu de chose près avec l'axe antéro-postérieur de l'œil. Il est à remarquer, cependant, que la coïncidence des deux axes, l'axe oculaire et l'axe cristallinien, n'est jamais parfaite. Il résulte des recherches récentes de Tscherning à ce sujet que le cristallin est toujours plus ou moins dévié. La déviation principale est telle qu'elle serait si le cristallin avait subi une rotation autour d'un axe vertical, le côté externe se portant en arrière : dans les yeux examinés par Tscherning, cette déviation a varié de 3 à 7°. Indépendamment de cette déviation autour d'un axe vertical, on observe aussi, dans bien des cas, une légère rotation autour d'un axe horizontal et transversal ; le plus souvent alors, c'est la partie supérieure du cristallin, qui s'incline en avant. Cette deuxième déviation est plus petite que la précédente : elle a constamment varié, dans les observations de Tscherning, entre 0 et 3°.

Les *dimensions* du cristallin sont les suivantes : son *diamètre*, c'est-à-dire la ligne droite qui réunit deux points de la circonférence, en passant par le centre, mesure de 9 à 10 millimètres ; son *épaisseur*, représentée par la distance qui sépare le centre de la face antérieure du centre de la face postérieure, est en moyenne de 5 millimètres. Cette distance est, toutefois, fort variable : elle augmente dans la vision des objets rapprochés, diminue, au contraire, dans la vision des objets éloignés.

Le *poids* du cristallin, légèrement variable suivant les sujets, oscille d'ordinaire entre 20 et 25 centigrammes.

Envisagée au point de vue de ses *conditions d'équilibre*, la lentille cristallinienne est maintenue en position par une membrane élastique, appelée *zone de Zinn* ou *zonula*. Cette membrane, comme nous le verrons plus tard (p. 459), s'implante sur sa région équatoriale et la relie intimement à la partie postérieure de la région ciliaire. De là le nom de *ligament suspenseur du cristallin*, dont on se sert quelquefois pour désigner la zone de Zinn.

Nous considérerons au cristallin : 1° sa *conformation extérieure* et ses *rapports*; 2° ses *propriétés physico-chimiques*; 3° sa *constitution anatomique*; 4° son *mode de nutrition*.

A. — CONFIGURATION EXTÉRIEURE ET RAPPORTS

Le cristallin, véritable lentille biconvexe, nous présente, comme toutes les lentilles, deux faces, l'une antérieure, l'autre postérieure, et une circonférence ou équateur.

1° Face antérieure. — La face antérieure, convexe, est un segment de sphère, dont le rayon de courbure est en moyenne de 9 millimètres. Lisse et unie, elle répond successivement, en allant de son centre vers l'équateur (fig. 308, A) : 1° à l'orifice pupillaire et, par conséquent, à la chambre antérieure de l'œil; 2° à la

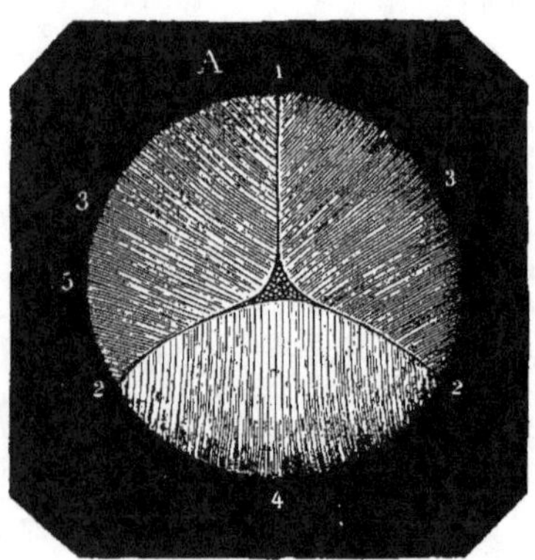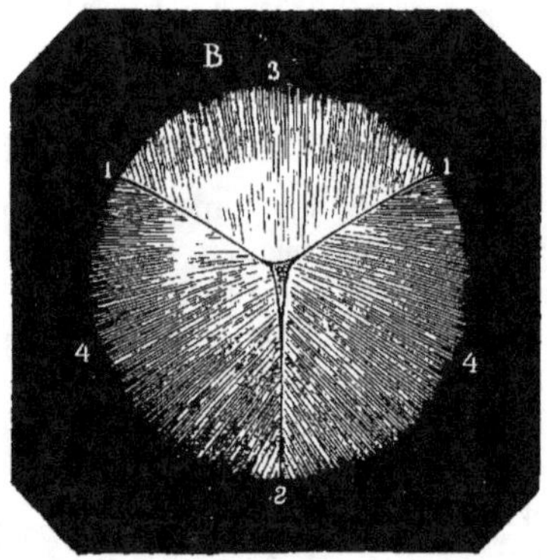

Fig. 308.

Cristallin, vu : A. par sa face antérieure; B, par sa face postérieure.

Fig. A. — 1. rayon stellaire ascendant et vertical. — 2. rayons stellaires obliquement descendants et divergents sous un angle de 120°. — 3, 3. secteurs supérieurs. — 4. secteur inférieur.

Fig. B. — 1. 1. rayons stellaires obliquement ascendants et divergents sous un angle de 120°. — 2. rayon stellaire descendant et vertical. — 3. secteur supérieur. — 4. 4. secteurs inférieurs.

face postérieure de l'iris, ou, plus exactement, au liquide qui remplit la chambre postérieure de l'œil; 3° aux procès ciliaires. Le centre de cette face, plus connue sous le nom de *pôle antérieur du cristallin*, est séparé de la face postérieure de la cornée par un intervalle de 2 millimètres à 2 millimètres et demi.

2° Face postérieure. — La face postérieure (fig. 308, B), également convexe, plus convexe même que la précédente, représente encore un segment de sphère, dont le rayon de courbure est de $5^{mm},5$ à 6 millimètres. Elle répond directement et dans toute son étendue au dernier des milieux réfringents de l'œil, le corps vitré. Le centre de cette face a reçu le nom de *pôle postérieur du cristallin* : un intervalle de 16 millimètres le sépare de la tache jaune.

3° Circonférence. — La circonférence ou *équateur*, exactement circulaire, résulte de la réunion angulaire de la face antérieure avec la face postérieure. Cet angle curviligne (fig. 309, C), qui mesure l'écartement réciproque des deux faces du cristallin, est aigu à sommet légèrement arrondi. Il est en rapport, sur tout son pourtour, avec un petit canal que nous étudierons plus loin à propos de la zone de Zinn, le *canal godronné* de Petit.

B. — Propriétés physico-chimiques

1° Elasticité. — Le cristallin, dans son ensemble, peut être considéré comme un corps essentiellement élastique. Comme tel, il cède facilement à toute cause de déformation et reprend rapidement sa forme primitive, quand les circonstances qui l'avaient modifiée cessent d'agir.

2° Coloration. — Sa coloration varie suivant les âges. Chez le fœtus et chez l'enfant, le cristallin est incolore et complètement transparent, comme le serait un bloc de cristal. De trente à quarante ans, sa partie centrale revêt peu à peu une teinte jaune paille qui ne fait que s'accentuer plus tard, en même temps qu'elle s'étend en surface du côté de l'équateur. Chez les vieillards, enfin, le cristallin présente généralement une teinte ambrée, qui est plus ou moins prononcée suivant les sujets.

3° Consistance. — La consistance du cristallin varie également avec l'âge : mou et presque diffluent chez le fœtus et chez l'enfant, il devient ferme chez l'adulte et acquiert parfois chez le vieillard, en dehors de toute altération pathologique, une dureté considérable.

De plus, cette consistance n'est pas uniforme ; mais elle augmente graduellement, sur chacune des faces du cristallin, en allant de la périphérie au centre. De là, la division ancienne de la masse du cristallin en trois couches : 1° une *couche superficielle*, qui est relativement molle ; 2° une *couche moyenne*, qui est plus consistante ; 3° une *couche centrale*, qui est plus dure encore, et que l'on désigne ordinairement sous le nom de *noyau*.

Une pareille division, fort commode pour les descriptions pathologiques, ne répond à rien dans la nature : le changement de consistance des différentes régions du cristallin se fait, en effet, par gradation insensible et les limites que l'on établit d'ordinaire entre les trois couches précitées, sont purement arbitraires.

4° Indice de réfraction. — Comme sa consistance, l'indice de réfraction de la lentille cristallinienne s'accroît régulièrement de la périphérie au centre. D'après les recherches de Krause, cet indice serait de 1,405 pour les couches superficielles, de 1,429 pour les couches moyennes et de 1,454 pour le noyau. Helmholtz indique les chiffres de 1,419 à 1,440 comme représentant l'indice de réfraction totale chez l'adulte. La consistance du cristallin augmentant avec l'âge, l'indice de réfraction subit, dans les mêmes circonstances, un accroissement parallèle, comme le démontrent les recherches de Woïnow : cet observateur a trouvé, en effet, pour l'indice de réfraction totale, 1,431 chez l'enfant, 1,436 chez un jeune homme de seize ans, 1,441 chez un adulte de quarante-sept ans.

5° Constantes optiques. — Voici, d'après les calculs d'Helmholtz, quelles sont les constantes optiques de la lentille cristallinienne, chez l'homme. Les chiffres expriment des millimètres :

1° Longueur focale.	45.144 à 47.435
2° Distance du premier point principal à la surface antérieure.	2.258 à 2.810
3° Distance du second point principal à la surface postérieure.	1.546 à 1.499
4° Epaisseur du cristallin.	4.2 à 4.314
5° Rayon de courbure au sommet de la surface antérieure.	10.162 à 8.865
6° Rayon de courbure au sommet de la surface postérieure.	5.890 à 5.889

Le cristallin, parfaitement transparent pour la lumière, se montre beaucoup moins perméable pour les rayons calorifiques, qu'il absorbe en grande partie. En outre, la substance du cristallin est légèrement fluorescente (voy. les *Traités de physique*) comme la cornée elle-même, condition heureuse qui fait de ces deux milieux réfringents de l'œil de véritables organes protecteurs pour la membrane visuelle.

6° Composition chimique. — D'après les analyses de Berzelius, la substance du cristallin comprend, pour 100 parties :

Matières albumineuses coagulées.	35.9
Extrait alcoolique avec sels.	2.4
Extrait aqueux avec traces de sels	1.3
Membranes et tubes cristalliniens	2.4
Eau	58
Total	100,0

Parmi les substances albuminoïdes qui entrent dans la composition du cristallin, la plus importante, celle qui le constitue en majeure partie, est la *cristalline* ou *phaco-globuline*. Elle coagule à 93° et se trouve toujours accompagnée d'une petite quantité d'albumine ordinaire.

C. — Constitution anatomique

Envisagé au point de vue de sa constitution anatomique, le cristallin se compose : 1° d'une enveloppe ou *capsule*; 2° d'un *épithélium*; 3° d'une *substance amorphe*, formant ciment; 4° d'un système de fibres rubanées, les *fibres du cristallin*.

1° Capsule du cristallin. — La capsule du cristallin (fig. 309,1 et 1') se présente sous la forme d'une membrane mince et transparente comme du verre, qui entoure le cristallin dans toute son étendue.

a. *Divisions et rapports.* — On la divise ordinairement en deux portions : l'une antérieure, l'autre postérieure. La portion antérieure (1), plus connue sous le nom de *cristalloïde antérieure*, recouvre la face antérieure du cristallin ; elle répond aux chambres de l'œil et baigne, par conséquent, dans l'humeur aqueuse. La portion postérieure ou *cristalloïde postérieure* (2) s'étale sur la face postérieure du cristallin et répond à l'humeur vitrée. Les deux cristalloïdes se fusionnent ensemble, sans ligne de démarcation aucune, au niveau de l'équateur.

b. *Dimensions.* — La capsule du cristallin mesure de 10 à 15 μ d'épaisseur en avant, de 5 à 7 μ en arrière.

c. *Élasticité.* — Elle est fortement élastique : si on l'écarte du cristallin par l'insufflation,

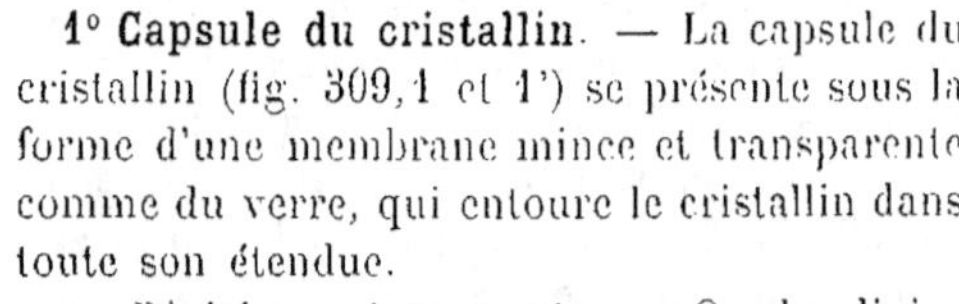

Fig. 309.

Section méridienne du cristallin
(d'après Babuchin).

A, face antérieure. — B, face postérieure. — C, équateur.
1, cristalloïde antérieure. — 1', cristalloïde postérieure. — 2. couche épithéliale. — 3, masse des fibres cristalliniennes. — 4, noyaux des fibres disposées en S dans la région équatoriale. — 5, noyau du cristallin.

elle revient d'elle-même à sa position première au fur et à mesure que l'air insuf-

flé se retire. De même, si on la sectionne ou si on la déchire, on la voit, en vertu
de son élasticité, se retourner en dehors et s'enrouler sur elle-même en forme de
volute.

d. *Structure*. — Histologiquement, la capsule du cristallin est complètement
amorphe et peut être comparée, à bien des points de vue, au sarcolemme et à la
membrane propre des glandes. Elle a été considérée tour à tour comme un produit cuticulaire de l'épithélium sous-jacent (KESSLER) et comme une formation de
nature conjonctive (BABUCHIN, ARNOLD, MÜLLER). SCHWALBE, adoptant une opinion
mixte, envisage les couches internes des deux cristalloïdes comme étant seules de
nature cuticulaire, tandis qu'il considère les couches externes comme un reliquat
de la couche vasculaire qui entoure le cristallin de l'embryon.

2° Epithélium du cristallin. — L'épithélium du cristallin (fig. 309,2) est formé
par une seule couche de cellules pavimenteuses, qui tapissent, dans toute son
étendue, la face postérieure de la cristalloïde antérieure. La cristalloïde postérieure en est totalement dépourvue, les cellules qui la revêtent chez l'embryon
s'étant peu à peu allongées et différenciées en fibres cristalliniennes.

Les cellules épithéliales du cristallin, cubiques chez l'enfant, sont aplaties chez
l'adulte et présentent chez ce dernier, quand on les voit de face, une configuration
hexagonale. Elles sont légèrement granuleuses et possèdent à leur centre un noyau
sphérique ou ovalaire. Elles s'engréneraient réciproquement par leurs bords,
d'après GAYET.

Lorsqu'on suit l'épithélium cristallinien du centre de la cristalloïde antérieure
vers l'équateur, on voit, dans cette dernière région (fig. 310,2 et 3), les cellules s'al-

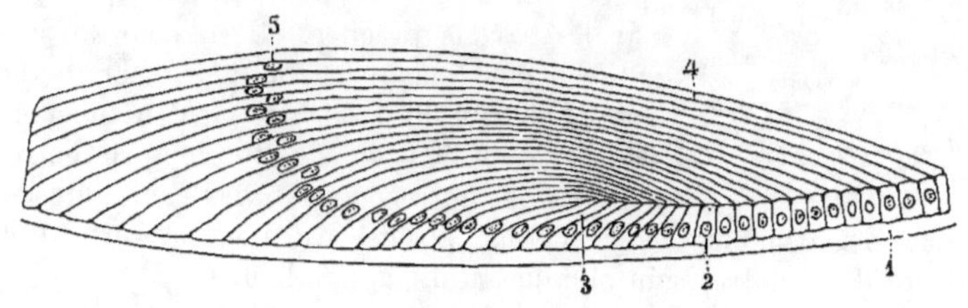

Fig. 310.

Section méridienne du cristallin du lapin, au niveau de l'équateur (d'après BABUCHIN).

1, cristalloïde antérieure. — 2 cellules de la couche épithéliale antérieure, se transformant, en 3, en fibres cristalliniennes.
4, fibres complètement développées, avec 5, leurs noyaux.

longer graduellement et finir par se transformer en fibres. Il existe là, comme le
montre la figure précitée, entre la cellule pavimenteuse et la fibre cristallinienne
complètement développée, toutes les formes de transition.

Entre la couche épithéliale que nous venons de décrire et la masse des fibres
cristalliniennes s'étale une couche albuminoïde, *couche albuminoïde sous-épithéliale*, qui agglutine ensemble les cellules épithéliales et les fibres (SCHWALBE). Cette
couche, qui occupe exactement la cavité centrale du cristallin embryonnaire, est
toujours fort mince et on ne rencontre jamais à son niveau, du moins sur des
cristallins normaux et à l'état frais, cette collection liquide que l'on y a décrite
longtemps sous le nom d'*humeur de Morgagni*.

3° Substance amorphe. — Les différents éléments histologiques que renferme
la capsule du cristallin et qui constituent le cristallin proprement dit, sont reliés
les uns aux autres par une substance amorphe, faisant fonction de ciment. Cette

substance cimentaire forme tout d'abord la couche albuminoïde sous-épithéliale que nous venons de décrire en arrière de l'épithélium cristallinien. Elle constitue en outre (fig. 311) : 1° une lame très mince, située entre la cristalloïde antérieure et l'épithélium qui la tapisse ; 2° une lame analogue, qui s'étale entre la masse des fibres et la cristalloïde postérieure ; 3° enfin, une *masse centrale*.

Ce dernier amas de substance amorphe, le plus important de tous, occupe l'axe antéro-postérieur du cristallin et s'étend de l'un à l'autre pôle. Mais il ne se contente pas d'occuper toute la partie centrale de la lentille : de son pourtour se détachent trois prolongements qui, sous forme de rayons, se dirigent vers l'équateur. Il en résulte que lorsqu'on considère un cristallin durci ou macéré dans l'acide nitrique, on observe, sur l'une et l'autre de ses faces, une espèce d'étoile à trois rayons, séparés les uns des autres par un angle de 120°. — Pour l'*étoile antérieure* (fig. 308, A), l'un des rayons se dirige verticalement en haut. Des deux autres, l'un est oblique en bas et en dedans, l'autre oblique en bas et en dehors. — L'*étoile postérieure* (fig. 308, B) présente une orientation toute différente. Par suite de l'obliquité antéro-postérieure des plans qui passent par les rayons précités, elle a pour ainsi dire subi un mouvement de rotation de 60°, en vertu duquel chacun de ses rayons vient occuper exactement le milieu du secteur compris entre les deux rayons correspondants de l'étoile antérieure.

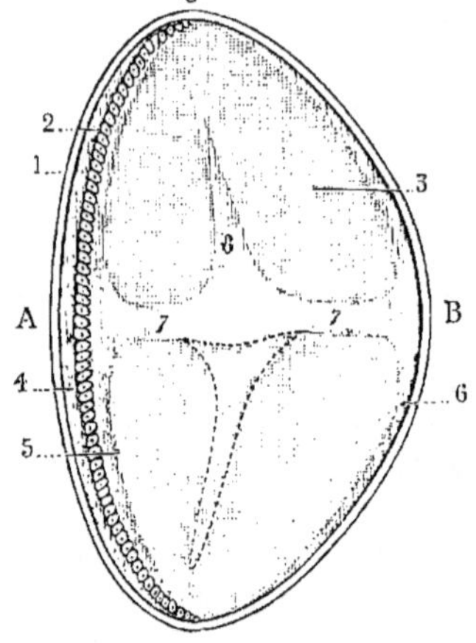

Fig. 311.

Schéma montrant, sur une coupe sagittale du cristallin, la disposition de la substance amorphe.

A. pôle antérieur. — B, pôle postérieur. — C, équateur.

1, capsule ou cristalloïde. — 2. couche des cellules. — 3, masse des fibres. — 4. couche amorphe sus-épithéliale. — 5. couche amorphe sous-épithéliale. — 6, couche postérieure. — 7. masse centrale, avec 8, le rayon stellaire supérieur.

En conséquence, des trois rayons de l'étoile postérieure, l'un est vertical et se dirige en bas, les deux autres sont obliques et dirigés en haut.

L'étoile à trois rayons, telle que nous venons de la décrire et qu'elle est représentée dans la figure 308 (A et B), est particulière au fœtus et à l'enfant. Chez l'adulte, les rayons primitifs se sont plus ou moins bifurqués de manière à donner naissance à des rayons secondaires. Les étoiles revêtent alors, tant sur la face antérieure que sur la face postérieure du cristallin, une configuration un peu plus complexe : elles ont six, sept, huit ou même un plus grand nombre de rayons.

C'est sur la substance amorphe constituant les étoiles que viennent s'implanter les fibres du cristallin que nous allons maintenant décrire.

4° Fibres du cristallin. — Les fibres du cristallin dérivent par voie d'allongement des cellules épithéliales qui tapissent, à la période embryonnaire, la cristalloïde postérieure. Nous les étudierons tout d'abord à l'état d'isolement ; nous ferons connaître ensuite la modalité suivant laquelle elles se disposent pour former la lentille cristallinienne.

A. Fibres du cristallin considérées a l'état d'isolement. — Les fibres du cristallin se présentent sous la forme de rubans prismatiques à coupe hexagonale, avec deux faces larges et quatre côtés relativement étroits. Cette disposition apparaît très nettement sur des coupes transversales de ces fibres (fig. 312, C). Leur

largeur mesure de 10 à 15 μ, leur épaisseur de 3 à 5 μ. Quant à leur longueur,
elle varie suivant les couches que l'on considère : les fibres sont plus longues
dans les couches superficielles que dans les couches profondes ; mais il est à remarquer que, pour une couche donnée, toutes les fibres qui constituent cette couche
ont une longueur sensiblement égale.

Schwalbe estime que les fibres des
couches superficielles mesurent environ les deux tiers d'une ligne méridienne allant d'un pôle à l'autre. Cette
ligne méridienne étant de 12 millimètres, on voit que les fibres superficielles du cristallin présentent une
longueur moyenne de 8 millimètres.

Envisagées au point de vue histologique, les fibres du cristallin sont constituées par un liquide albumineux que
l'on voit s'écouler par gouttelettes à
travers les cassures artificielles de ces
éléments. Ce liquide albumineux est
donc réellement contenu dans une
sorte de tube, d'où le nom de *tube
cristallinien*, qui a été proposé par
certains anatomistes pour désigner
l'élément constitutif principal du cristallin. Nous ferons remarquer, toutefois, que les parois du tube ne sont
pas constituées par une membrane
propre et chimiquement différente du
contenu, mais bien par la substance
albumineuse elle-même formant à la
périphérie une couche plus dense.

Les fibres du cristallin diffèrent sensiblement dans les couches superficielles et dans les couches profondes.
— Les *fibres des couches profondes*
(*fibres dentelées* de certains auteurs) sont plus petites, moins riches en eau, plus
denses par conséquent et complètement dépourvues de noyaux (fig. 312, B).
Elles présentent, en outre, le long de leurs arêtes, parfois même le long de leurs
faces, des dentelures plus ou moins profondes, qui s'engrènent avec les dentelures
similaires des fibres voisines et que l'on a comparées, dans ces derniers temps,
aux piquants qui caractérisent les cellules épidermiques de la couche de Malpighi.
— Les *fibres des couches superficielles* (*fibres nucléées* de certains auteurs) sont
plus larges, plus riches en eau, plus molles par conséquent et complètement dépourvues de dentelures (fig. 312, A). De plus, elles possèdent chacune un noyau, indice
manifeste de leur origine cellulaire. Ces noyaux sont ovalaires, granuleux et occupent la partie moyenne de la fibre à laquelle ils appartiennent. Sur des coupes
méridiennes du cristallin, on les voit se masser dans le voisinage de l'équateur,
d'où le nom de *zone des noyaux* donné à cette région. Ils se montrent là sous la
forme d'une traînée linéaire qui descend vers le centre de la lentille, en décrivant

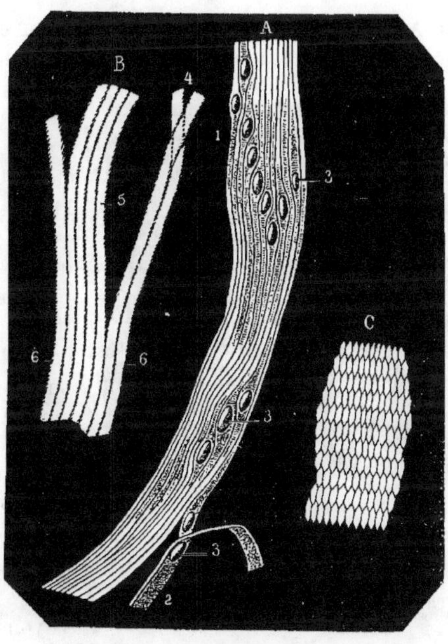

Fig. 312.

Fibres du cristallin à l'état d'isolement : A, fibres
nucléées ; B, fibres dentelées ; C, fibres vues en
coupe transversale, pour montrer leur forme
hexagonale.

1, fibres nucléées, vues par leur bord. — 2. deux fibres
nucléées, vues par leur face. — 3. noyau. — 4, fibres dentelées. en parties séparées les unes des autres. — 5, leur large
face. — 6, leurs faces latérales, avec leurs prolongements en
forme de dents, destinés à s'engrener dans les prolongements des fibres voisines.

une double courbe : une courbe externe qui est concave en avant, une courbe
interne qui est concave en arrière. Cette traînée de noyaux présente donc dans son
ensemble la forme d'un S, comme l'indique nettement la figure 309 (4). Nous ajouterons que la zone des noyaux est d'autant plus développée que le sujet est plus jeune.

B. Agencement systématique des fibres du cristallin. — Étudiées en place et non
plus à l'état d'isolement, les fibres du cristallin sont disposées d'une façon telle
que leurs faces larges regardent toujours,
soit en avant, soit en arrière, tandis que
leurs côtés ou bords sont dirigés latéralement. Un ciment interstitiel, ainsi que nous
l'avons dit plus haut, les unit les unes aux
autres ; toutefois, nous ferons remarquer
qu'elles adhèrent d'une façon moins intime
par leurs faces larges que par leurs bords.
Il en résulte que lorsqu'on fait macérer un
cristallin dans de l'alcool faible, qui, comme
on le sait, a la propriété de dissoudre le
ciment, cet organe se décompose tout d'abord
en une série de secteurs, dont les limites répondent exactement aux rayons des étoiles.
Les secteurs, à leur tour, se résolvent en
une série de lamelles superposées, rappelant, suivant l'expression classique, les enveloppes concentriques d'un oignon (fig. 313).
Voyons maintenant quel est l'agencement

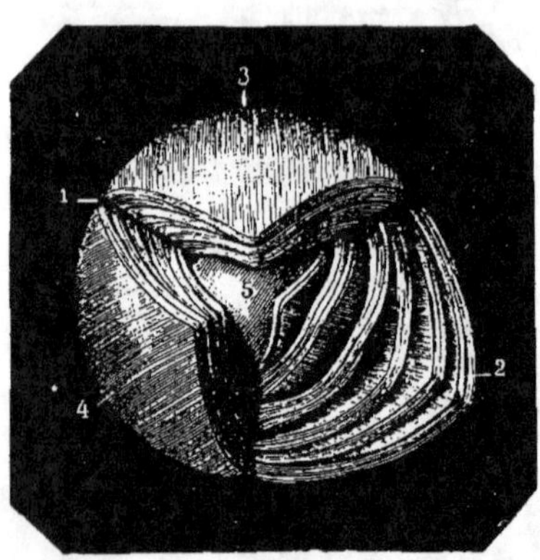

Fig. 313.

Segmentation de la face postérieure du
cristallin.

1, rayon stellaire. — 2, un secteur du cristallin
décomposé en lamelles. — 3, 4, deux autres secteurs restés intacts. — 5, noyau.

systématique des fibres du cristallin. Nous devons, à ce point de vue, les distinguer en fibres centrales, fibres moyennes et fibres superficielles.

a. *Fibres centrales.* — Les fibres centrales se portent directement d'un pôle à
l'autre. Leur trajet est pour ainsi dire rectiligne et parallèle à l'axe antéro-postérieur du cristallin.

b. *Fibres moyennes.* — Les fibres moyennes se dirigent également de pôle à
pôle, mais en décrivant des arcades dont la concavité regarde l'axe cristallinien. Ces
arcades sont naturellement d'autant plus grandes qu'elles se rapprochent davantage de l'équateur.

c. *Fibres superficielles.* — Les fibres superficielles qui sont les plus complexes,
partent des branches d'une étoile pour aboutir aux branches les plus voisines de
l'étoile du côté opposé ; elles se rendent ainsi de la face antérieure à la face postérieure en contournant l'équateur et chacune d'elles affecte dans son ensemble la
forme d'une ogive. Leur trajet nous paraît être déterminé par les trois lois suivantes : 1° *aucune des fibres ne s'étend d'un pôle à l'autre; 2° plus est long le
trajet d'une fibre sur la face antérieure du cristallin, plus est court son trajet sur
la face postérieure, et vice versa; 3° les fibres s'implantent toujours sur les rayons
des étoiles, de façon à former avec ces rayons le plus grand angle possible.*

La *première loi* est une conséquence de la longueur même des fibres superficielles du cristallin. Chacune d'elles, avons-nous dit plus haut, ne représente que
les deux tiers d'une ligne méridienne allant de pôle à pôle ; par conséquent, les
fibres qui partent du pôle antérieur doivent nécessairement se terminer sur la face
postérieure, avant d'avoir atteint l'autre pôle.

La *deuxième loi* découle encore comme un corollaire du fait anatomique énoncé plus haut que toutes les fibres superficielles ont une même longueur, soit 8 millimètres. On conçoit, en effet, qu'une fibre qui effectuera sur la face antérieure un parcours de 6 millimètres, n'aura à effectuer sur la face postérieure qu'un parcours de 2 millimètres ; qu'une fibre au contraire, qui n'aura effectué sur la face antérieure qu'un parcours de 3 millimètres, devra parcourir encore 5 millimètres sur la face opposée. — La figure schématique ci-dessous (fig. 314, A) nous indique nettement

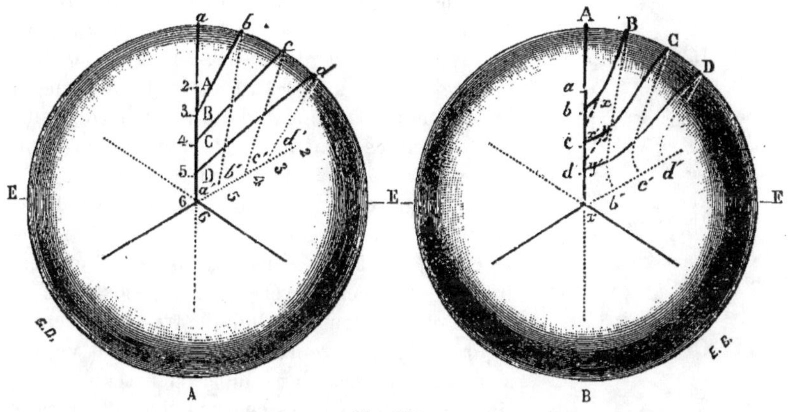

Fig. 314.

Schéma destiné à montrer le mode d'agencement des fibres cristalliniennes.

Les traits pleins représentent les trois rayons de l'étoile antérieure ; les traits pointillés les trois rayons de l'étoile postérieure. — E, E, équateur. — Pour les autres indications, soit en lettres, soit en chiffres, lire le texte.

quel est le trajet de ces fibres : les gros traits nous représentent les trois rayons de l'étoile antérieure ; les traits pointillés figurent les trois rayons de l'étoile postérieure. Ne considérons pour le moment que le rayon vertical de l'étoile antérieure et le rayon oblique de l'étoile postérieure qui lui correspond à droite. Pour la commodité de la démonstration, nous avons partagé chacun de ces rayons en quatre divisions égales et placé en regard de chacune d'elles les chiffres qui expriment en millimètres sa distance à l'équateur. C'est ainsi que l'extrémité polaire du rayon est séparée de l'équateur par une distance de 6 millimètres, son extrémité opposée par un intervalle de 2 millimètres seulement. — Ceci posé, examinons les quatre fibres cristalliniennes A, B, C, D. La fibre A qui part du sommet de l'étoile antérieure rencontre l'équateur en *a* et vient se terminer en *a'* au pôle postérieur, parcourant ainsi un trajet de 8 millimètres, dont 2 sur la face antérieure du cristallin et 6 sur la face postérieure. A son tour, la fibre B, partant de la division 3 du rayon antérieur, contourne l'équateur en *b* et vient s'implanter en *b'*, sur la division 5 du rayon postérieur, un peu en dehors du pôle ; elle effectue, elle aussi, un parcours de 8 millimètres, dont 3 sur la face antérieure et 5 sur a face postérieure. De même les fibres C et D, parties des divisions 4 et 5 du rayon antérieur, rencontrent l'équateur en *c* et en *d* et aboutissent aux divisions 4 et 3 du rayon postérieur en *c'* et *d'* ; la longueur de leur trajet (4 + 4 pour la première, 5 + 3 pour la seconde) atteint exactement, comme pour les fibres précédentes, 8 millimètres. La deuxième loi se trouve ainsi confirmée.

La *troisième loi* est relative au mode d'implantation des fibres cristalliniennes sur les branches des étoiles. Chacune d'elles, en atteignant la branche sur laquelle

elle se fixe, s'infléchit sur elle-même de façon à tomber presque verticalement sur cette branche et à circonscrire avec elle un angle (*angle d'implantation*) qui se rapproche beaucoup de l'angle droit. — Ainsi, sur la figure 314, B, la fibre B, au lieu de suivre au voisinage du rayon antérieur sa direction première et de venir s'implanter en x', se coude en x et se fixe en b. De même la fibre C, au lieu de suivre la direction yy', s'infléchit en y et vient s'implanter en c. Il est facile de se rendre compte par une simple inspection de la figure précitée que ces fibres agrandissent ainsi leur angle d'implantation, lequel atteint bien près de 90°. Sur la face postérieure, les fibres cristalliniennes se comportent absolument de la même façon ; elles se coudent également en se rapprochant de la branche stellaire sur laquelle elles se fixent.

Il résulte, on le conçoit, d'une pareille disposition : 1° que chacune des fibres cristalliniennes se contourne à ses deux extrémités et en sens inverse ; 2° qu'elle revêt, dans son ensemble, la forme d'un S, comme l'indique très nettement la figure 315, qui représente le cristallin vu par son équateur. Les fibres superficielles du cristallin décrivent ainsi des courbes concentriques et parfois élégantes, qui sont très visibles surtout dans la région équatoriale : c'est à l'ensemble de ces courbes qu'on a donné le nom de *tourbillon du cristallin* (*vortex lentis, Linsenwirbel* des anatomistes allemands).

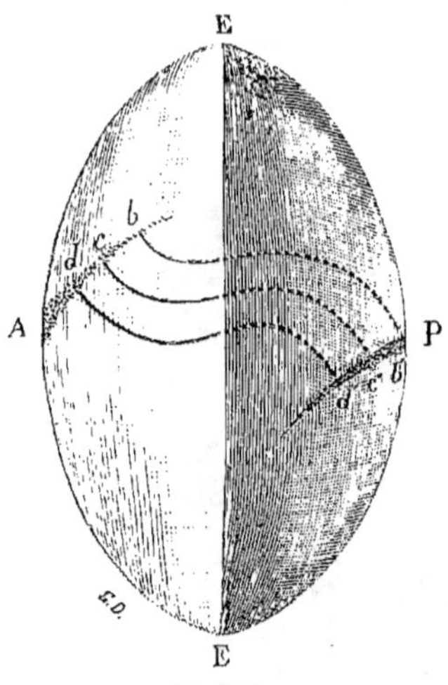

Fig. 315.

Le cristallin, vu par son équateur.

A, face antérieure avec un rayon stellaire. — P, face postérieure avec un autre rayon stellaire. — E. E, équateur.

Au moment de plonger dans la substance cimentaire des étoiles, les extrémités terminales des fibres cristalliniennes paraissent, d'après Schwalbe, plus molles, plus riches en eau et présentent un léger renflement en massue.

D. — Nutrition du cristallin, voies lymphatiques

Le cristallin, chez l'adulte, est entièrement dépourvu de nerfs et de vaisseaux, soit sanguins, soit lymphatiques. La circulation des liquides nutritifs s'y effectue dans les interstices des fibres et des cellules que nous venons de décrire, tout particulièrement le long du noyau central et des rayons stellaires.

1° Liquides afférents. — Les liquides afférents, apportant au cristallin les matériaux nécessaires à sa nutrition, proviennent des vaisseaux des procès ciliaires.

2° Liquides efférents. — Les liquides efférents, charriant à l'extérieur les matériaux de déchet, se déversent, à travers la capsule cristallinienne, dans le canal de Petit et dans la chambre postérieure de l'œil. Samelsohn et Fuchs, ayant introduit des paillettes de fer dans le cristallin du lapin, ont rencontré, quelque temps après l'expérience, des parcelles de rouille sur la cristalloïde antérieure en des points parfaitement déterminés : elles étaient situées au voisinage de l'équateur et formaient là, par leur ensemble, une sorte de couronne répondant assez exactement au bord antérieur de la zonula. Schlösser, qui a étudié tout récemment (1888) la circulation des liquides dans le cristallin et auquel j'emprunte le résumé de ces expériences, en conclut que les points sus-indiqués, où s'étaient déposées les parcelles de rouille, répondent à de véritables orifices par lesquels s'effectue la sortie des liquides nutritifs. Ces orifices de sortie, comme les dépôts de rouille eux-mêmes, se déposent en couronne un peu en avant de l'équateur du cristallin, et s'ouvrent à la fois, comme nous l'avons dit plus haut, dans le canal de Petit et dans la chambre postérieure.

Durant la vie fœtale, le cristallin est entouré par un riche réseau vasculaire (*capsule vasculaire de quelques auteurs*), qui provient, en partie de l'artère centrale de la rétine, en partie des vaisseaux de l'iris.

L'artère centrale de la rétine, en débouchant au centre de la papille optique, fournit tout d'abord les artères de la rétine et se prolonge ensuite en avant sous la forme d'un tout petit vaisseau, l'*artère capsulaire* ou *hyaloïdienne*. Cette artère traverse d'arrière en avant toute l'épaisseur du corps vitré et se résout, à la partie antérieure de celui-ci, en un élégant pinceau de rameaux et de ramuscules, lesquels s'étalent à la face postérieure du cristallin et se dirigent en

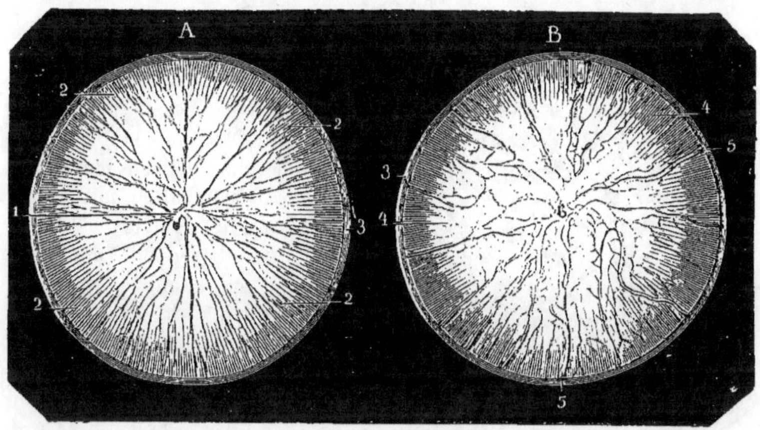

Fig. 316.

La capsule vasculaire du cristallin chez un chat nouveau-né : A. vue sur la face postérieure de l'organe B. vue sur sa face antérieure (d'après une injection de Tuffasch).

1, artère hyaloïdienne sectionnée. — 2, vaisseaux radiés se dirigeant vers l'équateur. — 4, ces mêmes vaisseaux après avoir contourné l'équateur. — 5, vaisseaux veineux se rendant à l'iris. — 6, membrane capsulo-pupillaire.

sens radiaire vers l'équateur (fig. 316, A). Arrivés là, ils le contournent et descendent alors sur la face antérieure du cristallin, en se portant vers son centre (fig. 316, B). Avant de l'atteindre, ils sont rejoints par des vaisseaux provenant de l'iris, lesquels s'anastomosent avec eux pour former, en avant du pôle antérieur du cristallin, un réseau commun. La portion de la capsule vasculaire, où les vaisseaux iriens et les ramifications ultimes de l'artère hyaloïdienne sont ainsi mêlés et confondus, n'est autre que la *membrane pupillaire* ou *membrane de Wachendorff* que nous avons déjà décrite à propos de l'iris p. 416).

Les rameaux anastomotiques que le réseau irien envoie à la capsule vasculaire du cristallin sont de deux ordres : les uns, relativement petits, sont des artérioles ou des capillaires ; les autres, plus volumineux, présentent tous les caractères extérieurs des veines et, comme l'artère hyaloïdienne n'est accompagnée dans la plupart des cas d'aucune veine satellite, il faut en conclure que le sang du réseau péricristallinien retourne au cœur par l'intermédiaire des veines de l'iris.

L'artère hyaloïdienne a pour destination d'apporter au cristallin les matériaux nécessaires à sa nutrition et surtout à son accroissement. Aussi voit-on ses ramifications s'atténuer peu à peu dans les derniers mois de la vie fœtale, quand le cristallin a atteint un développement à peu près complet. Chez le nouveau-né et, à fortiori, chez l'enfant et chez l'adulte, il ne reste aucune trace, soit du réseau péricristallinien, soit de l'artère hyaloïdienne. Des cas de persistance de cette artère ont été signalés par plusieurs observateurs, notamment par MEISSNER, par LIEBREICH, par SÆMISCH, par WELCKER, etc., mais ces faits sont anormaux et tout à fait exceptionnels.

Voyez, au sujet du cristallin, SAMELSOHN, Klin. Monastbl., Bd. XIX, p. 265 ; — FUCHS, *Wien. Klin. Wochenschr.*, 1888 ; — SCHLÖSSER, *Ueber die Lymphbahnen der Linse*, Münch. Medicin. Wochenschr., 1889 ; — TSCHERNING, *Sur la position du cristallin de l'œil humain*, C. R. Acad. des

Sc., 1888 ; — ROBINSKY, *Ein weiterer Beitrag zur Anat., Phys. und Pathol. der Augenlinse*, Berlin, 1889 ; — COLLINS, *The composition of the human lens in Health and in Cataract*, Illustr. med. News, London, 1889 ; — FRIDENBERG, *Ueber die Sternfigur der Kristall-Linse*, Th. Strasbourg. 1891 : — ANDERSON, *The lens in an albino rat*, Int. Monatschr. f. Anat. u. Phys., X, 1893 ; — BERTIN-SANS, *Variations que subissent pour l'influence de l'âge les rayons de courbure du cristallin*, Anat. in Arch. d'Opht., 1893 ; — BARABASCHEW, *Beitrag. z. Anat. der Linse*, Arch. f. Ophthalm., XXXVIII, 1892 ; — DU MÊME, *Beitr. z. Anat. der Linse*, Graefe's Arch., 1893 ; — DUCLOS, *Étude sur les dimensions du cristallin*, Th. Bordeaux, 1895 ; — FRIDENBERG, *La forme étoilée du cristallin de l'homme et des vertébrés*, Arch. of Ophtalm., 1895.

§ V. — CORPS VITRÉ

On donne le nom de corps vitré à cette masse transparente et de consistance gélatineuse qui remplit tout l'espace compris entre la rétine et la face postérieure du cristallin (fig. 258, 17). Il occupe à lui tout seul les deux tiers postérieurs de la cavité oculaire et devient ainsi le plus considérable, sinon le plus important, des milieux réfringents de l'œil.

Le corps vitré (fig. 317, 1) se présente sous la forme d'un sphéroïde, déprimé en cupule à sa partie antérieure (*fossa patellaris*) pour loger le cristallin. Il répond successivement en allant d'arrière en avant : 1° à la rétine proprement dite ; 2° à la portion ciliaire de la rétine ; 3° à la face postérieure du cristallin.

Au niveau de la rétine proprement dite, le corps vitré s'applique tout simplement contre la surface interne de cette membrane sans lui adhérer. Il en est de même au niveau du cristallin. WIEGER et BERGER ont bien décrit dans ces derniers temps (1889), sous le nom un peu prétentieux

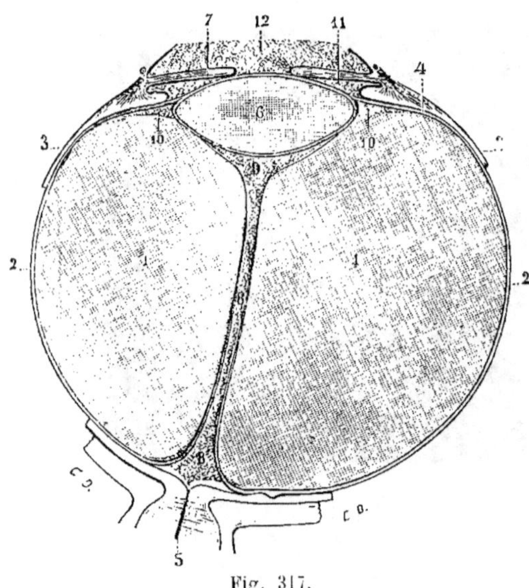

Fig. 317.

Le corps vitré et le canal hyaloïdien, vu sur une coupe horizontale passant par le nerf optique.

1, corps vitré. — 2, membrane hyaloïde. — 3, région de l'ora serrata. — 4, zone de Zinn ou zonula. — 5, nerf optique. — 6, cristallin — 7, iris. — 8, canal hyaloïdien, avec 8', son extrémité postérieure évasée (*area Martegiani*). — 9, espace postlenticulaire. — 10, canal de Petit. — 11, chambre postérieure de l'œil. — 12, chambre antérieure.

peut-être de ligament *hyaloïdéo-capsulaire*, un certain nombre de fibres conjonctives qui, partant de la face antérieure du corps vitré, viennent s'implanter circulairement sur la cristalloïde postérieure, à un millimètre en arrière de l'équateur. Mais la présence de ces fibres n'établit entre le corps vitré et le cristallin qu'une bien faible adhérence ; car ce dernier se détache sans difficulté et par son simple poids de la *fossa patellaris*, lorsqu'on a incisé circulairement son ligament suspenseur. Par contre, le corps vitré adhère d'une façon intime à l'ora serrata et à la zone ciliaire qui lui fait suite : il y a là, entre les deux formations, non pas seulement contiguïté, mais continuité.

Le poids spécifique du corps vitré est de 1,005 (CHENEVIX). Son pouvoir réfringent est de 1,339 d'après BREWSTER, de 1,338 d'après HELMHOLTZ.

Envisagé au point de vue de sa constitution anatomique, le corps vitré se compose essentiellement de deux parties : 1° d'une membrane enveloppante, la *membrane hyaloïde*, dont la partie antérieure, considérablement modifiée dans sa structure, porte le nom de *zone de Zinn* ; 2° d'un contenu, qui est l'*humeur vitrée*. Nous étudierons successivement la membrane hyaloïde proprement dite, la zone de Zinn et l'humeur vitrée.

1° Membrane hyaloïde. — La membrane hyaloïde (de ὑαλός, verre et εἶδος, ressemblance), que quelques anatomistes ont eu le tort de nier ou de confondre avec la limitante interne de la rétine, est une pellicule mince et délicate (fig. 317, 2) qui enveloppe le corps vitré, non pas dans toute son étendue, mais seulement dans ses quatre cinquièmes postérieurs, depuis la papille optique jusqu'à l'équateur du cristallin. La face postérieure du cristallin, qui correspond à la *fossa patellaris*, en est dépourvue et, à ce niveau, l'humeur vitrée est directement en rapport avec la cristalloïde postérieure.

La membrane hyaloïde appartient en propre au corps vitré. Il résulte, en effet, des recherches de Lieberkühn (1872) sur l'œil des poissons, qu'elle se développe aux dépens du feuillet moyen du blastoderme, tandis que la rétine, y compris sa membrane limitante interne, provient de la vésicule oculaire, laquelle, on le sait, n'est qu'une expansion latérale de la vésicule cérébrale antérieure.

La membrane hyaloïde se présente, à l'examen microscopique, sous la forme d'une membrane complètement anhiste, du moins dans sa partie postérieure, car nous verrons tout à l'heure que sa partie antérieure se modifie dans sa structure pour constituer la *zone de Zinn*. Sur sa face interne se rencontrent, soit sous forme d'amas, soit à l'état de dissémination irrégulière, des éléments cellulaires à un ou deux noyaux : ce sont les *cellules subhyaloïdiennes* de Ciaccio. Ces cellules, tantôt arrondies, tantôt fusiformes, ou même étoilées, sont plus nombreuses (Schwalbe) au niveau de l'ora serrata et de la papille optique que sur tout autre point de la membrane hyaloïde ; leur nombre décroît progressivement de ces deux régions vers l'équateur. Les cellules subhyaloïdiennes ne paraissent être que des globules blancs, qui occupent les couches les plus externes de l'humeur vitrée et qui se sont échappés par diapédèse des réseaux vasculaires voisins.

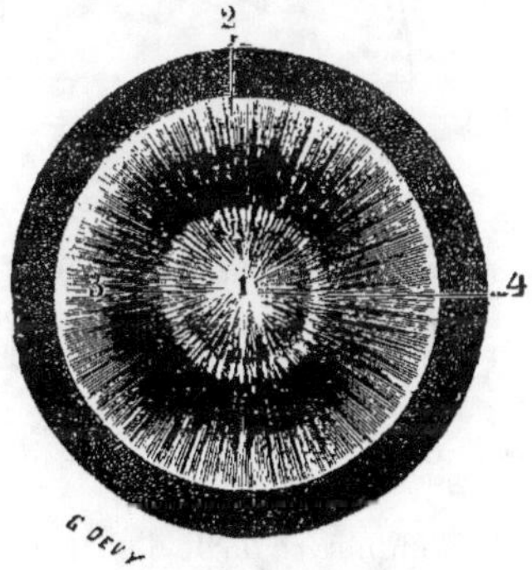

2° Zone de Zinn ou zonula. — À partir de l'ora serrata jusqu'au cristallin, la membrane hyaloïde s'épaissit et devient plus résistante. En même temps, on voit apparaître, au sein de la substance amorphe qui la constitue, tout un système de fibrilles, probablement de nature élastique, qui se dirigent d'arrière en avant parallèlement aux méridiens de l'œil. Très minces et très rares encore au niveau de l'ora serrata, ces fibrilles augmentent en nombre et en force au fur et à mesure qu'elles se rapprochent du cristallin, sur lequel elles se terminent. C'est à cette portion antérieure de la hyaloïde, située en avant de l'ora serrata et modifiée dans sa structure comme nous venons de le dire,

Fig. 318.

Le cristallin et son ligament suspenseur ou zonula, vus par leur face antérieure.

1, cristallin. — 2, partie postérieure de la zonula, lisse et unie. — 3, sa partie antérieure, plissée en sens radiaire. — 4, son insertion dans la région prééquatoriale. — Les rayons noirâtres sont des traînées de pigment arrachées aux procès ciliaires et appartenant réellement à la portion ciliaire de la rétine.

qu'on donne le nom de *zone de Zinn*, de *zonula ciliaris* ou, tout simplement, de *zonula* (fig. 318). Ainsi entendue, la zonula nous présente deux bords, l'un postérieur, l'autre antérieur, et deux faces que l'on distingue en externe et interne :

A. Bord postérieur. — Le bord postérieur répond à l'ora serrata. Ce bord se confond tout naturellement avec la membrane hyaloïde proprement dite, dont la zonula n'est qu'une dépendance.

B. Bord antérieur. — Le bord antérieur répond à la région équatoriale du cristallin et s'y termine en s'y continuant peu à peu avec les cristalloïdes. La plus grande partie des fibres zonulaires (fig. 319. 9) se fixent sur la cristalloïde antérieure, un peu en avant de l'équateur. D'autres (9'), mais en plus petit nombre, s'attachent sur l'équateur lui-même. Il en est quelques-unes enfin (9") qui, se portant plus en arrière encore, viennent s'insérer sur la cristalloïde postérieure.

Les fibres zonulaires divergent donc, au niveau de leur insertion antérieure, pour occuper, sur le cristallin, une zone bien plus étendue que l'épaisseur de la membrane dont elles émanent : il en résulte que leur ensemble, vu sur une coupe méridienne de l'œil (fig. 319), revêt l'image d'un triangle

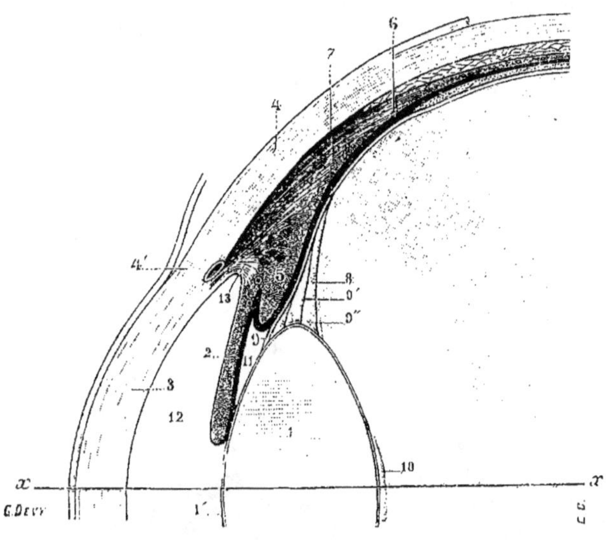

Fig. 319.

L'insertion cristallinienne de la zonula et le canal godronné de Petit, vus sur une coupe méridienne de l'œil.

x. *x*. axe antéro-postérieur de l'œil. — 1. cristallin, avec 1'. sa capsule. — 2. iris — 3. cornée. — 4. sclérotique. — 4'. ligne de soudure scléro-cornéenne. — 5. procès ciliaires. — 6. portion ciliaire de la rétine. — 7. zonula. — 8. canal de Petit. — 9. fibres zonulaires à insertion prééquatoriale. — 9'. fibres zonulaires à insertion équatoriale. — 9". fibres zonulaires à insertion postéquatoriale. — 10. espace postlenticulaire. — 11. chambre postérieure. — 12. chambre antérieure. — 13. ligament pectiné et espaces de Fontana.

dont le sommet regarde l'ora serrata et dont la base, dirigée en sens opposé, répond à la fois à la cristalloïde antérieure, à la ligne équatoriale et à la cristalloïde postérieure.

Il résulte encore de cet éparpillement des fibres constitutives de la zonula, que cette formation n'est plus représentée, au voisinage du cristallin, par une membrane continue, mais par une multitude de petits cordages tendineux (fig. 322), suivant des directions différentes et séparés les uns des autres par des espaces en forme de fentes : c'est à travers ces fentes, comme nous le verrons plus tard, que circule la lymphe.

C. Face externe. — La face externe de la zonula répond à la zone ciliaire de la choroïde et de la rétine. Elle présente une disposition un peu différente suivant qu'on l'examine en arrière ou en avant :

a. *En arrière*, au voisinage de l'ora serrata, alors que la zone ciliaire est encore

lisse et unie, la zonula, lisse elle-même, s'applique immédiatement contre la limitante interne de la rétine et lui adhère d'une façon tellement intime qu'elle fait
pour ainsi dire corps avec elle.

b. *En avant*, au niveau des procès ciliaires, la zonula se plisse exactement comme
ces derniers, formant ainsi un système de crêtes et de sillons, qui se disposent en
sens méridien et alternent régulièrement avec les vallées et les monticules ciliaires
(fig. 318, 3). Ici encore, il y a non seulement contact, mais adhérence intime entre
la zonula et la portion ciliaire de la rétine, ce qui fait que lorsqu'on enlève un
cristallin avec sa zonula, on enlève en même temps une partie du pigment ciliaire,
lequel se dessine en lignes noirâtres sur la face externe de la zonula. Il est à
remarquer, cependant,
que si l'adhérence est
intime entre les deux
membranes au niveau
des monticules ciliai-
res, il n'en est pas de
même au niveau des
vallées. Là, la mem-
brane zonulaire n'ar-
rive même pas au con-
tact des procès ciliai-
res ; autrement dit,
elle saute d'un procès
sur l'autre (fig. 320, 5)
sans atteindre le fond
de la vallée intermé-
diaire : elle ménage
ainsi, entre elle et la

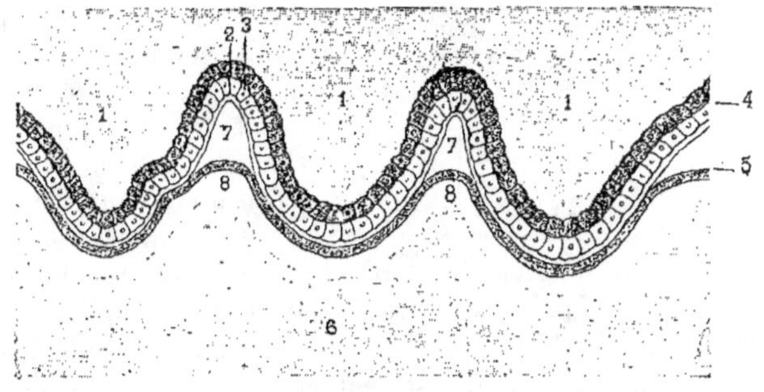

Fig. 320.

Coupe transversale des procès ciliaires et de la zonula un peu
au-dessus de l'équateur cristallinien (*schématique*).

1, 1, procès ciliaires. — 2. couche pigmentaire. — 3. couche des cellules cylindriques. — 4. limitante interne. — 5. zonula, représentée schématiquement comme
une membrane continue, mais en réalité constituée par des fibres qui, comme des cordages tendineux, vont s'insérer sur le cristallin. — 6. corps vitré. — 7. espaces prézonulaires de Kunst. — 8. espaces postzonulaires formant le canal de Petit.

portion ciliaire de la rétine, de petits espaces libres qui ont été parfaitement
décrits par Kunst sous le nom de *recessus cameræ posterioris* (prolongements de
la chambre postérieure). Ces espaces, en effet, communiquent largement, au
niveau de la base des procès ciliaires, avec la chambre postérieure de l'œil et ne
sont en réalité que de simples diverticulums de cette cavité. Leur nombre est exactement égal à celui des vallées ciliaires, soit 70 environ : ils ont la même longueur
que ces vallées et se terminent par conséquent un peu en avant de l'ora serrata
par de simples culs-de-sac. Du reste, ils sont remplis, comme la chambre postérieure, par un liquide incolore, qui n'est autre chose que de la lymphe.

D. FACE INTERNE, CANAL DE PETIT. — La face interne de la zonula est en rapport
avec l'humeur vitrée. Celle-ci (si nous examinons la zonula en allant de l'équateur
de l'œil vers le cristallin) est d'abord directement appliquée contre la zonula. Mais
bientôt après, à 2 ou 3 millimètres en avant de l'ora serrata, elle s'en écarte graduellement pour se porter en arrière et gagner la face postérieure du cristallin.
Il en résulte la formation, entre la masse liquide de l'humeur vitrée et la membrane zonulaire, d'un espace libre, qui affecte à son origine postérieure la forme
d'une simple fente, mais qui s'élargit ensuite progressivement, de façon à atteindre, au niveau du cristallin, les proportions d'un véritable canal : c'est le *canal
godronné* de PETIT ou *espace lymphatique postzonulaire* (fig. 319, 8).

Ce canal, situé tout autour de l'équateur du cristallin, est prismatique triangulaire et se présente, par conséquent, sur des coupes méridiennes de l'œil, sous la forme d'un triangle dont la base répond au cristallin. Il est limité : 1° en dedans par la portion équatoriale du cristallin ; 2° en arrière, par l'humeur vitrée. dépourvue à ce niveau de toute enveloppe : 3° en avant, par la zonula ou, plus exactement, par ses faisceaux d'insertion à la cristalloïde. Ces faisceaux rayonnés. auxquels viennent se joindre un certain nombre de fibres annulaires (CLAEYS), ne sont nullement accolés et réunis les uns aux autres. comme l'ont prétendu certains auteurs. par une substance cimentaire : comme nous l'avons déjà dit plus haut. ils sont isolés et plus ou moins indépendants. Ils ne forment donc pas une paroi continue, mais une paroi percée à jour, une paroi présentant une multitude de fentes interfasciculaires. qui deviennent autant de voies de communication entre le canal de Petit et la chambre postérieure.

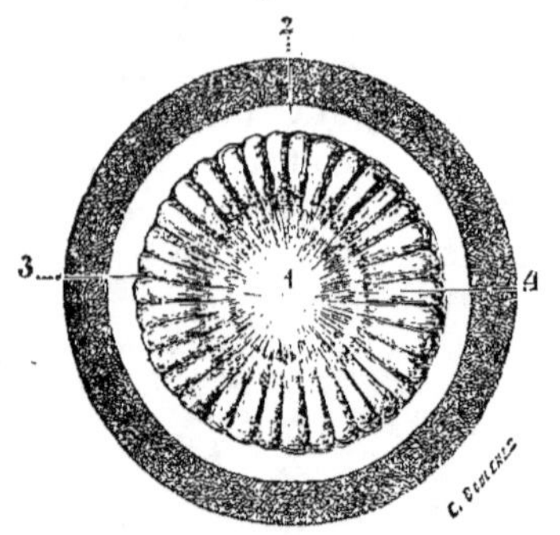

Fig. 321.

Le cristallin et son ligament suspenseur après insufflation du canal de Petit.

1. cristallin. — 2. partie postérieure de la zonula. lisse et unie. — 3. sa partie antérieure. soulevée par places et formant la paroi antérieure du canal de Petit. — 4, les renflements arrondis ou godrons de ce dernier canal.

Les parties renflées répondent aux vallées ciliaires. les parties rétrécies aux monticules.

Quand on insuffle le canal de Petit à l'aide d'un tube en verre soigneusement effilé. on le voit se distendre de proche en proche et présenter bientôt. dans toute son étendue, un système de bosselures arrondies ou godrons, qui lui ont valu son nom de *canal godronné*. Il représente assez bien alors un chapelet de bulles d'air disposé en collier autour du cristallin (fig. 321, 3). Ce fait s'explique nettement par la configuration même du canal de Petit. Ce canal, en effet, n'est pas uniforme dans son calibre et cela en raison même de l'insertion différente des faisceaux zonulaires. Il est rétréci, et cela se conçoit, sur tous les points où ces faisceaux, au lieu de s'insérer sur la cristalloïde antérieure, viennent s'attacher sur l'équateur, ou, plus en arrière, sur la cristalloïde postérieure. Or, comme ces faisceaux à insertion équatoriale ou postéquatoriale se trouvent au niveau des monticules ciliaires, il en résulte : 1° que le canal de Petit présente des parties rétrécies alternant régulièrement avec des parties plus larges ; 2° que les parties rétrécies sont en regard des monticules ciliaires, tandis que les parties plus larges répondent aux vallées. Ces dispositions, invisibles sur l'œil avant toute préparation, sont rendues très manifestes par l'injection d'air : l'air, en effet, en distendant le canal fait bomber

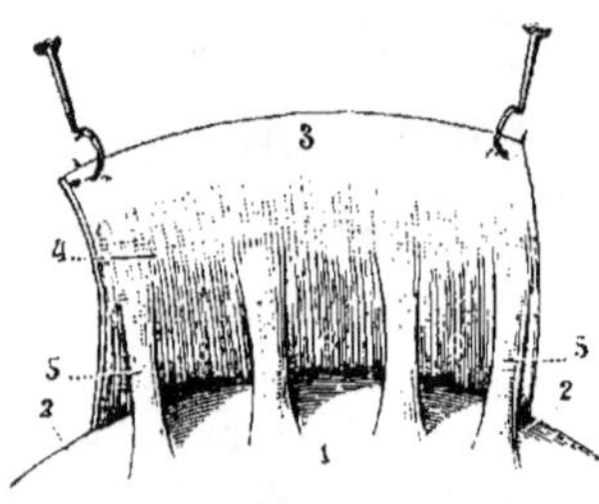

Fig. 322.

Insertion de la zonula sur le cristallin, vue postérieure (*schématique*).

1, face postérieure du cristallin. — 2, son équateur. — 3, zonula (sa partie lisse et homogène). — 4, faisceaux zonulaires antérieurs, insérés sur la cristalloïde antérieure. — 5, faisceaux postérieurs insérés sur la cristalloïde postérieure. — 3, parties larges du canal de Petit, celles qui se renflent en godrons par l'insufflation du canal.

ses parties larges, sans modifier beaucoup ses parties étroites, et le canal, dans son ensemble, revêt alors cette disposition en chapelet que nous avons signalée ci-dessus.

Comme les *recessus prézonulaires* de KUHNT, le canal de Petit renferme de la lymphe, laquelle s'écoule dans la chambre postérieure de l'œil à travers les fentes de sa paroi antérieure.

La question du canal de Petit a soulevé de nombreuses controverses et l'accord n'est pas encore fait, à son sujet, parmi les anatomistes. A côté des auteurs qui, comme Schwalbe, Iwanoff, Aeby, Ulrich, admettent son existence et le décrivent avec force détails, il y en a un certain nombre d'autres, Henle et Merkel par exemple, qui le rejettent formellement : pour eux, le prétendu canal de Petit ne serait qu'un produit artificiel.

Les raisons mises en avant par ces derniers anatomistes peuvent se résumer en ce simple fait : c'est que, sur des coupes méridiennes de l'œil, sans injection préalable, l'humeur vitrée se trouve en contact immédiat avec la zonula et qu'on n'observe sur ce point, entre les deux formations, aucun espace libre.

Cette objection, basée sur un fait d'observation purement négatif, ne me paraît pas avoir la valeur que lui attribuent les auteurs. Il ne faut pas oublier, en effet, que si les vrais canaux lymphatiques ont une membrane propre qui les rend facilement reconnaissables, il n'en est pas de même de ces espaces plus petits et moins nettement différenciés, qui, sous le nom de fentes lymphatiques, précèdent les vrais canaux. Ces espaces n'ont d'autres parois que les tissus même qui les délimitent et au sein desquels ils recueillent la lymphe. De plus, ils sont toujours très étroits et échappent naturellement à l'observation quand ils sont vides. Or, c'est vraisemblablement le cas quand on examine, sur des yeux préalablement durcis, la fente lymphatique post-zonulaire : le séjour dans le liquide durcissant en a chassé la lymphe ; la pression du couteau à l'aide duquel la coupe a été pratiquée a fait le reste, et voilà pourquoi l'humeur vitrée vient s'appliquer directement contre les fibres de la zonula.

Pour voir et étudier les fentes lymphatiques qui, comme le canal de Petit, n'ont pas de revêtement endothélial, il faut non pas les vider, mais au contraire les remplir par une injection. Or, les résultats des injections pratiquées dans la chambre antérieure sont admirablement concordants, quelle que soit la substance employée (bleu de Prusse, hématoxyline, albumine) : la substance injectée vient constamment se collecter tout autour de l'équateur cristallinien, dans un espace à coupe triangulaire qui est limité, d'une part par la zonula, d'autre part par l'humeur vitrée, et qui n'est autre que le canal de Petit que nous venons de décrire. L'existence de ce canal me paraît donc absolument certaine.

3° Humeur vitrée. — L'humeur vitrée est l'élément le plus considérable du corps vitré. Contenue dans la membrane hyaloïde, elle se présente sous la forme d'une substance gélatineuse, gluante, toujours plus consistante chez l'enfant que chez l'adulte.

A. Disposition. — L'humeur vitrée ne forme pas, comme on pourrait le penser au premier abord, un bloc compacte et homogène ; mais elle est divisée en de nombreux segments par un système d'interstices ou fentes, qui jouent à leur égard le rôle de véritables cloisons séparatives.

Ces fentes affectent deux directions principales. A la périphérie du corps vitré, elles sont circulaires, concentriques, dirigées parallèlement aux membranes de l'œil. Au centre du corps vitré, au contraire, elles sont radiées et forment autant de cloisons antéro-postérieures qui tombent perpendiculairement, d'une part sur la membrane hyaloïde, d'autre part sur le canal hyaloïdien : Hannover a

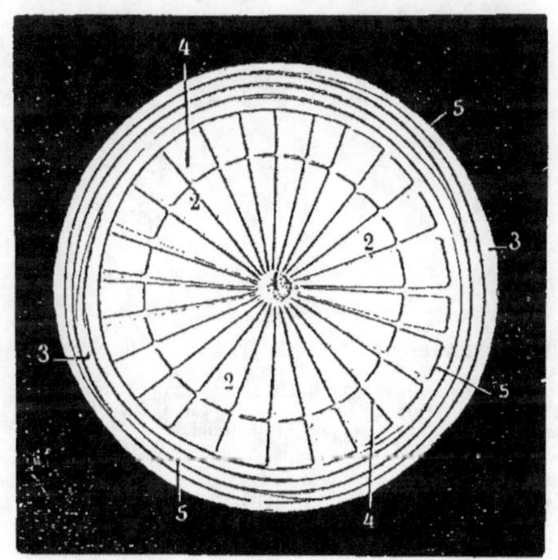

Fig. 323.

Schéma représentant, sur une coupe équatoriale du corps vitré, la double disposition de ses segments et des fentes qui les séparent.

1, canal central ou hyaloïdien. — 2, segments en quartiers d'orange. — 3, segments en écailles d'oignon. — 4, fentes radiaires. — 5, fentes circulaires.

compté sur le corps vitré humain 180 rayons ; Schwalbe, 37 seulement. Cette double disposition des fentes du corps vitré, qui est très manifeste sur les coupes équatoriales (fig. 323), nous explique surabondamment le double mode de fragmentation de cet organe *en écailles d'oignon* et *en quartiers d'orange*, qui a été observé par DEMOURS, par BRÜCKE, par GERLACH, par HANNOVER et autres sur des corps vitrés congelés ou simplement durcis dans l'acide chromique.

B. COMPOSITION CHIMIQUE. — Les analyses de BERZÉLIUS attribuent à l'humeur vitrée la composition suivante :

Eau	98.50 p. 100
Albumine	0.16 —
Chlorure de sodium	1.42 —
Substance soluble dans l'eau. . .	0.02 —
TOTAL	100.00

LOHMEYER signale en outre, dans l'humeur vitrée, l'existence d'une certaine quantité de mucine et de caséine, ainsi que quelques traces de graisse. Lorsqu'on dépose sur un filtre une certaine quantité d'humeur vitrée, la plus grande partie s'en écoule goutte à goutte sous forme d'un liquide transparent. Il ne reste sur le filtre qu'une faible proportion de substances solides, que l'on doit évaluer à 0,041, d'après LOHMEYER.

C. STRUCTURE. — Histologiquement, la masse gélatineuse du corps vitré comprend, au milieu d'une substance amorphe semi-liquide, deux ordres d'éléments figurés : des fibres et des cellules.

a. *Fibres de l'humeur vitrée.* — Les fibres sont des éléments du tissu conjonctif. Assez nombreuses chez l'embryon, où leur existence ne saurait être mise en doute, elles semblent disparaître avec les progrès du développement : elles sont, en effet, très minces et excessivement rares chez l'adulte, si tant est qu'elles existent. Indépendamment des fibrilles conjonctives, LIEBERKÜHN mentionne encore dans l'humeur vitrée un autre genre d'éléments fibrillaires, qui seraient les reliquats des vaisseaux hyaloïdiens de l'embryon.

b. *Cellules de l'humeur vitrée.* — Les cellules disséminées dans l'humeur vitrée (fig. 324) forment trois types, d'après IVANOFF. Ce sont : 1° des cellules rondes à un ou plusieurs noyaux, rappelant par leur aspect les cellules subhyaloïdiennes, que nous avons décrites plus haut ; 2° des cellules munies de prolongements protoplasmiques, toujours fort variables en nombre et en dimensions ; ces prolongements se terminent fréquemment par de petits renflements sphériques susceptibles de s'isoler et de devenir libres ; 3° des cellules caractérisées par l'existence, dans leur protoplasma, d'une ou de plusieurs vésicules à contenu clair et homogène. Ces trois espèces de cellules sont reliées les unes aux autres par toute une série de formes intermédiaires, qui établissent nettement leur parenté et même leur identité. Les unes et les autres ne sont autre chose, en effet, que des cellules lymphatiques modifiées dans leur forme par l'influence du milieu où elles sont appelées à vivre. La preuve nous en est fournie par cette expérience intéressante de SCHWALBE, qui, en emprisonnant un fragment de corps vitré dans le sac lymphatique d'une grenouille, a pu artificiellement

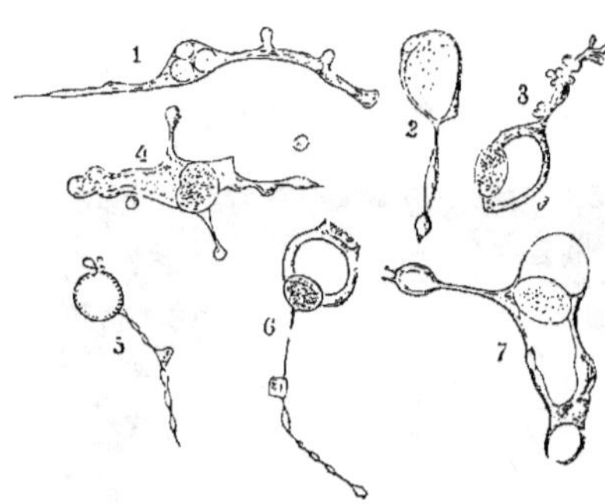

Fig. 324.

Cellules de l'humeur vitrée (d'après SCHWALBE).

1 et 4, cellules sans vacuole. — 2, 3, 5, 6 et 7, cellules avec vacuoles, les cellules 3 et 4 avec des prolongements se terminant par des renflements protoplasmiques.

reproduire avec des cellules lymphatiques toutes les diversités d'aspect que présentent les cellules de l'humeur vitrée.

Quant aux cellules du tissu conjonctif que la plupart des auteurs décrivent dans le corps vitré, elles paraissent ne pas exister chez l'adulte. En anatomie générale, le corps vitré doit être considéré comme une formation conjonctive qui a perdu peu à peu, dans le cours du développement, ses éléments figurés, fibres et cellules, et dont la substance amorphe, devenue très riche en eau, se trouve constamment parcourue par des cellules lymphatiques.

D. CANAL CENTRAL DU CORPS VITRÉ OU CANAL HYALOÏDIEN. — L'humeur vitrée est traversée d'arrière en avant par un canal central de 2 millimètres de diamètre.

Ce canal, mentionné pour la première fois par CLOQUET en 1818 et minutieusement décrit cinquante ans plus tard (1869) par STILLING, porte indifféremment le nom de *canal de Cloquet* ou celui de *canal de Stilling*. Il commence en arrière, au niveau de la papille, par une extrémité élargie en forme d'entonnoir, l'*area Martegiani* (fig. 317, 8'). D'autre part, il se termine en avant, au voisinage du pôle postérieur du cristallin, par une extrémité également évasée ; il se continue là avec un espace lymphatique qui répond à la cristalloïde postérieure et qui a reçu de BERGER le nom d'*espace postlenticulaire* (fig. 317, 9). Cet espace communique très probablement, dans la région équatoriale, avec le canal de Petit et je rappellerai à ce sujet l'expérience de MICHEL qui, par une injection dans la chambre

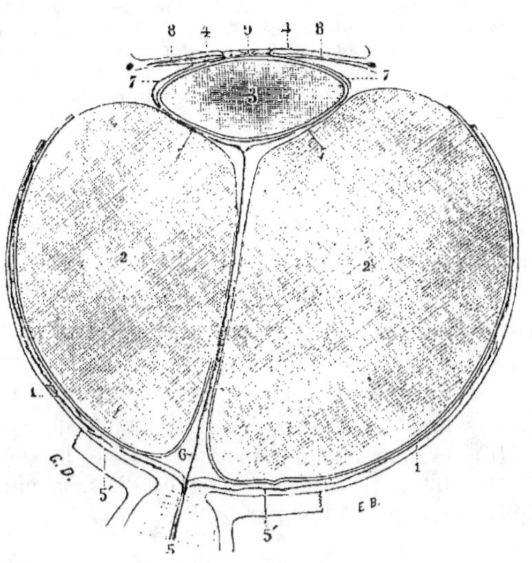

Fig. 325.

L'artère hyaloïdienne, vue sur une coupe horizontale du globe de l'œil.

1, rétine. — 2. corps vitré. — 3. cristallin. — 4. iris, — 5, artère centrale de la rétine, avec : 5'. ses branches externes ou temporales; 5'', ses branches internes ou nasales. — 6, artère hyaloïdienne. — 7. 7. ses ramifications sur les deux faces du cristallin. | 8. 8. artères iriennes. — 9. anastomoses des deux systèmes et membrane capsulo-pupillaire.

antérieure, a obtenu à la fois le remplissage du canal de Petit et du canal hyaloïdien.

Une membrane vitrée, très délicate et dépendant de l'hyaloïde, tapisse dans toute leur étendue les parois du canal de Stilling. Çà et là, le long de sa surface, on rencontre des cellules aplaties, qui rappellent par leur aspect les cellules subhyaloïdiennes (p. 459) et qui ont vraisemblablement la même signification.

Durant la vie fœtale, le canal de Stilling livre passage à l'artère capsulaire, branche de l'artère centrale de la rétine (voy. p. 457). Chez l'adulte, par suite de la disparition de ce vaisseau, il ne renferme plus qu'un liquide transparent qui n'est bien certainement que de la lymphe : SCHWALBE a pu, en effet, le remplir par une injection de matière colorante poussée dans les espaces lymphatiques du nerf optique.

Consultez, parmi les travaux récents au sujet du corps vitré et tout particulièrement au sujet de la zonula et du canal de Petit : BEAUREGARD, *Étude du corps vitré*, Journ. de l'Anat., 1880 ; — ULRICH, *Zur. Anat. u. Phys. des Canalis Petiti, u. der anstossenden Gewebe*, Arch. f. Ophtalm., t. XXVI, 1880 : — YOUNG. *On the histology of the vitreous humour*, Journ. of Anat. and Phys.,

1884 ; — VIRCHOW, *Ueber d. Glaskörpergewebe*, Ber. der opth. Gesellsch., 1885 ; — DU MÊME, *Ueber d. Form. u. Fallen des corpus ciliare*, Morph. Jahrb.. XI. 1885 ; — HAENSELL, *Recherches sur le corps vitré*, Th. Paris, 1886 ; — KEIBEL, *Zur Entwickl. des Glaskörpers*. Arch. f. Anat. u. Phys.. 1886 ; — SCHOEN, *Zonula u. Grenzhaut des Glaskörpers*, Arch. f. Ophth.. XXXII, 1886 ; — DU MÊME, *Die Konkavität des vorderen Zonablattes nach vorn*, Arch. f. Augenheilk., Bd. XXI, 1889-90 ; — HIRSCHBERG, *Blutgefässneubildung im Glaskörper, vor dem Schnerveneintritt*, Centralbl. f. praktische Augenheilkunde, Jahrg. 1 j. 1889 ; — CLAEYS, *De la région ciliaire de la rétine et de la zonule de Zinn*, Arch. de Biol., t. VIII, 1888 ; — HACHE, *Sur la struct. et la signif. morphologique du corps vitré*, C. R. Acad. des Sc., 1877 ; — DU MÊME, *Sur l'hyaloïde et la zone de Zinn*, C. R. Soc. biol., 1889 ; — STRAUB, *Beitrag zur Kenntniss des Glasskörpergewebes*, Arch. f. Ophthalm., XXXIV, 1888 ; — HAASE, *Ueber den Canalis Petiti des Menschen*, Th. de Rostock. 1889 ; — BERGER. *Anat. norm. et path. de l'œil*, Paris, 1889 ; — STUART, ANDERSON, *On the connexion between the suspensory ligament of the crystalline lens and the lens capsule*, Proceedings of the Roy. Soc.. XLIX, 1891 ; — DES MÊMES, *On a membrane lining the fossa-patellaris of the corpus vitreum*, Proceedings of the Roy. Society, XLIX, 1891 ; — V. GARNIER, *Ueber den normalen und pathologischen Zustand der Zonula Zinnii*, Arch. f. Augenheilkunde, XXIV, 1891 ; — TOPOLANSKI, *Ueber den Bau der Zonula und Umgebung nebst Bemerkungen über das albinotische Auge*, Arch. f. Ophth.. XXXVII, 1891 ; — OVIO, *Considerazioni sulla nutrizione del corpo vitreo*, Congr. med. intern. di Roma, 1894 ; — RETZIUS, *Ueber den Bau des Glaskörpers und der Zonula Zinnii im Auge des Menschen und einiger Tiere*, Biol. Untersúch., Bd. VI, 1895 ; — KOSTER, *Ueber das Verhältniss des Druckes im Glaskörper zu dem in vorderen Augenkammer*, Græfe's Arch., 1895.

§ VI. — CHAMBRES DE L'ŒIL, HUMEUR AQUEUSE

On désigne sous le nom de chambres de l'œil tout l'espace qui se trouve compris entre le cristallin et la cornée. L'iris, placé en avant du cristallin, divise cet espace en deux parties : 1° une partie antérieure, plus grande, appelée *chambre antérieure* de l'œil ; 2° une partie postérieure plus petite, appelée *chambre postérieure*, Séparées l'une de l'autre, chez le fœtus, par la membrane de Wachendorff (p. 416), les deux chambres communiquent largement entre elles, chez l'enfant et chez l'adulte, par l'orifice central de l'iris, la pupille. Elles sont remplies l'une et l'autre par *l'humeur aqueuse*.

1° Chambre antérieure. — La chambre antérieure (fig. 258,13 et 326,14) est placée en avant de l'iris. On lui considère une paroi antérieure, une paroi postérieure et une circonférence.

La *paroi antérieure* est formée par la face postérieure, concave, de la cornée transparente et, tout autour de la cornée, par la partie correspondante du limbe scléral. L'étendue de la portion de la sclérotique qui prend part ainsi à la constitution de la paroi antérieure de la chambre est de $2^{mm},25$ au niveau de l'extrémité supérieure de l'axe vertical, de 2 millimètres au niveau de l'extrémité inférieure de ce même diamètre vertical, de $1^{mm},25$ au niveau des deux extrémités nasale et temporale du diamètre horizontal (ROCHON-DUVIGNAUD).

La *face postérieure* est représentée par la face antérieure de l'iris et par la portion de la face antérieure du cristallin qui répond à la pupille.

La *circonférence* de la chambre antérieure, formée par la rencontre de ses deux parois, répond à un angle dièdre que l'on désigne indistinctement sous les noms de *angle irido-cornéen* ou *angle de la chambre antérieure*. Rappelons en passant qu'il existe là, entre la circonférence de l'iris et le limbe scléral, un système trabéculaire qui constitue le ligament pectiné (p. 402).

Ainsi constituée, la chambre antérieure affecte dans son ensemble la forme d'une lentille, convexe en avant, légèrement concave en arrière. Son diamètre antéro-postérieur maximum, mesuré du centre de la cornée au pôle antérieur du cristallin, varie de 2 millimètres à 2 millimètres et demi.

2° Chambre postérieure. — La chambre postérieure (fig. 226, 13), rejetée à tort par quelques anatomistes, a la forme d'une cavité annulaire placée en arrière de l'iris. On peut lui considérer deux parois et deux circonférences :

a. *Parois.* — Des deux parois, l'une, *antérieure*, est constituée par la face postérieure de l'iris ; l'autre, *postérieure*, est formée par la face antérieure du cristallin

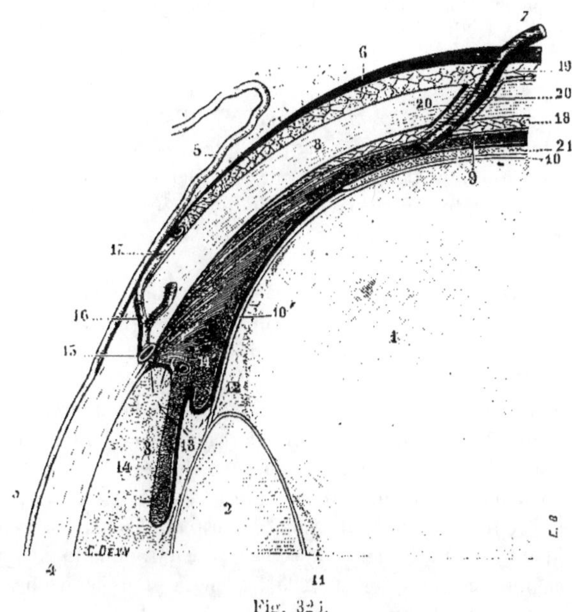

Fig. 326.

Schéma montrant les chambres de l'œil et la circulation de la lymphe sur une coupe méridienne de l'œil, passant par l'un des vasa vorticosa.

(Les flèches rouges indiquent le trajet suivi par la lymphe.)

1, corps vitré. — 2, cristallin — 3, iris. — 4, cornée. — 5, conjonctive. — 6, capsule de Tenon. — 7, l'un des vasa vorticosa. — 8, sclérotique. — 9, choroïde. — 10, membre hyaloïde. — 10' zonula. — 11, espace postlenticulaire. — 12, canal de Petit. — 13, chambre postérieure. — 14, chambre antérieure. — 15, canal de Schlemm. — 16, une veine sclérale. — 17, une veine ciliaire antérieure. — 18, espace supra-choroïdien. — 19, espace supra-sclérotical ou espace de Tenon. — 20, canal réunissant ces deux espaces. — 21, rétine.

d'abord et, plus en dehors, par la portion libre de la zone de Zinn qui, comme nous l'avons vu (p. 460), vient s'insérer sur cette face.

b. *Circonférences.* — Les deux circonférences de la chambre postérieure se distinguent en grande et petite. — La *petite circonférence* résulte de la rencontre du bord pupillaire de l'iris avec la face antérieure du cristallin. Cette rencontre s'effectue sous un angle très aigu, que l'on pourrait appeler l'*angle irido-cristallinien.* — La *grande circonférence* est formée par la partie flottante ou base des procès ciliaires. Au niveau de la grande circonférence, la chambre postérieure présente, ainsi que nous l'avons dit plus haut, une série de diverticulums, qui s'enfoncent en sens radiaire entre les vallées ciliaires, qui sont en avant, et la zone de Zinn, qui est en arrière : ce sont les *recessus cameræ posterioris* de KUHNT ou *recessus prézonulaires* (p. 461).

3° Humeur aqueuse. — Les deux chambres de l'œil sont remplies par un liquide incolore et d'une limpidité parfaite, l'humeur aqueuse.

a. *Caractères physiques.* — La pesanteur spécifique de l'humeur aqueuse, peu différente de celle de l'eau, est de 1,005 d'après Brewster. Son pouvoir réfringent est de 1,338 d'après Chossat, de 1,336 seulement d'après Helmholtz.

b. *Composition chimique.* — Quant à sa composition chimique, elle est établie comme suit par les analyses de Berzélius :

```
Eau. . . . . . . . . . . . . . . . . . . . . . . . . . . .   98.10
Chlorure sodique avec une faible trace d'extrait alcoolique . . . .    1.15
Matière extractive soluble dans l'eau. . . . . . . . . . . . . .    0.75
Albumine. . . . . . . . . . . . . . . . . . . . . . . . quelques traces
                                              Total. . . . . 100 00
```

c. *Structure et signification morphologique.* — Histologiquement, l'humeur aqueuse ne présente d'autres éléments figurés que des cellules de la lymphe ou leucocytes. Encore convient-il d'ajouter que ces éléments sont excessivement rares. L'humeur aqueuse doit être considérée au point de vue de l'anatomie générale comme un produit de filtration des vaisseaux de l'iris et des procès ciliaires.

d. *Circulation de l'humeur aqueuse.* — Des vaisseaux d'où elle émane, l'humeur aqueuse s'amasse tout d'abord dans la chambre postérieure (voy. fig. 326) où se déversent en même temps le liquide du canal de Petit et les liquides efférents du cristallin (voy. *Cristallin*).

De la chambre postérieure, l'humeur aqueuse passe dans la chambre antérieure, soit par l'orifice pupillaire, comme l'indiquent Schœler et Uthoff (1882), soit, comme le veut Ulrich (1883), par un système de fentes à direction postéro-antérieure qui occupent la grande circonférence de l'iris.

L'humeur aqueuse, enfin, s'écoule de la chambre antérieure en suivant une double voie. Tout d'abord, elle se jette dans le canal de Schlemm, comme nous avons déjà eu l'occasion de l'indiquer (p. 295) et, de là, dans les veines sclérales qui l'amènent dans les veines musculaires. Mais ce n'est pas là la seule voie d'écoulement de l'humeur aqueuse. Elle s'engage probablement aussi dans les stomates décrits par Fuchs sur la face antérieure de l'iris et gagne successivement par cette nouvelle voie les espaces lacunaires de l'iris, ceux de la région ciliaire, les gaines périvasculaires des vasa vorticosa et, finalement, l'espace lymphatique de Tenon. Lorsqu'on injecte, en effet, une substance colorante dans la chambre antérieure, comme l'ont fait Leber, Knies et tout récemment Nicati, on rencontre cette substance, peu de temps après l'injection, dans les espaces lymphatiques de l'iris, dans les espaces lymphatiques de la région ciliaire et jusque dans les vasa vorticosa.

Voyez, au sujet de la chambre antérieure et de la circulation de l'humeur aqueuse, parmi les travaux récents : Knies, Virchow's Arch., Bd. 65; — Heisrath, *Ueber den Zusammenhang der vorderen Augenkammer mit den vorderen Ciliarvenen.* Arch. f. mikr. Anat., 1878; — Ulrich, *Ueber die Ernährung des Auges,* Græfe's Arch., 1880; — Weiss (L.), *Ueber der Abflusswege der intraocularen Flüssigkeit.* Græfe's Arch., 1879; — Mohr, *Exper. Beitr. z. Lehre von den Abfluss-wege der vorderen Augenkammer.* Dissert., Zurich, 1888; — Ulrich, *Neue Untersuch, über die Lymphströmung im Auge,* Arch. f. Augenheilk. Bd. XX, 1889; — Nicati, *La glande de l'humeur aqueuse, glande des procès ciliaires ou glande uvée,* Arch. d'ophth., t. X, 1898; — Staderini, *Ueber die Abflusswege des Humor aqueus,* Arch. f. Ophth., XXXVII, 1891; — Mérian, *Versuche über die Lymphwege des Auges,* Arch. f. Anat. u. Phys., 1891; — Tuckermann, *Ueber die Vorgänge bei der Resorption in die vorder Augenkammer,* Græfe's Arch., 1892; — Gifford, *Weitere Versuche über die Lymphströme u. Lymphwege des Auges,* Arch. f. Augenheilk., 1893; — Knies, *Ueber die vorde-ren Abflusswege des Auges,* etc., Arch. f. Augenheilk, 1894; — Pflüger, *Zur Lymphcirculation im Auge,* Arch. f. Augenheilk., 1894; — Truc et Hédon, *Sur la présence du sucre dans les milieux de l'œil à l'état normal et path.,* Soc. franç. d'ophtalm., 1894; — Bellarminoff, *Rech. sur la résorption vers la chambre antérieure,* etc., Græfe's Arch., 1894; — Koster, *Ueber den Lymph-strom aus der hinteren nach der vorderen Kammer,* Græfe's Arch. 1895; — Beltzen et Leber, *De la*

filtration hors de la chambre antérieure dans les yeux normaux et glaucomateux, Græfe's Arch.,
1896; — JEANNULATOS, *Rech. embryologiques sur le mode de formation de la chambre antérieure*,
etc. Th. Paris, 1896.

ARTICLE III

ANNEXES DE L'ŒIL

Les annexes de l'œil comprennent les formations suivantes : 1° les *muscles de
l'orbite* et la *capsule de Tenon*; 2° les *sourcils*; 3° les *paupières*; 4° la *conjonctive*; 5° l'*appareil lacrymal*.

§ 1. — MUSCLES DE L'ORBITE ET CAPSULE DE TENON

La cavité orbitaire renferme sept muscles, tous constitués par des fibres striées
et soumis par conséquent à l'influence de la volonté. On les désigne parfois sous le
nom de *muscles extrinsèques* de l'œil, par opposition aux muscles lisses, le muscle
ciliaire et le muscle de l'iris, qui sont situés dans le globe oculaire lui-même et
qui en constituent les *muscles intrinsèques*.

Des sept muscles de l'orbite, le plus élevé préside aux mouvements d'élévation
de la paupière supérieure ; c'est le *muscle releveur de la paupière supérieure*. Les
six autres sont spécialement destinés à l'œil lui-même et se divisent, d'après leur
direction, en deux groupes, les *muscles droits* et les *muscles obliques*.

Le releveur de la paupière supérieure, les muscles droits et les muscles obliques
présentent des rapports intimes avec une membrane fibreuse ou plutôt conjonctive, que l'on appelle *capsule de Tenon* et que nous allons tout d'abord décrire.

A. — CAPSULE DE TENON

La capsule de Tenon, ainsi appelée du nom de l'anatomiste qui l'a découverte, est
une membrane de nature conjonctive qui recouvre toute la portion scléroticale de
l'œil en se moulant exactement sur elle. On la désigne encore sous le nom d'*aponévrose orbitaire*, d'*aponévrose orbito-oculaire*, d'*aponévrose oculo-palpébrale*. La
description de TENON date de 1803 ; depuis cette époque, la membrane conjonctive
rétro-oculaire a été étudiée à nouveau par BONNET, par HÉLIE et par FERRAL en 1841,
par LENOIR en 1850 et plus récemment par SCHWALBE qui, reprenant une opinion
déjà émise par BOGROS, nous a fait connaître, au-devant d'elle, la présence d'une
véritable cavité séreuse. Nous étudierons successivement, dans la capsule de
Tenon : 1° sa conformation générale et ses rapports; 2° les prolongements divers
qu'elle jette sur les muscles qui la traversent ; 3° sa signification morphologique.

1° Conformation générale et rapports. — Envisagée au point de vue de sa conformation générale, la capsule de Tenon (fig. 337, 3), disposée tout autour de la
portion scléroticale de l'œil, rappelle assez exactement la cupule qui enlace la base
du jeune gland. Comme la sclérotique elle-même, sur laquelle elle se moule, elle a
la forme d'un segment de sphère creuse et nous présente une face antérieure, une
face postérieure et une circonférence. — La *face antérieure*, concave et parfaitement lisse, est en rapport avec la sclérotique dans toute son étendue. — La *face
postérieure*, convexe, répond, en arrière, à la masse cellulo-adipeuse de l'orbite.

En avant, elle est en rapport avec la conjonctive oculaire, dont la sépare une couche toujours fort mince de tissu conjonctif. Cette face postérieure est moins nettement limitée, moins bien isolée que l'antérieure : elle se confond insensiblement avec les parties environnantes. — La *circonférence* de la capsule de Tenon, enfin, s'amincit progressivement et se confond, sur le pourtour de la cornée, avec le chorion de la conjonctive.

Comme on le voit, la capsule de Tenon isole le globe oculaire de la partie postérieure de l'orbite. Elle est donc nécessairement traversée d'arrière en avant par

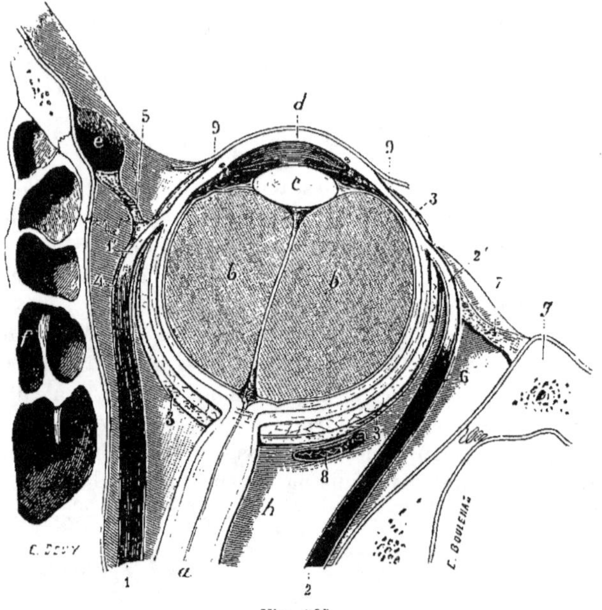

Fig. 327.

La capsule de Tenon, vue sur une coupe horizontale du globe de l'œil : œil droit, segment inférieur de la coupe *demi-schématique*.

a, nerf optique. — *b*, corps vitré. — *c*, cristallin. — *d*, cornée. — *e*, coupe du sac lacrymal. — *f*, cellules ethmoïdales. — *g*, os malaire. — *h*, plancher de l'orbite.
1, droit interne, avec 1' son tendon. — 2, droit externe, avec 2' son tendon. — 3, capsule de Tenon. — 4, gaine musculaire du droit interne, avec 5, son prolongement orbitaire. — 6, gaine musculaire du droit externe, avec 7, son prolongement orbitaire. — 8, muscle petit oblique et sa gaine. — 9, conjonctive.

tous les organes qui, de cette portion de la cavité orbitaire, se rendent à l'œil. Ces organes sont nombreux : nous avons tout d'abord le nerf optique qui perfore la capsule de Tenon un peu en dedans du pôle postérieur de l'œil ; la capsule à ce niveau adhère intimement, d'une part à la sclérotique, d'autre part à la gaine fibreuse du cordon nerveux. Nous avons ensuite les nerfs ciliaires et les artères ciliaires postérieures, puis les vasa vorticosa qui traversent la capsule sur des points divers, un peu en avant du nerf optique (voy. p. 392). Enfin, dans une zone plus antérieure, notre membrane conjonctive est rencontrée par les six muscles moteurs de l'œil : les quatre muscles droits et les deux obliques.

2º Prolongements envoyés par la capsule de Tenon sur les muscles qui la traversent. — Devant chacun des muscles précités, la capsule de Tenon, au lieu de se laisser perforer, se déprime en doigt de gant et accompagne les tendons jusqu'à leur insertion sur la sclérotique. D'autre part, au moment où elle se déprime en avant sur les tendons, elle envoie en sens inverse sur les corps musculaires eux-mêmes des prolongements qui constituent les gaines de ces muscles. La capsule de Tenon jette donc sur les muscles qui la traversent deux ordres de gaines : des gaines antérieures, destinées au tendon, ce sont les *gaines tendineuses ;* des gaines postérieures, destinées au corps musculaire proprement dit, ce sont les *gaines musculaires.*

A. Gaines tendineuses. — Chacun des tendons des six muscles moteurs de l'œil possède donc une gaine conjonctive, en forme de doigt de gant, qui revêt toute sa portion comprise entre la capsule de Tenon et son insertion sclérale et qui lui adhère intimement dans toute son étendue.

Cette disposition est très manifeste pour les tendons des muscles droits, et le scalpel de l'anatomiste, comme le ténotome du chirurgien, rencontre successivement à leur niveau, en allant d'avant en arrière, les six plans suivants : 1° la conjonctive ; 2° la partie antérieure de la capsule de Tenon ; 3° la face externe de la gaine conjonctive du tendon ; 4° le tendon lui-même ; 5° la face postérieure de sa gaine ; 6° la sclérotique. Nous avons dit plus haut que la gaine du tendon adhérait à ce dernier d'une façon intime.

Mais ce n'est pas tout : les

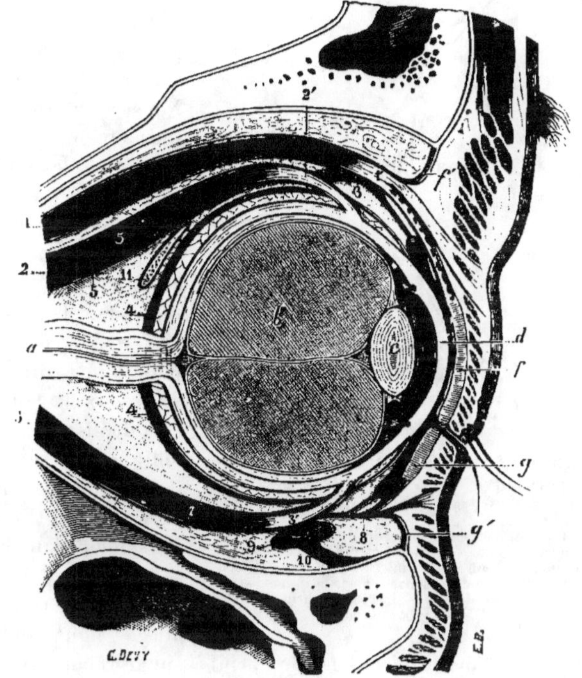

Fig. 328.

Capsule de Tenon, vue sur une coupe sagittale du globe de l'œil ; œil droit, segment interne de la coupe (*demi-schématique*).

a, nerf optique. — *b*, corps vitré. — *c*, cristallin. — *d*, cornée. — *f*, tarse supérieur, avec *f'*, son ligament large. — *g*, tarse inférieur, avec *g'*, son ligament large.

1, releveur de la paupière supérieure, avec 1', son tendon. — 2, droit supérieur, avec 2', son tendon. — 3, droit inférieur, avec 3', son tendon. — 4, capsule de Tenon. — 5, gaine musculaire du droit supérieur, avec 6, son prolongement orbitaire, — 7, gaine musculaire du droit inférieur, avec 8, son prolongement orbitaire. — 9, muscle petit oblique, avec 10, son prolongement orbitaire. — 11, tendon du grand oblique.

gaines tendineuses des quatre muscles droits sont reliées les unes aux autres par des expansions latérales, qui marchent en sens équatorial et qui, chemin faisant, contractent adhérence avec la capsule de Tenon. Il en résulte que, lorsqu'on vient à pratiquer sur le vivant la section d'un tendon quelconque, celui du droit interne par exemple, le corps musculaire qui lui fait suite ne subit qu'un retrait limité, en raison même des adhérences multiples que nous venons de décrire, et peut encore par ses contractions, toujours à cause de ces adhérences, agir sur le globe de l'œil.

B. Gaines musculaires. — Au nombre de six, quatre pour les muscles droits et deux pour les muscles obliques, les gaines musculaires se détachent du pourtour même des six boutonnières qui livrent passage à ces muscles et s'étalent sur eux d'avant en arrière, en se dirigeant vers leurs insertions d'origine :

a. *Gaines des muscles droits.* — Les gaines des muscles droits revêtent successivement, pour chacun d'eux, la moitié postérieure du tendon scléral, puis le corps musculaire lui-même. Epaisses et résistantes à leur origine, elles s'amincissent peu à peu au fur et à mesure qu'elles s'éloignent de la capsule de Tenon et dégénèrent bientôt en une simple toile celluleuse, laquelle finit même par disparaître sur le tiers ou le quart postérieur du muscle. Nous ajouterons que ces gaines adhèrent intimement par leur face profonde avec leurs muscles respectifs.

b. *Gaine du grand oblique.* — La gaine du grand oblique s'étend de la capsule de Tenon à la poulie de réflexion de ce muscle, avec laquelle elle se continue. Elle se termine là : la portion du muscle située en arrière est dépourvue de gaine et baigne, pour ainsi dire, à l'état nu dans le tissu graisseux de l'orbite. Comme pour les muscles droits, la gaine conjonctive du grand oblique adhère intimement au tendon de ce muscle, depuis son insertion à la sclérotique jusqu'à la petite synoviale qui favorise son glissement dans la poulie de réflexion.

c. *Gaine du petit oblique.* — Quant à la gaine du petit oblique, elle enveloppe le muscle dans toute son étendue et vient se fixer, comme lui, à la base de l'orbite, sur le rebord externe du canal nasal.

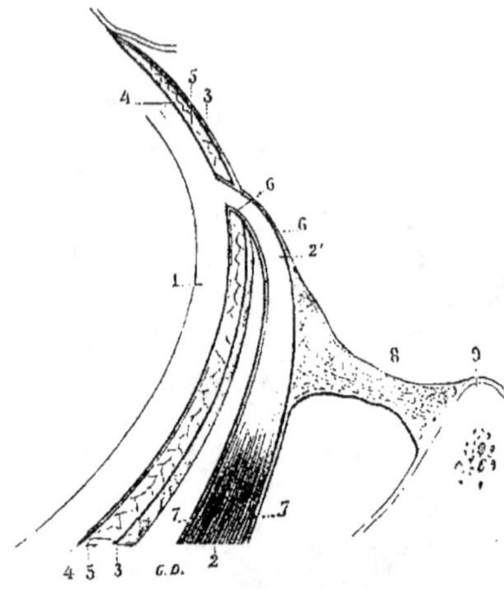

Fig. 329.

Schéma destiné à montrer, sur une coupe horizontale de l'œil, la capsule de Tenon et ses divers prolongements.

1, sclérotique. — 2, muscle droit externe, avec 2' son tendon scléral. — 3, feuillet externe de la capsule de Tenon. — 4, son feuillet interne. — 5, sa cavité centrale ou espace de Tenon. — 6, gaine du tendon. — 7, gaine musculaire. — 8, prolongement orbitaire de cette gaine. — 9, rebord orbitaire.

3° **Prolongements orbitaires des gaines musculaires.** — Toutes les gaines musculaires que nous venons de décrire, à l'exception de celle du grand oblique, envoient vers la base de l'orbite des expansions plus ou moins résistantes, que l'on décrit indistinctement sous les noms d'*ailes ligamenteuses*, d'*ailerons ligamenteux*, de *tendons orbitaires*, de *tendons d'arrêt* des muscles de l'œil. Du reste, ces prolongements varient, dans leur disposition, pour chaque muscle et méritent chacun une description particulière :

a. *Prolongement orbitaire des deux muscles droit interne et droit externe.* — Le prolongement orbitaire de la gaine du muscle droit interne se dirige obliquement d'arrière en avant et de dehors en dedans pour venir s'attacher à la paroi interne de l'orbite, sur la moitié supérieure de la crête de l'unguis, immédiatement en arrière du sac lacrymal et du tendon réfléchi de l'orbiculaire (fig. 327, 5).

Celui qui émane de la gaine du droit externe est beaucoup plus fort que le précédent, mais il présente une disposition analogue : comme lui, il se porte obliquement vers le côté externe de la base de l'orbite et s'y attache solidement un peu au-dessus et en arrière du ligament externe des paupières (fig. 327, 7).

Les deux prolongements orbitaires des muscles droit interne et droit externe sont manifestement fibreux à leur origine sur la gaine conjonctive du muscle. Mais, au fur et à mesure qu'ils se rapprochent de l'orbite, ils se chargent peu à peu de fibres musculaires lisses, lesquelles dominent manifestement dans leur moitié externe. Leur prédominance est même telle, dans certains cas, que SAPPEY a cru devoir faire de l'ensemble de ces fibres musculaires deux petits muscles distincts, auxquels il a donné le nom de *muscle orbitaire interne* et de *muscle orbitaire externe*. Ces faisceaux musculaires, on le conçoit, renforcent les expansions fibreuses auxquelles elles se surajoutent et jouent à leur égard le rôle dévolu aux muscles tenseurs aponévrotiques.

b. *Prolongement orbitaire des deux muscles droit supérieur et droit inférieur.* — Les prolongements orbitaires des deux autres muscles droits, droit supérieur et droit inférieur, se dirigent obliquement, eux aussi, vers la base de l'orbite. Mais, au lieu de s'y arrêter et de s'y fixer en totalité comme les précédents, ils se contentent de jeter quelques fibres sur le rebord orbitaire (MOTAIS) et poursuivent leur trajet jusque dans les paupières.

Celui qui provient du droit inférieur (fig. 328,8), le plus simple des deux, envoie en passant une légère expansion au cul-de-sac de la conjonctive, se fixe ensuite par quelques fibres descendantes sur la partie moyenne du rebord orbitaire et vient se terminer sur le bord inférieur du tarse de la paupière inférieure.

Celui qui émane du droit supérieur (fig. 328,6 et 330,7) vient se placer au-dessous du large tendon du muscle releveur

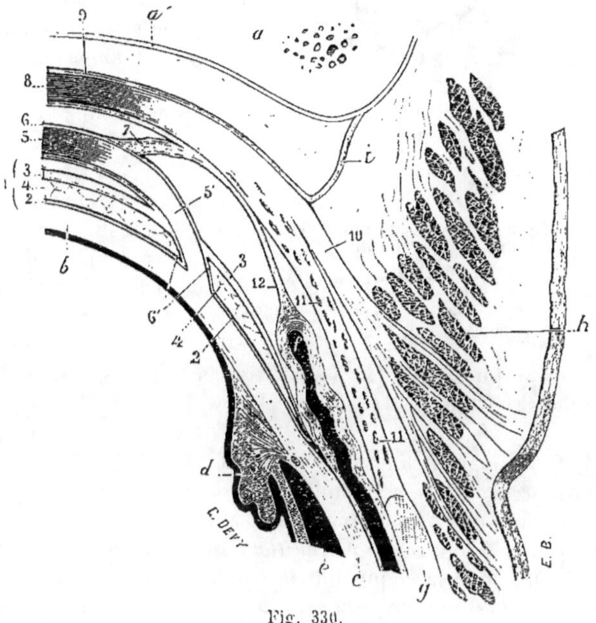

Fig. 330.

Rapports de la capsule de Tenon, avec les muscles supérieurs de l'orbite (*demi-schématique*).

a, os frontal, avec *a'*, son périoste. — *b*, sclérotique. — *c*, cornée. — *d*, procès ciliaire. — *e*, chambre antérieure de l'œil. — *f*, cul-de-sac supérieur de la conjonctive. — *g*, tarse supérieur. — *h*, muscle orbiculaire des paupières. — *i*, septum orbitale.
1, capsule de Tenon, avec : 2, son feuillet interne ; 3, son feuillet externe ; 4, sa cavité séreuse. — 5, muscle droit supérieur, avec : 5', son tendon ; 6, sa gaine ; 7, son prolongement orbitaire. — 8, muscle releveur de la paupière supérieure, avec : 9, sa gaine ; 10, son tendon conjonctif ; 11, son tendon musculaire ; 12, son expansion pour le cul-de-sac conjonctival.

et se confond peu à peu avec lui pour venir prendre une insertion commune sur le bord supérieur du tarse de la paupière supérieure. Comme le précédent, au cours de son trajet, il jette un petit faisceau sur le cul-de-sac conjonctival, et se fixe à la partie moyenne du rebord orbitaire par un certain nombre de fibres ascendantes qui se confondent avec le ligament large des paupières. De plus, il laisse échapper deux expansions latérales qui se portent, l'une sur la poulie du grand oblique, l'autre sur le côté externe de l'orbite.

c. *Prolongement orbitaire du petit oblique.* — Le petit oblique possède, lui aussi, son prolongement orbitaire, lequel présente la plus grande analogie avec

celui des muscles latéraux, le droit interne et le droit externe. Ce prolongement,
bien décrit par Motais (1887), se détache du bord antérieur du petit oblique, ou
plutôt de sa gaine, à 10 millimètres environ de l'insertion orbitaire de ce muscle
(fig. 331,3). De là, il se porte obliquement en
dehors et un peu en avant et vient se fixer sur
le plancher de l'orbite au voisinage de son
angle inféro-externe. Sa longueur est de 10 à
12 millimètres. Sa largeur, très variable suivant les points où on le considère, est de 8 millimètres à son origine sur le muscle, de 2 millimètres seulement à sa partie moyenne, de
6 millimètres à sa terminaison sur le plancher
orbitaire. Comme on le voit, il est rétréci à sa
partie moyenne, élargi à ses deux extrémités
et présente, dans son ensemble, la forme de
deux lames triangulaires qui seraient réunies
par leur sommet.

d. *Rôle des prolongements orbitaires*. —
Les différents prolongements que nous venons
de décrire et qui relient les muscles de l'œil,
d'une part à l'orbite, d'autre part aux paupières, jouent dans la mécanique oculaire un
rôle important, que nous ferons connaître dans

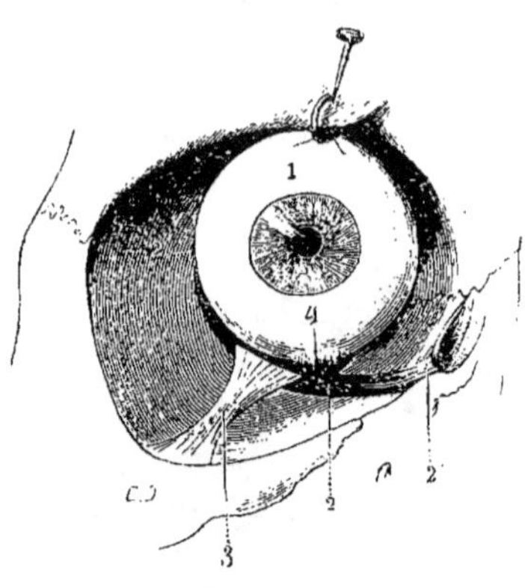

Fig. 331.

Schéma, montrant le prolongement
orbitaire du petit oblique.

1, œil droit, fortement érigné en haut. — 2, petit oblique, avec : 2' son insertion orbitaire;
2'' son insertion sclérale. — 3, son prolongement
orbitaire. — 4, muscle droit inférieur.

le paragraphe suivant, en étudiant l'action des muscles droits et des muscles
obliques (voy. p. 483).

4° Signification anatomique de la capsule de Tenon. — Les recherches de
Schwalbe sur les voies lymphatiques de l'œil (1869) nous démontrent que la capsule de Tenon est constituée, en réalité, par deux feuillets conjonctifs, concentriques l'un à l'autre : 1° un *feuillet postérieur* ou *externe*, relativement épais, qui
n'est autre que la coque fibreuse qu'on a sous les yeux après l'énucléation de
l'œil, qui n'est autre que la capsule de Tenon elle-même, telle que la décrivent les
auteurs ; 2° un *feuillet antérieur* ou *interne*, infiniment plus mince, qui recouvre
la sclérotique et lui adhère intimement. Ces deux feuillets, à trajet parallèle et
exactement contigus dans toute leur étendue, se fusionnent réciproquement sur
le pourtour de la cornée, interceptant ainsi entre eux une cavité close, l'espace
supra-sclérotical de Schwalbe ou tout simplement l'*espace de Tenon*.

Ainsi entendue, la capsule rétro-oculaire décrite par Tenon acquiert toute la
valeur d'une membrane séreuse, avec son *feuillet pariétal*, son *feuillet viscéral* et
sa *cavité centrale* où circule la lymphe.

Ces deux feuillets cependant ne sont pas isolés dans toute leur étendue. Ils sont
reliés l'un à l'autre par de nombreuses travées du tissu conjonctif, à direction verticale ou oblique. Mais ces travées intermédiaires sont toujours assez minces,
assez rares et assez lâches pour permettre au feuillet viscéral, intimement uni au
globe de l'œil, de glisser librement sur le feuillet pariétal comme une sphère pleine
dans une sphère creuse. C'est bien une séreuse, mais une séreuse cloisonnée. Du
reste, sur l'un et l'autre des feuillets qui circonscrivent l'espace de Tenon, ainsi
que sur les trabécules intermédiaires, s'étale une nappe continue de cellules endothéliales, caractéristiques des membranes séreuses.

Nous ajouterons en terminant que l'espace de Tenon est en communication, d'une part, avec l'espace supra-choroïdien par les gaines lymphatiques qui entourent les *vasa vorticosa*, d'autre part avec l'espace supra-vaginal du nerf optique, grâce à un système de fentes qui sont situées au niveau du point où le nerf précité traverse la capsule de Tenon. La lymphe circule donc librement de l'espace supra-choroïdien dans l'espace supra-sclérotical et, de ce dernier, dans les gaines lymphatiques du nerf optique (p. 41), lesquelles, on le sait, sont en continuité avec les espaces arachnoïdiens et sous-arachnoïdiens de l'encéphale.

B. — MUSCLE RELEVEUR DE LA PAUPIÈRE SUPÉRIEURE

Le muscle releveur ou élévateur de la paupière supérieure affecte la forme d'un long triangle dont le sommet correspond au fond de l'orbite et dont la base s'étale dans la paupière supérieure en arrière du ligament large. Il est charnu dans sa portion orbitaire, aponévrotique dans sa région palpébrale.

1° Insertions. — Le releveur de la paupière supérieure prend naissance, en arrière, sur la petite aile du sphénoïde, immédiatement en avant du trou optique, ainsi que sur la partie correspondante de la gaine fibreuse du nerf optique.

De là, il se porte en avant vers le rebord supérieur de l'orbite et dégénère, un peu en arrière de ce rebord, en une large aponévrose qui continue le trajet du corps musculaire et constitue son tendon antérieur. Ce tendon, qui s'étend en largeur d'un côté à l'autre de l'orbite, n'est formé tout d'abord que par des fibres conjonctives. Mais bientôt on voit apparaître sur sa face profonde une nappe de fibres musculaires lisses, qui le renforcent et l'accompagnent jusque dans la paupière (fig. 330,8). Il en résulte que le tendon antérieur du muscle releveur de la paupière supérieure se compose, en réalité, de deux couches distinctes : 1° une couche antérieure ou superficielle, de nature conjonctive ; 2° une couche postérieure ou profonde, formée par des fibres musculaires lisses.

La *couche antérieure*, en pénétrant dans la paupière, rencontre le ligament large ou septum orbitale ; elle se confond peu à peu avec lui et vient se placer à la face profonde de l'orbiculaire. Elle se résout alors en une multitude de faisceaux divergents, qui s'engagent entre les faisceaux de ces derniers muscles. MERKEL a pu les suivre jusqu'à la face profonde du derme cutané (fig. 330, 10).

La *couche postérieure*, située entre la couche précédente et la conjonctive palpébrale (fig. 330, 11), se compose de fibres lisses à direction longitudinale. Leur ensemble constitue le *muscle palpébral supérieur* de MÜLLER, que nous retrouverons plus tard à propos des paupières. Ces fibres viennent s'insérer, à l'aide de petits tendons élastiques, sur le bord supérieur du tarse.

Le muscle releveur se termine donc dans l'épaisseur de la paupière supérieure par deux tendons, qui diffèrent à la fois par leur situation, par leur structure et par leur mode d'insertion : un tendon antérieur, de nature conjonctive, qui s'insère à la face profonde de la peau ; un tendon postérieur, musculaire, qui se fixe au bord supérieur du tarse.

2° Rapports. — Le releveur de la paupière supérieure occupe successivement la cavité orbitaire et l'épaisseur de la paupière supérieure :

a. *Dans l'orbite*, le muscle releveur répond, en haut, à la paroi supérieure de cette cavité et au nerf frontal qui l'en sépare. En bas, il recouvre le muscle droit supérieur, qui le déborde légèrement en dehors. Enfin, sur le côté externe de l'orbite, le tendon du muscle releveur sépare l'une de l'autre les deux portions de la glande lacrymale.

b. *Dans la paupière*, la face antérieure ou superficielle du releveur est située tout d'abord en arrière du ligament large, à laquelle l'unit une nappe cellulo-adipeuse plus ou moins épaisse. Plus loin, son tendon traverse obliquement la couche de tissu conjonctif située en arrière de l'orbiculaire et finalement disparaît dans l'épaisseur de ce muscle. Sa face postérieure ou profonde répond à la conjonctive palpébrale.

3° **Action**. — Le muscle releveur, prenant son point fixe dans le fond de l'orbite, agit sur la paupière supérieure qu'il porte en haut et en arrière : il découvre ainsi la cornée et une portion de la sclérotique. Il a pour antagoniste le muscle orbiculaire des paupières, dont la contraction ou la tonicité détermine, ainsi que nous l'avons déjà vu en Myologie (voy. t. I,), l'occlusion de la fente palpébrale.

Variétés. — Kelley a vu le muscle releveur de la paupière supérieure se détacher du bord postérieur du frontal. — Son absence a été constatée par Macalister. — Budge a décrit, sous le nom de *tensor trochleæ*, un petit faisceau musculaire que l'on voit, sur certains sujets, se détacher du bord interne de releveur et venir s'insérer sur la poulie de réflexion du grand oblique. — Le *transversus orbitis* de Bochdaleck est un faisceau surnuméraire qui s'étend transversalement de la paroi interne de l'orbite à sa paroi externe, en passant au-dessus du globe de l'œil et en se confondant plus ou moins avec le releveur. Macalister considère ce muscle comme un faisceau déplacé de l'orbiculaire. — Caldani a signalé un *depressor palpebræ inferioris* inséré sur le tarse inférieur. Ce n'était probablement, comme le fait remarquer Macalister, qu'un faisceau surnuméraire du peaucier de la face.

C. — Muscles droits de l'œil.

Au nombre de quatre, les muscles droits de l'œil prennent tous naissance dans le fond de la cavité orbitaire, sur le pourtour du trou optique et en dedans de la grande fente sphénoïdale. De là, ils se portent en divergeant vers le globe oculaire et viennent s'insérer sur la sclérotique, un peu en avant de l'équateur. D'après la situation qu'ils occupent dans l'orbite et, aussi, sur le globe de l'œil, on distingue ces muscles en *droit supérieur*, *droit inférieur*, *droit interne* et *droit externe*.

1° **Disposition générale des muscles droits**. — Considérés dans leur ensemble, les quatre muscles droits représentent assez bien une pyramide creuse dont le sommet répond au trou optique et dont la base embrasse le globe de l'œil. Le nerf optique traverse cette pyramide d'arrière en avant et en occupe pour ainsi dire la ligne axiale.

Chacun des muscles droits est aplati et rubané, un peu plus large à son extrémité antérieure qu'à son extrémité postérieure. Si nous les suivons d'arrière en avant à partir de leur insertion osseuse, nous les voyons glisser tout d'abord le long de la paroi orbitaire correspondante ; puis, fuyant cette paroi pour se rapprocher de l'œil, s'incliner vers la capsule de Tenon, la traverser ou plutôt la déprimer en doigt de gant au voisinage de l'équateur et, finalement, venir s'insérer sur la sclérotique à 7 millimètres en moyenne de la circonférence de la cornée.

Au point de vue de leur constitution anatomique, ces muscles sont charnus dans la plus grande partie de leur étendue. Ils s'insèrent sur l'orbite, en arrière, par des fibres aponévrotiques toujours fort courtes et se terminent, en avant, par un tendon aplati dont la longueur varie de 4 à 8 millimètres.

Nous rappellerons, en passant, que chacun des muscles droits est enveloppé, dans la plus grande partie de son trajet, par une gaine fibreuse ou conjonctive.

dépendant de la capsule de Tenon, et que de cette gaine s'échappent des expansions plus ou moins résistantes qui se portent, d'autre part, les unes vers le rebord de l'orbite, les autres dans les paupières. Nous avons déjà étudié tous ces prolongements à propos de la capsule de Tenon (p. 472) et ne saurions, sans tomber dans des redites inutiles, revenir ici sur leur description.

2° Insertions, trajet et rapports des muscles droits. — Voyons maintenant les particularités anatomiques que présente, dans ses insertions, dans son trajet et dans ses rapports, chacun des quatre muscles droits :

A. Droit supérieur. — Le droit supérieur (fig. 332, 1) s'insère, en arrière : 1° sur la face supérieure de la gaine du nerf optique, tout près du trou optique ; 2° sur le rebord supérieur de cet orifice. En outre, ses faisceaux les plus externes se détachent de la branche supérieure du tendon du muscle droit externe, que nous décrirons dans un instant.

A son extrémité antérieure, le droit supérieur s'insère sur la partie antéro-supérieure de la sclérotique, un peu au-dessus de la circonférence de la cornée (voy. p. 480).

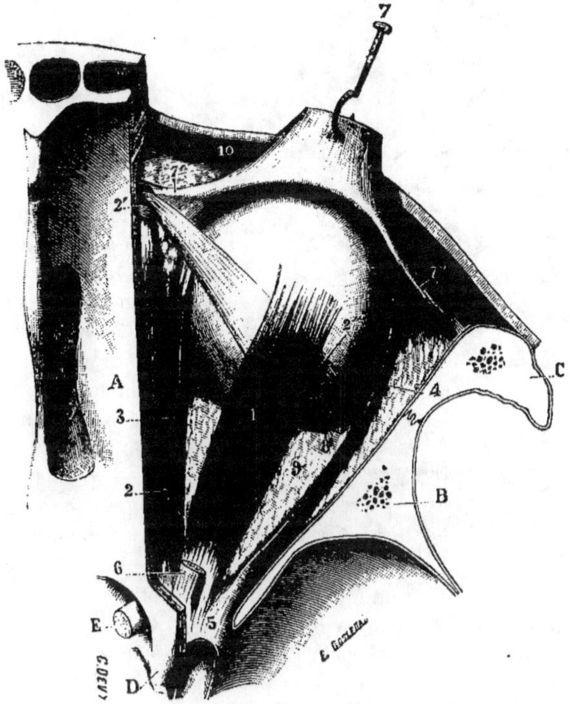

Dans son trajet en arrière de la capsule de Tenon, le droit supérieur longe la paroi supérieure de l'orbite. Il en est séparé seulement par le releveur de la paupière et par le nerf frontal,

Fig. 332.

Muscles de l'œil, vus d'en haut (œil droit).

A, os frontal. — B, coupe de la grande aile du sphénoïde. — C, coupe de l'os malaire. — D, apophyse clinoïde antérieure. — E, nerf optique.

1, muscle droit supérieur. — 2, muscle grand oblique, avec : 2', sa poulie ; 2", son insertion sur le globe de l'œil. — 3, muscle droit interne. — 4, muscle droit externe. — 5, tendon de Zinn. — 6, chef orbitaire du muscle releveur de la paupière supérieure réséqué. — 7, tendon palpébral de ce muscle, avec : 7', 7", ses deux expansions latérales. — 8, insertion du petit oblique sur le globe oculaire. — 9, tissu graisseux de l'orbite (*pulvinar oculi*). — 10, orbiculaire des paupières doublant la peau.

qui chemine tout d'abord le long du bord externe de ce dernier muscle, puis au-dessus de lui.

Inférieurement, le droit supérieur répond au nerf optique, dont il est séparé par une couche graisseuse, au milieu de laquelle cheminent l'artère et la veine ophthalmiques, les artères et les nerfs ciliaires. Plus en avant, il est en rapport encore avec la portion réfléchie du grand oblique, qui le croise obliquement et le sépare momentanément du globe de l'œil.

B. Droit inférieur, tendon de Zinn. — Ce muscle (fig. 334, 3) naît immédiate-

ment au-dessous du trou optique sur la partie la plus interne de la fente sphénoïdale, à laquelle il est relié par le *tendon de Zinn*. Pour la première fois nous rencontrons dans notre description le mot de tendon de Zinn et nous devons tout
d'abord en donner une définition.

On donne le nom de *tendon de Zinn* ou de *ligament de Zinn* à un cordon fibreux,
court mais très résistant, qui occupe la partie la plus large de la fente sphénoïdale.

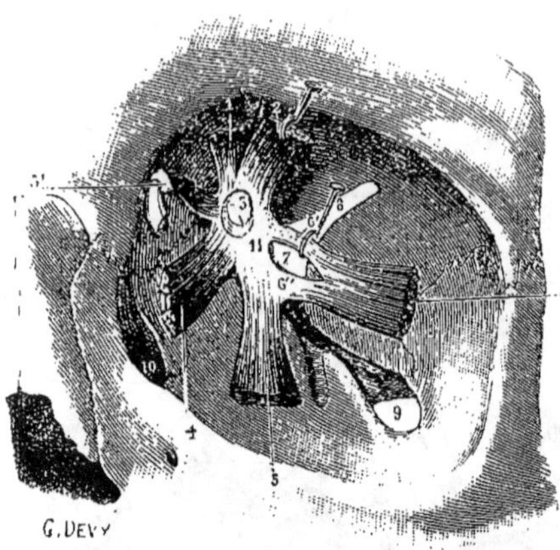

Fig. 333.

Les muscles de l'œil (côté gauche, vus de face
dans le fond de l'orbite.

1, releveur de la paupière supérieure. — 2, droit supérieur.
— 3, grand oblique, avec 3', sa poulie de réflexion. — 4, droit
interne. — 5, droit inférieur. — 6, droit externe, avec 6' et
6'', son double tendon d'insertion. — 7, anneau de Zinn. —
8, fente sphénoïdale. — 9, fente sphéno-maxillaire — 10,
canal nasal. — 11, trou optique.

Il s'insère là sur le corps du sphénoïde,
lequel, pour lui donner attache, présente une petite surface rugueuse qui
est tantôt en saillie, tantôt déprimée
en forme de fossette. Puis, il se porte
en avant et se partage presque immédiatement après en trois faisceaux divergents, qui donnent naissance chacun à un muscle droit : 1° un *faisceau
interne*, pour le muscle droit interne ;
2° un *faisceau externe*, pour le muscle
droit externe ; 3° un *faisceau inférieur*,
pour le muscle droit inférieur.

Ce dernier muscle est donc la continuation du faisceau inférieur du tendon de Zinn. Ainsi constitué, il se porte
horizontalement en avant, entre le nerf
optique, qui est placé au-dessus de lui,
et le plancher de l'orbite, sur lequel il
repose dans la plus grande partie de
son étendue. A sa partie antérieure,
cependant, il est séparé de ce plancher

par la portion moyenne du muscle petit oblique (fig. 334,6), qui le contourne et
l'embrasse dans sa concavité.

Le muscle droit inférieur, après avoir contourné la face inférieure du globe
oculaire, vient s'insérer sur la partie antéro-inférieure de la sclérotique, un peu
au-dessous de la circonférence de la cornée (voy. p. 480).

C. Droit interne. — Le muscle droit interne (fig. 334, 5) fait suite, en arrière,
au faisceau interne du tendon de Zinn. Longeant ensuite la paroi interne de l'orbite, il gagne la partie interne du globe de l'œil, la contourne et vient se fixer sur
le côté interne de la sclérotique, un peu en dedans de la circonférence de la cornée (voy. p. 480). Sa face interne est directement appliquée contre la paroi orbitaire. Sa face externe regarde le nerf optique, dont elle est séparée par le tissu
cellulo-adipeux de l'orbite. Son bord supérieur répond au muscle grand oblique ;
son bord inférieur, au muscle droit inférieur.

D. Droit externe. — Le muscle droit externe (fig. 334, 4 et 4') fait suite au faisceau externe du tendon de Zinn, qui devient ainsi son tendon d'origine. Ce tendon
se subdivise lui-même tout près de son insertion osseuse, en deux branches que
l'on distingue, d'après leur situation, en supérieure et inférieure : la branche
inférieure prend ordinairement une insertion supplémentaire sur une petite épine
osseuse qui occupe le bord inférieur de la fente sphénoïdale.

Comme on le voit sur la figure ci-dessus (fig. 333), les deux branches du tendon d'origine du droit externe (6' et 6'') interceptent entre elles une espèce de boutonnière (7) : c'est l'*anneau de Zinn*, à travers lequel passent le nerf moteur oculaire commun, le nerf moteur oculaire externe, le nerf nasal et la veine ophthalmique.

Du faisceau externe du tendon de Zinn, où il prend son origine, le muscle droit externe se porte d'arrière en avant en longeant la paroi externe de l'orbite. Arrivé au globe de l'œil, il en suit la courbure et vient se terminer sur le côté externe de la sclérotique un peu en dehors du rebord cornéen (voy. p. 480).

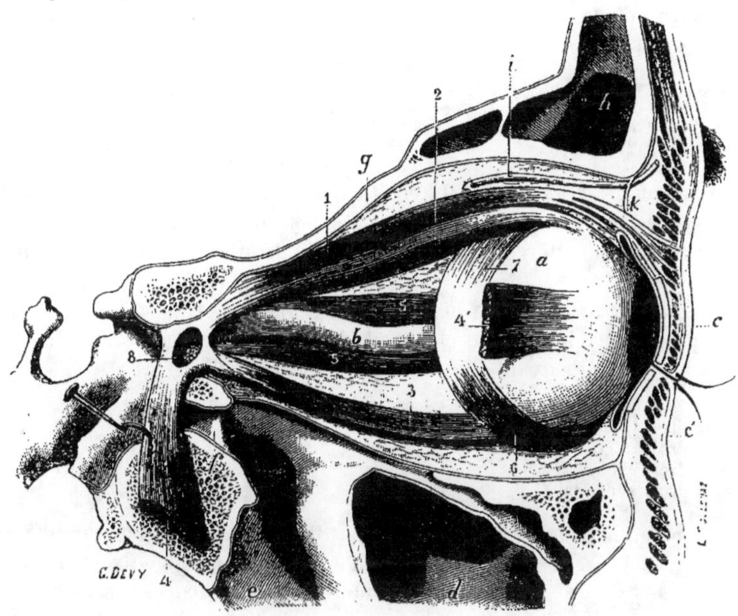

Fig. 334.

Muscles de l'œil, vus par leur face externe.

a, globe de l'œil. — *b*, nerf optique. — *c*, *c'*, paupières supérieure et inférieure. — *d*, sinus maxillaire. — *e*, apophyse ptérygoïde. — *f*, trou grand rond. — *g*, voûte de l'orbite. — *h*, sinus frontal. — *i*, nerf sus-orbitaire. — *k*, septum orbitale.

1, muscle releveur de la paupière supérieure. — 2, muscle droit supérieur. — 3, muscle droit inférieur. — 4, 4', muscle droit externe, réséqué à sa partie moyenne. — 5, muscle droit interne. — 6, muscle petit oblique. — 7, tendon oculaire du muscle grand oblique. — 8, anneau de Zinn.

Dans ce trajet, le muscle droit externe longe, comme nous l'avons dit, la paroi externe de l'orbite. Sa face externe est en rapport avec cette paroi dans ses **deux** tiers postérieurs et, dans son tiers antérieur, avec la portion orbitaire de la glande lacrymale. Sa face interne répond au nerf optique, dont elle est séparée, comme tous les autres muscles du reste, par la masse graisseuse de l'orbite ; elle en est séparée aussi par le ganglion ophthalmique, qui occupe, comme on le sait, le côté externe du nerf optique. Son bord supérieur répond au bord externe du droit supérieur ; son bord inférieur, au bord externe du droit inférieur.

3° **Parallèle anatomique des quatre muscles droits**. — Quoique conformés sur le même type, les quatre muscles droits diffèrent cependant sur certains points, notamment par leur longueur, leur épaisseur, la région précise où se fait leur insertion sclérale, l'étendue et la direction de cette insertion sclérale, etc. :

a. *Longueur du muscle et du tendon*. — Les muscles droits ont tous les quatre une longueur sensiblement égale : cette longueur mesure en moyenne pour chacun d'eux 40 millimètres, y compris le tendon. La longueur de ce dernier, variable pour chaque muscle, atteint d'après MERKEL :

Pour le droit externe.	3,7 millimètres.
— droit inférieur	5,5 —
— droit supérieur	5,8 —
— droit interne.	8,8 —

b. *Épaisseur des muscles droits.* — L'épaisseur des muscles droits varie également pour chacun d'eux. Si nous les sectionnons perpendiculairement à leur longueur, nous voyons la tranche de section mesurer en surface (VOLKMANN) :

Pour le droit interne	17,04 mill. carrés.
— droit externe	16,77 —
— droit inférieur.	15,08 —
— droit supérieur	11,03 —

De la comparaison de ces chiffres, il résulte que le muscle droit interne est le plus fort des quatre muscles droits, le droit supérieur le plus faible. Entre les deux se placent, avec une force à peu près égale, le droit externe et le droit inférieur.

c. *Point précis de l'insertion sclérale.* — La distance respective qui sépare l'insertion sclérale de chaque muscle droit de la circonférence de la cornée est indiquée par les chiffres suivants, qui représentent des millimètres :

	MERKEL	SAPPEY	TILLAUX	FUCHS	TESTUT
Pour le droit interne.	6,5	5,5	5	5,5	5,8
— droit inférieur	6,8	6,7	6	6,5	6,5
— droit externe.	7,2	7,2	7	6.9	7,1
— droit supérieur.	8	8,5	8	7,7	8

Les résultats obtenus dans cette quintuple série d'observations, quoique différant un peu dans les détails, concordent admirablement dans l'ensemble. Ils nous font connaître que le droit interne est celui des quatre muscles droits qui se rapproche le plus de la cornée ; vient ensuite le droit inférieur, puis le droit externe et, enfin, le droit supérieur. En conséquence, si nous réunissons par une ligne continue les quatre points d'insertion sclérale des muscles droits, nous voyons (fig. 335) que cette ligne n'est pas une ligne parallèle à la circonférence de la cornée, mais bien une ligne spirale qui, partant de l'insertion du droit interne, s'écarte de plus en plus du centre de la cornée, en passant successivement par les insertions du droit inférieur et du droit externe, et aboutit finalement à celle du droit supérieur.

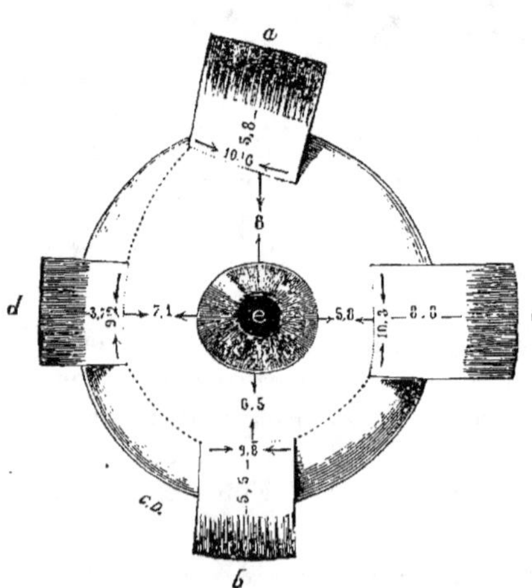

Fig. 335.

Insertions des muscles droits de l'œil sur la sclérotique (œil droit).

a, droit supérieur. — *b*, droit inférieur. — *c*, droit interne. — *d*, droit externe. — *e*. pupille. — Les chiffres représentent des millimètres.

d. *Étendue et direction de l'insertion sclérale.* — Quant à l'étendue linéaire de l'insertion sclérale de chacun des quatre muscles droits (fig. 341, *a, b,*

c, d), elle nous est nettement indiquée par les nombreuses mensurations de Fucus.
Cette ligne d'insertion mesure :

Pour le droit supérieur. . . . . 10,6 millimètres
— droit interne. . . . . 10,3 —
— droit inférieur . . . . 9.8 —
— droit externe. . . . . 9,2 —

Les recherches de Fucus nous apprennent en même temps que la ligne d'insertion sclérale des quatre muscles droits n'a pas une direction quelconque, mais une

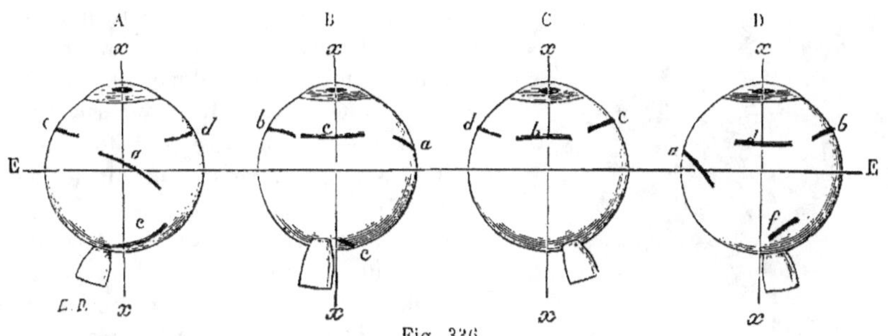

Fig. 336.

Représentation schématique de l'insertion des muscles de l'œil sur la sclérotique,
d'après les recherches de Fucus (œil droit).

A, le globe de l'œil. vu par sa face supérieure. — B, le globe, vu par sa face interne. — C. le globe, vu par en bas.
D, le globe. vu en dehors.
x x. axe antéro-postérieur. — E E. équateur. — a. muscle droit supérieur. — b. droit inférieur. — c. droit interne.
d. droit externe. — e, grand oblique. — f, petit oblique.

direction qui est fixe, quoique différente pour chacun d'eux. C'est ainsi (fig. 335 et
336) qu'elle est à peu près parallèle à l'équateur pour le muscle droit interne ;
oblique en arrière et en dehors pour le droit supérieur ; légèrement oblique en
avant et en bas pour le droit externe : légèrement oblique en arrière et en dehors
pour le droit inférieur.

4° Action des muscles droits. — Il est universellement admis aujourd'hui, en
mécanique oculaire, que l'œil n'exécute aucun mouvement de translation dans son
ensemble, mais bien des mouvements de rotation sur place autour d'un centre
qui reste toujours fixe, quel que soit le mouvement exécuté. Ce centre de rotation
est situé, non pas sur le milieu de l'axe antéro-postérieur de l'œil, mais bien à
2 millimètres en arrière, comme l'a établi DONDERS. Il se trouve en moyenne
à 13^{mm},60 en arrière du sommet de la cornée et à 10 millimètres en avant de la
surface postérieure de la sclérotique. Ceci posé, on conçoit sans peine que l'action
qu'exerce l'un quelconque des muscles droits sur la sphère oculaire dépend à la
fois de sa direction et de son point d'insertion sur la sclérotique. A ce propos,
quelques définitions nous paraissent nécessaires.

On désigne, sous le nom de *plan d'action du muscle*. le plan qui passe par les
trois points suivants : le centre de rotation de l'œil, l'insertion orbitaire du muscle,
son insertion sclérale. Une perpendiculaire, abaissée sur ce plan au centre de rotation, nous donne l'axe autour duquel se meut le globe oculaire quand le muscle en
question se contracte, ou autrement dit son *axe de rotation*. Or, les recherches
de FICK, de RÜTE et de WOLKMANN nous démontrent que chacun des muscles droits
(nous verrons plus tard qu'il en est de même pour les obliques) possède un axe de
rotation qui lui est propre et, d'autre part, que ces divers axes de rotation ne coïncident jamais exactement avec les coordonnées de l'œil, c'est-à-dire avec l'un de

ses axes antéro-postérieur, vertical ou transversal. L'action des muscles droits est donc fort complexe et sa détermination soulève des difficultés nombreuses, si du moins l'on veut arriver à des formules rigoureusement exactes.

Dans la pratique ordinaire, on considère l'axe de rotation du droit interne comme coïncidant exactement avec celui du droit externe et l'on admet de même que le droit supérieur et le droit inférieur agissent l'un et l'autre sur le globe de l'œil, suivant un seul et même axe de rotation. On voit déjà, en se rappelant la disposition respective de ces différents muscles, que le droit interne et le droit externe d'une part, le droit supérieur et le droit inférieur, d'autre part, font rouler l'œil en sens inverse, autrement dit, sont réciproquement antagonistes.

Quant à la direction exacte de l'axe de rotation de chacune de ces deux paires musculaires, elle est établie comme suit, à la fois par le calcul et par l'expérience : 1° l'axe de rotation de la première paire musculaire (droit interne et droit externe) coïncide à peu de chose près avec le diamètre vertical de l'œil ; 2° l'axe de rotation de la seconde paire musculaire (droit supérieur et droit inférieur) est situé à peu près dans le plan horizontal et se dirige obliquement de dedans en dehors et d'avant en arrière, formant avec l'axe transversal du globe oculaire un axe de 27° (fig. 337).

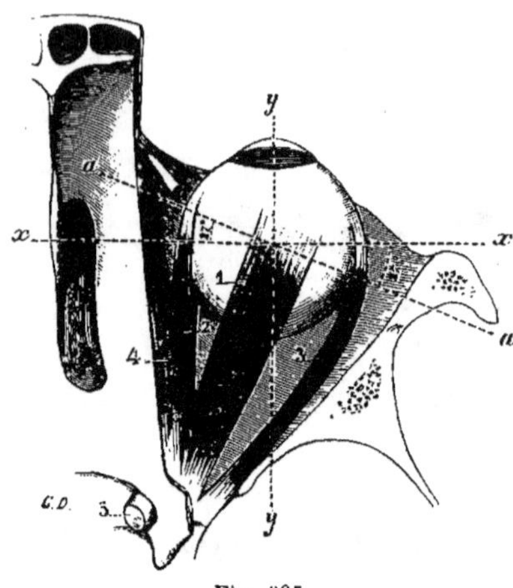

Fig. 337.

L'orbite vue d'en haut, pour montrer le mode d'action des quatre muscles droits.

1, droit supérieur. — 2, droit interne. — 3, droit externe. — 4, grand oblique, dont le tendon a été coupé à sa sortie de la poulie de réflexion. — 5, nerf optique.

yy, axe antéro-postérieur de l'œil. — *xx*, axe transversal. — *aa*, axe de rotation des muscles droit supérieur et droit inférieur, s'inclinant de 27° sur l'axe transversal *xx*.

Nous avons en mains maintenant tous les éléments nécessaires pour établir l'action respective de chacun des muscles droits sur le globe de l'œil. Si nous voulons bien nous rappeler, d'une part, ce principe de mécanique, que les mouvements exécutés par une sphère sont toujours déterminés par le mode de déplacement de deux points de sa surface et que, d'autre part, l'usage a prévalu de prendre pour ces deux repères dans la sphère oculaire le centre de la cornée et la partie supérieure du méridien vertical, nous pouvons établir les quatre formules suivantes :

1° *Le droit interne porte la cornée en dedans dans le plan horizontal, le méridien vertical conservant sa position verticale.*

2° *Le droit externe porte la cornée en dehors, toujours dans le plan horizontal et le méridien vertical restant encore dans sa position verticale.*

3° *Le droit supérieur porte la cornée en haut et un peu en dedans et, de plus, il incline légèrement en dedans la partie supérieure du méridien vertical.*

4° *Le droit inférieur porte la cornée en bas et un peu en dedans et, de plus, il incline légèrement en dehors la partie supérieure du méridien vertical.*

Avons-nous besoin d'ajouter que dans ces différents mouvements et en raison même de la situation à peu près centrale du centre de rotation, les deux hémisphères de l'œil se déplacent constamment en sens inverse, l'hémisphère postérieur se portant en haut quand l'hémisphère antérieur se porte en bas, le premier se portant en dedans quand le second se déplace en dehors, etc., etc.

Volkmann estime que le muscle, pendant sa contraction, se raccourcit environ d'un quart. Tandis que le muscle antagoniste s'allonge et s'enroule de plus en plus autour du globe de l'œil, le muscle qui se contracte se déroule successivement de telle sorte que, lorsque la contraction est effectuée et que le raccourcissement est à son maximum, son tendon n'est plus en rapport de contact avec l'œil que par sa ligne d'insertion sclérale. Ce *déroulement complet* du muscle en contraction limite lui-même le mouvement : en effet un nouveau raccourcissement du muscle ne pourrait avoir d'autre résultat que de rapprocher le globe de l'œil du fond de l'orbite ; or nous avons vu que ce mouvement de translation totale est impossible. Le muscle limite donc lui-même son degré de contraction et *devient ainsi son propre frein*. Mais les mouvements de l'œil ont encore d'autres régulateurs : ce sont les prolongements, décrits ci-dessus (p. 473), que leurs gaines conjonctives envoient vers l'orbite et les paupières.

Il suffit de jeter les yeux sur la figure 338, A et B, pour comprendre quel est le rôle de ces prolongements orbitaires pour les deux muscles droit interne et droit externe.

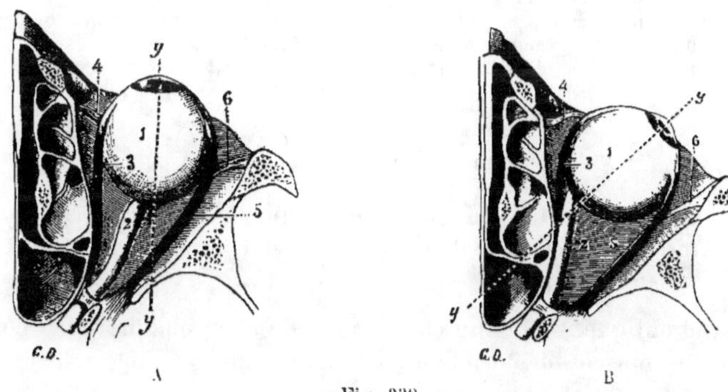

Fig. 338.

Schémas destinés à montrer l'action des ligaments d'arrêt sur les muscles droit interne et droit externe : A, ligaments d'arrêt à l'état de repos ; B, les mêmes pendant la contraction du droit externe.

yy, axe optique. — 1, globe de l'œil. — 2, nerf optique. — 3, muscle droit interne, avec 4, son prolongement orbitaire ou ligament d'arrêt. — 5, muscle droit externe, avec 6, son ligament d'arrêt.

On voit que, pendant la contraction du droit externe (fig. B), le ligament d'arrêt 6 qui lui correspond est fortement tendu, tandis que le ligament d'arrêt 4 du droit externe est relâché.

Quand l'un de ces muscles se contracte, le droit externe par exemple, son prolongement orbitaire est naturellement tendu. Or, cette tension amène un double résultat : tout d'abord, elle écarte le muscle contracté de l'équateur de l'œil et protège ainsi ce dernier contre les effets d'une compression latérale, qui ne serait probablement pas sans influence sur la fonction visuelle. En second lieu, elle retient le muscle en avant et l'empêche ainsi de se raccourcir davantage, d'où le nom significatif de *tendons d'arrêt*, que l'on donne encore à ces prolongements orbitaires. Une pareille dénomination est parfaitement juste au point de vue physiologique ; mais elle est manifestement inexacte au point de vue de l'anatomie générale, les prolongements en question étant de nature conjonctive, dépendant de la gaine des muscles et n'ayant rien de commun avec leur tendon. Nous leur substituerons celle, plus juste, de *ligaments d'arrêt*.

En ce qui concerne le droit supérieur et le droit inférieur, nous avons vu que leurs prolongements orbitaires, au lieu de s'arrêter sur les os de l'orbite comme les précédents, allaient en grande partie se terminer dans les paupières sur les

deux lamelles fibreuses appelées tarses. Il résulte d'une pareille disposition :
1° que le droit supérieur, quand il se contracte, élève légèrement la paupière
supérieure en même temps qu'il porte la cornée en haut ; 2° que le droit inférieur, en abaissant la cornée, détermine en même temps un léger abaissement de
la paupière inférieure. Pour constater ce double fait, il suffit de se placer devant
une glace et de porter alternativement la tête dans la flexion et dans l'extension,
tout en fixant les deux yeux dans la glace. Lorsque la tête s'abaisse (flexion), on
voit, sous l'influence de la contraction du droit supérieur, la cornée se porter en
haut et la paupière supérieure se relever sur elle. De même, quand la tête s'élève
(extension), on voit la contraction du droit inférieur porter la cornée en bas en
même temps qu'elle abaisse légèrement la paupière inférieure.

> **Variétés.** — Le droit interne et le droit inférieur peuvent être réunis dans tout le tiers posté-
> rieur de l'orbite (MACALISTER). — SCHLEMM a signalé un faisceau anastomotique entre le droit
> externe et le droit inférieur. — Le droit externe peut être divisé en deux faisceaux. — Dans un
> cas de CURNOW, le droit externe envoyait deux faisceaux sur le tarse de la paupière inférieure.
> — Le droit interne et le droit externe peuvent faire défaut dans des cas de strabisme. — Tous
> les muscles de l'œil étaient absents dans un cas de KLINCOSH. — Sous le nom de *gracillimus
> orbitis*, ALBINUS et, après lui, BOCHDALECK ont signalé un faisceau surnuméraire qui longeait le
> bord supérieur du grand oblique et venait s'attacher sur sa poulie de réflexion. — MOSELEY a ren-
> contré un faisceau anormal, qui se détachait de la paroi externe de l'orbite au voisinage de la
> suture sphéno-malaire, et se perdait dans le tissu cellulaire de l'angle externe de l'œil.

D. — MUSCLES OBLIQUES DE L'ŒIL.

Les muscles obliques de l'œil, ainsi appelés parce que leur direction croise obliquement l'axe antéro-postérieur du globe oculaire, sont au nombre de deux : le
grand oblique et le *petit oblique*.

1° Muscle grand oblique. — Le muscle grand oblique ou oblique supérieur, le
plus long de tous les muscles de l'orbite, s'étend du sommet de cette cavité osseuse
au côté postéro-externe du globe oculaire.

a. *Insertions et trajet.* — Ce muscle prend naissance, comme les muscles droits,
à la partie la plus reculée de la pyramide orbitaire. Il s'y insère (fig. 332,2) par un
tendon très court, à la fois sur la gaine du nerf optique et sur la partie interne et supérieure du trou optique, entre le muscle droit supérieur et le muscle droit interne.

De là il se porte directement en avant, en suivant l'angle dièdre que forment
par leur réunion la paroi supérieure et la paroi interne de l'orbite. Un peu avant
d'atteindre le rebord orbitaire, ce muscle, jusque-là charnu, se jette sur un tendon
cylindrique, lequel s'engage bientôt dans un anneau fibro-cartilagineux (2'), qui est
implanté dans une petite dépression de l'os frontal au niveau de son apophyse
orbitaire interne : cet anneau, qui est susceptible de s'ossifier en partie ou en totalité, porte le nom de *poulie de réflexion* du grand oblique. Au sortir de cet anneau,
en effet, le tendon du grand oblique, changeant brusquement de direction, *se
réfléchit* en dehors et en arrière, contourne la partie supérieure du globe de l'œil
et vient se fixer, par une extrémité élargie en éventail, sur la partie supéro-externe
de l'hémisphère postérieur. Sa ligne d'insertion est légèrement courbe, à concavité
dirigée en avant et en dedans (fig. 332 et 333) ; son étendue linéaire mesure de
10 à 12 millimètres.

Comme on le voit par cette description, le muscle grand oblique se compose de
deux portions : une portion charnue et une portion tendineuse, ou bien encore une
portion directe et une *portion réfléchie*. La portion réfléchie ou prétrochléenne
fait avec la portion directe ou rétro-trochléenne un angle de 45° environ.

Les auteurs ne sont pas d'accord sur l'orientation de la poulie de réflexion du grand oblique : les uns la considèrent comme étant verticale ; les autres la représentent avec une direction horizontale. En réalité, elle est oblique et son obliquité est telle que son orifice supérieur, celui par lequel s'échappe le tendon du grand oblique, regarde à la fois en haut, en dehors et un peu en avant (GIACOMINI).

b. *Rapports.* — Envisagé au point de vue de ses rapports, le corps musculaire du grand oblique est exactement situé entre le droit supérieur et le droit interne. Sa face externe est en rapport avec le périoste orbitaire. Sa face interne répond au tissu adipeux qui entoure le nerf optique.

Quant au tendon du grand oblique, il se moule sur la partie correspondante du globe de l'œil, en passant au-dessous du droit supérieur.

Nous ajouterons que, à la poulie de réflexion, se trouve annexée une synoviale parfaitement différenciée, qui favorise le glissement du tendon dans cet anneau fibro-cartilagineux. Elle tapisse régulièrement les parois de la poulie et s'étend de là sur le tendon lui-même, dans une étendue qui varie, suivant les sujets, de quelques millimètres à 1 et même 2 centimètres.

2° Muscle petit oblique. — Contrairement à tous les autres muscles de l'œil, le petit oblique (fig. 339,7) ne se détache pas du fond de l'orbite, mais bien de la partie antérieure et interne de cette cavité.

a. *Insertions et trajet.* — Mince et rubané, comme tous ceux que nous venons de décrire, il s'insère par de courtes fibres aponévrotiques sur le rebord osseux de l'orifice supérieur du canal nasal, immédiatement en arrière et en dehors du sac lacrymal. De là il se dirige obliquement en dehors et en arrière, contourne de bas en haut le globe de l'œil et vient s'attacher sur son hémisphère postérieur, à 6 ou 8 millimètres au-dessous de l'insertion sclérale du grand oblique. Sa ligne d'insertion est légèrement courbe, à concavité tournée vers son insertion fixe ; elle mesure, d'après FUCHS, sur des yeux emmétropes, de 7 à 11 millimètres.

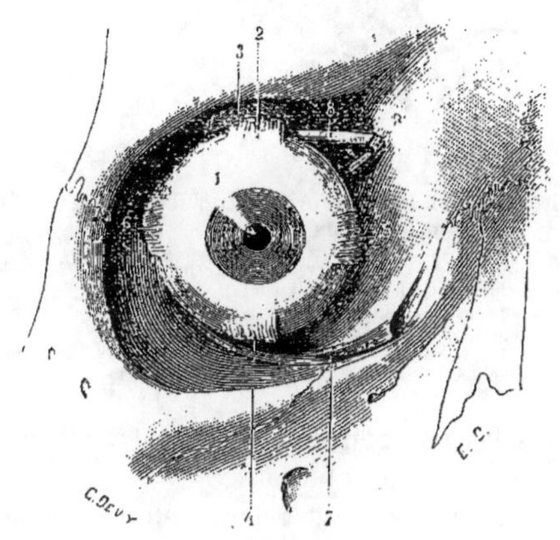

Fig. 339.

Le globe de l'œil et son appareil moteur, vus de face.

1, globe de l'œil. — 2, droit supérieur. — 3, releveur de la paupière supérieure. — 4, droit inférieur. — 5, droit interne. — 6, droit externe. — 7, petit oblique. — 8, grand oblique, avec 8', sa poulie de réflexion.

b. *Rapports.* — Les rapports du petit oblique sont les suivants. — Sa face inférieure, convexe, répond tout d'abord au plancher de l'orbite et, plus loin, au muscle droit externe. — Sa face supérieure, concave, est en rapport avec le globe de l'œil autour duquel elle s'enroule : elle en est séparée cependant, au niveau du méridien vertical, par le muscle droit inférieur (fig. 339,4), dont la direction croise obliquement celle du petit oblique.

3° Action des deux obliques. — Le muscle grand oblique agit sur le globe de l'œil comme s'il s'insérait au niveau de sa poulie de réflexion, laquelle, on le sait, se trouve située dans l'angle supéro-interne du rebord orbitaire. Le *plan d'action* de ce muscle (voy. p. 481) passe donc par les trois points suivants : la poulie de réflexion, le centre de rotation de l'œil, le milieu de sa ligne d'insertion sclérale. Son *axe de rotation*, comme pour les muscles droits, sera la perpendiculaire qui sera abaissée sur ce plan par le centre de rotation du globe oculaire.

Bien que le plan d'action du petit oblique soit un peu différent de celui du grand oblique, on peut, dans la pratique ordinaire, négliger cette différence, qui est légère. Dès lors, les deux obliques, comme le droit interne et le droit externe d'une part, le droit supérieur et le droit inférieur de l'autre, constituent une troisième paire

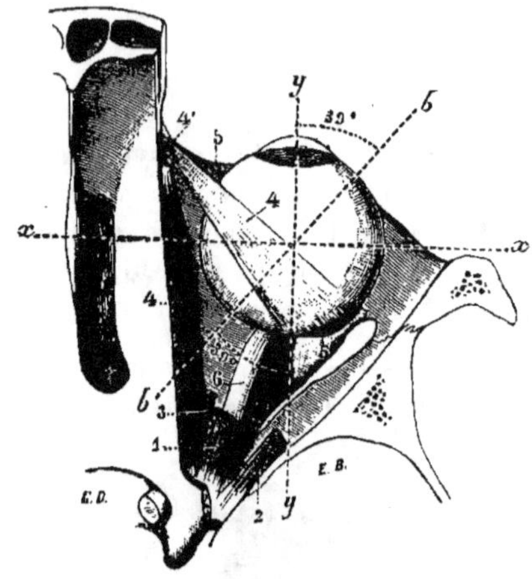

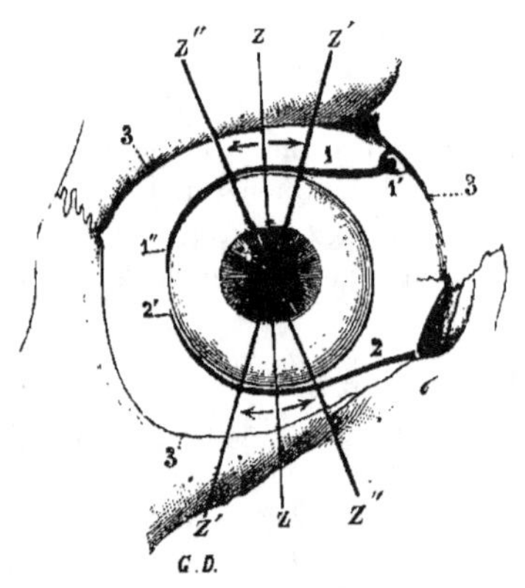

<table>
<tr><td>

Fig. 340.

L'orbite vue d'en haut, pour montrer le mode d'action des deux obliques.

1, 2, 3, muscles droit supérieur, droit interne et droit externe, coupés dans le fond de l'orbite. — 4, grand oblique, avec 4', sa poulie de réflexion. — 5, petit oblique. — 6, nerf optique. — *yy*, axe antéro-postérieur de l'œil. — *xx*, axe transversal. — *bb*, axe de rotation des deux obliques, s'inclinant de 39° sur l'axe antéro-postérieur *yy*.

</td><td>

Fig. 341.

Schéma destiné à montrer l'action des deux obliques sur le méridien vertical de l'œil.

1, grand oblique, avec : 1' sa poulie de réflexion; 1" son insertion à la sclérotique. — 2, petit oblique, avec 2', son insertion à la sclérotique. — 3, rebord orbitaire. — *zz*, axe passant par le méridien vertical. — *z'z'*, ce même axe, après la contraction du grand oblique. — *z"z"*, ce même axe, après la contraction du petit oblique.

</td></tr>
</table>

de muscles antagonistes, déplaçant l'œil en sens inverse, mais toujours autour d'un même axe de rotation.

Cet axe de rotation des deux obliques, comme le montre la figure 341, se dirige obliquement d'avant en arrière et de dehors en dedans, formant avec l'axe antéropostérieur de l'œil un angle de 39°. De plus, il n'est pas situé exactement dans le plan horizontal, mais forme en avant, au-dessus de ce plan, un angle de 8°. De ces notions nous pouvons déduire les deux formules suivantes, qui résument le mode d'action des deux obliques :

1° *Le grand oblique déplace la cornée en dehors et en bas ; de plus, il incline en dedans la partie supérieure du méridien vertical ;*

2° *Le petit oblique déplace la cornée en dehors et en haut ; de plus, il incline en dehors la partie supérieure du méridien vertical.*

A consulter, à propos des muscles de l'œil et de la capsule de Tenon : SAPPEY, *Recherches sur quelques muscles lisses qui sont annexés à l'appareil de la vision*, C. R. Acad. des Sc., 1867 ; — SCHWALBE, *Unters. über die Lymphbahnen des Auges und ihre Begrenzungen*, Arch. f. mikr. Anat., 1870 ; — BOUCHERON, *Sur les adhérences aponévrotiques des muscles droits avec la capsule de Tenon*, Ann. d'oculist., 1879 ; — GERLACH, *Beiträge z. normalem Anatomie des menschl. Auges*, Leipzig, 1880 ; — FUCHS, *Beiträge z. normalem Anatomie des Augapfels*, Arch. f. Ophthalm., 1884 ; — LOCKWOOD, *The anatomy of the muscles, ligaments and fasciæ of the orbit.*, etc., Journ. of Anatomy and Physiology, t. XX, 1886 ; — GIACOMINI, *Ossificazione della troclea del muscolo grande obliquo dell' occhio*, Giorn. della R. Accad. di medicina, Torino, 1886 ; — MOTAIS, *Anatomie de l'appareil moteur de l'œil de l'homme et des vertébrés*, Paris, 1887 ; — FRENCH, *Anomalies of the ocular muscles*, Journ. of Ophthalm., New-York, 1889 ; — STEVENS, *Anomalies of the ocular muscles*, Arch. of Ophthalm., New-York, 1889 ; — LE DOUBLE, *Variations des muscles de l'œil, des paupières et des sourcils*. Arch. d'Opht., 1894.

§ II. — SOURCILS

On donne le nom de sourcils à deux saillies, arquées et garnies de poils, qui, de chaque côté de la ligne médiane, surmontent les paupières. Ils répondent au rebord supérieur de l'orbite et ont exactement pour limites les limites mêmes des poils qui les recouvrent.

1° Conformation extérieure et rapports. — Situés à la limite de la paupière supérieure et de la région frontale, les sourcils revêtent la forme d'un arc dirigé transversalement et à concavité regardant en bas.

Chacun d'eux, envisagé à un point de vue purement descriptif, nous présente trois portions, assez mal délimitées du reste : 1° une extrémité interne, arrondie, la *tête* ; 2° une extrémité externe, plus ou moins effilée, la *queue ;* 3° une portion moyenne, le *corps*, comprise entre la tête et la queue.

Les têtes des deux sourcils sont généralement séparées l'une de l'autre, sur la ligne médiane, par une surface à peu près glabre, la *région intersourcilière*, qui correspond à la racine du nez et qui mesure, suivant les sujets, de 10 à 20 millimètres. On voit dans certains cas, cependant, les deux sourcils arriver au contact l'un de l'autre sur la ligne médiane. Il est même quelques sujets où ils se confondent entièrement, disposition anatomique qui est relativement rare, et qui donne à la physionomie un certain caractère de dureté.

2° Constitution anatomique. — Les sourcils se composent de cinq couches régulièrement superposées, qui sont, en allant des parties superficielles vers les parties profondes (fig. 342) : 1° la peau ; 2° une couche de tissu cellulaire ; 3° une couche musculaire ; 4° une deuxième couche de tissu cellulaire ; 5° le périoste.

a. *Peau.* — La peau des sourcils se continue, d'une part avec celle du front, d'autre part avec celle de la paupière sous-jacente. Elle est épaisse, fortement adhérente, très riche en glandes sébacées et recouverte d'une nappe de poils, *poils des sourcils*. Les poils des sourcils présentent ordinairement la même coloration que les cheveux. Ils sont raides, soyeux, inclinés d'arrière en avant et de dedans en dehors. Leur longueur, très variable suivant les sujets, mesure de 5 à 20 millimètres. Nous ferons remarquer, à ce sujet, que les poils des sourcils sont généralement plus développés chez les peuples méridionaux que dans les races du Nord.

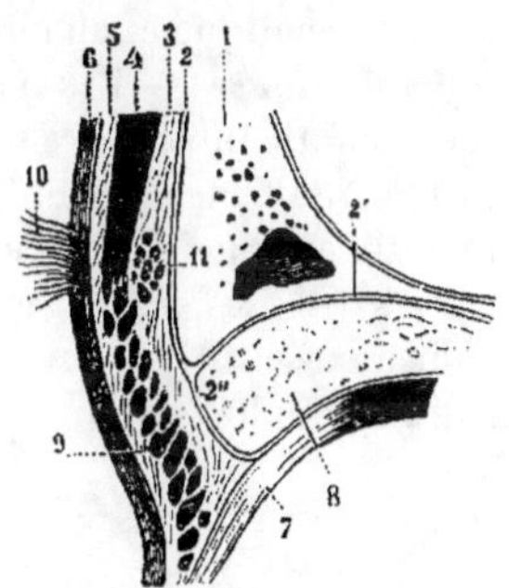

Fig. 342.

Coupe verticale et antéropostérieure de la région des sourcils (*demi-schématique*).

1, frontal, avec : 2, son périoste ; 2', périoste orbitaire ; 2'', septum orbitale. — 3, couche celluleuse sous-musculaire. — 4, faisceaux du frontal. — 5, couche celluleuse sous-cutanée. — 6, peau. — 7, tendon du releveur. — 8, tissu adipeux de l'orbite. — 9, faisceau de l'orbiculaire. — 10, sourcils. —11, faisceaux du sourcilier.

b. *Couche celluleuse sous-cutanée.* — La couche celluleuse sous-cutanée ne renferme qu'une petite quantité de graisse. Elle est essentiellement constituée par des travées conjonctives, plus ou moins denses, qui émanent de la couche musculaire et qui viennent s'implanter, d'autre part, à la face profonde du derme. Quoi qu'en disent certains anatomistes, cette couche celluleuse ne forme en aucun point de la région un véritable fascia superficialis.

c. *Couche musculaire*. — Elle est formée par trois ordres de faisceaux, qui s'entre-croisent les uns avec les autres sous les angles les plus divers. Ce sont : 1° les faisceaux du frontal, qui se dirigent verticalement de haut en bas ; 2° les faisceaux de l'orbiculaire, qui suivent une direction horizontale ; 3° les faisceaux du sourcilier, enfin, qui se portent obliquement de bas en haut et de dedans en dehors. Ces différents muscles nous sont déjà connus et nous devons nous contenter ici de cette mention sommaire (voy. MYOLOGIE).

d. *Couche celluleuse sous-musculaire*. — Cette couche est formée par une nappe continue et très distincte du tissu conjonctif lâche, permettant aux sourcils un glissement facile sur la couche sous-jacente.

e. *Périoste*. — Le périoste se continue en haut avec le périoste du crâne, en bas avec le périoste de l'orbite et le ligament large de la paupière supérieure. Il repose directement sur l'arcade orbitaire, dont le développement, fort variable suivant les sujets, détermine, bien plus encore que l'ensemble des parties molles que nous venons de décrire, la saillie de la région sourcilière.

3° Vaisseaux et nerfs. — a. *Artères*. — Les artères de la région sourcilière proviennent de deux sources principales : de la sus-orbitaire, branche de l'ophthalmique, et de la temporale superficielle, branche de la carotide externe.

b. *Veines*. — Les veines se divisent en deux groupes : un groupe interne, qui se dirige vers la racine du nez et qui se jette, soit dans la veine sus-orbitaire, soit dans la veine angulaire ; un groupe externe, qui se porte en dehors, longe l'arcade zygomatique et aboutit finalement à la veine temporale superficielle.

c. *Lymphatiques*. — Les lymphatiques suivent, de même, une double direction : ceux de la moitié interne des sourcils se réunissent aux lymphatiques frontaux et, côtoyant la veine faciale, viennent se jeter dans les ganglions sous-maxillaires; ceux de la moitié externe se portent en dehors et aboutissent aux ganglions parotidiens.

d. *Nerfs*. — Les nerfs des sourcils sont de deux ordres : sensitifs et moteurs. Les rameaux sensitifs sont fournis par le frontal interne et le frontal externe, branches de l'ophthalmique ; les rameaux moteurs, destinés aux muscles, émanent du facial.

§ III. — PAUPIÈRES

Les paupières sont des voiles musculo-membraneux, qui se développent au-devant de la base de l'orbite. Elles recouvrent, en partie ou en totalité, le segment antérieur du globe de l'œil et protègent ainsi l'organe de la vision contre les agents extérieurs et contre les effets nocifs d'une lumière trop vive.

Au nombre de deux pour chaque œil, les paupières se distinguent en *paupière supérieure* et *paupière inférieure*. La paupière supérieure, remarquable par sa mobilité (clignement), est beaucoup plus étendue que la paupière inférieure. Cette prédominance en surface de la paupière supérieure sur l'inférieure, déjà très nettement marquée à l'état de veille quand nous regardons un objet placé directement devant nous, devient plus prononcée quand nous regardons en bas, et s'exagère encore durant le sommeil quand la paupière supérieure se déroule de haut en bas pour descendre au contact de la paupière inférieure et recouvrir alors la plus grande partie du globe de l'œil.

Malgré quelques différences de détails que nous ferons connaître au fur et à mesure qu'elles se présenteront à nous, les deux paupières se prêtent assez bien à une description générale. Nous étudierons successivement :

1° Leur *conformation extérieure* ;

2° Leur *constitution anatomique* ;

3° Leurs *glandes* ;

4° Leurs *vaisseaux* et leurs *nerfs*.

A. — CONFORMATION EXTÉRIEURE

Les paupières nous présentent chacune deux faces, l'une antérieure, l'autre postérieure ; deux extrémités, l'une interne, l'autre externe ; et enfin deux bords, que l'on distingue en bord libre et bord adhérent.

1° Face antérieure. — La face antérieure, encore appelée face cutanée, est régulièrement convexe dans tous les sens pour la paupière inférieure, qui répond dans toute son étendue au globe de l'œil.

En ce qui concerne la paupière supérieure, la face cutanée se présente sous un aspect tout différent, suivant que cette paupière est abaissée ou relevée :

a. *Quand la paupière est abaissée* et l'œil fermé (fig. 344), sa partie inférieure, exactement moulée sur le globe oculaire, est, comme ce dernier, fortement convexe. Sa partie supérieure, qui est en rapport, non plus avec l'œil, mais avec la masse cellulo-graisseuse de l'orbite, se déprime vers cette cavité et forme dans son ensemble un sillon curviligne, à fond large et arrondi, qui se dirige de dedans en dehors parallèlement au rebord orbitaire : c'est le *sillon orbito-palpébral supérieur*. Ce sillon est très marqué dans le jeune âge et chez les sujets amaigris. Chez les sujets, au contraire, qui ont le système adipeux très développé, la graisse s'accumule en arrière du sillon orbito-palpébral supérieur. Celui-ci se comble peu à peu et se trouve même remplacé, dans bien des cas, par un véritable bourrelet transversal qui surplombe la partie inférieure ou convexe de la paupière.

b. *Quand la paupière se relève*, la peau qui recouvre sa partie inférieure, accompagnant dans son mouvement d'ascension la bandelette tarse, s'insinue en arrière de celle qui répond au sillon orbito-palpébral, et cette dernière retombe alors en une espèce de bourrelet flaccide et ridé qui s'avance jusqu'au voisinage des cils. Ce mode de plissement des téguments détermine l'apparition, sur la face antérieure de la paupière, d'un sillon profond, dont le bourrelet précité forme la lèvre antérieure (fig. 343). Ce sillon est curviligne et à peu près parallèle au bord libre de la paupière supérieure. Il commence, en dedans, à 4 ou 5 millimètres au-dessus de l'angle interne de l'œil ; en dehors, il passe obliquement un peu au-dessus de l'angle externe et vient se perdre peu à peu sur l'apophyse orbitaire de l'os malaire.

2° Face postérieure. — La face postérieure des paupières, encore appelée face muqueuse ou face conjonctivale, est concave et se moule exactement sur le globe de l'œil. Elle a pour limites, sur l'une et l'autre paupière, le repli que forme la conjonctive en passant de la paupière sur la sclérotique.

3° Extrémités. — La paupière supérieure et la paupière inférieure se réunissent à leurs extrémités, en formant ce qu'on appelle les *commissures*. Il existe ainsi deux commissures, l'une interne, l'autre externe :

a. *Commissure interne*. — La commissure interne est indiquée d'ordinaire par une petite saillie à direction transversale, résultant du soulèvement de la peau, à ce niveau, par le tendon du muscle orbiculaire, qui est situé au-dessous.

b. *Commissure externe.* — La commissure externe se présente au contraire sous la forme d'une légère dépression linéaire, qui se dirige obliquement en bas et en dehors. Au-dessus d'elle, se trouve un certain nombre de plis cutanés qui s'exagèrent peu à peu avec les progrès de l'âge. ARTL a fait remarquer que, chez les personnes au teint coloré, le rouge de la joue s'arrête ordinairement un peu au-dessous de la commissure externe ; au-dessus de la commissure, la coloration des téguments serait à la fois plus pâle et plus tendre.

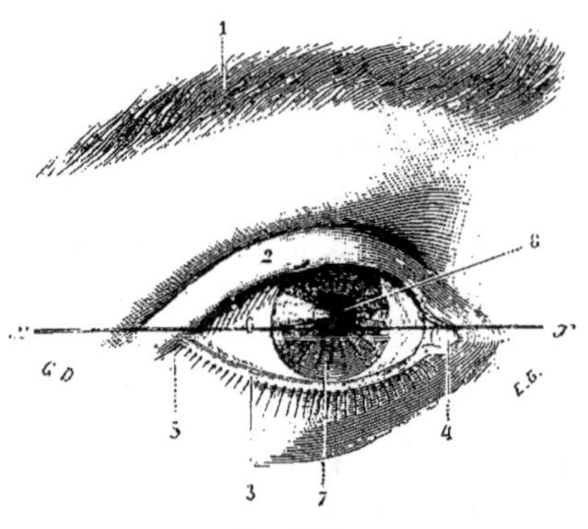

Fig. 343.

Œil ouvert, vu de face.

x x. ligne horizontale.
1. sourcil. — 2. paupière supérieure relevée. — 3. paupière inférieure. — 4. angle interne de l'œil et caroncule lacrymale. — 5. angle externe de l'œil. — 6. sclérotique. — 7. cornée transparente. — 8. pupille.

4° Bord adhérent. — Le bord adhérent des paupières regarde le pourtour de l'orbite, d'où le nom de *bord orbitaire*, sous lequel le désignent encore certains anatomistes. Celui de la paupière supérieure répond au bord antérieur de l'os frontal, dont le sépare un sillon transversal, précédemment indiqué, le *sillon orbito-palpébral supérieur*. Celui de la paupière inférieure répond au rebord inférieur de l'orbite. Il se trouve, lui aussi, séparé de ce rebord par un sillon transversal appelé *sillon orbito-palpébral inférieur*. Ce sillon est ordinairement peu profond, souvent à peine visible, quelquefois même remplacé par une sorte de bourrelet plus ou moins large et plus ou moins saillant.

Au delà des deux sillons précités, les paupières se continuent sans ligne de démarcation bien nette avec les régions voisines : la paupière supérieure avec la région des sourcils, la paupière inférieure avec la région de la joue. Profondément, entre le rebord orbitaire et le cul-de-sac oculo-conjonctival, le bord adhérent de chacune des deux paupières répond aux parties molles de l'orbite.

5° Bord libre. — Les bords libres des deux paupières, rapprochés quand l'œil est fermé, écartés au contraire quand l'œil est ouvert, interceptent entre eux, dans ce dernier cas, une ouverture plus ou moins considérable : c'est l'*ouverture palpébrale*, dont les deux extrémités, interne et externe, sont connues sous le nom d'*angles de l'œil*. Nous décrirons donc cette ouverture et ces deux angles à propos du bord libre des paupières (fig. 343).

A. DESCRIPTION DU BORD LIBRE. — Le bord libre des paupières mesure, en moyenne, 2 millimètres d'épaisseur. Une petite saillie, située à sa partie interne, le *tubercule lacrymal*, divise ce bord en deux portions fort inégales : une portion située en dehors du tubercule lacrymal ou portion ciliaire, une portion située en dedans de ce tubercule ou portion lacrymale.

a. *Portion lacrymale.* — La portion lacrymale des paupières représente le huitième seulement de la longueur totale du bord libre. Elle est arrondie, lisse, complètement dépourvue de cils. Elle renferme dans son épaisseur les conduits lacrymaux, d'où le nom qu'on lui a donné.

b. Portion ciliaire, cils. — La portion ciliaire, ainsi appelée parce qu'elle porte les cils, comprend les sept huitièmes environ du bord libre. Elle est régulièrement plane et nous présente deux lèvres et un interstice.

La *lèvre antérieure* sert de surface d'implantation aux *cils,* poils raides et soyeux, qui prolongent les paupières du côté de l'extérieur et, comme elles, jouent le rôle d'appareil protecteur pour l'organe de la vision. Bien que les cils paraissent se disposer en une rangée unique pour chaque paupière, ils s'implantent à des niveaux différents, les uns sur la lèvre antérieure du bord libre, les autres un peu en avant ou un peu en arrière de cette lèvre. Il en résulte que leur surface d'implantation considérée dans son ensemble, analogue en cela à la surface d'implantation des racines motrices rachidiennes, revêt la forme non pas d'une simple ligne, mais d'une bande dont la largeur est de 2 millimètres pour la paupière supérieure, de 1 millimètre seulement pour la paupière inférieure. Les cils sont à la fois plus nombreux et plus longs sur la paupière supérieure que sur l'inférieure : sur la supérieure, ils mesurent de 8 à 12 millimètres de longueur et sont au nombre de 100 à 150 ; sur la paupière inférieure, leur longueur n'est

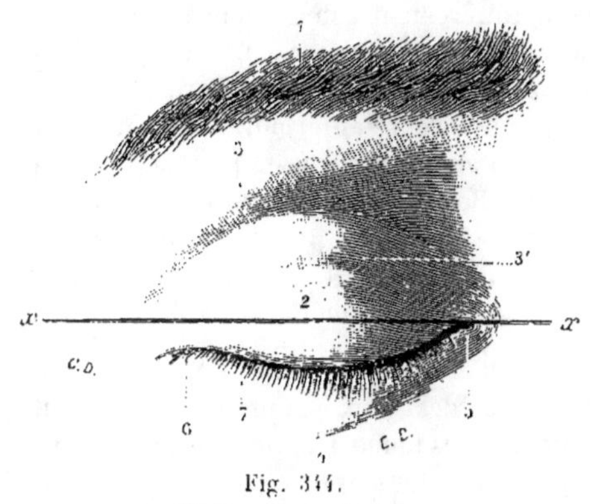

Fig. 344.

OEil fermé, vu de face.

x x. ligne horizontale.

1, sourcil. — 2, paupière supérieure. — 3, rebord de l'orbite, avec 3', sillon orbito-palpébral supérieur. — 4, paupière inférieure. — 5, angle interne de l'œil. — 6, angle externe. 7, bord ciliaire des paupières.

que de 6 à 8 millimètres et leur nombre dépasse rarement 70 à 75. Au point de vue de leur direction, ceux de la paupière supérieure se recourbent en avant et en haut, ceux de la paupière inférieure en avant et en bas, de telle sorte que, dans l'état de rapprochement des deux paupières, les cils de l'une et l'autre rangée entrent en contact par leur convexité, sans toutefois se pénétrer et s'entre-croiser.

La *lèvre postérieure* nous présente une série régulière de 25 à 30 petits pertuis, qui sont les orifices des glandes de Meibomius. Nous les décrirons plus loin.

Sur l'*interstice,* enfin, viennent se confondre sans ligne de démarcation bien nette la peau et la muqueuse, qui forment l'une le revêtement antérieur, l'autre le revêtement postérieur de la paupière.

B. ORIFICE PALPÉBRAL ET FENTE PALPÉBRALE — Les bords libres de la paupière supérieure et de la paupière inférieure, en s'unissant l'un à l'autre au niveau des commissures, interceptent entre eux une ouverture ovalaire, à grand axe transversal, que l'on désigne indistinctement sous les noms d'*ouverture palpébrale* ou d'*orifice palpébral.* Cet orifice, qui délimite exactement la partie visible du globe de l'œil, varie beaucoup en étendue suivant les races, suivant les sujets et aussi suivant les états pathologiques. C'est aux dimensions variables de l'orifice palpébral qu'il faut rattacher les variations apparentes du volume de l'œil, bien plutôt qu'à un agrandissement réel des diamètres de cet organe : à un orifice palpébral largement ouvert correspondent de *gros yeux* ; les *petits yeux* coïncident, au contraire, avec un orifice palpébral faiblement ouvert. On admet généralement que l'axe transversal de l'orifice palpébral, mesuré de l'angle interne à l'angle externe, est de 30 millimètres. Sa plus grande hauteur est de 12 à 15 millimètres.

Pendant le sommeil ou même à l'état de veille, quand le muscle orbiculaire est contracté, les bords libres des paupières arrivent au contact l'un de l'autre. L'ouverture palpébrale de tout à l'heure a totalement disparu. A son lieu et place existe maintenant une simple fente, la *fente palpébrale*; encore cette fente est-elle entièrement fermée, constituée qu'elle est par la simple ligne de contact des deux paupières. La fente palpébrale, rectiligne et à peu près transversale dans sa partie interne ou lacrymale, est représentée, dans sa partie externe ou ciliaire, par une ligne régulièrement courbe dont la concavité est dirigée en haut (fig. 344).

Nous ferons remarquer ici, à propos de la fente palpébrale, que, dans l'état d'occlusion des paupières, les bords libres de celles-ci sont en contact, non seulement par leur lèvre antérieure, mais aussi par leur interstice et par leur lèvre postérieure. Il en résulte que le prétendu canal prismatique et triangulaire, qui a été décrit par BOERHAVE et quelques autres anatomistes, entre le globe oculaire et les deux bords libres des paupières taillées en biseau aux dépens de leur face postérieure, canal qui aurait servi à l'écoulement des larmes pendant le sommeil (*rivus lacrymalis*), n'existe même pas à l'état de vestige.

C. ANGLE DE L'ŒIL. — En se réunissant l'un à l'autre en dedans et en dehors, les bords libres des deux paupières interceptent entre eux deux espaces angulaires, connus sous les noms d'angle externe et d'angle interne de l'œil. — L'*angle externe* (fig. 343,5), encore appelé *petit angle de l'œil* (*canthus minor*), est franchement aigu. Il est situé à 10 ou 12 millimètres de la cornée, à 5 ou 6 millimètres du rebord orbitaire et à 10 millimètres environ au-dessous de la suture fronto-malaire. — L'*angle interne* (fig. 343,4) ou *grand angle de l'œil* (*canthus major*) a son sommet arrondi. Il se trouve séparé du globe oculaire par un intervalle de 5 à 7 millimètres.

Les rapports respectifs que présentent les deux angles de l'œil avec le plan horizontal varient suivant que la paupière supérieure est relevée ou abaissée. — L'observation démontre que, lorsque la paupière supérieure est relevée, l'angle externe est situé à 2 ou 3 millimètres au-dessus d'une ligne horizontale qui serait menée par l'angle interne. L'axe transversal de cet orifice n'est donc pas exactement horizontal, mais un peu oblique de dehors en dedans et de haut en bas (fig. 343). — Quand la paupière supérieure s'abaisse, l'angle interne reste fixe en raison de ses relations intimes avec le ligament palpébral interne. L'angle externe, au contraire, se porte en bas et en dedans et descend à 5 millimètres au-dessous de sa position initiale. Il en résulte que, dans cette nouvelle position, l'axe transversal des paupières est encore oblique, mais oblique en sens inverse, c'est-à-dire de haut en bas et de dedans en dehors (fig. 344).

D. RAPPORTS DU BORD LIBRE DES PAUPIÈRES AVEC LE GLOBE OCULAIRE. — Il nous reste à indiquer quels sont les rapports des bords libres des paupières avec le globe de l'œil. Ici encore, on le conçoit, ces rapports sont différents suivant que l'œil est ouvert ou fermé.

Dans le premier cas, la paupière supérieure descend jusqu'au bord supérieur de la cornée ou même recouvre ce bord d'un demi-millimètre à 1 millimètre. La paupière inférieure est en rapport seulement avec la sclérotique : elle est séparée de la cornée, en effet, par un intervalle de 1 ou 2 millimètres.

Lorsque l'œil se ferme, la paupière inférieure, se portant en haut, arrive jusqu'à la cornée et la recouvre même dans une étendue de 1 millimètre. Quant à la paupière supérieure, elle se déroule de haut en bas et, comme elle descend jusqu'au contact de la paupière inférieure, elle arrive à recouvrir la cornée dans presque toute son étendue.

L'œil mongol. — Les variations ethniques de l'ouverture palpébrale sont encore mal étudiées et, à ce sujet, nous ne connaissons véritablement bien que l'œil mongol, lequel présente un aspect tout particulier. L'œil mongol diffère de l'œil européen par les quatre caractères suivants : il est *petit, oblique, boursouflé, bridé.*

1° Au premier abord, l'œil mongol est tout petit : il paraît être dans un état de clignement permanent, comme s'il voulait éviter une lumière trop vive. Toutefois, cette petitesse est simplement apparente. Elle dépend, en effet, non pas d'une diminution volumétrique de l'œil lui-même, mais de l'étroitesse relative de l'ouverture palpébrale, qui, comme nous le verrons tout à l'heure, est rétrécie à la fois dans le sens de la largeur et dans le sens de la hauteur.

2° Dans les races mongoliques, le grand axe de l'ouverture palpébrale se dirige obliquement de haut en bas et de dehors en dedans. Son obliquité est donc de même sens que chez l'Européen ; elle est seulement plus prononcée. MONDIÈRE (*Mém. Soc. d'Anthrop.*, 1875, t. II, p. 451), qui a mesuré cette obliquité sur plus de trois cents sujets appartenant aux populations annamite, chinoise, minh-huong et cambodgienne, est arrivé aux résultats suivants, où le chiffre représentant les degrés indique l'angle d'inclinaison que forme sur l'horizontale l'axe de l'ouverture des paupières.

	INDICE CÉPHALIQUE	OBLIQUITÉ DE L'OUVERTURE PALPÉBRALE
Femmes annamites.	81.23	4°,99
— chinoises.	81,50	4°,61
— minh-huongs.	83,52	4°,90
— cambodgiennes.	85,11	5°,39

On voit par ce tableau que l'angle d'inclinaison de l'ouverture palpébrale, sur les sujets examinés, est en moyenne de 4°,97. MONDIÈRE a observé comme extrêmes 10° et 0°. — Pour expliquer ce *relèvement de l'angle externe de l'œil* chez les peuples mongols, on a invoqué tour à tour l'obliquité particulière des orbites et le développement exagéré de l'os malaire, qui repousserait en haut l'apophyse orbitaire du frontal et le ligament palpébral externe. Ce sont là de simples suppositions, attendant encore l'appui de preuves anatomiques.

3° Le troisième caractère de l'œil mongol est une espèce de boursouflure des paupières, laquelle a pour effet de renverser en dedans leur bord libre et de les rapprocher l'une et l'autre du centre de la cornée. La boursouflure en question s'observe sur les deux paupières ; mais elle est toujours plus prononcée sur la supérieure. Cette dernière se compose en réalité de deux parties : 1° une *partie inférieure*, mobile, qui se relève et s'abaisse sous l'influence alternative des deux muscles releveur et orbiculaire ; 2° une *partie supérieure*, fixe, qui répond à notre sillon orbito-palpébral et qui surplombe la précédente. Entre les deux s'étend un sillon transversal, toujours très profond.

4° La *bride*, qui constitue le trait le plus caractéristique de l'œil mongol, est un repli cutané, de forme semi-lunaire et à direction verticale, qui occupe l'angle interne de l'œil et le masque en partie. Il

Fig. 345.

(Œil mongol, vu de face.

x x, horizontale.

1. partie supérieure de la paupière supérieure, avec 1', sa partie inférieure ou mobile. — 2. paupière inférieure. — 3. bride semi-lunaire de l'angle interne.

fait suite en haut, dans la paupière supérieure, au repli de la peau que nous avons déjà signalé. De là, il se porte en bas en longeant les tubercules lacrymaux et vient se perdre insensiblement sur la partie interne de la paupière inférieure (fig. 345, 3). Ce repli est exclusivement cutané et n'a aucun rapport avec les os ou les ligaments de la région. Il se tend quand la paupière s'élève et présente alors son maximum de développement. Au contraire, il se détend et s'atténue quand la paupière s'abaisse et disparaît même d'une façon complète quand on tire en dedans la peau de l'angle interne de l'œil.

Dans son mémoire sur les paupières des Mongols inséré dans le *Zeitschrift für Ethnologie* de 1874, METCHNIKOFF considère les dispositions anatomiques précitées, qui caractérisent l'œil mongol, comme étant la persistance d'un état fœtal, qui s'atténuerait avec les progrès de l'âge et disparaîtrait même chez le vieillard. Mais comment concilier cette hypothèse avec les observations de DENIKER (*Rev. d'Anthropologie*, 1883), qui, sur les Kalmouks du jardin d'acclimatation, a constaté l'absence de bride chez le nouveau-né, l'absence de bride encore chez les enfants, alors que, chez les sujets adultes, ce pli était nettement formé !

Quoi qu'il en soit, l'œil mongol est un caractère anatomo-ethnique de premier ordre, s'observant, à des degrés de développement divers, sur la plupart des races altaïques. Il existe encore, mais à l'état sporadique, dans quelques races sauvages, notamment chez les Peaux-Rouges, les Galibis, les Fuégiens et les Hottentots. On le rencontre enfin, mais beaucoup plus rarement, dans nos races européennes, et le repli, plus ou moins développé et plus ou moins pathologique, que les oculistes désignent sous le nom d'*épicanthis*, n'est bien certainement qu'une disposition homologue de la bride mongole.

B. — CONSTITUTION ANATOMIQUE DES PAUPIÈRES

Envisagées au point de vue de leur constitution anatomique, les paupières se composent d'un certain nombre de plans ou couches, qui se superposent régulièrement comme les feuillets d'un livre. Ces différents plans organiques sont au nombre de sept. Ils se succèdent dans l'ordre suivant, en allant d'avant en arrière (fig. 346) : 1° la peau ; 2° une couche de tissu cellulaire ; 3° une couche musculaire à fibres striées ; 4° une deuxième couche de tissu cellulaire ; 5° une couche fibreuse ; 6° une couche musculaire à fibres lisses ; 7° une couche muqueuse.

1° Peau. — La peau des paupières, remarquable par sa finesse et par sa minceur, est parcourue par des plis ou rides, à direction transversale, dont le nombre et la profondeur s'accroissent avec l'âge. Elle nous présente, en outre, à sa surface extérieure, de nombreux poils de duvet, auxquels se trouvent annexées des glandes sébacées généralement peu développées. Les glandes sudoripares y sont très nombreuses, mais de petit volume.

WALDEYER a signalé dans l'épaisseur de la peau des paupières, au milieu des tractus conjonctifs qui accompagnent les vaisseaux et les follicules pileux, la présence de grosses cellules pigmentaires, munies çà et là de prolongements isolés. Ces cellules existent normalement dans les autres régions de la peau chez l'homme ; mais elles y sont très rares, tandis qu'on les trouve d'une façon très régulière sur la peau des paupières. Elles sont toujours plus nombreuses chez les bruns que chez les blonds et renferment un pigment dont la nuance varie entre le jaune d'or et le brun.

2° Couche celluleuse sous-cutanée. — La couche celluleuse sous-cutanée est encore fort mince. Elle est formée par un tissu conjonctif lâche, réunissant les faisceaux musculaires sous-jacents au derme cutané. Ce tissu conjonctif ne renferme jamais qu'une petite quantité de graisse. Par contre, il se laisse facilement infiltrer et distendre par les liquides de l'organisme, soit normaux, soit pathologiques : on connaît le gonflement, parfois si considérable, que présentent les paupières dans les contusions (épanchement de sang), dans les hydropisies (épanchement de sérosité), et dans les abcès (épanchement de pus).

3° Couche musculaire à fibres striées. — Cette couche est constituée par la portion palpébrale d'un muscle aplati et semi-annulaire, que nous avons déjà étudié à propos de la face, l'*orbiculaire des paupières* (voy. ce muscle, t. II). On donne généralement le nom de *muscle de Riolan* aux faisceaux les plus internes de l'orbiculaire, c'est-à-dire à ceux qui avoisinent la fente palpébrale. Si nous examinons ces derniers faisceaux sur des coupes sagittales (fig. 346), nous les voyons occuper toute l'épaisseur du bord libre de la paupière depuis la peau jusqu'à la conjonctive. Nous constatons, en outre, qu'ils sont traversés successivement par les follicules des cils, par les glandes de Moll et par le canal excréteur des glandes de Meibomius.

4° Couche celluleuse sous-musculaire. — Assez analogue à la couche celluleuse sous-cutanée, cette couche est formée par un tissu conjonctif lâche, dont les aréoles se laissent également distendre avec la plus grande facilité par le sang, la sérosité, le pus, l'air atmosphérique.

5° Couche fibreuse. — La couche fibreuse (*fibro-cartilagineuse* de quelques auteurs), qu'on considère avec raison comme constituant le squelette des paupières, comprend deux portions : une portion marginale, qui répond au bord libre des paupières et qui est formée par les *tarses* ; une portion périphérique, qui répond au rebord orbitaire et qui prend le nom de *ligaments larges* des paupières.

A. TARSES DES PAUPIÈRES. — Au nombre de deux, un pour chaque paupière, les tarses sont des lamelles fibreuses, très épaisses et très résistantes, qui occupent le bord libre des paupières. On les distingue, d'après leur situation, en tarse supérieur et tarse inférieur.

a. *Parallèle anatomique des deux tarses.* — Comparés l'un à l'autre, les deux tarses sont un peu différents par leur forme et par leur étendue. — Le *tarse supérieur* (fig. 347,1) a la forme d'un croissant à convexité dirigée en haut. Il mesure 10 ou 11 millimètres de hauteur à sa partie moyenne. — Le *tarse inférieur* (fig.347,2) revêt la forme d'un long rectangle, dirigé transversalement. Sa hauteur atteint en moyenne 5 millimètres, la moitié seulement de celle du tarse supérieur.

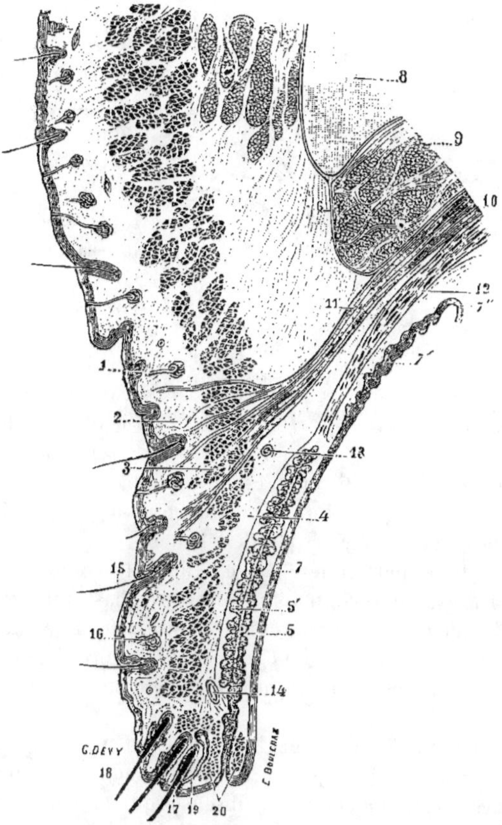

b. *Conformation extérieure et rapports.* — Comme les

Fig. 346.

Coupe sagittale de la paupière supérieure, pour montrer les différentes couches (d'après une coupe de MERKEL).

1, peau. — 2, tissu cellulaire sous-cutané. — 3, faisceaux de l'orbiculaire coupés en travers. — 4, tissu cellulaire sous-musculaire. — 5, tarse, avec 5', glandes de Meibomius. — 6, ligament large (*septum orbitale*). — 7, conjonctive palpébrale, avec : 7', sa portion plissée ; 7", son cul-de-sac. — 8, rebord supérieur de l'orbite. — 9, paquet cellulo-adipeux de la cavité orbitaire. — 10, muscle releveur de la paupière, avec 11, son tendon conjonctif, 12, son tendon musculaire (*muscle palpébral* de MÜLLER). — 13, arc artériel externe. — 14, arc artériel interne. — 15, poils. — 16, glandes sudoripares. — 17, bord libre des paupières, avec : 18, cils ; 19, une glande de Moll ; 20, muscle de Riolan.

paupières elles-mêmes, les tarses nous présentent deux faces, deux bords et deux extrémités :

Des deux faces, l'une, la face postérieure, est concave et se moule sur le globe de l'œil, dont elle n'est séparée que par la conjonctive. L'autre, la face antérieure, est convexe et répond au muscle orbiculaire.

Des deux bords, l'un, le bord libre ou bord ciliaire, est remarquable par son épaisseur et répond au bord libre de la paupière elle-même. L'autre, le bord adhérent ou bord orbitaire, est beaucoup plus mince et se continue (voy. fig. 348), en partie avec le ligament large correspondant, en partie avec le tendon du releveur pour la paupière supérieure et, pour la paupière inférieure, avec le prolongement orbitaire du muscle droit inférieur.

Les extrémités, enfin, se distinguent en externe et interne. — Les extrémités externes des deux tarses sont reliées l'une à l'autre par un ligament puissant,

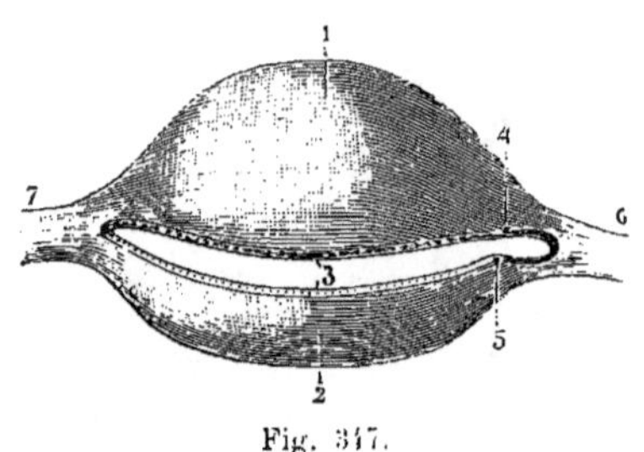

Fig. 347.

Les deux tarses, isolés et vus par leur face antérieure (œil droit).

1, tarse supérieur. — 2, tarse inférieur. — 3, leurs bords libres, avec les orifices des glandes de Meibomius. — 4, 5, points lacrymaux. — 6, 7, ligaments interne et externe des tarses.

qui vient s'attacher d'autre part sur le côté externe de la base de l'orbite, un peu au-dessous de l'articulation fronto-malaire : on lui donne le nom de *ligament externe des tarses* ou *ligament palpébral externe* (fig. 347,7). — De même, à leur extrémité interne, le tarse supérieur et le tarse inférieur donnent naissance à deux languettes fibreuses, qui convergent l'une vers l'autre en se portant en dedans et se réunissent bientôt en une bandelette unique, laquelle vient s'insérer, sur le côté interne de la base de l'orbite, à la branche montante du maxillaire supérieur : cette bandelette constitue le *ligament interne des tarses* ou *ligament palpébral interne* (fig. 347,6); il n'est autre que le tendon direct de l'orbiculaire.

c. *Structure.* — Envisagés au point de vue de leur structure, les tarses sont essentiellement formés par des éléments conjonctifs, qui se sont condensés ici d'une façon toute particulière. A ces éléments conjonctifs viennent se joindre, d'après W. KRAUSE, un certain nombre de fibres élastiques. WALDEYER n'a pu rencontrer dans les bandelettes tarses la moindre trace de cellules cartilagineuses : la dénomination de cartilages tarses, dont se servent encore la plupart des auteurs pour désigner les bandelettes en question, consacre donc une erreur et doit être abandonnée.

B. LIGAMENTS LARGES DES PAUPIÈRES, SEPTUM ORBITALE. — Au nombre de deux, l'un pour la paupière supérieure, l'autre pour la paupière inférieure, les ligaments larges sont des membranes fibreuses qui se détachent du bord orbitaire des bandelettes tarses et continuent pour ainsi dire ces bandelettes. De là, leurs faisceaux se portent en rayonnant sur tout le pourtour de la base de l'orbite et s'y insèrent en se confondant à ce niveau avec le périoste (fig. 348). — En haut et en bas, cette insertion se fait sur le rebord orbitaire lui-même. — En dehors, au niveau de l'angle externe de l'œil, les faisceaux constitutifs des ligaments larges suivent une direction horizontale et se confondent peu à peu avec le ligament palpébral externe, qui, de ce fait, est souvent peu distinct. — En dedans, du côté de l'angle interne de l'œil, les ligaments larges se séparent au contraire du ligament palpébral interne, pour se porter en arrière et venir prendre insertion sur la crête de l'unguis, immédiatement en arrière du sac lacrymal : il en résulte que le sac lacrymal (fig. 348,7), y compris les conduits lacrymaux et le muscle de Horner, ne font pas partie du contenu de l'orbite, mais se trouvent réellement logés dans l'épaisseur des paupières.

Ainsi entendus, les deux ligaments larges et le ligament palpébral externe qui les renforce en dehors constituent par leur ensemble une espèce de cloison, qui s'applique contre la base de l'orbite à la manière d'un diaphragme. De là le nom

de *septum orbitale*, que ZINN et HENLE ont donné à cette formation fibreuse et que
lui a conservé MERKEL. Tout en reconnaissant la justesse d'une pareille appellation, nous devons faire remarquer que la cloison en question n'est pas partout continue, mais présente au contraire de nombreuses solutions de continuité pour livrer
passage à des organes qui, primitivement situés dans l'orbite, sortent de cette
cavité pour se rendre dans les paupières ou dans les régions voisines. A sa partie

supérieure tout d'abord, le
long de son insertion sur le
frontal, nous rencontrons
un certain nombre d'ori-
fices, destinés à des vaisseaux et à des nerfs. Ce
sont, en allant de dehors en
dedans (fig. 348) : 1° l'orifice (9) qui livre passage
aux vaisseaux et nerf lacrymaux ; 2° l'orifice (8) des
vaisseaux et nerf sus-orbitaires ; 3° l'orifice (10) du
nerf frontal interne ou sus-
trochléaire ; 4° l'orifice (11)
destiné au nerf nasal ou
sous-trochléaire et à l'artère
nasale ; 5° enfin, l'orifice de
la veine angulaire (12) ou,
si l'on veut, de l'anastomose jetée entre l'ophthalmique et l'angulaire.

Mais ce n'est pas tout :
à sa partie moyenne et un

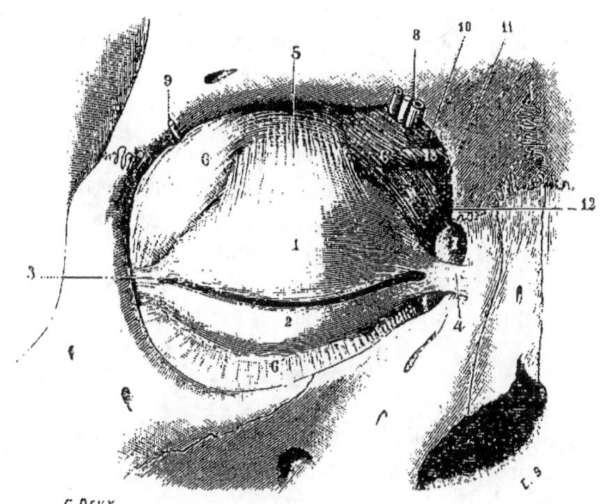

Fig. 348.

Les tarses et leurs ligaments, vus de face (œil droit).

1. tarse supérieur. — 2. tarse inférieur — 3. ligament latéral externe —
4. ligament latéral interne. — 5. tendon du releveur de la paupière. —
6. 6'. septum orbitale. — 7. sac lacrymal. — 8. vaisseaux et nerf sus-orbitaires. — 9. artère lacrymale et nerf lacrymal. — 10. trou livrant passage
au nerf frontal interne ou sus-trochléaire. — 11. trou pour le nerf nasal
externe ou sous-trochléaire et l'artère nasale. — 12. trou pour la veine
angulaire. — 13. tendons du grand oblique.

peu au-dessous du rebord supérieur de l'orbite, le septum orbitale se confond
avec le tendon antérieur du releveur ou, plus exactement, disparaît devant lui, de
telle sorte que les faisceaux tendineux viennent se mettre directement en contact
avec le muscle orbiculaire, comme le montre nettement la figure 346. De même,
sur la paupière inférieure et en un point exactement symétrique, nous voyons
le septum orbitale perdre son individualité anatomique et se confondre insensiblement avec le prolongement orbitaire du muscle droit inférieur (p. 473), qui
vient, lui aussi, se perdre au milieu des faisceaux de l'orbiculaire.

6° Couche musculaire à fibres lisses. — La couche musculaire à fibres lisses,
sous-jacente aux ligaments larges, constitue le *muscle palpébral supérieur* et le
muscle palpébral inférieur. Ces deux muscles, découverts par MÜLLER en 1858
(*Wurzb. Sitzungsb.*) et décrits à nouveau par TURNER en 1862 (*Nat. Hist. Review*)
et par SAPPEY en 1867 (*C. R. de l'Académie des Sciences*), sont formés par un plan
de fibres lisses, qui occupent en largeur presque toute l'étendue transversale de
l'orbite et qui s'étendent en hauteur : 1° pour la paupière inférieure, depuis le
tarse inférieur jusqu'au voisinage de l'arcade orbitaire ; 2° pour la paupière supérieure, depuis le tarse supérieur jusqu'au cul-de-sac oculo-conjonctival correspondant. Leur hauteur varie de 10 à 12 millimètres.

Les faisceaux constitutifs des deux muscles palpébraux ont pour la plupart une direction verticale. Du côté du tarse, ils s'insèrent sur le bord orbitaire de ces bandelettes à l'aide de petits tendons élastiques, affectant la même direction (fig. 328 et 330). Du côté de l'orbite, ils se confondent, pour la paupière supérieure avec le tendon du releveur, pour la paupière inférieure avec le prolongement orbitaire du muscle droit inférieur.

À ces faisceaux verticaux des muscles palpébraux supérieur et inférieur viennent s'ajouter, d'après HENLE et MERCKEL, un certain nombre de fibres à direction transversale, qui se portent de dehors en dedans parallèlement au bord adhérent des tarses.

7° Couche muqueuse. — La couche muqueuse, la plus profonde des couches de la paupière, est formée par la conjonctive. Cette membrane, après avoir tapissé les paupières, se replie sur elle-même pour revêtir le segment antérieur du globe de l'œil. La conjonctive n'appartient donc aux paupières que par une partie de son étendue. Pour cette raison, et aussi à cause de son importance, nous lui consacrerons un paragraphe à part (voy. p. 504).

C. — GLANDES DES PAUPIÈRES

Indépendamment des glandes cutanées, qui ne présentent ici aucune particularité importante, et des glandes de la conjonctive qui seront décrites avec cette

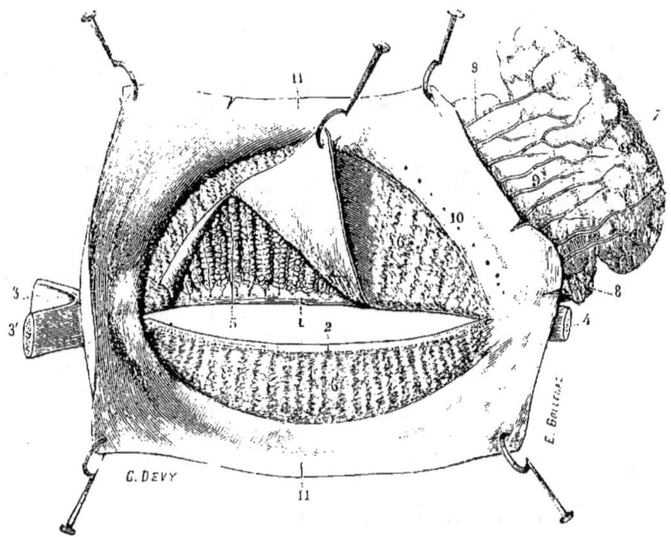

Fig. 349.

Les glandes de Meibomius, vues sur la face postérieure des paupières.

(Sur la paupière supérieure, la conjonctive a été incisée et érignée en haut pour mettre à découvert les glandes situées au-dessous d'elle.)

1, bord libre de la paupière supérieure, avec les orifices des glandes de Meibomius. — 2, bord libre de la paupière inférieure. — 3, 3', tendon direct et tendon réfléchi de l'orbiculaire. — 4, ligament externe des tarses. — 5, les glandes de Meibomius mises à découvert. — 6, les mêmes glandes, vues à travers la conjonctive palpébrale. — 7, portion orbitaire de la glande lacrymale. — 8, sa portion palpébrale. — 9, canaux excréteurs. — 10, orifices de ces canaux excréteurs dans le cul-de-sac conjonctival. — 11, conjonctive.

membrane, les paupières possèdent trois ordres de glandes qui leur appartiennent en propre, savoir : les glandes de Meibomius, les glandes ciliaires et les glandes de

Moll. Ces trois ordres de glandes sont situés sur les bords libres des paupières.

1° Glandes de Meibomius. — Les glandes de Meibomius sont de petites glandes en grappe, qui se disposent
parallèlement les unes aux autres dans l'épaisseur des
tarses, en se dirigeant de leur bord libre vers leur bord
adhérent (fig. 349, 5). Elles se voient très nettement,
sans préparation aucune, sur des paupières que l'on a
simplement renversées en dehors. On en compte de
25 à 30 pour la paupière supérieure, de 20 à 25 pour
l'inférieure.

Chacune d'elles (fig. 350) est constituée par un canal
central, rectiligne ou légèrement flexueux, dans lequel
viennent s'ouvrir une série toujours très nombreuse de
culs-de-sac glandulaires, sphériques ou piriformes, isolés ou réunis en grappe. Le canal central, véritable canal
excréteur, mesure de 90 à 110 μ de largeur (KÖLLIKER) :
les culs-de-sac ou acini qui s'y rendent et y déversent
leur contenu atteignent de 90 à 220 μ de diamètre.

Considérées au point de vue de leur structure et de
leur mode de fonctionnement, les glandes de Meibomius sont analogues de tous points aux glandes sébacées. Leur canal excréteur est constitué par une membrane propre, sur la face interne de laquelle s'étend en
une nappe continue l'épithélium pavimenteux qui
revêt le bord libre des paupières. Quant aux culs-de-sac
eux-mêmes, ils sont tapissés par des cellules cubiques
qui, au cours de leur évolution, se chargent de gouttelettes graisseuses, se détachent de la paroi sur laquelle elles étaient
primitivement fixées et, finalement, se
rompent pour déverser leur contenu, soit
dans le cul-de-sac, soit dans le canal
excréteur. Dans un travail qui date déjà
de plus de vingt ans, COLASANTI (*La ter-
minazione d. nervi nelle ghiand sebacee*,
Roma, 1873) a décrit autour des acini des
glandes de Meibomius une couche de
fibres musculaires lisses et un riche réseau de fibrilles nerveuses dépourvues de
myéline, lesquelles sont destinées peut-
être aux cellules sécrétantes de la glande.

2° Glandes ciliaires. — Les glandes
ciliaires sont encore des glandes sébacées, annexées aux follicules pileux des
cils. Généralement peu développées, elles
présentent un ou deux lobules, trois au
plus ; elles sont réduites parfois à de sim-
ples culs-de-sac ou cæcums. On en compte d'ordinaire deux pour chaque cil, cent
cinquante à deux cent cinquante par conséquent pour chaque paupière. Elles s'ou-

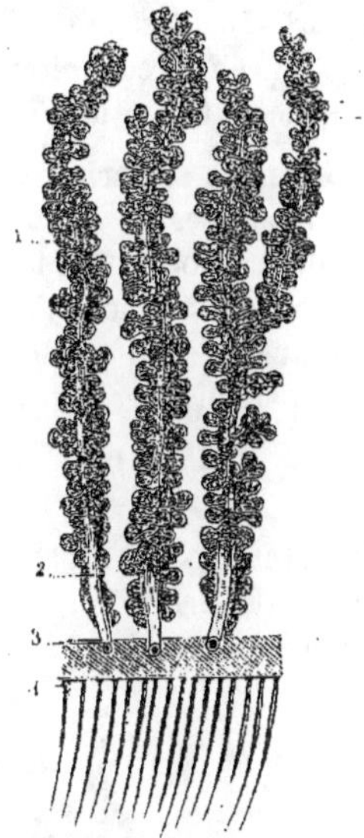

Fig. 350.

Trois glandes de Meibomius
de la paupière supérieure, à
l'état d'isolement.

1. acini contenus dans l'épaisseur du
tarse. — 2. canal excréteur. — 3. son
orifice sur la partie postérieure du
bord libre de la paupière. — 4. cils.

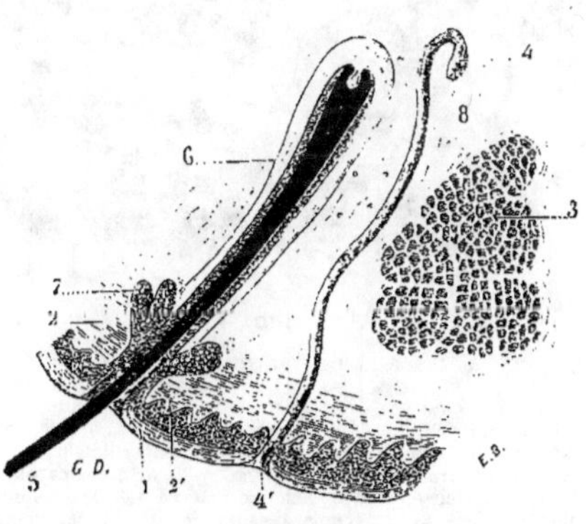

Fig. 351.

Coupe sagittale du bord libre de la
paupière supérieure.

1. épiderme. — 2. derme, avec 2', ses papilles. — 3, un
faisceau du muscle de Riolan coupé en travers. — 4. une
glande sudoripare, avec 4', son orifice extérieur. — 5, un
cil, avec : 6, son follicule pileux ; 7, ses glandes sébacées.
— 8, couche de tissu conjonctif.

vrent constamment sur un point très rapproché de l'extrémité libre des follicules (fig. 351, 7). C'est le produit mixte des glandes ciliaires et des glandes de Meibomius qui, en se concrétant dans certains cas le long du bord libre des paupières, constitue cette matière onctueuse et agglutinante, connue sous le nom de *chassie*.

3° Glandes sudoripares modifiées ou glandes de Moll. — Les glandes sudoripares modifiées de MOLL (fig. 351, 4) sont des glandes tubuleuses, qui, comme les précédentes, occupent le bord libre des paupières et viennent s'ouvrir entre les cils. Nous les avons déjà décrites à propos de la peau (p. 307) et nous avons admis alors, avec la plupart des histologistes, que les glandes de Moll n'étaient que des glandes sudoripares ordinaires arrêtées dans leur développement.

D. — VAISSEAUX ET NERFS DES PAUPIÈRES

1° Artères. — Les paupières reçoivent leur sang de sources fort nombreuses. En haut la sus-orbitaire, en bas la sous-orbitaire, en dedans la nasale, en dehors la lacrymale, la temporale superficielle et la transversale de la face jettent sur les paupières des ramifications plus ou moins nombreuses, qui, partant de tout le pourtour de l'orbite, se portent en convergeant vers le bord orbitaire des tarses et s'y anastomosent avec les artères palpébrales que nous allons tout à l'heure décrire. Ce sont là ce qu'on pourrait appeler les *artères palpébrales accessoires ;* elles n'irriguent, en effet, que la partie périphérique des paupières, celle qui est en rapport avec le rebord de l'orbite. Les *artères principales* des paupières, celles qui alimentent les réseaux capillaires de sa portion tarsienne y compris la conjonctive, se séparent de l'ophthalmique dans la région du grand angle de l'œil: ce sont les artères palpébrales.

A. ARTÈRES PALPÉBRALES. —

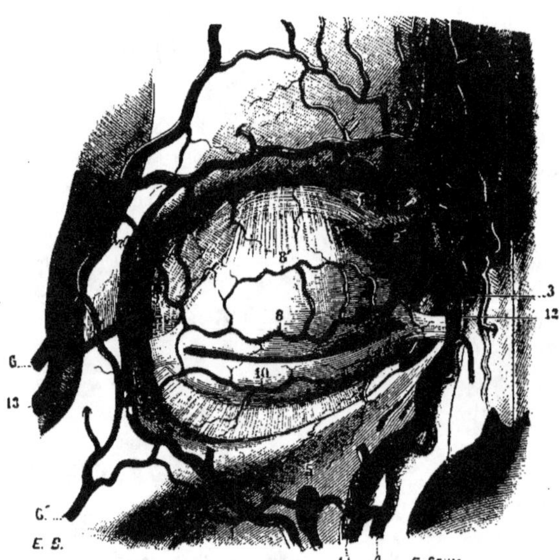

Fig. 352.

Vaisseaux des paupières, vus de face.

1, artère et veine sus-orbitaires. — 2, artère nasale. — 3, artère angulaire, branche terminale de 4, l'artère faciale. — 5, artère sous-orbitaire. — 6, branche antérieure de l'artère temporale superficielle. — 6', rameau malaire de l'artère transversale de la face. — 7, artère lacrymale. — 8, artère palpébrale supérieure, avec 8', son arc externe. — 9, anastomoses de la palpébrale supérieure avec la temporale superficielle et la lacrymale. — 10, artère palpébrale inférieure. — 11, veine faciale. — 12, veine angulaire. — 13, branche de la veine temporale superficielle.

Au nombre de deux, les artères palpébrales se distinguent, d'après leur situation, en palpébrale supérieure et en palpébrale inférieure. — L'*artère palpébrale supérieure* (fig. 352, 8) traverse le septum orbitale un peu au-dessous de la nasale. Puis, s'infléchissant en dehors, elle se porte vers l'angle externe de l'œil, en longeant, horizontale et flexueuse, le bord libre de la paupière supérieure. Dans ce long trajet, elle est constamment située entre le muscle orbiculaire et le tarse. — L'*artère palpébrale inférieure* (fig. 352,10) s'échappe de l'orbite en passant au-dessous du ligament palpébral interne, immédiatement en dehors du sac lacrymal. Comme la précédente, elle se porte vers l'angle externe de l'œil en longeant le bord libre de la paupière inférieure. — Arrivées dans la région de l'angle externe, les deux artères palpébrales s'anastomosent entre elles soit directement, soit par l'intermédiaire des artères voisines, la lacrymale, la temporale superficielle et la transversale de la face. Comme, d'autre part, elles sont réunies à leur origine sur un tronc commun, il en résulte que l'ouverture palpébrale est entourée, comme l'orifice buccal, d'un cercle artériel complet, que l'on pourrait appeler *cercle palpébral*.

B. Arc interne et arc externe. — C'est de ce cercle artériel que proviennent, comme nous l'avons dit plus haut, toutes les artères destinées à la portion tarsienne des paupières. Ce mode de distribution n'est pas quelconque comme on pourrait le penser en lisant les descriptions trop sommaires de certains auteurs. Il s'effectue au contraire suivant un type régulier et présente une espèce de systématisation, qui a été parfaitement mise en lumière, en 1878, par les recherches, à la fois contemporaines et exactement concordantes, de Langer et de Fuchs. Chaque paupière nous présente deux arcs artériels, que nous désignerons, en les rapportant non pas à la ligne médiane, mais au centre de la cornée, sous le nom d'arc interne et d'arc externe.

L'arc interne (fig. 352,8 et 10) n'est autre que l'artère palpébrale ci-dessus décrite, artère palpébrale supérieure pour la paupière supérieure, artère palpébrale inférieure pour la paupière inférieure. Il repose immédiatement en avant du tarse et longe le bord libre de la paupière, dont il est séparé par un intervalle de 3 millimètres pour la paupière inférieure, de 2 millimètres seulement pour la paupière supérieure.

L'arc externe, plus petit que le précédent (fig. 352,8'), répond au bord orbitaire des tarses. Sur la paupière supérieure, il est situé exactement entre les deux tendons d'insertion du muscle releveur et se trouve formé par un rameau ascendant de la palpébrale supérieure venant s'anastomoser avec un rameau de la lacrymale. Sur la paupière inférieure, l'arc externe n'est pas constant : quand il existe, il est formé par un rameau descendant de la palpébrale inférieure, qui vient s'anastomoser en dehors avec un rameau de la temporale superficielle ou de la transversale de la face. Il occupe, du reste, la même situation que l'arc homonyme de la paupière supérieure : il est placé immédiatement en avant de la couche de fibres musculaires lisses que nous avons décrite sous le nom de muscle palpébral inférieur.

Voyons maintenant quel est le mode de distribution de ces deux arcs artériels, l'arc interne et l'arc externe.

C. Mode de distribution de l'arc interne. — L'arc interne (fig. 353,1) fournit trois ordres de rameaux, que nous distinguerons en antérieurs, externes et internes :

Les *rameaux antérieurs* ou *cutanés* se portent en avant et viennent se distribuer aux faisceaux du muscle orbiculaire et aux téguments.

Les *rameaux externes* ou *prétarsiens*, ascendants pour la paupière supérieure, descendants pour l'inférieure, s'étalent sur la face antérieure du tarse en formant un riche réseau, le *réseau prétarsien*. De ce réseau partent deux ordres de ramuscules : des ramuscules antérieurs, qui se perdent dans le muscle orbiculaire et dans la peau ; des ramuscules postérieurs ou glandulaires, qui se portent vers les glandes de Meibomius et forment autour de chacune d'elles un réseau capillaire spécial d'une extrême richesse.

Les *rameaux internes* ou *marginaux*, descendants pour la paupière supérieure, ascendants pour l'inférieure, sont destinés, comme leur nom l'indique, au bord libre des paupières. Les uns, restant en avant du tarse, se distribuent au muscle de Riolan, aux follicules pileux, aux glandes ciliaires et aux glandes de Moll. Les autres, traversant le tarse d'avant en arrière (*rameaux perforants internes*), arrivent à la face profonde de la conjonctive et se distribuent à la portion de cette muqueuse qui avoisine le bord libre de la paupière.

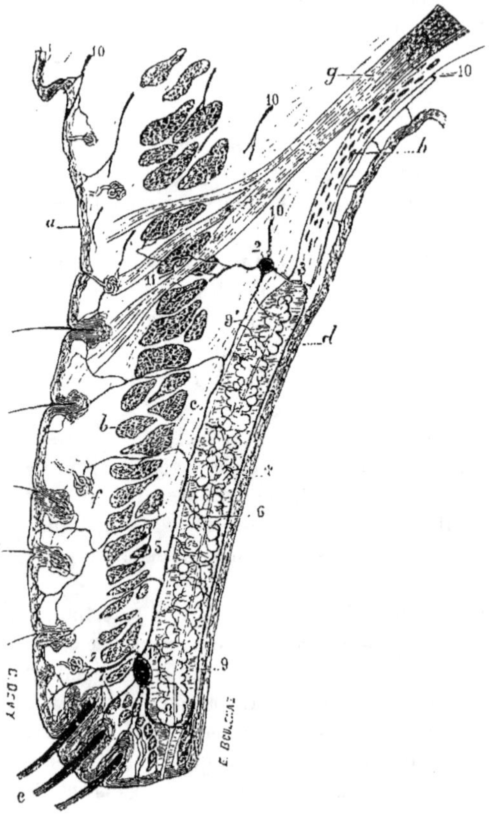

D. MODE DE DISTRIBUTION DE L'ARC EXTERNE. — L'arc externe (fig. 353, 2) envoie tout d'abord au-devant du tarse quelques fins rameaux qui s'anastomosent avec les rameaux prétarsiens de l'arc interne. Il jette aussi quelques ramuscules sur la face profonde du muscle orbiculaire.

Mais le plus grand nombre, comme aussi les plus importants de ses rameaux traversent d'avant en arrière le bord correspondant du tarse (*rameaux perforants externes*) et arrivent ainsi au-dessous de la conjonctive. Là ils se divisent en deux groupes : les uns se dirigent vers la cavité orbitaire ou plus exactement vers le cul-de-sac oculo-conjonctival ; les autres, cheminant en sens inverse, se portent vers le bord libre des paupières et s'étalent à la face postérieure du tarse en un riche réseau, le *réseau rétro-tarsien* ou *réseau sous-conjonctival*.

Ce réseau qui s'anastomose, au voisinage du bord libre, avec les rameaux marginaux de l'arc interne, est spécialement

Fig. 353.

Schéma, montrant sur une coupe sagittale la circulation artérielle des paupières.

a, peau. — *b*, orbiculaire. — *c*, tarse. — *d*, conjonctive. — *e*, cils. *f*, glande sudoripare. — *g*, tendon conjonctif du releveur. — *h*, son tendon musculaire (*muscle palpébral* de MÜLLER).

1, arc artériel interne. — 2, arc artériel externe. — 3, artère perforante externe. — 4, réseau rétro-tarsien. — 5, réseau prétarsien. — 6, réseau des glandes de Meibomius. — 7, artères du bord libre. — 8, artère perforante interne. — 9, 9', anastomoses interne et externe entre les deux réseaux prétarsien et rétro-tarsien. — 10, 10, 10, rameaux descendants provenant de la lacrymale et de la sus-orbitaire. — 11, anastomoses entre le réseau prétarsien et ces dernières artères.

destiné à la conjonctive : il n'envoie, en effet, vers le tarse et les glandes de Meibomius que quelques ramuscules à la fois très fins et très rares. Quant aux rameaux de la conjonctive, ils se ramifient dans le derme de la muqueuse et se résolvent en capillaires au-dessous de l'épithélium. Ces capillaires, d'après LANGER, ont un aspect moniliforme tout spécial (fig. 354) ; ils présentent par places des renflements irréguliers, qui tantôt se développent sur un côté des vaisseaux, tantôt en occupent tout le pourtour. On dirait de véritables dilatations anévrysmales. Du reste, ces dispositions ne sont pas des produits artificiels de l'injection : on les retrouve, chez la grenouille et le crapaud, sur les capillaires du pharynx et de la voûte palatine.

E. Résumé. -- En résumé, chaque paupière possède deux réseaux artériels : l'un *prétarsien*, dépendant de l'arc interne ; l'autre *rétro-tarsien*, alimenté par des rameaux issus de l'arc externe. Le premier apporte le liquide nourricier à tous les tissus et organes qui sont situés en avant du tarse et dans le tarse lui-même : la peau, le muscle orbiculaire, les follicules pileux, les glandes ciliaires, les glandes de Moll et les glandes de Meibomius ; de plus, par les rameaux perforants internes, il se distribue à la portion de la conjonctive qui avoisine le bord libre des paupières. Quant au réseau rétro-tarsien, il est spécialement destiné à la conjonctive. Les deux réseaux sont nettement séparés l'un de l'autre dans presque toute la hauteur des tarses. Par contre, ils communiquent largement entre eux, au voisinage des deux bords du tarse, par les rameaux dits perforants et peuvent ainsi, suivant les circonstances. se suppléer mutuellement.

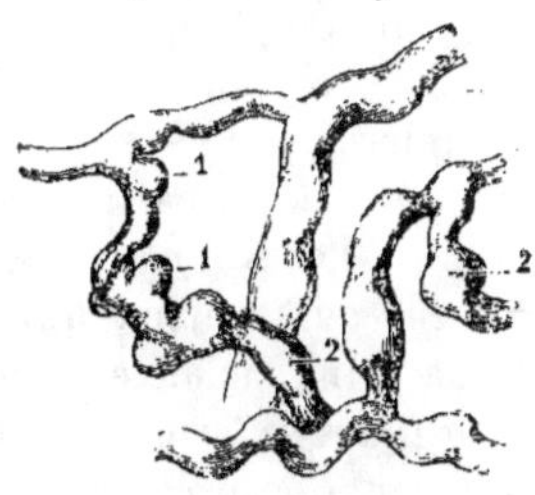

Fig. 354.

Vaisseaux capillaires de la conjonctive (Langer).

1, 1, dilatations latérales. — 2, 2, dilatations circulaires.

2° Veines. — Les veines des paupières forment, comme les artères, un double réseau, l'un en avant du tarse, l'autre en arrière de cette bandelette fibreuse :

A. Réseau rétro-tarsien. — Le réseau rétro-tarsien ou sous-conjonctival provient presque exclusivement de la conjonctive ; il reçoit quelques veines seulement des glandes de Meibomius. Ce réseau communique largement, du côté de l'orbite, avec les veines musculaires et le sang qu'il contient gagne, par cette voie, la veine ophthalmique.

B. Réseau prétarsien. — Le réseau prétarsien, répondant au territoire de l'arc interne, reçoit les veines des glandes de Meibomius, les veines du bord libre de la paupière et les veines de la portion de la conjonctive qui avoisine ce bord. Les branches veineuses qui émanent de ce réseau se portent en avant, traversent le muscle orbiculaire et viennent former dans le tissu cellulaire sous-cutané un plexus à mailles larges et irrégulières. Puis, elles se dirigent vers le rebord de l'orbite et finalement viennent se jeter, celles du côté externe dans la veine temporale superficielle, celles du côté interne dans la veine faciale ou dans l'anastomose qui unit ce dernier vaisseau à la veine ophthalmique.

3° Lymphatiques. — Les lymphatiques des paupières, parfaitement étudiés par Fucus, forment, comme les artères et les veines, deux réseaux distincts : 1° un *réseau superficiel* ou *prétarsien*, auquel se rendent les vaisseaux lymphatiques issus des organes placés en avant du tarse ; 2° un *réseau profond* ou *rétro-tarsien*. auquel aboutit la lymphe qui provient de la conjonctive et des glandes de Meibomius. Les lymphatiques des glandes de Meibomius suivent, comme on le voit, un trajet inverse à celui des vaisseaux sanguins, lesquels appartiennent au territoire du réseau prétarsien. D'après les recherches de Fucus, les vaisseaux lymphatiques de la conjonctive possèdent de nombreuses valvules, tandis que les lymphatiques placés en avant du tarse en sont complètement dépourvus.

Les deux réseaux lymphatiques prétarsien et rétro-tarsien sont reliés l'un à l'autre par des canaux anastomotiques, qui traversent le tarse d'avant en arrière, en suivant le même trajet que les artères et les veines perforantes ci-dessus décrites. Ces anastomoses, très manifestes sur la paupière supérieure, semblent faire défaut sur la paupière inférieure. Sur cette dernière, les deux réseaux ne sont mis en relation, d'une façon indirecte, que par les réseaux lymphatiques des glandes de Meibomius, qui, tout en déversant la plus grande partie de leur contenu dans le réseau sous-conjonctival, communiquent çà et là par des canalicules très fins avec le réseau prétarsien.

Envisagés au point de vue de leurs relations ganglionnaires, les lymphatiques des paupières, qu'ils soient profonds ou superficiels, se comportent comme ceux des sourcils et se partagent en deux groupes : un groupe externe et un groupe interne. — Les *lymphatiques internes* convergent vers la racine du nez et, là, se réunissent aux canaux qui descendent des régions sourcilière et frontale, pour suivre la veine faciale et aboutir finalement aux ganglions sous-maxillaires. — Les *lymphatiques externes* se dirigent en dehors et en arrière, pour venir se jeter dans le ganglion préauriculaire et dans les ganglions parotidiens.

4° Nerfs. — Les nerfs qui se rendent aux paupières sont de trois ordres : moteurs, sensitifs, sympathiques.

a. *Rameaux moteurs.* — Les rameaux moteurs proviennent de la branche supérieure du facial, abordent obliquement les paupières par leur partie inféro-externe et se distribuent aux faisceaux du muscle orbiculaire.

b. *Rameaux sensitifs.* — Les rameaux sensitifs émanent de cinq troncs nerveux : du nasal externe, du frontal interne, du frontal externe, du lacrymal et du sous-orbitaire. — Le *nasal externe* tient sous sa dépendance l'extrémité interne des deux paupières, la paupière supérieure principalement. — Le *lacrymal* innerve la région de la commissure externe. — Les rameaux palpébraux du *frontal interne* et du *frontal externe* se distribuent à la partie moyenne de la paupière supérieure. — Les rameaux palpébraux du *sous-orbitaire* se ramifient, de même, dans la partie moyenne de la paupière inférieure.

Ces différents rameaux sont situés primitivement au-devant du tarse, entre cette bandelette et le muscle orbiculaire. De là, ils envoient des rameaux antérieurs, qui se terminent dans la peau, et des rameaux postérieurs, qui se rendent à la conjonctive en traversant le tarse sur les mêmes points que les artères perforantes (von Mises).

Au niveau du bord libre des paupières, les rameaux sensitifs destinés à cette région forment, en arrière du muscle orbiculaire, un riche plexus qui a été désigné par von Mises sous le nom de *plexus bordant.* C'est de ce plexus que partent les ramuscules terminaux destinés aux différents organes du bord libre de la paupière : la peau, la conjonctive, les follicules pileux et les glandes.

c. *Rameaux sympathiques.* — Les rameaux sympathiques, encore mal connus, se rendent aux vaisseaux et aux muscles palpébraux. R. Wagner et H. Müller expliquent par la contraction de ces muscles lisses l'écartement des deux paupières qui se produit à la suite de l'excitation du sympathique cervical.

Voyez, au sujet des vaisseaux et des nerfs des paupières : Langer, *Ueber die Blutgefässe im Augenlider*, Med. Jahrb., Wien, 1878 ; — Fuchs, *Die Lymphgefässe der Lider*, Med. Centralbl., 1878 ; — Du même, *Zur Anatomie der Blut- und Lymphgefässe der Augenlider*, Arch. f. Ophthalm., Abth. 3, 1878 ; — von Mises, *Ueber die Nerven der menschl. Augenlider*, Sitz. der Wiener Akad., 1882 ; — Bach, *Die Nerven der Augenlider und der Sklera beim Menschen*, etc., Græfe's Arch., 1896.

§ IV. — CONJONCTIVE

La conjonctive (de *conjungere,* réunir), ainsi appelée parce qu'elle réunit le globe de l'œil aux paupières, est une membrane muqueuse, dépendance du tégument

externe, qui revêt à la fois la face postérieure des deux paupières et la partie antérieure ou partie libre du globe de l'œil. Elle nous présente à étudier :

1° Sa *configuration extérieure* ;

2° Sa *structure* ;

3° Ses *glandes* ;

4° Ses *vaisseaux* et *ses nerfs*.

A. — CONFIGURATION EXTÉRIEURE

Après avoir tapissé la face postérieure des paupières, comme nous l'avons vu
dans le paragraphe précédent, en allant de leur bord libre à leur bord adhérent,
la conjonctive se réfléchit sur elle-même pour s'étaler à la surface antérieure du
globe oculaire et le recouvrir, sans interruption, depuis le voisinage de l'équateur
jusqu'au centre de la cornée. Elle forme ainsi dans son ensemble une sorte de sac
(*sac conjonctival, conjunctivalsack* des anatomistes allemands), qui est ouvert en
avant au niveau de la fente palpébrale et dont les parois antérieure et postérieure
s'adossent exactement l'une à l'autre à la manière des membranes séreuses. Bien
que la conjonctive forme un tout partout continu, on la divise d'ordinaire, et cela
uniquement pour la commodité de la description, en trois portions, savoir : une
première portion, qui est en rapport avec les paupières, c'est la *conjonctive palpébrale* ; une deuxième portion, qui répond à l'œil, c'est la *conjonctive oculaire*
ou *bulbaire* ; une troisième portion, intermédiaire aux deux précédentes et formée
par le repli qui les unit l'une à l'autre : c'est la *conjonctive du cul-de-sac* (*conjonctive du fornix* des anatomistes allemands).

1° Conjonctive palpébrale. — La conjonctive palpébrale adhère intimement à la
face postérieure des tarses et répond, au delà de ces bandelettes fibreuses, à cette
couche de fibres musculai-
res lisses, qui forme les
muscles palpébraux de MÜL-
LER (p. 497). Elle est mince
et transparente, d'une coloration rouge ou simplement
rosée.

Elle s'unit à la peau sur
le bord libre des paupières,
et présente, au voisinage
de son cul-de-sac, une série
de plis transversaux que délimitent des sillons dirigés
dans le même sens.

Ces plis et ces sillons commencent à se montrer au
niveau du bord orbitaire du
tarse et s'étendent de là jusqu'à la conjonctive du cul-

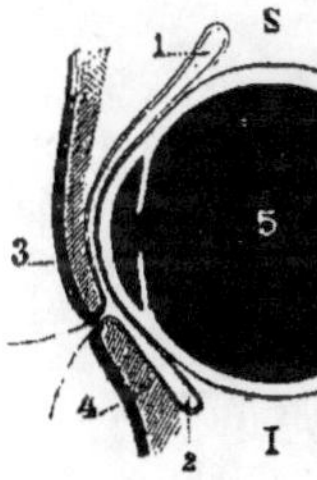

Fig. 355.

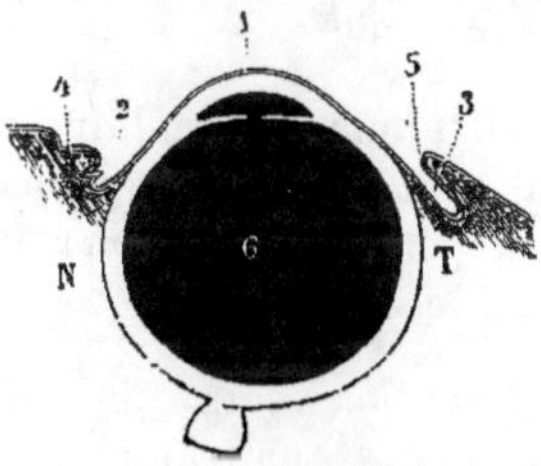

Fig. 356.

Fig. 355. — Coupe sagittale de l'œil pour montrer
les culs-de-sac supérieur et inférieur de la conjonctive.

S, côté supérieur. — I, côté inférieur. — 1, cul-de-sac supérieur. —
2, cul-de-sac inférieur. — 3, paupière supérieure. — 4, paupière inférieure.
— 5, corps vitré.

Fig. 356. — Coupe horizontale de l'œil pour montrer
les culs-de-sac interne et externe.

N, côté nasal. — T, côté temporal. — 1, cornée. — 2, cul-de-sac interne.
— 3, cul-de-sac externe. — 4, caroncule lacrymale. — 5, commissure
externe des paupières. — 6, corps vitré.

de-sac. Absents chez le fœtus, ils se développent seulement après la naissance,
quand les paupières commencent à remplir leur fonction, qui est de découvrir
et de recouvrir alternativement le globe de l'œil : ce sont de simples plis de

locomotion, apparaissant comme conséquence de la mobilité des paupières, qui, occupant une étendue différente, suivant qu'elles sont rapprochées ou écartées, doivent naturellement être tendues dans le premier cas et se plisser plus ou moins dans le second.

2° Conjonctive du cul-de-sac. — Le repli que forme la muqueuse conjonctivale en passant de la paupière sur le globe de l'œil constitue, tout autour de celui-ci, un cul-de-sac irrégulièrement circulaire (*fornix*), qui répond successivement : en haut, au sillon orbito-palpébral supérieur ; en bas, au sillon orbito-palpébral inférieur ; en dedans et en dehors, aux régions des commissures interne et externe.

Ce cul-de-sac, appelé *oculo-conjonctival* ou *oculo-palpébral*, est plus profond à sa partie supérieure qu'à sa partie inférieure, plus profond aussi à sa partie externe qu'à sa partie interne. Il est même presque effacé dans l'angle interne de l'œil, comblé qu'il est à ce niveau par la caroncule lacrymale. Il résulte d'une pareille irrégularité du cul-de-sac conjonctival que sa ligne de contact avec la sclérotique n'est nullement parallèle à la circonférence de la cornée et qu'elle s'éloigne plus ou moins de cette circonférence suivant les points que l'on considère. J'ai mesuré sur un certain nombre de sujets la profondeur du cul-de-sac conjonctival et j'ai obtenu les chiffres suivants comme représentant, sur les différents points indiqués, la distance moyenne qui sépare le cul-de-sac de la circonférence de la cornée :

En haut	10 millimètres.
En bas	8 —
En dehors	14 —
En dedans	7 —

Les replis et les sillons que nous avons signalés sur la conjonctive palpébrale, dans sa portion comprise entre le tarse et le cul-de-sac, se prolongent sur la conjonctive de ce cul-de-sac : ils sont même, sur ce dernier point, plus nombreux et plus profonds.

3° Conjonctive oculaire ou bulbaire. — Plus mince encore que les deux portions précédentes, la conjonctive oculaire revêt la partie libre du globe de l'œil. Elle répond successivement à la sclérotique (*conjonctive sclérale*) et à la cornée (*conjonctive cornéenne*).

A. Portion sclérale. — Sur la sclérotique, la conjonctive passe en avant des tendons des quatre muscles droits. Mince et transparente, elle laisse voir, dans toute son étendue, la coloration blanche de la membrane sous-jacente (*blanc de l'œil*). Elle est unie à la sclérotique par une couche de tissu cellulaire lâche, qui se confond insensiblement avec la partie antérieure de la capsule de Tenon (p. 469). Dans cette couche cellulaire sous-conjonctivale ou épisclérale apparaissent presque toujours, chez l'adulte, une certaine quantité de vésicules adipeuses. Ces petits amas graisseux, qui donnent à la région qu'ils occupent une coloration jaunâtre, se déposent avec une sorte de prédilection le long du méridien horizontal, autrement dit au côté interne et au côté externe de l'œil.

B. Portion cornéenne. — Arrivée à la cornée, la conjonctive adhère intimement au pourtour de cette membrane et forme là, sur la ligne de soudure scléro-cornéenne, une zone circulaire, d'une structure un peu particulière et à réaction pathologique spéciale, que l'on désigne sous le nom de *limbe conjonctival* ou *d'anneau conjonctival*. En deçà du limbe, sur la cornée elle-même, la conjonctive perd son chorion : elle n'est autre que la couche épithéliale antérieure de la cornée, doublée de la lame élastique antérieure (voy. p. 398).

C. PORTION DE L'ANGLE INTERNE. — Dans la région de l'angle interne de l'œil, la conjonctive bulbaire présente deux formations qui, par leur structure et par leur signification anatomique, méritent de nous arrêter un instant. Ce sont la caroncule lacrymale et le repli semi-lunaire.

a. *Caroncule lacrymale*. — La caroncule lacrymale (fig. 357,1) est une petite saillie rougeâtre, en forme de mamelon, occupant l'espace qu'interceptent entre elles les portions lacrymales des deux paupières. Sa base repose sur la conjonctive et fait corps avec elle. Sa partie libre est en partie recouverte par la paupière inférieure et elle n'est bien visible que lorsqu'on attire celle-ci en bas et en dehors.

Au point de vue de sa structure, la caroncule lacrymale est essentiellement constituée par un amas de 10 à 12 follicules pileux, qui sont munis de glandes sébacées et d'où s'échappent des poils rudimentaires, rarement visibles à l'œil nu.

A côté de ces glandes pileuses se trouve un certain nombre d'autres glandes, que l'on décrit généralement comme des glandes sudoripares et qui, d'après les dernières recherches de STIEDA, ne seraient que des glandes acineuses, analogues à celles de la conjonctive. On rencontre encore dans la caroncule lacrymale des traînées de fibres musculaires lisses et quelques fibres musculaires striées. Enfin, le tout est recouvert par une mince membrane que la plupart des histologistes considèrent comme un îlot de peau.

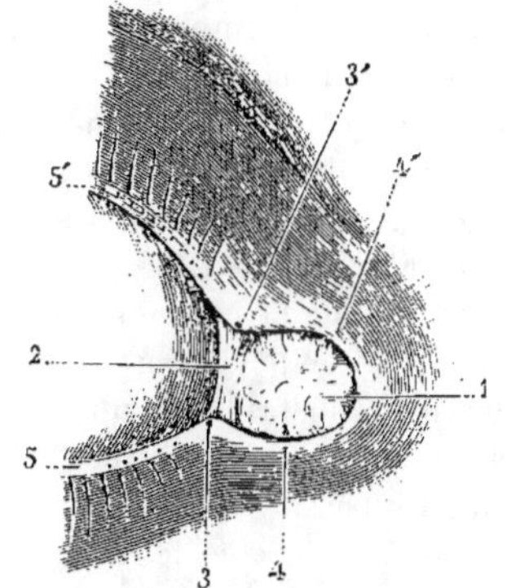

Fig. 357.

Angle interne de l'œil.

1. caroncule lacrymale. — 2. repli semi-lunaire de la conjonctive. — 3, point lacrymal inférieur. — 3', point lacrymal supérieur. — 4, 4', bord libre des paupières inférieure et supérieure (*portion lacrymale*).—5.5'. bord libre des paupières inférieure et supérieure (*portion ciliaire*), avec les orifices des glandes de Meibomius et les cils.

b. *Repli semi-lunaire*. — Le repli semi-lunaire (fig. 357,2) est un repli de la conjonctive bulbaire, qui est placé un peu en dehors de la caroncule et qui affecte, chez l'homme, la forme d'un croissant vertical à concavité dirigée en dehors. Ce repli, quoique constant, est plus ou moins développé suivant les sujets. Il devient plus prononcé quand l'œil se déplace en dehors et s'atténue, au contraire, quand l'œil se porte en dedans. Le repli semi-lunaire n'est, chez l'homme, qu'un organe rudimentaire, représentant la troisième paupière ou membrane clignotante des oiseaux. Tel qu'il est, il se compose de deux feuillets muqueux qui se confondent au niveau de leur bord libre et qui sont séparés l'un de l'autre par une mince lame de tissu conjonctif. Dans ce tissu conjonctif se trouvent des vaisseaux et quelques fibres musculaires, rudiment des muscles moteurs de la membrane clignotante chez les animaux qui possèdent la troisième paupière à un état de développement parfait.

Chez un grand nombre d'animaux, notamment chez nos animaux domestiques (bœuf, mouton), la charpente du repli semi-lunaire est formée, non pas seulement par du tissu conjonctif, mais par une épaisse plaque de cartilage hyalin. GIACOMINI (*Annotazioni sopra l'anatomia del negro*, Torino, 1878. 1882, 1884) a trouvé des traces de cette plaque cartilagineuse dans le repli semi-lunaire de l'homme ; et, tandis qu'il n'a rencontré cette disposition, dans nos races européennes, que 5 fois sur 1,096 yeux examinés à ce sujet, il déclare ne l'avoir jamais vue manquer chez les nègres.

B. — STRUCTURE DE LA CONJONCTIVE

La conjonctive se compose, comme toutes les muqueuses, de deux couches : une couche profonde, le *chorion* ou *derme*; une couche superficielle ou *couche épithéliale*.

1° Derme ou chorion. — Le derme de la conjonctive est hérissé de papilles qui donnent à sa surface libre un aspect velouté. Ces papilles sont toujours plus développées sur la conjonctive palpébrale que sur la conjonctive bulbaire. Sur cette dernière, elles diminuent en nombre et en volume au fur et à mesure qu'on se rapproche de la cornée.

Au point de vue de sa constitution histologique, le derme conjonctival se compose essentiellement d'un stroma conjonctif, dans les mailles duquel se trouvent des amas de cellules lymphatiques. Cette infiltration lymphatique de la conjonctive, très variable suivant les sujets, toujours plus considérable dans les couches superficielles de la muqueuse que dans les couches profondes, a été signalée pour la première fois par BENDZ et par HENLE. Elle a été décrite à nouveau, comme une disposition constante et normale, par un grand nombre d'histologistes, parmi lesquels je citerai W. KRAUSE, STIEDA, WALDEYER. Ce n'est, toutefois, qu'une infiltration diffuse de cellules lymphatiques. Les vrais follicules lymphatiques, qui sont si nombreux chez les animaux où ils forment les *plaques de Bruch*, sont excessivement rares chez l'homme, d'après les recherches de STIEDA et de CIACCIO, tellement rares que WALDEYER n'a jamais pu en rencontrer un seul sur les différentes conjonctives qu'il a examinées à ce sujet.

Le chorion de la conjonctive est séparé de l'épithélium, ici comme dans toutes les muqueuses, par une mince couche hyaline (*membrane basale* de quelques auteurs), qui, au niveau du limbe, se continue directement avec la lame élastique de la cornée.

2° Couche épithéliale. — L'épithélium de la conjonctive varie dans sa constitution anatomique suivant les régions que l'on considère :

a. *Conjonctive palpébrale.* — Sur les portions de la conjonctive qui sont en rapport avec le tarse, cet épithélium se compose de deux couches : l'une superficielle, formée par une seule rangée de cellules cylindriques ; l'autre, profonde, formée également par une seule rangée, rarement par deux, de cellules plus petites et plus ou moins aplaties. Les cellules cylindriques ont de 10 à 25 μ de longueur. Leur surface libre présente une espèce de disque ou plateau cuticulaire, qui se distingue nettement du reste du corps

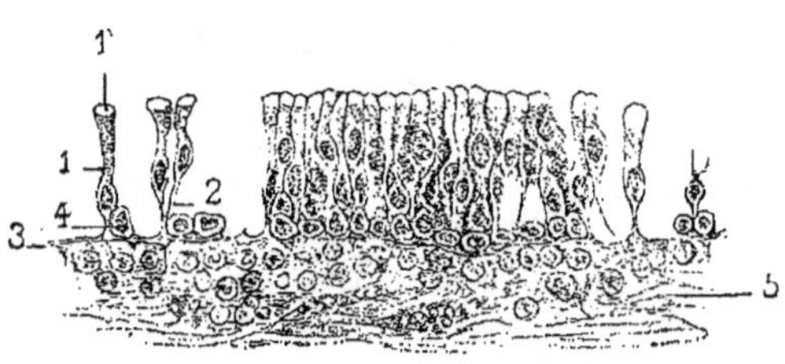

Fig. 358.

Épithélium de la conjonctive du cul-de-sac d'après REICH.

1, cellules de la couche superficielle, avec 1', le disque moins granuleux qui termine leur base. — 2, prolongement central de ces cellules, allant jusqu'à la membrane basale 3. — 4, cellules de la couche profonde. — 5, derme muqueux avec infiltration lymphoïde.

cellulaire, en ce qu'il est moins granuleux et qu'il réfracte plus fortement la lumière. Ces disques se réunissent latéralement avec ceux des cellules voisines et, par leur ensemble, simulent assez bien une membrane limitante hyaline (fig. 358,1').

Quelques histologistes rejettent l'existence de cellules cylindriques à la surface libre de la conjonctive et décrivent, à leur lieu et place, un épithélium pavimenteux. Les coupes transversales, pratiquées et figurées par Ciaccio et par Reich, ne laissent pourtant aucun doute à cet égard : elles nous montrent une couche continue de belles cellules cylindriques. Tartuferi, à son tour, qui a soigneusement étudié cet épithélium sur la portion tarsienne de trente conjonctives normales, a constamment rencontré une couche de cellules cylindriques et il pense que les auteurs qui décrivent encore un épithélium pavimenteux n'ont examiné que des conjonctives altérées, ayant perdu leurs cellules superficielles et mettant alors sous les yeux de l'observateur les cellules de la couche profonde.

On a signalé, dans la couche épithéliale superficielle, l'existence d'un certain nombre de cellules ayant subi la dégénérescence muqueuse et rappelant par leur aspect les cellules caliciformes de la muqueuse intestinale. Ces cellules s'observent principalement sur les yeux des vieillards ou sur ceux qui sont affectés d'un catarrhe chronique; de là l'opinion, généralement admise, que leur présence pourrait bien n'être qu'un fait pathologique. Il est bon de se rappeler cependant que les cellules caliciformes existent normalement chez les animaux, notamment chez le chien, le chat, le lapin et, d'autre part, qu'elles ont été observées (Green, Villard), en dehors de toute influence pathologique, chez le fœtus et chez de jeunes enfants.

b. *Conjonctive du cul-de-sac et partie externe de la conjonctive bulbaire.* — Sur la conjonctive du cul-de-sac (fig. 357) et même sur la portion externe de la conjonctive bulbaire, nous retrouvons encore la couche des cellules cylindriques avec les mêmes caractères. Quant à la couche épithéliale profonde, elle est plus épaisse et comprend maintenant deux ou trois assises de cellules arrondies ou rendues polyédriques par pressions réciproques.

c. *Partie interne de la conjonctive bulbaire.* — Dans le voisinage du limbe conjonctival, l'épithélium revêt peu à peu les caractères de l'épithélium pavimenteux stratifié que nous avons décrit sur la face antérieure de la cornée.

d. *Partie limitante de la conjonctive palpébrale.* — De même, au voisinage du bord libre des paupières, l'épithélium conjonctival subit des transformations analogues, qui se rattachent par gradation insensible à la couche épidermique du tégument externe. Quoique graduelle, cette transformation d'un épithélium cylindrique en épithélium pavimenteux, s'effectue toujours rapidement : la zone de transition ne mesure guère, en effet, que $0^{mm},5$ ou $0^{mm},6$.

C. — GLANDES DE LA CONJONCTIVE

1º Glandes acineuses. — Les glandes propres de la conjonctive sont des glandes acineuses, disséminées sur la moitié interne du cul-de-sac : leur ensemble forme donc une espèce de courbe ou de fer à cheval à concavité dirigée en dehors.

On en compte de 35 à 40 pour la paupière supérieure, de 6 à 8 seulement pour la paupière inférieure. Elles sont généralement arrondies ou ovalaires et leur diamètre mesure en moyenne de 2 à 5 dixièmes de millimètre.

Envisagées au point de vue de leur structure, les glandes acineuses de la conjonctive se composent, comme les glandes en grappe, d'un canal central ou canal excréteur, ayant la forme d'un long tube, sur les parois duquel viennent s'ouvrir un nombre plus ou moins considérable d'acini : de là, le nom de *glandes acino-*

tubuleuses, qui leur a été donné par KRAUSE. Ces glandes sont situées dans le tissu cellulaire sous-conjonctival et occupent, pour la plupart, l'espace compris entre le cul-de-sac de la conjonctive et le bord orbitaire des tarses. Un certain nombre d'entre elles, particulièrement bien décrites par WOLFRING, descendent même plus bas et viennent se placer sur la face antérieure des tarses ou même dans l'épaisseur de leur bord orbitaire. Ces dernières glandes pré- ou intra-tarsiennes, sont en général plus petites que les autres et leur canal excréteur, on le conçoit, doit nécessairement, pour se rendre à la conjonctive, traverser le tarse d'arrière en avant.

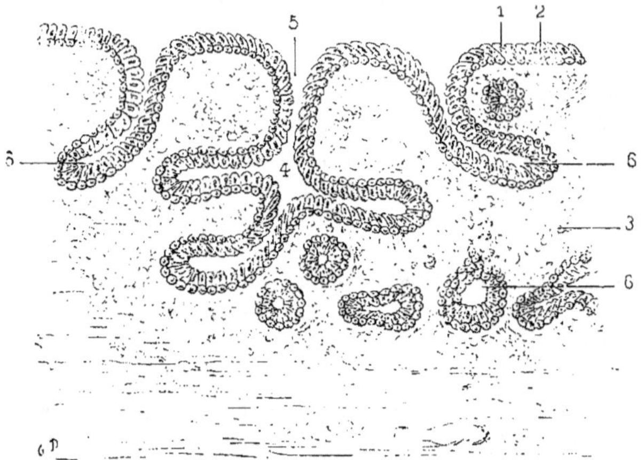

Fig. 359.

Coupe transversale de la portion sus-tarsale de la conjonctive d'un homme adulte (d'après REICH).

1 et 2, couche superficielle et profonde de l'épithélium. — 3, derme muqueux avec infiltration lymphoïde. — 4, une glande tubuleuse, avec trois prolongements plus ou moins cylindriques. — 5, son canal excréteur. — 6, 6, autres glandes tubuleuses coupées transversalement ou obliquement.

2° Glandes tubuleuses. — Indépendamment des glandes acineuses que nous venons de décrire, HENLE a encore signalé, dans la portion de la conjonctive comprise entre le bord orbitaire des tarses et le cul-de-sac, des *glandes tubuleuses* (*glandes de Henle*), lesquelles viendraient s'ouvrir dans le fond des sillons transversaux que présente cette portion de la muqueuse (p. 505).

Mais si les histologistes sont d'accord pour admettre les glandes de Krause, il n'en est pas de même au sujet des glandes de Henle : tandis que certains d'entre eux, notamment CIACCIO et REICH, les décrivent avec force détails, d'autres, parmi lesquels je citerai WALDEYER, les rejettent complètement en tant qu'organes glandulaires et les considèrent comme de simples cellules de l'épithélium conjonctival amassées dans les sillons précités.

Dans un travail récent, publié dans les *Arch. für mikr. Anatomie*, de 1887, ZALUSKOWSKI, adoptant une opinion mixte, décrit à la fois des amas épithéliaux et des glandes tubuleuses. Il admet, en outre, que ces deux formations, ayant la même origine, peuvent se substituer l'une à l'autre dans une certaine mesure. Pour lui, ces glandes appartiennent à la classe des glandes muqueuses : elles renferment même, dans leur épithélium sécréteur, un certain nombre de cellules caliciformes.

3° Glandes utriculaires ou glandes de Manz. — Quant aux glandes utriculaires de MANZ, que cet auteur a signalées chez les animaux tout près de la circonférence de la cornée et qui ont été retrouvées, chez l'homme, par STROMEYER, par KLEINSCHMIDT, par HENLE, par CIACCIO, elles ne sont encore pour WALDEYER que de simples paquets de cellules épithéliales, qui se sont amassées dans l'une des rainures que présente la conjonctive au voisinage du limbe.

Glande de Harder. — La plupart des vertébrés possèdent, dans l'angle interne de l'œil, une glande spéciale, connue sous le nom de *glande de Harder*, du nom de l'anatomiste suisse qui l'a découverte en 1693. Cette glande présente tous les caractères des glandes en grappe et vient s'ouvrir au-dessous de la membrane clignotante. Elle manque chez les poissons, mais elle est généralement bien différenciée à partir des amphibiens anoures jusqu'aux primates. Du reste, quel' que soit le groupe zoologique où on la considère, la glande de Harder est intimement liée, quant à son développement, à la membrane clignotante : toute petite chez les animaux qui n'ont qu'une membrane clignotante rudimentaire, elle acquiert des proportions considérables chez ceux où cette dernière membrane est bien développée. C'est ainsi que, chez les oiseaux, la glande de Harder l'emporte de volume sur la glande lacrymale elle-même. Au point de vue de sa valeur morphologique, la glande de Harder diffère de la glande lacrymale : tandis que cette dernière sécrète un liquide très pauvre en matières organiques, le produit de sécrétion de la glande de Harder est une matière plus ou moins épaisse. La première de ces glandes est une glande séreuse ; la seconde appartient à la classe des glandes muqueuses. On admet généralement que la glande de Harder fait complètement défaut chez l'homme et chez les singes. GIACOMINI, cependant, en a rencontré des vestiges sur un certain nombre de Nègres de l'Afrique centrale.

D. — VAISSEAUX ET NERFS DE LA CONJONCTIVE

1° Artères. — Les artères de la conjonctive palpébrale ont été longuement décrites à propos de celles des paupières (p. 500). Nous n'y reviendrons pas ici : nous nous contenterons de rappeler qu'elles proviennent principalement des palpébrales et, accessoirement, des nombreuses branches qui avoisinent le rebord de l'orbite, la lacrymale, la sus-orbitaire, la nasale, la sous-orbitaire et la temporale superficielle.

La conjonctive du cul-de-sac et la plus grande partie de la conjonctive bulbaire reçoivent leur sang des mêmes sources. De la région du cul-de-sac, on voit partir un grand nombre de rameaux, qui se dirigent en sens radiaire vers le pourtour de la cornée : ce sont les *artères conjonctivales postérieures* de certains auteurs. Irrégulières et flexueuses, elles se divisent et s'anastomosent au cours de leur trajet et s'arrêtent à 3 ou 4 millimètres en dehors de la circonférence de la cornée.

Le mode de distribution des artères conjonctivales est assez uniforme. Elles forment tout d'abord, dans le tissu cellulaire sous-conjonctival, un premier réseau à mailles larges et irrégulières. De ce réseau, *réseau sous-conjonctival*, se détachent une multitude de ramuscules ascendants, qui pénètrent dans l'épaisseur du chorion et y forment un deuxième réseau, *réseau terminal*, à mailles excessivement ténues. C'est de ce réseau terminal que se détachent, pour les portions de la muqueuse munies de papilles, les anses vasculaires destinées à ces éminences dermiques.

Nous venons de voir tout à l'heure que les artères conjonctivales postérieures n'arrivaient pas jusqu'à la circonférence de la cornée, mais s'arrêtaient à une certaine distance de cette circonférence. Il existe là, au niveau du limbe, une petite zone circulaire de 3 ou 4 millimètres de largeur qui est respectée par elles : cette zone est irriguée par les ciliaires antérieures.

Les artères ciliaires antérieures proviennent, comme on le sait (p. 421), des artères musculaires destinées aux quatre muscles droits. On compte d'ordinaire deux artères ciliaires pour chacun des muscles droit supérieur, droit inférieur et droit interne, une seulement pour le droit externe. Ces artères se séparent des musculaires au niveau des tendons des muscles précités et se portent ensuite vers la cornée en suivant la même direction que les artères conjonctivales postérieures (fig. 360,9). Elles sont, toutefois, plus profondément situées que ces dernières et cheminent directement sur la face externe de la sclérotique. Arrivées à 1 ou 2 millimètres de la ligne de soudure scléro-cornéenne, les artères ciliaires perforent la sclérotique et viennent se jeter dans le grand cercle artériel de l'iris, qu'elles contribuent ainsi à former. Mais, au moment de disparaître dans l'épaisseur de la sclérotique, elles envoient vers la conjonctive un certain nombre de branches, auxquelles on pourrait donner le nom d'*artères conjonctivales antérieures*. Ces artères, suivant à partir de leur origine un trajet récurrent, se portent en arrière à la rencontre des artères conjonctivales postérieures, avec lesquelles elles s'anastomosent par quelques-uns de leurs rameaux. Le plus grand nombre d'entre eux se ramifient et s'épuisent dans l'anneau conjonctival, qui est placé immédiatement en arrière de la circonférence de la cornée.

En résumé, la conjonctive possède deux territoires vasculaires (fig. 360) :

1° Un grand territoire, qui comprend à la fois sa portion palpébrale, son culde-sac et la plus grande partie de sa portion bulbaire. Ce territoire est alimenté par les différentes artères qui se distribuent aux paupières : nous l'appellerons le *territoire palpébral;*

2° Un territoire plus petit, qui répond à la circonférence de la cornée et qui comprend la portion de la conjonctive située en dehors de cette circonférence, dans une hauteur de 3 ou 4 millimètres : c'est le *territoire ciliaire*. Il est alimenté, en effet, par les artères ciliaires antérieures et, s'il n'a que des relations indirectes

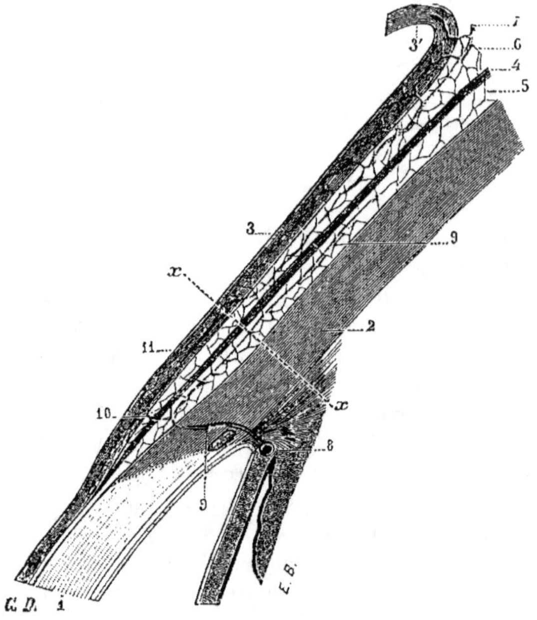

Fig. 360.

Schéma représentant la circulation de la conjonctive bulbaire.

1. cornée. — 2, sclérotique. — 3. conjonctive bulbaire, avec 3′, son cul-de-sac. — 4, capsule de Tenon. — 5, espace supra-sclérotical. — 6, tissu cellullaire sous-conjonctival. — 7, artère conjonctivale postérieure, irriguant la plus grande partie de la conjonctive bulbaire. — 8, grand cercle artériel de l'iris. — 9, une artère ciliaire antérieure. — 10, une collatérale de ce dernier vaisseau destiné à 11, territoire ciliaire de la conjonctive. — *xx*, limite des deux territoires vasculaires de la conjonctive.

avec les paupières, il est, par contre, étroitement lié au muscle ciliaire et à l'iris dans lesquels se terminent les ciliaires antérieures.

Quoique reliés à leurs confins par des anastomoses, les deux territoires précités conservent dans les processus pathologiques une certaine indépendance. C'est ainsi que les régions de la conjonctive qui appartiennent au territoire palpébral sont influencées par les affections des paupières et que, d'autre part, le réseau péricornéen ou périkératique, qui est peu visible dans les conditions ordinaires, s'injecte presque toujours dans les affections inflammatoires de la cornée et de l'iris, revêtant alors l'aspect d'une bandelette rosée (*cercle périkératique*) qui se dispose tout autour de la cornée transparente.

2° **Veines.** — Dans le *territoire palpébral* de la conjonctive, c'est-à-dire sur la conjonctive palpébrale, sur la conjonctive du cul-de-sac et sur la partie postérieure de la conjonctive bulbaire, chaque branche artérielle est accompagnée d'une ou de

deux branches veineuses, qui vont se jeter, en partie dans les troncs veineux tributaires de l'ophthalmique, en partie dans les veines des paupières et de là dans la
faciale et la temporale superficielle. Quant aux veines issues du *territoire ciliaire*,
elles viennent s'ouvrir dans les veines ciliaires antérieures et aboutissent finalement, par l'intermédiaire de ces dernières, à la veine ophthalmique.

3° Lymphatiques. — Les lymphatiques de la conjonctive, injectés par TEICHMANN
et SAPPEY, forment dans toute l'étendue de la muqueuse un double réseau : un
réseau superficiel, qui est placé immédiatement au-dessous des capillaires sanguins ; un *réseau profond*, qui occupe le tissu conjonctif sous-muqueux et se

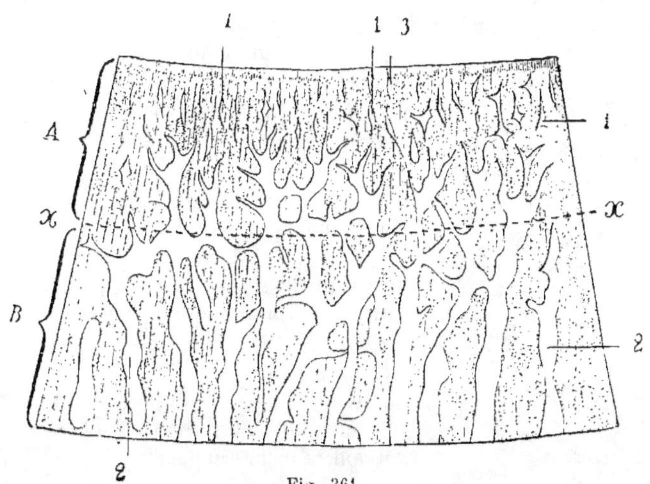

Fig. 361.

Vaisseaux lymphatiques de la conjonctive sclérale et cornéenne injectés, par la cornée
(d'après WALDEYER).

A. cornée. — B. sclérotique. — x x. ligne qui limite approximativement la sclérotique et la cornée. — 1 1, espaces
acunaires de la cornée, remplis par l'injection. — 2. vaisseaux lymphatiques. — 3, lacunes unies entre elles d'abord,
puis à l'origine d'un vaisseau lymphatique par un prolongement.

trouve relié au précédent par de nombreuses anastomoses à direction verticale ou
oblique. Ces vaisseaux lymphatiques se dirigent les uns vers l'angle interne, les
autres vers l'angle externe de l'œil. Là, ils se mêlent aux lymphatiques des paupières et aboutissent finalement, ceux de l'angle externe aux ganglions parotidiens,
ceux de l'angle interne aux ganglions sous-maxillaires.

Le réseau lymphatique du limbe conjonctival est formé par des capillaires à la
fois plus ténus et plus serrés que ceux que l'on observe sur les autres régions de
la conjonctive. Ils sont en outre en relation directe avec les lacunes et les canaux
interstitiels de la cornée, comme le montre la figure ci-dessus que j'emprunte à
WALDEYER. On les voit, en effet, se remplir avec la plus grande facilité (RECKLING-
HAUSEN, LEBER, WALDEYER) à la suite d'injections poussées dans le tissu propre de
cette dernière membrane. A la périphérie du territoire ciliaire, les lymphatiques
de cette région se confondent avec les lymphatiques de la conjonctive bulbaire et
présentent le même mode de terminaison que ces derniers.

4° Nerfs. — Les rameaux nerveux sensitifs destinés à la conjonctive proviennent
de plusieurs sources : en dehors, du nerf lacrymal ; en dedans, du nerf nasal
externe ; pour la partie centrale ou cornéenne de la conjonctive bulbaire, des nerfs

ciliaires. Ces derniers nous sont déjà connus ; ils ont été décrits à propos de la cornée (p. 404). Les rameaux issus du lacrymal et du nasal externe se terminent suivant deux modes distincts : 1° par des *extrémités libres* ; 2° par des renflements spéciaux, dits *corpuscules de Krause*. On a signalé encore, dans la conjonctive, un certain nombre de corpuscules de Pacini et de corpuscules de Meissner, qui ne présentent ici rien de particulier.

a. *Terminaisons par extrémités libres.* — Arrivés dans les couches les plus superficielles du derme, les tubes nerveux perdent leur myéline et forment un premier plexus, le *plexus sous-épithélial*, d'où s'échappent des fibrilles très fines. De ces fibrilles, les unes se distribuent vraisemblablement au derme ; les autres, franchissant la membrane basale, viennent se terminer dans la couche épithéliale, où ils forment un deuxième plexus, le *plexus interépithélial*. Les fibrilles interépithéliales se terminent probablement ici, comme dans l'épiderme, par de petits renflements en forme de boutons, qui se rapprochent plus ou moins de la surface libre de la muqueuse. On rencontre même entre les cellules épithéliales de la conjonctive (Poncet) des corpuscules étoilés, qui rappellent par leur aspect les cellules intra-épidermiques de Langherans et qui ont certainement la même signification : ce ne sont pas des cellules nerveuses, comme on l'a cru longtemps, mais de simples cellules de la lymphe qui ont émigré dans l'épithélium en traversant la membrane basale.

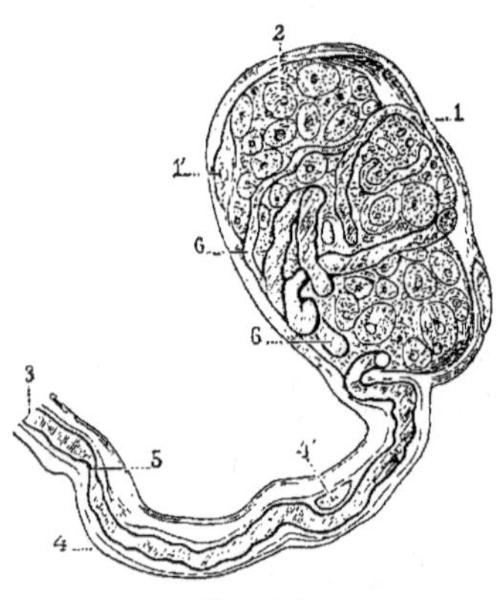

Fig. 362.

Corpuscules nerveux de la conjonctive
(d'après A. Key et Retzius).

1, enveloppe du corpuscule, avec 1', son noyau. — 2, éléments cellulaires du corpuscule. — 3, nerf afférent. — 4, périnèvre, avec 4', ses noyaux. — 5, un étranglement annulaire. — 6, terminaisons nerveuses dans le corpuscule.

b. *Terminaisons par corpuscules de Krause.* — Découverts en 1858 par W. Krause et décrits à nouveau à une époque plus récente par Ciaccio, par Longworth, par Poncet et par Suchard, les corpuscules nerveux de la conjonctive (*Endkolben* de W. Krause) sont situés dans les couches superficielles du derme muqueux et se présentent à l'œil sous la forme de petites masses sphériques, ovoïdes ou piriformes (fig. 362). On les rencontre sur plusieurs points de la conjonctive ; mais les recherches de Ciaccio, confirmées par celles de Poncet, établissent qu'ils se développent de préférence à la partie supéro-externe de la muqueuse sur le territoire du nerf lacrymal. On en compte en moyenne 5 ou 6 par 40 millimètres carrés de surface (Poncet, Longworth, Waldeyer). Les plus petits mesurent de 25 à 30 μ ; les plus grands présentent 50 μ de hauteur sur 60 μ de largeur.

Comme les corpuscules de Meissner, les corpuscules de Krause sont en relation chacun avec une ou deux fibres nerveuses, *fibres afférentes du corpuscule*, qui l'abordent par l'un de ses pôles, s'enroulent plus ou moins autour de sa surface extérieure et, finalement, le pénètrent.

Envisagés au point de vue de leur structure intime, les corpuscules nerveux de la conjonctive de l'homme se composent d'une enveloppe conjonctive, parsemée de noyaux et renfermant à son centre des amas de cellules qui ont vraisemblablement la même valeur morphologique que les *cellules interstitielles* ou *cellules tactiles* des corpuscules de Meissner (voy. p. 299).

Quant à la fibre nerveuse elle-même, elle se dépouille de sa myéline en pénétrant dans le corpuscule (voy. p. 298). Puis, elle se divise en un certain nombre de fibrilles, qui viennent se terminer entre les cellules précitées par de petits renflements arrondis ou ovalaires. Ces fibrilles terminales sont au nombre de deux ou trois seulement dans les petits corpuscules en voie de développement. Dans les corpuscules volumineux, elles forment de riches arborisations, qui parfois sont embrouillées au point de figurer un véritable lacis (SUCHARD). Mais, quels que soient leur nombre et leur degré de complexité, ces fibres nerveuses se terminent toujours, comme dans les corpuscules à forme simple, par des renflements en bouton qui occupent les interstices des cellules tactiles.

A consulter, au sujet de la conjonctive : KRAUSE (W.), *Ueber die Drüsen der Conjunctiva*, Zeitschr. f. rat. Medic., 1854; — KLEINSCHMIDT, *Ueber die Drüsen der Conjunctiva*, Arch. f. Ophthalm., 1863; — WALDEYER, *In Græfe-Sœmisch Handbuch*; — WOLFRING, *Untersuch. über die Drüsen der Bindehaut des Auges*, Med. Centralbl., 1872; — DU MÊME, *Contribution à l'étude des glandes du cartilage des paupières*, Westnik ophthalmogii, 1885; — CIACCIO. *Osservazioni intorno alla struttura della conjunctiva umana*. Bologne, 1874; — REICH, *Zur histologie der Conjunctiva des Menschen*, Arch. f. Ophthalm., 1875; — PONCET, *Rech. critiques et histologiques sur les terminaisons des nerfs dans la conjonctive*. Arch. de physiol., 1875; — LONGWORTH, *Ueber die Endkolben der Conjunctiva*. Arch. f. mikrosk. Anat., 1875; — TARTUFERI, *Sulle forme cellulari che compongono l'epitelio delle porzione tarsea della congiúntiva umana*, Giorn. internat. delle Sc. med., 1879; — SUCHARD, *Rech. sur la structure des corpuscules nerveux terminaux de la conjonctive*. Arch. de physiol., 1884; — PROBSTING. *Ein Beitrag zur feineren Anatomie des Lides u. der Conjunctiva des Menschen u. des Affen*, Zeitschr. f. vergleich. Augenheilk, IV, 1886; — ZALUSKOWSKY, *Bemerk. über den Bau der Bindehaut*, Arch. f. mikrosk. Anat., 1887; — STIEDA, *Ueber die Caruncula lacrymalis der Menschen*. Arch. f. mikr. Anat., 1890; — DOGIEL, *Die Nervenendkörperchen in der Cornea und Conjunctiva bulbi des Menschen*, Arch. f. mikrosk. Anat., XXXVII, 1891; — BAJARDI, *Examen microsc. de la circulation dans les vaisseaux de la conjonctive humaine*. Ann. di ottalmologia, 1893; — LEEDHAM GREEN, *Ueber die Bedeutung der Becherzellen d. Conjunctiva*, Diss. Heidelberg, 1894; — THEODOROFF. *Ueber die Balgdrüsen (sogen. Manz'schen) in der normalen Conjunctiva des Menschen*. C. für Augenheilkund. Jg. 19, 1895; — VILLARD, *Considérations sur l'histologie normale de la conjonctive*. in Thèse de l'auteur, Montpellier, 1896.

§ V. — APPAREIL LACRYMAL

La conjonctive, que nous venons de décrire, est constamment lubréfiée chez l'homme par les *larmes*, liquide aqueux qui se répand à sa surface et semble avoir pour fonctions : 1º de favoriser le glissement l'un sur l'autre des deux organes en contact, les paupières et le globe de l'œil ; 2º de prévenir les conséquences de l'évaporation qui s'exerce sur la partie du globe oculaire exposée à l'air et d'assurer ainsi une réplétion toujours égale de la chambre antérieure et des espaces lymphatiques de la cornée.

Cette double fonction est naturellement remplie, chez les animaux qui vivent dans l'eau, par le liquide ambiant. Aussi voyons-nous l'appareil producteur des larmes faire complètement défaut chez les poissons. Son apparition au cours du développement phylogénique est la conséquence de l'abandon, par les animaux, des milieux liquides et de leur passage à la vie aérienne. C'est ainsi qu'il commence à se montrer chez certains batraciens (urodèles) et qu'il persiste ensuite, à des degrés de développement divers, chez les reptiles, chez les oiseaux et chez les mammifères.

Considéré dans la série, l'appareil sécréteur des larmes comprend deux glandes distinctes : 1º une glande externe, qui se développe sur le côté externe de l'œil et qui constitue la *glande lacrymale proprement dite*; 2º une glande interne, qui est intimement liée à la membrane clignotante et qui n'est autre que la *glande de Harder*. La glande de Harder, ainsi que nous l'avons déjà vu (p. 511), a disparu chez l'homme et chez les singes et, dans ces deux groupes zoologiques, la production des larmes est exclusivement dévolue à la glande lacrymale proprement dite.

Chez l'homme, par conséquent, l'appareil lacrymal se compose :

1° D'un organe producteur unique, la *glande lacrymale*, qui sécrète les larmes et les déverse sur la conjonctive ;

2° D'un ensemble de conduits, les *voies lacrymales proprement dites*, qui recueillent les larmes sur cette dernière membrane et les transportent jusque dans les fosses nasales.

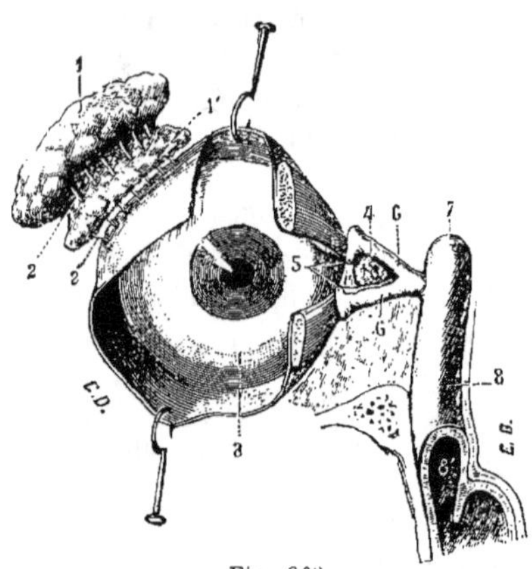

Fig. 363.

Vue d'ensemble de l'appareil lacrymal.

1, 1', glande lacrymale (portion orbitaire et portion palpébrale). — 2, 2, ses canaux excréteurs. — 3, face antérieure de l'œil, recouverte par la conjonctive. — 4, lac lacrymal. — 5, points lacrymaux. — 6, conduits lacrymaux. — 7, sac lacrymal. — 8, canal nasal, avec 8', son ouverture dans les fosses nasales.

A. — GLANDE LACRYMALE

La glande lacrymale (fig. 364, 1 et 2) est une glande en grappe, ayant pour fonction de sécréter les larmes et de les déverser à la surface de la conjonctive.

1° Conformation extérieure et rapports. — Située à la partie supérieure, antérieure et externe de l'orbite, la glande lacrymale se divise, chez l'homme, en deux portions : une portion principale ou orbitaire et une portion accessoire ou palpébrale. Ces deux portions sont séparées l'une de l'autre par le muscle releveur de la paupière supérieure et par une expansion fibreuse qui, du bord externe de ce muscle et de son tendon, se rend au côté externe du rebord orbitaire : elle se fixe là (fig. 364, 8 et 8'), en partie sur ce rebord, en partie à la face profonde de la peau qui recouvre la commissure externe des paupières.

A. PORTION ORBITAIRE. — La portion orbitaire de la glande lacrymale (*glande innominée* de GALIEN) est logée dans cette

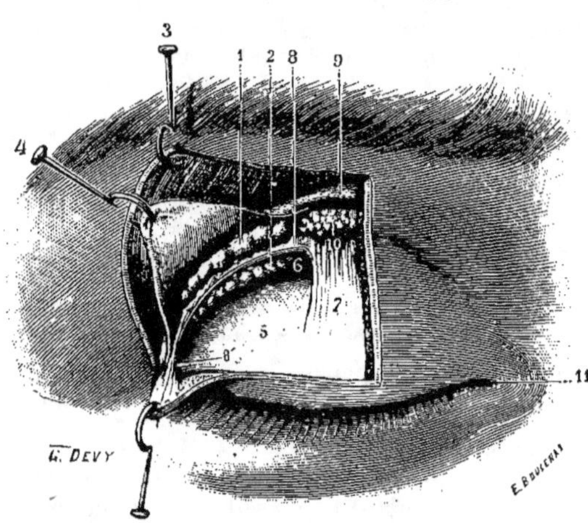

Fig. 364.

Les deux portions de la glande lacrymale, vues en avant, après dissection de la paupière (œil droit).

1, portion orbitaire de la glande lacrymale. — 2, sa portion palpébrale. — 3, peau doublée du muscle orbiculaire. — 4, septum orbitale. — 5, tarse supérieur. — 6, conjonctive. — 7, tendon du releveur. — 8, expansion latérale de ce tendon, séparant les deux portions de la glande lacrymale. — 8', attaches latérales de cette expansion sur le rebord orbitaire et à la face profonde des téguments. — 9, rebord de l'orbite. — 10, paquet graisseux. — 11, angle interne de l'œil.

fossette que présente l'orbite au niveau de la partie supéro-externe de sa base, et que nous avons déjà décrite (voy. Ostéologie) sous le nom de *fossette lacrymale*.

Aplatie de haut en bas, allongée dans le sens transversal, elle affecte la forme d'une amande dont le grand diamètre se dirigerait obliquement en dehors et en bas. Elle nous présente ainsi : 1° deux faces, l'une supéro-externe, l'autre inféro-interne ; 2° deux bords, que l'on distingue en antérieur et postérieur ; 3° deux extrémités, l'une interne, l'autre externe. — La *face supéro-externe*, convexe, répond à la voûte orbitaire ou, plus exactement, au périoste, auquel elle est reliée par un certain nombre de travées conjonctives, généralement peu résistantes. — La *face inféro-interne*, légèrement concave, repose à la fois sur le releveur de la paupière supérieure, sur l'expansion latérale de ce muscle et sur le droit externe. — Le *bord antérieur*, mince et tranchant, se dirige parallèlement à l'arcade orbitaire et arrive au contact du ligament large des paupières ou septum orbitale. — Le *bord postérieur*, un peu plus épais que l'antérieur, répond au tissu cellulo-graisseux de l'orbite. Il reçoit l'artère lacrymale et le nerf de même nom. — Les deux *extrémités*, plus ou moins arrondies, reposent, l'interne sur le releveur de la paupière supérieure, l'externe sur le muscle droit externe. Cette dernière descend d'ordinaire jusqu'à la suture fronto-malaire.

Envisagée au point de vue de ses dimensions, la portion orbitaire de la glande lacrymale présente des variations individuelles très étendues. Merkel donne, à ce sujet, les chiffres suivants :

Longueur (diamètre transversal)	20 millimètres.
Largeur (diamètre antéro-postérieur)	12 —
Epaisseur (diamètre vertical)	5 —

Ce ne sont là, bien entendu, que des moyennes et il n'est pas rare de rencontrer, en dehors de tout état pathologique, pour la largeur comme pour la longueur, 3 ou 4 millimètres en plus ou en moins.

B. Portion palpébrale. — Située au-dessous de la portion orbitaire, la portion palpébrale de la glande lacrymale (*glande accessoire* de Rosenmüller) occupe la partie externe de la paupière supérieure. Elle est constituée par un amas de petits lobules, dont le nombre varie, d'après Sappey, de quinze à quarante. Considérée dans son ensemble, elle est aplatie de haut en bas et a une forme irrégulièrement quadrilatère. — Sa *face supérieure* est en rapport avec le tendon du releveur et avec l'expansion fibreuse, ci-dessus indiquée, qui la sépare de la portion orbitaire. — Sa *face inférieure* répond, en partie au tissu cellulo-adipeux de l'orbite, en partie à la conjonctive. — Son *bord postérieur*, contournant l'expansion fibreuse qui le sépare de la portion orbitaire de la glande lacrymale, se confond en partie avec cette dernière portion. — Son *bord antérieur*, parallèle au bord supérieur du tarse, repose sur le cul-de-sac oculo-conjonctival, auquel l'unissent intimement les canaux excréteurs de la glande. — Son *extrémité interne* s'arrête ordinairement au même niveau que l'extrémité interne de la portion orbitaire. — Quant à son *extrémité externe*, elle s'étend jusqu'à la commissure des paupières et empiète même parfois, par un ou deux de ses lobules, sur la paupière inférieure.

C. Canaux excréteurs de la glande lacrymale. — Les canaux excréteurs de la glande lacrymale ont été minutieusement étudiés en 1843 par Gosselin, en 1853 par Sappey, et en 1859 par Tillaux.

Sappey les divise en canaux principaux et canaux accessoires. Les *canaux principaux* (fig. 365, 9), au nombre de trois à cinq, proviennent de la portion orbitaire de la glande et émergent soit de sa face inférieure, soit de son bord antérieur. De là, ils se dirigent obliquement en bas et en avant, traversent la portion palpébrale et reçoivent latéralement les canaux excréteurs de cette dernière portion. Seuls les canaux qui émanent des régions extrêmes de la glande palpébrale conservent leur indépendance et restent isolés : ce sont les *canaux accessoires*. Leur nombre varie de deux à cinq.

La description donnée par GOSSELIN ne diffère que légèrement de celle de SAPPEY. D'après GOSSELIN, deux conduits seulement naîtraient de la portion orbitaire, six à huit proviendraient de la portion palpébrale et ces deux sortes de conduits (c'est là le point qui sépare les deux anatomistes) resteraient indépendants dans tout leur

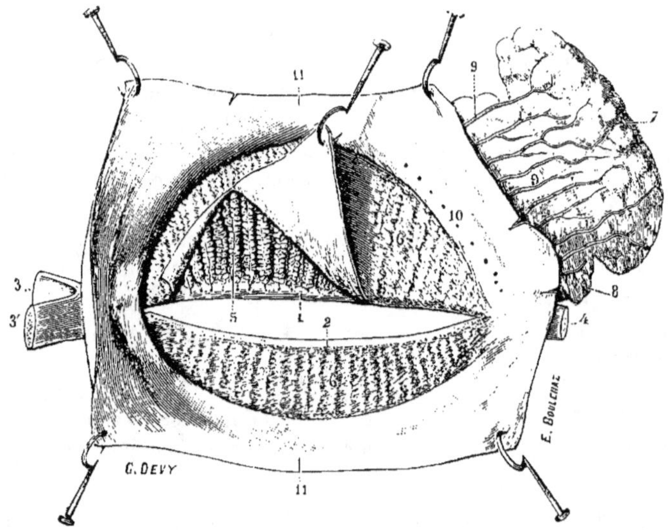

Fig. 365.

Les deux portions de la glande lacrymale et leurs canaux excréteurs, vus en arrière (œil droit).

La conjonctive oculaire a été disséquée et érignée en haut pour montrer le cul-de-sac oculo-conjonctival, tout particulièrement la partie supéro-externe de ce cul-de-sac où s'ouvrent les conduits excréteurs de la glande lacrymale.

1, bord libre de la paupière supérieure avec les orifices des glandes de Meibomius. — 2, bord libre de la paupière inférieure. — 3, 3', tendon direct et tendon réfléchi de l'orbiculaire. — 4, ligament externe des tarses. — 5, les glandes de Meibomius, mises à découvert. — 6, les mêmes glandes, vues à travers la conjonctive palpébrale. — 7, portion orbitaire de la glande lacrymale. — 8, sa portion palpébrale. — 9, canaux excréteurs. — 10, orifices de ces canaux excréteurs dans le cul-de-sac conjonctival. — 11, conjonctive.

parcours. TILLAUX, dans ses propres recherches, a rencontré les deux dispositions que nous venons de décrire, mais dans une proportion fort inégale : sur quinze sujets examinés, il a observé treize fois celle qui a été signalée par GOSSELIN, deux fois seulement celle qui est considérée comme normale par SAPPEY.

Quoi qu'il en soit, que les canaux excréteurs de la glande palpébrale restent indépendants ou se jettent en partie dans les canaux issus de la glande orbitaire, il existe chez l'homme de six à dix canaux chargés de déverser à la surface de la conjonctive le liquide sécrété par les deux portions de la glande lacrymale. Ces canaux, larges chacun de trois ou quatre dixièmes de millimètre, ont une forme cylindrique et un trajet sensiblement rectiligne. Ils cheminent parallèlement les uns aux autres et viennent s'ouvrir, par des orifices distincts et plus ou moins rapprochés, dans la partie supérieure et externe du cul-de-sac oculo-conjonctival. L'ensemble de ces orifices se dispose toujours suivant une rangée régulière, qui a la forme d'une courbe à concavité dirigée en bas et en dedans (fig. 365, 10). Du reste, elle est à peu près parallèle au bord supérieur du tarse et n'est séparée de ce bord que par un intervalle de 4 ou 5 millimètres.

2° Structure de la glande lacrymale. — Envisagée au point de vue de sa structure, la glande lacrymale, comme nous l'avons dit plus haut, appartient à la classe des glandes en grappe. Nous examinerons séparément la glande proprement dite et ses canaux excréteurs.

A. STRUCTURE DE LA GLANDE PROPREMENT DITE. — La glande lacrymale présente la plus grande analogie avec les glandes salivaires et tout particulièrement avec la parotide. Comme cette dernière, elle se décompose en lobes, les lobes en lobules et ceux-ci en acini. Les acini sont constitués par une membrane propre, tapissée sur sa face interne par une couche épithéliale.

a. *Membrane propre.* — La membrane propre n'est pas une membrane amorphe, comme on l'a cru pendant longtemps. Elle est formée, d'après les recherches de FRANZ BOLL, par des cellules aplaties, étroites et réunies les unes aux autres par les nombreux prolongements qu'elles émettent. Ces cellules possèdent à leur centre un noyau arrondi et sont vraisemblablement de nature conjonctive.

b. *Épithélium.* — La couche épithéliale qui revêt la membrane propre est constituée par une seule rangée de cellules cubiques, qui sont tassées les unes contre les autres et nous présentent deux extrémités : une extrémité externe, plus large (*base*), répondant à la membrane propre ; une extrémité interne ou centrale, plus petite (*sommet*), répondant à la lumière de l'acinus. Ces cellules possèdent un noyau sphérique, baignant dans un protoplasma légèrement granuleux et occupant de préférence le voisinage de la base. Enfin, on rencontre parfois à la périphérie de l'acinus, entre l'épithélium et la membrane propre, des éléments en forme de croissants ou *lunules,* analogues à ceux que l'on observe dans les glandes salivaires.

L'épithélium sécréteur de la glande lacrymale diffère sensiblement, comme l'a établi REICHEL (*Arch. f. mikr. Anat.,* 1880), sur la glande à l'état de repos et sur la glande fatiguée par une sécrétion prolongée. Dans le premier cas (fig. 366, A), les cellules sont plus transparentes et

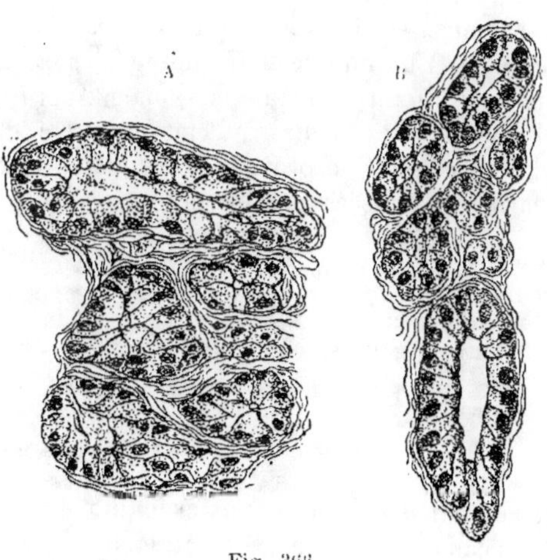

Fig. 366.

Épithélium sécréteur de la glande lacrymale : A, à l'état de repos ; B, à l'état d'activité (d'après REICHEL).

nettement séparées les unes des autres. Dans le second (fig. 366, B), elles sont plus petites, relativement sombres et fortement granuleuses ; de plus, leurs limites respectives se sont en partie effacées et elles semblent maintenant, principalement du côté de leur base, plus ou moins confondues en une masse unique.

B. STRUCTURE DES CANAUX EXCRÉTEURS. — Quant aux canaux excréteurs de la glande lacrymale, ils sont formés d'une couche externe de nature conjonctive et d'une couche interne épithéliale. Les cellules de l'épithélium, disposées partout en une rangée unique, sont aplaties dans le voisinage de l'acinus, cylindriques ou prismatiques dans tout le reste de l'étendue du canal.

3° Vaisseaux et nerfs. — a. *Artères.* — Les artères de la glande lacrymale proviennent de l'artère de même nom. Elles cheminent entre les lobules de la glande, en se divisant en branches de plus en plus petites, et viennent former autour de chaque acinus un réseau capillaire à mailles très étroites, lâchement appliqué contre la face externe de la membrane propre.

b. *Veines.* — Les veines issues de la glande lacrymale se portent en arrière vers le fond de l'orbite et viennent se jeter dans l'ophthalmique.

c. *Lymphatiques.* — Les lymphatiques de la glande lacrymale sont encore mal connus. Jusqu'ici on n'a pu constater, soit à sa surface, soit dans son épaisseur, de canaux lymphatiques vrais. La lymphe circule ici, comme dans les glandes acineuses en général, dans un système de fentes qui entourent les acini (*espaces lymphatiques périacineux*) et qui ont été parfaitement décrits par Boll et par Ranvier. Ces espaces sont revêtus par places de cellules endothéliales et ne diffèrent probablement pas, au point de vue de leur signification anatomique, de ceux que l'on observe en général entre les faisceaux du tissu conjonctif.

d. *Nerfs.* — Les nerfs destinés à la glande lacrymale émanent de la branche lacrymale de l'ophthalmique et suivent, dans la masse glandulaire, le trajet des vaisseaux et des canaux excréteurs. Ils sont constitués en majeure partie (F. Boll) par des fibres de Remak. Leur mode de terminaison reste encore à élucider.

4° Larmes. — L'humeur sécrétée par la glande lacrymale a reçu le nom de *larmes.* C'est un liquide clair, limpide, légèrement salé, à réaction alcaline. Sur un jeune sujet atteint de fistule lacrymale, Arlt (*Arch. für Augenheilk.*, t. II, p. 137) a pu recueillir des larmes à l'état de pureté, c'est-à-dire débarrassées des autres produits de sécrétion provenant des glandes de la conjonctive et des paupières. Ces larmes, analysées par Lerch, ont présenté la composition suivante :

Eau	98.223 p. 100.
Chlorure de sodium	1,237 —
Albumine	0,504 —
Parties salines	0,016 —
Matières grasses	des traces.
Total	100.000

B. — VOIES LACRYMALES PROPREMENT DITES

De la partie supérieure et externe du cul-de-sac oculo-conjonctival où les déversent les canaux excréteurs de la glande lacrymale, les larmes s'étalent uniformément sur toute la surface de la conjonctive, en se dirigeant en dedans. Elles s'amassent tout d'abord dans l'angle interne de l'œil, d'où le nom de *lac lacrymal* donné à cette région. Là, elles sont reprises par deux petits pertuis, appelés *points lacrymaux.* Aux points lacrymaux font suite deux petits canaux les *conduits lacrymaux*, lesquels aboutissent, tout à fait à la partie interne et inférieure de l'orbite, à un réservoir plus considérable, le *sac lacrymal.* Les larmes, enfin, au sortir du sac lacrymal, s'engagent dans un dernier canal, le *canal nasal*, qui les amène dans le méat inférieur des fosses nasales. Le lac lacrymal, les points lacrymaux, les conduits lacrymaux, le sac lacrymal et le canal nasal constituent les différentes portions de ce qu'on est convenu d'appeler les voies lacrymales. Nous étudierons tout d'abord ces différentes formations au triple point de vue de leur conformation extérieure, de leur conformation intérieure et de leurs rapports. Nous décrirons ensuite leur structure, leurs valvules, leurs vaisseaux et leurs nerfs.

1° Conformation extérieure et intérieure, rapports. — Le lac lacrymal et les points lacrymaux sont tout extérieurs et sont parfaitement visibles en dehors de toute préparation. Mais il n'en est pas de même des autres portions des voies lacrymales : celles-ci sont masquées, soit par des parties molles, soit par des parties osseuses et ne peuvent être bien étudiées qu'après avoir été isolées par la dissection.

A. Lac lacrymal. — On donne le nom de lac lacrymal à ce petit espace triangulaire qui se trouve compris entre la partie interne des deux paupières, plus exactement, entre cette portion des deux bords libres qui est dépourvue de cils. Borné en dedans par l'angle de réunion des deux paupières, cet espace est limité en dehors d'une façon tout à fait conventionnelle par les deux tubercules lacrymaux et par la ligne verticale qui les unit l'un à l'autre. Dans l'aire du lac lacrymal se trouve, comme on le sait, la caroncule lacrymale et, en dehors d'elle, le repli semi-lunaire.

B. Points lacrymaux. — Les points lacrymaux (fig. 357, 3, 3') sont deux petits orifices circulaires, occupant le sommet des tubercules lacrymaux. On les distingue, comme les tubercules eux-mêmes, en supérieur et inférieur. Le premier, large de 1/4 de millimètre, regarde en arrière et en bas. Le second, large de 1/3 de millimètre, un peu plus grand par conséquent que le précédent, regarde en arrière et en haut.

De plus, le point lacrymal supérieur est situé un peu en dedans de l'inférieur : tandis que le supérieur est placé à 6 millimètres du ligament palpébral interne, l'inférieur est séparé de ce ligament par un intervalle de 6 millimètres et demi. Il résulte d'une pareille disposition que, lorsque les paupières sont rapprochées, comme dans le sommeil, les deux points lacrymaux ne sont pas superposés, mais simplement juxtaposés.

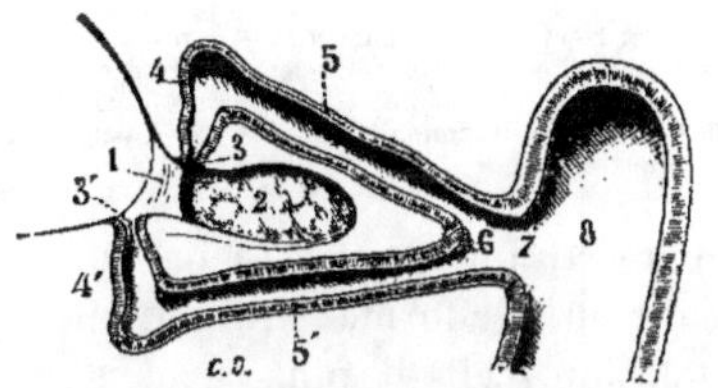

Fig. 367.

Les points lacrymaux, les conduits lacrymaux et l'abouchement de ces derniers dans le sac lacrymal.

1, pli semi-lunaire. — 2, caroncule lacrymale et lac lacrymal. — 3, 3', points lacrymaux. — 4, 4', portion verticale des conduits lacrymaux. — 5, 5', leur portion horizontale. — 6, portion commune des deux conduits. — 7, son abouchement (*sinus de Maier*) dans 8, le sac lacrymal.

Les deux points lacrymaux plongent donc constamment dans le lac lacrymal, que les paupières soient rapprochées ou écartées. D'autre part, ils sont toujours béants, grâce à un tissu conjonctif dur et serré qui les entoure à la manière d'un anneau.

C. Conduits lacrymaux. — Les conduits lacrymaux (fig. 367, 5 et 5') occupent la partie la plus interne du bord libre des paupières. Ils font suite aux points lacrymaux et se distinguent, comme eux, en supérieur et inférieur. — Le *conduit lacrymal supérieur* se dirige d'abord verticalement en haut, dans une étendue de 2 millimètres environ. Puis, il se coude brusquement et se porte obliquement en bas et en dedans vers le sac lacrymal. — Le *conduit lacrymal inférieur*, analogue au précédent, se porte de même verticalement en bas. Puis, s'infléchissant en dedans, il se dirige vers le sac lacrymal, en suivant, dans cette deuxième partie de son trajet, une direction presque horizontale. Les deux conduits lacrymaux nous présentent donc chacun deux portions, une portion verticale et une portion horizontale :

a. *Portion verticale.* — La portion verticale, longue de 2 millimètres à 2 millimètres et demi, continue directement le point lacrymal. Si nous l'examinons sur une coupe faite suivant sa longueur (fig. 368), nous constatons tout d'abord que le point lacrymal a la forme d'un petit entonnoir dont la base regarde l'extérieur, et dont le sommet est tourné du côté du conduit lacrymal. Ce sommet répond à la partie la plus rétrécie des voies parcourues par les larmes (*angustia* de GERLACH) : il mesure à peine 0^{mm},1 de diamètre. Au delà, le conduit lacrymal s'élargit pro-

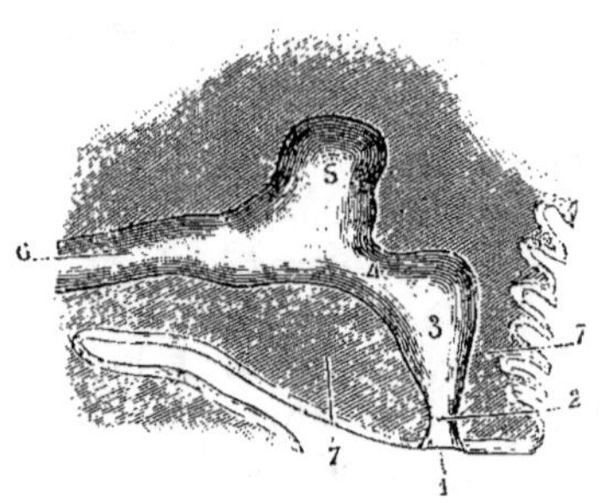

Fig. 368.

Portion verticale du conduit lacrymal supérieur.

1, point lacrymal. — 2, angustia. — 3, première dilatation piriforme. — 4, rétrécissement moyen. — 5, deuxième dilatation en cul-de-sac. — 6, portion horizontale du conduit lacrymal. — 7, paupière supérieure.

gressivement jusqu'au niveau du point où il change de direction, de telle sorte que, dans son ensemble, la portion verticale revêt la forme d'une ampoule, dont le sommet répond au point lacrymal et dont la base se dirige vers le bord adhérent des paupières. Si nous nous en rapportons aux figures données par HEINLEIN et par GERLACH, cette dilatation progressive ne s'effectuerait pas d'une façon régulière et la portion verticale du conduit lacrymal présenterait à sa partie moyenne un petit rétrécissement, comme le montre la figure ci-contre que j'ai fait dessiner d'après une préparation d'HEINLEIN. Il en résulte que, au lieu de former une dilatation ampullaire simple, le conduit lacrymal, dans sa portion verticale, nous présenterait en réalité deux dilatations

séparées l'une de l'autre par une partie rétrécie : une première dilatation fusiforme ou piriforme située immédiatement au delà de l'angustia ; une deuxième dilatation, celle-là plus large et en forme de cul-de-sac, répondant à la base du tubercule lacrymal. C'est au niveau de cette deuxième dilatation que commence la portion horizontale du canal.

b. *Portion horizontale.* — La portion horizontale des conduits lacrymaux est régulièrement cylindrique et mesure en moyenne 5 à 7 millimètres de longueur sur 1/2 millimètre de diamètre. Elle est longée sur sa face postérieure par les faisceaux du muscle de Horner qui, comme on le sait (voy. MYOLOGIE), est une dépendance de l'orbiculaire. Ces fibres musculaires ont une direction longitudinale parallèle à la direction même du canalicule. D'après KREHBIEL, cependant, elles suivraient un trajet flexueux et légèrement spiroïde. Arrivées à la base du tubercule lacrymal, là où le conduit lacrymal se coude et change de direction, les fibres précitées se disposent d'une façon un peu spéciale : elles forment des anses, dont la concavité embrasse la base de l'ampoule que forme la portion verticale du conduit. Comme ces anses sont multiples et se disposent sur tout le pourtour du conduit lacrymal, elles forment par leur ensemble une sorte de sphincter (MERKEL, WALZBERG) qui, lors des contractions de l'orbiculaire, amènera le rétrécissement et même l'occlusion complète de la portion du conduit lacrymal située au-dessous de lui.

c. *Réunion des deux conduits, leur abouchement dans le sac lacrymal.* — Les deux conduits lacrymaux, marchant obliquement à la rencontre l'un de l'autre, se réunissent d'ordinaire un peu avant d'atteindre le sac lacrymal et s'ouvrent alors dans ce réservoir par un orifice commun. L'indépendance réciproque de ces deux conduits et leur abouchement dans le sac lacrymal par deux orifices distincts est une disposition plus rare. Le canal unique, résultant de la réunion des deux conduits lacrymaux, présente, comme ces derniers, une direction horizontale : il mesure, suivant les sujets, de 1 à 3 millimètres de longueur, chemine en arrière du ligament palpébral interne et s'abouche dans le sac lacrymal, non pas exactement sur son côté externe, mais un peu en arrière, comme l'ont établi les observations de LESSHAFT.

D. Sac LACRYMAL. — Le sac lacrymal (fig. 369, 1) est un réservoir membraneux situé sur le côté interne de la base de l'orbite.

a. *Forme, direction, dimensions.* — Il affecte la forme d'un cylindre dont le grand axe, tout en se rapprochant beaucoup de la direction verticale, est cependant un peu oblique de haut en bas, d'avant en arrière et de dedans en dehors. De plus, il n'est pas complètement rectiligne, mais décrit une légère courbe à concavité postérieure. Sa hauteur atteint de 12 à 15 millimètres ; son diamètre antéro-postérieur est de 6 ou 7 millimètres ; son diamètre transversal, un peu plus petit, mesure 4 ou 5 millimètres seulement. Le cylindre auquel nous avons comparé le sac lacrymal est donc légèrement aplati dans le sens transversal.

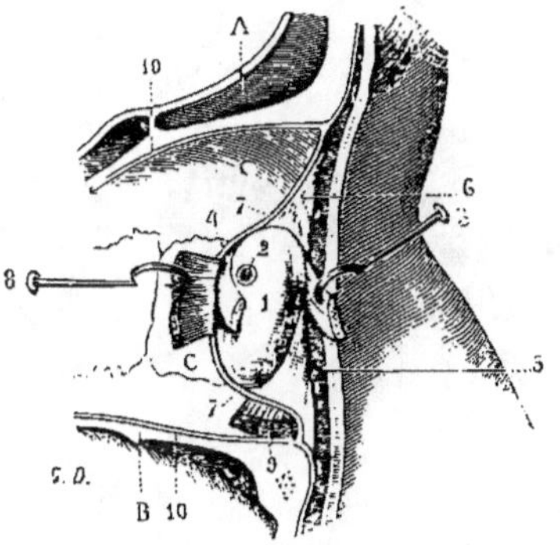

b. *Conformation extérieure et rapports.* — Au point de vue de sa configuration extérieure et de ses rapports, le sac lacrymal nous offre à considérer deux extrémités et quatre faces.

De ses deux extrémités, la *supérieure* est fermée en forme de cul-de-sac : c'est le fond du sac lacrymal. L'*inférieure* s'ouvre dans le canal nasal, qui continue directement le sac lacrymal sans qu'aucun caractère extérieur ne révèle à l'œil les limites respectives de ces deux portions des voies lacrymales.

Les quatre faces se distinguent en antérieure, postérieure, interne et externe. — La *face antérieure* (fig. 370) est en rapport immédiat avec le tendon direct de l'orbiculaire et avec les faisceaux d'origine de ce muscle. Sur ce premier plan vient s'étaler une couche de tissu cellulaire, généralement fort mince, et, sur cette couche cellulaire, la peau de la commissure interne des paupières. Le tendon direct de l'orbiculaire répond à la moitié supérieure du sac et divise ce dernier en deux portions fort inégales : au-dessus de lui, et ne le dépassant que de 2 millimètres, se dresse le cul-de-sac terminal ; au-dessous, se trouve une bonne moitié, la moitié inférieure, du sac lacrymal. Cette moitié inférieure est libre et, comme elle n'est soutenue par aucun plan résistant, elle se distend et bombe en avant toutes les fois qu'une circonstance quelconque (accumulation de larmes, production de pus, injection artificielle) vient accroître la pression intérieure au delà des limites normales. — La *face postérieure* du sac lacrymal (fig. 370) répond au tendon réfléchi de l'orbiculaire, doublé du muscle de Horner. Au-dessus et au-dessous de ce tendon, le sac entre en contact avec le septum orbitale, qui s'insère, comme nous l'avons vu (p. 496) sur la crête de l'unguis et qui le sépare ainsi du tissu cellulo-adipeux de l'orbite. — La *face externe* est située dans l'angle dièdre que forment, en s'écartant l'un de l'autre, le tendon direct et le tendon réfléchi de l'orbiculaire. Cette face répond, à l'union de son tiers supérieur avec son tiers moyen, à la portion commune des conduits lacrymaux (fig. 369,2), qui la

Fig. 369.

Le sac lacrymal injecté et vu par son côté externe (œil droit).

A. os frontal. — B. maxillaire supérieur. — C. unguis. — 1. sac lacrymal. — 2. orifice des conduits lacrymaux (enlevés dans la préparation). — 3. tendon direct de l'orbiculaire, érigné en avant. — 4. son tendon réfléchi. — 5. fibres de l'orbiculaire doublant la peau. — 6. tissu cellulaire placé en arrière de l'orbiculaire. — 7. septum orbitale, s'insérant sur la crête de l'unguis. — 8. muscle de Horner. — 9. muscle petit oblique coupé en travers. — 10. périoste orbilaire.

perfore pour s'ouvrir dans la cavité du sac. A sa partie tout inférieure, elle entre en rapports avec le muscle petit oblique, qui prend fréquemment sur elle un certain nombre de ses insertions. — La *face interne*, enfin (fig. 370), est couchée dans la gouttière lacrymo-nasale et répond, par conséquent, à la branche montante du maxillaire supérieur et à l'unguis. Ces parties osseuses sont naturellement recouvertes par le périoste et nous ferons remarquer qu'une couche de tissu plus ou moins dense unit à ce niveau le sac lacrymal et la lame périostale.

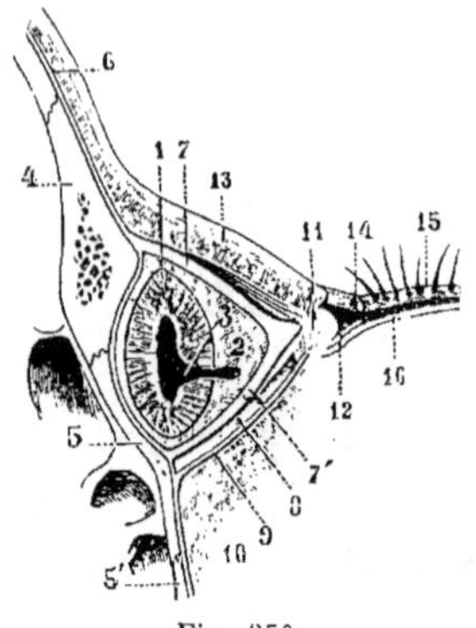

Fig. 370.

Coupe transversale du sac lacrymal passant par le tendon de l'orbiculaire (*schématique*).

1, sac lacrymal. — 2, conduits lacrymaux. — 3, sinus de Maier. — 4, maxillaire supérieur. — 5, unguis. — 5', os planum de l'ethmoïde. — 6, périoste. — 7 et 7', tendon direct et tendon réfléchi de l'orbiculaire. — 8, muscle de Horner. — 9, septum orbitale. — 10, tissu cellulo-adipeux de l'orbite. — 11, caroncule lacrymale. — 12, pli semi-lunaire. — 13, peau. — 14, point lacrymal inférieur. — 15, bord libre de la paupière inférieure. — 16, conjonctive oculaire.

c. *Conformation intérieure*. — Vu intérieurement, le sac lacrymal nous apparaît avec une coloration franchement rougeâtre ou simplement rosée. Il nous présente un peu partout, mais principalement sur son côté interne, un certain nombre de replis muqueux, qui sont éminemment variables par leur situation, par leur direction, par leur forme et surtout par leur développement ; ces replis sont, du reste, sans importance.

Nous devons signaler encore, sur la surface intérieure du sac lacrymal, l'ouverture de la portion commune des conduits lacrymaux. Cette ouverture, dont la situation nous est déjà connue, a une forme arrondie ou très légèrement ovalaire. A son niveau, la paroi du sac lacrymal se déprime en une petite fossette infundibuliforme, connue sous le nom de *sinus de Maier*. Il n'existe, du reste, autour de l'orifice en question aucune valvule.

Tout à fait à la partie inférieure du sac lacrymal, nous rencontrons une nouvelle dépression ou fossette, qui se dirige en avant et en dehors : c'est le *sinus ou recessus de Arlt*. Cette dernière dépression n'est pas constante et se trouve formée bien plus par le développement d'un repli muqueux sous-jacent que par la projection en dehors de la paroi du sac.

E. CANAL NASAL. — Le canal nasal (fig. 371,7), que nous avons déjà étudié sur le squelette (voy. OSTÉOLOGIE), est pour ainsi dire creusé dans la paroi externe des fosses nasales. A sa constitution concourent à la fois le maxillaire supérieur, l'unguis et le cornet inférieur.

a. *Forme et dimensions*. — Sur le sujet revêtu de ses parties molles, il fait suite au sac lacrymal et vient s'ouvrir, d'autre part, dans le méat inférieur des fosses nasales. Sa longueur totale, variable suivant que sa partie inférieure s'arrête au sommet du méat ou se prolonge quelque temps au-dessous de la muqueuse, oscille d'ordinaire entre 12 et 16 millimètres. Comme le sac lacrymal, il a une forme à peu près cylindrique. Il est à remarquer, cependant, qu'il est légèrement aplati de dehors en dedans et, d'autre part, qu'il est un peu plus large en bas qu'en haut. Son diamètre mesure en moyenne de 2 millimètres et demi à 3 millimètres.

b. *Direction*. — Au point de vue de sa direction, le canal nasal continue d'abord celle du sac lacrymal. Puis, il s'infléchit peu à peu sur lui-même pour se porter en bas, en arrière et en dedans, en décrivant dans son ensemble une légère courbe, dont la convexité regarde en avant, en bas et un peu en dehors. Le canal nasal présente donc avec la verticale un double écartement, l'un dans le sens transversal ou latéral, l'autre dans le sens antéro-postérieur.

L'écartement dans le sens transversal est très faible et on est, pour ainsi dire, autorisé par les observations à considérer le canal comme suivant un trajet parallèle au plan médian. Cet écartement se fait, suivant les sujets, tantôt en dedans, tantôt en dehors, c'est-à-dire que l'orifice inférieur du canal est, par rapport à son orifice supérieur, tantôt interne, tantôt externe. Les variations individuelles que l'on rencontre à ce sujet dépendent du rapport variable qui existe entre la largeur de l'espace interorbitaire et la largeur des fosses nasales mesurée au niveau du méat inférieur.

L'écartement dans le sens antéro-postérieur est toujours plus prononcé ; mais il présente, lui aussi, des variations individuelles fort étendues. L'angle qui le mesure et qui est formé, d'une part par la verticale, d'autre part par l'axe du canal, oscille d'ordinaire entre 15 et 25°. Sur le vivant, la direction du canal nasal est assez bien indiquée par une ligne qui, partant du milieu de la commissure interne des paupières, viendrait aboutir à la partie antérieure de la première molaire supérieure.

c. *Orifice inférieur.* — L'orifice inférieur du canal nasal, très important à connaître au point de vue du cathétérisme de ce conduit par le procédé de Laforest, est

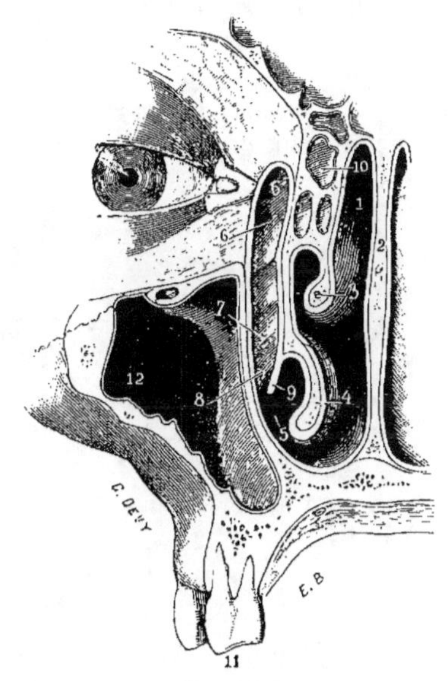

Fig. 371.

Coupe vertico-transversale du sac lacrymal et du canal nasal, vue antérieure.

1. fosse nasale droite. — 2, cloison — 3. cornet moyen. — 4, cornet inférieur. — 5, méat inférieur. — 6, sac lacrymal, avec 6'. orifice des conduits lacrymaux. — 7, canal nasal. — 8. son orifice inférieur. — 9, valvule de Hasner — 10. cellules ethmoïdales. — 11, deuxième prémolaire. — 12, sinus maxillaire.

malheureusement sujet à des variations de situation et de forme qui sont fort nombreuses, et je ne peux oublier, à cet égard, qu'Osborne a examiné plus de cent cinquante fosses nasales sans pouvoir dégager de ses observations une formule générale. On admet ordinairement que le canal nasal s'ouvre dans le méat inférieur à la réunion de son quart antérieur avec ses trois quarts postérieurs, à 30 millimètres environ de l'aile du nez correspondante. Mais ces données, fussent-elles constantes, ne seraient pas toujours suffisantes pour permettre l'introduction facile d'une sonde dans l'orifice en question : car cet orifice s'ouvre, suivant les cas, tantôt au sommet du méat, tantôt (et c'est là la disposition la plus fréquente) au-dessous de ce sommet, sur la paroi externe des fosses nasales. Or, dans ce dernier cas, il peut s'écarter du sommet du méat, dans le sens vertical, de 1 à 12 millimètres. Je l'ai vu, sur plusieurs sujets, descendre jusqu'à quelques millimètres seulement du plancher des fosses nasales.

Quant à sa forme, l'orifice inférieur du canal nasal est ordinairement circulaire lorsqu'il occupe le sommet du méat inférieur (fig. 241,13). Quand, au contraire, il s'ouvre sur la paroi externe des fosses nasales, il est ovalaire, à grand axe vertical ou oblique, et se prolonge ordinairement, sur cette paroi, en une gouttière plus ou moins profonde, *sillon lacrymal* de Verga, qui se dirige verticalement en bas ou bien obliquement en bas et en arrière (fig. 372, A et B). A un degré d'allongement vertical plus prononcé, l'orifice ovalaire devient une simple fente, avec une lèvre antérieure et une lèvre postérieure souvent très rapprochées ou même juxtaposées (fig. 372, D). Il n'est même pas rare de voir dans ce cas une nappe de mucus, plus ou moins concrété, réunir l'une à l'autre les deux lèvres et masquer ainsi complètement l'étroite fente qui les sépare. Sappey rapporte que, sur les différentes fosses nasales qu'il a examinées sur les cadavres, il lui est arrivé quatre fois de ne pouvoir découvrir l'orifice inférieur du canal nasal, ni à la vue, ni à

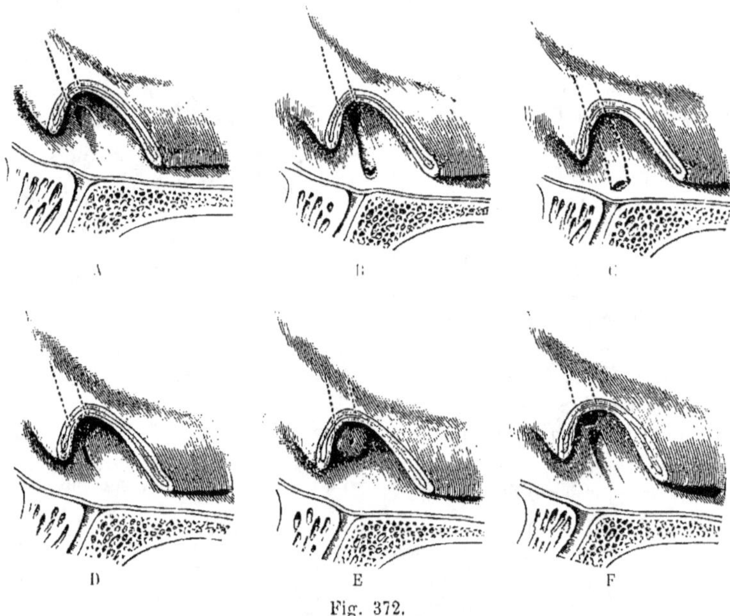

Fig. 372.

Différentes formes de l'orifice inférieur du canal nasal.

A, orifice prolongé par une gouttière. — B, gouttière se terminant en bas par un petit cul-de-sac. — C, orifice situé très bas, presque sur le plancher. — D, orifice en forme de fente. — E, valvule en forme de diaphragme, percée à son centre d'un tout petit orifice circulaire. — F, double orifice, l'un supérieur arrondi, l'autre inférieur ovalaire et suivi d'une petite gouttière.

l'aide du stylet. Il n'est pas un anatomiste, pour peu qu'il se soit occupé du canal nasal, qui n'ait dans ses souvenirs un ou plusieurs faits analogues et qui, de guerre lasse, n'ait eu recours, pour découvrir un orifice qu'il avait vainement cherché dans le méat, à l'injection d'un liquide dans le sac lacrymal. On conviendra sans peine que les difficultés n'eussent pas été moindres si les sujets, qui présentaient de telles dispositions, eussent été vivants et s'il se fût agi, non pas seulement de trouver l'orifice du canal nasal, mais encore d'y introduire un cathéter.

La description que nous venons de donner de l'orifice inférieur du canal nasal se rapporte aux formes les plus fréquentes. Mais il s'en faut de beaucoup qu'elles conviennent à tous les cas. Tels sont ceux où le canal nasal s'ouvre sur la paroi externe du méat par une fente antéro-postérieure, dont les lèvres rectilignes ou convexes, peuvent être régulières ou déchiquetées. On rencontre parfois un orifice arrondi, presque microscopique, au-dessus duquel l'extrémité du canal est dilatée en forme d'ampoule (fig. 372, E): j'ai observé deux faits de ce genre et j'ose affirmer que le canal et son orifice n'étaient dans ces cas le siège d'aucune altération pathologique. J'ai rencontré tout récemment (juin 1891) un canal nasal qui possédait deux orifices distincts : l'un d'eux, le supérieur, était arrondi et occupait l'angle d'implantation du cornet sur la paroi de la fosse nasale ; au-dessous de lui, le canal se prolongeait sur la muqueuse dans une étendue de 5 ou 6 millimètres et se terminait par un deuxième orifice de forme ovalaire, auquel faisait suite une gouttière oblique en bas et en dehors (fig. 372, F). Une pareille disposition doit être fort rare : je n'en connais que deux autres faits qui ont été rapportés l'un par Walzberg, l'autre par Schwalbe.

2° Structure des voies lacrymales. — Les voies lacrymales ne sont en réalité constituées que par une seule tunique, une tunique muqueuse. Cette muqueuse, que l'on pourrait appeler *muqueuse lacrymale*, se continue en haut, au niveau des points lacrymaux, avec la conjonctive ; d'autre part, elle se confond en bas,

au niveau de l'orifice inférieur du canal nasal, avec la portion de la membrane pituitaire qui revêt le méat inférieur. Elle est renforcée, sur les conduits lacrymaux, par le tissu conjonctif du bord des paupières et par les faisceaux du muscle de Horner, qui, comme nous l'avons déjà vu (p. 522), forment à la base du tubercule lacrymal une sorte de sphincter. La paroi du sac lacrymal est renforcée, elle aussi, au niveau de la gouttière lacrymo-nasale, par le périoste orbitaire, qui lui adhère à l'aide d'un tissu conjonctif lâche. Cette couche de tissu conjonctif sous-muqueux se prolonge ensuite

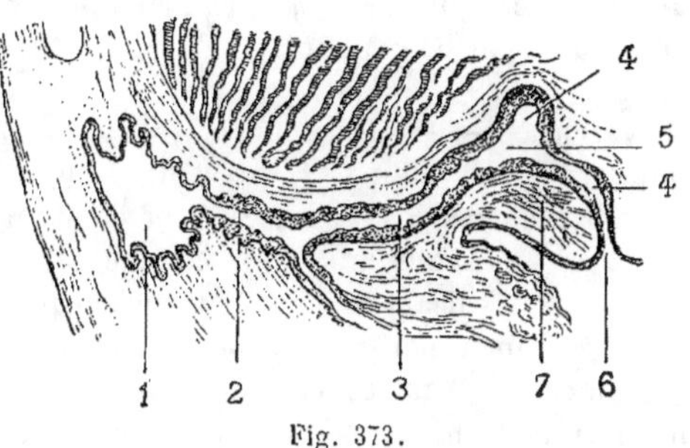

Fig. 373.

Coupe longitudinale des conduits lacrymaux
(d'après Gerlach).

1. sac lacrymal. — 2. canal commun aux deux conduits lacrymaux. — 3, portion horizontale du conduit lacrymal. — 4, 4', sa portion verticale. — 5, point de réunion des deux portions. — 6, point lacrymal. — 7, tubercule lacrymal ou papille lacrymale. — 8, faisceaux de l'orbiculaire.

sur toute la surface du sac qui n'est pas en rapport avec le périoste, en prenant toutefois une plus grande épaisseur et une texture beaucoup plus serrée (Robin et Cadiat). Même disposition dans le canal nasal : la muqueuse lacrymale y est doublée, sur tout son pourtour, par le périoste qui tapisse le canal osseux. Ici encore, une nappe de tissu conjonctif, partout bien distincte par sa texture (Robin et Cadiat), s'interpose entre la muqueuse et la lame périostale, et il est inexact de dire, avec certains auteurs, que les deux formations, muqueuse et périoste, se trouvent confondues en une membrane unique et fort épaisse, que l'on désigne alors sous le nom de fibro-muqueuse.

Histologiquement, la muqueuse des conduits lacrymaux se compose d'un chorion très riche en fibres élastiques (*tunica propria* de Schwalbe), que tapisse à son intérieur un épithélium pavimenteux stratifié. Le chorion présente de 50 à 60 μ d'épaisseur ; l'épithélium, de 120 à 130 μ. Cet épithélium se compose (Schwalbe) de dix à douze couches de cellules superposées les unes aux autres : les plus profondes, celles qui reposent directement sur le chorion, sont cylindriques comme dans l'épiderme ; les moyennes sont sphériques ; les superficielles, plus ou moins aplaties.

La muqueuse du sac lacrymal et du canal nasal, bien différente de celle des conduits lacrymaux, revêt brusquement les caractères histologiques de la pituitaire : sa couche profonde ou chorion est fortement infiltrée de corpuscules lymphoïdes; sa couche superficielle ou épithéliale est formée de cellules cylindriques à cils vibratiles. Ces cellules s'amincissent à leur extrémité basale et interceptent ainsi entre elles des espaces libres, où s'amassent des cellules plus petites et de forme sphérique (*cellules basales*) dont la signification est encore mal connue. Elles sont vraisemblablement de même nature que les cellules basales de la pituitaire.

3° Glandes des voies lacrymales. — Tous les histologistes sont d'accord pour

admettre dans la muqueuse lacrymo-nasale des glandes muqueuses analogues à
celles de la pituitaire. Mais il existe les plus grandes divergences au sujet de leur
répartition topographique. Maier décrit des glandes à la fois dans le sac lacrymal et dans le canal nasal. Sappey rejette formellement les glandes du sac lacrymal et n'en décrit que dans la moitié inférieure du canal nasal. Enfin Walzberg,
Robin et Cadiat, restreignant encore le domaine de ces glandes, n'admettent
leur existence que sur la partie tout inférieure du canal nasal, au voisinage de
la pituitaire par conséquent.

4° Valvules. — Contrairement à certaines muqueuses, qui sont lisses et unies,
la muqueuse lacrymo-nasale présente de loin en loin des replis transversaux, qui
font saillie en dedans et rétrécissent d'autant la lumière du canal parcouru par
les larmes. Ces replis muqueux, comme cela a été déjà dit à propos du sac lacrymal, sont très variables par leur forme et par leur développement. Le plus souvent ils sont peu marqués, semi-lunaires, n'occupant qu'une partie de la circonférence du canal. D'autres fois, cependant, ils en occupent tout le pourtour, affectant alors la forme d'une sorte de diaphragme percé à son centre.

Les replis de la muqueuse lacrymo-nasale ont été pompeusement décorés du
nom de valvules, et à ces prétendues valvules a été attribuée l'importante
fonction de régler le cours des larmes, tout comme les valvules veineuses règlent
le cours du sang des capillaires vers le cœur. Parmi les nombreuses valvules qui
ont été décrites depuis les points lacrymaux jusqu'à l'ori-
fice inférieur du canal nasal, il y en a cinq principales
qui sont, en allant de haut en bas : 1° la *valvule de Bochdaleck*, située au niveau du point lacrymal ou, plus exactement, dans le fond du petit entonnoir que présente cet
orifice, au niveau de cette partie rétrécie qui a été désignée par Gerlach sous le nom d'*angustia* ; 2° la *valvule de
Rosenmüller*, encore appelée *valvule de Huschke*, située
au point d'abouchement des conduits lacrymaux dans la
partie externe du sac ; 3° la *valvule de Béraud* ou *valvule de Krause*, qui se développe à la limite du sac lacrymal et du canal nasal ; 4° la *valvule de Taillefer*, qui
occupe la portion moyenne de ce dernier conduit ; 5° enfin,
la *valvule de Hasner*, située à l'orifice inférieur du canal
nasal. Ce dernier repli s'observe dans les cas où le canal
nasal, se prolongeant au-dessous de la muqueuse pituitaire, vient s'ouvrir sur la paroi externe du méat. Elle est
constituée, sur la plupart des sujets, de la façon suivante
(fig. 374, 6) : la muqueuse de la paroi interne du canal
nasal, arrivée au niveau de l'orifice, se réfléchit en dedans
et se continue avec la muqueuse du méat. De cette union
résulte un voile membraneux, qui retombe, plus ou moins
long et plus ou moins flaccide, sur l'orifice en question

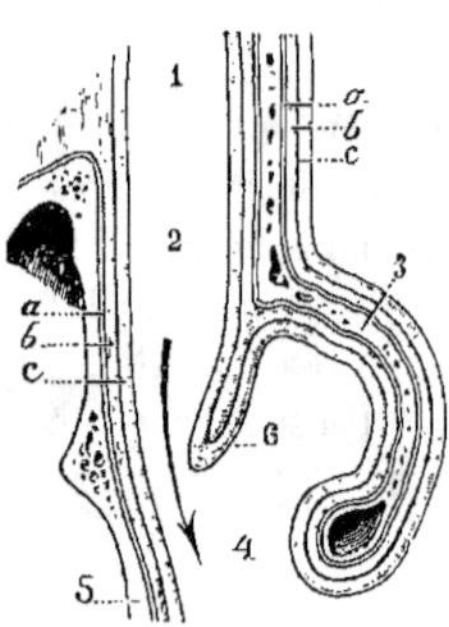

Fig. 374.

Coupe vertico-transver-
sale du canal nasal pour
montrer la valvule de
Hasner (*schématique*).

1, sac lacrymal. — 2, canal
nasal. — 3, cornet inférieur. —
4, méat inférieur. — 5, paroi
externe de ce méat. — 6, valvule
de Hasner.
a, périoste. — *b*, tissu sous-
muqueux. — *c*, muqueuse.
On voit que la valvule 6 est
formée par une couche moyenne
de tissu conjonctif, tapissée sur
ses deux faces par la muqueuse.

et le dissimule plus ou moins à l'œil de l'observateur qui explore la paroi externe
des fosses nasales. Mais, comme on le conçoit sans peine, le rétrécissement n'est
qu'apparent : si on introduit, en effet, dans le sac lacrymal et de là dans le canal
nasal une masse liquide ou un simple stylet, on voit le voile membraneux précité se soulever du côté de la cavité des fosses nasales et, du même coup, l'ori-

fice qu'il recouvrait prendre une forme et des dimensions qui sont, dans la plupart des cas, peu différentes de celles du canal nasal lui-même. Nous avons vu plus haut, et nous le rappellerons en passant, que le canal nasal présente parfois à son extrémité inférieure un véritable diaphragme, percé à son centre d'un tout petit orifice arrondi. Mais cette disposition, que j'ai représentée dans la figure 372 (E), est tout à fait exceptionnelle.

Les prétendues valvules que nous venons de décrire ont bien perdu aujourd'hui de l'importance que leur accordaient autrefois les anatomistes et les chirurgiens, et ce n'est que justice. Ces replis muqueux, en effet, n'ont rien de fixe dans leur situation, dans leur forme, dans leur direction. De plus, ils ne sont pas constants et, quand ils existent, ils se présentent avec des proportions tellement rudimentaires qu'ils ne sauraient, dans aucun cas, acquérant la valeur des valvules veineuses, remplir le rôle qu'on leur a gratuitement attribué d'appareils régulateurs du cours des larmes.

5° **Vaisseaux et nerfs des voies lacrymales.** — a. *Artères.* — Les artères destinées au sac lacrymal et au canal nasal proviennent de la palpébrale inférieure et de la nasale, deux branches de l'ophthalmique.

b. *Veines.* — Les veines diffèrent sur le sac lacrymal et sur le canal nasal. Sur le sac lacrymal, ce sont de simples veinules sans importance. Sur le canal nasal, ce sont au contraire de nombreuses et grosses veines, apparaissant très nettement sur des coupes transversales entre la couche épithéliale et le périoste. Cet amas de canaux veineux, toujours béants et gorgés de sang, très rapprochés les uns des autres et reliés entre eux par de nombreuses anastomoses, rappelle exactement par sa disposition le tissu érectile que nous avons déjà décrit (p. 381) sur le cornet inférieur des fosses nasales et avec lequel, du reste, il se continue et se confond au niveau de l'orifice inférieur du canal nasal. Au point de vue de ses relations, le réseau veineux du conduit lacrymo-nasal communique, en bas avec le réseau de la pituitaire, en haut avec celui de l'ophthalmique et de la faciale.

c. *Nerfs.* — Quant aux nerfs des voies lacrymales, ils sont constitués par des filets extrêmement ténus et d'une dissection difficile. Ils proviennent du nasal externe, branche de l'ophthalmique.

Consultez, au sujet de l'appareil lacrymal : GOSSELIN, *Arch. génér. de médecine*, 1843 ; — SAPPEY, Soc. de biologie, Paris, 1855 ; — ARLT, *Ueber die Thränenlauch*, Arch. f. ophthalm., 1855 ; — MAIER, *Ueber den Bau der Thränenorgane*, Freiburg, 1859 ; — TILLAUX, *Note sur la structure de la glande lacrymale chez l'homme et chez quelques vertébrés*, Gaz. médicale, 1860 ; — VERGA, *Dello sbocco dei condotti nasali e del solco lagrimale*, Annali univ. di medic., 1872 ; — BOLL, *Die Thränendrüse*, in Stricker's Handbuch, 1872 ; — HEINLEIN, *Zur makrosk., Anatomie der Thränenröhrchen*, Arch. der Ophthalm., 1875 ; — ROBIN et CADIAT, *Note sur la structure du sac lacrymal et de ses conduits*, Journ. de l'Anatomie, 1875 ; — WALZBERG, *Ueber den Bau der Thränenwege der Haussaügethiere. u. der Menschen*, Rostock, 1876 ; — KREHBIEL, *Die Muskulatur der Thränenwege und Augenlider*, Stuttgard, 1878 ; — REICHEL, *Ueber die morphol. Veränderungen der Thränendrüsen bei ihrer Thätigkeit*, Arch. f. mikrosk. Anat., 1879 ; — SARDEMANN, *Zur Anatomie der Thränendrüse*, Zool. Anzeiger, 1884 ; — CRINCIONE, *Sulla struttura delle vie lagrimali dell'uomo*, Riforma medica, 1890 ; — LOEWENTHAL, *Ueber d Harder'sche Drüse des Igels*, Anat. Anz., VII. 1892 ; — DU MÊME, *Beitr. z. Kenntn. d. Harder'sche Drüse bei d. Säugethieren*, Anat., Anz., VII, 1892 ; — TERSON, *Les glandes lacrymales conjonctivales et orbito-palpébrales*, Th. Paris, 1892 ; — TEPLIACHINE. *Rech. sur les nerfs sécrétoires de la glande lacrymale*, Arch. d'opht.. 1894.

CHAPITRE V

SENS DE L'OUÏE

(OREILLE)

L'ouïe est celui de nos cinq sens qui nous fait percevoir les sons, avec leurs caractères variables d'intensité, de hauteur et de timbre. L'appareil anatomique qui lui est destiné a reçu, dans son ensemble, le nom d'*oreille* ou d'*organe de l'ouïe*.

L'organe de l'ouïe présente dans la série animale des variations profondes qui, ici comme ailleurs, sont la conséquence d'une adaptation aux milieux extérieurs. Chez un grand nombre d'invertébrés aquatiques (mollusques) ainsi que chez quelques poissons inférieurs, cet organe est fort simple : il se compose essentiellement d'une poche membraneuse (*otocyste*), remplie de liquide, dans l'intérieur de laquelle les filets terminaux du nerf auditif viennent se mettre en relation avec un système de cellules épithéliales garnies de cils vibratiles. Une pareille simplicité morphologique est en rapport, sans doute, avec le peu de développement que présente chez ces animaux le sens de l'ouïe. Mais elle résulte aussi et surtout de la facilité avec laquelle les ondes sonores se transmettent du liquide ambiant au liquide de la poche auditive, les deux milieux ayant l'un et l'autre une densité à peu près identique.

Chez les animaux à vie aérienne, et tout particulièrement chez les mammifères, l'appareil auditif se complique tout en se perfectionnant. Ce perfectionnement était rendu nécessaire par la faible conductibilité de l'air pour les ondes sonores et par la difficulté qu'éprouvent ces dernières à passer d'un milieu gazeux dans un milieu liquide. La poche primitive de tout à l'heure persiste, avec son rôle élevé d'appareil récepteur des sons ; mais elle s'est transformée en des

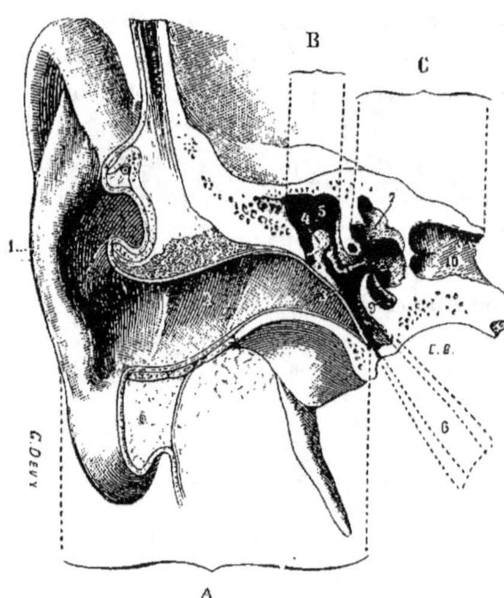

Fig. 375.

Coupe vertico-transversale de l'appareil auditif,
pour montrer ses trois portions.

(L'oreille externe (A) est colorée *en jaune*, l'oreille
moyenne (B) *en rouge*, l'oreille interne (C) *en bleu*.)

1, pavillon de l'oreille. — 2, conduit auditif externe. — 3, membrane du tympan. — 4, caisse du tympan avec la chaîne des osselets. — 5, orifice d'entrée des cavités mastoïdiennes. — 6, trompe d'Eustache, située sur un plan antérieur à celui de la coupe. — 7, oreille interne. — 8, fenêtre ovale. — 9, fenêtre ronde. — 10, conduit auditif interne.

vésicules multiples et de structure fort complexe qui, sous le nom de *labyrinthe* ou *d'oreille interne*, sont profondément situées dans l'épaisseur du rocher. Puis, à cette partie essentielle est venu s'ajouter, à titre de partie accessoire, un long conduit qui, s'ouvrant en pleine atmosphère par son extrémité externe plus ou moins évasée, a pour destination de recueillir les ondes sonores et de les conduire jusqu'à l'oreille interne. Ce conduit surajouté a donc la signification d'un appareil de transmission. Un diaphragme membraneux, le tympan, le partage en deux parties fort inégales : 1° une portion externe, beaucoup plus grande, en rapport immédiat avec l'atmosphère, c'est *l'oreille externe*; 2° une portion interne, fort étroite et directement appliquée contre le labyrinthe, c'est *l'oreille moyenne* ou *caisse du tympan*. Dans cette caisse, qui est remplie d'air comme le conduit de l'oreille externe, se développent un certain nombre d'osselets qui se disposent régulièrement les uns à la suite des autres. Ils forment ainsi, comme nous le verrons plus tard, une chaîne non interrompue, dont l'une des extrémités, l'externe, est intimement liée à la membrane du tympan et dont l'extrémité opposée se trouve en rapport immédiat avec le liquide labyrinthique.

Nous pouvons donc, au point de vue descriptif, diviser l'appareil de l'ouïe, chez l'homme, en trois segments :

1° L'*oreille externe* ;
2° L'*oreille moyenne* ;
3° L'*oreille interne* ou *labyrinthe*.

Nous allons étudier séparément chacun de ces segments, en allant du milieu extérieur où se forme le son vers l'appareil destiné à le recevoir et à être impressionné par lui, en suivant par conséquent le même trajet que le son lui-même.

ARTICLE I

OREILLE EXTERNE

L'oreille externe comprend à son tour deux parties : 1° une partie externe, plus ou moins évasée en forme de cornet, le *pavillon*; 2° une partie interne, qui fait suite à la précédente et affecte la forme d'un canal plus ou moins cylindrique, le *conduit auditif externe*.

§ I. — PAVILLON DE L'OREILLE

Le pavillon de l'oreille, vulgairement appelé oreille, est une expansion lamelleuse située sur les parties latérales de la tête, en avant de l'apophyse mastoïde, en arrière de l'articulation temporo-maxillaire, à une distance à peu près égale du petit angle de l'œil et de la protubérance occipitale externe. Il est compris d'ordinaire entre deux horizontales, dont l'une, la supérieure, serait menée par la queue des sourcils et dont l'inférieure passerait un peu au-dessous de la sous-cloison. Sa hauteur est, en moyenne, de 60 à 65 millimètres ; sa largeur, de 25 à 35 millimètres.

Libre dans ses deux tiers postérieurs, le pavillon est solidement fixé à la tête par son tiers antérieur, qui se continue sans ligne de démarcation bien nette avec le conduit auditif externe. Son mode d'implantation est tel qu'il forme avec la surface latérale de la tête un angle à sinus dirigé en arrière. Cet angle, que j'appellerai *angle céphalo-auriculaire*, mesure en moyenne 20 à 30°. Mais il présente, suivant les sujets, des variations d'amplitude fort étendues : entre les oreilles qui s'appliquent directement contre la paroi cranienne et celles qui s'en écartent en formant un angle voisin de 90° ou même le dépassant, se trouvent toutes les dispositions intermédiaires.

Chez un grand nombre de mammifères placés au-dessous des primates, le pavillon auriculaire joue un rôle important dans l'audition et acquiert, de ce fait, un développement remarquable : chacun sait que, chez la chauve-souris oreillard, la surface des deux pavillons égale presque celle du corps tout entier. Quoique dégradé chez l'homme, le pavillon a encore une certaine importance fonctionnelle, en ce qu'il concourt, comme le démontrent nettement les expériences de SCHNEIDER, à diriger vers le conduit auditif et, de là, vers la membrane du tympan les ondes sonores qui viennent le frapper et se réfléchir à sa surface.

Envisagé à un point de vue purement anatomique, le pavillon nous présente à étudier : 1° sa *conformation extérieure ;* 2° sa *constitution anatomique ;* 3° ses *vaisseaux et ses nerfs*.

A. — CONFORMATION EXTÉRIEURE

La lame élastique qui constitue le pavillon de l'oreille revêt la forme d'un ovale à grand axe à peu près vertical et à grosse extrémité dirigée en haut. On lui considère une *face externe,* une *face interne* et une *circonférence :*

1° **Face externe.** — La face externe regarde obliquement en dehors, en avant et un peu en bas. Elle nous présente un grand nombre de saillies et de dépressions qui lui donnent un aspect fort irrégulier et caractéristique.

A. CONQUE. — Tout d'abord, nous apercevons à sa partie moyenne une excavation profonde, connue sous le nom de *conque*. C'est une dépression en forme d'entonnoir, dont le fond, dirigé en dedans, se continue directement avec le conduit auditif externe. Elle mesure, en moyenne, 20 à 25 millimètres de hauteur ; sa largeur, un peu moindre, est de 15 à 18 millimètres.

B. SAILLIES DISPOSÉES AUTOUR DE LA CONQUE. — Tout autour de la conque, et la délimitant, se disposent quatre saillies, l'*hélix*, l'*anthélix*, le *tragus* et l'*antitragus :*

a. *Hélix.* — L'hélix (fig. 376, 1) est ce repli curviligne qui occupe la partie antérieure, supérieure et postérieure du pavillon. Il prend naissance dans la cavité de la conque par une extrémité plus ou moins amincie, la *racine de l'hélix* (fig. 377, 1), qui divise cette cavité en deux parties : l'une supérieure, plus étroite et de forme ovalaire ; l'autre inférieure, beaucoup plus grande et revêtant une forme triangulaire. C'est dans cette dernière partie que vient s'ouvrir le conduit auditif externe. — Parti de la conque, l'hélix se porte tout d'abord obliquement en avant et en haut. Puis, obliquant en arrière, il contourne en demi-cercle la partie supérieure de l'oreille et redescend alors jusqu'à la partie postéro-inférieure de la conque, où il se termine par une extrémité plus ou moins effilée, appelée *queue de l'hélix*. — Dans la plus grande partie de son étendue, l'hélix se renverse en dehors vers le centre du pavillon, en délimitant, au-dessous de sa portion ainsi réfléchie ou enroulée sur elle-même, une gouttière demi-circulaire, connue sous le nom de *gouttière de l'hélix* (fig. 376, 3'). Cette gouttière, qui varie tout naturellement

avec le degré d'enroulement de l'hélix, fait suite, en avant, à la partie supérieure
de la conque ; en arrière, elle s'atténue graduellement et finit par disparaître au
niveau de la queue de l'hélix.

b. *Anthélix.* — L'anthélix (fig. 376, 2) comble l'espace qui sépare l'hélix de la
conque. Cette saillie prend naissance en avant et un peu au-dessus de la queue de
l'hélix. De là, elle se porte verticalement en haut en
s'élargissant et se divise bientôt en deux branches : l'une
supérieure, arrondie et mousse, qui se dirige obliquement
vers le point où l'hélix, changeant de direction, cesse
d'être vertical pour devenir horizontal ; l'autre inférieure,
qui se dirige directement d'arrière en avant, en formant
la limite supérieure de la conque. Les deux branches de
l'anthélix se terminent l'une et l'autre dans la gouttière
de l'hélix. L'espace angulaire qui résulte de leur écartement réciproque se déprime en une fossette plus ou moins
profonde : c'est la *fossette de l'anthélix* (4), encore appelée, en raison de sa forme, *fossette triangulaire* du pavillon. On la désigne encore sous le nom de *fossette sca-
phoïde* ou *naviculaire.*

c. *Tragus.* — Le tragus (fig. 376, 5) est une saillie lamelleuse de forme triangulaire, située à la partie antérieure
de la conque, un peu au-dessous de l'hélix, dont il est séparé par un sillon généralement très marqué, le *sillon
antérieur de l'oreille* (*incisura trago-helicina* de quelques
anatomistes). Il s'avance à la manière d'un opercule au-devant du conduit auditif
externe et le dissimule à l'œil d'une façon à peu près
complète : aussi recommande-t-on de récliner le tragus
en avant, toutes les fois que l'on veut explorer le fond
de la conque et le conduit qui lui fait suite. — La
base du tragus, cachée par les téguments, se continue
avec la partie cartilagineuse du conduit auditif externe.
— Son *sommet,* arrondi et mousse, se dirige en arrière
et en dehors. Ce sommet est constamment tronqué, et
atteint même, sur bien des sujets, les proportions
d'un véritable bord. Le plus souvent, du moins chez
l'adulte et chez le vieillard, le tragus présente un
double sommet : l'un inférieur, plus volumineux, qui
appartient au tragus proprement dit (3) ; l'autre supérieur, qui est placé immédiatement au-dessous du sillon
antérieur de l'oreille, c'est le *tuberculum supratragicum* de His (6). Ce tubercule est facilement perçu par
le doigt, alors même qu'il est peu visible : lorsqu'il
est bien développé, il donne au tragus une configuration nettement quadrangulaire. — La *face externe* du
tragus, plane ou légèrement convexe, se continue avec la peau de la face. — Sa *face
interne,* légèrement concave, regarde la cavité de la conque. Elle présente d'ordinaire, chez l'adulte et chez le vieillard, un petit bouquet de poils qui, en s'étalant
au-devant du conduit auditif, semble avoir pour destination d'arrêter à l'entrée de
ce dernier les corps étrangers qui flottent dans l'atmosphère.

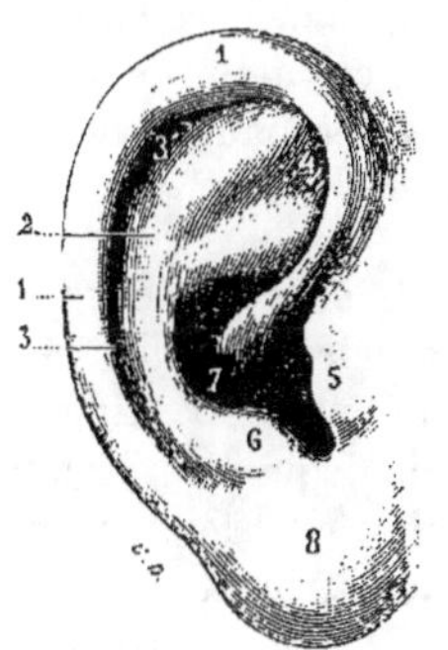

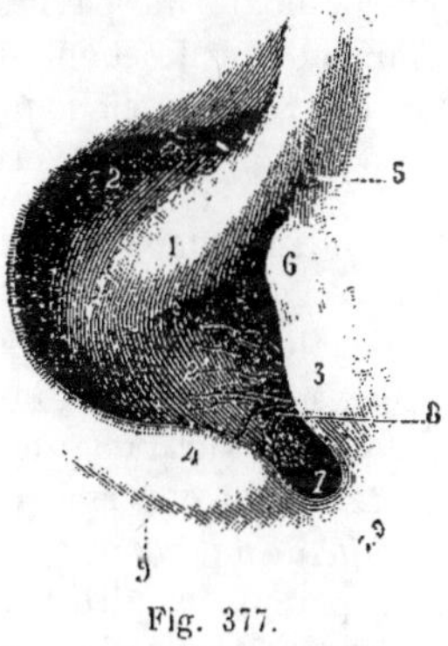

Fig. 376.

Pavillon de l'oreille
(face externe).

1, hélix. — 2, anthélix. — 3,
3', gouttière de l'hélix. — 4, fossette de l'anthélix ou fossette
triangulaire. — 5, tragus. —
6, antitragus. — 7, cavité de la
conque. — 8, lobule.

Fig. 377.

La conque et son pourtour.

1, racine de l'hélix. — 2, 2', partie supérieure et partie inférieure de
la conque. — 3, tragus — 4, antitragus. — 5, sillon antérieur de
l'oreille. — 6, *tuberculum supratragicum* de His. — 7, échancrure de
la conque. — 8, poils du tragus. —
9, sillon supralobulaire.

d. *Antitragus.* — L'antitragus (fig. 376, 6), comme son nom l'indique, se dresse en face du tragus, à la partie postérieure et inférieure de la conque. C'est, dans la plupart des cas, une saillie ovoïde ou piriforme, dont la grosse extrémité est dirigée en bas et en avant. Sa surface est fortement convexe, ordinairement lisse et unie. En arrière et en haut, un sillon transversal, plus ou moins marqué suivant les sujets, sépare l'antitragus de l'origine de l'anthélix. En avant et en bas, il est nettement délimité, du côté du tragus, par une échancrure profonde à concavité dirigée en haut et en arrière : c'est l'*échancrure de la conque* (*incisura intertragica* de certains anatomistes).

C. LOBULE DE L'OREILLE. — La conque et les différentes saillies que nous venons de décrire forment les quatre cinquièmes supérieurs environ de la face externe du pavillon. Le cinquième inférieur est constitué par une formation molle et flaccide, que l'on désigne sous le nom de *lobule de l'oreille*. Le lobule qui n'est qu'un repli de la peau, sans interposition d'une lame cartilagineuse, est situé immédiatement au-dessous de la queue de l'hélix, du tragus et de l'antitragus. Tantôt il se continue avec ces différentes saillies sans ligne de démarcation aucune ; tantôt il en est séparé par un sillon horizontal plus ou moins marqué, que l'on désigne sous le nom de *sillon supra-lobulaire*.

Le lobule de l'oreille est très variable dans sa forme : il est, suivant les cas, triangulaire, quadrilatère, demi-circulaire, semi-ellipsoïde. Il est aussi très variable dans ses dimensions : sa hauteur moyenne est de 10 à 12 millimètres.

C'est aux lobules artificiellement perforés, que l'on suspend les ornements, connus sous le nom de pendants, pendeloques ou boucles d'oreille. Dans nos races civilisées, ces ornements sont toujours légers et ne modifient que peu ou point la morphologie du pavillon. Chez quelques peuplades sauvages au contraire, notamment chez les habitants des îles Marquises, ce sont des masses pesantes en métal, en ivoire ou en coquillage : sous leur influence, on voit le lobule s'allonger peu à peu dans le sens vertical et descendre parfois jusqu'aux épaules.

2° **Face interne**. — La face interne du pavillon, encore appelée face mastoïdienne, regarde en dedans et un peu en arrière. Elle est, comme la face externe, fort inégale. Ces inégalités sont exactement les mêmes que celles de la face externe. Mais elles sont inversement configurées : c'est-à-dire que les saillies que l'on constate sur l'une des deux faces répondent à des dépressions sur la face opposée, et vice versa. Parmi les saillies, nous mentionnerons seulement la *convexité de la conque*, qui est la plus importante et qui est circonscrite en dehors par une gouttière semi-circulaire répondant à l'anthélix.

La face interne du pavillon est nettement délimitée en haut, en bas et en arrière par la circonférence. En avant, elle a pour limite un sillon demi-circulaire, à concavité antérieure, que l'on pourrait appeler *sillon céphalo-auriculaire*. C'est au-devant de ce sillon que le pavillon contracte adhérence avec la paroi latérale du crâne.

3° **Circonférence**. — La circonférence du pavillon sert de limite respective à la face externe et à la face interne. Elle a une forme ovalaire, comme le pavillon lui-même, et se trouve constituée par des parties déjà connues, qu'il nous suffira d'énumérer. Si nous suivons cette circonférence de bas en haut, à partir du sillon antérieur de l'oreille, nous rencontrons successivement : 1° la portion ascendante, la portion horizontale et la portion descendante de l'hélix ; 2° un angle rentrant, qui répond à l'union de l'hélix et du lobule, et que nous désignerons, pour cette raison, sous le nom d'*angle hélico-lobulaire*; 3° le pourtour du lobule, configuré en demi-cercle ; 4° le bord libre du tragus ; 5° enfin, le *tuberculum supratragicum* de His, qui forme la lèvre inférieure du sillon antérieur de l'oreille et qui nous ramène ainsi à notre point de départ.

Variétés. — Les variations anatomiques du pavillon auriculaire sont tout aussi nombreuses qu'elles sont fréquentes et nous devons nous contenter ici, dans un livre essentiellement classique, de signaler seulement les principales, renvoyant le lecteur pour des descriptions plus complètes aux mémoires spéciaux qui sont indiqués ci-dessous. Ces variations portent sur les dimensions du pavillon, sur sa direction et sur sa forme :

A. VARIATIONS PORTANT SUR LES DIMENSIONS, INDICE AURICULAIRE. — Les dimensions du pavillon varient beaucoup suivant les sujets et suivant les races. On distingue les grandes et les petites oreilles ; on distingue aussi, en tenant compte seulement du rapport de la largeur à la longueur, les oreilles longues et les oreilles larges. Ce dernier rapport constitue l'indice auriculaire. Il s'obtient en divisant la largeur par la longueur et en multipliant le quotient par 100 :

$$\text{Indice auriculaire de TOPINARD} = \frac{\text{largeur} \times 100}{\text{longueur}}$$

Si nous nous en rapportons aux mensurations de TOPINARD, malheureusement trop peu nombreuses, nous constatons que l'indice auriculaire a son minimum dans les races jaunes ; viennent ensuite les Européens, que caractérisent des indices moyens et enfin les Nègres, où l'indice atteint son maximum. Il continue ensuite à grandir en passant des Nègres aux anthropoïdes et de ces derniers aux singes inférieurs, comme l'indiquent les chiffres suivants : chez le gorille, 69,1 ; chez le chimpanzé, 71,1 ; chez l'orang, 83,1 ; chez le cebus, 81 ; chez le macaque, 88 ; chez le cercopithèque, 90,5.

L'indice auriculaire, tel qu'il a été formulé par TOPINARD, est excellent quand il s'agit de l'homme. Mais il ne saurait être conservé pour des études d'anatomie comparative portant à la fois sur l'homme et les animaux à longues oreilles. Chez ces derniers, en effet, la longueur et la largeur du pavillon ne répondent nullement aux dimensions homonymes du pavillon humain, telles qu'on les mesure par la méthode de TOPINARD. Comme l'a démontré SCHWALBE, la largeur de l'oreille chez les animaux a pour homologue chez l'homme la *base de l'oreille*, c'est-à-dire la distance *aa'* qui sépare son attache supérieure de son attache inférieure ; quant à sa longueur, elle répond, non pas au diamètre vertical maximum, mais bien à la ligne *bb'* qui, du bord libre du tragus, se porte vers cette région de l'hélix où se développe le tubercule de Darwin (voy. plus bas). Dès lors, SCHWALBE substitue à l'indice de TOPINARD, appelé par lui *indice physiognomonique*, l'indice suivant, auquel il donne le nom d'*indice morphologique* :

$$\text{Indice auriculaire de SCHWALBE} = \frac{\text{base} \times 100}{\text{longueur}}$$

Ce dernier indice, applicable à la fois à l'homme et aux animaux, a donné à SCHWALBE les chiffres suivants : il est de 20,3 chez le Lepus caniculus ; de 27,6 chez l'Antilope leucoryx ; de 35,4 chez le Sus scrofa ; de 58,8 chez le Felis catus ; de 84 chez le Cynocephalus baboin ; de 93 chez le Macacus rhesus ; de 106 chez le Troglodytes niger ; de 125 chez le Gorille ; de 155 chez l'homme. Comme on le voit, en comparant ces différents chiffres, l'homme est, de tous les animaux, celui qui a le plus grand indice morphologique, ce qui veut dire qu'il est celui qui, relativement, a les oreilles les plus larges ou, ce qui revient au même, les moins longues.

B. VARIATION PORTANT SUR LA DIRECTION. — Le pavillon s'incline sur la face latérale de la tête suivant un angle, ouvert en arrière, qui est l'angle céphalo-auriculaire. Cet angle se réduit à un chiffre plus ou moins voisin de 0 ou même à 0 sur les sujets qui ont les oreilles immédiatement appliquées contre la tête. Par contre, sur certains sujets, il atteint ou dépasse 90°. Dans ce dernier cas, les pavillons sont orientés dans le sens frontal et rappellent assez bien, quand on les regarde de face, les deux anses que l'on voit sur les côtés de nos vases culinaires (marmites) : de là le nom d'*oreilles en anse* que les criminalistes donnent aujourd'hui, après LOMBROSO, à cette variété de l'oreille humaine.

C. VARIATIONS MORPHOLOGIQUES. — Les variations morphologiques du pavillon de l'oreille sont aussi nombreuses que variées. Nous indiquerons seulement les plus fréquentes. Ce sont :
a. *Pour l'hélix*: 1° l'absence d'enroulement de sa partie postérieure et même de sa partie supérieure ; 2° l'anastomose de la racine de l'hélix avec l'anthélix ; 3° la division de cette racine de l'hélix en deux ou même trois branches.
b. *Pour l'anthélix* : 1° son extrême petitesse ou même son absence complète ; 2° l'absence de sa branche de bifurcation postérieure ; 3° le dédoublement de cette branche de bifurcation postérieure, amenant naturellement la formation d'une fossette surnuméraire.
c. *Pour le tragus et l'antitragus* : 1° leur atténuation ou leur absence complète ; 2° la division

de l'antitragus en deux tubercules ; 3° la direction verticale ou horizontale de l'échancrure de la conque ; 4° l'absence de cette échancrure.

d. *Pour le lobule :* 1° son extrême petitesse (*lobule sessile*) ; 2° son développement vertical fort exagéré ; 3° l'adhérence plus ou moins étendue de son bord antérieur aux téguments de la face (*lobule palmé*) ; 4° sa division en deux parties, l'une antérieure, l'autre postérieure ; ISRAEL, qui a signalé, en 1890, deux cas de cette malformation, la rattache à un arrêt de développement. Aux lieu et place d'une incisure complète, on rencontre quelquefois un simple sillon vertical, se terminant ordinairement par une petite échancrure.

D. TUBERCULE DE DARWIN. — Des nombreuses anomalies morphologiques que peut présenter le pavillon, l'une des plus intéressantes est une saillie plus ou moins accentuée qui apparaît sur le bord libre de l'hélix au niveau de sa partie postéro-supérieure. Cette saillie, qui a été signalée pour la première fois par DARWIN et qui depuis porte son nom (*tubercule de Darwin*), affecte tantôt la forme d'un simple tubercule arrondi et mousse, tantôt celle d'une petite lamelle triangulaire. Dans la grande majorité des cas, lorsque l'hélix est normalement replié ou *ourlé*, le tubercule de Darwin regarde en bas et en avant (fig. 378, 1). Mais quand la portion de l'hélix qui le supporte ne s'est pas repliée par suite d'un arrêt de développement, la saillie anormale regarde en haut et en arrière, et l'oreille, dans ce cas, se termine réellement en pointe comme chez les animaux (fig. 379, 1). Cette dernière disposition nous indique nettement quelle est la signification anatomique du tubercule de Darwin : qu'il siège sur un hélix

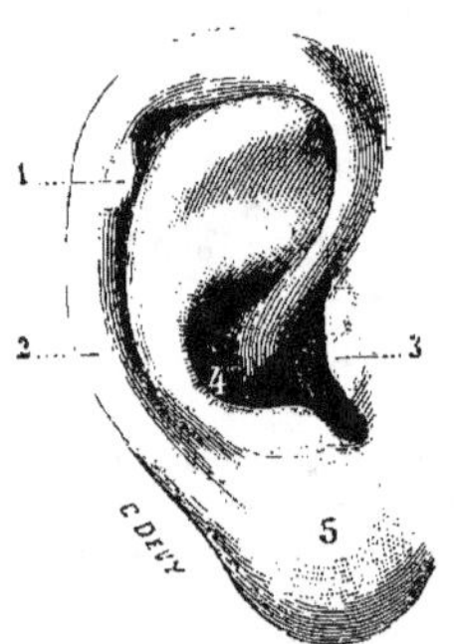

Fig. 378.

Tubercule de Darwin, regardant en avant et en bas sur un hélix normalement ourlé (forme la plus commune).

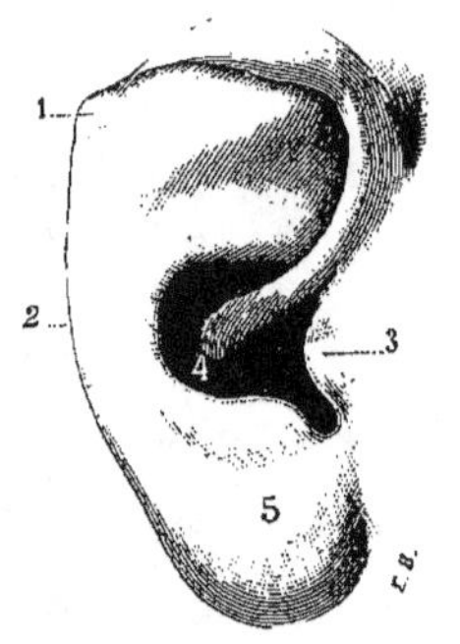

Fig. 379.

Tubercule de Darwin, regardant en arrière et en haut sur un hélix incomplètement ourlé (oreille en pointe).

1, tubercule de Darwin. — 2, bord postérieur de l'hélix, normalement ourlé dans la figure 578, non ourlé dans la figure 379. — 3, tragus. — 4, conque. — 5, lobule.

ourlé ou sur un hélix non ourlé, il est toujours l'homologue de la pointe plus ou moins aiguë par laquelle se termine le pavillon chez les animaux à longues oreilles.

CHIARUGI, en 1889, a apporté un nouvel argument en faveur de l'homologie du tubercule de DARWIN et de la pointe des animaux à longues oreilles. On sait que chez ces derniers les poils du pavillon, tant sur la face externe que sur la face interne, se dirigent tous du côté de la pointe. Or le pavillon de l'oreille humaine nous présente sur sa face externe deux courants de poils (voy. p. 319), lesquels se rencontrent toujours, quand le tubercule de Darwin existe, au niveau même de ce tubercule. C'est encore vers ce tubercule que se dirigent les poils de la face interne et il en résulte parfois une sorte de touffe qui est bien évidente quand on regarde l'hélix par sa convexité.

Le tubercule de Darwin, anormal chez l'homme, existe normalement chez un certain nombre de singes, notamment chez le cercopithèque, chez le macaque et chez le cynocéphale. Il devient ainsi un caractère

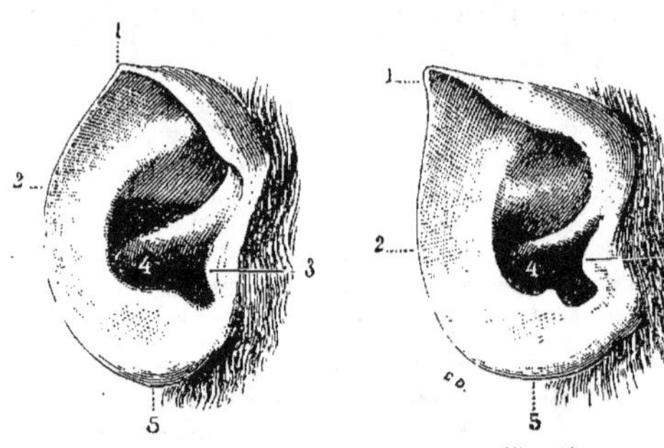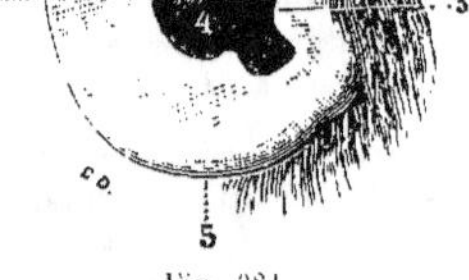

Fig. 380.

Pavillon du cercopithecus callitrichus.

Fig. 381.

Pavillon du macacus rhesus.

1, tubercule de Darwin. — 2, bord postérieur de l'hélix. — 3, tragus. 4, conque. — 5, partie inférieure du pavillon.

pithécoïde et acquiert toute la valeur des anomalies dites réversives. Nous représentons dans les figures ci-dessus le pavillon du cercopithèque (fig. 380) et du macaque (fig. 381) : sur l'une et l'autre, le tubercule de Darwin est indiqué par le chiffre 1. Chez le cercopithèque, c'est un simple tubercule, occupant comme chez l'homme la partie postéro-supérieure de l'hélix. Chez le macaque, c'est une saillie plus prononcée, mais présentant la même situation : ce qui la distingue surtout de la saillie homologue du cercopithèque, c'est que, au-dessous d'elle, le bord postérieur du pavillon est concave, tandis que, chez le cercopithèque, il est droit ou même légèrement convexe.

Les recherches récentes de SCHWALBE sur le développement du pavillon sont venues nous démontrer, d'autre part, que le tubercule de Darwin existe constamment chez l'embryon. Au cinquième mois de la vie intra-utérine, le bord de l'hélix n'est pas encore ourlé et nous présente alors trois angles (fig. 382, A) : un angle supérieur (*a*), un angle postéro-inférieur (*c*) et un angle postéro-supérieur (*b*); c'est ce dernier qui répond au tubercule de Darwin de l'adulte. Chez l'embryon de six mois, l'hélix commence à s'enrouler et cet enroulement débute toujours par la partie antérieure : ce premier enroulement effectué (fig. 382,B), le pavillon rappelle exactement le type du cercopithèque. On rencontre même parfois, sur des embryons de même âge, la concavité du bord postérieur de l'oreille et, par cela même, le type du macaque (fig. 382,C). Que l'enroulement de l'hélix s'arrête à ce stade : on aura la disposition de l'adulte représentée plus haut dans la figure 379; cette disposition est relativement rare. Le plus souvent, l'enroulement continue à s'effectuer sur toute l'étendue de l'hélix et, de ce fait, le tubercule de Darwin change d'orientation : au lieu de se diriger en arrière comme tout à l'heure, il regarde maintenant en avant et ainsi se trouve réalisée la disposition représentée dans la figure 378, disposition qui est la plus commune.

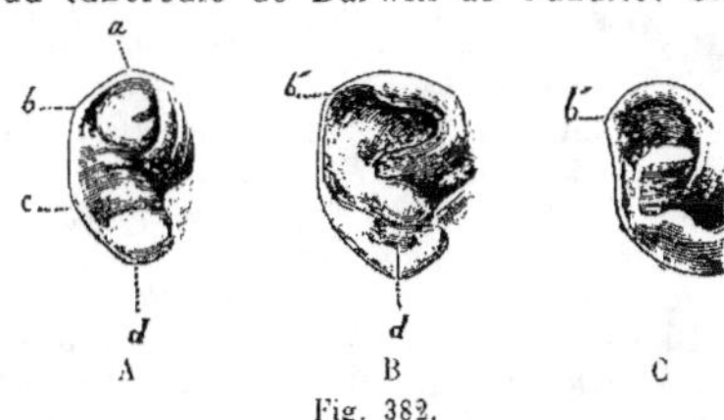

Fig. 382.

Développement de l'oreille humaine (d'après Schwalbe) :
A, embryon dans la deuxième moitié du 5e mois;
B, au 6e mois (type du cercopithèque) ; C, au 6e mois
(type du macaque).

a, angle supérieur. — *b*, angle postéro-supérieur. — *b'*, tubercule de Darwin. — *c*, angle postérieur. — *d*, lobule.

E. Valeur anthropologique des anomalies du pavillon. — Dans ces derniers temps, les anomalies du pavillon de l'oreille ont excité l'attention des médecins aliénistes et criminalistes et pour certains d'entre eux, au nombre desquels nous citerons Morel, Lombroso, Frigerio, ces anomalies ont été considérées comme les caractères extérieurs d'une dégradation intellectuelle ou morale. De là ces statistiques nombreuses, faites dans les asiles d'aliénés et dans les prisons, tendant toutes à démontrer que les dispositions anormales du pavillon sont excessivement nombreuses chez les aliénés et les criminels. En ce qui concerne ces derniers, Lombroso nous fournit les chiffres suivants relativement à la fréquence de l'anomalie dite *oreille en anse*. Sur 400 sujets examinés, il a constaté :

	OREILLE EN ANSE.	NON EN ANSE.
Chez les voleurs	81	159
— escrocs	17	23
— violateurs	8	2
— voleurs de grands chemins	2	8
— homicides	4	6
— auteurs de blessures	37	53
Soit	37,25 p. 100.	62,75 p. 100.

Ces chiffres sont certainement trop élevés. A la suite de recherches analogues portant sur 500 sujets, Marro n'a observé l'oreille en anse que dans 7,8 p. 100 des cas ; le maximum était de 15 p. 100 chez les vagabonds et le minimum de 2 p. 100 chez les violateurs.

Mais si les anomalies du pavillon sont très fréquentes chez les aliénés et chez les criminels, le sont-elles davantage chez eux que chez les sujets sains d'esprit et à conscience nette ? Toute la question est là, et elle ne peut être résolue, on le conçoit, que par des statistiques comparatives faites par des esprits impartiaux, les unes sur des aliénés et sur des criminels, les autres en dehors des asiles et des prisons. Or ces statistiques comparatives font encore à peu près complètement défaut. Entreprises en dehors de toute idée préconçue par le même observateur et sur des sujets de même âge (ces deux dernières conditions ont, dans l'espèce, une importance capitale !), elles établiront sans doute que les anomalies du pavillon se rencontrent dans l'un et dans l'autre cas avec une fréquence égale et qu'en conséquence, elles n'ont pas plus de valeur au point de vue de l'anthropologie criminelle que le dédoublement de la première frontale, lequel, comme nous l'avons déjà vu (voy. Cerveau), s'observe tout aussi fréquemment sur les sujets de nos hôpitaux que sur les criminels de nos prisons. Je suis heureux de rapporter ici, en faveur de cette opinion, l'observation de Lannois qui, après avoir examiné en 1887 à la prison Saint-Joseph de Lyon un certain nombre de détenus, nous déclare très nettement que tous les pavillons étudiés par lui ne lui ont pas présenté plus d'anomalies qu'on aurait pu en trouver chez un même nombre de sujets à conscience nette et sans casier judiciaire.

Un fait sur lequel les anthropologistes sont beaucoup mieux d'accord, c'est la transmission héréditaire des anomalies du pavillon. Ces anomalies deviennent parfois de véritables *dispositions familiales*, se perpétuant de générations en générations avec une ténacité extrême. Cette ténacité est telle qu'un membre de la Société d'Anthropologie a pu dire, avec un peu d'exagération sans doute : « Donnez-moi une oreille et j'en retracerai la paternité. » Les observations de transmission héréditaire de certaines dispositions anormales siégeant sur le pavillon sont nombreuses. L'une des plus intéressantes et en même temps des plus instructives à cet égard est celle qui a été rap-

portée tout récemment par LALOY. Il s'agit d'un arrêt de développement du pavillon, lequel se trou-
vait réduit pour ainsi dire à la concavité de la conque. Or, cette anomalie avait persisté durant
quatre générations au moins : sur 26 membres de la famille, 12 la présentaient avec des caractères entièrement semblables. Dans tous les cas, sauf un, la malformation était bilatérale.

Consultez, au sujet de la morphologie du pavillon de l'oreille, parmi les travaux récents : FÉRÉ
et SÉGLAS, *Contrib. à l'étude de quelques variétés morphologiques du pavillon de l'oreille humaine*,
Rev. d'Anthropologie, 1886 ; — LANNOIS, *De l'oreille au point de vue anthropologique et médico-
légal*, Arch. de l'Anthrop. criminelle, 1887 ; — FRIGERIO, *L'oreille externe. étude d'anthrop. criminelle*, ibid., 1888 ; — GRADENIGO, *Lo sviluppo delle forme del padiglione dell'orecchio con riguardo
alla morfologia e teratologia del medesimo*, Arch. per la scienze mediche, 1888 ; — DU MÊME. *Le
pavillon de l'oreille au point de vue anthropologique*, Annales des mal. de l'oreille et du larynx,
1889 ; — DU MÊME, *Zur Morphologie der Ohrmuschel bei gesunden u. geisteskranken Menschen u.
bei Delinquenten*, Arch. f. Ohrenheilk, 1890 ; — SCHWALBE, *Das darwin'sche Spitzohr beim menschl.
Embryo*, Anat. Anzeiger, 1889 : — DU MÊME, *In wiefern ist die menschliche Ohrmuschel ein rudi-
mentares Organ*, Arch. f. Anat. u. phys., 1889 : — CHIARUGI, *Il tubercolo di Darwin e la direzione
dei peli nel padiglione dell'orecchio umano*, Siena, 1889 ; — BINDER, *Das Morel'sche Ohr*, Arch. f.
Psychiatrie. 1889 ; — HIS, *Zur Anatomie des Ohrläppchens*, Arch. f. Anat. u. Phys., 1889 ; —
JULIA, Th. de Lyon, 1889 ; — LALOY, *Malformation héréditaire du pavillon de l'oreille*, L'Anthropo-
logie, 1890 ; — ELLIS, *The ear in criminals*, The Lancet, 1890 ; — WARNER. *For of ear as a sign of
defective development*, ibid., 1890 ; — ISRAEL, *Division congén. du lobule de l'oreille*, Zeitschr. f.
Ethnologie, 1890 ; — KRESS. *Ueber Missbildung des ausseres Ohres*, Thèse Würzbourg, 1890 : —
EYLE, *Ueber Bildungsanomalien der Ohrmuschel*, Th. de Zurich, 1891 ; — SCHWALBE, *Beiträge z.
Anthropologie des Ohres*, Virchow-Festschrift, 1891 ; — GRADENIGO, *Ueber die Formanomalien der
Ohrmuschel*, Arch. f. Ohrenheilk., 1891 ; — WILHELM, *Matériaux pour servir à l'étude anthropolo
gique du pavillon de l'oreille*, Revue biologique du Nord de la France, 1892 : — GRADENIGO, *Miss
bildungen der Ohrmuschel*. Arch. f. Ohrenheilk., Bd. XXXIV, 1893 ; — VARIOT. *Malformations
congénitales du pavillon de l'oreille et de l'oreille externe chez les enfants*, Journ. de clin. et de
thérap. inf. de Paris, 1894 ; — SCHWALBE, *Zur Methodik statistischer Untersuch. über die Ohrformen
von Geisteskranken und Verbreichern*, Arch. f. Psych., Bd. 28. H. 3. 1895.

B. — CONSTITUTION ANATOMIQUE DU PAVILLON

Envisagé au point de vue de sa structure, le pavillon de l'oreille comprend :
1° une lame fibro-cartilagineuse, le *cartilage de l'oreille*, qui forme pour ainsi dire
son squelette ; 2° des *ligaments*, qui en assurent la forme et le maintiennent en
position ; 3° des *muscles*, destinés à le mouvoir ; 4° une *enveloppe cutanée*.

1° Cartilage. — Le cartilage de l'oreille est une lame mince et élastique, occupant toute l'étendue du pavillon à l'exception du lobule, lequel est constitué par
un simple repli cutané.

a. *Conformation extérieure*. — Envisagé au point de vue de sa conformation
extérieure, le cartilage auriculaire reproduit fidèlement, sur l'une et l'autre de ses
deux faces, toutes les inégalités que nous avons décrites plus haut sur le pavillon.
Il présente, en outre, les quelques particularités suivantes :

1° En avant, au niveau du point où l'hélix sort de la conque et se redresse pour
devenir ascendant, il existe une petite saillie en forme d'épine qui se dirige en
bas et en avant, immédiatement au-dessus du tragus : c'est l'*épine* ou *apophyse de
l'hélix* (fig. 383,1'). Elle mesure 2 ou 3 millimètres de longueur et donne insertion, comme nous le verrons tout à l'heure, à trois muscles du pavillon.

2° Le bord libre de l'hélix, remarquable par sa minceur, nous présente, quand
il est dépouillé de son enveloppe cutanée, une série de petites dépressions ou
échancrures, qui lui donnent un aspect irrégulièrement dentelé. Ces échancrures
sont très variables suivant les sujets. Elles font souvent défaut.

3° En arrière, au niveau du point où l'anthélix se continue avec la queue de l'hélix,
le cartilage s'isole et se prolonge en bas sous la forme d'une languette plus ou
moins longue : c'est la *languette caudale de l'hélix et de l'anthélix* (fig. 383,4).
Elle est séparée de l'antitragus par une échancrure triangulaire à sommet supé-

rieur, que l'on pourrait appeler la *fissure postérieure* du cartilage de l'oreille (*fissura antitrago-helicina* de SCHWALBE).

4° Sur la face interne ou cranienne (fig. 384), les deux saillies, qui répondent à la conque et à la fossette triangulaire, sont plus marquées sur la lame cartilagineuse que sur une oreille encore revêtue de ses téguments. Ces deux saillies sont séparées l'une de l'autre par un sillon transversal, le *sillon transversal de l'oreille* (7), qui répond à la branche inférieure de l'anthélix. Au-dessous de ce sillon et à la partie moyenne de la saillie de la conque, nous rencontrons un épaississement

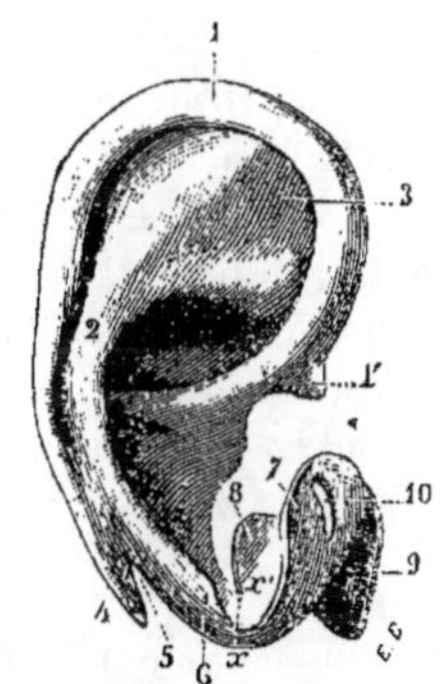

Fig. 383.

Le cartilage auriculaire isolé, vu par sa face externe.

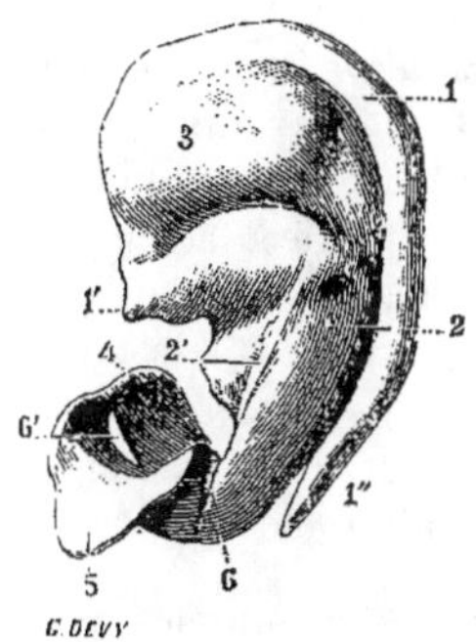

Fig. 384.

Le cartilage auriculaire isolé, vu par sa face interne.

Fig. 383. — 1, repli de l'hélix, avec 1', l'apophyse de l'hélix. — 2, saillie de l'anthélix. — 3, fossette triangulaire. — 4, languette caudale de l'hélix et de l'anthélix. — 5, fissure postérieure du cartilage. — 6, antitragus. — 7, tragus. — 8, cartilage du conduit auditif externe. — 9, son extrémité interne, répondant à la partie osseuse. — 10, une incisure de Santorini. — *x.x*, isthme du cartilage auriculaire (en *x* se trouve l'échancrure de la conque, en *x'* l'*incisura terminalis*).

Fig. 384. — 1, saillie de l'hélix, avec 1', l'apophyse de l'hélix. — 2, saillie de la conque, avec 2', ponticule. — 3, saillie répondant à la fossette naviculaire. — 4, lame du tragus. — 5, extrémité interne du cartilage du conduit auditif. — 6, *incisura terminalis*. — 6', une incisure de Santorini. — 7, sillon transversal de l'oreille.

linéaire du cartilage, affectant une direction à peu près verticale (2') et occupant presque toute la hauteur de la conque : cet épaississement linéaire, qui forme une sorte de crête rugueuse, est connu sous le nom de *ponticule* et répond à l'insertion du muscle auriculaire postérieur.

b. *Structure.* — Le cartilage du pavillon appartient, par sa structure, au groupe des cartilages élastiques ou réticulés. La substance fondamentale y est traversée en tous sens par des réseaux de fibres élastiques, qui circonscrivent les capsules cartilagineuses. Celles-ci sont peu développées, arrondies ou ovalaires, souvent anguleuses et ne renferment chacune qu'une seule cellule (COYNE). Le cartilage du pavillon est revêtu, sur ses deux faces, d'un périchondre épais et d'aspect nacré.

2° Ligaments. — Les ligaments du pavillon de l'oreille sont de deux ordres : les uns, ligaments extrinsèques, unissent le pavillon aux régions voisines; les autres, ligaments intrinsèques, relient entre elles les différentes parties du pavillon.

A. LIGAMENTS EXTRINSÈQUES. — Au nombre de deux, les ligaments extrinsèques se distinguent en antérieur et postérieur. — Le *ligament antérieur* s'insère, en avant, sur le tubercule zygomatique et sur la portion de l'aponévrose temporale qui est située au-dessus de ce tubercule. De là, il se porte en arrière et vient se fixer : 1° au tragus ; 2° à la partie antérieure de la conque ; 3° à l'apophyse de l'hélix et à la portion de l'hélix qui avoisine cette apophyse. Le ligament antérieur

est souvent divisé en deux faisceaux distincts : l'un, inférieur, pour le tragus ;
l'autre, supérieur, pour la conque de l'hélix. — Le *ligament postérieur* est situé,
comme son nom l'indique, en arrière du précédent. Il s'insère d'une part à la base
de l'apophyse mastoïde, d'autre part à la convexité de la conque et à la paroi supérieure du conduit auditif externe.

B. Ligaments intrinsèques. — Les ligaments intrinsèques s'insèrent, par l'une et
l'autre de leurs extrémités, sur le pavillon lui-même. Ils sont au nombre de quatre :
les deux premiers sont situés à la face interne du pavillon et unissent entre elles
les trois saillies que nous présente cette face ; les deux autres comblent deux
fissures. — Le *premier* s'étend de la convexité de la conque à la saillie que forme
en arrière la fossette triangulaire de l'anthélix. — Le *second* est formé par un système de trousseaux fibreux qui partent de la face convexe de l'hélix et se rendent,
d'autre part, en partie à la convexité de la fossette triangulaire, en partie à la convexité de la conque. — Le *troisième* comble la fissure postérieure de l'oreille et
réunit ainsi l'antitragus à la languette caudale de l'hélix et de l'anthélix. — Le
quatrième, enfin, s'étend du tragus à l'hélix et comble en grande partie l'intervalle
compris entre ces deux cartilages. Il se continue, en dedans, avec la portion
fibreuse du conduit auditif externe.

3° Muscles. — Les muscles moteurs du pavillon se divisent, comme les ligaments, en muscles extrinsèques et muscles intrinsèques.

A. Muscles extrinsèques. — Les muscles extrinsèques (fig. 385 et 386) sont
au nombre de trois : l'auriculaire supérieur, l'auriculaire antérieur et l'auriculaire
postérieur.

a. *Situation et insertions*. — Les trois muscles auriculaires, quoique ayant de
nombreux caractères communs, ont chacun une situation, une structure et des insertions qui lui appartiennent en propre :

Le *muscle auriculaire supérieur* (1), le plus développé des trois, occupe la partie
postéro-supérieure de la région temporale. Il s'insère en haut sur l'aponévrose épicranienne, dans une étendue transversale de 2 ou 3 centimètres. De là, ses fibres
se dirigent en convergeant vers la face interne du pavillon et se fixent sur la convexité de la fossette naviculaire de l'anthélix.

Le *muscle auriculaire antérieur* (2), mince, rubané, quelquefois à peine visible,
est situé, comme son nom l'indique, en avant du pavillon. Comme le précédent, il
prend ses insertions d'origine sur les parties latérales de l'aponévrose épicranienne, un peu au-dessus de l'arcade zygomatique. De là, il se porte en arrière et
un peu en bas, pour venir se terminer sur l'apophyse de l'hélix et sur la partie
antérieure de la conque.

Le *muscle auriculaire postérieur* (3,3) se compose ordinairement de deux ou
trois petits faisceaux qui s'insèrent, d'une part à la base de l'apophyse mastoïde,
d'autre part à la partie moyenne de la convexité de la conque, sur cette sorte de
crête rugueuse que nous avons signalée plus haut sous le nom de ponticule.

b. *Rapports*. — Très superficiellement placés, les trois muscles auriculaires sont
immédiatement en rapport avec la peau par leur face externe. Par leur face
interne, ils reposent : l'auriculaire postérieur sur l'apophyse mastoïde ; les auriculaires supérieur et antérieur sur l'aponévrose temporale.

c. *Action*. — Envisagés au point de vue de leur action, les muscles auriculaires
impriment au pavillon des mouvements de totalité, et la direction suivant laquelle

s'effectuent ces déplacements se déduit naturellement de la direction même des faisceaux musculaires qui se contractent. C'est ainsi que le muscle auriculaire supérieur porte le pavillon en haut (*attollens aurem*); l'auriculaire antérieur le porte en avant (*attrahens aurem*); l'auriculaire postérieur, en arrière (*retrahens aurem*). Ces mouvements, qui sont généralement très étendus chez les animaux, sont très faibles chez l'homme, où les muscles qui les déterminent ne sont plus aujourd'hui qu'à un état rudimentaire. Leurs faisceaux musculaires sont très souvent remplacés, partiellement ou en totalité, par du tissu fibreux et il y a longtemps déjà que leur contraction a échappé à l'influence volontaire. On sait, en effet, que les sujets sont exceptionnels qui peuvent à volonté mouvoir leur pavillon en haut, en avant ou en arrière.

B. MUSCLES INTRINSÈQUES. — Les muscles intrinsèques du pavillon auriculaire, ainsi appelés parce qu'ils reposent dans toute leur étendue sur le pavillon lui-même, sont au nombre de six. Ce sont : le grand muscle de l'hélix, le petit muscle de l'hélix, le muscle du tragus, le muscle de l'antitragus, le muscle transverse et le muscle oblique.

a. *Situation et insertions*. — Les insertions de ces différents muscles varient pour chacun d'eux et il convient de les considérer isolément :

Le *grand muscle de l'hélix* (fig. 385,4) est un petit faisceau musculaire, de 15 à 20 millimètres de longueur, charnu à sa partie moyenne, tendineux à ses deux

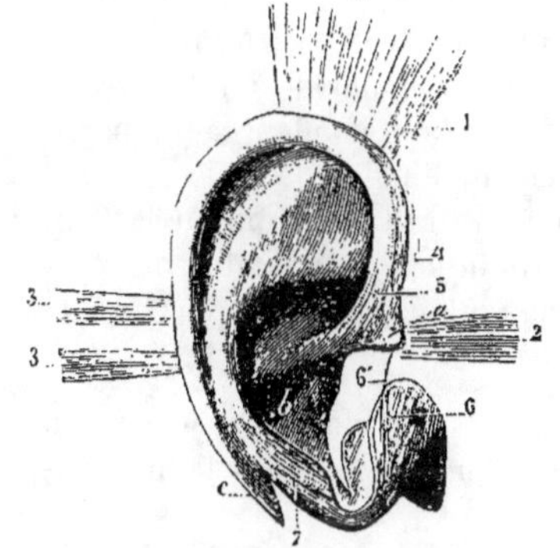

Fig. 385.

Muscles du pavillon, vus sur la face externe.

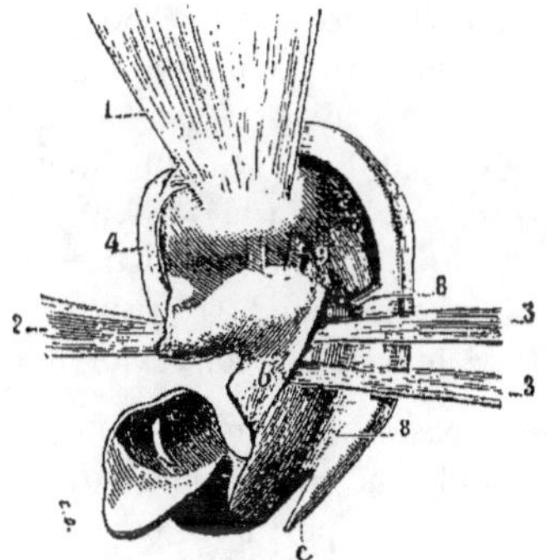

Fig. 386.

Muscles du pavillon, vus sur la face interne.

1. auriculaire supérieur. — 2, auriculaire antérieur. — 3. auriculaire postérieur. — 4, grand muscle de l'hélix. — 5. petit muscle de l'hélix. — 6. muscle du tragus, avec 6'. son faisceau accessoire. — 7, muscle de l'antitragus. — 8. muscle transverse. — 9. muscle oblique.
a, épine de l'hélix. — *b*, conque, avec *b'*. son épaississement postérieur ou ponticule. — *c*, languette caudale de l'hélix et de l'anthélix.

extrémités, qui s'étend verticalement le long de la portion ascendante de l'hélix. Inférieurement, il s'insère sur l'apophyse de l'hélix. En haut, il se termine au niveau du point où l'hélix s'infléchit en arrière et il se fixe, là, en partie sur le cartilage lui-même, en partie à la face profonde des téguments. On voit parfois quelques-uns de ses faisceaux se confondre à ce niveau, comme nous le montre la figure 386, avec le muscle auriculaire supérieur.

Le *petit muscle de l'hélix* (fig. 385,5), le plus petit de tous les muscles intrinsèques, repose sur le coude que forme la portion radiculaire de l'hélix avec sa portion ascendante. Sa longueur atteint à peine 10 millimètres. Il est d'une coloration rose pâle et s'attache à la peau par ses deux extrémités.

Le *muscle du tragus* (fig. 385,6) est un faisceau aplati et quadrangulaire, couché sur la face externe du tragus. Les fibres qui le constituent ont pour la plupart une direction ascendante. En bas, elles s'insèrent à la face externe du tragus, sur laquelle elles reposent. En haut, elles se terminent, en partie sur le bord libre du tragus, en partie sur le tissu fibreux qui unit cette dernière saillie à l'hélix. Il n'est pas rare de voir un petit faisceau, plus ou moins indépendant, remonter jusqu'à l'apophyse de l'hélix (6') : c'est le *pyramidalis auriculæ* de Juno, le *faisceau accessoire* de Sappey. Indépendamment des fibres à direction verticale que nous venons de décrire, Tataroff, qui a étudié les muscles de l'oreille sur des coupes en séries, admet dans le muscle du tragus deux autres ordres de fibres : 1° des fibres à direction antéro-postérieure ou sagittale, situées au-dessous des fibres verticales (fig. 387,3) ; 2° des fibres qui s'étendent du cartilage à la peau en suivant une direction transversale ou frontale.

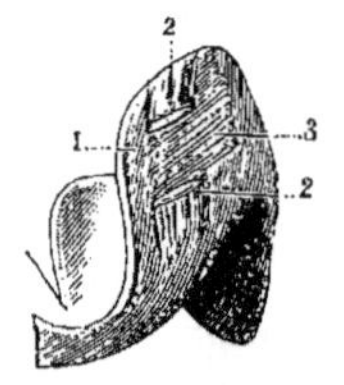

Fig. 387.

Le muscle du tragus (d'après Tataroff).

1. tragus. — 2. fibres verticales. — 3. fibres à direction sagittale.

Le *muscle de l'antitragus* (fig. 385,7) prend naissance sur la face externe de l'antitragus. De là, il se porte obliquement en haut et en arrière et vient se terminer sur la partie supérieure ou base de la languette caudale de l'hélix et de l'anthélix. Le muscle de l'antitragus est celui de tous les muscles de l'oreille qui est le plus vivement coloré (Schwalbe).

Le *muscle transverse* (fig. 386,8) occupe la face interne du pavillon. Il se compose d'un nombre variable de faisceaux très courts, qui s'étendent de la convexité de l'hélix à la convexité de la conque. Les plus élevés répondent à la partie moyenne du pavillon ; les plus inférieurs, à la queue de l'hélix.

Le *muscle oblique* (fig. 386,9), que certains auteurs rattachent au précédent, est formé par deux ou trois faisceaux à direction oblique ou verticale, qui s'insèrent d'une part sur la convexité de la fosse triangulaire, d'autre part sur la partie supérieure de la convexité de la conque.

b. *Rapports.* — Comme les muscles extrinsèques, les muscles intrinsèques du pavillon sont tout superficiels. Ils sont en rapport, d'une part avec la lame cartilagineuse, d'autre part avec les téguments.

c. *Action.* — Envisagés au point de vue de leur rôle, les petits muscles que nous venons de décrire doivent certainement, chez les animaux qui les possèdent à un état de développement parfait, déplacer les différentes parties du pavillon sur lesquelles ils s'insèrent. Ils peuvent ainsi : 1° en modifiant la forme générale du pavillon, influencer du même coup le mode de réflexion des ondes sonores ; 2° en modifiant dans ses dimensions l'entrée du conduit auditif, doser pour ainsi dire la quantité d'ondes sonores qui pénétreront dans ce conduit et iront frapper la membrane du tympan. En est-il de même chez l'homme? Je n'hésite pas à répondre par la négative. Je sais bien que Ziemssen et Duchesne (de Boulogne) ont fait contracter successivement, par les excitations électriques, chacun des muscles du pavillon et que, pour ce dernier auteur, les muscles du tragus et de l'antitragus sont devenus les *muscles constricteurs* du conduit auditif, les muscles de l'hélix et de l'anthélix des *muscles dilatateurs*. Mais, ces contractions obtenues par le courant électrique, la volonté est impuissante à les reproduire. D'autre part, les déplacements imprimés par elles aux diverses parties du pavillon qui circonscrivent la conque sont toujours très faibles et manifestement insuffisants pour influencer d'une façon utile la transmission des vibrations sonores. Les muscles intrinsèques du pavillon, comme les muscles extrinsèques et bien plus encore que ces derniers, ne sont que des organes rudimentaires, de simples débris ancestraux, dépourvus aujourd'hui de toute fonction active. De là, leurs faibles dimensions, leur pâleur et la substitution progressive des fibres ligamenteuses aux fibres musculaires.

4° Peau. — La peau qui recouvre le pavillon, tout en présentant la même structure générale que dans les régions voisines, en diffère cependant en ce qu'elle est plus mince, plus unie, plus douce au toucher. Elle s'étale régulièrement sur les deux faces du cartilage et en reproduit fidèlement toutes les irrégularités. Sur la partie descendante de l'hélix, elle déborde un peu le cartilage et forme en s'adossant à elle-même un petit repli qui délimite sur ce point la gouttière de l'hélix. Le lobule est formé par un repli de même nature, mais beaucoup plus étendu.

A. TISSU CELLULAIRE SOUS-CUTANÉ. — Le tissu cellulaire sous-cutané diffère légèrement sur la face interne et sur la face externe. Sur la face interne, il est relativement lâche et renferme çà et là dans ses mailles de véritables pelotons graisseux. Sur la face externe, il est à la fois plus rare et plus serré : l'adhérence de la peau et du périchondre y est intime, tellement intime que, sur des coupes microscopiques du pavillon, il est parfois impossible de constater une limite séparative quelconque entre le derme cutané et le périchondre sous-jacent. La graisse existe sur la face externe du pavillon, comme sur la face interne ; mais elle y est beaucoup plus rare, ne s'y montrant, d'après TATAROFF, que par places et à l'état de cellules isolées.

B. ANNEXES DE LA PEAU. — A la peau du pavillon se rattachent, à titre d'annexes, des poils, des glandes sébacées et des glandes sudoripares :

Les *poils* du pavillon sont peu nombreux. De plus, à l'exception du bouquet qui se développe sur la face interne du tragus et qui atteint parfois, surtout chez le vieillard, une longueur considérable (*barbula hirci*), ils sont tout rudimentaires : ce sont de simples poils de duvet. Ils s'implantent obliquement sur la peau, d'une façon telle que leur pointe regarde en haut et un peu en arrière. Nous avons déjà dit, en nous basant sur les observations de CHIARUGI, que les courants pileux du pavillon convergeaient tous sur cette partie du bord libre de l'hélix où se développe le tubercule de Darwin.

Les *glandes sébacées* s'observent généralement sur l'une et l'autre face du pavillon. Les deux régions où elles sont le plus développées sont la cavité de la conque et la fosse triangulaire de l'anthélix. Comme sur le lobule du nez, les unes sont annexées aux poils et débouchent dans les follicules pileux, les autres s'ouvrent directement à la surface de la peau.

Les *glandes sudoripares*, passées sous silence par la plupart des auteurs, ont été signalées sur le pavillon auriculaire par SAPPEY, par COYNE et plus récemment par TATAROFF. Il faut reconnaître, cependant, qu'elles y sont fort rares et qu'elles n'existent que dans quelques régions.

C. — VAISSEAUX ET NERFS

1° Artères. — Les artères du pavillon proviennent de deux sources, de la temporale superficielle et de l'auriculaire postérieure, qui sont l'une et l'autre des branches de la carotide externe. Les premières sont dites auriculaires antérieures ; les secondes, auriculaires postérieures :

a. *Artères auriculaires antérieures*. — Les artères auriculaires antérieures

(fig. 388), branches de la temporale superficielle, sont ordinairement au nombre
de trois, se distribuant chacune à une région déterminée de la face externe du
pavillon. — La *branche inférieure* (2) se ramifie sur la moitié antérieure du
lobule et sur le tragus. — La *branche moyenne* (2') se porte sur la moitié inférieure de la portion ascendante de l'hélix et descend jusque dans la conque en suivant la racine de l'hélix. — La *branche supérieure*, enfin (2"), se rend à la moitié
supérieure de la portion ascendante de l'hélix. On peut suivre ses ramifications
jusqu'au sommet du pavillon.

    b. *Artères auriculaires postérieures*. — Les artères auriculaires postérieures
(fig. 389, 4, 4', 4"), au nombre de trois ou quatre, se séparent du tronc de
l'auriculaire postérieure, les unes au-dessous du muscle auriculaire postérieur, les
autres au-dessus de ce muscle. Immédiatement après leur origine, elles se jettent
sur la face interne du pavillon et se ramifient sur cette face en se portant obliquement en haut et en arrière, en allant par conséquent de la partie adhérente
du pavillon vers son bord libre. La plus grande partie de leurs ramifications
s'épuisent sur la face interne du pavillon.

    Quelques-unes, toujours très fines, que j'appellerai *branches contournantes*,
contournent son bord libre pour venir se terminer sur l'hélix.

    D'autres, dites *branches perforantes*, traversent de dedans en dehors la lame

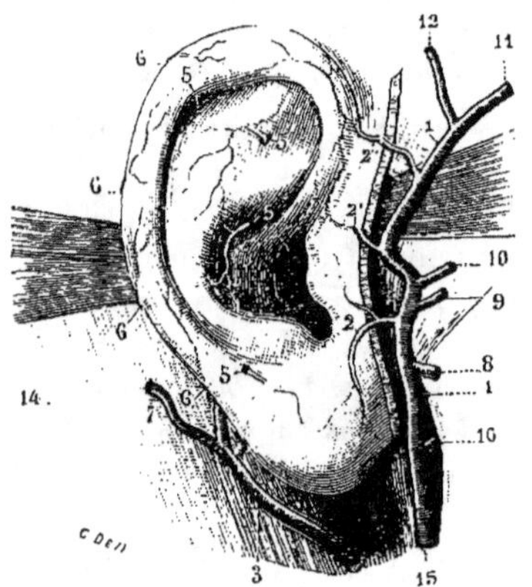

Fig. 388.

Artères du pavillon, vues sur la face externe
(oreille en position).

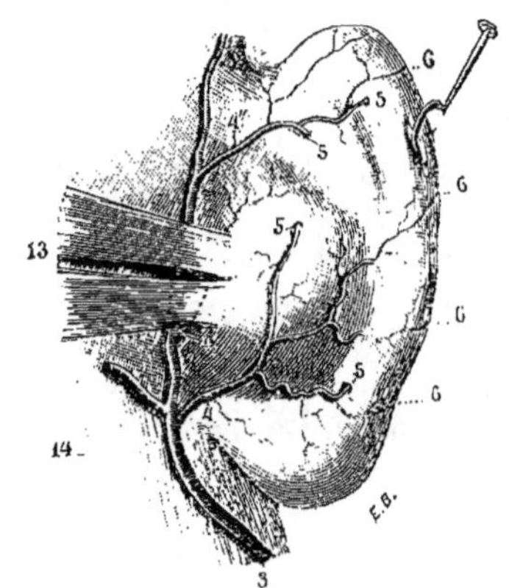

Fig. 389.

Artères du pavillon, vues sur la face interne
(pavillon érigué en avant).

1, artère temporale superficielle. — 2, 2', 2", artères auriculaires antérieures. — 3, artère auriculaire postérieure, avec
4, 4', 4", ses branches destinées au pavillon. — 5, rameaux perforants. — 6, rameaux contournants. — 7, branche destinée à la région mastoïdienne. — 8, artère transversale de la face. — 9, temporale profonde moyenne. — 10, rameau
orbitaire. — 11, artère frontale. — 12, artère pariétale. — 13, muscle auriculaire postérieur. — 14, apophyse mastoïde.
— 15, carotide externe. — 16, maxillaire interne.

cartilagineuse et viennent irriguer cette partie de la face externe du pavillon
qui a été respectée par les artères auriculaires antérieures. Ces branches
perforantes sont nombreuses mais très inégales en volume. Les trois principales
(fig. 388 et 389, 5, 5, 5) débouchent à la face externe du pavillon sur les points
suivants : l'*inférieure*, entre l'antitragus et la queue de l'hélix ; la *moyenne*, dans
la partie supérieure de la conque, immédiatement au-dessus de la racine de
l'hélix ; la *supérieure*, dans la fossette naviculaire de l'anthélix. Les branches
perforantes, arrivées sur la face externe du pavillon, se portent pour la plupart
en arrière et en bas et se ramifient sur la moitié postérieure de cette face.

c. *Résumé*. — Au total, le pavillon de l'oreille comprend deux territoires artériels : l'un qui répond à la moitié antérieure de sa face externe; l'autre qui comprend toutes les autres régions, c'est-à-dire la moitié postérieure de cette même
face externe et la face interne tout entière. Le premier est alimenté par la temporale superficielle ; le second reçoit ses artères de l'auriculaire postérieure. Nous
ajouterons que les différentes branches artérielles destinées au pavillon s'anastomosent largement entre elles et que ces anastomoses s'observent non seulement
entre les différentes branches d'un même territoire, mais encore entre les auriculaires antérieures et les auriculaires postérieures.

2° Veines. — Les veines du pavillon de l'oreille se divisent, comme les artères,
en antérieures et postérieures :

Les *veines auriculaires antérieures* se jettent dans la veine temporale superficielle, et, de là, dans la jugulaire externe.

Les *veines auriculaires postérieures* aboutissent également à la jugulaire externe.
Un certain nombre d'entre elles, cependant, viennent s'ouvrir dans cette veine
émissaire, qui traverse le trou mastoïdien pour se rendre au sinus latéral.

3° Lymphatiques. — Les lymphatiques forment à la surface du pavillon un
riche réseau qui recouvre de ses mailles fines et serrées la face externe, la face

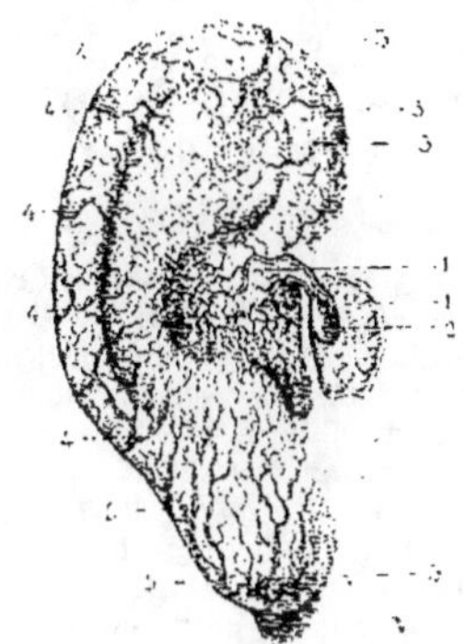

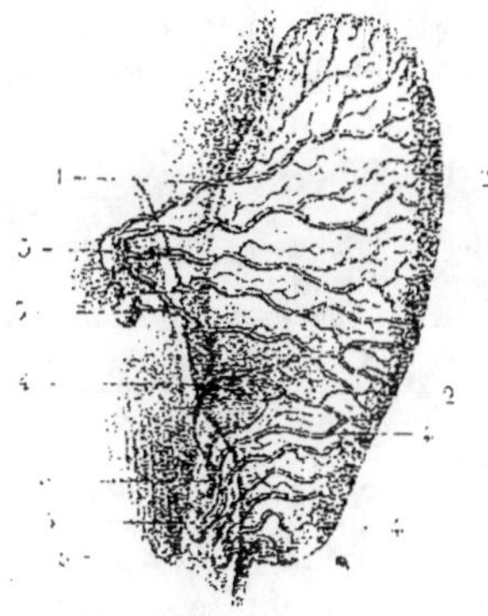

<table>
<tr><td>Fig. 390.</td><td>Fig. 391.</td></tr>
<tr><td>Lymphatiques du pavillon, vus sur la face
externe (d'après Sappey).</td><td>Lymphatiques du pavillon, vus sur la face
interne (d'après Sappey).</td></tr>
</table>

1. 1. deux troncs, provenant du réseau de la conque
et du conduit auditif externe. — 2. ganglion préauriculaire. — 3. 3. troncules provenant de la cavité de l'anthélix et de la partie antérieure de l'hélix. — 4. 4. 4. lymphatiques postérieurs, contournant la circonférence pour
gagner la face interne. — 5. 5. 5. lymphatiques du lobule.

1. 1. lymphatiques naissant de l'extrémité supérieure
du pavillon. — 2. 2. vaisseaux provenant de la face
externe. — 3. 3. deux ganglions mastoïdiens. — 4. 4.
lymphatiques du lobule, provenant en grande partie de
la face externe. — 5. 5. 5. trois ganglions parotidiens
dans lesquels se terminent les lymphatiques du lobule.

interne et la circonférence. Ce réseau donne naissance à un grand nombre de
troncs et de troncules qui se rendent aux ganglions voisins. Nous les examinerons
séparément sur la face externe et sur la face interne :

a. *Lymphatiques de la face interne*. — Sur la face interne (fig. 391) les lymphatiques se portent pour la plupart transversalement de dehors en dedans, quelques-
uns obliquement en dedans et en bas. — Les *lymphatiques supérieurs*, ceux qui
cheminent sur les deux tiers supérieurs de la face interne, viennent se terminer
dans les ganglions mastoïdiens, au voisinage de l'insertion du muscle sterno-
cléido-mastoïdien. — Les *lymphatiques inférieurs*, ceux qui émanent du lobule,
se rendent aux ganglions parotidiens postérieurs.

b. *Lymphatiques de la face externe.* — Sur la face externe du pavillon (fig. 390), les troncs et les troncules lymphatiques se distinguent, d'après leur direction, en antérieurs, postérieurs et inférieurs. — Les *lymphatiques antérieurs* tirent leur origine de la conque. Ils sortent de cette cavité par le sillon antérieur de l'oreille et viennent se jeter dans le ganglion préauriculaire qui, comme on le sait, est situé en avant du tragus. — Les *lymphatiques postérieurs* naissent des parties du pavillon situées au-dessus et en arrière de la conque. Ils se dirigent vers le bord libre de l'hélix, le contournent, arrivent ainsi sur la face interne du pavillon et, se mêlant alors aux lymphatiques de cette face interne, ils vont se jeter, comme eux, dans les ganglions mastoïdiens. — Les *lymphatiques inférieurs* proviennent du lobule. Suivant un trajet descendant, ils contournent le bord postéro-inférieur de ce lobule pour venir se terminer dans les ganglions parotidiens postérieurs.

4° Nerfs. — Les nerfs du pavillon sont de deux ordres : moteurs et sensitifs. — Les *rameaux moteurs*, destinés aux muscles intrinsèques, émanent du facial et nous rappellerons en passant que le nerf facial est encore celui qui fournit leurs rameaux aux trois muscles extrinsèques (Voy. *Facial*). — Les *rameaux sensitifs* proviennent de deux sources : de l'auriculo-temporal, branche du maxillaire inférieur, et de la branche auriculaire du plexus cervical superficiel. Le nerf auriculo-temporal (p. 72) jette quelques fins rameaux sur le tragus et sur la portion ascendante de l'hélix. Quant au nerf auriculaire (p. 144), il innerve, par son rameau interne et par son rameau externe, toutes les autres parties du pavillon, y compris le lobule.

A consulter au sujet du pavillon, outre les travaux indiqués à la page 538 : TATAROFF, *Ueber die Muskeln der Ohrmuschel und einige Besonderheiten des Ohrknorpels*, Arch. f. Anat. u. Phys., 1887 ; — KILIAN, *Zur Feststellung der morpholog. Bedeutung der Ohrmuskeln*, Berlin Klin. Woch., 1888 ; — SCHWALBE, *Ueber die vergl. Anat. u. Entwickel. des Ohrknorpels*, Zeitschr. f. Ohrenheilk., 1889 ; — IHS, *Zur Anatomie der Ohrläppchens*, Arch. f. Anat. u. Phys., 1889 ; — SCHULMANN, *Ein Beitrag zur Kenntniss der vergleich. Anat. der Ohrmuskulatur*, Oefversigt af finska vetenskaps-Societetens Förhandlingar, Bd. XXXIII, 1890-91 ; — GRADENIGO, *Beitrag zur Morphologie des Anthelix der menschlichen Ohrmuschel*, Zeitschr. f. Ohrenheilk., Bd. XXI, 1891 ; — KAZZANDER, *Sui muscoli attolente ed attraente di padiglione dell' orecchia*, Intern. Monatschr. f. Anat. und Phys., Bd. IX, 1892 ; — SCHIMKEWITSCH, *Die Ohrmuschel der Wirbelthiere*, Revue de la Soc. des Sc. nat. de Saint-Petersbourg, 1892 ; — SCHROEDER, *Unters. ü. d. Blutgefäss-System. des äusseren Ohres*, Jena, 1893 ; — LE DOUBLE, *Malformation des muscles de l'oreille*, Journ. de l'Anat. et de la Phys., t. XXX, 1894 ; — BIRMINGHAM, *The muscles of the external Ear*, Tr. of the R. Acad. of Med. in Ireland, V. 12, 1894.

§ II. — CONDUIT AUDITIF EXTERNE

Le conduit auditif externe fait suite à la cavité de la conque et s'étend de là jusqu'à l'oreille moyenne. Il est constitué, disons-le tout de suite, par deux parties bien distinctes, l'une interne, l'autre externe : sa partie interne, osseuse, est creusée dans le temporal ; sa partie externe, fibro-cartilagineuse, est exclusivement constituée par des parties molles. Nous étudierons successivement dans le conduit auditif externe, comme nous l'avons fait pour le pavillon : 1° sa *configuration extérieure ;* 2° sa *constitution anatomique ;* 3° ses *vaisseaux et nerfs*.

A. — CONFIGURATION EXTÉRIEURE

Le conduit auditif externe nous offre à considérer : 1° sa direction ; 2° sa forme ; 3° ses dimensions ; 4° sa division topographique ; 5° ses rapports.

1° Direction. — Le conduit auditif externe se porte horizontalement de dehors en dedans et un peu d'arrière en avant. Il présente donc dans son ensemble une obliquité légère, qui est orientée dans le même sens que l'axe du rocher. De plus, sa direction n'est pas rectiligne, mais flexueuse. Pour constater ces inflexions et pour en prendre en même temps une notion exacte, il convient de pratiquer, suivant l'axe du conduit auditif, deux coupes, l'une horizontale, l'autre vertico-transversale ou frontale :

a. *Coupe horizontale du conduit*. — Si nous examinons la coupe horizontale (fig. 392), nous voyons le conduit auditif externe se porter d'abord un peu en avant, puis s'infléchir en arrière en formant avec sa direction initiale un angle de 100 à 110°, enfin s'infléchir une seconde fois pour se diriger un peu en avant. Il présente donc deux coudes et partant trois portions : une portion externe (*a*), fortement oblique en dedans et en avant ; une portion moyenne (*b*), fortement oblique en dedans et en arrière ; une portion interne (*c*), plus longue que chacune des deux autres, légèrement oblique en dedans et en avant. Les deux premières portions appartiennent au conduit fibro-cartilagineux ; la dernière répond au conduit osseux.

b. *Coupe verticale*. — Si nous jetons les yeux maintenant sur la coupe verticale (fig. 395), nous constatons que le conduit auditif se porte d'abord horizontalement en

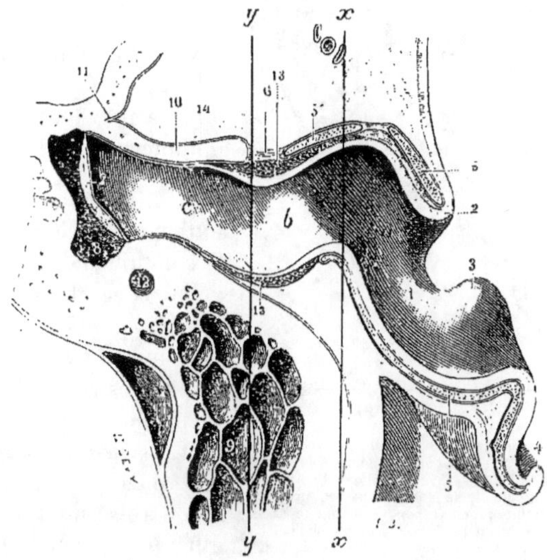

Fig. 392.

Coupe horizontale du conduit auditif externe et du pavillon (oreille droite, segment inférieur de la coupe).

1, cavité de la conque. — 2, tragus. — 3, antitragus. — 4, hélix. — 5, cartilage du pavillon. — 5', cartilage du conduit auditif externe. — 6, portion fibreuse du conduit. — 7, membrane du tympan. — 8, caisse du tympan. — 9, cavités mastoïdiennes. — 10, paroi postérieure de la cavité glénoïde. — 11, scissure de Glaser. — 12, portion verticale de l'aqueduc de Fallope. — 13, tissu glandulaire du conduit auditif. — 14, cavité glénoïde.

a, *b*, *c*, première, deuxième et troisième parties du conduit auditif externe. — *xx*, *yy*, lignes de démarcation de ces trois parties.

dedans jusqu'à sa partie moyenne. Puis, à partir de ce point, il s'infléchit en bas, de façon à décrire une longue courbe à concavité inférieure.

c. *Notions acquises par l'examen de ces deux coupes*. — En combinant les notions acquises par l'examen de ces deux coupes, on peut admettre, et cela suffira dans la pratique, que le conduit auditif externe se porte obliquement en dedans, en avant et un peu en bas et décrit, dans son ensemble, une courbe fort irrégulière dont la concavité regarde en bas et en arrière. De là le précepte, inscrit dans tous les traités des maladies de l'oreille, de redresser le conduit quand on veut l'explorer et, pour cela, de porter le pavillon en haut et le tragus en avant.

d. *Moulage du conduit*. — On peut encore, pour étudier les diverses inflexions du conduit auditif externe, couler dans son intérieur un liquide solidifiable, de la cire ou du plâtre par exemple, et le dégager ensuite, une fois solidifié, soit par dissection, soit par corrosion. Le moule ainsi obtenu reproduira dans ses moindres détails toutes les surfaces avec lesquelles il aura été mis en contact. Nous représentons dans la figure ci-dessous (fig. 393) l'un de ces moules vu par sa face supérieure : il nous montre d'une façon très nette les deux coudes et les trois portions du conduit auditif externe, tels que nous les représente la figure 392.

2° **Forme.** — Considéré au point de vue de sa forme, le conduit auditif externe n'est pas régulièrement cylindrique, mais un peu aplati d'avant en arrière. En conséquence, ses coupes transversales, quel que soit le point où elles sont pratiquées, ne sont jamais exactement circulaires : elles ont (fig. 394) la forme d'une ellipse ou d'un ovale, dont le grand diamètre serait dirigé obliquement de haut en bas et d'avant en arrière.

3° **Dimensions, isthme du conduit auditif externe.** — Au point de vue de ses dimensions, le conduit auditif nous offre à considérer sa longueur et ses deux diamètres :

a. *Longueur.* — La longueur moyenne du conduit auditif externe, mesurée suivant son axe, est en chiffres ronds de 24 millimètres, dont 8 pour sa portion fibro-cartilagineuse et 16 pour sa portion osseuse. Si nous mesurons cette longueur, non plus dans l'axe du conduit, mais le long de ses parois, nous arrivons à des chiffres un peu différents à cause de l'obliquité du plan suivant lequel est orienté l'orifice interne du conduit auditif, obliquité qui entraîne nécessairement comme conséquence une inégalité dans l'étendue des parois. L'orifice en question étant oblique de

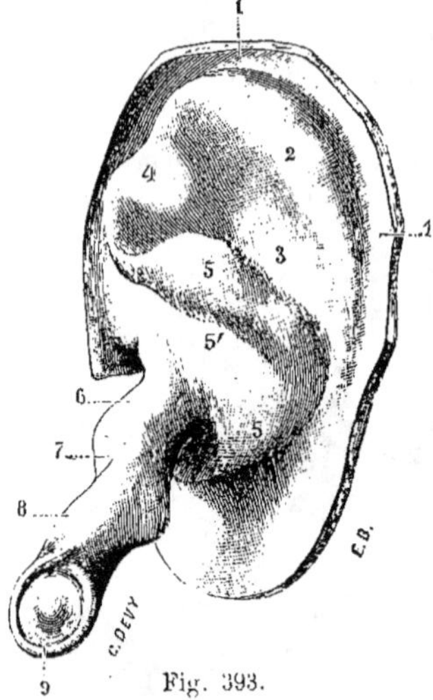

Fig. 393.

Moule de l'oreille externe
(oreille droite).

1, circonférence du moule répondant à l'hélix. — 2, saillie correspondant à la gouttière de l'hélix. — 3, empreinte de l'anthélix. — 4, moule de la fossette naviculaire. — 5, 5, saillie qui correspond à la conque, avec 5', la dépression que forme la racine de l'hélix. — 6, moule de la première portion du conduit auditif externe, oblique en dedans et en avant. — 7, deuxième portion de ce conduit dirigé en sens inverse. — 8, troisième portion se portant, comme la première, un peu en avant et en dedans. — 9, empreinte de la membrane du tympan.

haut en bas et de dehors en dedans, c'est la paroi inférieure qui est naturellement la plus longue. Viennent ensuite, par ordre de longueur décroissante, la paroi antérieure, la paroi postérieure et, enfin, la paroi supérieure, qui est la plus courte. Voici, d'après les mensurations de TRÖLTSCH, quelles sont les longueurs respectives de ces quatre parois :

	PORTION CARTILAGINEUSE		PORTION OSSEUSE		CONDUIT ENTIER
Paroi inférieure	9	+	18	=	27
— antérieure	10	+	16	=	26
— postérieure	7	+	15	=	22
— supérieure	7	+	14	=	21

b. *Diamètres.* — Quant aux deux diamètres du conduit auditif externe, le grand et le petit, BEZOLD, qui les a mesurés sur différents points de la longueur du conduit (fig. 394), nous donne les chiffres suivants :

	GRAND DIAMÈTRE	PETIT DIAMÈTRE
Au commencement du conduit cartilagineux	9,08	6,54
Vers la fin du conduit cartilagineux	7,79	5,99
Au commencement du conduit osseux	8,67	6,07
Vers la fin du conduit osseux	8,13	4,60

Tous ces chiffres ne représentent, bien entendu, que des moyennes ; car, sur ce

point, comme sur bien d'autres, il existe des variations individuelles souvent fort
étendues.

c. *Isthme du conduit.* — Les mensurations de Bezold ne nous démontrent pas
seulement l'aplatissement antéro-postérieur du conduit auditif externe. Elles nous
apprennent aussi que ce conduit n'est pas régulièrement calibré. D'après Politzer,
sa lumière se rétrécit peu à peu à partir de son orifice externe jusqu'à la limite
de son tiers interne ; puis, il va en s'élargissant jusqu'à la membrane tympa-

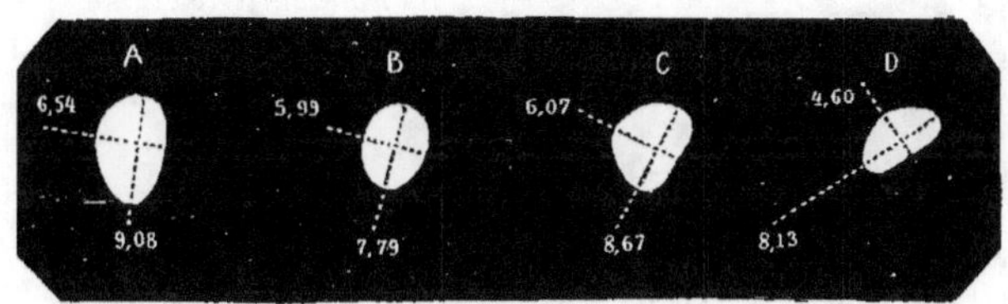

Fig. 394.

Forme et dimension du conduit auditif externe (d'après Bezold).

Coupe transversale du conduit pratiquée : A. au commencement de la portion cartilagineuse. — B. au niveau de la fin
de la portion cartilagineuse. — C. au niveau du commencement de la portion osseuse. — D. au niveau de la fin de la
portion osseuse.

nique. Sa partie la plus étroite répond donc à l'union de son tiers moyen avec son
tiers interne, assez souvent à l'union de ses trois quarts externes avec son quart
interne : elle est connue sous le nom d'*isthme du conduit auditif externe* (voy.
fig. 392). L'isthme est situé dans la partie osseuse du conduit, à 19 millimètres
environ du fond de la conque. Il est séparé de la membrane du tympan par un
intervalle qui mesure 7 ou 8 millimètres au niveau de la paroi antérieure, 2 ou
3 millimètres seulement au niveau de la paroi postérieure.

4° Division topographique et rapports. — On considère au conduit auditif
externe quatre parois et deux extrémités, l'une interne, l'autre externe. Chacune
de ces régions présente des rapports importants, que nous résumerons comme suit :

a. *Parois.* — Les quatre parois se distinguent en antérieure, postérieure, supérieure et inférieure. — La *paroi antérieure* (fig. 392) est en rapport avec l'articulation temporo-maxillaire et, plus spécialement, avec le condyle du maxillaire
inférieur. Cette saillie osseuse répond au conduit auditif osseux par ses deux tiers
internes, au conduit auditif cartilagineux par son tiers externe. Elle n'en est séparée que par une mince couche de tissu conjonctif, au sein de laquelle cheminent
de nombreux vaisseaux veineux tributaires de la maxillaire interne (voy. t. I, *Articulation temporo-maxillaire*). L'extrémité de l'index, introduite dans le fond de la
conque, sent très nettement le condyle appliqué contre la paroi antérieure du
conduit auditif cartilagineux, s'en écartant quand le maxillaire s'abaisse, s'en
rapprochant au contraire quand il s'élève. Ce voisinage nous explique pourquoi
la mastication est souvent gênée et parfois même fort douloureuse dans les inflammations du conduit auditif externe. — La *paroi postérieure* (fig. 392) répond à
l'apophyse mastoïde. Une mince lamelle de tissu compacte la sépare des cellules
mastoïdiennes. D'après Kirchner, ces cellules seraient même reliées à la paroi
postérieure du conduit auditif par de tout petits canaux osseux renfermant du
tissu conjonctif et des vaisseaux. Au delà des cellules mastoïdiennes se trouve
l'étage postérieur de la cavité cranienne et la portion descendante du sinus latéral :
l'intervalle compris entre ce vaisseau et le conduit auditif externe mesure, en

moyenne, 10 millimètres. — La *paroi supérieure* (fig. 395) est en rapport avec l'étage moyen de la cavité cranienne. Une lame osseuse de 4 ou 5 millimètres d'épaisseur, quelquefois plus mince, sépare sur ce point le conduit auditif des méninges. — La *paroi inférieure* (fig. 395), enfin, répond dans toute son étendue à la loge parotidienne et se trouve immédiatement en contact avec le contenu de cette loge : la parotide et le tissu cellulaire qui l'entoure.

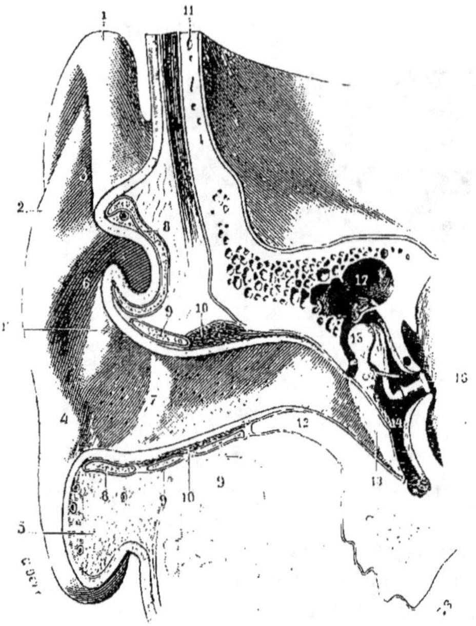

b. Extrémité externe. — L'extrémité externe du conduit auditif s'ouvre dans la partie antérieure et inférieure de la conque par un orifice elliptique à grand axe vertical. Le pourtour de cet orifice est formé, en arrière, par une crête mousse de forme semi-lunaire bien marquée dans la figure 395 (7). En avant, il se continue sans ligne de démarcation aucune avec la face interne du tragus et, sur ce point, le conduit auditif n'est séparé de la conque que par des limites purement conventionnelles. On observe, le plus souvent, au niveau du point où le tragus se continue avec le conduit auditif externe, une excavation plus ou moins profonde, à laquelle Buchanan a donné le nom de *fosse du conduit auditif* : elle présente, comme la face interne du tragus, un nombre plus ou moins considérable de poils, dont la longueur et la rudesse s'accroissent progressivement au fur et à mesure qu'on avance en âge.

c. Extrémité interne. — L'extrémité interne est circulaire, mais

Fig. 395.

Coupe vertico-transversale ou frontale de l'oreille externe, passant en avant de la fenêtre ovale (oreille droite, segment postérieur de la coupe).

1. hélix, avec 1', racine de l'hélix. — 2. anthélix. — 3, fosse naviculaire. — 4, antitragus. — 5, coupe du lobule. — 6, conque. — 7, entrée du conduit auditif externe. — 8, coupe du cartilage du pavillon. — 9, coupe du cartilage du conduit auditif. — 10, coupe de la couche glandulaire. — 11, coupe de l'écaille temporale. — 12, coupe de la portion osseuse du conduit auditif. — 13, membrane du tympan. — 14, caisse tympanique. — 15, chaîne des osselets. — 16, base de l'étrier dans la fenêtre ovale. — 17, cavités mastoïdiennes.

très obliquement coupée sur l'axe du conduit, comme nous le montre la figure 395. Son obliquité est telle qu'une perpendiculaire abaissée sur son plan de coupe se dirige de dehors en dedans, de bas en haut et d'avant en arrière. Le conduit auditif externe est fermé ici par une membrane mince et plus ou moins tendue, la *membrane du tympan*, qui présente naturellement la même obliquité que l'orifice contre lequel elle est appliquée et que nous étudierons dans l'article suivant, à propos des parois de la caisse tympanique. La membrane du tympan sépare le conduit auditif externe de l'oreille moyenne.

B. — Constitution anatomique

Le conduit auditif externe se compose essentiellement d'un squelette, qui est *osseux* dans sa partie interne, *fibro-cartilagineux* dans sa partie externe. Ce squelette est revêtu sur sa face interne, tant dans sa portion osseuse que dans sa portion cartilagineuse, par une membrane qui, morphologiquement, appartient au ligament externe. Nous étudierons successivement chacun de ces éléments :

1° **Portion osseuse.** — Sur le crâne dépouillé de ses parties molles, le conduit auditif externe, long de 14 à 16 millimètres, s'ouvre à la base du rocher (voy. t. I), un peu en avant de l'apophyse mastoïde, immédiatement au-dessous de la racine longitudinale du zygoma. Cet orifice revêt, comme le conduit lui-même, la forme d'un ovale à grand axe obliquement dirigé de haut en bas et d'avant en arrière.

Pour avoir une notion exacte de la constitution anatomique du conduit auditif externe et de son orifice extérieur, il est indispensable de se rappeler les diverses

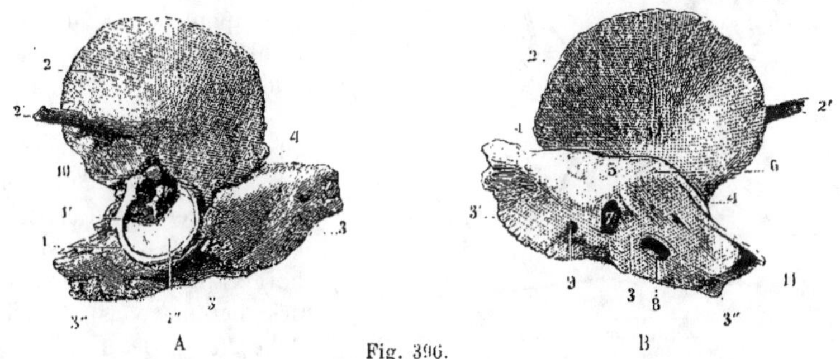

Fig. 396.

Le temporal du nouveau-né : A, vu par sa face exocranienne ; B, vu par sa face endocranienne.

1. cercle tympanal, avec : 1′. sa branche antérieure ; 1″. la membrane du tympan, en partie réséquée pour laisser voir la caisse. — 2. écaille (*en bleu*), avec 2′. l'apophyse zygomatique. — 3. portion pétreuse (*en rose*), avec : 3′. sa région mastoïdienne ; 3″, son sommet. — 4. fissure pétro-squameuse. — 5. tegmen tympani. — 6. saillie du canal demi-circulaire supérieur ou eminentia arcuata. — 7. fossa subarcuata. — 8. conduit auditif interne. — 9. aqueduc du vestibule. — 10. ligne de soudure de la corne antérieure du cercle tympanal avec l'écaille. — 11. orifice interne du canal carotidien.

phases évolutives par lesquelles passe la région du temporal qui est occupée par ce conduit. Comme nous l'avons déjà vu en Ostéologie (voy. t. I), le temporal du fœtus se compose de trois pièces distinctes : la portion écailleuse ou écaille, la portion pétreuse ou rocher et, enfin, la portion tympanale. — *L'écaille*, située à la partie antérieure et supérieure de l'os, est une lamelle osseuse, aplatie transversalement, fort mince, à contour irrégulièrement circulaire. Sa face externe donne naissance à une longue apophyse, qui se porte en avant du côté de la face : c'est l'apophyse zygomatique ou zygoma. — La *portion pétreuse* ou *rocher*, portion dure ou massive, est une sorte de pyramide quadrangulaire, dont l'axe serait dirigé obliquement de dehors en dedans et d'arrière en avant. Tandis que son sommet est très voisin de la ligne médiane, sa base, toute superficielle, fait partie de la surface extérieure du crâne : elle est placée immédiatement en arrière de l'écaille, dont elle est séparée par une sorte de scissure, la scissure pétro-écailleuse ou pétro-squameuse. — La *portion tympanale*, qui nous intéresse ici d'une façon toute spéciale, est située immédiatement au-dessous de la portion écailleuse. Elle revêt la forme d'un anneau, de 11 millimètres de diamètre en moyenne, dont on aurait enlevé la partie supérieure. Cette interruption du cercle tympanal a reçu le nom de segment de Rivinus : il mesure d'ordinaire de 5 ou 6 millimètres d'étendue et, par conséquent, représente, suivant les cas, la cinquième ou la sixième partie de l'anneau tout entier. Ainsi constitué, le cercle tympanal nous offre à considérer une partie moyenne et deux branches, l'une antérieure, l'autre postérieure, se terminant chacune par une extrémité recourbée, appelée *corne*. Sur sa circonférence intérieure, se voit une rainure assez régulière, occupant toute l'étendue de l'anneau osseux, allant par conséquent d'une corne à l'autre : c'est le *sulcus tympanicus*, dans lequel vient se fixer la membrane du tympan. La branche antérieure du cercle tympanal, vue par sa face interne (fig. 397, B), nous présente un peu au-dessous de son extrémité libre un sillon obliquement dirigé de haut en bas et d'arrière en avant : ce sillon, auquel HENLE a donné le nom de *sillon malléolaire (sulcus malleolaris)*, livre passage à l'artère tympanique, à la corde du tympan, à la longue apophyse et au ligament antérieur du marteau, tous organes qui vont à la scissure de Glaser ou qui en viennent. Deux crêtes, l'une supérieure, l'autre inférieure, délimitent en haut et en bas le sillon malléolaire : l'inférieure, que nous désignerons sous le nom de *crête tympanique inférieure*, surplombe la partie correspondante du sulcus tympanicus ; la supérieure, que nous appellerons *crête tympanique supérieure (crista spinarum de* HENLE*)*,

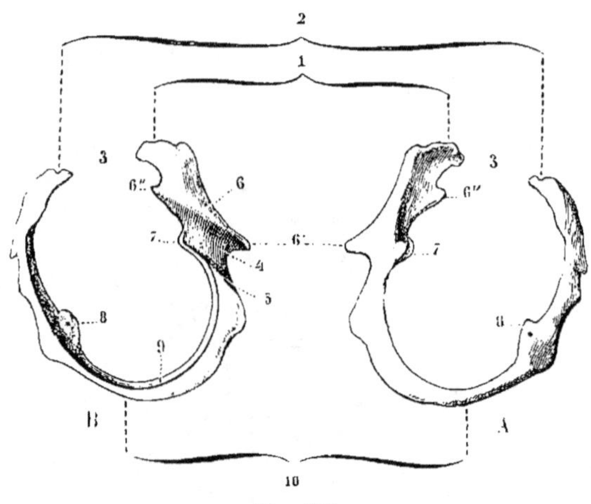

Fig. 397.

Le cercle tympanal du nouveau-né (côté gauche) : A, vu par sa face externe ; B, vu par sa face interne.

1, corne antérieure. — 2, corne postérieure. — 3, segment de Rivinus. — 4, sillon malléolaire. — 5, crête tympanique inférieure. — 6, crête tympanique supérieure, avec : 6' épine tympanique antérieure ; 6'' épine tympanique postérieure. — 7, tubercule tympanique antérieur. — 8, tubercule tympanique postérieur. — 9, sulcus tympanicus. — 10, portion moyenne ou inférieure du cercle tympanal.

se termine à ses deux extrémités par deux épines, ordinairement très marquées, l'*épine tympanique antérieure* (6') qui regarde en bas et en avant, l'*épine tympanique postérieure* (6'') qui se dirige en haut et en arrière. Enfin, comme dernier détail, nous signalerons l'existence, sur la face externe du cercle tympanal (fig. 397, B), de deux petites saillies appelées *tubercules tympaniques :* de ces deux tubercules, l'un, le *tubercule tympanique antérieur* (7), est placé en arrière de l'épine tympanique antérieure, ci-dessus décrite ; l'autre, le *tubercule tympanique postérieur* (8), se dresse sur la branche postérieure du cercle tympanal, à 6 ou 7 millimètres au-dessous de sa corne.

Envisagé maintenant au point de vue de ses relations avec les deux autres portions du temporal, le cercle tympanal s'unit par l'une et l'autre de ses cornes avec la portion de l'écaille qui est située en arrière de l'apophyse zygomatique. Dans tout le reste de son étendue, je veux dire par sa branche antérieure, par sa branche postérieure et par sa partie moyenne, il répond au rocher, dont il est séparé par une scissure plus ou moins apparente, suivant l'âge des sujets, la scissure pétro-tympanique.

Comme on le voit, dans le stade évolutif que nous venons de décrire, le conduit auditif osseux n'existe pas, ou bien il est constitué simplement par cette portion du cercle tympanal, portion bien minuscule, qui déborde en dehors le sulcus tympanicus et la membrane du tympan qui s'y attache.

Au cours du développement, la portion écailleuse et la portion tympanique subissent des modifications profondes dont l'un des principaux résultats sera la formation de notre conduit auditif. — La portion supérieure de l'écaille, celle qui est située au-dessus de l'arcade zygomatique, se porte en dehors, s'écartant ainsi de la ligne médiane et, du même coup, agrandissant le diamètre transversal de la cavité cranienne. — La portion inférieure de cette même écaille, celle qui est immédiatement sous-jacente à l'arcade zygomatique, suit dans son déplacement la portion supérieure, tout en conservant le contact avec la portion pétreuse, qui est située en dedans d'elle : c'est dire qu'elle se développe peu à peu dans le sens transversal et revêt bientôt la forme d'une lame horizontale, formant avec la portion

sus-zygomatique de l'écaille un angle droit ou un angle voisin de l'angle droit. — En ce qui concerne le cercle tympanal, son rebord interne se développe en dedans, prend bientôt contact avec la portion pétreuse et se soude à elle. Son rebord externe, au contraire, se développe en dehors et arrive à former, comme nous l'avons déjà vu en Ostéologie, un cylindre creux incomplet, ou mieux une gouttière transversale à concavité dirigée en haut. Cette gouttière (*gouttière tympanale*), située au-dessous de la portion sous-zygomatique de l'écaille, se soude avec cette dernière au niveau de ses bords et ainsi se trouve constitué un canal complet. Ce canal n'est autre que le conduit auditif osseux et nous voyons nettement, grâce aux détails embryologiques qui précèdent, qu'il est constitué : 1° en haut, au

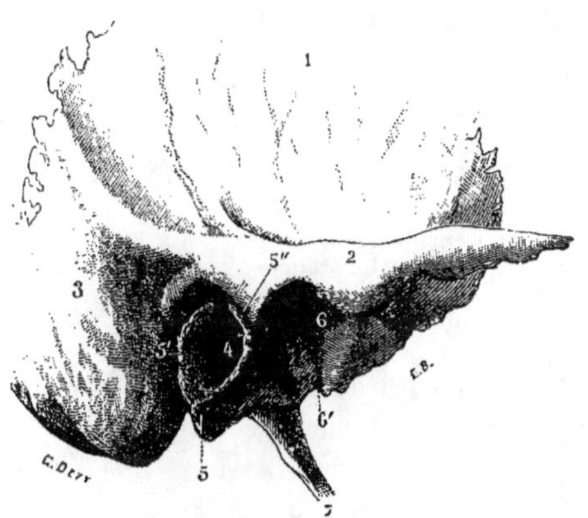

Fig. 398.

Orifice externe du conduit auditif osseux de l'adulte.

1, portion écailleuse du temporal. — 2, apophyse zygomatique. — 3, apophyse mastoïde. — 4, lumière du conduit auditif. — 5, portion tympanique (*en rouge*), avec 5', la suture tympano-mastoïdienne; 5", la suture tympano-écailleuse. — 6, cavité glénoïde. — 6', scissure de Glaser. — 7, apophyse styloïde. — 8, spina supra meatum.

niveau de sa paroi supérieure ou plafond, par la portion sous-zygomatique de l'écaille temporale ; 2° en avant, en arrière et en bas, c'est-à-dire dans ses parois antérieure, postérieure et inférieure, par la gouttière tympanale (fig. 398,5).

Il est ordinairement facile, sur les rochers d'adultes, de délimiter exactement la gouttière tympanale et, par cela même, d'établir exactement la part qui revient aux deux portions écailleuse et tympanale dans la constitution du conduit auditif osseux. On peut même, dans la grande majorité des cas, reconnaître la situation et la direction des deux sutures tympano-écailleuse et tympano-mastoïdienne qui, chez l'enfant, unissent les bords antérieur et postérieur de la gouttière tympanale, le premier à l'écaille temporale, le second à l'apophyse mastoïde, laquelle apophyse mastoïde (rappelons-le en passant, voy. Ostéologie) est formée à sa partie antérieure, non pas par la portion pierreuse, mais bien par la portion écailleuse.

Ce mode de constitution du conduit auditif osseux se voit très nettement sur son orifice extérieur. Il suffit, en effet, de jeter un simple coup d'œil sur cet orifice (fig. 398) pour constater qu'il est circonscrit par deux parties d'aspect bien différent : en avant et en bas, c'est un rebord rugueux, taillé à pic, bien délimité ; en haut et en arrière, au contraire, c'est un bord arrondi, mousse, lisse et uni. La première de ces deux parties est une dépendance de l'os tympanal; la seconde appartient à l'écaille. Sur cette dernière, immédiatement au-dessus de la partie postéro-supérieure de l'orifice précité, se dresse une petite lamelle osseuse que surmonte une dépression plus ou moins profonde : c'est l'*épine sus-auriculaire*, la *spina supra meatum* des anatomistes allemands, sur laquelle vient se fixer en partie la portion molle du conduit auditif, que nous pouvons maintenant décrire.

Nous avons dit plus haut que le rebord externe du *sulcus tympanicus* se développait en dehors pour former le conduit auditif externe. Cette extension en dehors de la substance osseuse ne se produit pas régulièrement sur toute l'étendue du cercle tympanal. Elle commence et s'effectue avec une activité toute spéciale sur deux points qui nous sont bien connus (p. 552), le tubercule tympanique antérieur et le tubercule tympanique postérieur. Ces deux tubercules s'élargissent, se portent à la rencontre l'un de l'autre, arrivent au contact et se fusionnent, laissant sur leur côté externe, entre eux et la portion moyenne du cercle tympanal, un orifice plus ou moins développé, de forme ovalaire ou semi-lunaire. Ce trou, qui est une véritable lacune,

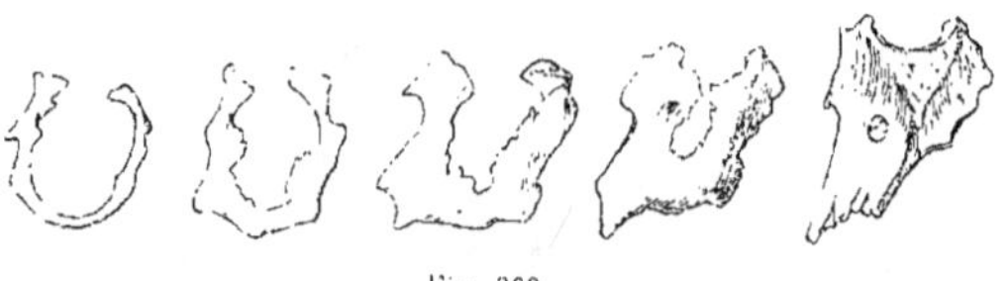

Fig. 399.

Le cercle tympanal et ses diverses transformations pour former le conduit auditif externe.

une région encore respectée par l'ossification, se rétrécit peu à peu et finit même par disparaître. Il n'en existe ordinairement aucune trace à l'âge de cinq ans. Exceptionnellement, il persiste chez l'adulte et chez le vieillard et le cas est même assez fréquent : Bürkner l'a rencontré dans une proportion de 19 p. 100.

2° Portion fibro-cartilagineuse.

— La portion fibro-cartilagineuse du conduit auditif externe se compose de deux lames, l'une cartilagineuse, l'autre fibreuse, affectant l'une et l'autre la forme d'une gouttière. Les deux gouttières se regardent par leur concavité et, en s'unissant réciproquement par leurs bords, forment un canal complet.

a. Lame cartilagineuse. — La lame cartilagineuse (*cartilage du conduit auditif*) occupe la partie antérieure et inférieure du conduit (fig. 400,8). — Son *extrémité interne* s'unit à l'orifice externe du conduit auditif osseux à l'aide de faisceaux conjonctifs, dont l'ensemble joue à son égard le rôle d'un ligament. — Son *extrémité externe* se continue directement avec le tragus. Puis, tragus et cartilage du conduit, réunis ensemble, s'unissent au cartilage du pavillon au niveau d'une sorte d'isthme, *isthme du cartilage auriculaire*, dont la largeur mesure de 8 à 9 millimètres. Cet isthme (fig. 401,*xx*) est dirigé transversalement et répond à la partie la plus déclive de la conque. En dehors, il répond à une échancrure toujours très marquée, qui n'est autre

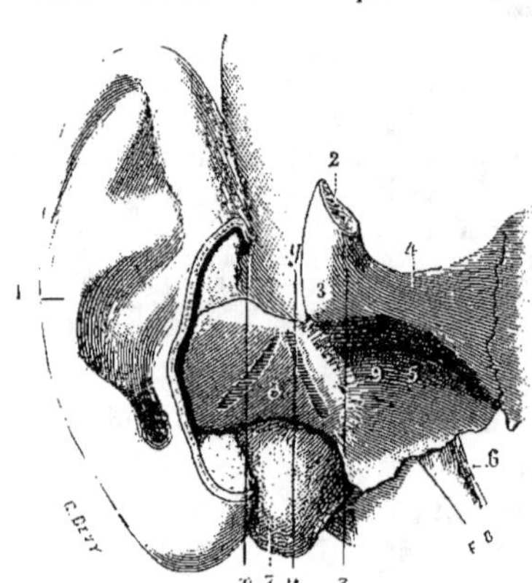

Fig. 400.

Cartilage du conduit auditif externe, vu par sa face antéro-inférieure.

1. pavillon de l'oreille. — 2. coupe de l'apophyse zygomatique. — 3. tubercule zygomatique. — 4, racine transverse de l'apophyse zygomatique. — 5. cavité glénoïde du temporal. — 6. apophyse styloïde. — 7. apophyse mastoïde. — 8. cartilage du conduit auditif. — 9, ligament fibreux qui le rattache à la portion osseuse du conduit auditif externe.

xx, yy, zz. axes suivant lesquels sont faites les trois coupes transversales de la figure 402 (p. 555).

que celle, déjà décrite à propos du pavillon, qui sépare le tragus de l'antitragus (*échancrure de la conque*). En dedans, il répond de même à une nouvelle échancrure, qui est formée par le bord interne de la conque et le bord postérieur du cartilage du conduit auditif : c'est l'*incisura terminalis* de Schwalbe (fig. 384,6). Cette dernière échancrure est comblée en grande partie par du tissu fibreux.

Le cartilage du conduit auditif nous présente, à sa face antérieure et un peu en dedans du tragus, deux fentes avec perte de substance, connues sous le nom d'*incisures de Santorini* (fig. 400). On distingue ces fentes en interne et externe. Elles ont toutes les deux un trajet plus ou moins sinueux et se dirigent, dans la plupart des cas, un peu obliquement à l'axe du conduit. Du reste, elles sont comblées par du tissu fibreux, aux éléments duquel vient se joindre constamment, d'après TATAROFF, un certain nombre de fibres musculaires, les unes verticales, les autres horizontales.

HYRTL a signalé depuis déjà longtemps un faisceau musculaire qui s'insère d'une part sur la base de l'apophyse styloïde, un peu au-dessus du muscle stylo-glosse, d'autre part sur la partie interne du cartilage du conduit auditif. Ce petit muscle *stylo-auriculaire*, dont l'existence est considérée par SAPPEY comme douteuse, a été retrouvé en 1887 par TATAROFF. Toutefois, il n'est pas constant : il n'existerait même qu'une fois sur six cas, d'après GRUBER.

Histologiquement, le cartilage du conduit auditif externe présente les mêmes caractères que celui du pavillon, auquel il fait suite et dont il n'est qu'une dépendance.

b. *Lame fibreuse*. — La lame fibreuse occupe la partie supérieure et postérieure du conduit auditif. Son développement, sur un point donné, est naturellement en rapport inverse avec celui que présente, sur le même point, la lame cartilagineuse. Or, comme cette lame cartilagineuse se rétrécit progressivement en allant de dehors en dedans, il s'ensuit que la lame fibreuse s'accroît en largeur dans le même sens. Pour juger de la part respective que prennent les deux lames précitées à la constitution du conduit auditif, il convient de pratiquer sur ce dernier et en des points différents des coupes vertico-transversales. La figure 402 nous présente trois de ces coupes, passant : la première (A), un peu en dedans de l'orifice externe du conduit auditif fibro-cartilagineux ; la seconde (B), par sa partie moyenne ; la troisième (C), au voisinage de son extrémité interne. Nous voyons nettement par un simple coup d'œil jeté sur cette figure que le cartilage forme à lui tout seul, dans la coupe A, les trois quarts du conduit ; qu'il n'en forme plus que la moitié dans la coupe B ; qu'il n'en occupe plus, dans la coupe C, qu'un léger segment, répondant à son côté antéro-inférieur. Nous voyons en même temps que la lame fibreuse prend peu à peu la place de la lame cartilagineuse ou, en d'autres termes, gagne exactement en étendue ce que perd celle-ci.

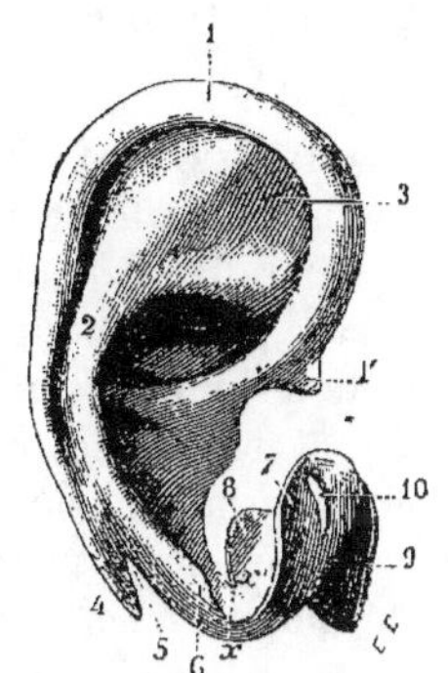

Fig. 401.

Le cartilage auriculaire, vu par sa face externe.

1, repli de l'hélix, avec 1', l'apophyse de l'hélix. — 2, saillie de l'anthélix. — 3, fossette triangulaire. — 4, languette caudale de l'hélix et de l'anthélix. — 5, fissure postérieure du cartilage. — 6, antitragus. — 7, tragus. — 8, cartilage du conduit auditif externe. — 9, son extrémité interne, répondant à la partie osseuse. — 10, une incisure de Santorini.

x.x, isthme du cartilage auriculaire (en *x* se trouve l'échancrure de la conque; en *x'*, l'*incisura terminalis*).

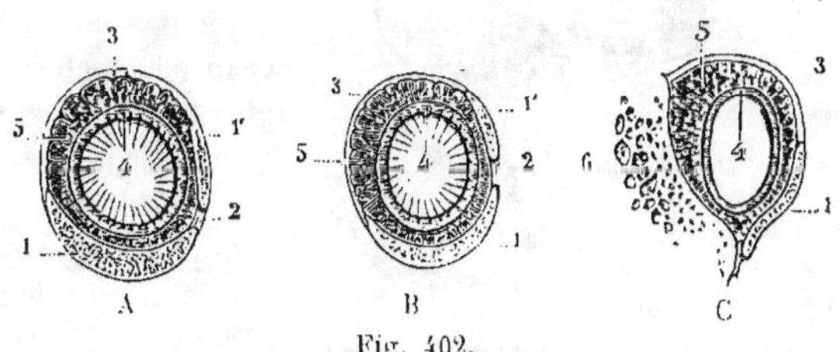

Fig. 402.

Trois coupes de la portion fibro-cartilagineuse du conduit auditif externe.

A, coupe suivant *x.x* de la figure 400 (p. 554). — B, coupe suivant *yy*. C, coupe suivant *z.z*.

1, lame cartilagineuse (portion inférieure). — 1', lame cartilagineuse (portion antérieure). — 2, incisure de Santorini comblée par du tissu fibreux. — 3, lame fibreuse. — 4, peau du conduit. — 5, couche glandulaire. — 6, coupe de la portion postérieure de l'os tympanal et de l'apophyse mastoïde.

3° Revêtement cutané. — La peau qui tapisse la surface intérieure du conduit auditif est le prolongement de celle qui revêt le pavillon, et elle en présente d'abord tous les caractères. Dans toute l'étendue de la portion fibro-cartilagineuse, elle est remarquable par son épaisseur, sa densité, sa résistance et aussi par son adhérence aux parois sous-jacentes. En passant dans la portion osseuse, elle s'amincit et cet amincissement va ensuite en augmentant jusqu'au fond du conduit. Sur la membrane du tympan, elle est tellement mince qu'elle est pour ainsi dire réduite à sa couche épidermique.

A. Crêtes semi-annulaires . — Dans la partie interne du conduit auditif, la peau nous présente de nombreuses crêtes semi-annulaires dont la direction est toujours parallèle à la circonférence de la membrane du tympan. Pour la plupart des auteurs, ces formations ne seraient que des rangées de papilles, se disposant à la suite les unes des autres suivant une courbe régulière. Contrairement à cette opinion, Kaufmann les considère comme de simples épaississements linéaires de la couche dermique, sur lesquels les vrais papilles sont excessivement rares. Les deux régions, où les crêtes en question sont à la fois le plus nombreuses et le plus développées, sont la face inférieure et la face supérieure du conduit auditif.

B. Annexes de la peau. — Comme la peau du pavillon, la peau du conduit auditif nous présente, à titre d'annexes, des poils, des glandes sébacées et des glandes sudoripares :

a. *Poils*. — Les poils, à l'exception de ceux qui se dressent à l'entrée du conduit, sont rudimentaires et ne s'observent, en règle générale, que dans la portion fibro-cartilagineuse. La présence de poils dans la portion osseuse du conduit auditif est exceptionnelle.

b. *Glandes sébacées*. — Les glandes sébacées sont moins développées que celles du pavillon. Elles occupent les couches superficielles du derme et s'ouvrent, en partie dans les follicules pileux, en partie à la surface de la peau. D'après Alzheimer, ces glandes sont surtout visibles chez le nouveau-né et chez les jeunes sujets; à un âge plus avancé, elles subissent une atrophie souvent considérable.

c. *Glandes sudoripares*. — Les glandes sudoripares présentent ici une disposition spéciale, qui leur a fait donner le nom de *glandes cérumineuses*. Elles sont remarquables à la fois par leur développement individuel et par leur nombre. Fortement tassées les unes contre les autres, elles forment tout autour du conduit auditif une couche continue, que l'on voit très nettement sur des coupes transversales : c'est alors une véritable couronne, une *couronne glandulaire*, entourant l'orifice ovalaire du conduit auditif (fig. 402). Ces glandes sont situées immédiatement au-dessous de la peau et revêtent ordinairement une coloration grisâtre. De plus,

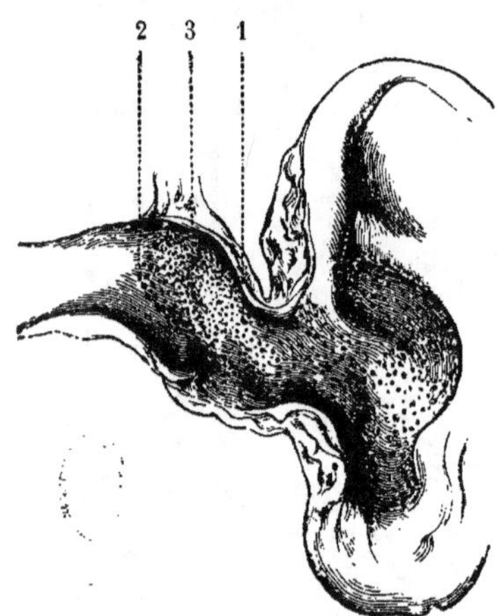

Fig. 403.

Paroi postérieure du conduit auditif osseux
et cartilagineux (d'après Politzer).

1, conduit auditif cartilagineux. — 2, conduit auditif osseux. — 3, limite séparative des deux portions.

Le pointillé indique les orifices glandulaires : on voit que ces orifices s'avancent jusque dans la portion osseuse sous forme d'un petit triangle dont la pointe regarde le tympan.

elles sont toujours plus développées sur les parties du conduit où manque le cartilage, à sa partie postérieure par conséquent.

L'épaisseur moyenne de la couche glandulaire est de 3 à 4 millimètres. Au point de vue de leur structure, les glandes cérumineuses ont été déjà décrites à propos de la peau (p. 307). Nous avons étudié en même temps leur produit de sécrétion, le *cérumen*, et nous ne saurions y revenir ici sans tomber dans des redites.

Les orifices glandulaires de la peau du conduit auditif se voient facilement, à l'aide d'une loupe ou même à l'œil nu, sous forme de points plus ou moins rapprochés. On admet généralement qu'ils n'existent que dans la portion fibro-cartilagineuse. Contrairement à cette assertion, les recherches de Buchanan et de Tröltsch ont établi que la couche glandulaire s'étend jusque sur la paroi postéro-supérieure du conduit osseux, en y formant un petit triangle, de plusieurs millimètres de long, dont la pointe est tournée du côté de la membrane du tympan. La figure 403, que j'emprunte à Politzer, nous présente très nettement cette disposition.

C. — Vaisseaux et nerfs

1° Artères. — Les artères du conduit auditif externe proviennent de différentes sources : 1° pour sa portion fibro-cartilagineuse, de la temporale superficielle et de l'auriculaire postérieure ; 2° pour sa portion osseuse, de l'artère tympanique, branche de la maxillaire interne. Les rameaux de cette dernière artère arrivent au conduit auditif, soit en traversant l'os tympanal, soit en passant à travers la suture qui unit cet os à la portion écailleuse (*fissure tympano-écailleuse* ou *scissure de Glaser*).

2° Veines. — Les veines se divisent en antérieures et postérieures : les postérieures aboutissent, comme celles du pavillon, à la jugulaire externe ; les antérieures se jettent, en partie dans la maxillaire interne, en partie dans le plexus ptérygoïdien.

3° Lymphatiques. — Les lymphatiques suivent le même trajet que ceux du pavillon : un certain nombre d'entre eux se rendent au ganglion préauriculaire ; les autres, et ce sont les plus nombreux, descendent dans les ganglions parotidiens (voy. t. 1er, *Lymphatiques*).

4° Nerfs. — Les nerfs, auxquels le conduit auditif doit la sensibilité exquise que tout le monde lui reconnaît, proviennent à la fois de l'auriculo-temporal, de la branche auriculaire du plexus cervical et du pneumogastrique. Le rameau nerveux que le pneumogastrique envoie au conduit auditif est connu sous le nom de *rameau auriculaire du nerf vague*. Ce rameau, comme nous l'avons déjà vu en Névrologie (p. 103), se sépare du pneumogastrique immédiatement au-dessous de la base du crâne. Il s'engage ensuite dans un canal osseux creusé dans l'épaisseur du rocher, croise le facial dans l'aqueduc de Fallope et s'anastomose là avec un filet de ce dernier nerf. Puis, finalement, il traverse la fissure tympano-mastoïdienne, pour se ramifier dans la peau qui revêt la portion osseuse du conduit auditif, ainsi que dans la membrane du tympan.

Voyez au sujet du conduit auditif externe : Urbantschitsch, *Das Lumen des auss. Gehörg. bei Embryonen u. Neugeborenen*, Wien, 1878 ; — Bezold, *Die Corrosionsanatomie des Ohres*, München, 1872 ; — Kaufmann, *Ueber ringförmige Leisten in der cutis des äusseren Gehörganges*, Wien. med. Jahrb., 1886 ; — Alzheimer, *Ueber die Ohrenschmalzdrüsen*, Würzburg, Inaug. Dissert., 1888 ; —

SYMINGTON, *The external auditory meatus in the child*. Journ. of Anat., XIX. 1885; — OSTMANN, *Die Bedeutung der Incisuræ Santorini als Schutzvorrichtungen*. Arch. f. Ohrenheilkunde. Bd. XXXIII. 1892.

ARTICLE II

OREILLE MOYENNE

L'oreille moyenne est une cavité remplie d'air, creusée dans l'épaisseur du temporal, entre le conduit auditif externe que nous venons de décrire et l'oreille interne qui fera l'objet de l'article suivant. Cette cavité, connue sous le nom de *caisse du tympan*, renferme trois petits os qui se disposent régulièrement les uns à la suite des autres, de façon à former dans leur ensemble, entre l'oreille externe et l'oreille interne, une chaîne non interrompue, la *chaîne des osselets de l'ouïe*. Fermée en dehors du côté du conduit auditif externe, fermée aussi en dedans du côté de l'oreille interne, la caisse du tympan est mise en communication avec le pharynx par un long conduit appelé *trompe d'Eustache*. Le long de ce conduit, la muqueuse pharyngienne s'introduit jusque dans la caisse et, sous le nom de *muqueuse tympanique*, en tapisse régulièrement toutes les parois. Enfin, à sa partie postérieure, la caisse du tympan communique avec un système de cavités osseuses qui sont creusées dans l'épaisseur de l'apophyse mastoïde : ce sont les *cavités mastoïdiennes*, qui deviennent ainsi de simples diverticulums de l'oreille moyenne.

L'oreille moyenne nous présente donc à étudier :

1° La *caisse du tympan proprement dite* ;

2° Son contenu, la *chaîne des osselets* ;

3° Son revêtement *muqueux* ou *muqueuse tympanique* ;

4° Ses *vaisseaux et ses nerfs* ;

5° Les *cavités mastoïdiennes* ;

6° La *trompe d'Eustache*.

§ 1. — CAISSE DU TYMPAN PROPREMENT DITE

La caisse du tympan ou, tout simplement le tympan, a été comparée à un tambour (*tympanum*), dont les deux bases seraient à la fois très rapprochées et déprimées l'une et l'autre vers le centre de la cavité. Il en résulte qu'un liquide solidifiable injecté dans la caisse nous donnerait, comme moule de cette cavité, un corps aplati ressemblant assez bien à une lentille biconcave (fig. 404).

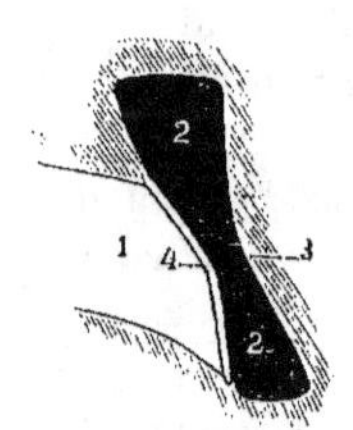

Fig. 404.

Forme de la caisse du tympan (*schéma*).

1. conduit auditif externe. — 2. caisse du tympan. — 3. sa paroi interne. — 4. sa paroi externe.

L'axe de la caisse du tympan, c'est-à-dire la ligne droite qui réunirait le centre des deux bases, présente une triple obliquité : il est incliné de dedans en dehors, de haut en bas et d'arrière en avant. En d'autres termes et plus simplement, l'orientation de la caisse du tympan est telle que chacune de ses bases regarde en dehors, en bas et en avant.

Les dimensions de la caisse tympanique sont les suivantes : son diamètre antéro-postérieur est de 15 millimètres; son diamètre vertical, mesurant sa hauteur, également de 15 millimètres. Son diamètre transversal varie suivant les points où on le considère, et cela en raison même de la disposition de ses deux bases, qui, comme nous l'avons dit plus haut, bombent l'une et l'autre vers le centre de la cavité (fig. 404) : à la périphérie de la caisse, ce diamètre mesure 4 millimètres en bas, 5 ou 6 millimètres en haut ; au centre de la caisse, il se réduit à 1 millimètre et demi ou 2 millimètres.

Au point de vue descriptif, la caisse tympanique nous présente deux parois, l'une externe, l'autre interne, et une circonférence.

A. — PAROI EXTERNE OU TYMPANIQUE

La paroi externe de la caisse du tympan (fig. 404, 405 et 407) est formée dans la plus grande partie de son étendue par une membrane mince et transpa-

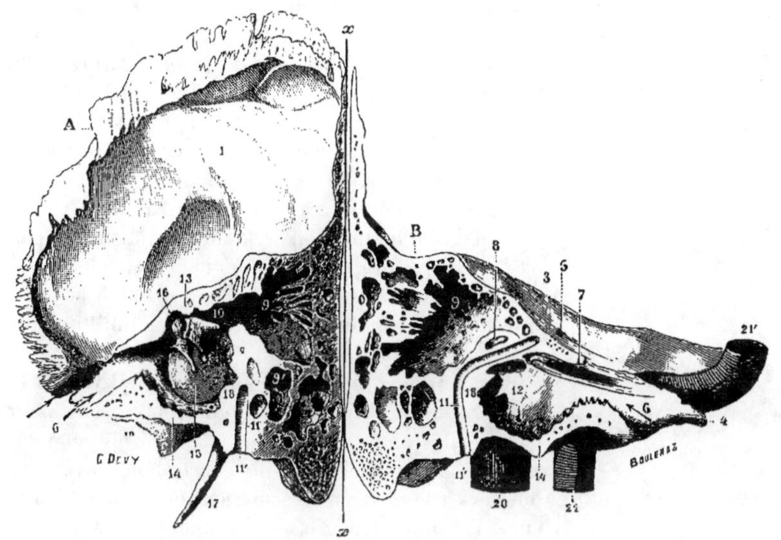

Fig. 405.

Coupe vertico-transversale du temporal droit, passant par la trompe d'Eustache et la circonférence de la caisse du tympan, pour montrer les deux parois interne et externe de cette cavité.

(La coupe une fois faite, les deux segments du temporal ont été écartés l'un de l'autre en tournant autour de l'axe xx servant de charnière.)

A, segment antérieur de la coupe. — B, segment postérieur. — 1, face interne de l'écaille. — 2, scissure de Glaser. — 3, face antérieure du rocher. — 4, son sommet. — 5, hiatus de Fallope. — 6, portion osseuse de la trompe. — 7, canal du muscle du marteau. — 8, canal demi-circulaire externe ou horizontal. — 9, antre mastoïdien. — 9', cellules mastoïdiennes. — 10, canal tympano-mastoïdien. 11, aqueduc de Fallope, avec 11', trou stylo-mastoïdien. — 12, paroi interne de la caisse. — 13, sa paroi supérieure. — 14, sa paroi inférieure. — 15, sa paroi externe et membrane du tympan. — 16, marteau. — 17, apophyse styloïde. — 18, paroi postérieure de la caisse. — 19, paroi externe de la fosse jugulaire. — 20, veine jugulaire interne. — 21, carotide interne à son entrée dans le canal carotidien. — 21', la même, entrant dans la cavité crânienne.

rente, la *membrane du tympan*, que nous allons immédiatement décrire. Nous étudierons ensuite la région osseuse qui l'entoure et qui complète la paroi externe de la caisse.

1° Portion membraneuse de la paroi externe ou membrane du tympan. — La membrane du tympan se présente sous la forme d'une membrane assez régulièrement circulaire, tendue à l'extrémité interne du conduit auditif externe, entre ce conduit et la caisse du tympan.

1° DIMENSIONS. — Son diamètre varie, suivant les sujets, de 9 millimètres et demi à 10 millimètres et demi. Quoique circulaire, son diamètre vertical l'emporte généralement sur son diamètre horizontal d'un 1/2 millimètre à 1 millimètre. Son épaisseur est de 0ᵐᵐ,1. On appelle *pôle supérieur* de la membrane du tympan l'extrémité supérieure de son diamètre vertical ; le *pôle inférieur* est l'extrémité inférieure de ce même diamètre.

2° INCLINAISON. — L'inclinaison de la membrane du tympan est très variable suivant les âges. Pendant la vie embryonnaire, cette membrane est située à la base du crâne et présente alors une situation franchement horizontale. Puis, au fur et à mesure que le crâne se développe, elle se redresse par son côté externe et se rapproche ainsi peu à peu de la verticale, sans toutefois l'atteindre. Déjà, chez le nouveau-né, l'angle qu'elle forme avec l'horizon, *angle d'inclinaison de la membrane du tympan*, est considérable : il mesure de 30 à 35°. Chez l'adulte, il est de 40 à 45°. L'orientation de la membrane du tympan est donc à peu près la même, malgré les assertions contraires de la plupart des auteurs, chez le nouveau-né et chez l'adulte [1].

Ce degré d'inclinaison de la membrane du tympan s'exprime encore en disant qu'une verticale menée par son pôle supérieur (fig. 406), rencontre la paroi inférieure du conduit auditif externe à 6 millimètres en dehors du pôle inférieur.

FICK a prétendu qu'au point de vue physique la membrane du tympan est d'autant plus sensible à l'action des ondes sonores qu'elle se rapproche davantage de la verticale. En concordance avec ces données, BONNAFONT et SCHWARTZ ont constaté que chez les musiciens, la membrane du tympan est beaucoup plus relevée qu'elle ne l'est d'ordinaire ; et d'autre part, nous devons à LUCÆ l'observation, non moins intéressante, que cette membrane se trouve très inclinée chez les sujets dépourvus de sentiment musical.

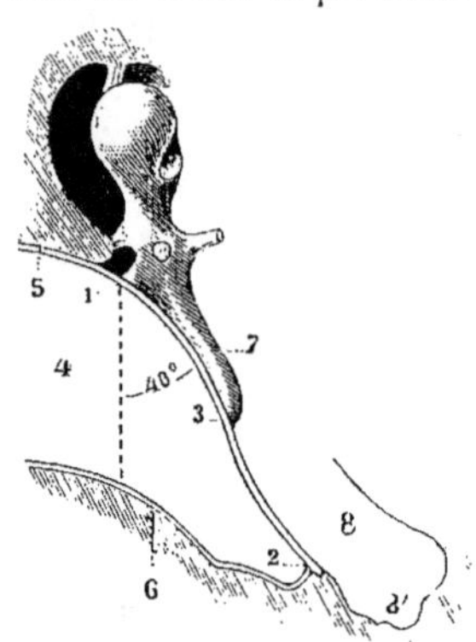

Fig. 406.

Inclinaison et courbure de la membrane du tympan (*schématique*).

1, pôle supérieur de la membrane du tympan. — 2, son pôle inférieur. — 3, ombilic. — 4, conduit auditif externe. — 5, sa paroi supérieure. — 6, sa paroi inférieure. — 7, manche du marteau. — 8, caisse du tympan, avec 8', sa rigole inférieure.

3° FORME. — Envisagée au point de vue de sa forme, la membrane du tympan, comme nous l'avons dit plus haut, est assez régulièrement circulaire, mais elle est loin d'être plane. Elle est, au contraire, bombée en dedans, et, de ce fait revêt la forme d'un entonnoir très évasé, dont l'ouverture regarde le conduit auditif externe. La partie la plus saillante ou sommet de l'entonnoir a reçu le nom d'*ombilic*. L'ombilic est situé un peu au-dessous du centre de la membrane tympanique. Il répond à l'extrémité libre du manche du marteau, qui, comme nous le verrons plus tard, se trouve englobé dans l'épaisseur de la membrane du tympan et fait

---

[1] En mesurant l'inclinaison de la membrane du tympan sur quatre fœtus à terme, provenant des collections du laboratoire, j'ai obtenu les chiffres suivants pour l'un et l'autre côtés :

	CÔTÉ DROIT.	CÔTÉ GAUCHE.	MOYENNE.
1ᵉʳ sujet	30°	50°	40°
2ᵉ sujet	35°	41°	38°
3ᵉ sujet	50°	23°	36°
4ᵉ sujet	30°	30°	30°
Moyennes.	36°	34°	36°

pour ainsi dire corps avec elle. Nous devons ajouter que la disposition infundibuliforme de la membrane du tympan n'est pas absolument régulière : on constate
en effet, comme nous le montre la figure 406, que cette membrane est légèrement
bombée en dehors à sa partie antéro-inférieure, suivant une ligne qui s'étend de
l'ombilic à la périphérie.

4° MODE D'INSERTION, MEMBRANE DE SCHRAPNELL. — La membrane du tympan
répond par sa circonférence au cercle tympanal, qui lui sert de cadre. Ce petit
cercle osseux, parfaitement isolable chez le fœtus, présente le long de son bord
interne un sillon très marqué, le *sulcus tympanicus*, dans lequel la membrane se trouve enchâssée comme un verre de montre dans sa rai-
nure métallique. Elle est fixée là, dans le fond de sa rainure, par une bande circulaire de tissu conjonctif, qui a été désignée par GERLACH sous le nom de *bourrelet annulaire*. Toutefois le cercle tympanal, comme nous l'avons vu plus haut (p. 551), est incomplet : il nous montre à sa partie supérieure une perte de subs-
tance, qui représente le sixième environ de sa circonférence totale, soit 5 millimètres. C'est donc, non pas un cercle, mais un simple croissant avec deux cornes, l'une antérieure, l'autre posté-
rieure : l'espace libre,

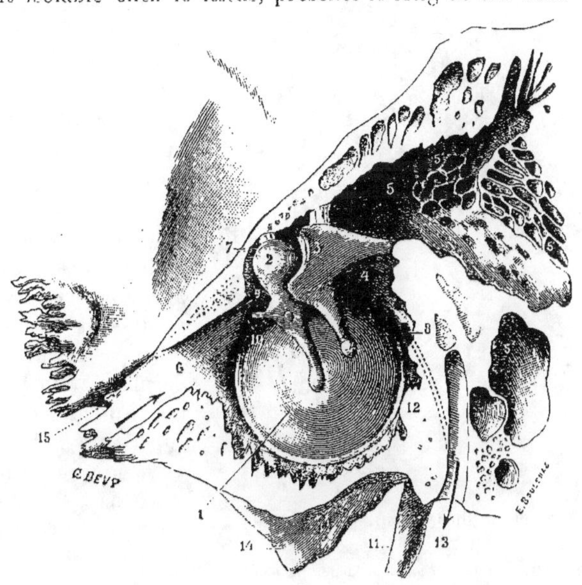

Fig. 407.

Paroi externe de la caisse du tympan.

(Grossissement du segment A de la figure 405.)

1. membrane du tympan. — 2. marteau. — 3. enclume. — 4. canal tympano-
mastoïdien. — 5. antre mastoïdien. — 5', cellules mastoïdiennes. — 6. portion
osseuse de la trompe d'Eustache. — 7. paroi antéro-supérieure de la caisse. —
8. orifice d'entrée de la corde du tympan. — 9. orifice de sortie de ce nerf. —
10. orifice pour le ligament antérieur du marteau — 11. apophyse styloïde. —
12. protubérance styloïde de la caisse. — 13. partie inférieure de l'aqueduc de
Fallope. — 14. paroi externe de la fosse jugulaire — 15. scissure de Glaser.

compris entre les deux cornes et répondant à la partie manquante du cercle
tympanal, est connu sous le nom de *segment de Rivinus* (fig. 397, 3).

À ce niveau et par suite de la disparition du sulcus tympanicus, la membrane
du tympan présente une disposition toute particulière. De chacune des cornes du
cercle tympanal le bourrelet annulaire de GERLACH se porte vers la base de la
courte apophyse du marteau en formant deux petits cordons convergeant l'un
vers l'autre, que nous désignerons, en raison de leurs insertions, sous le nom de
ligaments tympano-malléolaires (fig. 408, 5 et 6). De son côté, la membrane du
tympan, ne trouvant plus au-devant d'elle de cercle tympanal, remonte jusqu'à
paroi supérieure du conduit auditif externe et s'y insère, en se fusionnant à ce
niveau, en partie avec le périoste, en partie avec la peau. Cette portion toute supérieure de la membrane tympanique, qui répond au segment de Rivinus et qui est

exactement comprise entre les deux ligaments tympano-malléolaires et la paroi supérieure du conduit auditif, a reçu de SHRAPNELL le nom de *membrane flaccide*.

La membrane flaccide de SHRAPNELL (fig. 408,7) a la forme d'un triangle dont le sommet dirigé en bas répond à la petite apophyse du marteau. Elle est à la fois plus mince et plus lâche que les autres portions de la membrane tympanique, ce qui lui a valu son nom. Enfin, elle proémine du côté du conduit auditif, formant sur le côté opposé une petite excavation, qui fait partie de la caisse et à laquelle PRUSSAK a donné le nom de *poche supérieure* de la membrane du tympan. TRÖLTSCH a décrit sur la face interne de la membrane du tympan deux autres dépressions ou poches : l'une antérieure, *poche antérieure* de TRÖLTSCH, située immédiatement au-dessous du ligament tympano-malléolaire antérieur ; l'autre postérieure, *poche postérieure* de TRÖLTSCH, s'ouvrant au-dessous du ligament tympano-malléolaire postérieur. C'est au-dessus de cette dernière, immédiatement en arrière du marteau, que se trouve l'entrée de la poche supérieure de PRUSSAK.

Au niveau de la membrane flaccide de SHRAPNELL, RIVINUS avait décrit un orifice qui faisait communiquer la caisse du tympan avec le conduit auditif externe. Cet orifice a été décrit à nouveau en 1866 par BOCHDALECK, qui le considère à tort comme constant. Il est universellement admis aujourd'hui que le trou de Rivinus, quand il existe, n'est qu'un produit artificiel ou pathologique.

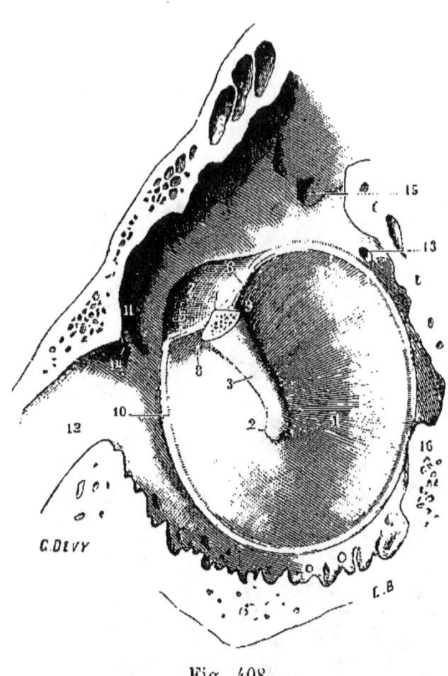

Fig. 408.

La membrane du tympan, vue par sa face interne.

(Le marteau a été réséqué immédiatement au-dessus de sa petite apophyse pour montrer les deux ligaments tympano-malléolaires et la membrane de Shrapnell.)

1, membrane du tympan. — 2. ombilic. 3. manche du marteau. — 4, sa petite apophyse. — 5, ligament tympano-malléolaire antérieur. — 6, ligament tympano-malléolaire postérieur. — 7, membrane de Shrapnell et poche de Prussak. — 8, poche antérieure de Tröltsch. — 9, poche postérieure de Tröltsch. — 10. bourrelet annulaire de Gerlach. — 11, scissure de Glaser. — 12, trompe d'Eustache. — 13, orifice d'entrée de la corde du tympan. — 14, orifice de sortie du même nerf. — 15, facette destinée à recevoir la branche horizontale de l'enclume. — 16, protubérance styloïde de la caisse.

5° IMAGE OTOSCOPIQUE. — Vue sur le vivant, à l'examen otoscopique, la membrane du tympan nous apparaît ordinairement avec une couleur gris perle, à laquelle s'ajoute une légère teinte de violet et de jaune-brun. Cette coloration n'est pas tout à fait uniforme : le gris est un peu plus sombre dans le segment antérieur de la membrane, plus clair dans son segment postérieur.

Sur le champ gris perle nous apercevons tout d'abord (fig. 409), à la partie supérieure de la membrane, tout près de sa circonférence et un peu en avant de son pôle supérieur, un petit point saillant de couleur blanchâtre (3) : c'est la *petite apophyse du marteau* d'où partent les deux ligaments tympano-malléolaires et au-dessus de laquelle se trouve la membrane de SHRAPNELL. De ce point descend vers l'ombilic, à la manière d'un rayon, une bande d'un blanc jaunâtre (2) : c'est le *manche du marteau*. Il est oblique en bas et en arrière et se termine, au niveau de l'ombilic, par une extrémité arrondie ou élargie en forme de spatule. Un peu en arrière du marteau, on aperçoit parfois le promontoire et la branche verticale de l'enclume : le promontoire (8) occupe à peu près le même niveau que l'ombilic ; quant à la branche verticale de l'enclume (9), elle est située plus haut et descend ordinairement jusqu'à la partie moyenne du manche du marteau, quelquefois jusqu'à son tiers inférieur.

Plus bas, dans le segment inférieur, nous observons une espèce de reflet lumineux qui a été particulièrement bien étudié par Wilde et plus récemment par Politzer : c'est le *triangle lumineux* de Wilde, le *cône lumineux* de Politzer. Comme son nom l'indique, il a la forme d'un triangle isocèle, dont le sommet répond à l'ombilic et dont la base plus ou moins large descend jusqu'au voisinage de la circonférence. Sa direction est oblique en bas et en avant : elle forme, avec celle du manche du marteau, un angle obtus dont l'ouverture regarde en avant et mesure de 100 à 110°. L'apparition du cône lumineux est le résultat de l'inclinaison de la membrane du tympan et surtout de son mode de courbure. Si on tend en effet sur un grand anneau (Politzer) une membrane animale brillante et si on l'examine avec le miroir, après lui avoir donné l'inclinaison de la membrane du tympan, on n'aperçoit aucun reflet lumineux tant que la membrane reste plane ; mais celui-ci apparaît toutes les fois qu'on porte en dedans sa partie centrale, c'est-à-dire quand on lui donne la disposition en entonnoir que présente la membrane du tympan. Sur la membrane du tympan, comme sur la membrane expérimentale, le reflet lumineux provient

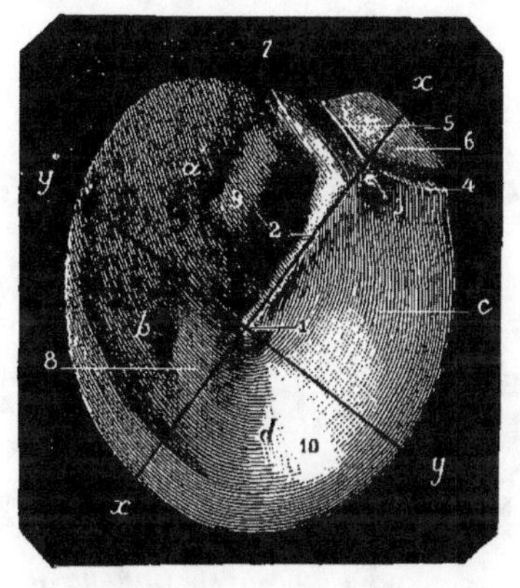

Fig. 409.

La membrane du tympan du côté droit, vue par le conduit auditif externe (*image otoscopique*).

1, ombilic. — 2, manche du marteau, vu par transparence. — 3, apophyse courte. — 4, repli tympano-malléolaire antérieur. — 5, repli tympano-malléolaire postérieur. — 6, membrane de Shrapnell. — 7, paroi supérieure du conduit auditif externe. — 8, promontoire, vu par transparence. — 9, apophyse verticale de l'enclume, vue également par transparence. — 10, triangle lumineux de Politzer.

x x. diamètre passant par le manche du marteau. — *y y.* diamètre perpendiculaire au précédent et passant par l'ombilic. — *a.* quadrant postéro-supérieur. — *b.* quadrant postéro-inférieur. — *c.* quadrant antéro-supérieur. — *d.* quadrant antéro-inférieur.

de ce que la partie de la membrane qu'il occupe est presque verticale (voy. fig. 406) et réfléchit directement vers l'œil de l'observateur les rayons qui tombent sur elle.

Du reste, le cône lumineux est très variable d'aspect, comme l'inclinaison et la courbure de la membrane du tympan qui le produisent et dont il est pour ainsi dire l'expression. Sur certains sujets, il est très large. Sur d'autres, au contraire, il est très étroit, presque linéaire. Dans certains cas, il est interrompu dans sa continuité par une ou plusieurs bandes noires transversales ressemblant à des intersections. D'autres fois, sa partie inférieure fait défaut et il se trouve réduit alors à un tout petit triangle ou même à un simple point voisin de l'ombilic.

6° Division topographique. — Si nous menons un diamètre par le manche du marteau, ce diamètre passe naturellement par l'ombilic et partage la membrane du tympan en deux moitiés, l'une antérieure ou *préombilicale*, l'autre postérieure ou *rétro-ombilicale*. De même si nous menons un deuxième diamètre perpendiculairement au précédent nous partageons encore la membrane du tympan en deux moitiés, une moitié supérieure ou *sus-ombilicale* et une moitié inférieure ou *sous-*

ombilicale. Les deux diamètres précités, tracés à la fois sur la même membrane tympanique, nous permettent de diviser cette dernière en quatre secteurs ou quadrants (fig. 409), que l'on désigne, d'après leur situation, en *quadrant postéro-supérieur*, *quadrant postéro-inférieur*, *quadrant antéro-supérieur*, *quadrant antéro-inférieur*. Une pareille division topographique de la membrane du tympan n'a qu'une médiocre importance en anatomie descriptive ; mais elle peut être fort utile en clinique pour localiser dans le langage ou dans les observations écrites, les affections dont la membrane tympanique est le siège.

7° STRUCTURE. — Envisagée au point de vue de sa structure, la membrane du tympan se compose essentiellement d'une lame fibreuse, tapissée en dehors par la peau du conduit auditif externe et en dedans par la muqueuse de la caisse. Elle est donc constituée par trois couches qui sont, en allant de dehors en dedans, une couche cutanée, une couche fibreuse, une couche muqueuse :

a. *Couche cutanée.* — La couche cutanée n'est autre que la peau du conduit auditif externe, qui, du pourtour de ce conduit, s'est réfléchie sur la membrane du tympan. Elle comprend les diverses assises cellulaires de l'épiderme, reposant sur un chorion très aminci.

b. *Couche fibreuse.* — La couche fibreuse (*lamina propria* de certains auteurs), remarquable par sa résistance, constitue la charpente de la membrane du tympan. Elle se subdivise elle-même en deux lames plus ou moins isolables : l'une externe, formée par des fibres radiées ; l'autre interne, formée par des fibres circulaires.

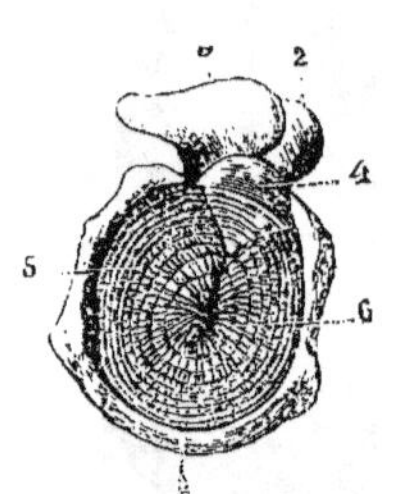

Fig. 410.

La membrane du tympan, vue par sa face externe, pour montrer ses deux ordres de fibres.

1, cercle tympanal. — 2, marteau. — 3, enclume. — 4, membrane de Schrapnell. — 5, fibres circulaires. — 6, ombilic, d'où partent les fibres radiées.

Les *fibres radiées* se détachent, à la périphérie de la membrane, du bourrelet annulaire de GERLACH. De là, elles se dirigent vers le centre à la manière de rayons et viennent se terminer, pour la plupart, sur l'extrémité spatuliforme du manche du marteau. Les autres, d'après POLITZER, se fixent au manche lui-même au niveau de son arête antérieure.

Les *fibres circulaires* sont situées en dedans des précédentes, immédiatement au-dessous de la couche muqueuse. Très denses à la périphérie où leur épaisseur est le double de celle des fibres radiées, elles s'amincissent graduellement en se rapprochant du centre : elles ne forment plus, au pourtour de l'ombilic, « qu'une membrane presque homogène à direction arciforme faiblement marquée » (TRÖLTSCH). Les anatomistes ne sont pas exactement d'accord sur les rapports des fibres circulaires avec le manche du marteau. Tandis que certains d'entre eux font passer les fibres radiées en dehors du manche et les fibres circulaires en dedans, d'autres, au nombre desquels nous citerons PRUSSAK, POLITZER et TRÖLTSCH, distinguent les fibres circulaires en deux groupes : les fibres supérieures et les fibres inférieures. Les fibres supérieures seules passent sur le côté externe du manche ; les fibres inférieures se portent sur son côté interne et, en s'unissant avec les fibres radiées, elles entourent dans un feutrage serré le tiers inférieur du manche, qui devient ainsi, de toutes les portions du marteau, celle qui est le plus intimement unie à la membrane du tympan.

Outre les fibres radiées et circulaires que nous venons de décrire, J. GRUBER a signalé dans la membrane du tympan un troisième ordre de fibres ramifiées, qu'il

désigne sous le nom de *faisceaux dendritiques* (*dendritisches Fasergebilde*). Ces
faisceaux de fibres, que nous représentons dans la figure 411, ont pour caractères
spéciaux de se ramifier et d'envoyer des prolongements dans tous les sens : ils
interceptent ainsi un système de lacunes, irrégulières comme leur mode de ramifications, que KESSEL rattache au système lymphatique. Les faisceaux dendritiques
de J. GRUBER sont particulièrement développés dans le
segment postérieur de la membrane du tympan. Par
leur portion périphérique, ils occupent l'espace compris entre les fibres radiées et les fibres circulaires,
Leur portion centrale est située en dedans de ces dernières, immédiatement au-dessous de la muqueuse par
conséquent.

c. *Couche muqueuse.* — La couche muqueuse, la plus
interne des trois, est une dépendance de la muqueuse
de la caisse. Elle se compose d'un chorion très mince
sur lequel se disposent, en une seule rangée, des cellules pavimenteuses à contours polygonaux, qui présentent les plus grandes analogies avec les cellules
endothéliales des membranes séreuses. GERLACH a signalé, dans la zone périphérique de cette muqueuse,
l'existence de petites élevures en forme de papilles.
D'après PRUSSAK, ces formations papillaires s'observent

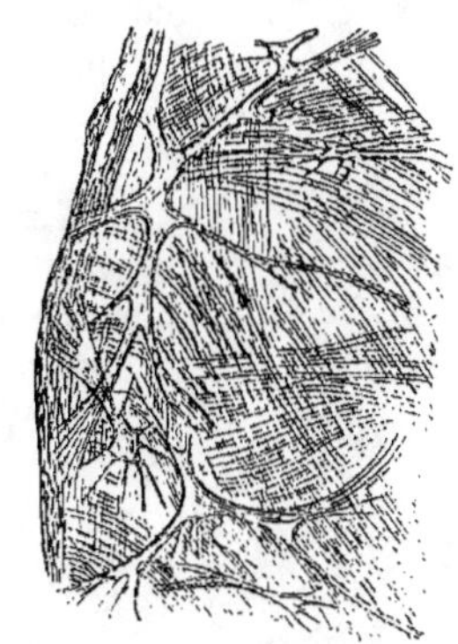

Fig. 411.

Couche fibreuse de la membrane du tympan : forma-
tion dendritique de GRUBER.

sur toute l'étendue de la membrane, voire même dans sa portion flaccide.

Le bourrelet annulaire de la membrane du tympan, qui fixe cette dernière au
cercle tympanal (*ligament annulaire* de quelques auteurs), n'est pas une formation
spéciale : il est constitué par l'entre-croisement, à la périphérie de la membrane,
des différents faisceaux conjonctifs de sa couche fibreuse, auxquels viennent se
joindre le périoste, le derme cutané et le chorion de la muqueuse. Histologiquement, il nous présente des fibres et des cellules de tissu conjonctif, des éléments
fusiformes et un certain nombre de cellules cartilagineuses. Quant à la membrane
flaccide de SHRAPNELL, elle est caractérisée par l'absence à peu près complète de la
couche fibreuse, qui ne lui envoie que quelques tractus sans importance. Elle se
réduit donc pour ainsi dire à deux couches, directement adossées l'une à l'autre :
la couche cutanée et la couche muqueuse.

8° VAISSEAUX SANGUINS. — Les vaisseaux sanguins de la membrane du tympan
se disposent en deux réseaux : un réseau externe ou cutané, un réseau interne ou
muqueux. — Le *réseau externe* reçoit ses artères de l'auriculaire profonde, qui,
de la périphérie de la membrane, envoie vers son centre un certain nombre de
rameaux, fréquemment anastomosés entre eux. De ces rameaux à direction radiaire,
il y en a ordinairement un, plus volumineux que les autres, qui descend un peu en
arrière du marteau, en formant avec ce dernier un petit angle aigu à sommet
supérieur. On peut suivre ce rameau jusqu'à l'ombilic. — Le *réseau interne*, moins
considérable que le précédent, est alimenté par les artères de la caisse, tout particulièrement par l'artère tympanique et par un rameau de l'artère stylo-mastoïdienne, qui accompagne la corde du tympan. Il forme dans le chorion de la
muqueuse un fin réseau, dont les travées principales affectent une disposition
radiaire.

Les deux réseaux vasculaires que nous venons de décrire ne sont pas isolés, mais communiquent largement entre eux. D'après MOOS, ces communications sont établies : 1° par des

rameaux dits perforants, qui se portent de l'un à l'autre des deux réseaux en traversant la couche
fibreuse de la membrane ; 2° par un réseau capillaire anastomotique, que l'on rencontre au niveau
du marteau et tout autour de la membrane du tympan.

9° VEINES. — Les veines de la membrane du tympan sont au nombre de deux
pour les grosses artères. Elles aboutissent, pour le réseau cutané, à la veine
jugulaire externe. Pour le réseau muqueux, elles se jettent, en partie dans le
réseau veineux de la trompe et, par son intermédiaire, dans le plexus ptérygoïdien, en partie aussi dans les veines de la dure-mère et dans le sinus transverse
(URBANTSCHITSCH).

10° LYMPHATIQUES. — Les lymphatiques, bien décrits par KESSEL, se distinguent,
comme les vaisseaux sanguins, en externes et internes. — Les *lymphatiques
externes* forment dans toute l'étendue du derme cutané un fin réseau, dont les
branches se continuent, à la limite de la mem-
brane du tympan, avec les lymphatiques du
conduit auditif externe. — Les *lymphatiques
internes* constituent également dans le derme
muqueux un système canaliculé, qui s'anastomose çà et là avec le réseau précédent et
déverse son contenu dans les lymphatiques de
la caisse. Outre ces vaisseaux, KESSEL décrit
encore, comme appartenant au système lymphatique, les lacunes précédemment signalées
(p. 565) entre les prolongements de cette formation fibreuse spéciale, qui est située au-dessous de la muqueuse et qui a été décrite par
GRUBER sous le nom de *formation dendritique*.
Ces espaces sont tapissés à leur intérieur d'un
endothélium et acquièrent ainsi la valeur de
véritables sacs lymphatiques. Nous devons
ajouter que KESSEL a réussi, chez le chien, à

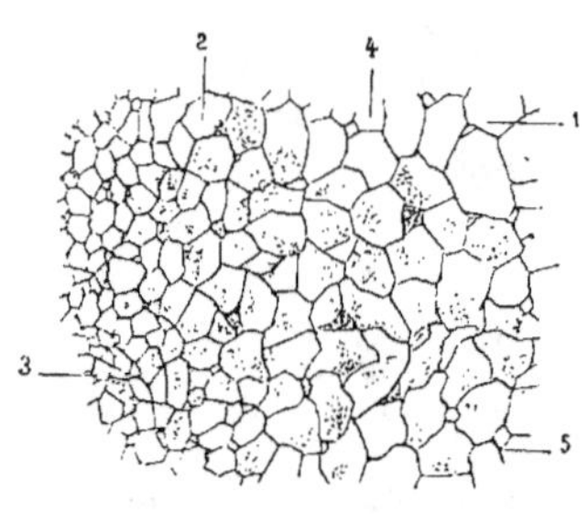

Fig. 412.

Épithélium de la couche muqueuse de
la membrane du tympan, après l'imprégnation d'argent (d'après KESSEL).

On y voit des cellules plates de différentes
grandeurs (1, 2, 3, 4), à contours polygonaux, séparées par des lignes cimentaires (5) très nettes et
continues. Sur certains points se trouvent entre
les cellules de petits espaces noirs, probablement
des stomates.

remplir le système lymphatique qui nous occupe, par le procédé utilisé autrefois
par LUDWIG pour injecter les lymphatiques du diaphragme. Dès lors, il est rationnel d'admettre qu'ici, comme sur le centre phrénique, le revêtement épithélial de
la membrane du tympan présente, du côté de la caisse, des solutions de continuité ou stomates, qui mettent les lymphatiques précités en communication avec
la caisse du tympan et à travers lesquels peuvent se résorber les liquides épanchés
dans la caisse.

11° NERFS. — Les nerfs de la membrane du tympan ont une origine différente
pour la couche cutanée et pour la couche moyenne :

a. *Pour la couche cutanée*, ils proviennent des deux sources suivantes : 1° d'un
rameau du nerf auriculo-temporal, branche du trijumeau ; 2° du rameau auriculaire du nerf vague. Le premier descend vers l'ombilic en suivant, en arrière du
manche du marteau, le même trajet que la branche artérielle ci-dessus décrite ;
il se ramifie dans les deux tiers supérieurs de la membrane du tympan. Le
second se distribue de préférence à la partie inférieure de la membrane. Les filets
nerveux émanés de ces deux branches nerveuses forment dans le chorion cutané
un riche plexus, dont les fibrilles terminales se perdent, d'après KESSEL, en

partie sur les vaisseaux (*nerfs vaso-moteurs*), en partie dans la couche épithéliale (*nerfs sensitifs*).

b. *Pour la couche muqueuse*, les filets nerveux proviennent d'une branche du glosso-pharyngien, le nerf de Jacobson, qui, comme on le sait (p. 97), se ramifie sur la paroi labyrinthique de la caisse. Ici encore ces filets nerveux forment dans le chorion muqueux un plexus fondamental à larges mailles, d'où s'échappent deux ordres de fibres terminales : des fibres vaso-motrices, qui se portent sur les vaisseaux sanguins et lymphatiques ; des fibres sensitives, qui viennent se perdre entre les cellules du revêtement épithélial.

2° Portion osseuse de la paroi externe. — La membrane du tympan, avons-nous dit plus haut, ne forme qu'une partie (les trois cinquièmes environ) de la paroi externe de la caisse. Dans le reste de son étendue, la paroi est osseuse.

a. *En haut*, cette paroi osseuse mesure 5 ou 6 millimètres de hauteur. Elle est obliquement dirigée, comme nous le montre la coupe représentée dans la figure 406, de haut en bas et de dehors en dedans. La portion de la caisse du tympan qui lui correspond a reçu le nom de *cavité supérieure de la caisse* (*attique des médecins auristes*) : elle loge la tête du marteau et le corps de l'enclume.

b. *En avant et en arrière*, la portion osseuse de la paroi est de 2 millimètres.

c. *En bas*, elle est plus réduite ; mais, sur ce point encore, la membrane du tympan ne descend pas jusqu'à la circonférence de la caisse. Elle en est séparée par un petit rebord osseux qui mesure en moyenne 1 millimètre ou un demi-millimètre de hauteur. Ce rebord osseux et la paroi inférieure de la caisse délimitent (fig. 419, A et B), immédiatement en dedans du conduit auditif externe, une gouttière antéro-postérieure, une sorte de bas-fond (*bas-fond de la caisse*) où peuvent séjourner des corps étrangers et où s'amasse le pus dans les cas d'otite moyenne.

B. — PAROI INTERNE OU LABYRINTHIQUE

La paroi interne de la caisse du tympan (405 et 413) sépare l'oreille moyenne de l'oreille interne. C'est, de toutes les parois de la caisse, celle qui est la plus riche en détails anatomiques. Ces détails sont heureusement bien connus, faciles à constater sur la pièce osseuse et leur description ne présente que peu de difficultés.

1° Promontoire. — Tout d'abord, notre paroi interne se soulève à sa partie centrale en une saillie mamelonnée, qui porte le nom de *promontoire* (fig. 413, 1). Elle mesure, en moyenne, 6 millimètres de largeur sur 5 millimètres de hauteur. Cette saillie, disons-le en passant, répond, du côté de l'oreille interne, au premier tour de spire du limaçon. Sa base fait corps avec le rocher. Son point culminant ou sommet regarde la membrane du tympan, dont elle n'est séparée que par un intervalle de 1 millimètre et demi à 2 millimètres.

À la partie inférieure du promontoire, tout près de la paroi inférieure de la caisse, se voit l'orifice supérieur du canal de Jacobson (2), que nous avons déjà signalé en OSTÉOLOGIE (voy. t. Ier). De cet orifice part une gouttière à direction verticale, qui se ramifie sur le promontoire.

Le canal de Jacobson et la gouttière ramifiée qui lui fait suite sur la paroi interne de la caisse, logent le nerf de Jacobson et ses différentes branches (voy. fig. 78, p. 97).

2° Fenêtre ovale. — Si maintenant nous jetons les yeux au-dessus et un peu en arrière du promontoire, nous apercevons un orifice allongé dans le sens transversal c'est la *fenêtre ovale* (fig. 413, 3). Son grand diamètre, obliquement dirigé d'arrière en avant et de bas en haut, mesure de 3 millimètres à 3 millimètres et demi ; son petit diamètre, 1 millimètre et demi seulement. Son bord supérieur est courbe, à concavité dirigée en bas. Son bord inférieur est le plus habituellement rectiligne, de telle sorte que la fenêtre ovale nous présente, en réalité, une forme demi-circulaire : on la compare quelquefois, avec beaucoup de raison du reste, à l'ouverture d'un four.

Envisagée au point de vue de ses relations, la fenêtre ovale fait communiquer la caisse du tympan avec le vestibule de l'oreille interne. Cette communication, toutefois, n'existe que sur le squelette. À l'état frais, la fenêtre en question est

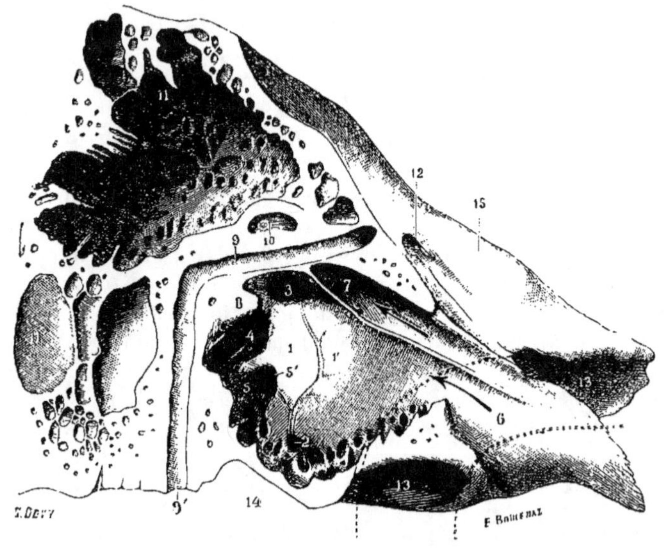

Fig. 413.

Paroi interne de la caisse du tympan.

(Grossissement du segment B de la figure 405.)

1, promontoire, avec 1', les sillons du nerf de Jacobson. — 2, orifice par lequel ce dernier nerf pénètre dans la caisse. — 3, fenêtre ovale. — 4, sinus tympani. — 5, fossula rotonda, avec 5', fenêtre ronde. — 6, portion osseuse de la trompe d'Eustache. — 7, bec de cuiller, terminant le conduit du muscle du marteau. — 8, pyramide. — 9, aqueduc de Fallope, avec 9', trou stylo-mastoïdien. — 10, canal demi-circulaire externe ou horizontal. — 11, antre mastoïdien. — 11', cellules mastoïdiennes. — 12, hiatus de Fallope. — 13, canal carotidien. — 14, échancrure correspondant au golfe de la veine jugulaire. — 15, face antérieure du rocher.

comblée, du côté de la caisse, par la base de l'étrier, qui présente la même configuration qu'elle et remplit à son égard l'office d'un bouchon. Cette occlusion est complétée, en outre, du côté de l'oreille interne, par le périoste du vestibule qui s'étend sans interruption de l'un à l'autre bord de la fenêtre ovale en adhérant intimement à la base de l'étrier.

La fenêtre ovale occupe le fond d'une dépression infundibuliforme, connue sous le nom de *fossette de la fenêtre ovale* ou, tout simplement, de *fossette ovale* (*pelvis ovalis* de certains auteurs). Cette fossette, plus ou moins profonde, suivant les sujets, mais toujours très marquée, se trouve circonscrite : en bas, par le promontoire et par une petite lamelle osseuse, qui, du promontoire, se rend au côté interne de la pyramide ; en haut, par le bec de cuiller (voir plus loin), et par la deuxième portion de l'aqueduc de Fallope qui, comme on le sait, loge le nerf facial. Nous ferons remarquer, en passant : 1° que cette deuxième portion de l'aqueduc est légèrement oblique en bas et en dehors (fig. 413, 9) ; 2° qu'elle mesure de 10 à 12 millimètres de longueur ; 3° qu'elle fait suite, en avant, à la portion postéro-antérieure de l'aqueduc et qu'elle est continuée, en arrière, par sa portion verticale ; 4° que c'est par sa partie moyenne qu'elle surplombe et limite la fossette ovale ; 5° enfin, qu'elle n'est séparée de la caisse du tympan, à ce niveau, que par une lame osseuse mince et transparente. Cette lame osseuse peut même faire défaut par places, et, dans ce cas, le contenu de l'aqueduc, c'est-à-dire le nerf facial, n'est plus séparé de la caisse que par l'épaisseur d'une fibro-muqueuse : de pareils faits s'expliquent par un arrêt de développement, car jusqu'au quatrième mois de la vie embryonnaire l'aqueduc de Fallope est membraneux, comme l'a démontré RÜDINGER. Ces rapports de voisinage de la fossette ovale et de l'aqueduc de Fallope ne devront pas être oubliés en pathologie auriculaire : ils nous expliquent, en effet, d'une façon très nette, l'influence nocive que peuvent avoir sur le fonctionnement du facial les lésions de la caisse du tympan.

3° Fenêtre ronde et tympan secondaire. — À la partie postéro-inférieure du promontoire, au-dessous par conséquent de la fenêtre ovale, nous rencontrons un deuxième orifice, celui-ci plus petit et de forme circulaire : c'est la *fenêtre ronde*. Elle répond à l'extrémité inférieure de la rampe tympanique du limaçon, qui lui fait suite. Son diamètre, variable suivant les sujets, mesure ordinairement de 1 millimètre et demi à 2 millimètres. Elle est fermée, à l'état frais, par une mince membrane un peu concave du côté de la caisse : c'est la *membrane de la fenêtre ronde* ou *tympan secondaire* (SCARPA).

Histologiquement, cette membrane se compose, comme la membrane du tympan, de trois couches : 1° une couche moyenne ou couche fondamentale, formée par des fibres conjonctives qui se disposent, pour la plupart, dans un sens radiaire ; 2° une couche externe ou muqueuse, qui est une dépendance de la muqueuse de la caisse ; 3° une couche interne, que baigne la périlymphe et qui est constituée, comme pour tous les espaces périlymphatiques, par une formation endothéliale.

Comme la fenêtre ovale, la fenêtre ronde, vue du côté de la caisse, s'ouvre dans le fond d'une dépression qui lui sert de vestibule et que nous appellerons la *fossette de la fenêtre ronde* (*fossula rotunda* de certains auteurs). Nous ferons remarquer, en outre, que le promontoire la surplombe et la dissimule en grande partie, de telle sorte que pour avoir une idée exacte de sa situation et de sa forme, il faut regarder le promontoire, non pas de face, mais par son côté postéro-inférieur. On constate alors que la fenêtre ronde, fortement oblique sur le plan des bases de la caisse, regarde à la fois en arrière, en dehors et un peu en bas.

4° Sinus tympani. — Entre la fossette de la fenêtre ovale et la fossette de la fenêtre ronde que nous venons de décrire, se trouve une troisième fossette (fig. 413, 4), connue sous le nom de *sinus tympani* (*cavité sous-pyramidale* d'HUGUIER). Cette fossette, parfaitement étudiée en 1879 par STEINBRÜGGE, est située immédiatement en arrière du promontoire, qui forme sa limite antérieure. En haut et en bas, elle est circonscrite par deux petites murailles osseuses, qui la séparent, l'une de la fossette ovale, l'autre de la fossette ronde. En arrière, elle est limitée par la base de la pyramide, que nous décrirons dans un instant. Ainsi constitué, le sinus tympani revêt habituellement une forme circulaire : il mesure, en moyenne, 4 millimètres de diamètre sur 3 millimètres de profondeur. Il répond, du côté de l'oreille interne, à l'extrémité ampullaire du canal demi-circulaire postérieur. Son fond nous présente un ou deux petits orifices, à travers lesquels passent des vaisseaux destinés à la muqueuse de la caisse.

5° Pyramide. — Immédiatement en arrière du sinus tympani, mais sur un plan un peu plus externe, se dresse une petite saillie osseuse (fig. 413,8 et 414,3). qui. en raison de sa forme, a reçu le nom de *pyramide*. Sa hauteur, très variable suivant les sujets, mesure ordinairement 1 millimètre à 1 millimètre et demi. Sa base, dirigée en bas et en arrière, fait corps avec l'os et sert de limite respective à la paroi interne et à la paroi postérieure de la caisse. Son sommet, plus ou moins recourbé en crochet, se porte en avant et en haut et s'arrête exactement à la partie postérieure de la fosse ovale.

Le sommet de la pyramide est percé d'un petit orifice circulaire, qui est généralement très visible à l'œil nu. Cet orifice nous conduit dans un canal à diamètre plus large. le *canal de la pyramide*, lequel se dirige en arrière et en bas et descend, comme l'a démontré Huguier, jusqu'à la base du crâne : il s'ouvre là par un tout petit pertuis, qui est situé immédiatement en avant du trou stylo-mastoïdien.

Le canal de la pyramide, disons-le par anticipation, loge le muscle de l'étrier, et l'orifice circulaire qui le termine en haut livre passage au tendon de ce muscle. Dans toute son étendue, ce canal est situé en avant de l'aqueduc de Fallope, dont il n'est séparé que par une mince cloison osseuse.

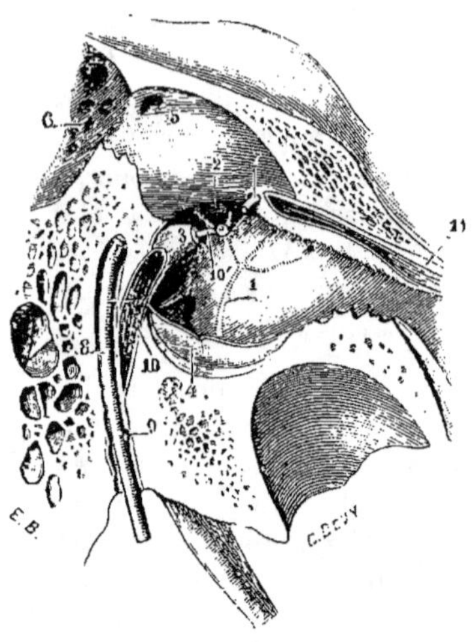

Fig. 414.

La pyramide et le conduit du muscle du marteau, avec leurs muscles.

1, paroi interne de la caisse. — 2. fenêtre ovale. avec l'étrier en place. — 3. pyramide. — 4. partie inférieure de la membrane du tympan. — 5. canal tympano-mastoïdien. — 6, antre mastoïdien. — 7, tendon du muscle interne du marteau, s'échappant du bec de cuiller. — 8. aqueduc de Fallope et nerf facial, avec 9. corde du tympan. — 10. muscle de l'étrier, avec 10'. son tendon. — 11, conduit du muscle du marteau.

Il communique même avec ce dernier canal par un ou deux orifices, en forme de fentes (fig. 414), qui livrent passage au nerf et aux vaisseaux du muscle de l'étrier.

6° Conduit du muscle du marteau, bec de cuiller. — La paroi interne de la caisse du tympan nous présente un dernier détail : c'est le *conduit du muscle du marteau*, lequel occupe la partie antéro-supérieure de cette paroi. Le conduit du muscle du marteau, comme nous l'avons déjà vu en ostéologie (voy. t. Ier), commence dans l'angle rentrant que forme le bord antérieur du rocher en s'unissant à l'écaille temporale. De là, il se dirige obliquement en dehors, en arrière et un peu en haut, en suivant exactement le même trajet que la trompe d'Eustache qui se trouve placée au-dessous de lui. Il gagne ensuite la caisse du tympan, passe au-dessus du promontoire et arrive à la partie antérieure de la fenêtre ovale. Là. il s'infléchit sur lui-même pour se porter transversalement de dedans en dehors et se termine bientôt par un petit orifice arrondi, par lequel s'échappe le tendon du muscle du marteau.

Le conduit du muscle du marteau se divise donc en deux portions : 1° une *portion réfléchie*, qui mesure à peine 1 millimètre de longueur et qui, tout entière, est située dans la caisse du tympan ; 2° une *portion directe*, beaucoup plus longue.

qui est située, en partie dans la caisse tympanique, en partie en dehors de la caisse. Sa longueur totale mesure de 10 à 15 millimètres, dont 5 pour sa partie intra-tympanique, 8 ou 10 pour sa portion extra-tympanique.

La portion du conduit qui appartient à la caisse diffère beaucoup suivant qu'on l'examine sur une tête macérée ou sur un rocher possédant encore ses parties molles. Sur ce dernier, le conduit affecte une configuration plus ou moins cylindrique, et, de plus, il est complet dans toute son étendue. Au contraire, sur un rocher macéré, et par suite de la macération elle-même, la moitié antéro-externe de sa paroi, très mince et partant très fragile, a totalement disparu. Aux lieu et place d'un canal complet, il n'existe plus maintenant qu'un demi-canal ou, si l'on veut, qu'une simple gouttière, laquelle se rétrécit et se redresse à son extrémité externe comme le fait l'extrémité libre d'une cuiller : de là le nom de *bec de cuiller*, sous lequel on désigne, dans tous les traités classiques, l'extrémité tympanique du conduit en question (fig. 413,1). Nous rappellerons, en passant, que le bec de cuiller surplombe la fosse ovale, dont il constitue la limite antérieure et supérieure, et nous ferons remarquer, en terminant cette longue description de la paroi labyrinthique de la caisse : 1° que les deux muscles de l'oreille moyenne, muscle de l'étrier et muscle du marteau, occupent, dans la plus grande partie de leur étendue, l'intérieur d'un canal osseux ; 2° que ces deux canaux osseux s'ouvrent l'un et l'autre, pour laisser échapper leur tendon musculaire, à la partie supérieure de la caisse : l'un, le canal du muscle de l'étrier, au niveau de l'extrémité postérieure de la fenêtre ovale ; l'autre, le canal du muscle du marteau, au niveau de l'extrémité antérieure de cette même fenêtre (fig. 414); 3° enfin, que chacun de ces deux canaux se coude à son extrémité tympanique, modifie ainsi la direction initiale du muscle qu'il contient, et par conséquent fait office de poulie de réflexion.

C. — Circonférence

La circonférence de la caisse du tympan, qui sépare à leur périphérie les deux parois externe et interne que nous venons de décrire, est très irrégulière, fortement accidentée. Nous la diviserons en quatre parties, partie supérieure, partie inférieure, partie antérieure, partie postérieure, qui peuvent être considérées chacune comme une nouvelle paroi de la caisse. Nous décrirons successivement chacune de ces parties :

1° Partie supérieure (paroi supérieure ou cranienne). — La paroi supérieure *ou toit de la caisse (tegment tympani)* répond au bord supérieur et à la face antérieure du rocher : sa largeur, mesurée dans le sens transversal, est de 5 ou 6 millimètres. Elle est formée par une lame osseuse, généralement fort mince, quelquefois même trans-

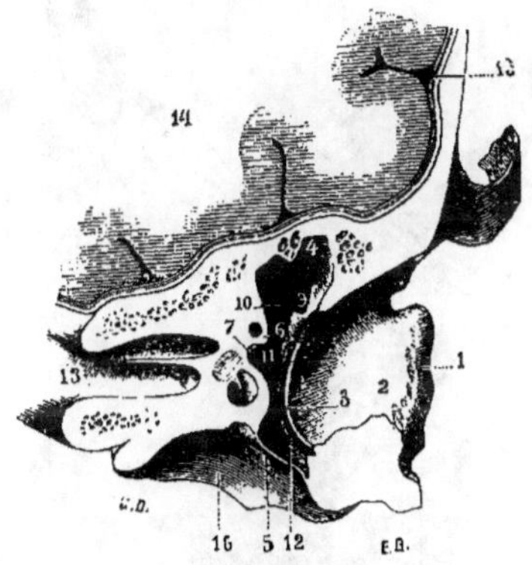

Fig. 415.

Le toit et le plancher de la caisse, vus sur une coupe vertico-transversale, pour montrer leurs rapports avec le cerveau et le golfe de la jugulaire.

1, bord antérieur de l'orifice du conduit auditif externe. — 2, conduit auditif externe. — 3, sulcus tympanicus. — 4, paroi supérieure de la caisse. — 5, sa paroi inférieure. — 6, sa paroi interne (promontoire). — 7, fenêtre ovale. — 9, scissure de Glaser. — 10, orifice de sortie de la corde du tympan. — 11, orifice tympanique de la trompe d'Eustache, masqué en partie par la saillie du promontoire. — 12, rigole inférieure de la caisse. — 13, trou auditif interne. — 14, cerveau. — 15, méninges. — 16, paroi antérieure de la fosse jugulaire.

parente, qui sépare à ce niveau l'oreille moyenne de la cavité cranienne. Cette lame osseuse est constituée elle-même, par le rocher en dedans, par l'écaille temporale en dehors (fig. 446). La suture qui résulte de l'union de ces deux portions du temporal, *suture pétro-écailleuse,* est, chez le nouveau-né, une véritable fissure, à travers laquelle passent des tractus conjonctifs et un certain nombre de vaisseaux, qui se rendent de la dure-mère cranienne à la muqueuse de la caisse. Quoique la fissure disparaisse ordinairement chez l'adulte, les connexions vasculaires précitées n'en persistent pas moins, et ainsi s'explique, par ces connexions vasculaires tout autant que par la minceur de la cloison osseuse séparative, le retentissement possible des lésions de l'oreille moyenne sur les méninges et sur le cerveau.

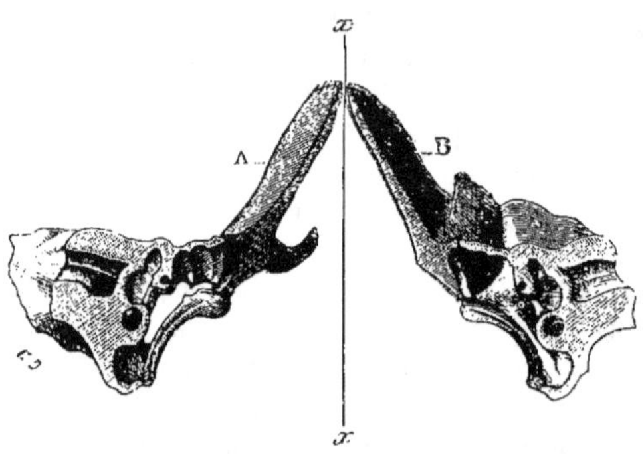

Fig. 416.

Coupe vertico-transversale du temporal d'un fœtus, pour montrer la part respective qui revient aux trois pièces osseuses dans la formation de la caisse tympanique.

Le rocher est teinté en jaune ; l'écaille en bleu ; le cercle tympanal en rouge. — On voit entre le bleu et le jaune la suture où fissure pétro-écailleuse.

Nous devons signaler encore, comme présentant avec le toit de la caisse des rapports importants, le sinus pétreux supérieur qui occupe, comme on le sait, le bord supérieur du rocher. Il chemine, par conséquent, immédiatement au-dessus de la caisse, et l'on a observé des thromboses de ce sinus, comme complication de l'otite moyenne.

Il est des cas où le toit de la caisse manque par places : la face antérieure du rocher nous présente alors, au voisinage de son bord supérieur, une perte de substance plus ou moins étendue, à travers laquelle l'œil plonge directement dans l'oreille moyenne. Cette anomalie, qui a été désignée par HYRTL sous le nom de *déhiscence spontanée du toit du tympan*, est vraisemblablement le résultat d'un arrêt de développement. C'est là, on le conçoit, une disposition anatomique éminemment fâcheuse : la muqueuse de la caisse est, dans ce cas, en contact immédiat avec la dure-mère cérébrale, et les dangers que nous signalions tout à l'heure d'une propagation de l'otite moyenne au cerveau en sont singulièrement accrus.

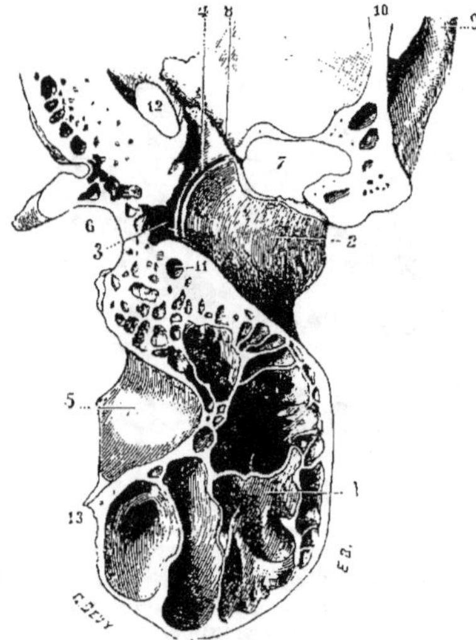

Fig. 417.

Le plancher de la caisse, vu d'en haut sur une coupe horizontale passant au-dessous de la fenêtre ronde.

1, cavités mastoïdiennes. — 2, paroi inférieure du conduit auditif externe. — 3, paroi inférieure de la caisse du tympan. — 4, sulcus tympanicus. — 5, gouttière du sinus latéral. — 6, golfe de la veine jugulaire. — 7, cavité glénoïde, intéressée par la coupe. — 8, scissure de Glaser. — 9, apophyse zygomatique. — 10, coupe de l'écaille temporale. — 11, portion verticale de l'aqueduc de Fallope. — 12, canal carotidien ouvert par la coupe. — 13, suture occipito-mastoïdienne.

2° Partie inférieure (paroi inférieure ou jugulaire). — La paroi inférieure (fig. 853 et 854), encore appelée *plancher de la caisse*, est un peu plus étroite que la paroi supérieure : elle ne mesure, en effet, que 4 millimètres de largeur. Elle affecte la forme d'une rigole à direction antéro-postérieure, limitée en dedans par le promontoire, en dehors par ce rebord osseux déjà signalé, haut de 1 millimètre environ, sur lequel vient s'attacher la membrane du tympan (fig. 406,8'). L'existence de ce rebord osseux fait que le plancher de la caisse se trouve en contre-bas par rapport au conduit auditif externe et elle nous explique nettement pourquoi, dans les cas d'otite moyenne suppurée et dans les hémorrhagies de l'oreille moyenne, le pus et le sang séjournent encore dans cette partie de la caisse après une ponction pratiquée sur la partie inférieure de la membrane du tympan.

Le plancher de la caisse tympanique est inégal, rugueux, sillonné parfois par de petites travées osseuses qui, en s'entre-croisant les unes avec les autres, forment sur ce plancher un système de cellules irrégulières et plus ou moins indépendantes.

L'épaisseur de la paroi inférieure de la caisse varie beaucoup comme celle de la paroi supérieure. Tantôt elle est formée par deux lames de tissu compact, emprisonnant entre elles une couche plus ou moins considérable de tissu spongieux. Tantôt, elle est réduite à une simple lame de tissu compact, mince et transparente ; on a même observé sur cette paroi, comme sur la supérieure, de véritables pertes de substance ou *déhiscences* (Friedslowsky). Au-dessous d'elle, se trouvent la fosse jugulaire et le golfe de la veine jugulaire qui y est contenu. C'est là encore un voisinage fâcheux : on conçoit, en effet, qu'une fracture du temporal, portant sur la paroi inférieure de la caisse, puisse avoir pour conséquence une déchirure de la paroi veineuse ; d'autre part, on a vu des affections inflammatoires de la caisse se propager de proche en proche jusqu'au golfe de la veine jugulaire et déterminer dans ce vaisseau une thrombose mortelle.

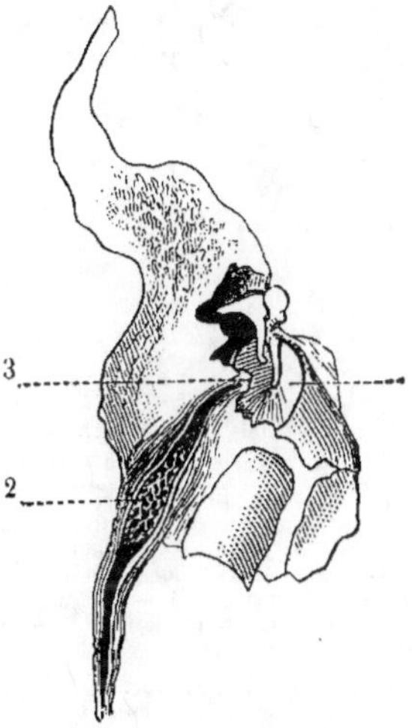

3° Partie postérieure (paroi postérieure ou mastoïdienne). — La paroi postérieure de la caisse (fig. 419, A) est fortement accidentée. En la parcourant de haut en bas, nous rencontrons successivement : 1° tout à fait en haut, une large ouverture, le *canal tympano-mastoïdien (aditus ad antrum)*, qui nous conduit dans les cavités mastoïdiennes et qui, suivant les sujets, est arrondie, ovalaire, triangulaire à sommet inférieur ; cette dernière disposition me paraît être la plus fréquente ; 2° dans l'angle inférieur de l'orifice d'entrée des cavités mastoïdiennes, une petite échancrure en forme de selle (Politzer), dans laquelle vient se loger la branche horizontale de l'enclume ; 3° un peu plus bas, entre la base de la pyramide, qui est en dedans, et l'extrémité postéro-supérieure du sillon tympanique, qui est en dehors, un tout petit

Fig. 418.

Coupe longitudinale de l'apophyse styloïde chez l'adulte, pour montrer la continuité de cette apophyse avec la protubérance styloïde (d'après Politzer).

1, membrane du tympan. — 2, tissu spongieux de l'apophyse styloïde, soulevant la paroi de la caisse, pour former 3, la protubérance styloïde.

orifice, c'est *l'orifice d'entrée de la corde du tympan*, par lequel cette branche du facial pénètre dans la caisse ; 4° plus bas encore, au voisinage du plancher, une éminence arrondie, que nous désignerons sous le nom de *protubérance styloïde de la caisse*. Cette protubérance n'est pas constante et, quand elle existe,

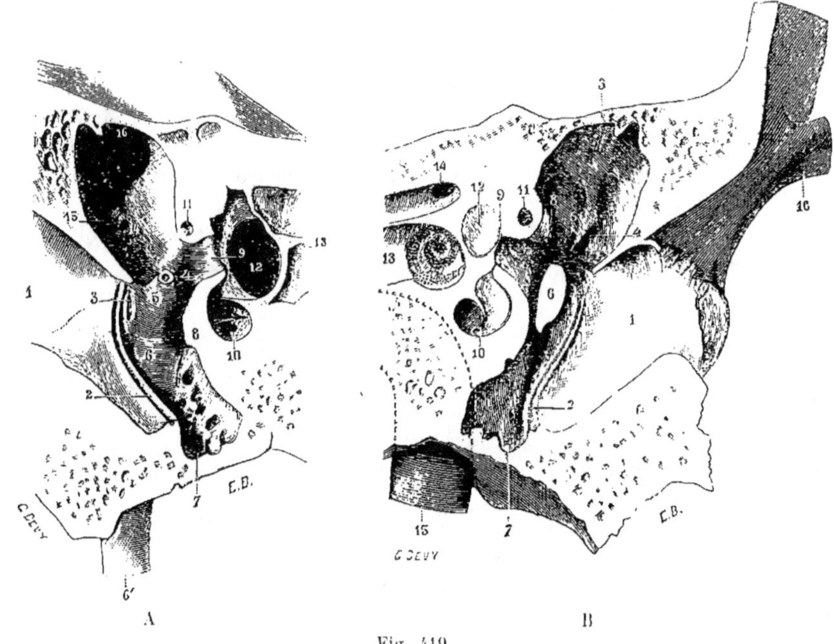

Fig. 419.

Coupe vertico-transversale du temporal passant par l'extrémité antérieure de la fenêtre ronde
A. segment postérieur de la coupe, montrant la paroi postérieure de la caisse du tympan
B. segment antérieur de la coupe, montrant la paroi antérieure de la caisse.

A. — 1, conduit auditif externe. — 2, sulcus tympanicus. — 3, orifice d'entrée de la corde du tympan. — 4, sinus tympani. — 5, pyramide. — 6, protubérance styloïde. — 6', apophyse styloïde. — 7, rigole inférieure de la caisse. — 8, paroi interne de la caisse (promontoire). — 9, fenêtre ovale. — 10, rampe tympanique du limaçon et aqueduc du limaçon. — 11, coupe de l'aqueduc de Fallope. — 12, paroi postérieure du vestibule. — 13, conduit auditif interne. — 14, canal tympano-mastoïdien. — 15, surface articulaire pour l'apophyse horizontale de l'enclume. — 16, antre mastoïdien. — La flèche pénètre par la fenêtre ronde, que cache la saillie du promontoire, et arrive dans la rampe tympanique du limaçon.

B. — 1, conduit auditif externe. — 2, sulcus tympanicus. — 3, paroi supérieure de la caisse. — 4, scissure de Glaser. — 5, orifice de sortie de la corde du tympan. — 6, orifice de la trompe d'Eustache. — 7, rigole inférieure de la caisse. — 8, partie antérieure du bec de cuiller. — 9, fenêtre ovale. — 10, coupe de la rampe tympanique du limaçon. — 11, coupe de l'aqueduc de Fallope. — 12, paroi antérieure du vestibule. — 13, fossette antéro-inférieure du conduit auditif interne. — 14, sa fossette antéro-supérieure, avec l'origine de l'aqueduc de Fallope. — 15, carotide interne : le pointillé rouge indique son trajet dans l'intérieur du rocher.

elle est plus ou moins accusée suivant les sujets. Elle est due, comme l'a montré POLITZER, à la base de l'apophyse styloïde repoussant en haut et en avant la paroi postérieure de la caisse. On peut en effet, sur des coupes heureuses faites à la scie (fig. 418,3), suivre le tissu spongieux de l'apophyse styloïde jusque dans la protubérance en question.

4° Partie antérieure (paroi antérieure ou tubaire). — La paroi antérieure de la caisse du tympan (fig. 419, B) est encore appelée *paroi tubaire* en raison de ses relations avec la trompe d'Eustache (*tuba*) : elle est occupée en grande partie, en effet, par une large ouverture qui n'est autre que l'extrémité externe de la trompe. Cette ouverture, que nous désignerons sous le nom *d'orifice tym-*

panique de la trompe, est située à la partie la plus élevée de la paroi antérieure
de la caisse et se trouve, par conséquent, directement en regard des cavités mastoïdiennes, qui occupent la paroi opposée. Il en résulte que la trompe d'Eustache,
la caisse du tympan et les cavités mastoïdiennes peuvent être considérées comme
constituant une seule et même cavité rectiligne dont la partie moyenne, celle
qui correspond à la caisse, se serait renflée et portée vers le bas.

Les rapports de l'orifice tympanique de la trompe méritent d'être précisés
avec soin (fig. 419, B). — *En haut*, la trompe répond au conduit du muscle du
marteau, dont elle est séparée par une cloison osseuse toujours fort mince. —
En dedans, elle se confond peu à peu avec la partie antérieure du promontoire.
— *En dehors*, elle répond à la partie antéro-supérieure de la membrane du
tympan. Au niveau du point où l'angle supéro-externe de l'orifice de la trompe
prend contact avec le sillon tympanique, se trouve une petite ouverture en forme
de fente : c'est l'extrémité externe de la scissure tympano-écailleuse ou *scissure
de Glaser*, à travers laquelle passent le ligament antérieur du marteau et
l'artère tympanique. Un peu au-dessous de cet orifice, nous en rencontrons un
second beaucoup plus petit : c'est l'*orifice de sortie de la corde du tympan*.
Contrairement à l'assertion d'un grand nombre d'auteurs, ce nerf ne sort pas de
la caisse par la scissure de Glaser; mais, comme l'a démontré HUGUIER, il s'engage
dans un conduit spécial, le *canal d'Huguier*, long de 8 à 10 millimètres, lequel
côtoie le côté externe de la trompe d'Eustache et vient s'ouvrir dans l'angle rentrant que forment la portion pierreuse et la portion écailleuse du temporal, immédiatement en arrière de l'épine du sphénoïde, quelquefois sur le sphénoïde lui-
même. — *En bas*, l'orifice tympanique de la trompe est limité par une surface
inégale, qui s'incline peu à peu en arrière et ne tarde pas à se confondre avec le
plancher de la caisse du tympan. Cette surface, véritable paroi antérieure de
la caisse, sépare cette dernière de la portion ascendante du canal carotidien
(fig. 413). Elle nous présente un certain nombre de petits pertuis, toujours
très variables par leur forme et leurs dimensions : ces pertuis livrent passage à des veinules et à un petit filet nerveux, le *nerf carotico-tympanique*,
qui, comme on le sait (voy. p. 98), relie le rameau de Jacobson au plexus
carotidien.

La paroi antérieure de la caisse présente donc avec la carotide interne les
mêmes rapports de voisinage que la paroi inférieure avec le golfe de la jugulaire,
et le nom de *paroi carotidienne* lui conviendrait tout aussi bien que celui de
paroi tubaire. Entre la caisse et le vaisseau, en effet, ne s'interpose qu'une
simple lamelle osseuse, généralement fort mince et transparente, parfois même
plus ou moins déhiscente.

Ce rapport anatomique de la carotide avec la caisse du tympan nous donne
l'explication de ces battements isochrones aux battements de cœur que certaines
personnes ressentent dans l'oreille. Il nous explique aussi les cas de mort par
hémorrhagie artérielle survenant au cours d'une affection suppurative de la
caisse.

Nous rappellerons, à ce sujet, que l'artère carotide n'est pas directement appliquée contre la paroi du conduit osseux qu'elle traverse. Elle en est séparée par
des cavités veineuses (REKTORZIK, RÜDINGER), plus ou moins nombreuses et plus
ou moins développées, mais constantes, qui communiquent en haut avec le sinus
caverneux et dans lesquelles viennent se jeter quelques veinules issues de la muqueuse tympanique. C'est là une disposition anatomique fâcheuse qui augmente

encore les dangers des lésions inflammatoires ou ulcéreuses de la caisse du tympan : on conçoit en effet que ces lésions puissent, grâce aux connexions vasculaires précitées, avoir pour conséquence une phlébite des sinus.

§ II. — Chaîne des osselets de l'ouïe

Les osselets de l'ouïe se disposent les uns à la suite des autres en une chaîne non interrompue, qui s'étend transversalement de la paroi externe à la paroi interne de la caisse, ou, pour mieux dire, de la membrane du tympan à la fenêtre ovale. Ils ont pour fonction de transmettre intégralement au liquide labyrinthique les vibrations imprimées à la membrane du tympan par les ondes sonores qu'apporte à cette dernière le conduit auditif externe. Ces petits os sont reliés entre eux par de véritables articulations et sont fixés, en outre, par un certain nombre de ligaments aux différentes parois de la caisse. Malgré ces ligaments, la chaîne des osselets jouit d'une grande mobilité, laquelle est mise en jeu par des muscles qui lui appartiennent en propre. Nous avons donc à décrire :

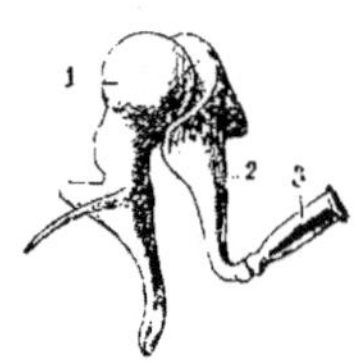

Fig. 420.

Les osselets de l'ouïe en position, vus par leur côté antérieur.

1, marteau. — 2, enclume. 3, étrier.

1° Les *osselets à l'état d'isolement ;*

2° Leurs *connexions ;*

3° Leurs *muscles.*

A. — Description des osselets

Les osselets de l'ouïe sont au nombre de trois. Ce sont, en allant de dehors en dedans : le *marteau*, l'*enclume*, l'*étrier* (fig. 420).

1° Marteau. — Le marteau (fig. 421) est le plus externe des osselets de l'ouïe. C'est aussi le plus long : la distance qui sépare son extrémité supérieure de son extrémité inférieure mesure de 7 à 9 millimètres. Son poids, d'après les recherches d'Eitelberg portant sur trente sujets, est de 22 à 24 milligrammes. On lui distingue une tête, un col, un manche et deux apophyses.

a. *Tête.* — La tête répond à l'extrémité supérieure de l'os. Elle est située un peu au-dessus de la membrane tympanique, dans cette portion de la caisse du tympan que nous avons désignée sous le nom de cavité supérieure de la caisse ou attique. Elle est irrégulièrement arrondie, lisse et convexe sur presque tout son pourtour. A sa partie postéro-interne se voit une surface articulaire destinée au corps de l'enclume. Cette surface articulaire revêt une

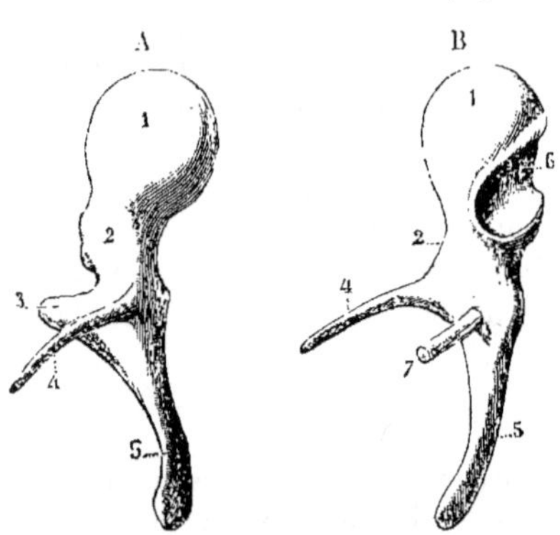

Fig. 421.

Le marteau du côté droit, vu : A, par son côté antérieur ; B, par son côté interne.

1, tête du marteau. — 2, son col. — 3, son apophyse courte. — 4, son apophyse longue. — 5, son manche. — 6, facette articulaire destinée à l'enclume. — 7, tendon du muscle du marteau.

forme elliptique, à grand axe obliquement dirigé en bas et en dedans. En passant de la face postérieure de la tête sur sa face interne, elle se rétrécit et présente à ce niveau une petite crête, verticale ou légèrement oblique, qui la subdivise en deux facettes plus petites.

b. *Col.* — Le col est cette partie rétrécie de l'os qui soutient la tête. Il est très court, aplati d'avant en arrière et légèrement tordu sur son axe. Sa partie externe est en rapport avec la partie supérieure de la membrane du tympan, ou, plus exactement, avec la membrane flaccide de Shrapnell. Sa partie interne répond à la corde du tympan, qui la croise à angle droit.

c. *Manche.* — Le manche ou manubrium, qui fait suite au col, se dirige en bas et un peu en arrière à la manière d'un rayon qui descendrait de la circonférence de la membrane du tympan vers son ombilic. Il se termine habituellement, en bas, par une extrémité élargie en forme de disque ou de spatule. — Au point de vue de sa forme, le manche est, comme le col, aplati d'avant en arrière, présentant par conséquent deux faces, qui sont l'une antérieure, l'autre postérieure, et deux bords ou arêtes, que l'on distingue en externe et interne. — Le manche du marteau n'est pas situé exactement sur le prolongement de l'axe de la tête et du col, mais il forme avec ce dernier un angle fortement obtus, dont l'ouverture est tournée en haut et en dedans. De plus, il n'est pas rectiligne : son extrémité inférieure s'infléchit sur sa direction initiale, de manière à former une courbe plus ou moins accusée dont la concavité regarde en dehors, du côté du conduit auditif externe par conséquent. — En ce qui concerne ses rapports et ses connexions, le manche du marteau se trouve englobé dans l'épaisseur de la membrane du tympan, entre sa couche muqueuse et sa couche fibreuse. Cette dernière, ainsi que nous l'avons vu, lui adhère d'une façon intime.

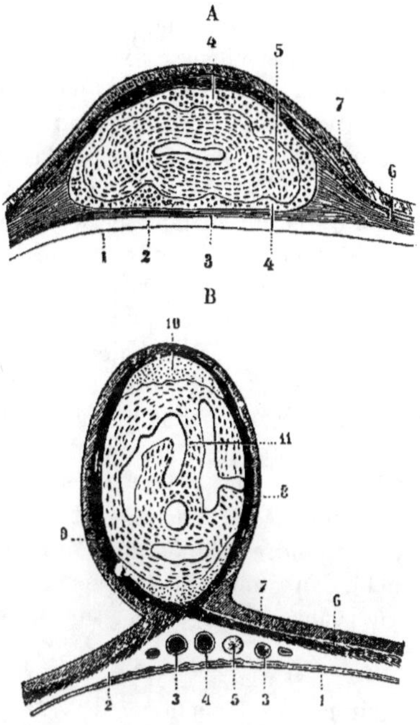

Fig. 422.

Coupe transversale du manche du marteau et de la membrane du tympan : A, au voisinage de son extrémité ; B, à sa partie moyenne (d'après Schwalbe).

A. — 1, épithélium externe. — 2, tissu conjonctif de la couche dermique. — 3, périchondre. — 4, couche cartilagineuse. — 5, couche osseuse. — 6, faisceaux radiés de la membrane du tympan. — 7, muqueuse.

B. — 1, épiderme. — 2, derme. — 3, 3, veines. — 4, artère. — 5, nerf. — 6, coupe des faisceaux radiés de la membrane du tympan. — 7, muqueuse du tympan. — 8, la portion de cette muqueuse qui est soulevée par le manche du marteau. — 9, périoste. — 10, tissu cartilagineux. — 11, tissu osseux.

d. *Apophyses.* — Des deux apophyses du marteau, l'une porte le nom d'apophyse courte et grosse, l'autre, celui d'apophyse longue (fig. 421, 3 et 4) :

L'*apophyse courte et grosse*, encore appelée *apophyse externe*, revêt la forme d'une petite éminence conique, longue de 1 millimètre seulement. Elle naît sur la partie inférieure et externe du col. Puis, elle se porte en dehors et un peu en haut vers la portion supérieure de la membrane du tympan, qu'elle repousse légèrement du côté du conduit auditif externe : sur elle, comme nous l'avons vu plus haut (p. 561), viennent s'insérer les deux ligaments tympano-malléolaires, qui limitent inférieurement la membrane de Shrapnell.

L'apophyse longue ou *antérieure*, que l'on désigne aussi sous le nom d'*apophyse grêle*, d'*apophyse de Raw*, est beaucoup plus longue que la précédente : elle mesure, en moyenne, 4 ou 5 millimètres. Elle est en forme d'épine, aplatie, curviligne ou même légèrement sinueuse. Comme l'apophyse grosse et courte, l'apophyse longue se détache encore du col, mais sur sa partie antérieure et moyenne. De là, elle se porte en avant, croise obliquement la partie antéro-supérieure de l'os tympanal, au niveau du point que nous avons appelé sillon malléolaire (p. 552) et s'engage dans la partie la plus externe de la scissure de Glaser. Sur elle, au niveau de sa base, vient se fixer le ligament antérieur du marteau.

c. *Structure.* — Considéré au point de vue de sa structure, le marteau se compose essentiellement de tissu osseux revêtant la forme compacte (fig. 422). Les lamelles osseuses et les canaux de Havers se disposent dans le sens longitudinal, c'est-à-dire parallèlement à l'axe de l'os. Le marteau possède à sa périphérie une enveloppe fibreuse, véritable périoste qui se confond par places avec les faisceaux conjonctifs de la couche moyenne de la membrane du tympan. A son centre, on observe çà et là un certain nombre de cavités médullaires plus ou moins développées ; mais, sur aucun point de sa longueur, il n'existe de canal médullaire nettement différencié. Nous ajouterons qu'entre le périoste et l'os, même chez l'adulte, on rencontre des formations de cartilage hyalin, qui ont été parfaitement décrites par Prussak, par Brunner, par Rüdinger et plus récemment par Schwalbe. Ces restes du cartilage embryonnaire, respectés par l'ossification, s'observent principalement sur les points suivants : 1° sur la tête, au niveau de la facette articulaire destinée à l'enclume ; 2° sur l'apophyse courte, où la couche de cartilage peut atteindre jusqu'à un demi-millimètre d'épaisseur ; 3° sur le bord externe du manche dans toute sa hauteur ; 4° sur son bord interne, dans une étendue qui varie beaucoup suivant les sujets ; 5° sur la surface d'insertion du muscle du marteau.

2° Enclume. — L'enclume (fig. 423, A et B), deuxième anneau de la chaîne des osselets, est situé en arrière et en dedans du marteau. Comme l'enclume du forgeron, avec lequel il présente une certaine ressemblance et auquel il doit son nom, il présente un corps et deux branches divergentes. On l'a comparé encore, non sans raison, à une petite molaire ou dent bicuspide, dont la couronne représenterait le corps, et les deux racines les deux branches. Son poids est un peu supérieur à celui du marteau : il est, en moyenne, de 25 milligrammes (Eitelberg).

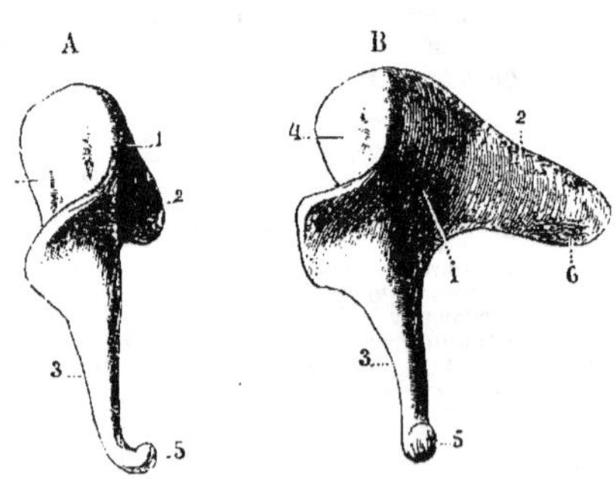

Fig. 423.

L'enclume du côté droit, vu : A, par son côté antérieur ; B, par son côté interne.

1, corps de l'enclume. — 2, branche supérieure ou horizontale. — 3, branche inférieure ou verticale. — 4, facette articulaire pour le marteau. — 5, apophyse lenticulaire avec sa facette articulaire pour l'étrier. — 6, facette rugueuse s'appliquant contre la partie inférieure du conduit tympanomastoïdien.

a. *Corps.* — Le corps de l'enclume, comme la tête du marteau, en arrière de laquelle il est situé, occupe la partie toute supérieure de la caisse du tympan. De forme cuboïde, il est fortement aplati dans le sens transversal et nous présente par conséquent deux faces : une face externe, à peu près plane, qui répond à la paroi externe de la caisse ;

une face interne, légèrement déprimée à son centre, qui est en rapport avec la muqueuse. Sur sa partie antérieure se trouve une facette articulaire en forme de croissant, dont la concavité embrasse la facette, inversement configurée, que nous avons déjà signalée sur la tête du marteau.

b. *Branches*. — Les deux branches de l'enclume se détachent l'une et l'autre de la partie postéro-inférieure du corps de l'os. Elles suivent, immédiatement après leur origine, un trajet fortement divergent, en interceptant entre elles un angle de 85 à 90° ouvert en arrière et en bas. On les distingue, d'après leur situation, en supérieure et inférieure.

La *branche supérieure* ou *horizontale*, de forme triangulaire, se porte horizontalement en arrière vers la paroi postérieure de la caisse. Sa base se confond avec le corps de l'enclume. Son sommet ou extrémité libre présente ordinairement sur son côté interne une petite facette rugueuse, qui répond, ainsi que nous l'avons déjà vu, à l'angle inférieur de l'orifice d'entrée des cavités mastoïdiennes

La *branche inférieure* ou *verticale* est à la fois plus longue et plus grêle que la précédente. Elle se dirige d'abord en bas, en suivant un trajet sensiblement parallèle au manche du marteau. Puis, elle s'infléchit en dedans pour devenir horizontale et se termine alors par un tout petit renflement, *l'apophyse lenticulaire*, que certains auteurs ont cru devoir isoler dans leur description sous le nom d'*os lenticulaire*. Une pareille différenciation de l'extrémité terminale de la branche inférieure de l'enclume n'est pas justifiée par les faits, et le prétendu os lenticulaire fait bel et bien partie de l'enclume (POLITZER, URBANTSCHITSCH, SCHWALBE, GEGENBAUR, etc.). CRUVEILHIER, en France, partage cette opinion et nous apprend qu'il l'a toujours vu soudé à l'enclume, même chez le fœtus. SCHWALBE, de son côté, a constaté cette continuité de la branche inférieure de l'enclume avec son renflement lenticulaire dès le sixième mois de la vie intra-utérine. Les auteurs qui ont admis l'existence d'un os lenticulaire distinct ont été vraisemblablement induits en erreur par ce fait que l'espèce d'isthme qui unit la branche inférieure de l'enclume à son renflement est fort mince (90 μ d'épaisseur d'après EYSELL) et se brise par conséquent avec la plus grande facilité. Dans ces conditions, le renflement lenticulaire est complètement isolé sans doute ; mais cet isolement est tout artificiel ; il est le résultat d'une cassure.

c. *Structure*. — L'enclume présente la même structure que le marteau. Il est essentiellement formé par une masse de tissu compact, au centre de laquelle se voient des cavités médullaires plus ou moins larges. Ces cavités s'accroissent avec les progrès de l'âge (RÜDINGER). Ici encore, comme sur le marteau, nous trouvons des restes du cartilage embryonnaire : 1° sur la face interne du renflement lenticulaire ; 2° sur la facette articulaire qui est en connexion avec la tête du marteau ; 3° sur le sommet de la branche supérieure, tout particulièrement sur la petite facette rugueuse qu'il présente à son côté interne.

3° **Etrier**. — L'étrier (fig. 424), placé en dedans de l'enclume, s'étend horizontalement du renflement lenticulaire de ce dernier os à la fenêtre ovale. C'est le plus faible des trois osselets de l'ouïe : son poids n'est, en effet, que de 2 milligrammes (EITELBERG). Par sa configuration extérieure, il rappelle exactement l'objet dont il porte le nom, un étrier de cavalier, et nous présente, par conséquent, les quatre éléments suivants : une tête, une base et deux branches.

a. *Tête*. — La tête, située en dehors, est quadrilatère et fortement aplatie de haut en bas. — Son extrémité externe nous présente une petite facette articulaire concave, destinée à s'articuler avec l'apophyse lenticulaire de l'enclume. Son extrémité interne se confond avec les deux branches. A l'union de la tête avec les branches, il existe ordinairement un léger étranglement circulaire, connu sous le nom de *col*. — Sur son côté postérieur, enfin, en regard de la pyramide, se trouve une petite surface rugueuse, sur laquelle vient s'insérer le tendon du muscle de l'étrier.

b. *Base*. — La base de l'étrier est une petite plaque osseuse remplissant la fenêtre ovale et présentant, tout naturellement, la même configuration générale que cette dernière : une extrémité postérieure, arrondie et mousse ; une extrémité antérieure, anguleuse et pointue ; un bord supérieur, convexe ; un bord inférieur, rectiligne ou légèrement concave. De ses deux faces, la face interne (fig. 424, B) ou vestibulaire est un peu convexe ; elle est séparée du liquide du labyrinthe par le périoste du vestibule. La face externe ou tympanique (fig. 424, C) est tournée du côté de la caisse ; elle est creuse et se trouve parfois divisée par une crête oblique en deux fossettes secondaires, l'une et l'autre généralement peu accusées.

c. *Branches*. — Les deux branches de l'étrier se distinguent, d'après leur situation, en antérieure et postérieure. Toutes les deux naissent sur la face externe de la base de l'étrier au voisinage de ses extrémités (fig. 424, A et C). De là, elles se dirigent en dehors, vers la tête de l'os, en décrivant une courbe dont la concavité regarde le centre de l'étrier. Il est à remarquer que la branche postérieure est généralement plus recourbée et plus longue que l'antérieure, laquelle peut être franchement rectiligne. Les deux branches de l'étrier forment par leur ensemble une sorte de demi-cercle ou de fer à cheval, que l'on désigne parfois sous le nom d'*anse de l'étrier*. Lisses et unies sur leur face convexe, elles sont creusées en gouttière sur leur face concave. Elles interceptent entre elles un espace demi-circulaire, qui se trouve comblé, à l'état frais, par un repli de la muqueuse tympanique.

d. *Structure*. — Comme les deux os précédemment décrits, l'étrier se compose principalement de tissu compact, avec formation de quelques cavités médullaires dans les parties les plus épaisses, notamment au niveau de la tête.

Indépendamment du tissu osseux, il comprend encore dans sa structure une enveloppe périostale et deux lames de cartilage hyalin. De ces deux lames, l'une revêt la face externe de la tête : elle est relativement peu étendue. L'autre, plus importante, s'étale sur la face vestibulaire de la base de l'étrier (fig. 428, 3') : elle est beaucoup plus épaisse que la lame osseuse sous-jacente ; elle atteint en effet 60 μ d'épaisseur, tandis que la lame osseuse ne mesure que 30 μ (EYSELL).

La lame cartilagineuse de la base de l'étrier revêt régulièrement la face vestibulaire dans toute son étendue. Arrivée aux deux extrémités de cette face, elle les contourne et s'étend, du côté de la face tympanique, jusqu'à l'origine des deux branches. Du reste, elle est étroitement unie à la lame osseuse, qu'elle revêt et

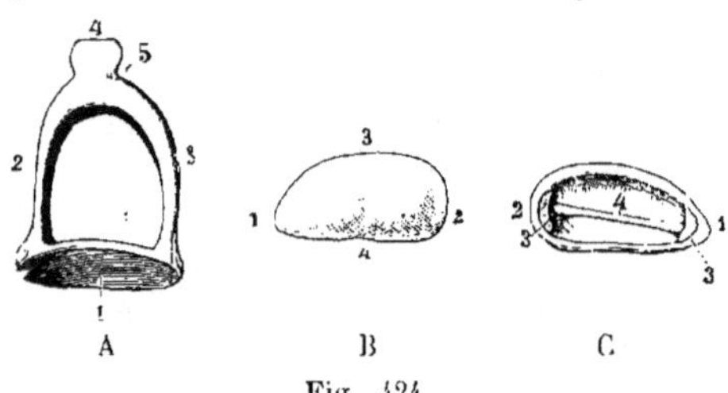

Fig. 424.

A. l'étrier, vu d'en haut ; B, sa base, vue par sa face interne ; C, cette même base, vue par sa face externe.

A. — 1, base. — 2, branche antérieure. — 3, branche postérieure. — 4, tête. — 5, col.

B. — 1, extrémité antérieure. — 2, extrémité postérieure. — 3, bord supérieur. — 4, bord inférieur.

C. — 1, extrémité antérieure. — 2, extrémité postérieure. — 3, section des branches. — 4, crête oblique.

renforce : il existe même, d'après Schwalbe, pour rendre cette union plus intime, de fines travées osseuses qui s'étendent de l'os dans l'épaisseur du cartilage.

Développement. — Le *marteau* se développe par trois points d'ossification : un pour la tête, un pour le manche, le troisième pour l'apophyse grêle. — L'*enclume* nous présente deux points d'ossification seulement, l'un pour le corps, l'autre pour l'apophyse lenticulaire. Le premier, d'après Rambaud et Renault, paraît résulter de la réunion de deux granules primitivement distincts. — L'*étrier* se développe par quatre points d'ossification : un pour la base, un pour la tête, les deux autres pour chacune des deux branches.

Ces différents points d'ossification sont très visibles chez l'embryon du troisième mois.

Au quatrième mois, les trois pièces du marteau sont soudées, celles de l'étrier aussi. La masse centrale de l'enclume s'est étendue dans tous les sens et, au cinquième mois, l'enclume est entièrement ossifiée sauf sa branche inférieure. De même, le marteau est également ossifié, à l'exception de la pointe de sa longue apophyse. Rambaud et Renault, auxquels j'emprunte tous ces détails, font remarquer que, à ce moment, les osselets de l'ouïe ont, à peu de chose près, les mêmes dimensions que chez l'adulte.

B. — Connexions des osselets

Les osselets de l'ouïe s'unissent entre eux, tout d'abord, par de véritables articulations. D'un autre côté, ils sont reliés aux différentes parois de la caisse par des ligaments qui les maintiennent en position tout en leur permettant des déplacements partiels :

1° Articulation des osselets entre eux. — Le marteau s'articule avec l'enclume et celui-ci avec l'étrier. De là deux articulations appartenant l'une et l'autre à la classe des diarthroses.

A. Articulation du marteau avec l'enclume. — L'articulation du marteau avec l'enclume est une articulation par emboîtement réciproque. Du côté de la tête du marteau, nous trouvons une surface ellipti-que ou ovalaire, qui se dirige obliquement en bas et en dedans et qu'une arête à peu près verticale divise en deux facettes secondaires. Le corps de l'enclume nous présente, à son tour, une surface articulaire inversement configurée et divisée également en deux facettes plus petites, correspondant à celles du marteau.

Les deux surfaces articulaires précitées sont revêtues d'une couche de cartilage hyalin, qui est un peu plus épaisse sur l'enclume que sur le marteau.

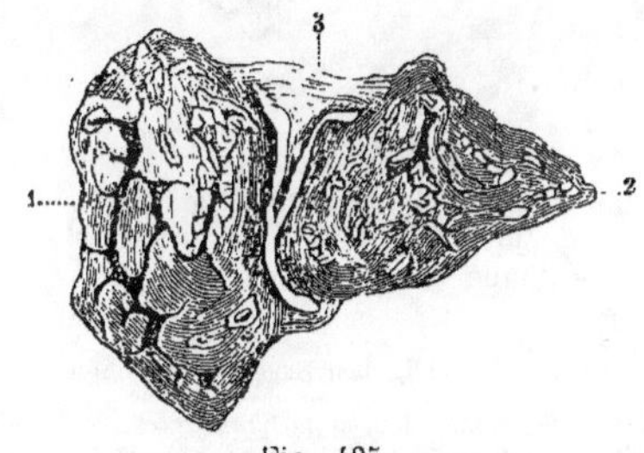

Fig. 425.

Coupe transversale de l'articulation du marteau et de l'enclume (Politzer).

1, marteau. — 2, enclume. — 3, ligament capsulaire avec le ménisque en forme de coin.

Enfin, les deux os sont maintenus en présence par un ligament capsulaire ou en manchon, qui s'insère de part et d'autre sur le pourtour un peu déprimé des surfaces articulaires. De la partie interne de ce manchon fibreux se détache un prolongement qui s'avance à la manière d'un coin (fig. 425, 3) entre les deux surfaces de l'articulation : c'est un véritable ménisque intra-articulaire. Il a été signalé pour la première fois en 1840 par Pappenheim et constaté depuis lors par Rüdinger et par Politzer, auquel j'emprunte la figure ci-dessus.

Comme toutes les diarthroses, l'articulation que nous venons de décrire possède une synoviale, destinée à favoriser le jeu réciproque des deux os en présence. Cette synoviale est même susceptible de s'enflammer et d'apporter alors un trouble plus ou moins considérable dans le fonctionnement de la chaîne des osselets.

B. Articulation de l'enclume avec l'étrier. — Cette articulation est une énarthrose. Comme surfaces articulaires, elle nous présente : 1° du côté de l'enclume, une facette arrondie et convexe, occupant le côté interne de l'apophyse lenticulaire; 2° du côté de l'étrier, une facette de mêmes dimensions, arrondie et concave, située sur le côté externe de la tête. Ces deux surfaces articulaires sont revêtues l'une et l'autre d'une mince couche de cartilage et sont maintenues en présence, comme dans l'articulation précédente, par une capsule fibreuse renfermant dans son épaisseur de nombreuses fibres élastiques. Ici encore nous rencontrons une petite synoviale, tapissant intérieurement la capsule fibreuse.

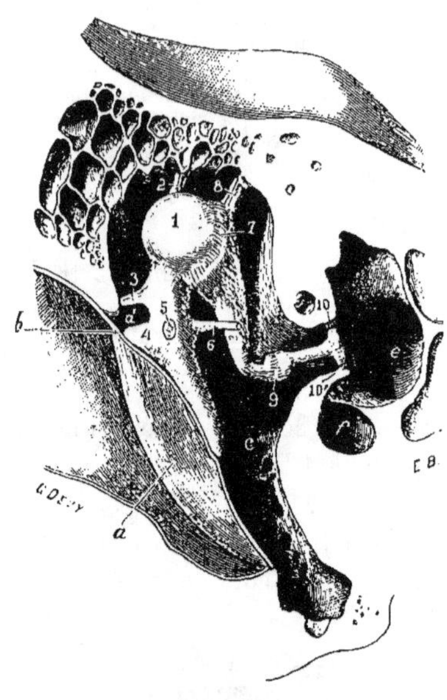

Fig. 426.

La chaîne des osselets et leurs ligaments, vus en place par leur côté antérieur sur une coupe vertico-transversale de la caisse.

1, marteau. — 2, son ligament supérieur. — 3, son ligament externe. — 4, son apophyse courte. — 5, surface de section de son apophyse grêle. — 6, tendon du muscle du marteau. — 7, capsule de l'articulation du marteau avec l'enclume. — 8, ligament supérieur de l'enclume. — 9, capsule de l'articulation de l'enclume avec l'étrier. — 10, 10', ligament annulaire de l'étrier.

a, membrane du tympan. — *b*, membrane de Schrapnell. — *c*, caisse du tympan. — *d*, poche de Prussak.— *e*, vestibule, avec les orifices des canaux demi-circulaires. — *f*, rampe tympanique du limaçon.

2° **Union des osselets avec les parois de la caisse.** — Chacun des trois articles de la chaîne tympanique (fig. 426) est relié aux parois de la caisse par des ligaments. Nous décrirons ces ligaments pour chacun des trois osselets.

A. Connexions tympaniques du marteau. — Abstraction faite de ses connexions avec la membrane du tympan, connexions qui ont été décrites précédemment, le marteau est maintenu en position par quatre ligaments, que l'on distingue en supérieur, externe, antérieur et postérieur :

Le *ligament supérieur* du marteau (fig. 426.2) descend presque verticalement de la voûte de la caisse sur l'extrémité supérieure de la tête du marteau. Il est fort court et de forme cylindrique. On le désigne encore quelquefois, en raison même de sa situation et de son rôle, sous le nom de *ligament suspenseur* du marteau.

Le *ligament externe* (fig. 426, 3) est également fort court, quelquefois peu développé. Il s'insère, d'une part, sur la paroi externe de la caisse, immédiatement au-dessus du bord supérieur de la membrane du tympan; d'autre part, sur le côté externe du marteau au niveau de l'union de la tête avec le col. Il forme la limite supérieure de cette dépression en fossette qui répond à la membrane de Schrapnell et que nous avons désignée plus haut sous le nom de poche supérieure de la membrane tympanique. Politzer a signalé dans l'appareil ligamenteux, qui va de la paroi externe de la caisse au marteau, un système de cavités, grandes ou petites, arrondies ou ovalaires, qui sont revêtues d'épithélium et dans lesquelles s'amasse un liquide jaunâtre, transparent, analogue à de la lymphe (fig. 427).

Le *ligament antérieur*, remarquable par sa longueur et par son origine, naît à la base du crâne, au voisinage de l'épine du sphénoïde ou sur cette épine. De là, il se porte en dehors, en côtoyant la scissure de Glaser. Puis, il pénètre dans la caisse du tympan à travers la partie la plus large de la scissure et vient se fixer sur le col du marteau ainsi que sur la base de son apophyse longue. C'est ce ligament que certains auteurs ont décrit à tort comme étant un muscle, le *muscle externe du marteau*. Non seulement ce n'est pas un muscle, mais ce n'est même pas un véritable ligament : il doit être considéré, en effet (URBANTSCHITSCH), comme un reliquat de cette bandelette cartilagineuse qui, sous le nom de cartilage de Meckel, relie, chez l'embryon, le marteau au maxillaire inférieur (voy. EMBRYOLOGIE).

Le *ligament postérieur* n'est autre que le faisceau le plus reculé du ligament externe. Ce ligament est exactement situé dans le prolongement du ligament antérieur, et comme tous les deux s'insèrent sur le col du marteau et passent par son axe de rotation, HELMHOLTZ les a réunis en un seul sous le nom de *ligament axile du marteau*.

B. CONNEXIONS TYMPANIQUES DE L'ENCLUME. — Deux ligaments unissent l'enclume aux parois de la caisse.

Le premier, *ligament supérieur* (fig. 426, 8), descend de la voûte sur le corps de l'os. Il n'est pas constant et, quand il existe, il n'est bien souvent constitué que par un simple repli de la muqueuse.

Le second, *ligament postérieur*, relie le sommet de la branche supérieure de l'enclume au pourtour de la petite fossette où il repose. Cette partie de l'enclume présente, on s'en souvient, un revêtement cartilagineux et il existe parfois, sur le point où elle s'unit à la paroi postérieure de la caisse, une véritable articulation en amphiarthrose.

C. CONNEXIONS TYMPANIQUES DE L'ÉTRIER. — Les relations anatomiques de l'étrier avec la paroi interne de la caisse ont été bien décrites, en 1870, par BRUNNER et par EYSELL. On sait que la base de l'étrier, revêtue de cartilage sur sa face vestibulaire et sur sa circonférence, est logée dans la fenêtre ovale, dont le pourtour présente également un revêtement cartilagineux (fig. 428). Les deux régions osseuses, circonférence de l'étrier et pourtour de la fenêtre ovale, ne sont pas exactement en contact : entre elles existe une petite fente circulaire dont la hauteur augmente peu à peu de l'extrémité postérieure, où elle mesure 15 μ seulement, vers l'ex-

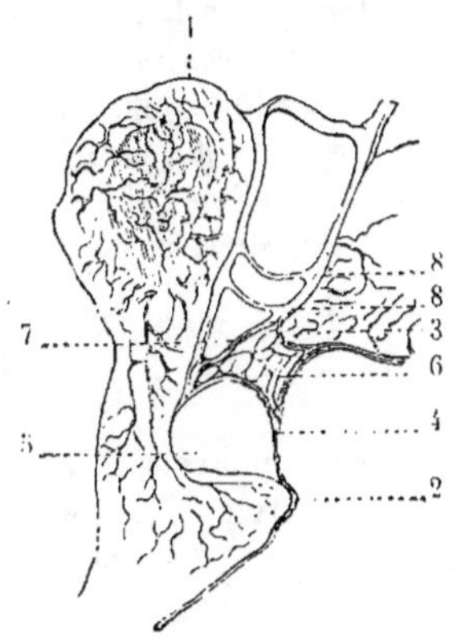

Fig. 427.

Système de cavités entre la membrane tympanique et le col du marteau (POLITZER).

1. tête du marteau. — 2, sa courte apophyse. — 3, rebord tympanique. — 5, membrane flaccide de SCHRAPNELL. — 5, poche supérieure de PRUSSAK. — 6, petites cavités creusées dans une lame membraneuse qui s'étend de la membrane flaccide au col du marteau. — 7, ligament externe du marteau. — 8, 8, replis muqueux (non constants).

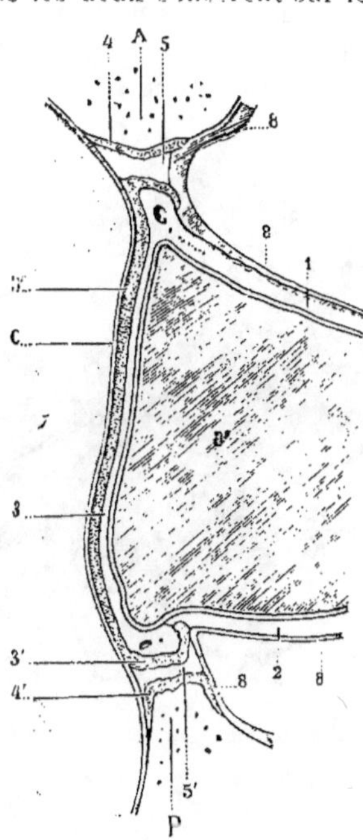

Fig. 428.

Coupe horizontale de l'articulation de l'étrier avec la fenêtre ovale (schématisée d'après une préparation de BRUNNER).

A, rebord antérieur de la fenêtre ovale. — P, son rebord postérieur. — 1, branche antérieure de l'étrier. — 2, sa branche postérieure. — 3, couche osseuse de sa base, avec 3', sa couche cartilagineuse. — 4, 4', couche cartilagineuse doublant la circonférence de la fenêtre ovale. — 5, 5', ligament annulaire. — 6, périoste vestibulaire. — 7, périlymphe. — 8, muqueuse de la caisse, recouvrant les branches et la base de l'étrier.

trémité antérieure, où elle atteint jusqu'à 100 µ (Eysell). Cet espace est comblé
par un système de fibres qui se détachent de la circonférence de la base de
l'étrier et qui, de là, vont en rayonnant se fixer sur le pourtour de la fenêtre
ovale. L'ensemble de ces fibres, en partie conjonctives, en partie élastiques, constitue le *ligament annulaire de la base de l'étrier* (fig. 428, 5, 5'). D'après Rüdinger, il
existerait dans l'appareil ligamenteux qui unit l'étrier à la fenêtre ovale des cavités irrégulières remplies de liquide. Mais l'existence de semblables cavités est au
moins douteuse : Politzer, dans les nombreuses coupes qu'il a faites de la région
qui nous occupe, n'a jamais pu les rencontrer.

C. — Appareil moteur des osselets

La chaîne des osselets de l'ouïe, considérée au point de vue de ses mouvements,
est soumise à l'action de deux muscles : l'un qui s'insère sur le marteau, l'autre
qui s'attache à l'étrier. L'enclume ne reçoit aucun faisceau musculaire, et, quand
il se déplace, ses mouvements sont toujours des mouvements indirects, je veux dire
des mouvements qui lui sont communiqués par l'un ou l'autre des deux osselets
entre lesquels il se trouve situé.

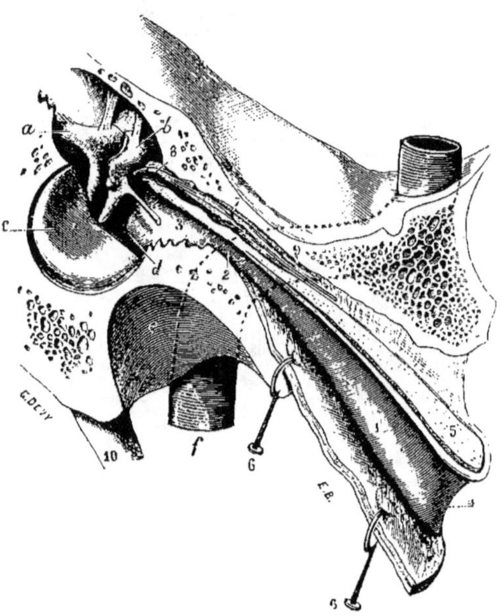

Fig. 429.

Le muscle interne du marteau et la trompe d'Eustache,
vus sur une coupe longitudinale de ce conduit.

a, enclume. — *b*, marteau. — *c*, membrane du tympan, dont le
tiers antéro-supérieur a été détaché par la coupe. — *d*, paroi interne
de la caisse. — *e*, cavité glénoïde du temporal. — *f*, artère carotide
interne.

1, portion membraneuse de la trompe d'Eustache. — 2. sa portion
osseuse. — 3. son orifice tympanique. — 4, son orifice pharyngien.
— 5, coupe de sa portion cartilagineuse. — 6, sa portion fibreuse,
érignée en bas et en dehors. — 7, le muscle du marteau dans son
conduit osseux. — 8, son tendon terminal, formant un angle droit
avec la portion charnue pour s'attacher sur le côté interne du
manche du marteau. — 9, son nerf venant du ganglion otique. —
10, apophyse styloïde.

1° **Muscle du marteau.** — Le
muscle du marteau est un petit
muscle fusiforme, long de 20 à
25 millimètres, occupant dans la
plus grande partie de son étendue le canal osseux qui porte
son nom et que nous avons déjà
décrit à propos de la caisse du
tympan (p. 570). Il prend naissance : 1° sur la paroi supérieure de la portion cartilagineuse
de la trompe d'Eustache ; 2° dans
l'angle rentrant que forme la
portion pierreuse du temporal
avec sa portion écailleuse ; 3° sur
la partie du sphénoïde qui est
voisine de cet angle.

De là, il se porte obliquement
en arrière, en dehors et en haut,
en longeant le côté supérieur et
interne de la trompe. Il arrive
ainsi dans la caisse du tympan et
en suit la paroi interne jusqu'à la
fenêtre ovale. Se coudant alors à
angle droit, il se dirige en dehors,
se dégage du canal osseux qui
l'a abrité jusqu'ici, traverse horizontalement la caisse, et finalement vient s'attacher à l'extrémité supérieure du manche du

marteau, un peu au-dessous de son apophyse grêle (fig. 429, 7 et 8).

Le muscle du marteau, comme le canal osseux qui le renferme, présente deux portions, bien différentes l'une de l'autre par leur direction, par leur longueur et par leur structure : 1° une portion interne, qui est à peu près parallèle à l'axe du rocher ; 2° une portion externe, qui est perpendiculaire à la précédente. La première, beaucoup plus longue, est charnue et répond au corps du muscle ; la seconde, relativement fort courte, est constituée par son tendon.

Nous ajouterons que, dans son canal osseux, le muscle du marteau est entouré d'une atmosphère de tissu conjonctif lâche, qui favorise son glissement et qui joue à son égard le rôle d'une bourse séreuse.

2° Muscle de l'étrier. — Plus faible que le muscle du marteau, le muscle de l'étrier (fig. 430, 10) est renfermé comme lui dans un canal osseux précédemment

décrit, le *canal de la pyramide*, qui vient s'ouvrir, on s'en souvient (p. 570), sur la partie postérieure de la caisse du tympan.

Il naît en bas, dans le fond du canal de la pyramide. De là, il se porte verticalement en haut, parallèlement au facial, qui est placé en arrière, et conserve cette direction dans la plus grande partie de son étendue. À son extrémité supérieure, il s'infléchit en avant, comme le canal où il est contenu, et se jette en même temps sur un tendon très grêle. Ce tendon terminal du muscle sort du canal osseux par le petit orifice circulaire que présente le sommet de la pyramide, traverse horizontalement la partie de la caisse qui sépare la pyramide de l'étrier et vient s'attacher à ce dernier os, soit sur le bord postérieur de sa tête, soit sur son col. D'après Rüdinger, il enverrait une expansion au renflement lenticulaire de l'enclume : cette expansion n'est pas constante.

Le muscle de l'étrier, vu sur des coupes longitudinales, a la forme d'une poire ; sur des coupes transversales, celle d'un prisme à trois pans avec angles arrondis (Politzer). Sa longueur totale est de 8 millimètres, dont

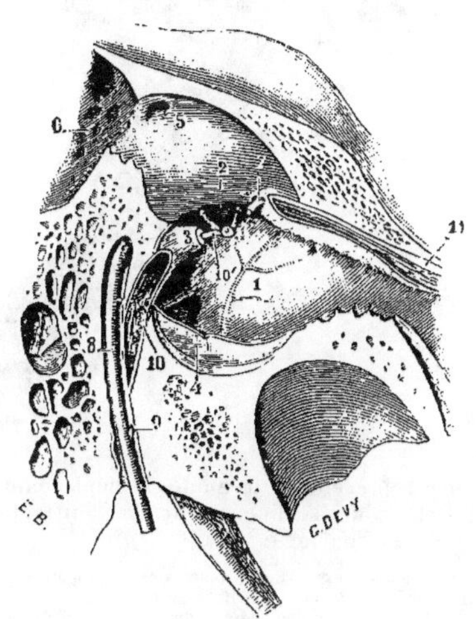

Fig. 430.

Le muscle de l'étrier, dans son canal osseux.

1. paroi interne de la caisse. — 2. fenêtre ovale. avec l'étrier en place. — 3. pyramide. — 4. partie inférieure de la membrane du tympan. — 5. canal tympano-mastoïdien. — 6. antre mastoïdien. — 7. tendon du muscle interne du marteau, s'échappant du bec de cuiller. — 8. aqueduc de Fallope et nerf facial. avec 9. corde du tympan. — 10. muscle de l'étrier, avec 10', son tendon. — 11. conduit du muscle du marteau.

6 pour sa portion cachée ou pyramidale et 2 seulement pour sa portion libre ou intra-tympanique.

3° Action de ces deux muscles. — Les osselets de l'ouïe sont articulés d'une façon telle que le déplacement de l'un d'eux, quelque faible qu'il soit, entraîne toujours d'une façon indirecte le déplacement des deux autres. Il se produit ici, dans notre chaîne tympanique, quelque chose d'analogue à ce qui se passe dans un mouvement de sonnette : le moindre mouvement imprimé à un point quelconque de l'appareil retentit fatalement sur ses deux extrémités et sur tous les points intermédiaires. Ceci posé, examinons séparément l'action des deux muscles moteurs de la chaîne des osselets.

a. *Action du muscle du marteau*. — Le muscle du marteau tout d'abord, ayant à sa terminaison une direction transversale, attire en dedans le point sur lequel il s'insère, c'est-à-dire l'extrémité supérieure du manche du marteau. Celui-ci bascule autour de son col d'une façon telle que son extrémité inférieure se porte en dedans, tandis que son extrémité supérieure ou tête s'incline en dehors. Mais ce n'est pas tout : le corps de l'enclume, qui est solidement articulé avec la tête du marteau, suit cette dernière dans son déplacement, en pivotant autour de sa branche horizontale. Du même coup, sa branche verticale se déplace en dedans, en refoulant devant elle l'étrier, lequel s'enfonce dans la fenêtre ovale (fig. 431).

Voilà donc les deux principaux effets de la contraction du muscle du marteau : 1° déplacement en dedans du manche du marteau ; 2° déplacement en dedans de la base de l'étrier. Le premier de ces mouvements a pour résultat, on le conçoit, de reporter vers le centre de la caisse l'ombilic de la membrane tympanique et, par conséquent, de tendre la membrane tout entière ; le second, de comprimer le liquide contenu dans le vestibule et d'augmenter ainsi la pression intra-labyrinthique.

Examinons maintenant le muscle de l'étrier.

b. *Action du muscle de l'étrier.* — Le muscle de l'étrier, après sa réflexion, a une direction postéro-

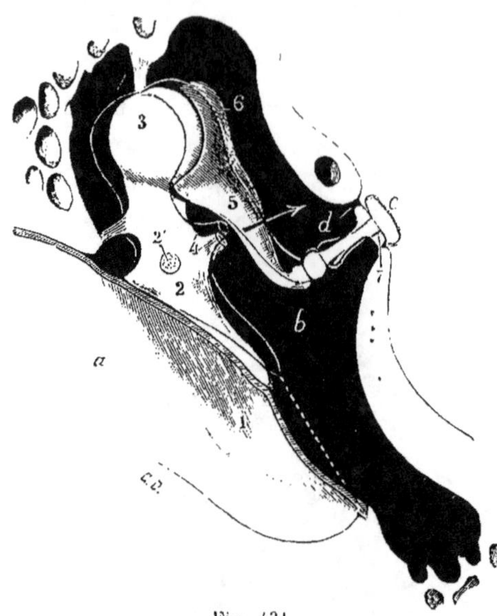

Fig. 431.

· Schéma représentant le mode de déplacement des osselets sous l'influence de la contraction du muscle du marteau.

a, conduit auditif externe. — *b*. caisse du tympan. — *c*. vestibule de l'oreille interne. — *d*. fenêtre ovale.

1, membrane du tympan. — 2. manche du marteau. — 2', section de son apophyse grêle. — 3. sa tête. — 4. insertion du tendon du muscle du marteau. — 5. apophyse verticale de l'enclume. — 6. sa tête. — 7. étrier.

(Les tracés en rouge indiquent les déplacements qu'imprime à la chaîne des osselets et à la membrane du tympan la contraction du muscle du marteau, laquelle s'exerce dans le sens indiqué par la flèche.)

antérieure. Il attire donc en arrière, quand il se contracte, la tête de l'étrier sur laquelle il s'insère. Voilà le mouvement immédiat, le mouvement direct : il est en lui-même fort simple ; mais il va retentir comme tout à l'heure sur les deux extrémités de la chaîne. — *Du côté de l'étrier*, la base de cet os exécute autour d'un axe vertical un mouvement de bascule, en vertu duquel son extrémité postérieure s'enfonce dans la fenêtre ovale, tandis que son extrémité antérieure en sort. Or, comme l'axe de rotation (fig. 432, *y*) est beaucoup plus rapproché de l'extrémité postérieure que de l'extrémité antérieure, en raison probablement de la largeur inégale du ligament annulaire (p. 584), il en résulte : 1° que le *déplacement en dedans* de l'extrémité postérieure de l'étrier est plus faible que le *déplacement en dehors* de son extrémité antérieure, ou, en d'autres termes, que la portion de l'étrier qui s'enfonce dans le vestibule est moins considérable que celle qui en sort ; 2° que ce double déplacement agrandit en définitive la cavité vestibulaire et, de ce fait, amène une diminution de pression dans le liquide labyrinthique. — *Du côté de l'enclume*, la branche verticale de cet os se porte en arrière, comme la tête de l'étrier avec laquelle elle s'articule. En même temps, le corps de l'enclume

s'incline en bas et en dedans, entraînant avec lui la tête du marteau, lequel exécute sur son col un mouvement de bascule en vertu duquel son extrémité inférieure ou manche se porte en
dehors. Ce dernier mouvement a
pour résultat d'éloigner du centre
de la caisse l'ombilic de la membrane du tympan et, par conséquent, de relâcher cette dernière
membrane.

*c. Action comparée des deux
muscles.* — Au total, les deux
muscles moteurs de la chaîne des
osselets exercent leur action sur
les deux facteurs suivants, qui
ont une importance considérable
dans le phénomène de l'audition :
l'état de tension de la membrane
du tympan et la pression intra-
labyrinthique. Le muscle du marteau tend la membrane tympanique et détermine en même
temps une augmentation de pression dans le liquide du labyrinthe. Le muscle de l'étrier relâche
la membrane tympanique et

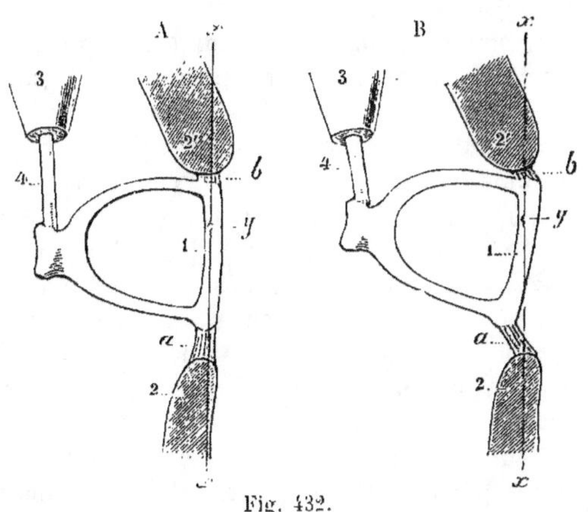

Fig. 432.

Schéma représentant le mode de déplacement de
  l'étrier sous l'influence de la contraction du muscle
  de l'étrier.

A, l'étrier au repos. — B, l'étrier après la contraction de son
muscle. — 1, base de l'étrier. — 2, rebord antérieur de la fenêtre
ovale, avec 2', son rebord postérieur. — 3, pyramide. — 4, tendon
du muscle de l'étrier.
  a, portion antérieure du ligament annulaire, plus longue que *b*, portion postérieure de ce même ligament. — *xx*, diamètre antéro-postérieur de la fenêtre ovale passant par la base de l'étrier au repos. —
y, point par lequel passe la ligne verticale qui représente l'axe de
rotation de l'étrier.

abaisse la pression dans le labyrinthe. Les deux muscles sont donc réciproquement antagonistes.

A l'état de contraction du muscle du marteau, la membrane du tympan, fortement tendue, vibre plus difficilement, en même temps que le liquide labyrinthique, dont la pression est augmentée, reçoit des chocs moins violents. Quand le
muscle de l'étrier se contracte, les conditions physiques de la membrane du tympan et du liquide du labyrinthe étant justement inverses, l'oreille moyenne est
admirablement disposée pour recevoir et transmettre les moindres bruits.

Dès lors, il est rationnel d'admettre que le muscle du marteau se contracte
dans les bruits violents et cela pour les assourdir ; que le muscle de l'étrier inter-
vient, au contraire, pour disposer l'oreille à la perception des bruits faibles ou
lointains. Comme l'a dit TOYNBEE, le muscle de l'étrier est le *muscle qui écoute*,
tandis que le muscle du marteau est le *muscle qui protège le nerf auditif contre
les bruits intenses.*

§ III. — REVÊTEMENT MUQUEUX DE LA CAISSE DU TYMPAN

La caisse du tympan est tapissée dans toute son étendue par une membrane
muqueuse appelée *muqueuse tympanique.*

1° Disposition générale. — La muqueuse tympanique est une pellicule
mince et transparente, de coloration grisâtre ou gris rosé, intimement unie au
périoste sous-jacent. Au cours de son trajet, elle masque en totalité ou en partie

un certain nombre des rugosités que nous a présentées le squelette, de telle sorte que la caisse, dans son aspect général, est un peu moins irrégulière à l'état frais qu'à l'état sec.

Au niveau des points où la chaîne des osselets entre en contact avec les parois de la caisse tympanique, la muqueuse se réfléchit sur elle et lui forme une gaine complète, toujours fort mince, mais partout continue. Il en résulte que les osselets de l'ouïe, tout en occupant la caisse, se trouvent placés en dehors de la muqueuse, tout comme les viscères abdominaux en dehors de leur membrane séreuse. Pour compléter l'analogie, nous trouvons encore entre les parois de la caisse et la chaîne des osselets un certain nombre de prolongements muqueux, véritables mésos amenant à ces derniers leurs muscles, leurs ligaments et leurs vaisseaux.

Ces replis muqueux, jetés entre les osselets et les parois de la caisse, affectent tantôt la forme de simples soulèvements de la muqueuse, tantôt celle de véritables ponts ou cylindres creux. Déjà, en 1866, ZAUFAL nous en a donné une bonne description, complétée depuis par URBANTSCHITSCH et par SCHWALBE. Tous ces auteurs s'accordent à reconnaître qu'ils sont très variables, suivant les sujets, par leur nombre et par leur développement. Nous signalerons parmi les plus importants : 1° les deux replis tubuleux qui enveloppent le tendon du muscle du marteau et celui du muscle de l'étrier ; 2° le repli vertical qui, de la paroi supérieure de la caisse, descend sur la tête du marteau, en formant une gaine au ligament supérieur de ce dernier os ; 3° un repli similaire, non constant, qui descend sur le corps de l'enclume ; 4° un repli horizontal, qui comble l'espace demi-circulaire compris entre la base de l'étrier et ses deux branches : c'est la *membrane obturatrice de l'étrier*, qui se continue en arrière avec la gaine muqueuse du muscle de l'étrier ; 5° deux replis horizontaux, l'un postérieur, l'autre antérieur, que soulèvent en dedans les deux ligaments tympano-malléolaires postérieur et antérieur ; sous le premier de ces replis s'abritent encore l'apophyse grêle du marteau, le ligament antérieur de cet os, l'artère tympanique et enfin la portion antérieure de la corde du tympan.

2° **Structure**. — La muqueuse tympanique se compose, comme toutes les muqueuses, de deux couches : une couche superficielle épithéliale ; une couche profonde, de nature conjonctive.

a. *Couche superficielle ou épithéliale*. — L'épithélium ne présente pas dans toutes les régions de la caisse la même forme et les mêmes caractères. Dans un travail récent, BULLE a établi en principe que cet épithélium est plat sur les points où la muqueuse est mince et peu vasculaire, cylindrique avec cils vibratiles sur les points où elle est plus épaisse et riche en vaisseaux. C'est ainsi que nous rencontrons des cellules aplaties et à une seule couche sur la membrane du tympan, sur le promontoire et sur les osselets. Partout ailleurs l'épithélium est cylindrique à cils vibratiles. Nous devons ajouter cependant, en faisant une restriction, que sur le plancher de la caisse et sur la portion osseuse qui entoure la membrane du tympan les cellules épithéliales, tout en étant munies de cils, se rapprochent tout autant de la cellule plate que de la cellule cylindrique. Ce sont là des formes de transition entre les deux types fondamentaux de l'épithélium tympanique et il est à remarquer que sur les points où les deux types arrivent au contact, le passage de l'un à l'autre n'est jamais brusque, mais s'effectue toujours graduellement.

Que les cellules ciliées soient cylindriques ou aplaties, elles présentent au-dessous d'elles, entre leur extrémité adhérente et le chorion muqueux, une couche continue de cellules dites *basilaires* ou *basales*, qui ne sont vraisemblablement que des cellules de rénovation, destinées à remplacer les cellules sus-jacentes, quand celles-ci viennent à tomber. Il existe enfin çà et là, entre les cellules cylindriques, un certain nombre de cellules caliciformes (KESSEL, FISCHER).

b. *Couche profonde ou chorion.* — Le chorion muqueux comprend à son tour deux plans plus ou moins distincts suivant les régions où on l'examine : un plan profond, plus dense, qui répond au périoste; un plan superficiel, qui est situé

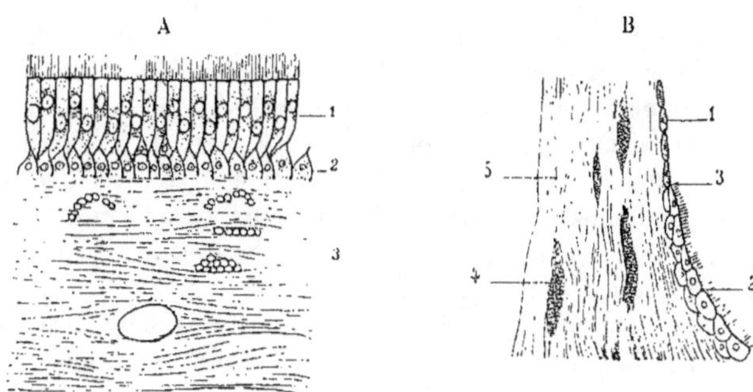

Fig. 433.

Structure de la muqueuse tympanique.

A. — Coupe à travers la muqueuse de la paroi labyrinthique de la caisse du tympan d'un adulte (d'après BRUNNER). — 1, épithélium à cils vibratiles. — 2, cellules basales. — 3, tissu conjonctif de la muqueuse.

B. — Coupe de la membrane du tympan, au niveau du bourrelet annulaire (d'après BRUNNER). — 1, épithélium plat de la couche muqueuse de la membrane du tympan. — 2, épithélium bas à cils vibratiles du bourrelet annulaire. — 3, limite entre les deux formes d'épithélium. — 4, fibres circulaires, vues en coupe. — 5, fibres radiées.

immédiatement au-dessous de l'épithélium et qui représente le chorion muqueux proprement dit. Ce dernier se compose de fines travées fibrillaires, s'entre-croisant dans tous les sens et ménageant entre elles des espaces libres, arrondis ou ovalaires, dans lesquels cheminent des vaisseaux sanguins et lymphatiques.

KESSEL les considère comme ayant la même signification que le système lacunaire que nous avons signalé précédemment dans la couche moyenne de la membrane du tympan.

En dehors des replis muqueux que nous avons décrits plus haut entre les parois de la caisse et la chaîne des osselets, POLITZER a signalé à la surface libre de la muqueuse tympanique un certain nombre de cordons membraneux qui, pour lui, seraient des reliquats du tissu conjonctif gélatineux qui remplit l'oreille moyenne pendant la vie fœtale. Dans leur épaisseur existent

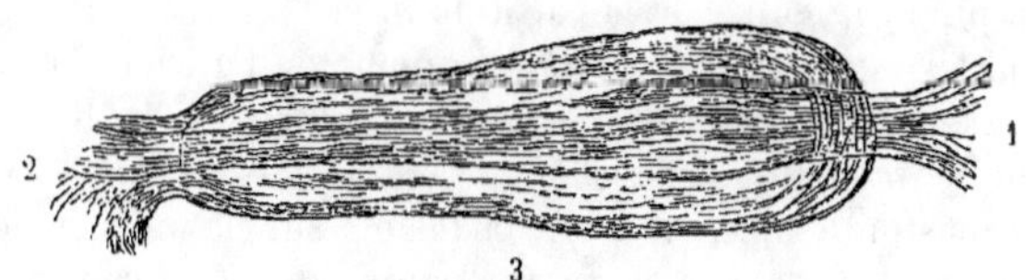

Fig. 434.

Formation ovale de la muqueuse tympanique (POLITZER).

1. tige centrale à son entrée dans la formation ovale. — 2, la même à sa sortie. — 3, étranglement de la formation.

des formations particulières de forme ovale ou triangulaire, parfois étranglées sur un ou plusieurs points de leur étendue (fig. 434). Histologiquement, ces formations bizarres sont constituées par des fibrilles disposées parallèlement à leur grand axe et sont traversées d'un bout à l'autre par une tige centrale également fibrillaire, laquelle se fixe aux parois de la caisse par l'une et l'autre de ses deux extrémités. Leur signification anatomique n'est pas encore élucidée.

c. *Glandes.* — La question de savoir si la muqueuse tympanique possède des glandes est encore fortement controversée. Tandis que TRÖLTSCH, WENDT, C. KRAUSE les admettent et les décrivent, d'autres anatomistes, notamment LUSCHKA, SAPPEY, BRUNNER, rejettent formellement leur existence. Dans ses recherches sur un nombre considérable d'oreilles moyennes, POLITZER n'a rencontré de glandes que dans la partie antérieure de la caisse, au voisinage de l'orifice tympanique de la trompe, là où les avait signalées TRÖLTSCH : encore se voit-il obligé de déclarer que ces glandes sont très variables et ne sont même pas constantes. Dans son travail déjà cité, BULLE admet bien, pour les avoir observées lui-même, les différentes formations glandulaires décrites par ses prédécesseurs. Mais il fait remarquer en même temps que l'épithélium de ces glandes a la même structure que celui de la muqueuse dont elles émanent : plat ou cylindrique, cilié ou non cilié suivant les régions. Or, comme une invagination de muqueuse ne doit acquérir le titre de glande qu'autant que l'épithélium de la muqueuse s'est modifié dans la partie invaginée en vue d'une fonction spéciale à remplir, il refuse aux formations en question toute signification glandulaire : pour lui, ce sont tout simplement des cryptes muqueux. Enfin, dans sa thèse inaugurale soutenue à Rostock en 1889, FISCHER admet, contrairement à l'opinion de BULLE, l'existence de véritables glandes dans la portion circumtubaire de la muqueuse tympanique et il en décrit de nombreuses variétés, depuis la simple dépression en cæcum jusqu'aux glandes acineuses à deux, trois et un plus grand nombre d'acini. L'accord, on le voit, est loin d'être fait à ce sujet entre les anatomistes, et la question, pour être définitivement résolue, appelle de nouvelles recherches.

§ IV. — VAISSEAUX ET NERFS DE LA CAISSE DU TYMPAN

1° Artères. — Le réseau sanguin, destiné à la nutrition de la caisse du tympan et des organes qu'il renferme, est alimenté par des artères fort nombreuses et de provenances diverses.

a. *Origine.* — Ces artères émanent de cinq sources différentes (fig. 435) : de l'artère stylo-mastoïdienne, de l'artère tympanique, de l'artère méningée moyenne, de la pharyngienne, de la carotide interne.

L'artère stylo-mastoïdienne, branche de l'auriculaire postérieure ou de l'occipitale, s'engage dans le trou stylo-mastoïdien et de là dans l'aqueduc de Fallope, qu'elle parcourt de bas en haut. Chemin faisant, elle envoie des rameaux aux cellules mastoïdiennes, jette une artériole sur le muscle de l'étrier et fournit trois rameaux (ARNOLD) à la caisse tympanique : un *rameau inférieur*, destiné à la partie postérieure du plancher ; un *rameau supérieur*, qui se porte vers la partie postérieure de la fenêtre ovale ; un *rameau moyen*, qui arrive à la caisse en suivant le même canal osseux que la corde et qui se distribue à la membrane du tympan (voy. *Membrane du tympan*).

L'artère tympanique, branche de la maxillaire interne, pénètre dans la scissure de Glaser, qui l'amène à la partie antéro-externe de la caisse. Elle envoie quelques fins rameaux à l'apophyse grêle du marteau et se jette ensuite sur la membrane du tympan, où elle s'anastomose avec les ramifications de la stylo-mastoïdienne.

L'artère méningée moyenne, autre branche de la maxillaire interne, traverse, comme on le sait, le trou petit rond. En entrant dans le crâne, elle abandonne un petit rameau au muscle du marteau. Plus haut, elle envoie vers l'hiatus de Fallope un deuxième rameau qui s'anastomose, dans l'aqueduc de Fallope, avec l'artère stylo-mastoïdienne. Plus haut encore, elle jette sur le bord supérieur et sur la face antérieure du rocher un certain nombre de fines artérioles, qui pénètrent

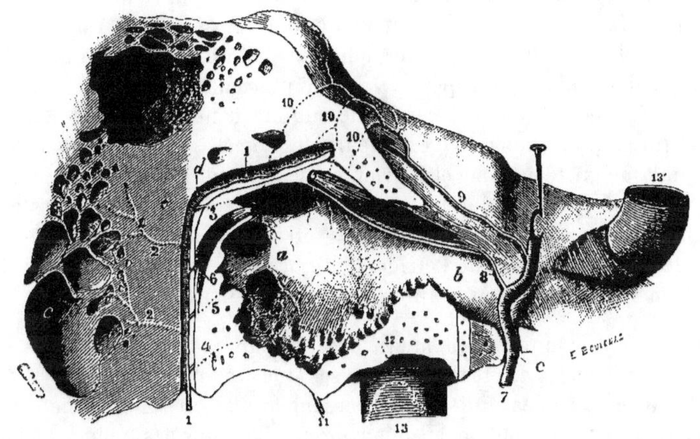

Fig. 435.

Circulation artérielle de la caisse du tympan (*demi-schématique*).

1, artère stylo-mastoïdienne, avec : 2, 2, rameaux mastoïdiens de cette artère; 3, son rameau tympanique supérieur; 4, son rameau tympanique inférieur; 5, son rameau tympanique moyen; 6, ramuscule pour le muscle de l'étrier. — 7, artère méningée moyenne réclinée en dedans, avec 8, rameau destiné au muscle du marteau. — 9, rameau gagnant l'hiatus de Fallope pour s'anastomoser avec l'artère stylo-mastoïdienne. — 10, rameaux destinés à la paroi postéro-interne de la caisse. — 11, branche de l'artère pharyngienne, pénétrant dans la caisse par le canal de Jacobson. — 12, rameau carotico-tympanique. — 13, 13', carotide interne.

a. promontoire, avec son réseau artériel. — *b*, portion osseuse de la trompe d'Eustache. — *c*, cellules mastoïdiennes. *d*, aqueduc de Fallope. — *e*, trou petit rond placé en dehors de la trompe.

dans la caisse à travers la suture pétro-écailleuse (p. 572). Arrivées dans la caisse, elles se terminent, en partie sur sa paroi supérieure, en partie sur sa paroi interne.

L'artère pharyngienne, branche de la carotide externe, fournit à la caisse du tympan un petit rameau ascendant qui suit le même trajet que le nerf de Jacobson. Il se distribue au plancher et au promontoire.

La *carotide interne* elle-même, au niveau du coude qu'elle décrit en passant de la portion verticale dans la portion horizontale du canal carotidien, abandonne en arrière une petite branche, souvent double, laquelle arrive à la caisse en traversant le conduit carotico-tympanique et se termine sur la paroi antérieure et sur le plancher.

b. *Réseau tympanique.* — Les différentes artères tympaniques que nous venons de décrire s'anastomosent entre elles, de façon à constituer sur toute l'étendue de la caisse du tympan un seul et unique réseau (fig. 435). Ce réseau fondamental, formé par des branches relativement volumineuses, occupe les couches profondes du chorion muqueux. Il fournit deux ordres de rameaux : 1° des *rameaux osseux*, qui pénètrent dans les parois osseuses de la caisse et qui, sur la paroi interne, entrent en relation (POLITZER) avec les vaisseaux de l'oreille interne ; 2° des *rameaux muqueux*, qui se portent dans les couches superficielles du chorion, directement et sans s'anastomoser entre eux, et aboutissent finalement à un riche réseau capillaire situé au-dessous de l'épithélium.

Dans la région du promontoire, la circulation de la muqueuse tympanique présente un caractère tout spécial : d'après Prussak, dont les recherches ont été confirmées depuis par celles de Brunner, les dernières ramifications artérielles se jettent directement dans les veines sans former de capillaires.

c. *Artères des osselets*. — La chaîne des osselets possède un riche réseau sanguin, bien étudié par Kessel. L'artère principale du marteau se divise, à la partie antérieure du col, en deux branches : une branche ascendante, qui se ramifie sur la tête, et une branche descendante, qui pénètre dans l'intérieur du manche. Tout en descendant, cette dernière branche abandonne autour d'elle un grand nombre de ramuscules, qui gagnent la surface extérieure de l'os et s'y anastomosent avec le réseau sous-muqueux. L'enclume et l'étrier présentent, de même, un réseau intra-osseux et un réseau périphérique largement reliés entre eux par des anastomoses. Sous le nom d'*artère stapédienne* (de *stapes*, étrier), on a décrit une branche qui passe entre les deux branches de l'étrier. Cette branche, qui est assez développée chez l'embryon, persiste rarement après la naissance (Merkel).

2° **Veines**. — Les veines de la muqueuse tympanique et des osselets sont en général plus nombreuses et plus volumineuses que les artères. Elles sortent de la caisse par les mêmes orifices qui livrent passage aux artères et viennent se jeter : 1° dans les plexus ptérygoïdien et pharyngien ; 2° dans les veines méningées moyennes ; 3° dans le sinus pétreux supérieur ; 4° dans le golfe de la jugulaire interne (Valsalva) ; 5° dans les cavités veineuses, décrites par Rektorzik, qui entourent la carotide interne dans son canal osseux et qui communiquent en haut avec le sinus caverneux.

3° **Lymphatiques**. — Les lymphatiques de la muqueuse tympanique présentent, d'après Kessel, une disposition analogue à ceux de la couche interne de la membrane du tympan. Ici encore nous rencontrons des canalicules et des lacunes, ces dernières disposées entre les travées fibreuses du chorion.

Les canaux lymphatiques entrent en relation, sur la voûte de la caisse, avec des cavités arrondies ou triangulaires, qui sont cloisonnées par de fines travées conjonctives et qui sont remplies de leucocytes : ce sont des ganglions lymphatiques rudimentaires. W. Krause, de son côté, a décrit sur la paroi externe de la caisse, un peu au-dessus de la membrane du tympan, un tissu réticulé infiltré de corpuscules lymphoïdes, et Nassiloff, en 1869, a rencontré dans la même région un véritable ganglion lymphatique.

4° **Nerfs**. — Les nerfs destinés à la caisse du tympan sont de trois ordres : moteurs, sensitifs, sympathiques.

a. *Rameaux moteurs*. — Les rameaux moteurs se rendent aux muscles. Ils proviennent : 1° pour le muscle du marteau, du ganglion otique ; 2° pour le muscle de l'étrier, de la portion du facial qui est contenue dans l'aqueduc. Politzer, utilisant la voie expérimentale (excitation des troncs nerveux dans le crâne), a démontré que le premier de ces nerfs émane de la racine motrice du trijumeau et que le second appartient réellement au tronc du facial, et non, comme l'ont admis certains auteurs, à l'un des deux nerfs pétreux, qui, comme on le sait, s'anastomosent avec le facial.

b. *Rameaux sensitifs et rameaux sympathiques*. — Les rameaux sensitifs et les rameaux sympathiques sont apportés à la muqueuse tympanique par le nerf de Jacobson, qui vient du glosso-pharyngien, et par le filet carotico-tympanique, qui émane du plexus carotidien (voy. Névrologie). Ces filets nerveux cheminent tout d'abord dans les couches profondes du chorion. Ils passent ensuite, après s'être divisés en des ramifications plus fines, dans les couches superficielles, et finalement se résolvent en un plexus à larges mailles, qui est situé immédiatement au-dessous de l'épithélium. Sur leur trajet, Papenheim, Kölliker et Krause ont signalé l'existence d'un certain nombre de cellules nerveuses isolées ou agminées : ce sont de véritables ganglions en miniature.

A consulter, parmi les travaux récents, au sujet de la caisse du tympan, de sa membrane et de ses osselets : Urbantschitsch, *Beiträge zur Anatomie der Paukenhöhle*, Arch. f. Ohrenheilk., 1874 ; — Du même, *Zur Anatomie der Gehörknöchelchen des Menschen*, ibid., 1876 ; — Zuckerkandl, *Ueber die Art. Stapedia des Menschen*, Monatsschr. f. Ohrenheilk., 1873 ; — Du même, *Zur Morphologie des Musculus tensor tympani*, Arch. f. Ohrenheilk., 1883 ; — Brunner, *Beiträge zur Anat. u. Hist. des mittleren Ohres*, Leipzig, 1870 ; — Moos, *Untersuch. über des Verhalten der Blutgefässe und des Blutgefäss-Kreislaufs des Trommelfells u. der Hammergriffes*, Arch. f. Augen- und Ohrenheilk., 1877 ; — Du même, *Ueber Gefässführende Zotten der Trommelhöhlenschleimhaut*, Zeitschr. f. Ohrenheilk., 1884 : — Gellé, *État de l'oreille du nouveau-né qui n'a pas respiré*, Ann. de Gynéc., 1876 ; — Du même, *L'oreille moyenne dans la série des vertébrés*, Gaz. méd. de Paris, 1877 ; — Du même, *État spécial de l'oreille moyenne dans la période fœtale*, ibid., 1878 ; — Steinbrügge, *Ueber den Sinus tympani*, Zeitschr. f. Ohrenheilk., 1879 ; — Coyne, *Morphologie de la membrane de Shrapnell*, Mém. de la Soc. des Sc. physiq. et nat. de Bordeaux, 1881 ; — Crombie, *On the membrana tympani*, Journ. of. Anat. and Phys., 1883 ; — Eitelberg, *Resultate der Wägengungen menschl. Gehörknöchelchen*, Monatsschr. f. Ohrenheilk., 1884 ; — Schwabach, *Das Trommelfell am macerirten Schläfenbein*, Med. Centralbl., 1885 ; — Pollak, *Ueber die function des Musc. tensor tympani*, Wien. med. Jahrb., 1886 ; — Gradenigo, *Valore morphologico degli ossicini*, La Riforma medica, 1886 ; — Bulle, *Beiträge zur Anat. des Ohres*, Arch. f. mikr. Anat., 1887 ; — Serenin, *Die Bedeutung d. Paukenhöhle bei Neugeborenen u. Säuglingen*, Th. inaug., Moscou, 1888 : — Fischer, *Ueber das Epithel. u. die Drüsen der Ohrtrompete u. Paukenhöhle*, Th. inaug. Rostock, 1889 ; — Politzer, *Die Anat. u. histol. Zergliederung des menschl. Gehörorgans*, Stuttgart, 1889 : — Burkner, *Atlas von Beleuchtungsbildern des Trommelfells*, Iéna, 1890 ; — Draispul, *Zur Entwickelungsgeschichte des Hammer-Ambos-Gelenkes; Ueber die membrana propria des Trommelfells*, Verhandl. des X intern. mode Kongresses zu Berlin, 1890 : — Bryant, *Observations of the topography of the normal human tympanum*, Arch. Otol. New-York, 1890 ; — Larsen, *Ein anatomisch-physiologischer Beitrag zur Lehre von den Ossicula auditus*, Anat. Anz., V, 1890 ; — Bistrycki u. Kostanecki, *Das Gewicht menschl. Gehörknöchelchen*, Monatsschr. f. Ohrenheilk., 1891 : — Klingel, *Messungen über die Hohenverhältniss des Kuppelräumes der Trommelhöhle*, Zeitschr. f. Ohrenheilk., 1891 ; — Bude, *Ueber Dehiscenzen in der unteren Wand der Paukenhöhle*, Göttingen, 1891 ; — Bertelli, *Contribution à la structure de la couche moyenne de la membrane tympanique chez le cobaye*, Arch. ital. de Biologie, XVI, 1891 ; — Anderson, *An anatomical note upon the relation of the internal carotid artery to the inner wall of the tympanum*, Saint-Thoma's Hospital reports, 1891 : — Courtade, *Anatomie topographique comparée de l'oreille moyenne chez le nouveau-né et chez l'adulte*, Ann. des mal. de l'oreille, du larynx, etc. Paris, 1893 ; — Howe, *Note of the comparative Anatomy of the Ossicles*, Journ. of the Americ. Otol. Society, 1883, vol. V ; — Dreyfuss, *Beitrag z. Entwickelungsgesch. des Mittelohres u. des Trommelfells*, Morph. Arbeiten, Bd. II, 1893 : — Bertelli, *Anatomia comparata della membrana del timpano*, Pisa, Ann. di univ. Tosc. della Società delle Sc., v. 19, 1893 ; — Barth, *Einige Bemerkungen zum Lig. Annulare stapedis*, Zeitschr. f. Ohrenheilk, 1894 ; — Tomka, *Ueber Entwickelungsanomalies des Steigbügels*, Arch. f. Ohrenheilkunde, Bd. XXXVIII, 1895 : — Lake, *On the anatomical connections of the membrana tympani with a few remarks on the pathological importance*, British med. Journ., 1895 ; — Beauregard, *Recherches sur l'appareil auditif chez les mammifères, Oreille moyenne*, Journ. de l'Anat. et de la Phys., 1894.

§ V. — CAVITÉS MASTOÏDIENNES

L'orifice tympano-mastoïdien (*aditus ad antrum*), que nous avons signalé déjà à la partie la plus élevée de la paroi postérieure de la caisse, conduit dans un système de cavités anfractueuses, qui sont creusées en majeure partie dans la portion mastoïdienne du temporal et que nous désignerons en bloc sous le nom de *cavités mastoïdiennes.* Elles sont remplies d'air, comme la caisse elle-même, et constituent par conséquent de simples diverticulums de cette dernière. Quelques auteurs, notamment SCHWARTZE et EYSELL, divisent les cavités mastoïdiennes en deux groupes dont l'un appartient à la portion pétro-mastoïdienne du temporal, l'autre à sa portion écailleuse. Une telle division, parfaitement justifiée par le développement, n'a aucune importance chez l'adulte où les deux pièces osseuses en question sont entièrement soudées.

1° Disposition générale. — Des cavités que nous présente la portion mastoïdienne du temporal, il en est une beaucoup plus grande que les autres : c'est l'*antre mastoïdien* (fig. 436.7). Elle a ordinairement une forme ovoïde à grand axe antéro-postérieur et fait suite immédiatement au canal tympano-mastoïdien. Tout autour de l'antre se disposent des cavités plus petites, qui toutes communiquent entre elles, qui toutes aussi communiquent avec la cavité principale : ce sont les *cellules mastoïdiennes.* Elles forment à l'antre comme une coque celluleuse, beaucoup plus développée en bas et en dehors que sur tous les autres points (fig. 436).

Les cellules mastoïdiennes sont essentiellement variables par leurs dimensions, par leur forme et par leur orientation. Le plus souvent, elles sont allongées et leur grand axe se dirige vers le centre de l'antre mastoïdien à la manière de rayons. Mais ce n'est pas là une disposition constante et j'ai actuellement sous les yeux

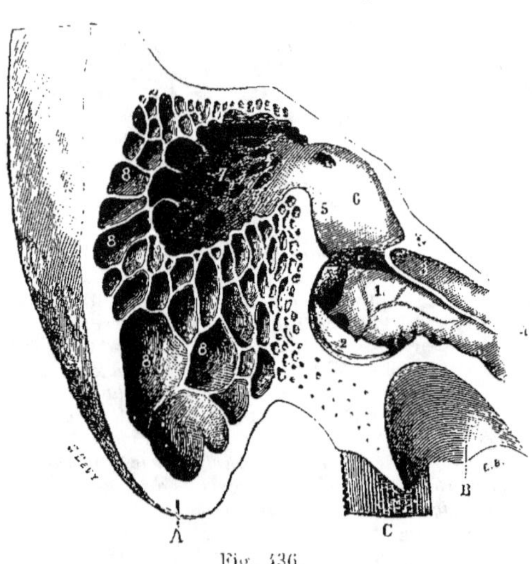

Fig. 436.

Les cavités mastoïdiennes, vues sur une coupe verticale de l'apophyse mastoïde, pratiquée suivant l'axe de la trompe d'Eustache (côté droit, segment postérieur de la coupe).

A. apophyse mastoïde. — B. cavité glénoïde. — C. veine jugulaire. 1. paroi interne de la caisse. — 2. membrane du tympan, dont la partie supérieure a été détachée avec le segment antérieur de la coupe. — 3. bec de cuiller. — 4. portion osseuse de la trompe d'Eustache. — 5. facette articulaire pour la branche horizontale de l'enclume. — 6. canal tympano-mastoïdien. — 7. antre mastoïdien. — 8. cellules mastoïdiennes.

trois temporaux sur lesquels les cellules mastoïdiennes présentent une orientation tout opposée : elles s'allongent parallèlement aux parois de la grande cavité centrale.

2° Rapports. — Les cavités mastoïdiennes présentent des rapports importants, intéressant principalement le chirurgien. — *En avant,* elles répondent successivement aux canaux demi-circulaires, à la caisse du tympan, au nerf facial (fig. 417.11), à la paroi postérieure du conduit auditif externe. — *En haut,* elles sont séparées de la cavité cranienne par une mince lame de tissu compacte, qui fait partie de la face antérieure et du bord supérieur du rocher. — *En bas,* elles répondent à la rainure digastrique et à l'apophyse mastoïde. Elles descendent assez fréquemment, surtout chez les vieillards, jusqu'au sommet de cette apophyse. — *En dehors,* elles occupent le plan profond de la région dite mastoïdienne. Une lame de tissu compacte, quelquefois fort épaisse, mais le plus souvent fort mince et même transparente, les sépare des parties molles. On a même vu, sur certains sujets

(Schwartze), cette lame osseuse manquer par places, auquel cas les cavités mastoïdiennes n'étaient fermées du côté des téguments que par une simple lame de périoste. — *En arrière et en dedans*, les cavités mastoïdiennes sont limitées par la face postérieure du rocher et par la face interne de la portion mastoïdienne du temporal. Entre ces deux surfaces osseuses se trouve une gouttière profonde à direction verticale, dans laquelle se loge, à l'état frais, la portion descendante du sinus latéral. Sur ce point, les cavités mastoïdiennes et le vaisseau veineux sont séparés par une lame osseuse de tissu compacte, qui, sur certains sujets, est très épaisse, mais qui, sur bien d'autres, est mince, transparente, cédant sous le doigt (fig. 417. Cette lame osseuse peut même manquer sur une étendue plus ou moins considérable, et, dans ce cas, la paroi vasculaire et le revêtement muqueux des cellules osseuses se trouvent en contact immédiat. Est-il besoin d'ajouter qu'un pareil voisinage est inquiétant, les affections suppuratives de la caisse du tympan et des cavités mastoïdiennes qui lui font suite pouvant amener, par voie de propagation de proche en proche, une phlébite du sinus latéral avec son cortège de symptômes toujours graves, la thrombose, la pyohémie, l'embolie et une mort plus ou moins rapide.

3° Cavités pneumatiques et cavités apneumatiques. — Nous avons dit plus haut que les cavités qui sont creusées dans la portion pétro-mastoïdienne du temporal se trouvent en communication avec la caisse et sont par conséquent remplies d'air. Dans la plupart des cas, cependant, il existe un certain nombre de cellules qui appartiennent au diploé et qui, à ce titre, renferment à leur intérieur, non pas de l'air, mais une moelle semi-liquide et de coloration rougeâtre. Le développement respectif des cavités pneumatiques et des cavités apneumatiques ou diploétiques est fort variable. Les recherches de Zuckerkandl ont établi à ce sujet : 1° que l'apophyse mastoïde est tout entière pneumatique dans une proportion de 36,8 p. 100 ; 2° qu'elle est presque totalement diploétique dans une proportion de 20 p. 100 ; 3° qu'elle est enfin moitié pneumatique et moitié diploétique dans le reste des cas, c'est-à-dire dans une proportion de 42,8 p. 100.

Heschke et Zoja ont signalé les premiers l'occlusion possible du canal tympano-mastoïdien par une membrane permanente. Cette membrane obturatrice, qui a été retrouvée depuis par Urbantschitsch, n'exclut pourtant pas la présence de l'air dans les cavités mastoïdiennes. Car, comme l'a fait remarquer Hyrtl, les cavités en question peuvent être mises en communication par quelque fissure anormale suppléant le conduit ordinaire.

4° Revêtement muqueux. — Les cavités que nous venons de décrire, tant les cellules mastoïdiennes que l'antre mastoïdien, sont tapissées par une membrane muqueuse, qui est le prolongement de celle de la caisse. A sa surface libre se trouvent assez fréquemment des prolongements, qui, sous forme de filaments, s'étendent d'un point à un autre de la paroi et qui présentent la même signification et la même structure que les formations similaires de la caisse. Le revêtement muqueux des cavités mastoïdiennes est partout fort mince. Sa couche profonde s'unit intimement avec une lame périostale également fort mince. Son épithélium est formé par des cellules aplaties et dépourvues de cils vibratiles.

5° Vaisseaux et nerfs. — Les *artères* destinées aux cavités mastoïdiennes proviennent en partie de la stylo-mastoïdienne, en partie de la méningée moyenne. Celles qui émanent de ce dernier tronc leur arrivent, par leur face supérieure, à travers la suture pétro-écailleuse. — Les *veines* suivent les voies les plus diverses : un certain nombre d'entre elles se jettent dans le sinus pétreux supérieur et dans le sinus latéral. — Les *nerfs*, exclusivement sensitifs et sympathiques, ont la même origine que ceux de la caisse du tympan.

Voyez, au sujet des cavités mastoïdiennes : BIRMINGHAM, *The topographical Anatomy of the mastoïd Region of the Skull, with special reference to operation in the region.* The Brit. med. Journ., 1890.

<h3 style="text-align:center">§ VI. — TROMPE D'EUSTACHE</h3>

La trompe d'Eustache est ce long conduit qui relie la partie antérieure de la caisse tympanique à l'arrière-cavité des fosses nasales ou pharynx nasal. Comme le conduit auditif externe avec lequel elle présente une grande analogie de structure, elle se compose de deux portions : une portion externe, *portion dure*, *portion osseuse*, qui est creusée dans la partie inférieure du temporal ; une portion interne, *portion molle*, *portion membraneuse*, *portion fibro-cartilagineuse*, qui est formée, comme son nom l'indique, par deux lames, l'une fibreuse, l'autre cartilagineuse. En établissant une communication directe entre la caisse du tympan et le pharynx, la trompe a pour double fonction : tout d'abord, de livrer passage aux mucosités sécrétées par la muqueuse tympanique ; puis, de maintenir l'équilibre de pression entre les deux masses d'air que sépare la membrane du tympan, l'air captif de la caisse et l'air libre du conduit auditif externe, conditions nécessaires pour le bon fonctionnement de cette membrane. Envisagée à un point de vue purement descriptif, la trompe d'Eustache nous présente à considérer : 1° sa direction ; 2° sa forme ; 3° ses dimensions ; 4° ses rapports ; 5° sa constitution anatomique ; 6° les muscles qui agissent sur elle ; 7° enfin ses vaisseaux et ses nerfs.

1° Direction. — La trompe d'Eustache, dans son ensemble, se porte obliquement d'arrière en avant, de dehors en dedans et de haut en bas. Son axe fait avec l'axe transversal du conduit auditif externe un angle de 135° ouvert en dehors, ou bien un angle de 45° ouvert en dedans, ces deux angles étant réciproquement supplémentaires. D'autre part, il s'incline sur l'horizontale en formant avec elle un angle de 40° ouvert en dedans. Il en résulte que si l'on suppose les trois plans horizontal, sagittal et frontal, se rencontrant au niveau de l'orifice tympanique de la trompe, celle-ci s'écarte de ces trois plans d'une quantité à peu près égale, en formant avec chacun d'eux un angle de 40 à 45°. Sa direction représente donc assez exactement la diagonale de ces trois plans pris deux à deux.

Les deux portions osseuse et fibro-cartilagineuse de la trompe d'Eustache ne sont pas situées sur une même ligne droite : la seconde s'incline un peu sur la première, de façon à former avec elle un angle très obtus ouvert en bas et en avant. Nous ajouterons que, d'après HUSCHKE, la trompe présente un léger mouvement de torsion en vertu duquel son côté externe tend à devenir inférieur, tandis que son côté interne tend à devenir supérieur.

2° Forme. — Si l'on suit la trompe d'Eustache dans toute sa longueur, à partir de son extrémité tympanique (fig. 436), on la voit se rétrécir peu à peu jusqu'à l'angle rentrant que forme la portion pétreuse du temporal avec sa portion écailleuse, jusqu'au niveau par conséquent où commence la portion fibro-cartilagineuse. Puis, à partir de ce point, le conduit s'élargit progressivement jusqu'à son extrémité pharyngienne, où il présente ses plus grandes dimensions.

On peut donc considérer la trompe comme étant doublement infundibuliforme ou, en d'autres termes, comme étant formée par deux cônes qui seraient unis l'un à l'autre par leur sommet tronqué : un *cône tympanique*, répondant à la portion osseuse ; un *cône pharyngien* ou *guttural*, répondant à la portion fibro-cartilagineuse. Au point d'union des deux cônes se trouve naturellement située la partie la plus étroite du conduit : elle est connue sous le nom d'*isthme de la trompe*.

La trompe est, en outre, fortement aplatie d'avant en arrière et de dehors en dedans. Il en résulte que les sections faites perpendiculairement à sa longueur ne sont pas circulaires, mais elliptiques à grand axe vertical. Cet aplatissement est tel, pour la portion fibro-cartilagineuse, que les deux parois opposées arrivent au contact et que, sur les coupes (fig. 442), la lumière du conduit se présente sous la forme d'une simple fente.

3° **Dimensions**. — La longueur totale de la trompe est de 35 à 45 millimètres, dont les deux tiers pour la portion fibro-cartilagineuse, le tiers seulement pour la portion osseuse. Son calibre est indiqué par les chiffres suivants, qui se rapportent aux trois points les plus importants : l'orifice tympanique, l'isthme, l'orifice pharyngien :

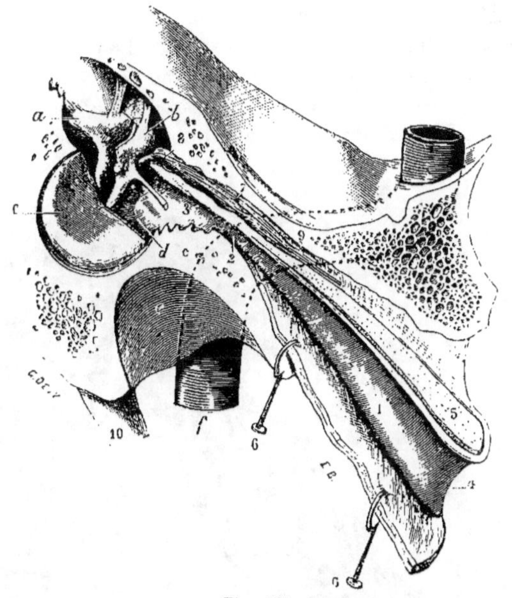

Fig. 437.

La trompe d'Eustache, vue sur une coupe parallèle à son grand axe.

(Sur la portion molle de la trompe, la paroi antéro-externe ou fibreuse a été détachée de la paroi cartilagineuse et érignée en bas.)

a, enclume. — *b*, marteau. — *c*, membrane du tympan, dont le tiers antéro-postérieur a été détaché par la coupe. *d*, paroi interne de la caisse. — *e*, cavité glénoïde du temporal. — *f*, artère carotide interne.

1, portion membraneuse de la trompe d'Eustache. — 2, sa portion osseuse. — 3, son orifice tympanique. — 4, son orifice pharyngien. — 5, coupe de sa portion cartilagineuse. — 6, sa portion fibreuse érignée en bas et en dedans. — 7, le muscle du marteau dans son conduit osseux. — 8, son tendon terminal formant un angle droit avec la portion charnue, pour s'attacher sur le côté interne du manche du marteau. — 9, son nerf venant du ganglion otique. — 10, apophyse styloïde.

	HAUTEUR	LARGEUR
Orifice tympanique.	5 millim.	3 millim.
Isthme de la trompe.	2 —	1 —
Orifice pharyngien.	8 —	5 —

4° **Rapports**. — Le mode de conformation extérieure de la trompe d'Eustache nous permet de lui considérer : 1° deux faces, que l'on distingue en antéro-externe et postéro-interne ; 2° deux bords, l'un supérieur, l'autre inférieur ; 3° deux orifices, l'un externe ou tympanique, l'autre interne ou pharyngien.

A. FACE ANTÉRO-EXTERNE. — La face antéro-externe répond successivement, en allant de dehors en dedans : 1° à la scissure de Glaser ; 2° au muscle péristaphylin externe, qui prend sur elle un certain nombre de ses insertions et qui la sépare du muscle ptérygoïdien interne ; 3° au bord postérieur de l'aile interne de l'apophyse ptérygoïde, qui présente ordinairement à sa partie supérieure une légère échancrure destinée à recevoir la trompe.

B. Face postéro-interne. — La face postéro-interne est successivement en rapport, en allant dans le même sens : 1° avec le canal osseux de la carotide, qu'il croise à angle aigu ; la carotide n'est souvent séparée de la trompe que par une lame osseuse fort mince, lame osseuse qui peut même, dans certains cas, faire défaut ; 2° avec le muscle péristaphylin interne, auquel elle fournit quelques points

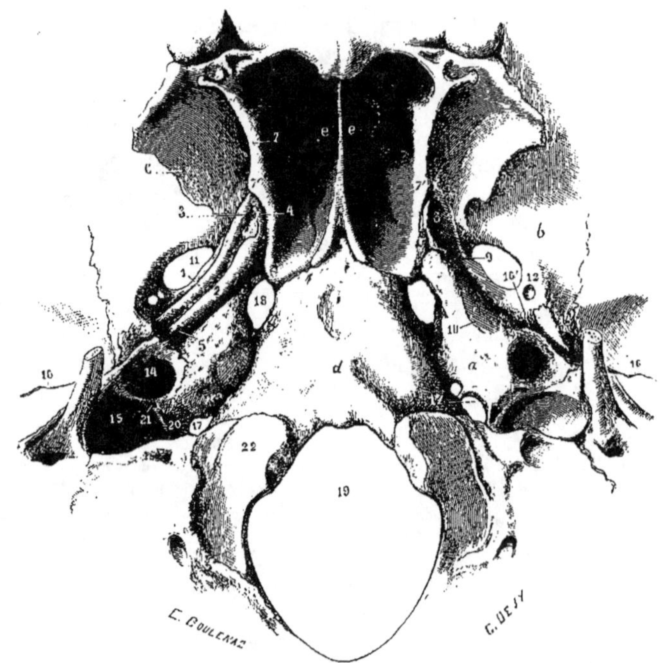

Fig. 438.

Rapports de la trompe fibro-cartilagineuse avec la base du crâne.

(Du côté droit, la trompe est en place ; du côté gauche, elle a été enlevée pour montrer les surfaces d'insertion des muscles péristaphylins interne et externe.)

1. gouttière de la trompe cartilagineuse. — 2. sa paroi postéro-interne. — 3. sa paroi antéro-externe. — 4. son extrémité pharyngienne. — 5, son extrémité tympanique. — 6, aile externe de l'apophyse ptérygoïde. — 7, son aile interne, avec 7', son tubercule tubaire. — 8. fossette naviculaire. — 9. surface d'insertion du muscle péristaphylin externe. — 10. surface d'insertion du péristaphylin interne. — 11. trou ovale. — 12. trou petit rond. — 13. épine du sphénoïde. — 14. canal carotidien. — 15. fosse jugulaire. — 16. scissure de Glaser, avec 16'. orifice antérieur de la partie osseuse de la trompe. — 17, trou déchiré postérieur. — 18. trou déchiré antérieur. — 19. trou occipital. — 20. aqueduc du limaçon. — 21. canal de Jacobson. — 22. condyles de l'occipital.

a. rocher. — *b*, sphénoïde. — *c*. cavité glénoïde du temporal. *d*. apophyse basilaire. — *e*, *e*, orifice pharyngien des fosses nasales.

d'attache ; 3° avec la muqueuse du pharynx, qu'elle soulève en arrière et en haut comme nous le verrons dans un instant.

C. Bord supérieur. — Le bord supérieur de la trompe répond tout d'abord au conduit du muscle du marteau (p. 570), dont il n'est séparé que par une mince cloison osseuse. Plus en dedans, il longe la suture qui unit le rocher à la grande aile du sphénoïde. Plus en dedans encore, il vient se mettre en rapport (fig. 438) avec la base de l'apophyse ptérygoïde.

D. Bord inférieur. — Le bord inférieur occupe l'intervalle compris entre les deux muscles péristaphylin interne et péristaphylin externe, lesquels se trouvent séparés à ce niveau par toute la largeur de la trompe.

E. ORIFICE EXTERNE OU TYMPANIQUE. — L'orifice externe ou tympanique a été décrit à propos de la caisse (p. 574). Nous n'y reviendrons pas ici ; nous rappellerons seulement qu'il occupe la partie la plus élevée de la paroi antérieure de la caisse et qu'il est placé directement en regard de l'orifice d'entrée des cavités mastoïdiennes situé sur la paroi opposée.

F. ORIFICE INTERNE OU PHARYNGIEN. — L'orifice pharyngien de la trompe d'Eustache, encore appelé *pavillon de la trompe*, diffère de l'orifice tympanique en ce qu'il est plus grand (5 ou 6 millimètres de diamètre) et que, constitué exclusivement par des parties molles, il est, par ce fait, mobile et dilatable.

a. *Direction.* — Envisagé au point de vue de sa direction, l'orifice interne de la trompe regarde en bas, en dedans et en avant.

b. *Forme.* — Quant à sa forme, elle est essentiellement variable : le pavillon est, suivant les sujets, elliptique, fissuraire, réniforme, piriforme, triangulaire. La forme triangulaire nous paraît être la plus fréquente, et, dans ce cas, il convient de distinguer à l'orifice en question (fig. 439) une lèvre postérieure, une lèvre antérieure et une lèvre inférieure ou base.

La *lèvre postérieure* se présente sous la forme d'un bourrelet à direction verticale, presque toujours très développé, le *bourrelet de la trompe* (*Tubenwulst* des anatomistes allemands). Il répond à l'extrémité interne du cartilage de la trompe qui, à ce niveau, fait saillie en soulevant la muqueuse. Au-dessous de lui et lui faisant suite, se trouve un repli de la muqueuse pharyngienne : c'est le *pli salpingo-pharyngien*, ainsi appelé parce qu'il recouvre un petit faisceau musculaire qui, du cartilage de la trompe, descend sur la paroi latérale du pharynx. Enfin, en arrière du bourrelet de la trompe, la paroi pharyngienne se déprime en une fossette plus ou moins profonde (fig. 439,41), connue sous le nom de *fossette de Rosenmüller.*

La *lèvre antérieure* est formée, comme la postérieure, par un bourrelet muqueux, qui se continue en haut avec le bourrelet de la trompe et qui se prolonge en bas jusqu'au voile du palais : c'est le *pli salpingo-palatin* (*Grenzwulst* des anatomistes allemands, voy. plus bas). Il est déterminé : 1° à sa partie supérieure par le crochet du cartilage de la trompe ; 2° dans tout le reste de son étendue, par un ligament de même nom, le *ligament salpingo-palatin*, qui s'insère en haut sur le crochet cartilagineux précité et s'étend de là jusque sur le voile du palais. En avant du pli salpingo-palatin se trouve une gouttière verticale, la *gouttière naso-*

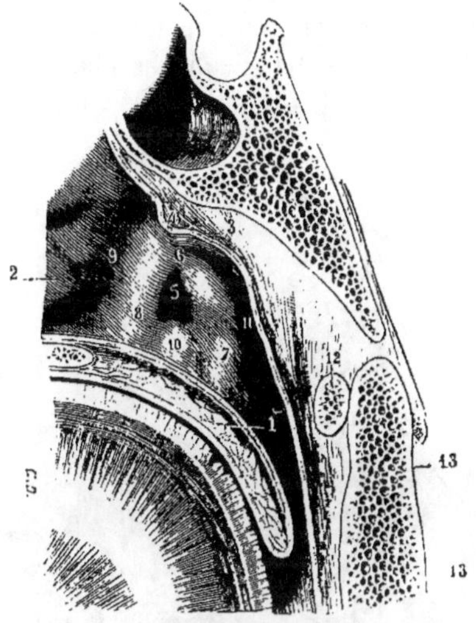

Fig. 439.

Paroi latérale du pharynx nasal, vue de face.

1. voile du palais. — 2. extrémité postérieure du cornet inférieur. — 3, voûte du pharynx, avec 4, amygdale pharyngienne. — 5, orifice pharyngien de la trompe. — 6. bourrelet de la trompe. — 7. pli salpingo-pharyngien. — 8. pli salpingo-palatin. — 9, gouttière naso-pharyngienne. — 10. pli muqueux du releveur. — 11. fossette de Rosenmüller. — 12. arc antérieur de l'atlas. — 13. axis. avec 13', son apophyse odontoïde.

pharyngienne, qui, comme l'indique son nom, forme la limite respective du pharynx et des fosses nasales.

La *lèvre inférieure*, qui forme la base de notre triangle, n'est pas horizontale, mais fortement inclinée en bas et en arrière. Sur ce point, il n'existe pas de rebord saillant, comme sur les deux autres lèvres, et le plancher de la trompe se continue directement avec cette portion de la paroi pharyngienne qui est située entre les deux replis muqueux salpingo-pharyngien et salpingo-palatin signalés ci-dessus. Nous devons ajouter, cependant, que cette portion de la muqueuse est plus ou moins repoussée en dedans par les fibres du muscle péristaphylin interne ou releveur du voile du palais : il existe là, un peu au-dessous de la lèvre inférieure du pavillon, un troisième repli muqueux, que nous désignerons sous le nom de *pli du releveur* (*Levatorwulst* des anatomistes allemands).

c. *Rapports.* — La région du pharynx dans laquelle débouche la trompe est, comme on le voit, fortement accidentée. Le doigt ou l'instrument qui la parcourt d'avant en arrière rencontre successivement (fig. 875) : 1° une gouttière verticale, la gouttière naso-pharyngienne ; 2° une saillie, également verticale, le pli salpingo-palatin ; 3° une excavation, le pavillon de la trompe ; 4° une nouvelle saillie, le bourrelet de la trompe, continuée en bas par le pli salpingo-pharyngien ; 5° enfin une nouvelle excavation, la fosse de Rosenmüller.

Le pavillon de la trompe étant l'orifice vers lequel il faut diriger le cathéter dans l'opération, fort répandue aujourd'hui, du cathétérisme de la trompe d'Eustache, il est nécessaire d'être bien fixé sur sa position par rapport aux quatre points suivants : l'extrémité pos-

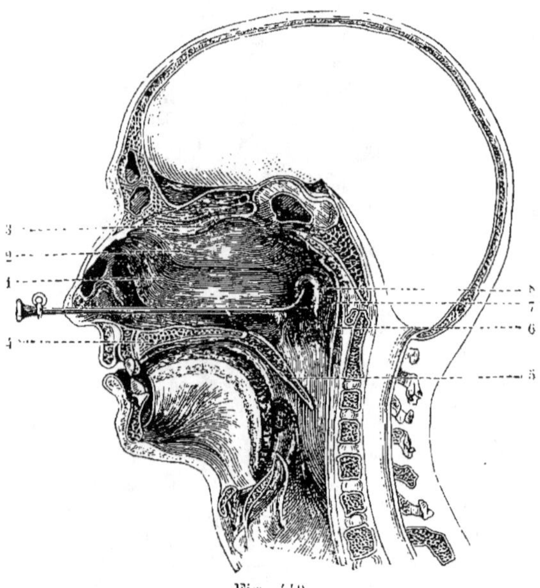

Fig. 440.

Coupe sagittale de la cavité naso-pharyngienne avec le cathéter introduit dans la trompe d'Eustache (POLITZER).

1. cornet inférieur. — 2. cornet moyen. — 3. cornet supérieur. — 4. voûte palatine. — 5. voile du palais. — 6. paroi postérieure du pharynx. — 7. fossette de Rosenmüller. — 8, bourrelet postérieur de la trompe.

térieure du cornet inférieur, la paroi postérieure du pharynx, sa paroi supérieure, le voile du palais. On peut admettre, en règle générale, que l'orifice pharyngien de la trompe est séparé par un intervalle de 10 à 12 millimètres de chacun de ces quatre points et qu'il occupe, par conséquent, le centre du quadrilatère que forme la paroi latérale du pharynx nasal. Quant à la distance qui sépare le pavillon de la trompe de l'entrée des fosses nasales, il varie, d'après URBANTSCHITSCH, de 53 à 75 millimètres, la longueur du plancher nasal étant, elle aussi, extrêmement variable : cette distance est donc, en moyenne, de 65 millimètres.

Les chiffres de 10 à 12 millimètres, indiqués ci-dessus comme représentant la distance moyenne qui sépare le pavillon de la trompe de ce qu'on pourrait appeler les quatre *points car-*

canaux du pharynx nasal, sont ceux qui sont donnés par TILLAUX et je les adopte pleinement. Ils pourront suffire dans la pratique ordinaire. Mais le chirurgien ne devra pas perdre de vue que ce ne sont là que des moyennes et que la situation du pavillon de la trompe, par rapport aux quatre points précités, présente des variations fort étendues, non seulement suivant les sujets, mais, sur le même sujet, d'un côté à l'autre. Je n'en veux pour preuve que les mensurations suivantes, que j'emprunte à un mémoire récent de KOSTANECKI :

Distance du pavillon de la trompe à la voûte du pharynx . . de 9 à 15 millim.
—   —   à la paroi post^{re} du pharynx. de 10 à 19   —
—   —   au cornet inférieur . . . . de 4 à 14   —

Le chirurgien n'oubliera pas non plus que le pavillon de la trompe présente une situation toute différente suivant l'âge des sujets. D'après les recherches de KUNKEL, il se trouve, pendant la vie fœtale, au-dessous de la voûte palatine. Chez le nouveau-né, il atteint le niveau de la voûte. Enfin, il est situé à 4 millimètres au-dessus chez l'enfant de quatre ans, et à 10 millimètres au-dessus chez l'adulte. Le pavillon de la trompe s'élève donc graduellement au fur et à mesure qu'on se rapproche de l'âge adulte. Toutefois, ce mouvement ascensionnel n'est qu'apparent et dépend exclusivement du mode de développement des fosses nasales. Les fosses nasales, on le sait, s'agrandissent de haut en bas, du fœtus chez l'enfant et de celui-ci chez l'adulte. Or, comme dans cet allongement vertical des fosses nasales la voûte palatine s'abaisse, le pavillon de la trompe semble s'élever, alors qu'en réalité il reste à peu près fixe.

5° Constitution anatomique. — Envisagée au point de vue de sa constitution anatomique, la trompe nous présente dans son cône tympanique une paroi osseuse, dans son cône pharyngien une lame cartilagineuse et une lame fibreuse. Dans toute son étendue enfin, la trompe est tapissée par une membrane muqueuse.

A. PAROI OSSEUSE. — La paroi osseuse fait partie du temporal. Elle est régulière, lisse et tapissée dans toute son étendue par le périoste.

B. LAME CARTILAGINEUSE. — La lame cartilagineuse occupe la partie postéro-interne de la trompe. Elle a, dans son ensemble, la forme d'un long triangle (fig. 437, 1), dont le sommet se fixe à l'extrémité interne de la portion osseuse de la trompe et dont la base, entièrement libre, fait saillie sur la face latérale du pharynx en soulevant la muqueuse. Son bord inférieur répond au plancher de la trompe : tantôt il atteint ou même dépasse ce plancher ; tantôt il s'arrête au-dessus de lui. Son bord supérieur se recourbe en avant en forme de crochet et détermine ainsi une gouttière à concavité inférieure, qui constitue la voûte de la cavité de la trompe (fig. 441 et 442).

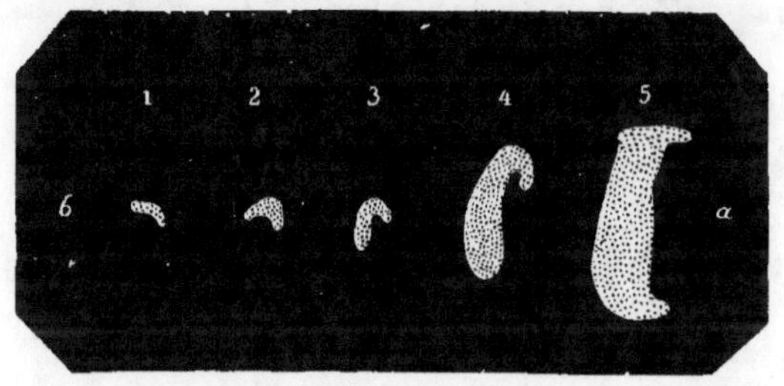

Fig. 441.

Cinq coupes transversales du cartilage de la trompe, faites à différents niveaux (d'après SCHWALBE).

1, coupe faite au voisinage de son insertion à la trompe osseuse. — 2 et 3, un peu en avant de la précédente. — 4, à la partie moyenne. — 5, au voisinage du pavillon.

a, côté antéro-externe de la trompe. — *b*, son côté postéro-interne.

Le cartilage de la trompe est très mince au niveau de son insertion osseuse, où il ne présente que 1 millimètre d'épaisseur, quelquefois beaucoup moins, un 1/2 millimètre seulement. De là, il s'épaissit graduellement en se rapprochant du pharynx et mesure successivement 2 millimètres à sa partie moyenne, 3 millimètres à son extrémité interne (fig. 441).

Il n'est pas rare de rencontrer le long du cartilage de la trompe, un certain nombre d'incisures qui l'intéressent dans une étendue plus ou moins grande : lorsque ces incisures sont complètes, la lame cartilagineuse est, en réalité, constituée par des pièces multiples, unies entre elles par du tissu conjonctif. Le plus souvent, il existe à la surface extérieure du cartilage tubaire des dépressions arrondies ou allongées en forme de fissures, qui s'avancent jusqu'au voisinage de sa surface intérieure, et dans lesquelles s'insinuent des tractus conjonctifs, des vaisseaux et parfois même des canaux glandulaires. Enfin, on observe, sur presque tous les sujets, des cartilages accessoires, très variables dans leurs dimensions comme dans leurs formes. Ces îlots cartilagineux, dont ZUCKERKANDL nous a donné une bonne description, se développent, tantôt dans l'épaisseur de la lame fibreuse de la trompe, tantôt sur le pourtour du cartilage principal. Quelle que soit leur situation, ils sont toujours réunis à ce dernier par du tissu conjonctif.

Les histologistes ne sont pas d'accord sur la structure du cartilage de la trompe, les uns le rattachant au cartilage hyalin, les autres au fibro-cartilage. Une pareille divergence s'explique vraisemblablement par la différence d'âge des sujets examinés. Le cartilage tubaire, en effet, d'après les recherches de URBANTSCHITSCH, varie beaucoup suivant les âges, tant au point de vue de la substance fondamentale que de la disposition des cellules cartilagineuses : chez le nouveau-né, les cellules sont très rapprochées et laissent voir difficilement la substance fondamentale, qui est alors hyaline ; chez l'adulte, au contraire, les cellules se groupent en îlots, lesquels sont séparés les uns des autres par une substance fondamentale striée et granuleuse.

C. LAME FIBREUSE. — La lame fibreuse constitue la paroi antéro-externe de la trompe. Elle s'étend d'un bord à l'autre de la lame cartilagineuse et transforme ainsi en un canal complet la gouttière formée par cette dernière.

Mince en haut, au niveau de son insertion sur le crochet cartilagineux, cette lame fibreuse s'épaissit graduellement au fur et à mesure qu'elle descend vers le plancher de la trompe. Inférieurement, elle donne naissance à un fascia épais et résistant, le *fascia salpingo-pharyngien* de TRÖLTSCH, qui s'étend entre le péristaphylin interne et le péristaphylin externe et sur lequel prennent insertion quelques faisceaux de ce dernier muscle (fig. 442). Un autre fascia, plus ou moins important, a été signalé par WEBER-LIEL entre le ptérygoïdien interne et le péristaphylin externe.

Au point de vue histologique, la lame fibreuse de la trompe se compose de faisceaux conjonctifs, denses à sa partie supérieure, lâches et entremêlés de cellules adipeuses à sa partie inférieure.

D. MUQUEUSE DE LA TROMPE, AMYGDALE TUBAIRE. — La membrane muqueuse qui tapisse dans toute son étendue la trompe d'Eustache se continue, d'une part avec la muqueuse du pharynx, d'autre part avec la muqueuse de la caisse tympanique. Comme cette dernière, elle adhère intimement à la couche sous-jacente : au périoste, pour le cône tympanique; au périchondre, pour le cône pharyngien.

Très mince dans toute la portion osseuse de la trompe, la muqueuse s'épaissit graduellement en passant dans la portion fibro-cartilagineuse et présente son maximum d'épaisseur au niveau du pavillon, où elle revêt peu à peu tous les caractères de la muqueuse pharyngienne. Elle forme dans toute l'étendue de la portion fibro-cartilagineuse des plis plus ou moins nombreux, qui affectent pour la plupart une direction longitudinale. L'un d'eux, situé immédiatement en dehors du pavillon, se soulève, d'après Moos, en une espèce de bourrelet qui, à l'état de repos, ferme la trompe comme le ferait une véritable valvule.

Les plis de la muqueuse tubaire s'atténuent au fur et à mesure qu'ils se rapprochent du cône tympanique. Ils s'atténuent aussi de bas en haut, et, d'après bon nombre d'anatomistes, ils feraient même complètement défaut à la partie supérieure de la trompe, au niveau du crochet cartilagineux. Contrairement à cette assertion, Moos et Urbantschitsch ont rencontré dans la région précitée, tout au moins au voisinage de l'orifice pharyngien, des plis longitudinaux faiblement marqués.

L'épithélium de la muqueuse de la trompe est formé par des cellules cylindriques, munies de cils vibratiles qui se meuvent de la caisse vers le pharynx. On y voit çà et là, comme dans l'épithélium de la caisse, un certain nombre de cellules caliciformes.

A la muqueuse de la trompe se trouvent annexées un grand nombre de glandes acineuses, analogues à celles qu'on trouve dans le pharynx. Ces glandes sont surtout développées dans la portion fibro-cartilagineuse et, sur celle-ci, dans la région du plancher. Elles font complètement défaut au niveau du crochet supérieur. Gerlach a signalé en outre, chez l'enfant, des follicules clos qui occupent toute l'étendue de la trompe fibro-cartilagineuse depuis son pavillon jusqu'à son insertion sur la trompe osseuse. Ces follicules s'accumulent de préférence à la partie moyenne du conduit, en formant à ce niveau ce que l'on a appelé, par analogie avec l'amygdale du pharynx, *l'amygdale de la trompe, l'amygdale tubaire, l'amygdale de Gerlach.* Chez l'adulte, les follicules clos n'existent généralement plus; mais, à leur place, on rencontre encore des éléments lymphoïdes infiltrant la muqueuse.

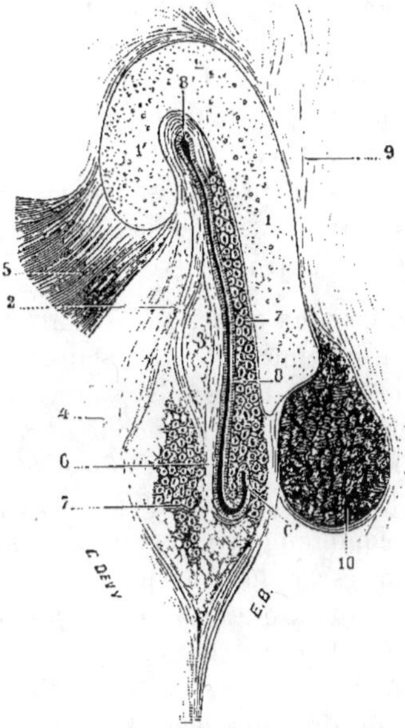

6° La trompe, vue en coupe transversale.

— Pour prendre une notion exacte des rapports respectifs des trois membranes, cartilagineuse, fibreuse et muqueuse, que nous venons de décrire, il importe de pratiquer sur la trompe un certain nombre de coupes perpendiculaires à sa longueur.

Ces coupes nous montrent tout d'abord (fig. 442) : 1° que la lame cartilagineuse se recourbe en avant en forme de crochet; 2° que la paroi postéro-interne de la trompe est constituée dans la plus grande partie de son étendue, quelquefois en totalité, par cette lame cartilagineuse; 3° que la paroi antéro-externe

Fig. 442.

Coupe transversale de la trompe (segment postérieur de la coupe).

1. lame cartilagineuse, avec 1', son crochet. — 2. lame fibreuse, avec 3, cellules graisseuses. — 4. fascia salpingo-pharyngien. — 5, tendon supérieur du péristaphylin externe. — 6, muqueuse de la trompe, avec 6', un de ses replis dans la région du plancher. — 7, glandes acineuses. — 8, fissure tubaire, avec 8', son extrémité supérieure légèrement dilatée. — 9, tissu conjonctif de la face postéro-interne de la trompe. — 10, muscle péristaphylin interne, vu en coupe.

est formée en haut par la portion réfléchie ou crochet du cartilage, en bas par la lame fibreuse; 4° que la voûte de la cavité tubaire répond à la gouttière que forme la portion principale du cartilage avec son crochet; 5° que son plancher est formé exclusivement par la lame fibreuse.

Ces coupes transversales nous fixent encore nettement sur la configuration du conduit tubaire. Pour la portion fibro-cartilagineuse, c'est, comme nous l'avons dit précédemment, une fente linéaire à direction verticale, qui se dilate légèrement en haut au niveau du crochet. RÜDINGER avait considéré cette dilatation supérieure comme s'étendant à toute la longueur de la trompe, comme établissant par conséquent une communication constante entre la cavité de la caisse et le pharynx. Les recherches de TRÖLTSCH, confirmées par celles de POLITZER, ont établi au contraire que la dilatation en question n'existe que dans la partie interne et dans la partie externe de la trompe fibro-cartilagineuse, tandis qu'à sa partie moyenne les deux parois sont complètement accolées dans toute leur hauteur. La fissure tubaire est donc un conduit complètement fermé à l'état de repos, et ce conduit ne devient béant et perméable à l'air que par intermittence et sous l'action de ses muscles dilatateurs.

7° **Muscles moteurs de la trompe.** — Abstraction faite du petit faisceau *salpingo-pharyngien* que nous avons déjà signalé à propos du pavillon (p. 599), les formations musculaires qui agissent sur la trompe pour lui imprimer de légers déplacements et, avant tout, pour la rendre béante, sont au nombre de deux : le *péristaphylin externe* ou *sphéno-salpingo-staphylin* et le *péristaphylin interne* ou *pétro-salpingo-staphylin*. Ces deux muscles, qui se terminent à leur extrémité inférieure sur le voile du palais, seront décrits avec ce dernier organe (voy. APPAREIL DE DIGESTION).

Aux muscles précités se trouvent annexés un certain nombre de fascias, plus ou moins nettement différenciés, qui présentent des relations intimes avec la lame fibreuse de la trompe (voy. p. 602).

8° **Vaisseaux et nerfs.** — a. *Artères.* — Les artères destinées à la trompe d'Eustache proviennent de trois sources : 1° de la pharyngienne, branche de la carotide externe ; 2° de la méningée moyenne, branche de la maxillaire interne ; 3° de la vidienne, autre branche de la maxillaire interne.

b. *Veines.* — Les veines forment autour de la trompe un riche réseau, dont les branches efférentes aboutissent au plexus ptérygoïdien et, de là, aux jugulaires. Elles communiquent toujours, d'une part avec le réseau de la caisse, d'autre part avec le réseau du pharynx.

c. *Lymphatiques.* — Les lymphatiques se continuent avec ceux de la caisse, ceux du pharynx, du voile du palais et des amygdales.

d. *Nerfs.* — Les nerfs se distinguent en moteurs et sensitifs. — Les *nerfs moteurs*, destinés aux deux muscles péristaphylins interne et externe, proviennent : pour le péristaphylin externe, du ganglion otique; pour le péristaphylin interne, du ganglion de Meckel. — Les *nerfs sensitifs*, destinés à la muqueuse, sont fournis : d'une part, par le nerf de Jacobson, branche du glosso-pharyngien, qui innerve la plus grande partie de la muqueuse tubaire ; d'autre part, par le rameau pharyngien de Bock, qui, comme on le sait, émane du ganglion de Meckel. Ce dernier rameau se rend à la portion de la muqueuse qui avoisine le pavillon.

Consultez, au sujet de l'anatomie de la trompe d'Eustache, parmi les travaux récents : RÜDINGER, *Die Ohrtrompete*, in Stricker's Handbuch., 1872 ; — ZÜCKERKANDL, *Zur Anatomie u. Physiologie der Tuba eustachiana*, Monatsschr. f. Ohrenheilk., 1873 ; — DU MÊME, *Beiträge zur vergleich. Anatomie der Ohrtrompete*, Arch. f. Ohrenheilk., 1886 ; — GERLACH, *Zur Morphol. der Tuba Eustachii*, Sitzungsb. d. phys.-med. Ges. zu Erlangen, 1875 ; — Moos, *Beiträge zur norm. und pathol. Anatomie und Physiologie der Eustachi'schen Röhre*, Wiesbaden, 1874 ; — ZAUFAL, *Die normalen Bewegungen der Rachenmündung der Eustachi'schen Röhre*, Arch. f. Ohrenheilk., 1874 et 1875 ; — DU MÊME, *Ueber die Plica salpingo-pharyngea*, ibid., 1879 : — URBANTSCHITSCH, *Anatomische Bemerkungen über die Gestalt u. Lage des Ostium pharingeum tubæ beim Menschen*, ibid., 1875 ; — DU MÊME, *Zur Anat. der Tuba Eustachii des Menschen*, Wien. med. Jahrb., 1875 ; — TEUTLEBEN, *Die Tubentonsille*, Zeitsch. für Anat. u. Entwick., 1876 ; — MIOTE et BARATOUX, *Considér. anat. sur la trompe d'Eustache*, Progrès médical, 1881 ; — ALBRECHT, *Sur la valeur morphologique de la trompe d'Eustache des Vertébrés*, Bruxelles, 1884 : — KIRCHNER, *Ueber Divertikelbil-*

dung in der Tuba Eustachii des Menschen, Fetschr. f. KÖLLIKER, 1887 ; — KOSTANECKI, *Die pharyngeale Tubenmündung und ihr Verhältniss zum Nasenrachenraum*, Arch. f. mikr. Anatomie. 1887 ; — DU MÊME. *Zur Kenntniss der Tubenmuskulatur und ihrer Fascien*, Arch. f. mikr. Anat., 1888 ; — OSTMANN, *Histologie der Tuba Eustachii*. Leipzig, 1893 ; — PETER, *Die Ohrtrompeten der Säugetiere und ihre Anhänge*, Arch. f. mikrosk. Anat., Bd. XLIII, 1894.

ARTICLE III

OREILLE INTERNE

L'oreille interne, partie essentielle de l'audition, est située dans l'épaisseur du rocher, en dedans et un peu en arrière de la caisse tympanique. Si nous l'examinons sur le squelette, elle nous présente un certain nombre de cavités, de configuration fort complexe, que l'on désigne sous le nom collectif de *labyrinthe*

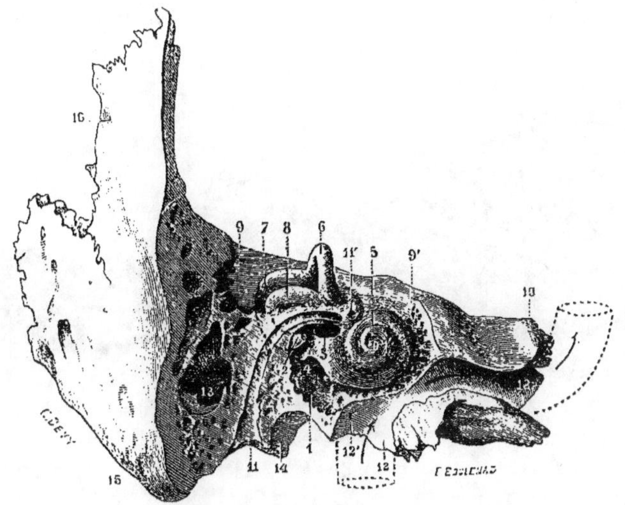

Fig. 443.

Les éléments osseux de l'oreille interne, vus en place, après ablation des portions osseuses qui la recouvrent (temporal droit, même orientation que dans le segment B de la figure 405, déjà étudiée page 559).

1, caisse du tympan, paroi inférieure et postérieure. — 2, pyramide. — 3, fenêtre ovale. — 4, fenêtre ronde. — 5, limaçon, vue antérieure. — 6, canal demi-circulaire supérieur. — 7, canal demi-circulaire postérieur. — 8, canal demi circulaire externe. — 9, 9', partie du rocher évidée pour dégager les canaux demi-circulaires et le limaçon. — 10, sommet du rocher. 11, aqueduc de Fallope, avec 11', orifice pour le grand nerf pétreux superficiel. — 12, 12, canal carotidien, avec 12', canal caroticо-tympanique. — 13, cavités mastoïdiennes. — 14, fosse jugulaire. — 15, apophyse mastoïde. — 16, partie postérieure de l'écaille.

(Les flèches rouges indiquent le trajet que suit l'artère carotide interne.)

osseux (fig. 443). Dans ces cavités osseuses, se trouvent incluses, à l'état frais, d'autres cavités plus petites, aux parois molles et membraneuses, dans lesquelles viennent s'épanouir les fibrilles terminales du nerf auditif : leur ensemble constitue le *labyrinthe membraneux*. Les cavités du labyrinthe membraneux sont remplies par un liquide, appelé *endolymphe*. De plus, elles ne sont pas en contact, du moins sur toute l'étendue de leur surface extérieure, avec la paroi de la cavité osseuse qui les contient et les protège : entre la surface intérieure du labyrinthe osseux et les formations molles du labyrinthe membraneux s'étale une deuxième nappe liquide, que l'on désigne sous le nom de *périlymphe*.

L'oreille interne nous présente donc à étudier :

1° Le *labyrinthe osseux* ;

2° Le *labyrinthe membraneux* ;

3° L'*endolymphe* et la *périlymphe* ;

4° Les *terminaisons nerveuses de l'auditif*.

Nous décrirons successivement, et dans l'ordre indiqué ci-dessus, toutes ces parties constituantes de l'oreille interne ; puis, ces parties une fois connues, nous indiquerons sommairement ce qui a trait à leur *circulation sanguine* et *lymphatique*.

§ I. — LABYRINTHE OSSEUX

Le labyrinthe osseux est tout entier caché sous l'écorce de la portion pierreuse du temporal, et, pour l'apercevoir, il faut de toute nécessité enlever à la gouge les deux faces antérieure et postérieure du rocher (fig. 443). Il comprend : 1° une cavité centrale, le *vestibule* ; 2° en arrière du vestibule, un système de cavités

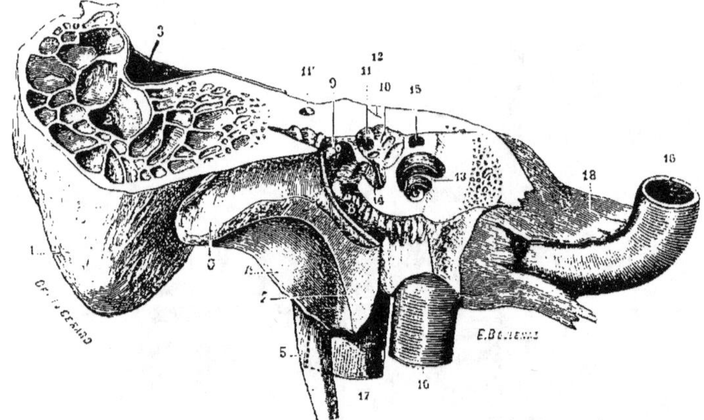

Fig. 444.

Vue d'ensemble des cavités osseuses du temporal, ouvertes par en haut (temporal droit, même orientation que dans la figure précédente).

Deux coupes principales, l'une horizontale passant un peu au-dessus de la fenêtre ovale, l'autre vertico-transversale enlevant la paroi antérieure du conduit auditif externe, plusieurs coupes secondaires, obliques en bas et en dehors, intéressant la face externe du rocher sous différents angles et abrasant la paroi antéro-externe du vestibule et du limaçon, permettent de saisir les rapports qu'affectent entre elles les différentes cavités auditives du temporal.

1, apophyse mastoïde. — 2, cellules mastoïdiennes. — 3, sinus latéral (portion descendante). — 4, paroi postérieure de la cavité glénoïde (apophyse vaginale de l'apophyse styloïde). — 6, segment inférieur du conduit auditif externe. — 7, coupe du fond de la cavité glénoïde. — 8, caisse du tympan. — 9, pyramide. — 10, vestibule. — 11, orifice ampullaire du canal demi-circulaire postérieur. — 11', coupe de ce canal. — 12, fente représentant l'aqueduc du vestibule. — 13, limaçon. — 14, origine de la rampe tympanique. — 15, arrière-fond des deux fossettes supérieures du conduit auditif interne. — 16, canal carotidien et artère carotide interne. — 17, veine jugulaire interne. — 18, sommet du rocher.

allongées, affectant chacune la forme d'un tube recourbé en arc de cercle, les *canaux demi-circulaires* (6, 7 et 8) ; 3° en avant du vestibule, une dernière cavité, également tubuleuse, qui se contourne sur elle-même en décrivant des tours de spire, le *limaçon* (5). Ces différentes cavités communiquent toutes, directement ou indirectement, avec le *conduit auditif interne*, qui leur amène leurs filets nerveux sensoriels.

A. — VESTIBULE OSSEUX

Le vestibule (fig. 443, 10), partie centrale de l'oreille interne, est une cavité

osseuse qui est creusée dans le rocher, immédiatement en dedans de la fenêtre
ovale. C'est une espèce de carrefour, communiquant à la fois : 1° en dehors, avec la
caisse du tympan par l'intermédiaire de la fenêtre ovale ; 2° en dedans, avec le conduit auditif interne par un système de petits pertuis qui livrent passage aux filets
terminaux de la branche vestibulaire du nerf auditif; 3° en avant et en bas, avec le
limaçon ; 4° en arrière et en haut, avec les canaux demi-circulaires. Envisagé au
point de vue de sa configuration, le vestibule
revêt la forme d'une chambre ovoïde, qui est
aplatie transversalement et dont le grand axe
se dirige obliquement d'arrière en avant et de
dedans en dehors. Ses dimensions sont les
suivantes : son diamètre antéro-postérieur mesure en moyenne 6 millimètres ; son diamètre
vertical, 4 ou 5 millimètres ; son diamètre
transversal, le plus petit des trois, 3 millimètres
seulement. Pour la commodité de la description on considère au vestibule six parois, que
l'on distingue, d'après leur situation (fig. 445),
en externe, interne, antérieure, postérieure, supérieure et inférieure.

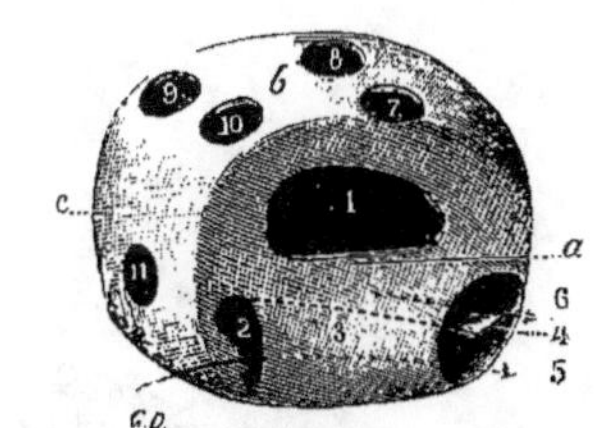

Fig. 445.

Schéma représentant le vestibule vu
par ses parois externe, supérieure et
postérieure, avec leurs différentes
ouvertures.

a, paroi externe. — *b*, paroi supérieure. — *c*,
paroi postérieure.
1, fenêtre ovale. — 2, fenêtre ronde.—3, promontoire. — 4, lame spirale du limaçon. — 5,
rampe tympanique de cet organe. — 6, sa rampe
vestibulaire. — 7, orifice ampullaire du canal
demi-circulaire externe. — 8, orifice ampullaire
du canal demi-circulaire supérieur. — 9, orifice
commun aux deux canaux demi-circulaires supérieur et postérieur. — 10, orifice non ampullaire
du canal demi-circulaire externe. — 11, orifice
ampullaire du canal demi-circulaire postérieur.

1° Paroi externe. — La paroi externe, qui
sépare le vestibule de la caisse tympanique,
regarde en dedans et un peu en avant, en raison de l'obliquité, signalée ci-dessus, du grand
axe du vestibule. Elle est occupée dans la plus
grande partie de son étendue par la fenêtre ovale, dont la forme et les dimensions nous sont déjà connues (p. 567). Cet orifice, on le sait, est fermé par la base
de l'étrier, qui prend ainsi une large part à la constitution de la paroi externe du
vestibule.

2° Paroi interne, aqueduc du vestibule. — La paroi interne, placée en regard
de la précédente, répond au fond du conduit auditif interne. C'est la plus importante de toutes : elle nous présente, en effet, une foule de détails dont la connais-
sance est absolument indispensable pour bien comprendre, d'une part, la disposition des parties molles qui occupent le vestibule, et, d'autre part, le mode de
distribution des nerfs qui leur sont destinés.

Tout d'abord, nous rencontrons (fig. 446), à l'union du tiers supérieur avec les
deux tiers inférieurs de cette paroi, une petite crête à direction antéro-postérieure,
la *crête du vestibule* (1). Au-dessus et au-dessous d'elle, se trouvent deux fossettes :
celle qui est au-dessus est allongée d'avant en arrière, dans le même sens que la
crête par conséquent : c'est la *fossette elliptique* ou *semi-ovoïde* (2). Celle qui est
au-dessous a une forme régulièrement arrondie et a reçu le nom de *fossette
hémisphérique* (3).

A sa partie antérieure, la crête du vestibule s'élargit peu à peu et revêt alors
l'aspect d'une petite saillie triangulaire, qui fait face à la fenêtre ovale et qui est
appelée *pyramide du vestibule* (1'). A sa partie postérieure, cette même crête
s'infléchit légèrement en bas et se divise en deux branches : une branche inférieure,
qui circonscrit la partie postérieure de la fossette hémisphérique ; une branche
postérieure, qui se dirige vers l'orifice ampullaire du canal demi-circulaire posté-

rieur et se confond peu à peu avec le rebord inférieur de cet orifice. Entre ces deux branches de bifurcation de la crête vestibulaire, se trouve une toute petite dépression (fig. 446, 4), à laquelle REICHERT a donné le nom de *fossette cochléaire*.

En résumé, la paroi interne du vestibule nous présente une crête horizontale bifurquée en arrière et, tout autour de cette crête, trois fossettes. Disons par anticipation que ces trois fossettes sont en rapport, sur le sujet revêtu de ses parties

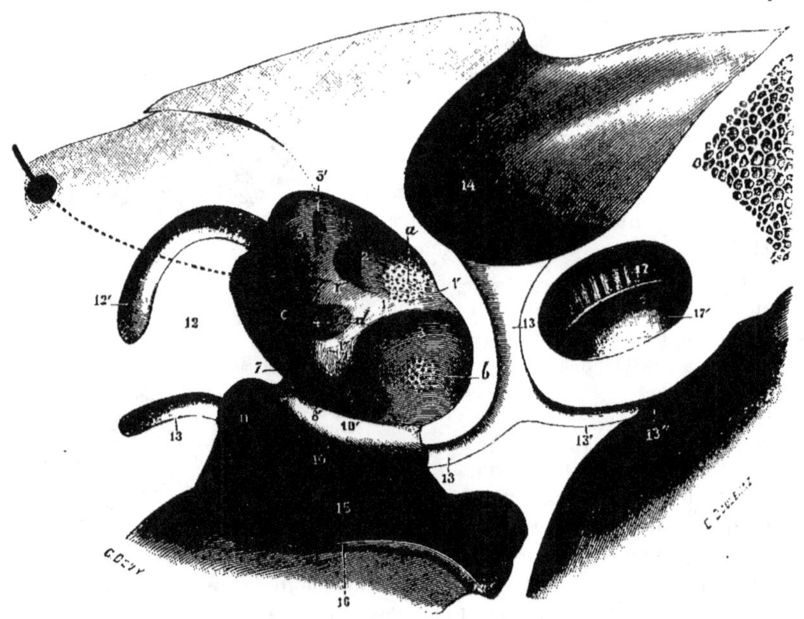

Fig. 446.

La paroi interne du vestibule, grossie cinq fois (même orientation que dans la figure 444).

Sur cette préparation, on a enlevé une grande partie de la paroi externe du vestibule, pour montrer : 1° une partie de son plancher ; 2° l'orifice ampullaire du canal demi-circulaire postérieur qui s'ouvre, non pas sur sa paroi interne, mais sur sa paroi postérieure.

1, crête du vestibule, avec : 1', son extrémité antérieure ou pyramide ; 1'', ses branches de bifurcation. — 2, fossette semi-ovoïde. — 3, fossette hémisphérique. — 4, fossette cochléaire. — 5, gouttière sulciforme, avec 5', orifice interne de l'aqueduc du vestibule. — 6, orifice ampullaire du canal demi-circulaire postérieur. — 7, plancher du vestibule, avec : 8, la lame spirale ; 8', la fente vestibulo-tympanique. — 9, orifice vestibulaire du limaçon. — 10, promontoire de la caisse du tympan, avec 10', bord inférieur de la fenêtre ovale. — 11, fenêtre ronde. — 12, section de l'os rasant le canal demi-circulaire externe 12', et passant immédiatement au-dessous du bord supérieur de la fenêtre ovale. — 13, aqueduc de Fallope, avec : 13', canal du grand nerf pétreux superficiel; 13'', gouttière de ce nerf. — 14, conduit auditif interne. — 15, plancher de la caisse. — 16, sulcus tympanicus. — 17, limaçon (rampe tympanique). — 17', rampe vestibulaire.

a, tache criblée supérieure. — *b*, tache criblée antérieure. — *c*, tache criblée postérieure. — *d*, tache criblée cochléaire.

molles : 1° la fossette semi-ovoïde avec l'utricule ; 2° la fossette hémisphérique avec la saccule ; 3° la fossettte cochléaire ou fossette de Reichert avec l'extrémité postérieure du canal cochléaire du limaçon.

Nous ajouterons un dernier détail. La fossette semi-ovoïde est limitée en arrière par un petit sillon vertical ou oblique, qui prend naissance, en haut, immédiatement au-dessous de l'orifice commun des canaux demi-circulaires supérieur et postérieur, et se termine en bas sur la crête du vestibule, au moment où celle-ci va se bifurquer. Nous désignerons ce sillon (fig. 446, 5) sous le nom de *gouttière sulciforme (fossette sulciforme* de la plupart des anatomistes). Peu marquée à sa partie inférieure, elle se creuse de plus en plus en allant de bas en haut, et finalement aboutit à un canal (5') qui n'est autre que l'*aqueduc du vestibule*.

Aqueduc du vestibule. — Nous avons déjà signalé en ostéologie (voy. t. I) l'orifice externe de ce canal : il occupe la face postéro-supérieure du rocher, sous la forme d'une étroite fissure qui se trouve à peu près à égale distance du conduit auditif interne et de la gouttière du sinus latéral. De la face postérieure du rocher, l'aqueduc du vestibule se dirige en avant et en haut et vient s'ouvrir, après un trajet légèrement curviligne, à l'extrémité supérieure de la gouttière sulciforme (5'). Sa longueur est de 8 à 10 millimètres, sa largeur d'un quart de millimètre seulement. Il livre passage, comme nous le verrons plus tard, à une veinule et à un prolongement du vestibule membraneux, le *conduit endolymphatique*, le tout enveloppé dans un prolongement tubuleux de la dure-mère.

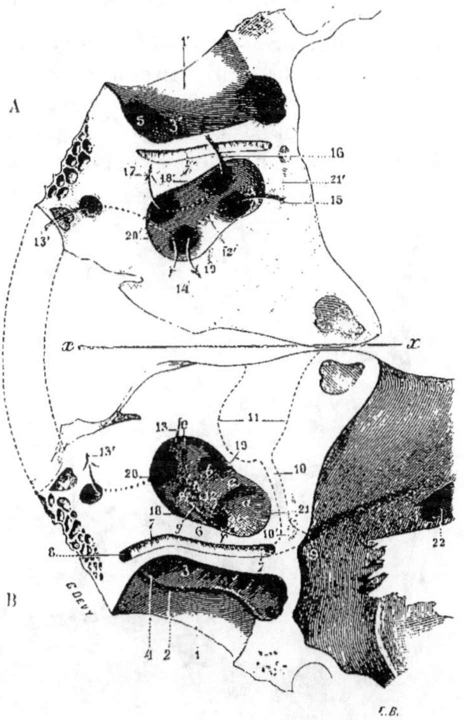

3⁰ Paroi antérieure. — La paroi antérieure du vestibule (fig. 449, A) est très étroite : sa largeur, qui est de 2 millimètres environ, représente la plus petite distance qui sépare la paroi interne de la paroi externe. Elle répond : 1⁰ en haut, à l'aqueduc de Fallope, qui la contourne (fig. 447, B) ; 2⁰ en bas, à la partie correspondante de la base du limaçon, qui lui est adossée et fait corps avec elle.

A sa partie tout inférieure, au niveau du point où elle se continue avec la paroi inférieure, la paroi antérieure du vestibule nous présente un orifice elliptique, qui conduit dans la rampe vestibulaire du limaçon et que nous désignerons pour cette raison sous le nom d'*orifice vestibulaire du limaçon.*

Cet orifice (fig. 449, A, 15) est délimité en bas par une mince lamelle osseuse, la *lame spirale* (14), qui se détache de la paroi inférieure du vestibule et que nous retrouverons tout à l'heure en étudiant cette dernière paroi.

4⁰ Paroi postérieure. — La paroi postérieure (fig. 885, B) est un peu plus large

Fig. 447.

Coupe horizontale du rocher, passant au-dessus de la fenêtre ovale par la portion horizontale de l'aqueduc de Fallope, pour montrer le toit et le plancher du vestibule.

A, segment supérieur de la coupe. — B, segment inférieur de la coupe. — *x x*, axe de rotation autour duquel a tourné le segment supérieur pour se porter en haut.

1, moitié inférieure du conduit auditif externe. — 1', moitié supérieure de ce même conduit. — 2, sulcus tympanicus. — 3, plancher de la caisse du tympan. — 3', plafond de cette cavité. — 4, orifice postérieur de la corde du tympan. — 5, orifice du canal tympano-mastoïdien. — 6, pont osseux formant la paroi supérieure de la fossette ovale et de la fenêtre ovale. — 7, 7', portion horizontale de l'aqueduc de Fallope. — 8, portion verticale de ce même canal. — 9, hiatus de Fallope. — 10, trajet pointillé de la portion de l'aqueduc de Fallope qui contourne la paroi antérieure du vestibule. — 10', coude où se trouve logé le ganglion géniculé. — 11, trajet pointillé du conduit auditif interne, placé sur un plan inférieur à celui de la coupe. — 12, segment inférieur de la cavité vestibulaire, avec : *a*, sa fossette hémisphérique ; *b*, sa fossette semi-ovoïde ; *c*, sa crête ; *d*, sa fossette cochléaire ; *e*, sa gouttière sulciforme ; *f*, orifice vestibulaire du limaçon et fente vestibulo-tympanique ; *g*, lame spirale. — 12', voûte du vestibule. — 13, orifice ampullaire du canal demi-circulaire postérieur. — 13', section de la partie verticale du même canal. — 14, orifice non-ampullaire commun au C. D. C. postérieur et au C. D. C. supérieur. — 15, orifice ampullaire du C. D. C. supérieur. — 16, orifice ampullaire du C. D. C. externe. — 17, orifice non ampullaire de ce même canal. — 18, 18', paroi externe du vestibule. — 19, 19', sa paroi interne. — 20, 20', sa paroi postérieure. — 21, 21, sa paroi antérieure. — 22, canal carotidien.

que l'antérieure. Elle nous montre à sa partie inférieure un orifice arrondi (7), c'est l'orifice ampullaire du canal demi-circulaire postérieur.

5° Paroi supérieure. — La paroi supérieure ou voûte, légèrement concave, nous présente quatre orifices circulaires disposés deux par deux (fig. 446 et 448).

Les *deux orifices postérieurs* occupent l'angle de séparation de la paroi supérieure et de la paroi postérieure, ce qui explique jusqu'à un certain point la description de certains anatomistes, qui les rattachent à cette dernière paroi. De ces deux orifices, l'un est externe, l'autre interne : l'externe est l'orifice non-ampul-

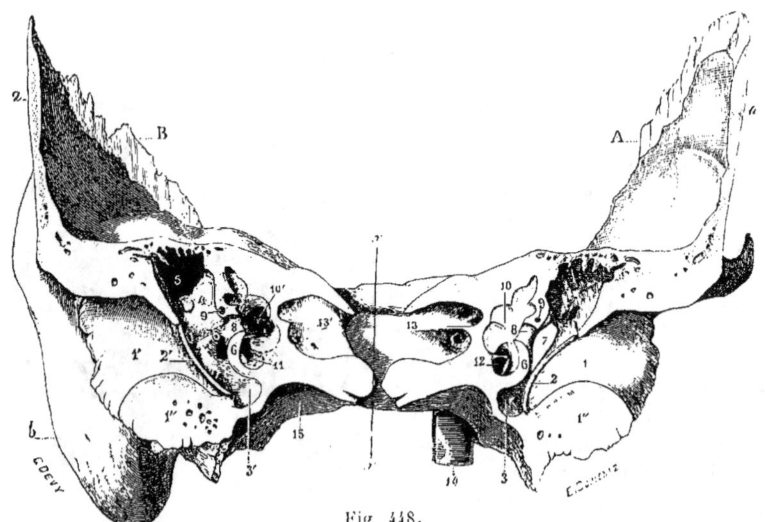

Fig. 448.

Coupe vertico-transversale du rocher, passant par la fenêtre ovale à l'union de son tiers antérieur avec ses deux tiers postérieurs (*grandeur naturelle*).

A, segment antérieur de la coupe. — B, segment postérieur. — *x.x*, axe de rotation suivant lequel a tourné le segment A pour être rejeté à droite. — *a*, écaille du temporal. — *b*, apophyse mastoïde. — *c*, rocher.

1, 1', conduit auditif externe. — 1", coupe de l'os tympanal. — 2, 2', sulcus tympanicus. — 3, 3', caisse du tympan. — 4, canal tympano-mastoïdien. — 5, antre mastoïdien. — 6, promontoire. — 7, orifice de la trompe d'Eustache. — 8, fenêtre ovale. — 9, coupe de la portion horizontale de l'aqueduc de Fallope. — 10, 10', vestibule, avec les cinq orifices des canaux demi-circulaires. — 11, fenêtre ronde. — 12, rampe tympanique du limaçon. — 13, 13', conduit auditif interne. — 14, artère carotide interne. — 15, fosse jugulaire.

laire (voy. plus loin p. 613) du canal demi-circulaire externe ; l'interne est l'orifice commun des deux canaux demi-circulaires supérieur et postérieur.

Les *deux orifices antérieurs* sont situés l'un et l'autre un peu au-dessus de l'extrémité antérieure de la fenêtre ovale. Ils se distinguent, comme les précédents, en externe et interne : l'externe est l'orifice ampullaire du canal demi-circulaire externe ; l'interne est l'orifice ampullaire du canal demi-circulaire supérieur.

6° Paroi inférieure. — La paroi inférieure ou plancher du vestibule est située à 8 ou 9 millimètres au-dessus du plancher de la caisse du tympan. Elle nous présente, à sa partie externe, une mince lamelle osseuse, disposée horizontalement : c'est la *lame spirale* (fig. 447, *g*). Cette lame osseuse se détache du plancher vestibulaire, un peu en dehors de la fossette hémisphérique (*b*), immédiatement en avant de la fossette cochléaire (*d*). De là, elle se porte en avant, passe au-dessous de l'orifice vestibulaire du limaçon ci-dessus décrit (p. 609) et s'engage alors dans cette partie tubuleuse du limaçon, que nous étudierons plus tard (voy. *Limaçon*) sous le nom de *lame des contours* et où elle sépare la rampe vestibulaire de la rampe tympanique.

Comme on le voit, la lame spirale naît dans le vestibule, et par conséquent appartient à cette cavité par sa portion initiale. Un fait digne de remarque, c'est que cette portion initiale de la lame spirale n'arrive pas au contact de la paroi externe du vestibule : entre elle et la paroi vestibulaire existe une petite fente, à travers laquelle l'œil, dirigé de haut en bas, plonge dans la rampe tympanique et aperçoit même la fenêtre ronde. Je donnerai à cette fente le nom de *fente vestibulo-tympanique* (fig. 446,8'). Je l'ai rencontrée constamment, quoique avec des

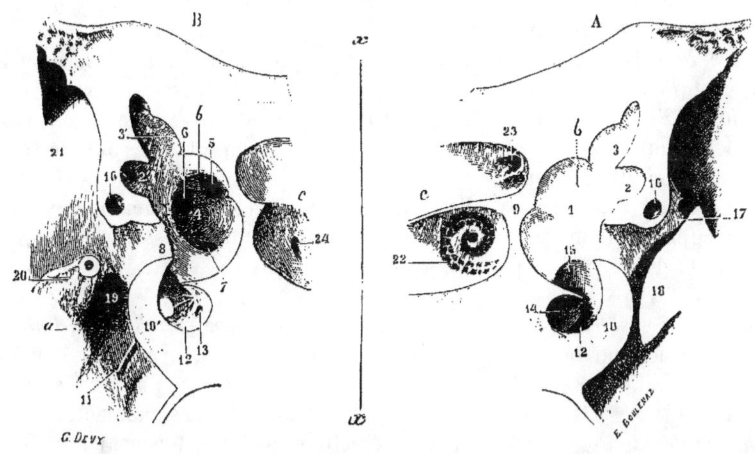

Fig. 449.

Les parois antérieure et postérieure du vestibule, vues sur une coupe transversale du rocher grossissement de la figure précédente).

A, segment antérieur de la coupe. — B, segment postérieur. — *a*, caisse du tympan. — *b*, vestibule. *c*, conduit auditif interne.

1, paroi antérieure du vestibule. — 2, 2', ampoule du conduit demi-circulaire externe. — 3, 3', ampoule du conduit demi-circulaire supérieur. — 4, paroi postérieure du vestibule. 5, orifice commun aux deux canaux demi-circulaires supérieur et postérieur. — 6, orifice non ampullaire du canal demi-circulaire externe. — 7, orifice ampullaire du canal demi-circulaire postérieur. — 8, fenêtre ovale. — 9, 9', paroi interne du vestibule. — 10, 10', promontoire. — 11, flèche passant par la fenêtre ronde de la caisse dans la rampe tympanique. 12. — 13, orifice supérieur de l'aqueduc du limaçon. — 14, lame spirale. — 15, orifice de la rampe vestibulaire du limaçon. — 16, coupe de la partie horizontale de l'aqueduc de Fallope. — 17, bec de cuiller. — 18, orifice de la trompe d'Eustache. — 19, sinus tympanicus. — 20, pyramide. — 21, paroi postérieure du canal tympano-mastoïdien. — 22, crible spiral du conduit auditif interne. — 23, fossettes antéro- et postéro-supérieures du même conduit. — 24, foramen singulare de Morgagni et fossette postéro-inférieure.

dimensions variables, sur tous les temporaux, une trentaine environ, que j'ai examinés à ce sujet.

Ainsi entendue, la portion initiale de la lame spirale nous présente : 1° une face supérieure, qui fait partie du plancher du vestibule ; 2° une face inférieure, qui recouvre la rampe tympanique du limaçon ; 3° un bord interne, relativement épais, qui fait corps avec l'os ; 4° un bord externe, mince et libre, qui délimite, avec la paroi externe du vestibule, la fente vestibulo-tympanique.

La fente vestibulo-tympanique est la continuation de celle qui, dans le limaçon osseux, fait communiquer la rampe tympanique avec la rampe vestibulaire. Comme cette dernière, elle est comblée, à l'état frais, par une formation membraneuse, dépendance du canal cochléaire. Cette membrane complète ainsi le plancher du vestibule et fait disparaître, du même coup, la communication ci-dessus décrite entre le vestibule et la fenêtre ronde.

7° Taches criblées. — Indépendamment des orifices et canaux que nous avons rencontrés au cours de notre description et qui mettent le vestibule en communication avec la caisse tympanique, avec les canaux demi-circulaires et avec le limaçon, il existe sur les parois vestibulaires une série nouvelle d'orifices minuscules, destinés à livrer passage aux filets du nerf auditif, qui se rendent à l'utricule, au saccule et aux ampoules des canaux demi-circulaires. Ces petits orifices, visibles seulement à l'aide d'une loupe, se rassemblent en un certain nombre de groupes, lesquels apparaissent sur la paroi du vestibule sous la forme de taches blanchâtres. On les désigne sous le nom de *taches criblées* : ce sont, en effet, des espèces de cribles, à travers lesquels se tamisent les filets de l'auditif avant de pénétrer dans le vestibule. On décrit d'ordinaire trois taches criblées que l'on distingue d'après leur situation (fig. 446), en supérieure, antérieure et postérieure :

a. *Tache criblée supérieure.* — La tache criblée supérieure (*macula major* de MORGAGNI) occupe la pyramide et la moitié antérieure de la fossette semi-ovoïde. Elle présente de 25 à 30 pertuis : ceux qui sont situés sur la pyramide livrent passage au nerf sacculaire ; ceux qui occupent la fossette semi-ovoïde sont destinés aux deux nerfs ampullaire supérieur et ampullaire externe (voy. § IV).

b. *Tache criblée antérieure.* — La tache criblée antérieure (*macula minor* de MORGAGNI) occupe la partie centrale et la partie inférieure de la fossette hémisphérique : elle possède de 12 à 15 pertuis, à travers lesquels passent les filets du nerf sacculaire (voy. § IV).

c. *Tache criblée postérieure.* — La tache criblée postérieure (*macula minima* de MORGAGNI) est située sur la paroi postérieure du vestibule, au niveau de l'orifice ampullaire du canal demi-circulaire postérieur : elle livre passage au nerf ampullaire de ce canal (voy. § IV). Elle est percée de 6 à 8 ouvertures seulement.

d. *Tache criblée de Reichert.* — Dans la fossette cochléaire, REICHERT a signalé une quatrième tache criblée que nous désignerons sous le nom de *tache criblée cochléaire* ou *tache criblée de Reichert* (fig. 446, d). Elle est beaucoup plus petite que les précédentes et livre passage à un tout petit rameau, que la branche cochléenne de l'auditif envoie à l'extrémité postérieure du canal cochléaire (voy. p. 652).

B. — CANAUX DEMI-CIRCULAIRES OSSEUX

Les canaux demi-circulaires sont situés en arrière et au-dessus du vestibule. Ils sont au nombre de trois et se distinguent, d'après leur situation, en canal demi-circulaire supérieur, canal demi-circulaire postérieur et canal demi-circulaire externe (fig. 451). Pour retenir cette nomenclature, adoptée aujourd'hui par la plupart des anatomistes, l'élève voudra bien se rappeler le mot **S P E**. dont les trois lettres sont justement les initiales des termes précités : **S**upérieur, **P**ostérieur, **E**xterne. Les canaux demi-circulaires présentent des caractères communs et des caractères particuliers, les premiers convenant à tous les trois indistinctement, les seconds n'appartenant qu'à chacun d'eux, pris individuellement.

1° Caractères communs. — Les canaux demi-circulaires se présentent tous les trois sous la forme de tubes, assez régulièrement recourbés en arc de cercle. Ces tubes sont un peu aplatis dans le sens latéral, c'est-à-dire perpendiculairement au plan suivant lequel ils s'enroulent. Leur coupe n'est donc pas exactement circulaire, mais elliptique avec un grand diamètre et un petit diamètre (voy. fig. 469) : le grand diamètre, qui va du bord convexe au bord concave du canal, mesure de 1^{mm},2 à 1^{mm},5 ; le petit diamètre, perpendiculaire au précédent, n'a que 8 ou 9 dixièmes de millimètre, un millimètre au plus.

Les canaux demi-circulaires partent du vestibule et ils y reviennent. Chacun d'eux, par conséquent, présente deux extrémités ou orifices. De ces deux orifices, l'un s'élargit légèrement en forme d'ampoule, et est appelé, pour cette raison, *orifice ampullaire* (fig. 450,2). L'autre conserve à peu près les mêmes dimensions que la partie moyenne du tube : c'est l'*orifice non ampullaire*. Les trois canaux demi-circulaires s'ouvrent dans le vestibule sur des points déterminés, qui varient pour chacun d'eux et que nous indiquerons tout à l'heure.

2° Caractères particuliers. — Comparés entre eux, les trois canaux demi-circulaires diffèrent les uns des autres par de nombreux caractères :

a. *Situation et direction*. — Ils diffèrent tout d'abord par leur situation et leur direction. — Le *canal demi-circulaire supérieur* est le plus élevé de tous. Il est vertical et se développe suivant un plan qui est perpendiculaire à l'axe du rocher. Sa convexité est dirigée en haut et soulève parfois, d'une façon sensible, l'écorce de ce dernier os au niveau de son bord supérieur et de sa face postéro-supérieure. — Le *canal demi-circulaire postérieur* est situé en dehors et au-dessous du précédent. Comme lui, il est vertical ; mais il se développe suivant un plan parallèle à l'axe du rocher et forme par conséquent avec le canal supérieur un angle de 90°. Sa convexité regarde en dehors et un peu en arrière. — Le *canal demi-circulaire externe* occupe l'angle dièdre formé par les deux autres. Sa convexité se dirige en dehors et soulève parfois la paroi interne de la caisse tympanique en arrière et au-dessus de la fossette ovale. De plus, il est horizontal et, comme les canaux supérieur et

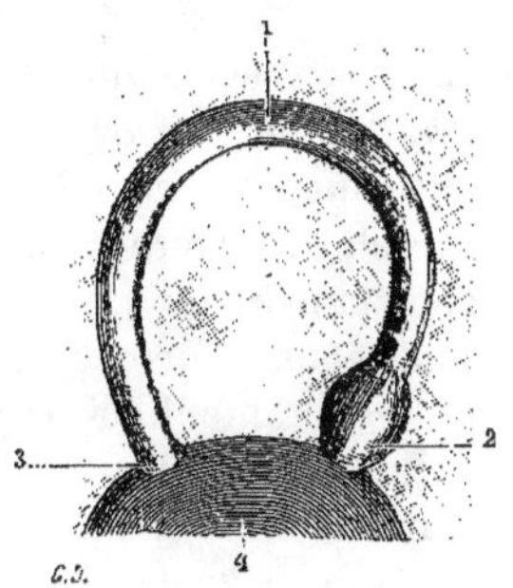

Fig. 450.
Un canal demi-circulaire
ouvert (*schématique*).

1. sa partie moyenne. — 2, son extrémité ou orifice ampullaire. — 3, son extrémité ou orifice non ampullaire. — 4, cavité du vestibule.

postérieur sont verticaux, il forme naturellement avec chacun d'eux un angle de 90°. Les trois canaux demi-circulaires, on le voit, occupent trois plans différents et, d'autre part, ces trois plans sont disposés à angle droit les uns par rapport aux autres.

b. *Longueur*. — Les canaux demi-circulaires diffèrent encore par leur longueur :

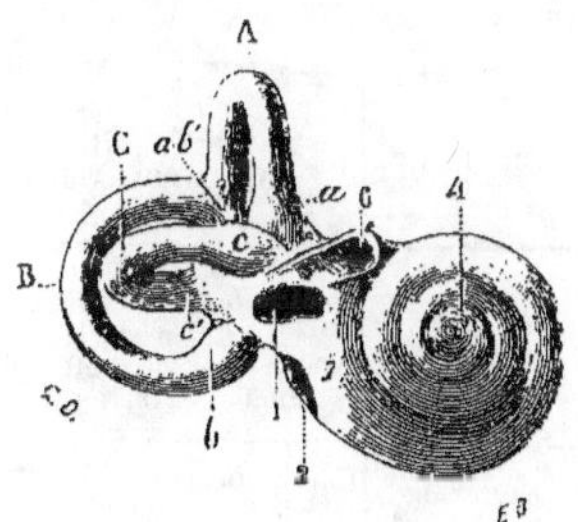

Fig. 451.
Labyrinthe osseux, isolé et vu par son côté
externe.

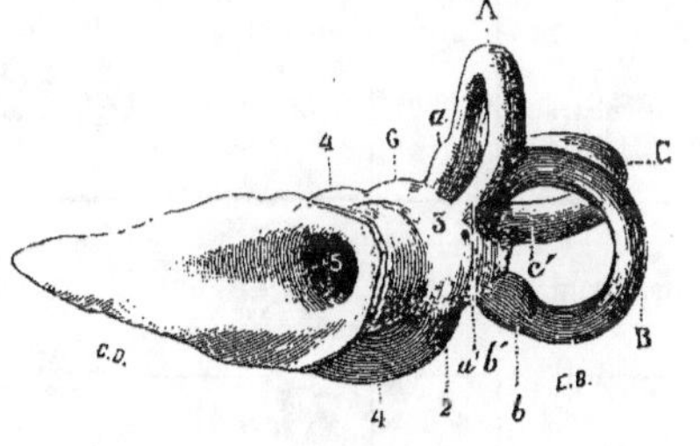

Fig. 452.
Labyrinthe osseux, isolé et vu par son côté
interne.

A, canal demi-circulaire supérieur, avec *a*, son extrémité ampullaire. — B, canal demi-circulaire postérieur, avec *b*, son extrémité ampullaire, et *a' b'*, canal commun aux deux extrémités non ampullaires des deux canaux A et B. — C, canal demi-circulaire externe, avec : *c*, son extrémité ampullaire ; *c'*, son extrémité non ampullaire.
1. fenêtre ovale. — 2, fenêtre ronde. — 3, vestibule. — 4, limaçon. — 5, conduit auditif interne. — 6, aqueduc de Fallope.

en conduisant le ruban métrique le long de leur bord convexe, nous trouvons en moyenne : 15 millimètres pour le supérieur, 18 millimètres pour le postérieur, 12 millimètres pour l'externe. Nous voyons, par ces chiffres, que le canal postérieur est le plus long des trois ; puis vient le supérieur, et, enfin, l'externe qui est le plus petit. Les canaux demi-circulaires se suivent donc, dans l'ordre décroissant que nous venons d'indiquer, comme les chiffres 6, 5 et 4.

c. *Mode d'abouchement dans le vestibule.* — Les trois canaux demi-circulaires diffèrent enfin par leur mode d'abouchement dans la cavité vestibulaire. Le canal demi-circulaire externe a deux orifices qui lui appartiennent en propre : l'un, correspondant à son extrémité ampullaire, est situé sur la paroi supérieure du vestibule, immédiatement au-dessus de la fenêtre ovale ; l'autre répond à son extrémité non ampullaire et s'ouvre sur cette même paroi, mais à sa partie postérieure. En ce qui concerne le canal supérieur et le canal postérieur, leurs orifices ampullaires sont également distincts et occupent : 1° pour le supérieur, la partie antérieure de la voûte du vestibule ; 2° pour le postérieur, sa paroi postérieure. Quant à leurs orifices non ampullaires, ils se réunissent avant d'atteindre le vestibule et s'ouvrent dans cette cavité par un orifice commun, lequel est placé à la partie la plus reculée de sa paroi supérieure ou voûte, immédiatement en dedans de l'orifice non ampullaire du canal demi-circulaire externe (fig. 446 et 448). Il résulte d'une pareille disposition, on le conçoit, que les trois canaux demi-circulaires ne communiquent avec le vestibule que par cinq orifices, au lieu de six, l'un de ces orifices étant commun aux extrémités non ampullaires des deux canaux supérieur et postérieur. Le canal commun aux canaux demi-circulaires supérieur et inférieur est très court : il mesure en moyenne, 4 millimètres.

d. *Résumé.* — Nous résumons dans le tableau suivant les caractères différentiels des trois canaux demi-circulaires :

CANAUX DEMI-CIRCULAIRES	LON-GUEUR	ORIENTATION GÉNÉRALE	DIRECTION DE LA CONVEXITÉ	MODE D'ABOUCHEMENT DANS LE VESTIBULE	
				1° ORIFICE AMPULLAIRE	2° ORIFICE NON AMPULLAIRE
1° Supérieur. .	15ᵐᵐ	VERTICAL perpendiculaire à l'axe du	en haut	*Distinct :* s'ouvre sur la voûte du vestibule, en avant.	*Confondu* avec celui de C. D. C. postérieur : s'ouvre sur la voûte du vestibule, en arrière.
2° Postérieur .	18ᵐᵐ	VERTICAL parallèle à l'axe du rocher.	en arrière	*Distinct :* s'ouvre sur la paroi postérieure du vestibule.	*Confondu* avec celui de C. D. C. supérieur : s'ouvre sur la voûte du vestibule, en arrière.
3° Externe. . .	12ᵐᵐ	HORIZONTAL	en dehors	*Distinct :* s'ouvre sur la voûte du vestibule, en avant.	*Distinct :* s'ouvre sur la voûte du vestibule, en arrière.

C. — LIMAÇON OSSEUX

Le limaçon, encore appelé cochlée (de *cochlea*, κοχλός, limaçon), forme la partie antérieure du labyrinthe osseux (fig. 443,5). Il doit son nom à la ressemblance, véritablement frappante, qui existe entre son enveloppe extérieure et la coquille du limaçon vulgaire ou escargot. Comme ce dernier, il a l'aspect d'une masse conoïde et il présente chez l'homme l'orientation suivante : son grand axe est à

peu près perpendiculaire à l'axe du rocher ; autrement dit, il est obliquement
dirigé d'arrière en avant et de dedans en dehors. Sa base (fig. 443,13) tournée en
arrière, est située dans le fond du conduit auditif interne. Son sommet, tourné
en avant, répond à la partie antérieure de la caisse du tympan.

Au point de vue de ses rapports, le limaçon est situé, comme les deux autres
portions du labyrinthe, dans l'épaisseur du rocher. Il répond successivement : en
arrière, au vestibule et au conduit auditif interne ; en avant et en haut, à cette portion de la face antéro-postérieure du rocher qui est placée en dedans de l'hiatus de
Fallope ; en dehors, à la paroi de la caisse tympanique et tout particulièrement
au promontoire ; en bas, au canal carotidien et à la carotide interne, qui le traverse.

Considéré maintenant au point de vue de sa constitution anatomique, le limaçon se compose essentiellement de trois parties : le noyau, la lame des contours
et la lame spirale. — Le *noyau* (fig. 453, A), encore appelé *columelle*, occupe,

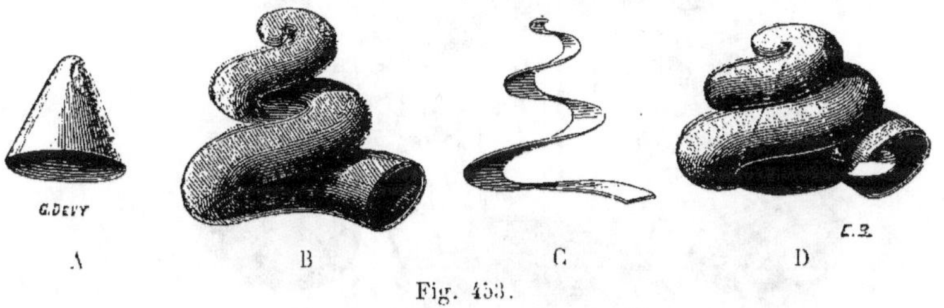

Fig. 453.

Les trois parties constituantes du limaçon osseux (*schématique*).

A, noyau ou columelle isolé (*en jaune*). — B, lame des contours isolée (*en bleu*). — C, lame spirale isolée (*en rouge*).
D, le noyau, la lame des contours et la lame spirale dans leurs connexions réciproques.

comme son nom l'indique, la partie centrale du limaçon. Il a la forme d'un cône
plein et présente la même orientation que le limaçon lui-même : sa base répond
au conduit auditif interne et son sommet regarde en avant et en dehors. — La
lame des contours (fig. 453, B) est un tube cylindrique qui s'enroule autour du
noyau, en allant de la base au sommet, et qui décrit ainsi trois tours de spire
seulement. Ce tube est, comme on le voit, très court. De ces deux extrémités, l'une,
celle qui répond au sommet du noyau, est entièrement fermée ; l'autre, celle qui
répond à la base, reste largement ouverte. — La *lame spirale* (fig. 453, C), enfin,
est une lamelle osseuse en forme de ruban, qui s'engage dans le tube précédent
et s'étend depuis son extrémité ouverte jusqu'à son extrémité fermée. Comme ce
dernier, elle décrit autour du noyau un trajet spiral et se dispose toujours d'une
façon telle que l'un de ses bords répond à la paroi interne ou axiale de la lame
des contours, tandis que l'autre regarde la paroi opposée. Grâce à cette cloison
osseuse, le long couloir cylindrique, que formait tout à l'heure la lame des contours, se trouve divisé maintenant en deux moitiés distinctes, qui ont chacune la
forme d'un demi-cylindre : elles ont reçu le nom de *rampes du limaçon*. Les
rampes, suivant naturellement la même direction que la lame des contours,
s'étendent, comme elle, de la base au sommet du limaçon et sont constamment
séparées l'une de l'autre par la lame spirale. De ces deux rampes, celle qui est
placée en arrière de la lame spirale répond en bas à la fenêtre ronde et par conséquent à la caisse du tympan : on l'appelle, pour cette raison, la *rampe tympanique*. L'autre, celle qui est placée en avant de cette même lame spirale, s'ouvre
dans le vestibule, et, de ce fait, a reçu le nom de *rampe vestibulaire*.

Les figures 453, A, B et C, nous montrent les trois parties constitutives du limaçon à l'état d'isolement, chacune avec une couleur particulière. La figure 453, D nous les représente en place et dans leurs connexions réciproques. Pour bien nous fixer sur ces connexions, il importe de pratiquer sur cette dernière figure (453, D) une coupe verticale allant du sommet à la base et la partageant en deux moitiés. L'une de ces moitiés nous est représentée dans la figure 454, qui a été dessinée à une échelle plus grande, mais dans laquelle les trois parties constituantes du limaçon, pour rendre la figure plus démonstrative, ont conservé leur couleur conventionnelle. Nous y reconnaissons tout de suite : 1° au centre de la figure, le *noyau*

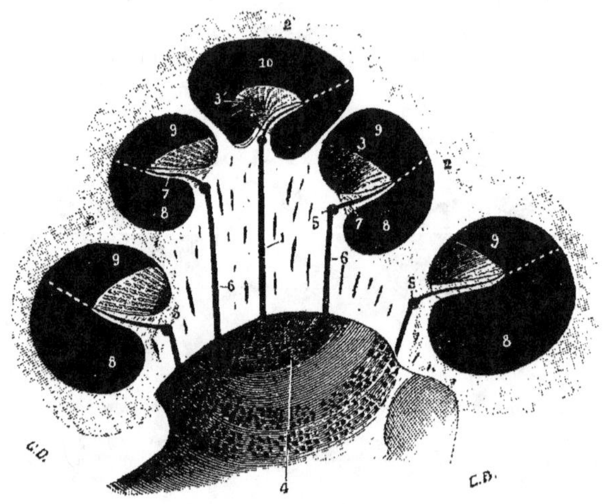

Fig. 454.

Coupe transversale du limaçon osseux : l'un des segments, vu par sa surface de coupe (*demi-schématique*).

1. coupe de la columelle (*en jaune*). — 2, 2, 2, lame des contours (*en bleu*). — 3, lame spirale osseuse, avec 3′, son crochet terminal (*en rouge*). — 4, crible spiroïde de la base du limaçon. — 5, canal de Rosenthal avec : 6, 6, ses canaux afférents ; 7, 7, ses canaux efférents, dans l'épaisseur de la lame spirale. — 8, rampe tympanique. — 9, rampe vestibulaire. — 10, coupole du limaçon.

du limaçon, revêtant sur la coupe la forme d'un triangle ; 2° tout autour de lui, le tube cylindrique, que forme la *lame des contours*, décrivant ses trois tours de spire ; 3° dans ce dernier, enfin, la *lame spirale*, formant cloison et divisant la cavité tubuleuse de la lame des contours en deux couloirs ou rampes : la *rampe vestibulaire* qui est placée en avant et la *rampe tympanique* qui est placée en arrière.

Ce coup d'œil rapide jeté sur le limaçon nous a nettement fixé, je l'espère, sur sa constitution anatomique générale, ainsi que sur les rapports réciproques de ses parties constituantes. Mais la description qui précède n'est qu'une description sommaire, une description toute schématique et nous devons la compléter. Pour cela, nous allons reprendre une à une les différentes parties du limaçon et donner, à propos de chacune d'elles, tous les détails complémentaires qu'elle comporte et que nous sommes, maintenant, bien à même de comprendre :

1° Noyau ou columelle. — Le noyau ou axe du limaçon (*modiolus* de Valsalva, *columelle* de Breschet) revêt la forme d'un cône plein, occupant, comme nous l'avons dit plus haut, la partie centrale du limaçon. Sa largeur est de 3 millimètres à la base ; elle diminue rapidement en se rapprochant du sommet et n'est plus que de 1 millimètre au niveau du second tour. Quant à sa hauteur, elle est également de 3 millimètres. La figure 454 nous montre, à ce sujet, que le noyau du limaçon ne dépasse pas le second tour et qu'il est, par conséquent, un peu moins haut que le limaçon lui-même : il existe un intervalle de 1 millimètre environ entre le sommet du limaçon et le sommet de son noyau. Envisagée à un point de vue purement descriptif, la columelle nous offre à considérer une base, un sommet et une surface extérieure :

A. BASE. — La base de la columelle répond exactement à la fossette antéro-inférieure du conduit auditif interne. Elle nous présente une multitude de petits

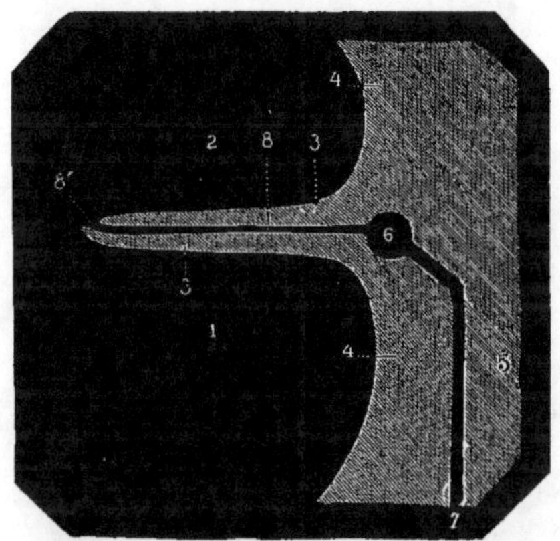

Fig. 455.

Le canal de Rosenthal avec ses canaux afférents et ses canaux efférents, vus sur une coupe (*schématique*).

1, rampe tympanique du limaçon. — 2, rampe vestibulaire. — 3, 3, lame spirale, avec ses deux lamelles. — 4, lame des contours. — 5, columelle. — 6, canal de Rosenthal, vu en coupe. — 7, canal afférent. — 8, canal efférent, compris entre les deux lamelles de la lame spirale, avec 8, sa terminaison dans le canal cochléaire.

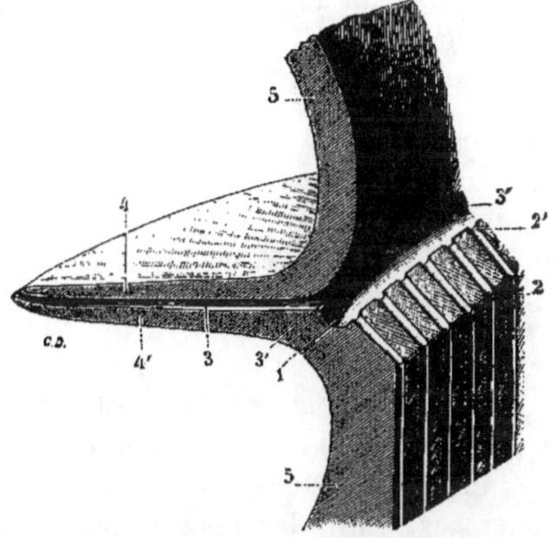

Fig. 456.

Les mêmes, vus de profil après ablation de la paroi interne du canal de Rosenthal et de ses canaux afférents (*schématique*).

1, canal de Rosenthal. — 2, l'un de ses canaux afférents, avec 2', sa terminaison dans le canal de Rosenthal. — 3, l'un de ses canaux efférents, avec 3', son origine dans le canal de Rosenthal. — 4, 4'. lamelle antérieure et lamelle postérieure de la lame spirale. — 5, coupe de la lame des contours.

orifices, à travers lesquels se tamisent les divisions du nerf cochléen. Ces orifices se disposent suivant une double ligne spirale, qui s'enroule dans le même sens que la lame des contours et qui décrit ainsi deux tours complets : nous la désignerons sous le nom de *crible spiroïde de la base du limaçon* (*tractus spiralis foraminulentus* de certains anatomistes). Le long de ce crible (fig. 463, 5'), les orifices en question ne sont pas irrégulièrement disséminés, mais répartis systématiquement dans une double rangée de fossettes quadrilatères, que séparent des crêtes plus ou moins accusées. Chacune de ces fossettes renferme 4 à 6 trous. Le crible spiroïde, après avoir effectué son deuxième tour, se termine par un orifice (5″) beaucoup plus considérable que tous les autres, qui répond exactement au centre de la base du limaçon.

Chacun des orifices que nous présente le crible spiroïde, y compris l'orifice central, est l'origine d'un petit canal qui se dirige d'abord parallèlement à l'axe du limaçon et qui, après un certain trajet, variable pour chacun d'eux, s'infléchit en dehors pour gagner le bord adhérent de la lame spirale. Ces canaux sont très visibles sur les coupes verticales du limaçon (fig. 454,6).

La figure 454 nous montre en même temps que chacun de ces canaux, au moment d'atteindre la lame spirale, semble s'agrandir et présenter à ce niveau une dilatation nettement délimitée et de forme sphérique. En réalité, le petit cercle qui représente ce renflement (5) n'est autre que la coupe transversale d'un canal continu et régulièrement cylindrique, qui contourne en spirale la partie corticale de la columelle, en suivant exactement la ligne de soudure de cette partie corticale avec la lame spirale : c'est le *canal spiral de Rosenthal*.

Le canal de Rosenthal, disons-le par anticipation, est rempli par des cellules nerveuses ganglionnaires, dont l'ensemble constitue le *ganglion spiral* ou *ganglion de Corti*. Sa face interne ou axiale (voy. fig. 455 et 456) est percée de nombreux orifices, à travers lesquels passent les divisions du nerf cochléen, se rendant de la base du limaçon au ganglion de Corti. Sa face externe nous présente, elle aussi, une nouvelle série d'orifices qui livrent passage à ces mêmes divisions nerveuses pour se rendre du ganglion précité dans l'épaisseur de la lame spirale.

B. Sommet. — Le sommet de la columelle répond à la fin du deuxième tour. Il présente un petit orifice circulaire, visible à l'œil nu, qui n'est autre que la terminaison du canal central du noyau, dont nous avons vu l'origine tout à l'heure sur le crible spiroïde de la base du limaçon. Ce canal central, comme tous les canaux qui l'entourent, livre passage à un rameau du nerf cochléen.

C. Surface extérieure. — La surface de la columelle répond à la paroi interne de la lame des contours et au bord concave de la lame spirale, qui lui adhèrent d'une façon intime. La ligne d'implantation de cette dernière est marquée par deux rainures parallèles qui correspondent aux deux lamelles de la cloison spirale (voy. plus bas). Entre les deux rainures se trouve une petite surface intermédiaire, qui est criblée de trous : ce sont les *foramina modioli*, à travers lesquels passent les filets nerveux, indiqués ci-dessus, qui, du ganglion de Corti, se portent dans l'épaisseur de la lame spirale et, de là, aux cellules sensorielles du limaçon membraneux.

2° Lame des contours. — La lame des contours (fig. 353, B) est un tube creux qui s'enroule autour de la columelle, en allant de sa base vers son sommet. Sa longueur totale est de 28 à 30 millimètres. Son diamètre mesure 2 millimètres à son origine; mais il diminue peu à peu, comme toutes les parties constitutives du limaçon, au fur et à mesure qu'on se rapproche du sommet.

Le tube osseux formé par la lame des contours, *tube osseux cochléaire*, commence sur le côté interne du promontoire, immédiatement au-dessus de la fenêtre ronde (fig. 459). De là, il se dirige en bas et en dedans vers le côté inférieur de la columelle. Puis, se redressant, il se porte en haut et en dehors, en recouvrant successivement le côté interne et le côté supérieur de la columelle. Il arrive ainsi à son point de départ et le premier tour de spire est effectué. Continuant alors son trajet spiroïde, il accomplit successivement et de la même façon un deuxième, puis un troisième tour. Il est à remarquer que ces trois tours de spire ne sont pas situés sur le même plan, mais se superposent de la base au sommet de la columelle, d'une façon telle que le troisième tour est placé en avant du deuxième et celui-ci en avant du premier (fig. 457). Ils forment donc trois étages successifs. Nous ajouterons que, sur les points où deux tours contigus entrent en contact (14), la paroi de l'un se confond intimement avec la paroi de l'autre : il en résulte que les différents tours du limaçon sont séparés les uns des autres, non pas par une double cloison, comme le laisserait supposer la description qui précède, mais par une cloison unique, laquelle remplit à la fois les fonctions de voûte et de plancher : de voûte pour le tour qui précède, de plancher pour le tour qui suit.

Ainsi disposée, la lame des contours présente deux moitiés ou parois : 1° une *paroi interne* ou *axiale*, relativement mince, qui répond à la surface de la colu-

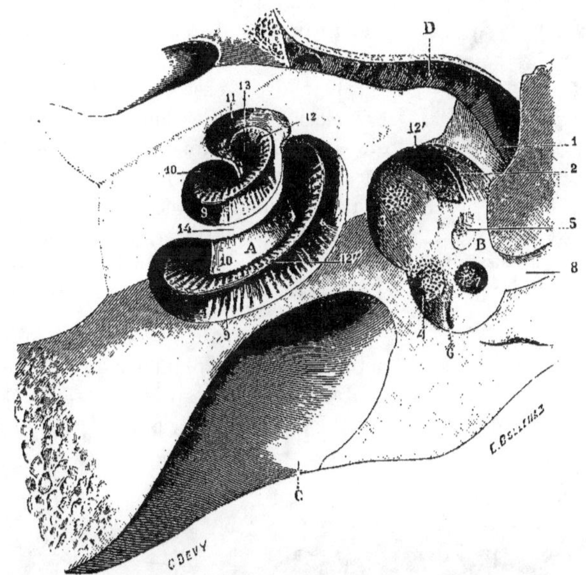

Fig. 457.

Le limaçon et le vestibule vus par en haut.

(On a enlevé à la scie toute la partie du rocher qui forme la voûte de l'oreille interne.)

A, limaçon. — B. vestibule. — C, conduit auditif externe. — D. caisse du tympan.

1. bord inférieur de la fenêtre ovale. — 2, fente vestibulo-tympanique. — 3, fossette hémisphérique. — 4, fossette semi-ovoïde. — 5, fossette cochléaire. — 6, gouttière sulciforme et orifice de l'aqueduc du vestibule. — 7, orifice inférieur du canal demi-circulaire postérieur. — 8, orifice non ampullaire du canal demi-circulaire externe. — 9, rampe tympanique du limaçon. — 10. rampe vestibulaire. — 11, coupole. — 12. lame spirale. avec : 12'. son origine vestibulaire ; 12''. son bord externe. · 13. hélicotréma. — 14, lame des contours.

melle et se soude avec elle d'une façon plus ou moins intime ; 2° une *paroi externe* ou *périphérique*, beaucoup plus épaisse, qui fait face à la précédente et constitue l'écorce du limaçon.

Ces deux parois se comportent différemment au niveau du sommet de la columelle. — La *paroi interne*, après avoir décrit le deuxième tour, atteint le sommet de la columelle. Elle cesse alors d'exister et se termine en se confondant avec le côté externe de ce sommet. — La *paroi externe* atteint, elle aussi, après avoir accompli son deuxième tour, le sommet de la columelle. Mais elle ne s'arrête pas là : continuant son trajet spiroïde, elle décrit encore un troisième tour en formant une gouttière curviligne, qui surplombe la columelle à la manière d'une voûte ou coupole : de là le nom de *coupole du limaçon*, sous lequel on désigne cette portion terminale de la lame des contours (fig. 457,11 et 458,1). Extérieurement, la coupole répond à ce que nous avons appelé le sommet du limaçon.

Le sommet de la columelle et la coupole qui le surplombe sont séparés l'un de l'autre, comme nous l'avons déjà dit, par un intervalle d'un millimètre. Entre les deux s'étend une lamelle osseuse, mince et fragile, affectant la forme d'un demi-cône creux. Son sommet se confond avec le sommet de la columelle tandis que sa base s'unit à la circonférence de la coupole : c'est la *lamelle semi-infundibuliforme de la lame des contours* (fig. 458,2) et le demi-cône creux qu'elle circonscrit est appelé *infundibulum*. Cette lamelle osseuse, dont on a voulu faire une formation spéciale sous le nom de *lamina modioli* ou de *lamelle terminale de la columelle*, n'est autre que la continuation de la cloison osseuse, ci-dessus décrite, qui sépare les uns des autres les différents tours de spire de la lame des contours. D'une part en effet, elle se continue, sans ligne de démarcation aucune, avec cette cloison, et, d'autre part, elle se termine par un bord libre, de forme concave, sur lequel nous aurons à revenir à propos des deux rampes du limaçon.

3° Lame spirale. — La lame spirale prend naissance sur le plancher du vestibule, immédiatement au-dessus de la fenêtre ronde (fig. 459,8). De là, elle se porte en avant et prend part, par sa portion initiale, à

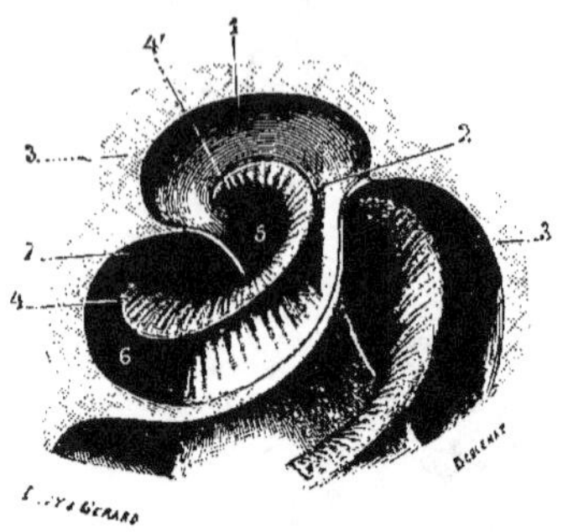

Fig. 458.

Sommet du limaçon (grossissement d'une partie de la figure précédente).

1, coupole. — 2, lamelle semi-infundibuliforme. — 3, lamelle des contours. — 4, lame spirale (*en rouge*), avec 4', son crochet ou hamulus. — 5, hélicotréma. — 6, rampe tympanique. — 7, rampe vestibulaire.

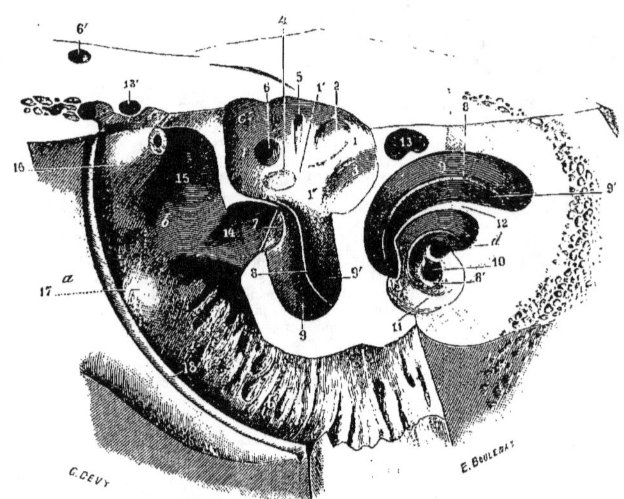

Fig. 459.

Le limaçon et la partie inférieure du vestibule, vus après abrasion de leur paroi antéro-externe et du promontoire (grossissement de la figure 444 : se reporter à cette figure pour l'orientation.

a, conduit auditif interne. — *b*, caisse du tympan. — *c*, vestibule. — *d*, limaçon.

1, crête vestibulaire, avec 1', 1", ses deux branches de bifurcation. — 2, fossette semi-ovoïde. — 3, fossette semi-hémisphérique. — 4, fossette cochléaire. — 5, gouttière sulciforme, se terminant en haut par l'orifice interne de l'aqueduc du vestibule. — 6, orifice ampullaire du canal demi-circulaire postérieur. — 6', coupe de ce même canal dans sa portion ascendante. — 7, fenêtre ronde et tympan secondaire. — 8, lame spirale, avec 8', son crochet terminal (*en rouge*). — 9, rampe tympanique. — 9', rampe vestibulaire. — 10, hélicotréma. — 11, coupole. — 12, lame des contours. — 13, coupe des deux fossettes supérieures du fond du conduit auditif interne : l'antérieure se continue avec l'aqueduc de Fallope, la postérieure ou vestibulaire donne passage à une branche du nerf vestibulaire. — 13', coupe de l'aqueduc de Fallope au commencement de sa portion verticale. — 14, fossula rotunda. — 15, sinus tympanicus. — 16, pyramide. — 17, protubérance styloïde. — 18, sulcus tympanicus.

la formation du plancher vestibulaire (voy. p. 610). Puis, elle s'engage dans le tube osseux que forme la lame des contours et s'étend ainsi jusqu'à l'autre extrémité de ce tube, en décrivant, comme lui et dans le même sens, des tours de spire autour de la columelle.

La lame spirale nous présente deux faces et deux bords :

De ses deux faces l'une regarde en arrière, du côté du vestibule par conséquent, l'autre regarde en avant, du côté du sommet du limaçon. — La première, *face postérieure*, est relativement lisse. — La seconde, *face antérieure*, est parcourue par une multitude de petites crêtes transversales, alternant avec des sillons de même direction.

Ses deux bords se distinguent en interne ou externe. — Le *bord interne*, concave, répond à la paroi interne de la lame des contours et se confond avec cette paroi, ainsi qu'avec la surface de la columelle, d'une façon intime. Au-dessous de la ligne d'implantation de ce bord, la lame des contours nous présente un système de saillies verticales et parallèles qui donnent à cette portion du limaçon l'aspect d'une colonne régulièrement cannelée (fig. 457,9) : ces saillies occupent bien entendu la rampe tympaniqu° du limaçon et sont désignées, pour cette raison, sous le nom de *colonnes de la rampe tympanique*. — Le *bord externe*, convexe, plus mince que le précédent, regarde la paroi périphérique de la lame des contours. Mais il n'arrive pas à son contact, et, quel que soit le point du limaçon que l'on considère, on constate toujours qu'il existe un intervalle entre le bord convexe de la lame spirale et la paroi correspondante de la lame des contours. Cet intervalle est comblé à l'état frais par les parties molles du labyrinthe membraneux, et toute communication est alors interrompue au niveau du bord externe de la lame spirale, entre la partie du tube osseux cochléaire qui est placée en avant de cette lame, et la partie de ce même tube qui est placée en arrière. Le bord externe de la lame spirale nous présente une multitude de petits orifices (fig. 455, 8′) destinés à livrer passage à des vaisseaux et à des filets nerveux.

La lame spirale présente ses plus grandes dimensions au niveau du premier tour, où elle occupe les deux tiers environ de la largeur du tube cochléaire. Elle diminue graduellement dans le deuxième tour et se termine dans le troisième par une extrémité libre en forme de crochet (fig. 458,4′), que l'on désigne indistinctement sous les noms de *bec*, de *rostrum*, de *hamulus*. Ce crochet terminal, à son tour, présente deux bords, comme la lame osseuse qu'il termine : 1° un bord convexe qui fait suite au bord convexe de la lame spirale et qui est continué, du côté de la lame des contours, par les parties molles du limaçon membraneux ; 2° un bord concave, demi-circulaire, qui, complété par ces mêmes parties molles, se transforme en un orifice arrondi (fig. 458, 5) auquel BRESCHET a donné le nom d'*hélicotréma* (de ἕλιξ, limaçon, et τρῆμα, trou). C'est au niveau de cet orifice que se fait la communication entre les deux rampes du limaçon.

Envisagée au point de vue de sa constitution anatomique, la lame spirale se compose de deux lamelles distinctes (fig. 456), l'une antérieure (4), l'autre postérieure (4′), unies l'une à l'autre par des travées osseuses ou simplement conjonctives. Entre ces deux lamelles se trouve un système de petits canaux, qui se dirigent transversalement du bord concave vers le bord convexe. Ces canaux prennent naissance, en dedans, sur la paroi externe du canal de Rosenthal et livrent passage aux filets nerveux qui, du ganglion de Corti, se rendent aux parties molles du limaçon.

4° Rampes du limaçon. — La lame spirale que nous venons de décrire est continuée en dehors par des parties molles (*lame spirale membraneuse* des anciens auteurs), que nous étudierons dans le paragraphe suivant et qui s'étendent de son bord convexe jusqu'à la paroi externe ou périphérique de la lame des contours. Ainsi complétée, la lame spirale devient une véritable cloison, qui s'étend transversalement d'une paroi à l'autre du tube osseux cochléaire : comme, d'autre part, elle parcourt régulièrement toute l'étendue de ce tube osseux, depuis sa base jusqu'au sommet, elle le divise en deux longs couloirs, que l'on désigne sous le nom de *rampes*. Naturellement chacune de ces rampes, représentant une moitié du tube cochléaire, a la forme d'un demi-cylindre creux et revêt sur les coupes transversales (fig. 454.8 et 9) l'aspect d'un demi-cercle.

Des deux rampes du limaçon, l'une est placée en avant de la lame spirale, et par conséquent regarde le sommet du limaçon. Elle commence par un orifice ellip-

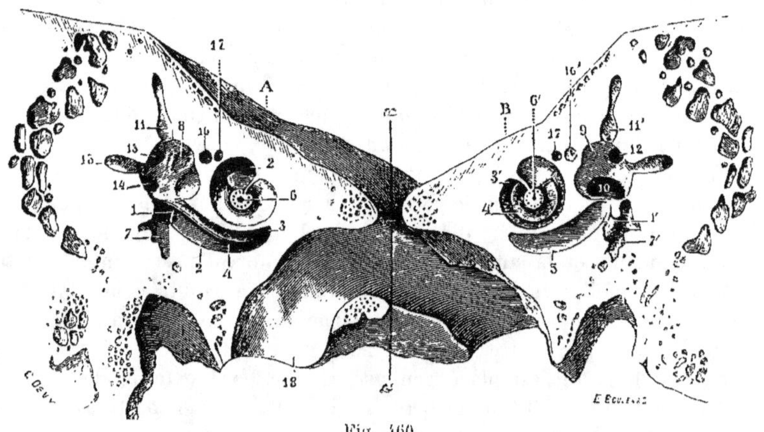

Fig. 460.

Coupe verticale et antéro-postérieure du rocher passant par le vestibule immédiatement en dedans de la fenêtre ovale, parallèlement à la paroi interne de la caisse du tympan.

A. segment postéro-interne de la coupe. — B. ligament antéro-externe de la coupe. — *x x*, axe vertical suivant lequel les deux segments se sont écartés l'un de l'autre.

1, 1'. fenêtre ronde, eu dedans de laquelle se voit, sur le segment A, l'orifice interne de l'aqueduc du limaçon. — 2, 2'. rampe tympanique du limaçon. — 3, 3'. sa rampe vestibulaire. — 4, 4'. lame spirale teintée en rose. — 5. paroi antéro-externe du premier tour de spire du limaçon. — 6, 6'. columelle. — 7, 7'. caisse du tympan. — 8. paroi interne du vestibule, avec ses fossettes. — 9, sa paroi externe. — 10. fenêtre ovale. — 11, 11'. extrémité ampullaire du canal demi-circulaire supérieur. — 12. extrémité ampullaire du canal demi-circulaire externe. — 13. orifice commun aux canaux demi-circulaires supérieur et postérieur. — 14. orifice ampullaire du canal demi-circulaire postérieur. — 15, 15'. orifice non ampullaire du canal demi-circulaire externe. — 16. coupe de la fossette vestibulaire supérieure du conduit auditif interne. — 16'. fond de cette fossette, avec les orifices qu'elle présente pour la branche supérieure du nerf vestibulaire. — 17. coupe de l'aqueduc de Fallope. — 18. canal carotidien.

tique que nous avons déjà signalé (p. 609) à la partie antérieure et inférieure du vestibule, d'où le nom de *rampe vestibulaire* sous lequel on la désigne. L'autre est placée en arrière de la lame spirale et regarde par conséquent la base du limaçon. Elle prend son origine à la fenêtre ronde (fig. 459, 9) et s'ouvrirait dans la caisse du tympan si cette fenêtre n'était fermée par une membrane : on lui donne, pour cette raison, le nom de *rampe tympanique*.

Comme la lame des contours dont elles dépendent, la rampe tympanique et la rampe vestibulaire suivent autour de la columelle un trajet spiral et parallèle. Dans tout leur trajet, elles sont séparées l'une de l'autre par la lame spirale, qui à leur égard joue à la fois le rôle de voûte et de plancher : de voûte pour la rampe tympanique, de plancher pour la rampe vestibulaire.

Envisagées au point de vue de leurs dimensions, les deux rampes ne sont pas égales. Si nous les suivons de la base au sommet, nous constatons que la rampe vestibulaire est d'abord beaucoup plus étroite que la rampe tympanique. Elle lui devient égale à la fin du premier tour et cette égalité entre les deux rampes persiste pendant la première moitié du deuxième tour. Plus loin, la rampe vestibulaire s'agrandit au détriment de la rampe tympanique et elle l'emporte alors sur cette dernière jusqu'à sa terminaison au-dessous de la coupole.

Jusque-là, les deux rampes sont complètement indépendantes, quoique très rapprochées : aucun trou, aucune fissure ne les relient l'une à l'autre. Sous la coupole, au contraire, la rampe vestibulaire et la rampe tympanique communiquent largement entre elles par cet orifice circulaire, moitié osseux, moitié membraneux, que nous avons déjà signalé, à propos de la lame spirale, sous le nom d'*hélicotréma*. L'hélicotréma est situé au sommet des deux rampes et il est exact de dire qu'à son niveau les deux rampes se terminent l'une dans l'autre, autrement dit se continuent réciproquement. Il résulte d'une pareille disposition que, si l'on injecte un liquide par la fenêtre ronde, ce liquide parcourt tout d'abord la rampe tympanique, puis passe par l'hélicotréma et descend alors par la rampe vestibulaire jusque dans le vestibule. Inversement, une injection poussée dans le vestibule remplit successivement la rampe vestibulaire, l'hélicotréma, la rampe tympanique, et, par cette dernière, arrive à la membrane de la fenêtre ronde, qu'elle fait bomber du côté de la caisse du tympan.

Aqueduc du limaçon. — Le limaçon est relié à l'écorce du rocher ou même à l'extérieur par un petit conduit osseux, l'*aqueduc du limaçon*. Nous avons déjà vu, en ostéologie, l'orifice extérieur de ce conduit : il occupe le fond d'une dépression pyramidale qui est située sur le bord postérieur du rocher, un peu en dedans de la fosse jugulaire. De là, l'aqueduc du limaçon se porte obliquement en haut, en avant et un peu en dehors, en décrivant dans son ensemble une légère courbe dont la concavité regarde en bas. Finalement, il vient s'ouvrir dans la portion initiale de la rampe tympanique, par un tout petit orifice qui est situé (fig. 461, 7) sur la paroi interne de cette rampe, immédiatement en avant de la membrane qui ferme la fenêtre ronde. Cet orifice est arrondi et légèrement infundibuliforme : il est précédé, du côté de la fenêtre ronde, par une petite crête verticale ordinairement très visible, sur laquelle s'insère la membrane précitée.

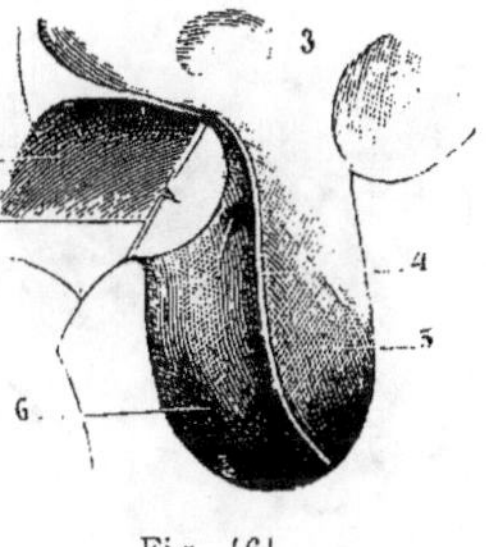

L'aqueduc du limaçon mesure de 10 à 12 millimètres de longueur. Il est excessivement étroit, surtout à sa partie moyenne, où l'on peut à peine introduire un cheveu. A l'état frais, il livre passage (fig. 483, 12) à un

Fig. 461.

Orifice interne de l'aqueduc du limaçon (grossissement de la figure 895, s'y reporter pour l'orientation).

1, caisse du tympan (fossula rotunda). — 2, fenêtre ronde et tympan secondaire. — 3, plancher du vestibule. — 4, lame spirale. — 5, rampe vestibulaire. — 6, rampe tympanique. — 7, orifice interne de l'aqueduc du limaçon.

prolongement tubuleux de la dure-mère, renfermant à son centre une fente lymphatique et une veinule qui se rend au golfe de la veine jugulaire.

A côté de l'aqueduc du limaçon, il existe constamment un ou deux autres petits canaux. Ces canalicules accessoires, qui ont été particulièrement bien décrits en 1890 par Siebenmann, amènent des vaisseaux aux différentes parties du limaçon.

D. — CONDUIT AUDITIF INTERNE

Le conduit auditif interne est un canal osseux qui, de la face postérieure du rocher, s'étend au labyrinthe. Il livre passage, comme on le sait, à trois cordons nerveux : l'auditif, le facial et l'intermédiaire de Wrisberg. Sa longueur est de 8 à 10 millimètres ; son diamètre de 4 ou 5. Au point de vue de sa direction, il se porte obliquement de dedans en dehors et d'arrière en avant, faisant avec l'axe du rocher un angle de 45° environ. Le conduit auditif interne nous offre à considérer deux orifices, l'un interne, l'autre externe.

1° Orifice interne. — L'orifice interne, largement ouvert dans la cavité cranienne, occupe la face postéro-supérieure du rocher (voy. t. Ier, *Temporal*). Il est elliptique à grand axe transversal.

2° Orifice externe. — L'orifice externe ou fond du conduit auditif interne, fermé par une paroi osseuse, répond à la paroi interne du vestibule et à la base du limaçon (fig. 462 et 463). Une crête transversale, *crête falciforme du conduit auditif interne* (1), divise le fond du conduit en deux étages, l'un supérieur, l'autre inférieur :

A. Étage supérieur. — L'étage supérieur est subdivisé lui-même par une petite crête verticale en deux parties, affectant chacune la forme d'une excavation ou fossette. — La *fossette antérieure (fossette faciale*, est occupée par un large orifice, qui n'est autre que l'orifice supérieur de l'aqueduc de Fallope à travers lequel

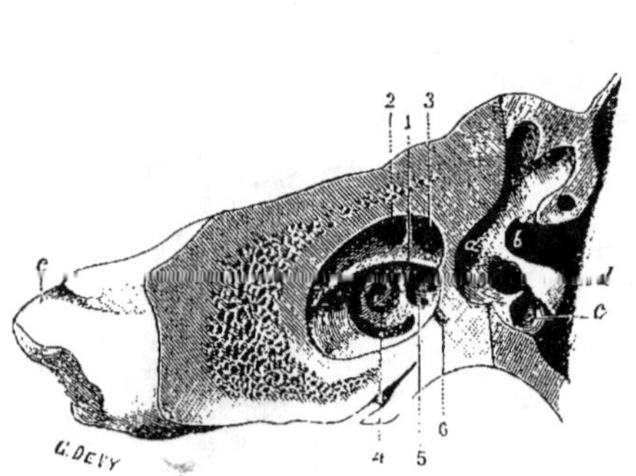

Fig. 462.

Conduit auditif interne, coupé perpendiculairement à son axe pour montrer les orifices qui se trouvent au fond de ce conduit (segment antérieur de la coupe).

a, vestibule. — *b*, fenêtre ovale. — *c*, fenêtre ronde. — *d*, caisse du tympan. — *e*, sommet du rocher. — 1, crête falciforme du conduit auditif interne.— 2, fossette antéro-supérieure ou faciale. — 3, fossette postéro-supérieure ou vestibulaire supérieure, avec ses orifices pour la branche supérieure du nerf vestibulaire. — 4, fossette antéro-inférieure ou cochléenne, avec le crible spiroïde de la columelle. — 5, fossette postéro-inférieure ou vestibulaire inférieure, avec ses orifices livrant passage au nerf sacculaire. — 6, foramen singulare de Morgagni, pour le nerf ampullaire inférieur.

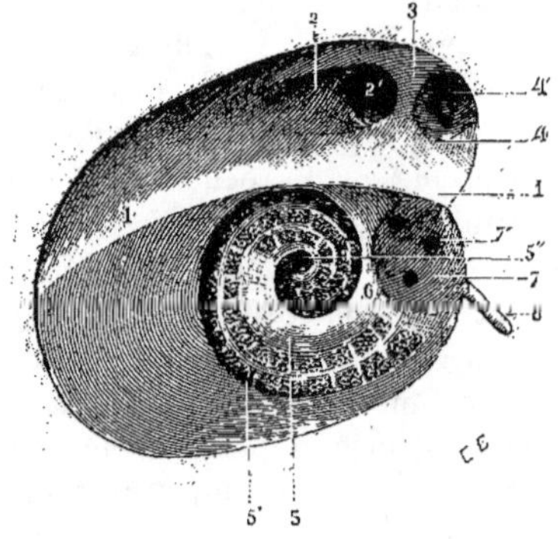

Fig. 463.

Le fond du conduit interne dont le diamètre est grandi sept fois, pour montrer les détails du crible spiroïde (grossissement d'une partie de la figure précédente).

1. crête falciforme. — 2. fossette antéro-supérieure, avec 2', orifice interne de l'aqueduc de Fallope. — 3. crête verticale qui sépare cette fossette de 4. fossette postéro-supérieure, avec 4'. les orifices pour les filets nerveux. — 5. fossette antéro-inférieure, avec 5'. le crible spiroïde, et 5''. le trou du canal central de la columelle. — 6. crête qui sépare la fossette antéro-inférieure de 7. fossette postéro-inférieure. — 7' orifices pour les rameaux du nerf sacculaire. — 8. foramen singulare de Morgagni. avec la partie antérieure du canal qui livre passage au nerf ampullaire inférieur.

passe le nerf facial. — La *fossette postérieure (fossette vestibulaire supérieure)*, étroite et profonde, répond à la branche supérieure du nerf vestibulaire. Elle nous présente trois ou quatre orifices, irrégulièrement disposés, dans lesquels s'engagent les divisions de ce nerf.

B. Étage inférieur. — L'étage inférieur est à la fois plus large et plus haut que l'étage supérieur. Comme ce dernier, il est subdivisé par une crête ordinairement peu marquée en deux fossettes, l'une antérieure, l'autre postérieure. — La *fossette antérieure* (*fossette cochléenne*) n'est autre que la base de la columelle déjà étudiée (fig. 463,5). Elle nous présente une multitude de petits pertuis, lesquels, on s'en souvient, se disposent en une élégante spirale, appelée *crible spiroïde* de la base du limaçon. A travers ce crible se tamisent les fines divisions du nerf cochléen. — La *fossette postérieure* (*fossette vestibulaire inférieure*) répond à la branche inférieure du nerf vestibulaire. Nous y voyons d'abord deux ou trois trous, destinés à livrer passage au nerf sacculaire, le plus important des rameaux du nerf vestibulaire inférieur. En arrière de ces trous, tout à fait à la limite postérieure de notre fossette, se trouve un nouvel orifice, plus volumineux que les autres : c'est le *foramen singulare* de Morgagni (fig. 463,8), par lequel passe le nerf postérieur, autre rameau du nerf vestibulaire.

Nous aurons l'occasion de revenir sur ces différentes fossettes et sur les orifices qu'elles renferment à propos du mode de distribution de l'auditif.

§ II. — Labyrinthe membraneux

Les différentes cavités, vestibule, canaux demi-circulaires et limaçon, que nous venons de décrire dans le paragraphe précédent, sont tapissées dans toute leur étendue par une mince membrane conjonctive, véritable périoste, qui se continue, d'une part avec la dure-mère par l'aqueduc du vestibule, d'autre part avec le périoste exocranien par l'aqueduc du limaçon. Elles renferment en outre, à leur intérieur, un système de poches membraneuses, de forme et de dimensions fort diverses, sur lesquelles viennent se perdre les filets terminaux de l'auditif et dont l'ensemble constitue le *labyrinthe membraneux*. Ces formations molles de l'oreille interne ont une disposition différente suivant les régions où on les examine et doivent être étudiées séparément : 1° dans le vestibule; 2° dans les canaux demi-circulaires ; 3° dans le limaçon.

A. — Vestibule membraneux

On donne le nom de vestibule membraneux aux parties molles qui, à l'état frais, se trouvent contenues dans le vestibule osseux.

1° Conformation extérieure. — Le vestibule membraneux se compose essentiellement de deux vésicules : l'une, supérieure, appelée *utricule*; l'autre, inférieure, désignée sous le nom de *saccule*. Il comprend en outre la *portion initiale du canal cochléaire* et le *canal endolymphatique*.

A. Utricule. — L'utricule (fig. 464,1) occupe la partie supérieure du vestibule. Il a la forme d'une petite vésicule, allongée d'avant en arrière et aplatie dans le sens transversal : sa longueur mesure 3 ou 4 millimètres ; sa largeur et sa hauteur, 2 millimètres seulement. Sa face interne répond à la fossette semi-ovoïde et lui adhère intimement. Sa face externe regarde la base de l'étrier ; mais elle n'arrive jamais à son contact : entre l'étrier et l'utricule se trouve un intervalle de 2 millimètres environ.

Par sa surface extérieure, l'utricule est relié au périoste vestibulaire par des tractus fibreux ou conjonctifs, qui le maintiennent en position et lui amènent ses vaisseaux. Sa surface intérieure est partout régulière et lisse, excepté en dedans, au niveau du point où elle répond à la fossette semi-ovoïde. Sur ce point, en effet, se dresse une petite saillie ovoïde, de coloration blanchâtre, mesurant 3 millimètres de longueur sur 1^{mm},5 de hauteur : c'est la *tache acoustique de l'utricule* (fig. 465,1').

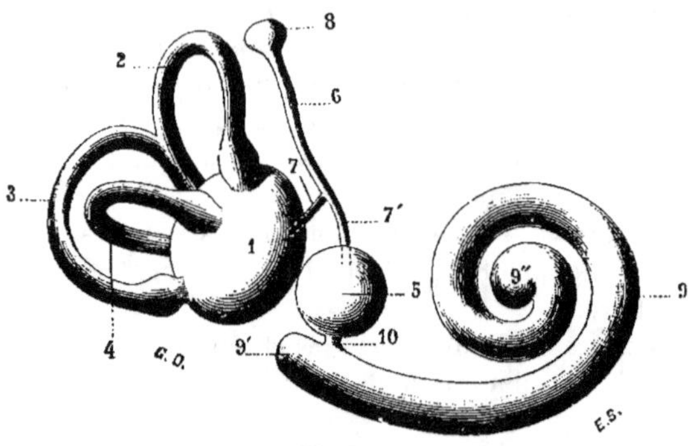

Fig. 464.

Labyrinthe membraneux du côté droit, vu par sa face externe.

1, utricule. — 2, canal demi-circulaire supérieur. — 3. canal demi-circulaire postérieur. — 4, canal demi-circulaire externe. — 5, saccule. — 6, canal endolymphatique, avec : 7 et 7', ses canaux d'origine ; 8, son cul-de-sac terminal. — 9, canal cochléaire, avec : 9', son cul-de-sac vestibulaire ; 9'', son cul-de-sac terminal. — 10, canalis reuniens de Hensen.

À cette tache aboutissent, comme nous le verrons plus tard, les divisions du nerf utriculaire.

Sur cette même surface intérieure de l'utricule, nous rencontrons cinq orifices, tous les cinq arrondis ou ovalaires. Ce sont les orifices ampullaires et non ampullaires des canaux demi-circulaires membraneux. Ils présentent sur les parois de l'utricule (fig. 464 et 465) la même situation respective que les orifices des canaux demi-circulaires osseux sur les parois du vestibule.

B. SACCULE. — Le saccule (fig. 464,5) est situé au-dessous de l'utricule, dans la partie la plus déclive de la cavité vestibulaire. Il a une forme régulièrement arrondie et mesure, en moyenne, 2 millimètres de diamètre : il est, par conséquent, beaucoup plus petit que l'utricule.

Il répond : 1° en haut, à la paroi inférieure de l'utricule qui lui adhère d'une façon intime ; 2° en bas, au plancher du vestibule et plus particulièrement à la portion initiale de la lame spirale (p. 620) ; 3° en dehors, à la paroi externe du vestibule, dont il est séparé par un intervalle d'un millimètre et demi ; 4° en dedans, à la fossette hémisphérique, à laquelle il est faiblement uni (RÜDINGER) par un tissu conjonctif lâche, renfermant dans son épaisseur, pour certaines espèces animales tout au moins, un nombre plus ou moins considérable de cellules pigmentaires.

Comme l'utricule, le saccule est uni au périoste vestibulaire par des travées fibreuses plus ou moins vas-

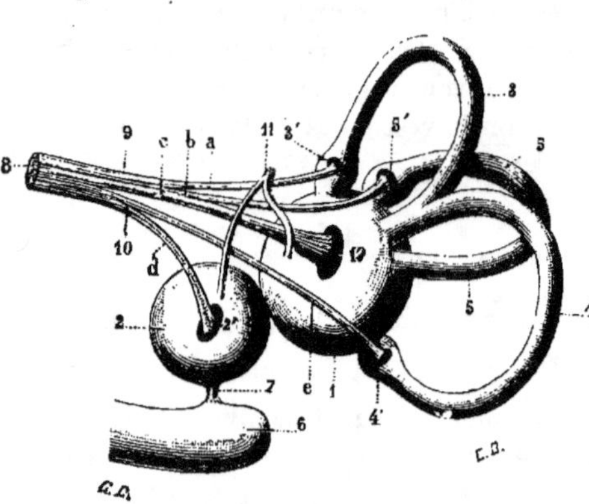

Fig. 465.

L'utricule, le saccule et les canaux demi-circulaires, vus par leur face interne, pour montrer les taches et les crêtes acoustiques.

1, utricule, avec 1', sa tache acoustique. — 2, saccule, avec 2', sa tache acoustique. — 3, 4, 5, canaux demi-circulaires supérieur, postérieur et externe, avec 3', 4', 5', leurs crêtes acoustiques. — 6, canal cochléaire. — 7, canal de Hensen. — 8, branche vestibulaire de l'auditif. — 9, nerf vestibulaire supérieur, avec : a, *nerf ampullaire supérieur ;* b, *nerf ampullaire externe ;* c, *nerf utriculaire.* — 10, nerf vestibulaire inférieur, avec : d, *nerf sacculaire ;* e, *nerf ampullaire postérieur.* — 11, canal endolymphatique coupé au-dessus de ses deux racines.

culaires. Comme l'utricule encore, il nous présente à sa partie interne, juste au niveau du point où il répond à la fossette hémisphérique, une petite saillie blanchâtre (fig. 465,2') : c'est la *tache acoustique du saccule*. Elle mesure environ 2 millimètres de longueur sur 1 millimètre et demi de hauteur et correspond à la terminaison du nerf sacculaire.

C. PORTION INITIALE DU CANAL COCHLÉAIRE. — Le canal cochléaire, partie essentielle du limaçon, commence dans le vestibule par une extrémité fermée en cul-de-sac (fig. 900,9'), laquelle repose dans la *fossette cochléaire* de REICHERT (p. 608). De là, il se dirige en avant, passe sur la fente vestibulo-tympanique qu'il ferme, et s'engage ensuite dans les différents tours du limaçon, où pour le moment nous n'avons pas à le suivre. Cette portion initiale du canal cochléaire est couchée sur le plancher du vestibule, immédiatement au-dessous du saccule. Elle se trouve reliée à cette dernière cavité par un petit canal vertical (fig. 464,10), qui a été découvert par HENSEN et qu'on appelle indistinctement *canalis reuniens* ou *canal de Hensen*.

Le canalis reuniens se présente chez l'homme avec des proportions fort réduites. Cette communication du canal cochléaire avec le saccule est beaucoup plus large chez les vertébrés inférieurs. Chez certains d'entre eux, le canal cochléaire, encore rudimentaire, apparaît manifestement comme une dépendance ou même comme un simple diverticulum du saccule.

D. CANAL ENDOLYMPHATIQUE. — Il résulte de la description qui précède : 1° d'une part, que les trois canaux demi-circulaires se jettent dans l'utricule ; 2° d'autre part, que le canal cochléaire est relié au saccule par le canalis reuniens. Les parties molles de l'oreille interne pourraient donc, ce semble, être ramenées à deux systèmes : l'utricule et le saccule, ayant chacun leurs dépendances.

Pendant longtemps on a cru que ces deux vésicules, utricule et saccule, étaient complètement indépendantes l'une de l'autre, quoique très rapprochées. Il est universellement admis aujourd'hui, grâce aux recherches de BŒTTCHER et de HASSE, que cette indépendance n'existe pas et que les deux vésicules en question

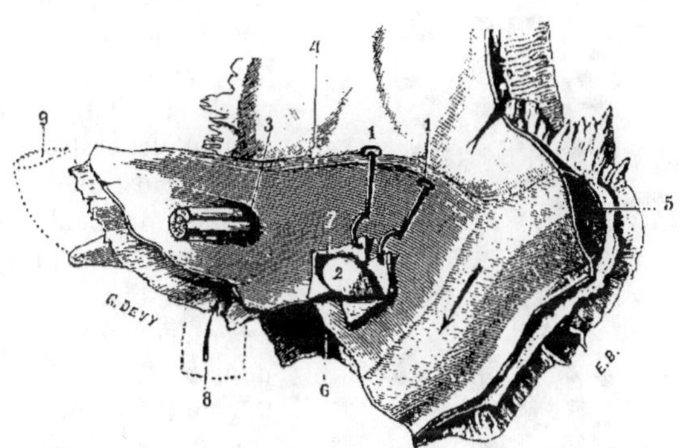

Fig. 466.

Face postéro-supérieure du rocher pour montrer le cul-de-sac endolymphatique.

1, dure-mère érigée, pour montrer, 2, le cul-de-sac endolymphatique. — 3, conduit auditif interne, avec les trois nerfs qui s'y engagent. — 4, sinus pétreux supérieur. — 5, sinus latéral. — 6, bord postérieur du rocher. — 7, aqueduc du vestibule. — 8, aqueduc du limaçon. — 9, carotide interne.

communiquent ensemble par l'intermédiaire d'un canal longtemps méconnu, qui est constitué de la façon suivante (fig. 464) : de la face interne de l'utricule part un petit canal, qui se dirige en haut et en arrière (7) ; la face interne du saccule, à son tour, donne naissance à un canal analogue (7'), qui suit la même direction ; ces deux canaux, marchant à la rencontre l'un de l'autre, ne tardent pas à se rencontrer et à se réunir ; ils forment ainsi un canal unique, auquel HASSE a donné le nom de *canal endolymphatique*.

Ainsi constitué, le canal endolymphatique s'engage dans l'aqueduc du vestibule (p. 609), le parcourt dans toute son étendue et vient se terminer à la face postérieure du rocher, en formant au-dessous de la dure-mère (fig. 464,2) un petit renflement en cul-de-sac, le *cul-de-sac endolymphatique*. D'après Rüdinger, ce cul-de-sac donnerait naissance, sur plusieurs points de sa surface extérieure, à un système de petits canaux, qui pénétreraient ensuite dans la dure-mère et qui, pour lui, doivent être considérés comme des canaux d'écoulement de l'endolymphe (*Abflusskanäle*) dans les espaces lymphatiques des méninges.

Le conduit endolymphatique, tel que nous venons de le décrire chez l'homme, est une formation rudimentaire. Il est en effet beaucoup plus développé chez les vertébrés inférieurs. Chez un grand nombre de reptiles, son extrémité terminale est située immédiatement au-dessous de la paroi du crâne, au niveau de la suture pariéto-occipitale. Chez les sélaciens, il va plus loin encore : il sort du crâne, gagne la région occipitale et entre en relation par conséquent avec le milieu ambiant, c'est-à-dire l'eau de mer (WIEDERSHEIM).

2° Structure. — Au point de vue de leur structure, l'utricule et le saccule comprennent deux tuniques concentriques, qui sont, en allant de dehors en dedans : 1° une tunique conjonctive ; 2° une couche épithéliale.

A. TUNIQUE CONJONCTIVE. — La tunique conjonctive elle-même nous présente à considérer deux couches distinctes, l'une extérieure qui se rattache au périoste, l'autre intérieure qui représente le derme de la muqueuse acoustique :

a. *Couche périostique*. — La couche périostique, simple dépendance du périoste, est constituée par des lames de tissu fibreux, d'épaisseur variable et mélangées de fibres élastiques, qui enveloppent le vestibule membraneux. Au sein de ce tissu périostique se trouvent un grand nombre de cellules pigmentaires, tout à fait analogues à celles qui donnent à la lamina fusca de la choroïde sa teinte bien connue. Ces cellules pigmentaires se rencontrent d'ailleurs en nombre variable dans toute l'étendue de la tunique conjonctive du labyrinthe membraneux.

b. *Couche fibreuse propre*. — La couche fibreuse propre, que nous avons assimilée au derme des muqueuses, est, à l'état frais, parfaitement hyaline et d'apparence amorphe. Mais, à l'aide des réactifs, on peut y déceler la présence de noyaux, lesquels se disposent en lits d'une admirable régularité. Sa structure rappelle donc celle des lamelles du tissu cornéen (COYNE). Du côté de l'épithélium, cette couche est limitée par une membrane basale mince, sans structure, ne présentant à sa surface ni crêtes, ni papilles, ni élevures d'aucune sorte. On peut, avec RANVIER, lui donner le nom de *limitante interne*. Au-dessus de la limitante se trouve l'épithélium.

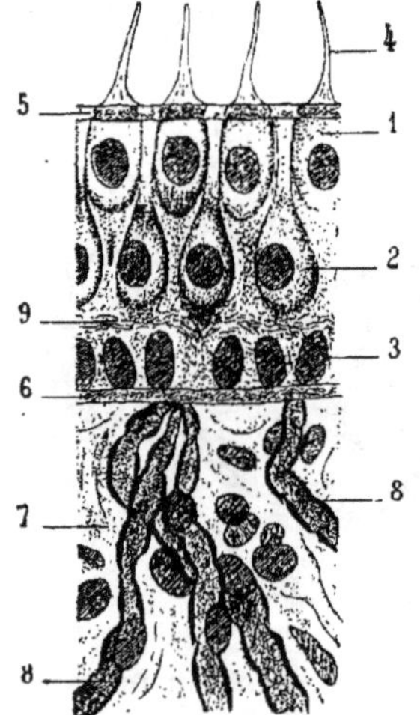

Fig. 467.

Coupe perpendiculaire d'une tache acoustique du lapin (d'après RANVIER).

1, cellules sensorielles. — 2, cellules de soutien. — 3, cellules basales. — 4, groupe de cils des cellules sensorielles. — 5, cuticule ou limitante interne. — 6, membrane basale ou limitante externe. — 7, chorion connectif du saccule). — 8, fibres nerveuses se dépouillant de leur myéline en traversant la membrane basale. — 9, plexus basal.

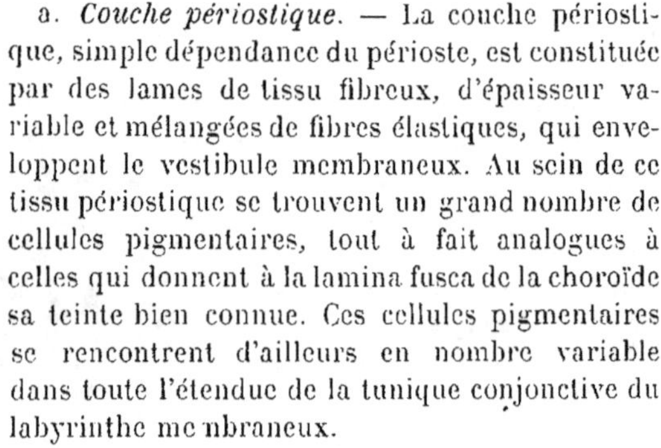
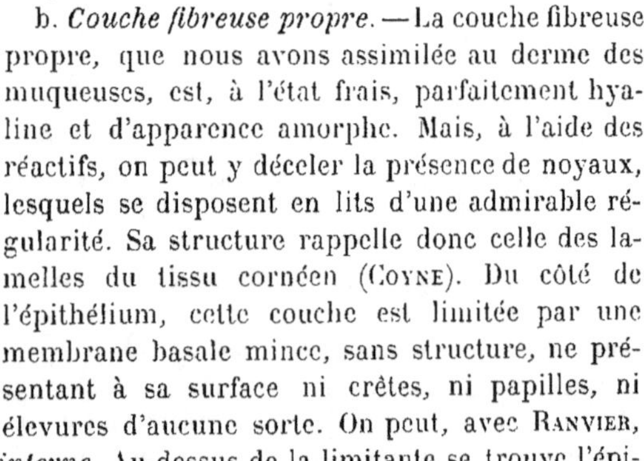

B. COUCHE ÉPITHÉLIALE. — Sur la plus grande partie du vestibule membraneux, l'épithélium se compose d'un seul plan de cellules, plus larges que hautes, qui, dans les préparations, s'enlève avec la plus grande facilité. Mais, sur les points où doit s'exercer la fonction auditive (*taches acoustiques*), cet épithélium présente un développement tout particulier. Nous devons y distinguer trois sortes de cellules (RANVIER) : 1° des cellules dites basales ; 2° des cellules de soutien ; 3° des cellules sensorielles.

a. *Cellules basales.* — Les cellules basales (fig. 467,3) reposent directement sur la membrane basale, au-dessus de laquelle leurs noyaux forment une couche continue. Elles sont peu développées et ne jouent vraisemblablement, dans le phénomène de l'audition, qu'un rôle tout à fait secondaire. Au lieu de former une couche étroitement serrée, elles laissent entre elles des intervalles plus ou moins considérables, à travers lesquels passent les pieds des cellules de soutien, venant s'appuyer sur la membrane basale.

b. *Cellules de soutien.* — Les cellules de soutien (fig. 467,2) sont des cellules fusiformes présentant un corps relativement élargi et deux prolongements. De ces deux prolongements, l'un, dirigé en bas, passe entre les cellules basales et vient s'appuyer sur la limitante interne ; l'autre, dirigé en haut, s'insinue entre les cellules sensorielles et vient se confondre avec la cuticule qui limite l'épithélium en dessus. Entre les couches basales et le corps élargi des cellules de soutien se trouve une couche spéciale, finement granuleuse et fibrillaire sur les coupes : cette couche répond à un plexus serré de fibres nerveuses, que RANVIER a désigné sous le nom de *plexus basal*.

c. *Cellules sensorielles.* — Les cellules sensorielles (fig. 467,1) ont la forme de dés à coudre (RANVIER), c'est-à-dire de cylindres, dont l'une des extrémités serait plane, l'autre arrondie. — L'extrémité plane ou supérieure répond à la surface libre de la couche épithéliale. Elle porte un cil volumineux et très long (4), qui, d'après RETZIUS, résulterait de la fusion d'un pinceau de cils plus fins. — L'extrémité arrondie ou inférieure repose dans les intervalles que ménagent entre elles les cellules de soutien. On pensait autrefois que cette extrémité donnait naissance à un prolongement fibrillaire, lequel se continuait, sans ligne de démarcation aucune, avec une fibre nerveuse de l'auditif. Il est démontré aujourd'hui, par l'examen des préparations dues à la méthode de Golgi, que le prolongement en question n'existe pas et que les fibres nerveuses se terminent, ici comme ailleurs, par des extrémités libres. Nous y reviendrons naturellement plus loin à propos des terminaisons auditives.

La couche épithéliale que nous venons de décrire est limitée, du côté de la cavité de l'utricule et du saccule, par une cuticule bien nette (fig. 467,5), qui se poursuit avec la même épaisseur sur les cellules sensoriel- les et sur le prolongement supérieur des cellules de sou- tien. RANVIER donne à cette cuticule le nom de *limitante externe.*

3° Poussière auditive. — On trouve enfin dans l'utri- cule et le saccule, ainsi que dans les ampoules des canaux demi-circulaires, des cristaux de carbonate de chaux (fig. 468), que l'on désigne sous le nom de *poussière auditive* ou d'*otoconie* (BRESCHET) : ils siègent de préfé- rence au niveau des taches et des crêtes acoustiques. Ces cristaux appartiennent au système rhombique. Mais leur cristallisation est assez imparfaite. Leurs arêtes sont légèrement mousses, leurs facettes un peu courbes et irrégulières, ce qui est peut-être dû à la petite quan-

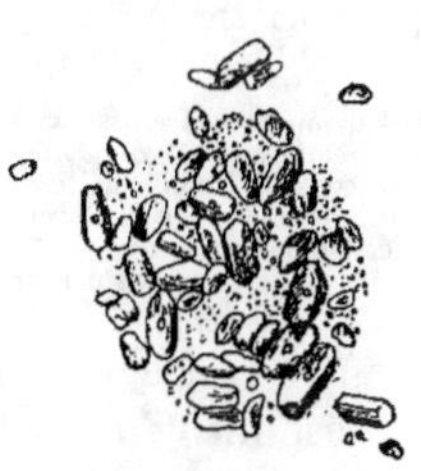

Fig. 468.

Otolithes (d'après GRUBER).

tité de matière organique qu'ils renferment. Chez les vertébrés inférieurs, les cristaux calcaires du vestibule, au lieu de se présenter comme chez l'homme à l'état de sable fin ou de poussière, s'agrègent entre eux de manière à former des concrétions plus ou moins considérables. Les poissons osseux possèdent à cet égard de véritables pierres, les *pierres auditives* ou *otolithes*.

B. — CANAUX DEMI-CIRCULAIRES MEMBRANEUX

On désigne sous le nom de canaux demi-circulaires membraneux, l'ensemble des parties molles que renferment, à l'état frais, les canaux demi-circulaires osseux.

1° Conformation extérieure. — Les canaux demi-circulaires membraneux occupent l'intérieur des canaux demi-circulaires osseux, et, bien qu'ils ne les remplissent qu'incomplètement, ils ont la même direction, la même longueur, la même configuration que ces derniers. Ils sont au nombre de trois et se distinguent en supérieur, postérieur et externe.

Le calibre du canal membraneux représente le quart environ de celui du canal osseux correspondant. De plus, le canal membraneux n'occupe pas exactement le centre du canal osseux : il se dispose, par rapport à ce dernier, d'une façon excentrique (RÜDINGER), c'est-à-dire qu'il longe la paroi extérieure ou convexe du canal demi-circulaire. Une couche de tissu conjonctif l'unit intimement à cette paroi.

D'autre part, comme l'utricule et le saccule, il est relié aux autres parois du canal osseux par un système de travées fibreuses, affectant tantôt la forme de simples filaments, tantôt l'aspect de véritables membranes. Quoi qu'il en soit de leur forme et de leurs dimensions, ces tra-

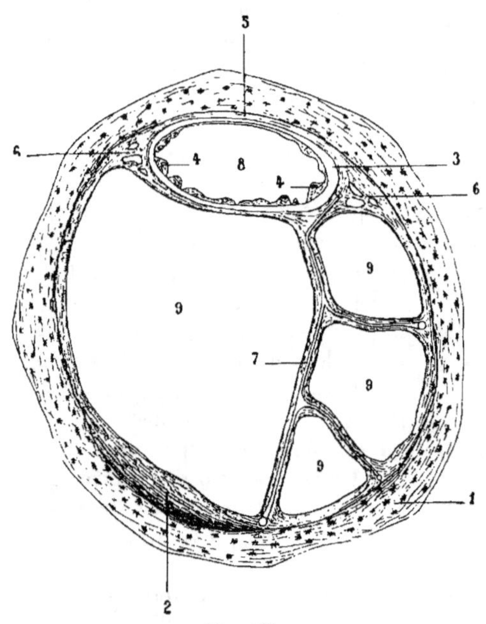

Fig. 469.

Coupe transversale d'un canal demi-circulaire de l'homme (d'après RÜDINGER).

1, canal demi-circulaire osseux. — 2, périoste. — 3, canal demi-circulaire membraneux, avec 4, les villosités de sa surface interne. — 5, tissu conjonctif unissant le canal demi-circulaire membraneux au périoste. — 6, 6, travées fibreuses unissant au périoste la partie libre du canal membraneux. — 7, vaisseaux. — 8, espace endolymphatique. — 9, 9, espace périlymphatique.

vées s'entre-croisent les unes avec les autres et, quand elles sont assez développées, cloisonnent de la façon la plus irrégulière l'espace compris entre le canal contenant et le canal contenu. Elles forment ainsi une espèce de tissu aréolaire (fig. 469,9), reliquat de cette substance gélatineuse qui, chez le fœtus, entoure les canaux demi-circulaires membraneux.

Les canaux demi-circulaires membraneux présentent chacun deux extrémités, l'une ampullaire, l'autre non ampullaire. Nous avons dit plus haut qu'ils s'ouvrent dans le saccule par cinq orifices, dont deux répondent aux extrémités non ampullaires, les trois autres aux extrémités ampullaires (fig. 464). La forme de ces orifices n'est pas exactement la même pour tous : les deux orifices non ampullaires sont ordinairement arrondis ; des trois orifices ampullaires, celui qui termine le canal demi-circulaire postérieur est également arrondi ; les deux autres, ceux qui répondent au canal externe et au canal supérieur, sont elliptiques.

Chacune des ampoules des canaux demi-circulaires membraneux nous présente à sa partie interne un petit repli transversal, qui se traduit extérieurement par un sillon, intérieurement par une saillie : ces saillies (fig. 470,2) ont reçu le nom de *crêtes acoustiques*. Elles ont une forme semi-lunaire, se disposent perpendiculai-

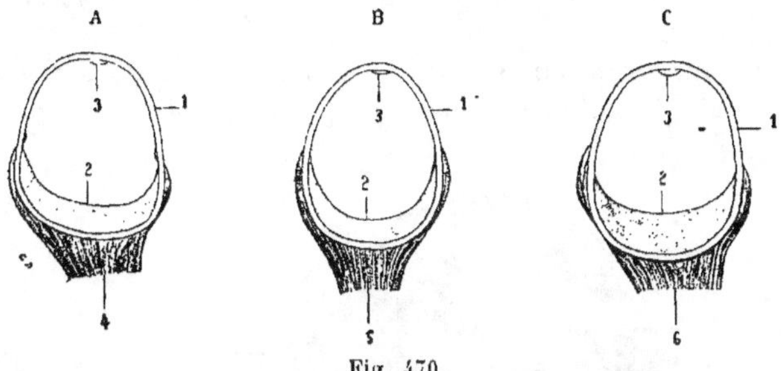

Fig. 470.

Les crêtes acoustiques, vues sur des coupes verticales des ampoules (d'après RETZIUS).

A, canal demi-circulaire supérieur. — B, canal demi-circulaire externe. — C, canal demi-circulaire postérieur. — 1, coupe de l'ampoule membraneuse. — 2, crête acoustique. — 3, raphé. — 4, nerf ampullaire supérieur. — 5, nerf ampullaire externe. — 6, nerf ampullaire postérieur.

rement à l'axe des ampoules et se distinguent de la zone ambiante par une coloration blanc jaunâtre. Comme les taches acoustiques, avec lesquelles elles présentent la plus grande analogie, les crêtes précitées répondent aux divisions terminales de l'auditif (voy. plus loin). Au-dessous de chacune des crêtes acoustiques, au point d'abouchement de l'ampoule dans l'utricule, se trouve une petite cloison semi-lunaire que STEIFENSAND a désignée sous le nom de *planum semi-lunare*.

2° Structure. — La constitution anatomique des canaux demi-circulaires est absolument identique à celle de l'utricule et du saccule, sauf que la limitante externe ou membrane basale, au lieu d'être lisse et plane comme dans ces dernières cavités, présente une série de petits relèvements papilliformes, qui ont tantôt la forme de crêtes, tantôt, leur sommet étant plus large que leur base, la forme de massues (fig. 469,4). Il est à remarquer que ces saillies disparaissent au niveau de la partie adhérente des canaux demi-circulaires membraneux. Elles sont dues à des épaississements partiels de la membrane fibreuse propre qui répond au derme muqueux. Ces papilles, quels que soient leur forme et leur développement, sont toujours revêtues par la couche épithéliale.

Les crêtes acoustiques présentent la même structure que les taches acoustiques du vestibule membraneux. Nous n'y reviendrons pas (voy. p. 628). Nous ajouterons seulement qu'au voisinage de ces dernières, sur le *planum semi-lunare* de STEIFESNAND, l'épithélium se différencie de l'épithélium de revêtement des ampoules en ce qu'il est plus haut et cilié.

C. — LIMAÇON MEMBRANEUX, CANAL COCHLÉAIRE

Abstraction faite du périoste qui revêt régulièrement les deux rampes et la lame spirale, périoste que nous avons signalé une fois pour toutes, le limaçon membraneux est représenté, chez l'homme et chez les vertébrés supérieurs, par un long canal qui se développe en spirale dans le limaçon osseux et que l'on désigne sous le nom de *canal cochléaire*. Ce canal, comme nous l'avons déjà vu, prend naissance sur le plancher du vestibule par une extrémité fermée en cul-de-sac (fig. 464,9') et communique à ce niveau, grâce au canalis reuniens de HENSEN, avec le saccule qui est placé immédiatement au-dessus de lui. Du plancher vestibulaire, il s'engage dans le tube osseux formé par la lame des contours (p. 618) et le parcourt dans toute son étendue : il décrit, comme lui, près de trois tours de spire et vient se terminer au-dessous de la coupole par une extrémité qui, comme l'extrémité vestibulaire, est fermée en cul-de-sac (fig. 464, 9").

Dans ce trajet, le canal cochléaire se dispose le long du bord externe ou bord libre de la lame spirale. Il continue ce bord jusqu'à la paroi externe de la lame

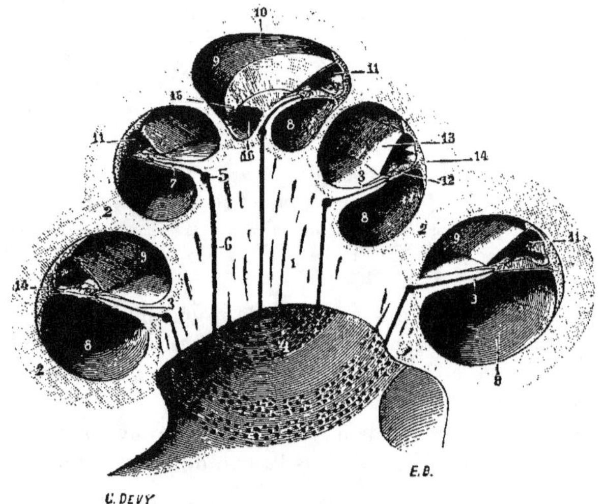

Fig. 471.

Coupe transversale du limaçon osseux et membraneux, pour montrer le canal cochléaire et les deux rampes vestibulaire et tympanique (*demi-schématique*).

1, columelle. — 2, 2, lame des contours. — 3, lame spirale osseuse. — 4, crible spiroïde du limaçon. — 5, canal de Rosenthal. — 6, 7, canaux afférents et efférents de ce canal. — 8, rampe tympanique. — 9, rampe vestibulaire. — 10, coupole. — 11, canal cochléaire. — 12, membrane basilaire, soutenant l'organe de Corti. — 13, membrane de Reissner. — 14, ligament spiral. — 15, cul-de-sac terminal du canal cochléaire. — 16, hélicotréma.

des contours et, du même coup, il intercepte toute communication latérale entre la rampe tympanique et la rampe vestibulaire. Il complète ainsi, on le voit, la cloison osseuse que forme la lame spirale, d'où les noms de *portion membraneuse de la lame spirale*, de *lame spirale membraneuse*, sous lesquels les anciens anatomistes désignaient le limaçon membraneux.

Vu en coupe transversale (fig. 471, 11), notre canal cochléaire revêt la forme d'un conduit prismatique triangulaire, dont le sommet repose sur la lame spirale et dont la base, dirigée en sens opposé, répond à la paroi externe de la lame des contours. Il nous présente, par conséquent, trois faces : une face externe, qui n'est autre que sa base ; une face antérieure, qui regarde la rampe vestibulaire ; une face postérieure, qui répond à la rampe tympanique.

Au point de vue de sa constitution anatomique, le canal cochléaire est fort complexe. Il comprend les parties suivantes, que nous étudierons séparément au double point de vue morphologique et structural : 1° le *ligament spiral*, simple épaississement du périoste qui forme sa paroi externe ; 2° la *bandelette sillonnée*, autre épaississement du périoste qui est situé sur la face antérieure de la lame spirale ; 3° la *membrane de Reissner*, qui forme sa paroi antérieure ou vestibulaire ; 4° la *membrane basilaire*, qui constitue sa paroi postérieure ou tympanique ; 5° une *couche épithéliale*, qui revêt sans discontinuité sa surface intérieure ; 6° enfin l'*organe de Corti*, qui n'est qu'une dépendance de ce revêtement épithélial.

1° Ligament spiral. — Sur la paroi externe de la lame des contours, le périoste présente un épaississement remarquable qui, sur des coupes transversales, revêt

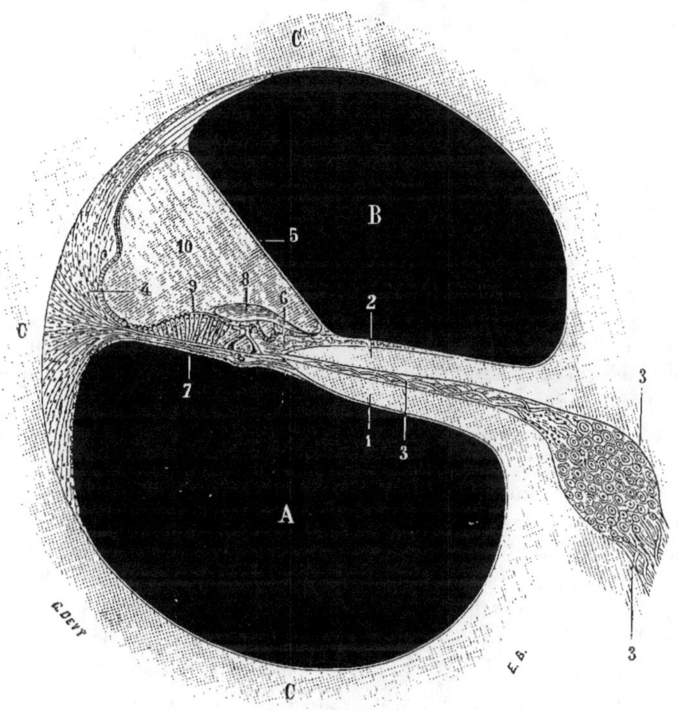

Fig. 472.

Coupe transversale du limaçon au niveau du deuxième tour.

A, rampe tympanique. — B, rampe vestibulaire. — C, lame des contours. — D, columelle. 1, lamelle antérieure de la lame spirale osseuse. — 2, sa lamelle postérieure. — 3, nerf cochléen avec 3', ganglion spiral de Corti, contenu dans le canal de Rosenthal. — 4, ligament spiral. — 5, membrane de Reissner. — 6, bandelette sillonnée. — 7, membrane basilaire. — 8, membrana tectoria ou membrane de Corti. — 9, organe de Corti. — 10, canal cochléaire (en *bleu*).

la forme d'un croissant : c'est à cette portion épaissie du périoste qu'on donne le nom de *ligament spiral* (fig. 472,4 et 480,1).

A. Conformation extérieure et rapports. — Ainsi entendu, le ligament spiral nous présente deux extrémités et deux faces, l'une interne, l'autre externe :

a. *Extrémités*. — De ses deux extrémités, l'antérieure appartient à la rampe vestibulaire. La postérieure fait partie de la rampe tympanique.

b. *Face externe*. — La face externe, régulièrement arrondie, répond à la paroi osseuse, constituée par la lame des contours, et lui adhère intimement.

c. *Face interne*. — La face interne, libre, est fortement accidentée. Si nous la suivons d'arrière en avant, de la rampe tympanique vers la rampe vestibulaire par conséquent, nous rencontrons successivement (fig. 480) : 1° une première saillie (*a*), anguleuse et mince, presque tranchante, qui se continue en dedans avec la membrane basilaire : c'est la *crête d'insertion de la membrane basilaire ;* 2° une deuxième saillie (*b*) arrondie et mousse, le *bourrelet du ligament spiral,* en dehors duquel se voit ordinairement la coupe d'un vaisseau ; 3° une troisième saillie (*c*), moins marquée que les précédentes, qui se continue avec la membrane de Reissner : c'est la *crête d'insertion de la membrane de Reissner.*

Entre la crête d'insertion de la membrane basilaire et le bourrelet spiral, existe une dépression ou gouttière, régulièrement arrondie, que l'on désigne sous le nom de *sillon spiral externe* (2). Plus haut, entre le bourrelet spiral et la crête d'insertion de la membrane de Reissner, le ligament spiral se déprime encore pour former une nouvelle gouttière, qui est plus haute, mais moins profonde que la précédente. Dans toute la hauteur de cette dernière gouttière le périoste est doublé, du côté de sa face libre, par une couche spéciale (fig. 480, *d*), qui a été signalée pour la première fois par Corti sous le nom de *strie vasculaire* ou de *bande vasculaire :* elle est, en effet, très riche en vaisseaux et tranche ordinairement sur le reste du périoste par sa coloration jaune rougeâtre.

B. Structure. — Le ligament spiral est formé, comme le périoste, par des fibres de tissu conjonctif, qui convergent toutes vers l'insertion de la membrane basilaire. Entre elles se voient de nombreux noyaux, qui appartiennent aux cellules fixes. Ces noyaux se disposent eux-mêmes en séries, convergeant vers la membrane basilaire.

Quant à la bande vasculaire, elle est remarquable, comme nous l'avons dit plus haut, par la richesse de sa vascularisation. Elle comprend deux couches : 1° une couche profonde, conjonctive, dépendant du périoste ; 2° une couche superficielle, épithéliale, renfermant un certain nombre de cellules pigmentaires. Chacune de ces couches renferme un réseau vasculaire qui lui appartient en propre. Les deux réseaux cependant ne sont pas complètement indépendants l'un de l'autre : Ranvier a signalé entre eux l'existence de quelques anastomoses capillaires.

Dans un travail récent, publié en 1890, dans les *Arch. f. Ohrenheilkunde,* Katz croit devoir s'élever contre cette conception d'un épithélium vasculaire : pour lui, les cellules épithéliales reposeraient directement sur les vaisseaux, mais ne seraient nullement pénétrées par eux. Quoi qu'il en soit des rapports intimes du réseau vasculaire et de l'épithélium il n'en reste pas moins ce fait qu'au niveau de la bande vasculaire du ligament spiral, les vaisseaux sont à la fois très multipliés et très superficiels et ne sont certainement pas sans influence sur la production du liquide qui remplit le canal cochléaire.

2° Bandelette sillonnée. — Le périoste, avons-nous dit plus haut, revêt la face antérieure de la lame spirale. Si nous l'examinons en allant de dedans en dehors (fig. 472), nous constatons tout d'abord qu'il est fort mince au voisinage de la columelle. Mais, bientôt, nous le voyons s'épaissir et s'élever graduellement vers la rampe vestibulaire, puis, quand il a atteint son maximum d'épaisseur, redescendre brusquement et comme à pic vers la lame spirale. C'est à cette portion épaissie du périoste (fig. 472, 6) que l'on a donné le nom de *bandelette sillonnée.* Nous verrons tout à l'heure la disposition anatomique justifier pleinement une pareille appellation.

A. DIMENSIONS. — Comme la lame spirale sur laquelle elle repose, la bandelette sillonnée occupe toute l'étendue du limaçon. Mais elle s'atténue graduellement au fur et à mesure qu'elle se rapproche de la coupole : c'est ainsi que sa largeur mesure 0^{mm},25 au niveau du premier tour de spire, tandis que dans le troisième tour elle n'est plus que de 0^{mm},12 à 0^{mm},15.

B. CONFORMATION EXTÉRIEURE ET RAPPORTS. — La bandelette sillonnée, vue en coupe transversale (fig. 480,4), est représentée par un triangle, ce qui nous

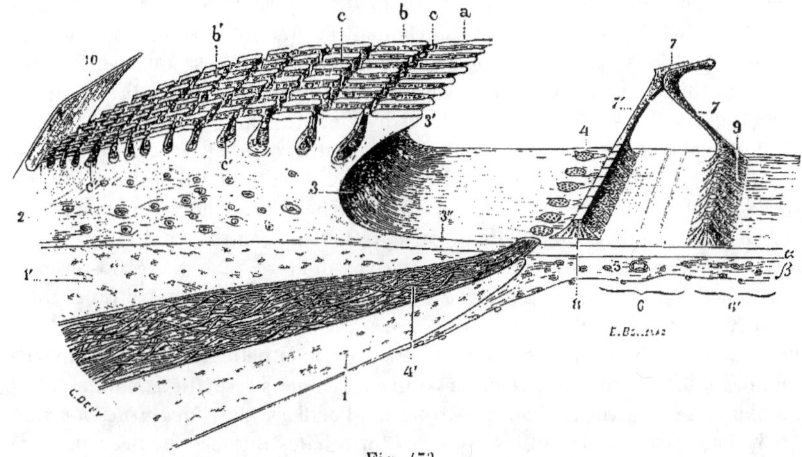

Fig. 473.

Bandelette sillonnée et membrane basilaire (*demi-schématique*).

1, 1', lamelle antérieure et lamelle postérieure de la lame spirale osseuse. — 2, bandelette sillonnée, avec : *a*, les dents de la première rangée; *b*, *b'*, les dents auditives des autres rangées; *c*, *c'* les sillons interdentaires et les corpuscules qui sont logés dans leur cavité. — 3, sillon spiral interne, avec 3', sa lèvre vestibulaire, et 3'', sa lèvre tympanique. — 4, foramina nervina, livrant passage aux rameaux nerveux efférents 4' du ganglion spiral ou de Corti. — 5, vaisseau spiral. — 6, zone lisse ; 6', zone pectinée de la membrane basilaire, avec : *α*, leur couche hyaline ; *β*, leur couche conjonctive. — 7, une arcade de Corti, avec 7', son pilier interne, et 7'', son pilier externe. — 8, pieds des piliers internes, dont les corps sont réséqués. — 9, pieds des piliers externes. — 10, membrane de Reissner à son origine.

indique nettement qu'elle revêt dans son ensemble la forme d'un cordon prismatique à base triangulaire. Nous pouvons, par conséquent, lui distinguer trois faces : une face postérieure, une face antérieure et une face externe.

a. *Face postérieure*. — La face postérieure repose sur la lame spirale et lui adhère intimement, comme adhère le périoste à la surface osseuse sous-jacente.

b. *Face antérieure*. — La face antérieure, légèrement convexe, regarde la rampe vestibulaire. Elle nous présente un système de sillons, d'une disposition assez régulière, les uns longitudinaux, les autres transversaux. Ces deux ordres de sillons sont très profonds et, comme ils s'entre-croisent réciproquement à angle droit, ils découpent dans la bandelette sillonnée des saillies quadrilatères (fig. 473, *a*, *b*, *b'*) que leur configuration extérieure a fait comparer à des dents, d'où le nom de *dents auditives* qui leur a été donné par HUSCHKE et qu'elles ont conservé.

Les sillons précités, qui donnent lieu à la formation des dents auditives, sont plus larges à leur partie profonde qu'à leur partie superficielle ; d'autre part, ils augmentent de profondeur en allant de dedans en dehors, au fur et à mesure qu'ils s'éloignent de la columelle par conséquent. Il en résulte ce double fait : 1° que les dents auditives sont plus larges à leur extrémité libre qu'à leur extrémité adhérente ; 2° qu'elles sont d'autant plus hautes qu'elles sont plus rapprochées de la partie externe de la bandelette sillonnée. Les plus externes sont particulièrement remarquables par la régularité de leur forme et de leur disposition : ce sont les *dents de la première rangée* (fig. 473, *a*), comme les appelait Corti. Leur extrémité libre s'aplatit d'avant en arrière, en même temps qu'elle s'étend de dedans en dehors, de telle sorte que, vues de face, les dents de la première rangée ressemblent assez bien à des touches de piano. Elles mesurent en moyenne $0^{mm},030$ de longueur, sur $0^{mm},012$ de largeur. Leur nombre total s'élève donc à 2.500, en supposant pour la bandelette sillonnée une longueur de 30 millimètres.

Les sillons séparatifs des dents auditives (*sillons interdentaires*) sont remplis par des corpuscules arrondis, réfractant fortement la lumière et se colorant facilement par les réactifs (*c, c'*). Ces corpuscules ne sont autre chose que les noyaux des cellules épithéliales qui revêtent la face antérieure de la bandelette sillonnée.

c. *Face externe.* — La face externe de la bandelette sillonnée, fortement concave en dehors, forme dans son ensemble une gouttière régulière et profonde, à laquelle on donne le nom de *sillon spiral interne* (fig. 473,3). Le sillon spiral interne est situé exactement en face du sillon spiral externe, qui, comme nous l'avons vu, est creusé dans l'épaisseur du ligament spiral. Il présente, comme tout sillon, deux bords ou lèvres : une lèvre antérieure ou vestibulaire, une lèvre postérieure ou tympanique. — La *lèvre vestibulaire* (3') est formée par la première rangée des dents auditives : elle est libre, très mince, presque tranchante. — La *lèvre tympanique* (3") se continue sans ligne de démarcation bien nette avec le bord interne de la membrane basilaire. Au niveau du point où ces deux formations s'unissent et se confondent, se trouve une série régulière d'orifices, les *foramina nervina* (fig. 473,4), par lesquels passent les divisions terminales du nerf cochléen pour se rendre à l'organe de Corti. Ces orifices, arrondis ou ovalaires, sont à la fois très nombreux et très rapprochés. Sur une longueur de 1 millimètre, Waldeyer en a compté 80 dans le troisième tour du limaçon et 110 dans le premier tour. Leur nombre total serait de 3.000 d'après Waldeyer, de 4.000 d'apèrs Retzius.

C. Structure. — Comme le périoste, dont elle n'est qu'une dépendance, la bandelette sillonnée se compose de tissu fibreux, c'est-à-dire qu'elle comprend des faisceaux du tissu conjonctif et des cellules fixes. Du côté de sa face antérieure et de sa face externe, au-dessous de son revêtement épithélial par conséquent, cette bandelette conjonctive revêt un aspect tout particulier : elle est, en effet, parfaitement hyaline, fortement réfringente, complètement amorphe, constituée par une substance spéciale qui ne se colore pas et qui résiste bien à l'action des acides et à celle des alcalis. La bandelette sillonnée ne renferme qu'un petit nombre de vaisseaux.

3° **Membrane de Reissner.** — Cette membrane, signalée pour la première fois en 1851 par Reissner, qui lui a donné son nom, a été niée quelque temps après par Claudius, par Bœttcher et par Deiters. Elle a été étudiée à nouveau, en 1864, par Lœwenberg et décrite par lui avec une netteté qui a rendu son existence désormais indéniable.

A. Disposition. — La membrane de Reissner (fig. 472,5 et 480,3) prend son origine sur la face antérieure de la lame spirale, au niveau du bord interne de la bandelette sillonnée. De là, elle se porte obliquement en avant et en dehors et vient se ter-

miner sur la partie antérieure du ligament spiral, au niveau d'une petite crête,
ci-dessus décrite, qui lui est spécialement destinée. Elle forme, comme on le voit,
la paroi antérieure du canal cochléaire et sépare ce dernier canal de la rampe vestibulaire du limaçon. Nous ajouterons qu'elle est toujours tendue et rectiligne,
contrairement à l'assertion de certains auteurs qui la décrivent comme flottante et
faisant saillie du côté du canal cochléaire.

B. Structure. — Histologiquement, la membrane de Reissner est constituée par
une mince lame de tissu conjonctif, qui se continue, d'une part avec le périoste de
la lame spirale, d'autre part avec le ligament spiral. Sur
l'une et l'autre de ses deux faces, s'étale une couche de
cellules épithéliales qui seront décrites plus loin.

4° **Membrane basilaire**. — La membrane basilaire
(fig. 472 et 480,7) forme la paroi postérieure du canal
cochléaire, qu'elle sépare de la rampe tympanique du limaçon.

A. Disposition générale. — En dedans, elle fait suite à
la fois au bord libre de la lame spirale et à la lèvre tympanique du sillon spiral externe. En dehors, elle se fixe
à la partie postérieure du ligament spiral, au niveau
d'une crête spéciale, que nous avons déjà signalée sous
le nom de crête d'insertion de la membrane basilaire.

B. Aspect extérieur : zone lisse et zone striée. — Au
point de vue descriptif, bien plus qu'au point de vue histologique, la membrane basilaire comprend deux portions : une portion interne, connue sous le nom de zone
lisse ; une portion externe, appelée zone striée.

a. *Zone lisse*. — La zone lisse (fig. 473,6) est située immédiatement en dehors des orifices, ci-dessus décrits, qui
livrent passage aux divisions du nerf cochléen. Sa face
antérieure, lisse et unie, répond à la partie interne de l'organe de Corti qui repose sur elle. Sa face postérieure,
tournée du côté de la rampe tympanique, nous présente
un vaisseau sanguin, le *vaisseau spiral* (fig. 473, 5), qui
occupe toute la longueur du limaçon et dont les dimensions augmentent graduellement au fur et à mesure qu'on
se rapproche de sa base. La plupart des anatomistes le
considèrent, avec Kölliker, comme étant de nature veineuse. Il est relié au réseau de la lame spirale par des
anastomoses transversales, et, d'autre part, il jette en
dehors un certain nombre de fins rameaux qui forment

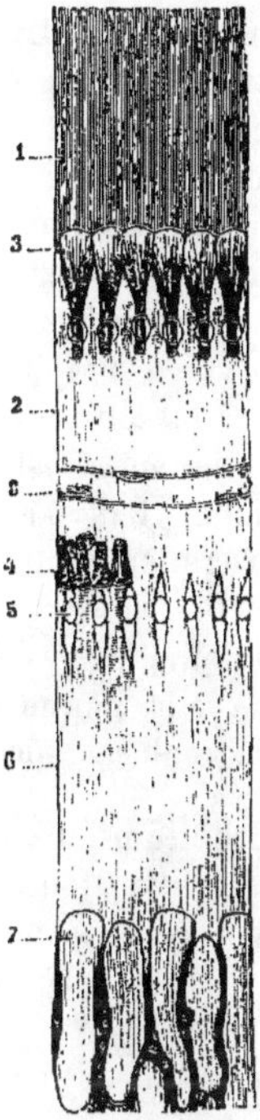

Fig. 474.

La membrane basilaire
d'un homme adulte, vue
par sa face antérieure
(d'après Retzius).

1, zone striée. — 2. zone lisse.
— 3, pieds des piliers externes.
— 4, pieds des piliers internes.
— 5, trous pour le passage des
nerfs cochléens. — 6, sillon
spiral interne. — 7, dents de la
première rangée. — 8, vaisseau
spiral.

parfois, sur la zone striée de la membrane basilaire, un deuxième et même un
troisième vaisseau spiral. D'après Bœttcher, le vaisseau spiral serait entouré par
une gaine lymphatique.

b. *Zone striée*. — La zone striée (fig. 472,6'), encore appelée *zone pectinée*,
fait suite à la précédente et s'étend jusqu'au ligament spiral. Elle doit son nom à
un système de stries ou rayures que l'on voit sur sa face antérieure, celle qui
regarde le canal cochléaire. Ces stries, qui affectent toutes une direction transver-

sale, sont remarquables à la fois par leur finesse et par leur régularité. Les anatomistes ne sont pas encore d'accord sur leur nature. Les uns les considèrent comme
le résultat d'une simple apparence, produite par les réactifs. D'autres, comme
HENSEN et NUEL, en font des cordes isolées, rigides et élastiques, qui seraient tendues entre les piliers externes de l'organe de Corti et le ligament spiral. Quoi qu'il
en soit de leur valeur morphologique, les stries en question ont une existence
réelle et sont toujours plus nombreuses que les piliers de l'organe de Corti, qui
reposent sur leur partie interne : on en compte trois ou quatre pour chacun
d'eux.

C. STRUCTURE. — La membrane basilaire comprend, dans l'une et l'autre de ses
deux zones : 1° une couche hyaline homogène, sur laquelle repose directement
l'organe de Corti ; 2° une couche de cellules fixes du tissu conjonctif, qui se disposent en arrière de la précédente, sur sa face tympanique par conséquent.

Ces cellules conjonctives forment chez le nouveau-né une couche parfaitement
continue. Mais, chez l'adulte, elles font défaut sur la plus grande partie de la
lame basilaire : elles ne se rencontrent plus que dans sa portion interne, au voisinage du vaisseau spiral.

Quant à la couche hyaline, elle est constituée par du tissu fibreux, qui paraît
avoir subi une transformation toute spéciale. Ce tissu se compose, en effet, de
fibres raides (RANVIER), noyées dans une substance interstitielle hyaline et se disposant régulièrement en éventail de la lame spirale au ligament spiral. En d'autres
termes, elles divergent en se portant de dedans en dehors, de telle sorte qu'un
nombre donné de ces fibres, vingt par exemple, occupent à leur insertion interne
une longueur moindre qu'à leur insertion externe. Ces fibres répondent aux
cordes, signalées ci-dessus, de HENSEN et de NUEL.

5° Epithélium du canal cochléaire. — La surface intérieure du canal cochléaire
est tapissée dans toute son étendue par une couche de cellules épithéliales. Quoique
continu et ayant la même origine embryonnaire, ce revêtement épithélial est très
différent, au point de vue morphologique (fig. 480), suivant les régions où on
le considère.

Sur la membrane de Reissner, c'est un épithélium aplati et polyédrique, s'étalant
régulièrement sur toute l'étendue de la lame conjonctive qui constitue la partie
fondamentale de cette membrane.

De la membrane de Reissner, l'épithélium passe sur le ligament spiral et revêt
successivement la bande vasculaire, le bourrelet spiral et le sillon spiral externe.
Au voisinage de la membrane de Reissner, l'épithélium est encore aplati. Mais au
fur et à mesure qu'on s'éloigne de cette membrane, les cellules s'allongent peu à
peu et finissent par revêtir tous les caractères de l'épithélium cylindrique, caractères qu'elles conservent dans la partie externe de la membrane basilaire.

Sur la face antérieure de la bandelette sillonnée, nous trouvons encore un épithélium aplati ou cubique, dont les noyaux, comme nous l'avons déjà vu (p. 636),
se disposent en séries plus ou moins régulières dans le fond des sillons interdentaires. C'est à tort que certains histologistes ont décrit cet épithélium comme man-
quant par places, comme faisant défaut notamment sur la surface libre des dents
auditives. Dès 1876, LAVDOWSKY, en employant les imprégnations d'argent, a parfaitement établi que les corps cellulaires remontaient du fond des sillons interdentaires sur la partie saillante des dents auditives et arrivaient toujours au contact des cellules voisines, de manière à former un pavé partout continu, quoique

fort irrégulier. En passant de la face antérieure de la bandelette sillonnée dans le sillon spiral interne, l'épithélium s'allonge et devient cylindrique, comme dans le sillon spiral externe (fig. 480).

Dans les différentes portions du canal cochléaire que nous venons de parcourir, les cinq sixièmes du canal environ, l'épithélium a conservé à peu près tous les caractères qu'il présente chez l'embryon : il est resté un simple épithélium de revêtement. Mais il n'en est pas de même au niveau de la partie interne de la membrane basilaire, où se rendent, comme on le sait, les divisions terminales du nerf cochléen. Là nous voyons l'épithélium se différencier en vue d'une adaptation à une fonction spéciale, qui est la perception des vibrations imprimées au liquide labyrinthique par les sons. Les cellules s'allongent et subissent, dans leur aspect extérieur comme dans leur structure, les transformations les plus diverses. Elles forment par leur ensemble une saillie volumineuse (fig. 471, 9,) qui s'élève vers le centre du canal cochléaire et atteint à peu près le même niveau que la bandelette sillonnée. C'est à cet ensemble épithélial, ainsi transformé en organe sensoriel, élevé en dignité par conséquent, qu'on donne le nom de *papille spirale* (HUSCHKE) ou d'*organe de Corti*. Cette dernière appellation a prévalu : c'est celle que nous adopterons.

6° Organe de Corti.

— L'organe de Corti, produit de différenciation de l'épithélium de revêtement du canal cochléaire, repose sur les deux tiers ou les trois quarts internes de la membrane basilaire. De toutes les parties du limaçon, c'est certainement la plus importante et la plus complexe. Elle est heureusement assez bien connue aujourd'hui, grâce aux travaux de CORTI, de DEITERS, de KÖLLIKER, de WALDEYER, de RANVIER, d'A. KEY et RETZIUS, etc., travaux remarquables et relativement récents, qui nous ont révélé la structure intime de l'organe essentiel de l'ouïe d'une façon tout aussi nette que celle des autres organes sensoriels. L'organe de Corti se compose : 1° d'une série d'arcades, appelées *arcades de Corti* ; 2° de *cellules épithéliales*, plus ou moins différenciées ; 3° d'une première membrane, la *membrane réticulaire*, qui repose directement sur les cellules épithéliales précitées ; 4° d'une deuxième membrane, la *membrane de Corti* ou *membrana tectoria*, qui recouvre elle aussi l'organe de Corti, mais qui est plus superficielle que la précédente, qui est placée en avant d'elle par conséquent.

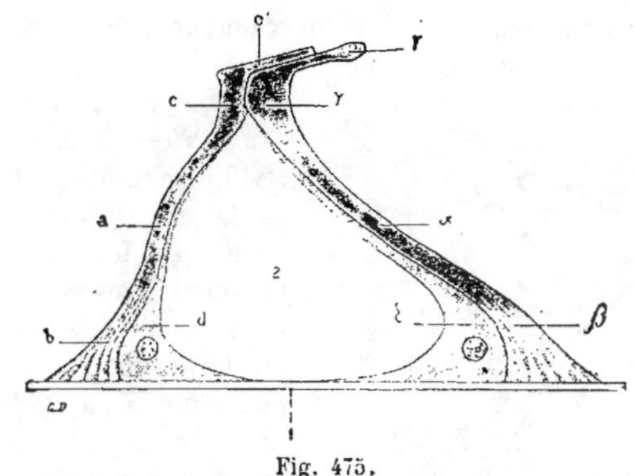

Fig. 475.

Les deux piliers interne et externe de l'organe de Corti, vus en place dans leurs connexions réciproques.

1, membrane basilaire. — 2, tunnel de Corti.

a, corps du pilier interne. — b, sa base ou extrémité postérieure. — c, sa tête ou extrémité antérieure, avec : c', sa plaque ; c" la cavité destinée à recevoir la partie correspondante de la tête du pilier externe. — d, masse protoplasmique du pilier interne avec son noyau.

α, corps du pilier externe. — β, sa base ou extrémité postérieure. — γ, sa tête ou extrémité antérieure, avec γ', son apophyse externe. — γ", partie de la tête reçue dans la cavité du pilier interne. — δ, masse protoplasmique avec son noyau.

A. ARCADES DE CORTI. — Les arcades de Corti (fig. 480,10) occupent la partie moyenne de l'organe de même nom. Elles représentent, comme leur nom l'indique, des espèces d'arcs, interceptant chacun un espace triangulaire, dont le sommet regarde en avant, du côté de la rampe vestibulaire, et dont la base repose sur la zone lisse de la membrane basilaire. Ces arcades se succèdent sans interruption, les unes à la suite des autres, dans toute l'étendue du limaçon, en décrivant tout

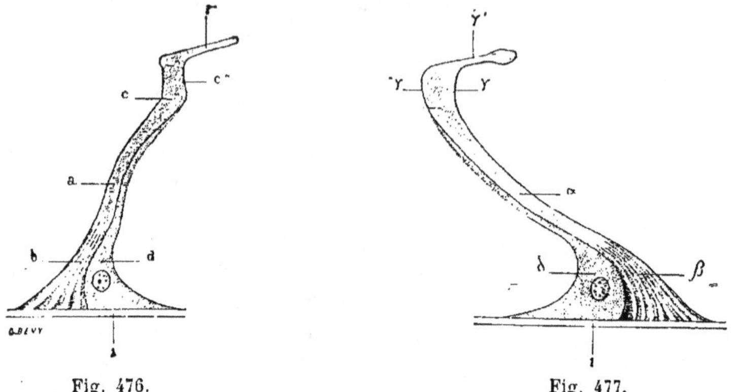

Fig. 476.
Pilier interne de l'arcade de Corti, isolé.

Fig. 477.
Pilier externe de l'arcade de Corti, isolé.

(Même légende que pour la figure précédente, s'y reporter.)

naturellement des tours de spire comme le canal qui les renferme. Elles forment ainsi dans leur ensemble une longue galerie couverte, un véritable tunnel, le *tunnel de Corti*. Chacune d'elles est formée par l'adossement de deux tiges latérales ou piliers : le pilier interne et le pilier externe.

a. *Pilier interne.* — Le pilier interne (fig. 475 et 476) se compose d'un corps et de deux extrémités. — Le *corps*, aplati dans le sens transversal, est formé par une lame mince et rectangulaire, dont l'une des faces regarde le tunnel, l'autre la bandelette sillonnée. — L'*extrémité postérieure* ou *base* est fortement élargie ; elle repose par une surface plane sur la partie la plus interne de la membrane basilaire, immédiatement en dehors des orifices (*foramina nervina*) par lesquels passent les filets du nerf cochléen. — L'*extrémité antérieure* ou *tête*, également renflée, se présente sous la forme d'une masse irrégulièrement cuboïde. Sur son côté externe se trouve une cavité ou facette concave destinée à recevoir la tête du pilier externe. Le rebord supérieur de cette cavité se prolonge en dehors sous la forme d'une lame quadrilatère plus longue que large, que nous appellerons, avec Lœwenberg, la *plaque du pilier interne*. En dedans, la face supérieure de la plaque est séparée de la face interne du pilier par une arête vive en forme de crête, la *crête antéro-interne* de Lœwenberg.

b. *Pilier externe.* — Le pilier externe (fig. 478) est plus incliné et par conséquent plus long que le pilier interne. Son angle d'inclinaison sur la membrane basilaire est de 45° environ, tandis que celui du pilier interne est de 60°. Comme le précédent il présente un corps et deux extrémités. — Le *corps*, au lieu d'être

Fig. 478.
Le même pilier externe, pour montrer les détails de sa tête.

1, corps du pilier. — 2, son pied. — 3, sa tête, avec : 3', partie arrondie que reçoit la cavité correspondante de la tête du pilier interne ; 3'', apophyse du pilier externe. — 4, masse protoplasmique avec son noyau.

plati et lamelleux comme celui du pilier interne, est plutôt cylindrique. Il est
en outre très grêle, presque filiforme comparativement aux dimensions de ses
deux extrémités. — Son *extrémité postérieure* ou *base* s'implante sur la lame basi-
aire au niveau du point où commence la zone striée. — Son *extrémité antérieure*,
ou *tête*, revêt l'aspect d'une masse ovoïde dont la partie interne est régu-
ièrement arrondie, pour s'articuler avec la facette concave que nous avons signa-
ée tout à l'heure sur la tête du pilier interne. De sa partie supérieure se détache
in prolongement, qui se porte ensuite en dehors en suivant exactement la même
lirection que la plaque du pilier interne : c'est l'*apophyse du pilier externe*.
Mince à son origine et dans la plus grande partie de son étendue, cette apophyse

s'élargit à son extrémité libre, et se
termine alors par une espèce de renflement aplati d'avant en arrière.
qui rappelle assez exactement par
sa forme l'extrémité d'une pha-
ange.

c. *Union réciproque des divers
piliers entre eux.* — Chaque pilier
interne s'unit au pilier externe correspondant pour former une arcade
de Corti (fig. 474). Dans cette union.
la surface lisse et semi-sphérique
que présente en dedans la tête du
pilier externe s'emboîte exactement
dans la facette concave que présente
en dehors la tête du pilier interne.
De son côté, la plaque de ce dernier
pilier s'applique contre l'apophyse
du pilier externe et la recouvre dans
la plus grande partie de son étendue. Il est à remarquer que les deux
piliers ne sont unis l'un à l'autre que
par une simple juxtaposition : il
n'existe entre les surfaces contiguës

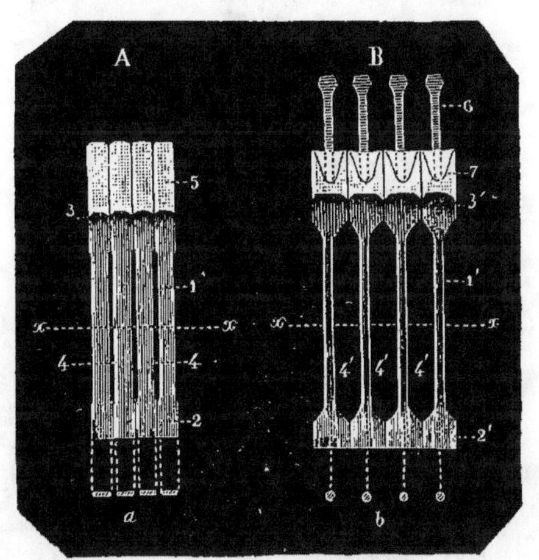

Fig. 479.

Rapports des piliers de Corti entre eux
(*schématique*).

A. rangée des piliers internes. — B. rangée des piliers externes.
1. 1'. corps des piliers. — 2. 2'. leur pied. — 3. 3'. leur tête.
— 4. 4'. intervalles qui séparent les corps. — 5. plaques des
piliers internes. — 6. apophyse des piliers externes. — 7. bourrelet de ces piliers. — *a. b.* coupe transversale du corps des
piliers internes et externes faite suivant *x.x.*

ou sur leur pourtour aucun ligament pour les maintenir en présence. et
leur mode d'union, par conséquent. n'est pas une articulation vraie.

D'autre part, chacun des piliers, soit du groupe interne, soit du groupe externe,
s'unit dans le sens longitudinal, également par simple juxtaposition, avec deux
piliers du même groupe, celui qui le précède et celui qui le suit. Cette union est
un peu différente, comme aspect général, pour les piliers internes et pour les
piliers externes. — Les piliers internes (fig. 479. A) sont en contact immédiat au
niveau de leur base et de leur tête. Leurs corps, quoique très rapprochés, n'arrivent
cependant pas au contact les uns des autres : ils sont séparés par d'étroites fissures,
qui ont la même direction et la même hauteur que les deux lamelles qui les circonscrivent. — Les piliers externes (fig. 479, B) sont également en contact immédiat par leurs deux extrémités. Quant à leurs corps qui, comme on le sait, sont
cylindriques et d'un diamètre beaucoup plus petit que celui des extrémités, ils sont
naturellement séparés les uns des autres par des espaces beaucoup plus larges que
ceux qui existent entre les corps des piliers internes. Tandis que les piliers internes

se disposent de façon à former dans leur ensemble une sorte de palissade, les piliers externes représentent plutôt une espèce de grille.

d. *Nombre des piliers*. — L'observation démontre que les piliers internes sont plus nombreux que les piliers externes. Les premiers sont aux seconds dans le

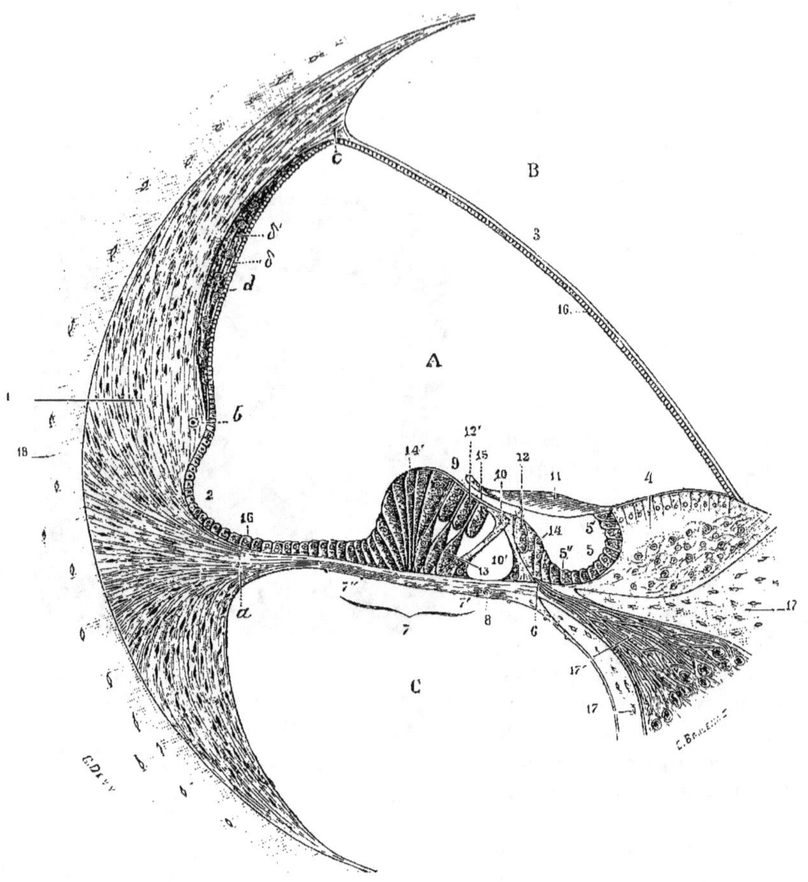

Fig. 480.

Coupe transversale du canal cochléaire, considérablement grandie, pour montrer les cellules épithéliales de l'organe de Corti.

A, canal cochléaire. — B, rampe vestibulaire. — C, rampe tympanique.
1, ligament spiral, avec : a. crête d'insertion de la membrane basilaire ; b. bourrelet du ligament spiral ; c, crête d'insertion de la membrane de Reissner ; d, strie ou bande vasculaire, avec ses deux couches, δ, épithéliale, δ', conjonctive. — 2, sillon spiral externe. — 3, membrane de Reissner. — 4, bandelette sillonnée. — 5, sillon spiral interne, avec 5', sa lèvre vestibulaire, et 5'', sa lèvre tympanique. — 6, foramen nervinum. — 7. membrane basilaire, avec 7', sa zone lisse, et 7'', sa zone striée ou pectinée. — 8, vaisseau spiral. — 9. organe de Corti ou papille de Huschke, avec : 10, une de ses arcades ; 10', son tunnel ; 11, sa membrana tectoria ; 12, cellules ciliées internes ; 12', cellules ciliées externes ; 13, cellules de Deiters ; 14, cellules de Claudius internes ; 14', cellules de Claudius externes ; 15, membrane réticulaire. — 16, épithélium de revêtement du canal cochléaire. — 17, lame spirale osseuse, avec 17', le conduit efférent du canal de Rosenthal, comblé par les rameaux efférents du ganglion de Corti. — 18, lame des contours.

même rapport que les chiffres 4 et 3, c'est-à-dire qu'il n'existe que trois piliers externes pour quatre piliers internes. Le nombre total des piliers de Corti s'élève, d'après WALDEYER, à 10.400, dont 6.000 pour les internes et 4.400 pour les externes.

e. *Structure*. — Au point de vue de leur structure, les piliers de Corti sont formés par une substance homogène (*d* et δ,) hyaline, finement striée dans le sens longitudinal, surtout dans leur partie postérieure. Chacun d'eux présente au niveau de sa base, et sur le côté de cette base qui regarde le tunnel, une masse protoplasmique munie d'un noyau, qui s'étend d'une part sur la membrane basilaire, qui remonte d'autre part tout le long du pilier jusqu'à son extrémité antérieure ou à son voisinage. Ce dernier détail nous fixe nettement, ce me semble, sur la valeur morphologique des deux piliers de Corti : ce sont des cellules épithéliales qui se sont différenciées en vue du rôle spécial, encore mal connu, qu'elles sont appelées à remplir dans le phénomène de l'audition. Le corps cellulaire est représenté par la masse protoplasmique signalée ci-dessus et, quant aux piliers proprement dits, ils ne sont vraisemblablement qu'une production cuticulaire, au même titre que le plateau qui surmonte certaines cellules cylindriques.

B. Cellules épithéliales de l'organe de Corti. — Les amas de cellules épithéliales qui se développent sur le versant interne et sur le versant externe des arcades de Corti se divisent en trois groupes (fig. 480 et 485) : les cellules ciliées, les cellules de Deiters et les cellules de Claudius.

a. *Cellules ciliées*. — Les cellules ciliées, encore appelées *cellules auditives*, sont des cellules cylindriques, affectant, suivant l'expression de Ranvier, la forme d'un dé à coudre.

Leur extrémité libre ou base (ouverture du dé) regarde en avant et atteint, dans le canal cochléaire, le même niveau que le sommet des arcades de Corti. Elle est plane et sert de surface d'implantation à un certain nombre de cils, les *cils auditifs*, qui, sur chaque cellule, se disposent, soit en ligne droite, soit en forme de fer à cheval (fig. 482).

Leur extrémité opposée, comme l'extrémité fermée du dé à coudre, revêt la forme d'une surface convexe et régulièrement arrondie. Elle descend ordinairement jusqu'à l'origine du prolongement externe des cellules de Deiters. On a cru pendant longtemps que cette extrémité centrale de la cellule ciliée se continuait directement avec l'une des fibres nerveuses de l'auditif et on en concluait naturellement que les cellules ciliées étaient de véritables cellules nerveuses présentant les plus grandes analogies avec les cellules olfactives. La méthode de Golgi, entre les mains de Retzius, de Ramon y Cajal, de van Gehuchten, est venue établir qu'une pareille conception, basée sur des observations incomplètes, est entièrement erronée. Nous devons admettre aujourd'hui que, ici comme dans les taches et les crêtes acoustiques, les ramifications ultimes de l'auditif se terminent entre les cellules épithéliales et non dans ces cellules : ce sont des terminaisons inter-épithéliales et non intra-épithéliales. De ce fait, les cellules ciliées perdent la signification qu'on leur attribuait à tort, de cellules nerveuses. Ce sont de simples cellules épithéliales, mais des cellules épithéliales hautement différenciées. Nous pouvons les considérer, avec Cajal, comme les homologues des cellules visuelles, formant un chaînon épithélial intermédiaire entre l'agent extérieur (ondes sonores d'une part, vibrations lumineuses de l'autre) et les fibres nerveuses réceptrices.

Ainsi entendues, les cellules ciliées forment, chez l'homme, quatre ou cinq rangées. L'une d'elles est située sur le côté interne des arcades de Corti : elle comprend les *cellules ciliées internes* (fig. 482, E). Les autres, au nombre de trois ou quatre, se disposent sur le côté externe de ces mêmes arcades et constituent les *cellules ciliées externes*; elles alternent régulièrement avec les cellules du groupe suivant.

b. *Cellules de Deiters*. — Les cellules de Deiters (fig. 480,13) occupent le versant externe des arcades de Corti. Elles forment, comme les cellules ciliées externes, trois ou quatre rangées et chacune d'elles est placée en dehors de la rangée correspondante des cellules auditives. Morphologiquement, les cellules de Deiters sont fusiformes et présentent une partie moyenne et deux prolongements. — La partie moyenne, constituant le corps cellulaire proprement dit, est fortement granuleuse; elle se trouve placée immédiatement au-dessous de la cellule auditive qui lui correspond, et RANVIER a pu dire de cette dernière qu'elle est assise sur sa cellule de Deiters comme une personne sur une chaise. — Des deux prolongements, l'un, *prolongement périphérique*, se dirige en avant et se continue avec la membrane réticulée; nous y reviendrons plus loin. L'autre, *prolongement central*, se porte vers la membrane basilaire et se confond avec elle. Au point de vue de l'anatomie générale, les cellules de Deiters sont de simples *cellules de soutien* et présentent à ce point de vue la plus grande analogie avec les cellules de soutien de la rétine, dont les deux extrémités, on s'en souvient, se continuent l'une avec la limitante interne, l'autre avec la limitante externe.

c. *Cellules de Claudius*. — Les cellules de Claudius (fig. 480,14 et 14') sont des cellules cylindriques non ciliées qui se disposent à la fois sur la partie la plus interne et sur la partie la plus externe de l'organe de Corti, au delà par conséquent des deux groupes cellulaires que nous venons de décrire. On les distingue, d'après leur situation, en *cellules internes* et *cellules externes* : les premières sont situées en dedans des cellules auditives internes; les secondes, en dehors de la dernière rangée des cellules de Deiters. Envisagées au point de vue de leur valeur anatomique, les cellules de Claudius sont des cellules épithéliales incomplètement différenciées, des cellules indifférentes, des cellules de transition. Si on les examine, en effet, sur des coupes transversales du canal cochléaire (fig. 480), on les voit diminuer graduellement de hauteur au fur et à mesure qu'elles s'éloignent de l'organe de Corti et, finalement, se confondre avec les cellules épithéliales voisines : les cellules du groupe interne, avec l'épithélium du sillon spiral interne; les cellules du groupe externe, avec l'épithélium qui revêt la partie la plus externe de la membrane basilaire.

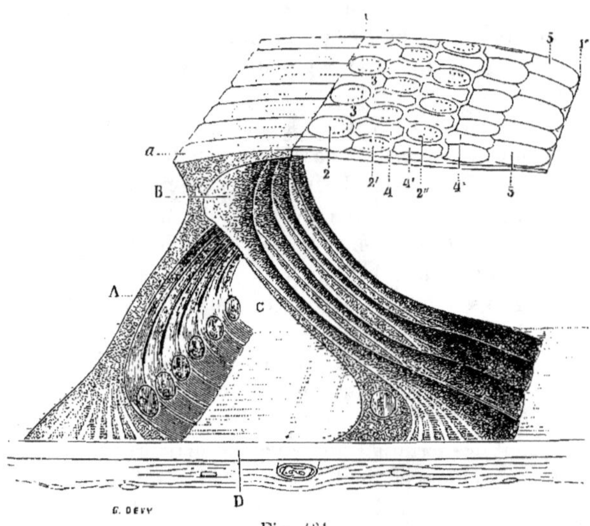

Fig. 481.

La membrane réticulaire isolée et en place, vue à vol d'oiseau par sa face antérieure (*schématique*).

A, pilier interne de l'arcade de Corti, avec *a*, sa plaque. — B, pilier externe. C, tunnel de Corti. — D, membrane basilaire.

1, 1', bords interne et externe de la membrane réticulaire. — 2, 2', 2'', les trois rangées de ronds de Lœwenberg, répondant à l'extrémité ciliée des cellules auditives. — 3, 3, première rangée des phalanges, répondant à l'apophyse externe du pilier externe. — 4, 4', 4'', deuxième, troisième et quatrième rangées des phalanges, répondant à l'extrémité antérieure des cellules de Deiters. — 5, 5, cadres terminaux formés par les cellules de Claudius.

C. MEMBRANE RÉTICULAIRE. — La membrane réticulaire (fig. 480, 15) est une mince cuticule, qui repose immédiatement sur l'organe de Corti.

a. *Situation*. — Elle commence, en dedans, sur le sommet des arcades de Corti, où elle fait suite à la plaque du pilier interne. De là, elle se porte en dehors en recouvrant successivement les apophyses des piliers externes et les trois ou quatre rangées de cellules auditives avec leurs cellules de soutien.

b. *Aspect général : les ronds et les phalanges*. — Vue en coupe transversale, la membrane réticulaire est à peine perceptible, en raison de sa transparence et de sa minceur. Vue en surface par sa face antérieure (fig. 481), elle présente un élégant réseau ou réticulum, qui lui a valu son nom. Ce réseau, remarquable par sa régularité, est formé par des figures géométriques, que l'on peut, malgré leur nombre, ramener à deux types. Les unes sont circulaires : ce sont les *anneaux* ou *ronds* de LŒWENBERG (2, 2', 2"). Les autres sont allongées de dedans en dehors : minces à leur partie moyenne, renflées au contraire à leurs deux extrémités, elles rappellent assez bien par leur forme celle d'une phalange digitale, d'où le nom de *phalanges* (3, 4, 4' et 4") sous lequel on les désigne.

Ces deux sortes de figures, ronds et phalanges, se disposent systématiquement de la façon suivante (fig. 481). — En dehors des têtes des piliers de Corti, nous rencontrons une première rangée de ronds ; en dehors de celle-ci, une deuxième rangée, puis une troisième, quelquefois une quatrième. Les ronds de la deuxième rangée alternent avec ceux de la première, c'est-à-dire que chacun d'eux répond à l'intervalle qui sépare les deux ronds correspondants de la première rangée.

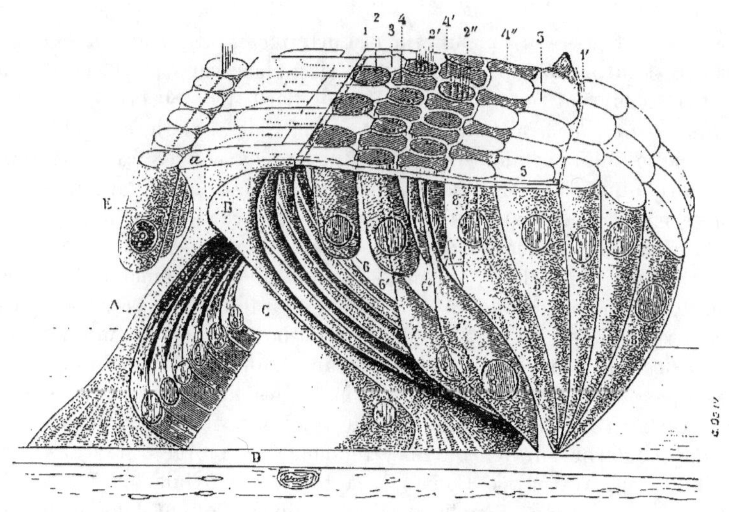

Fig. 482.

La même membrane, avec les cellules qui lui servent de substratum et dont l'empreinte lui donne son aspect réticulé (*schématique*).

A, pilier interne de l'arcade de Corti, avec *a*, sa plaque. — B, pilier externe (*en jaune*). — C, tunnel de Corti. D, membrane basilaire. — E, cellules auditives internes.

1, 1', bords interne et externe de la membrane réticulaire. — 2, 2', 2", les trois rangées de ronds de Lœwenberg (*en bleu*). — 3, première rangée des phalanges (*en jaune*). — 4, 4', 4", deuxième, troisième et quatrième rangées des phalanges (*en rouge*). — 5, 5, cadres terminaux. — 6, 6', 6", les trois rangées de cellules auditives externes (*en bleu*). — 7, 7', 7", cellules de Deiters. — 8, 8', cellules de Claudius.

Ceux de la troisième rangée alternent de même avec ceux de la seconde et sont, au contraire, en correspondance directe avec ceux de la première. Même disposition pour les ronds de la quatrième rangée, quand elle existe. — Dans chacune des trois rangées, les ronds sont séparés par les phalanges qui, plus longues que les ronds, dépassent ceux-ci par l'une et l'autre de leurs extrémités. Il en résulte que chaque extrémité phalangienne répond à la fois : 1° au rond correspondant de la série voisine ; 2° à l'extrémité des deux phalanges entre lesquelles se trouve compris le rond précité.

c. Signification anatomique. — La membrane réticulaire est un produit cuticulaire des cellules sous-jacentes, et les différentes figures que l'on remarque à sa surface libre ne sont autre chose que l'expression des contours de ces mêmes cellules. C'est ainsi que les ronds de Lœwenberg répondent à l'extrémité ciliée des cellules auditives. Ils sont traversés par les cils qui couronnent ces cellules et ces cils forment sur chaque rond une espèce de fer à cheval dont la concavité est tournée en dedans (fig. 481,2, 2' et 2"). Quant aux phalanges, celles de la première rangée sont formées par les apophyses des piliers externes de Corti ; les autres répondent au prolongement antérieur de la première et de la deuxième rangée des cellules de Deiters. En dehors de la dernière rangée des cellules auditives, qui constitue la troisième rangée des ronds, la membrane réticulaire se prolonge encore sur la troisième rangée des cellules de Deiters, ainsi que sur les premières cellules de Claudius. Ces derniers éléments cellulaires se traduisent sur le réticulum par une série de quadrilatères plus ou moins allongés (fig. 480,5) qui forment la limite externe ou bordure de la membrane réticulaire et auxquels DEITERS avait donné le nom de *cadres terminaux*.

D. MEMBRANE DE CORTI. — La membrane de Corti (*membrana tectoria* de quelques anatomistes) est encore une formation cuticulaire, placée en avant de la membrane réticulaire et recouvrant comme elle l'organe de Corti (fig. 480,11).

a. Origine, trajet, terminaisons. — Elle prend naissance sur la partie interne de la bandelette sillonnée, où elle se traduit, sur des coupes transversales, par un liséré fort mince. De là, elle se porte en dehors, revêt sans interruption la face antérieure de la bandelette sillonnée et arrive ainsi sur les dents auditives de la première rangée. Se séparant alors de la bandelette sillonnée, elle poursuit son trajet en dehors, en même temps qu'elle augmente d'épaisseur : elle passe tout d'abord au-devant du sillon spiral interne et s'étale ensuite sur les amas cellulaires de l'organe de Corti, reposant sur la membrane réticulaire et sur les cils auditifs à la manière d'un étouffoir. La membrane de Corti ne dépasse pas en dehors la dernière rangée des cellules de Deiters et c'est à tort que certains anatomistes, à la suite de LŒWENBERG, la font insérer par son extrémité externe sur le bourrelet ligament du spiral. Elle s'arrête constamment (KÖLLIKER, WALDEYER, COYNE) à la limite des cellules de Deiters et elle se termine à ce niveau par un bord libre, mince, flottant dans le liquide du canal cochléaire.

b. Structure. — Comme les produits de nature cuticulaire, la membrane de Corti se compose d'une substance homogène, hyaline, fortement réfringente. Lorsqu'on l'examine, soit sur sa face antérieure, soit sur des coupes transversales, elle se montre finement striée dans toute son épaisseur. Ces stries se disposent en sens radiaire ou, plutôt, elles sont légèrement obliques de dedans en dehors et d'avant en arrière.

Les dimensions des différentes parties constituantes du limaçon varient beaucoup suivant les espèces animales et, pour chaque espèce, suivant le point où on les considère. Voici quelles sont ces dimensions, chez l'homme, d'après les mensurations de WALDEYER. Elles sont représentées en millièmes de millimètre :

1° *Canalis reuniens*	Longueur	700 μ
	Diamètre	220
	Epaisseur de la paroi	15
2° *Canal cochléaire*	Largeur dans le 1er tour	800
	— — 2e tour	700
	Hauteur dans le 1er tour	500
	— — 2e tour	380
3° *Membrane de Reissner*	Longueur dans le 1er tour	900
	— — 2e tour	700
4° *Bandelette sillonnée*	Largeur dans le 1er tour	300
	— — 2e tour	225
5° *Dents auditives*	Longueur	30
	Largeur	12
6° *Sillon spiral interne*	Hauteur maximum	65
7° *Tunnel de Corti*	Largeur mesurée à la base	70
8° *Piliers de Corti*	Longueur des piliers internes	50
	— — externes	60
	Epaisseur des piliers internes	4.5
	— — externes	3
9° *Cellules ciliées internes*	Longueur	18
	Largeur	7
10° *Cellules ciliées externes*	Longueur (y compris le prolongement central)	48
	Largeur	6
11° *Cils auditifs*	Longueur	4
12° *Phalange*	Longueur moyenne	15
13° *Ronds de Lœwenberg*	Diamètre moyen	6
14° *Epith. de la membr. de Reissner*	Epaisseur	9
15° *Épithél. du sil. spiral interne*	Epaisseur	15
16° *Membrana tectoria*	Largeur en sens radiaire	215
	Epaisseur maximum	4
17° *Foramina nervina*	Nombre	3.000
18° *Piliers internes*	Nombre	6.000
19° *Piliers externes*	Nombre	4.500
20° *Cellules ciliées internes*	Nombre	3.300
21° *Cellules ciliées externes*	Nombre	18.000

§ III. — LIQUIDES DE L'OREILLE INTERNE

On a cru, pendant longtemps, que les cavités du labyrinthe étaient remplies d'air. Ce n'est qu'en 1684 que les recherches de VALSALVA ont démontré, contrairement à l'opinion qui était alors universellement admise, que l'oreille interne renferme une « humeur qui présente chez le fœtus une coloration rougeâtre, mais qui, avec le temps, se dépouille de sa couleur et devient limpide comme de l'eau ». VALSALVA cependant ne distingue nullement, dans sa description, le liquide que renferme le labyrinthe membraneux de celui qui l'entoure. Cette distinction est nettement établie par SCARPA plus de cent ans plus tard, en 1794. Les deux liquides intra- et péri-membraneux (*humeur de Valsalva* et *humeur de Scarpa* de certains auteurs) sont étudiés de nouveau en 1835 par BRESCHET sous les noms d'*endolymphe* et de *périlymphe*, dénominations qui sont adoptées aujourd'hui par la grande majorité des anatomistes.

1° Endolymphe. — L'endolymphe remplit toutes les cavités que forme le labyrinthe membraneux : d'une part, l'utricule et les trois canaux demi-circulaires ;

d'autre part, le saccule et le canal cochléaire. Nous avons déjà vu (p. 627) que
le canal cochléaire était réuni au saccule par le canal de Hensen et que le saccule,
à son tour, communiquait indirectement avec l'utricule par l'intermédiaire du
canal endolymphatique. Grâce à ces communications, qui transforment les différents espaces endolymphatiques en une cavité unique (fig. 483), l'endolymphe ne
forme qu'une seule et même masse et, de ce fait, la pression s'équilibre avec la
plus grande facilité dans toute l'étendue du labyrinthe membraneux.

L'endolymphe est un liquide clair, fluide comme de l'eau, tout à fait incolore
chez l'adulte. Chez le fœtus, sa fluidité est moindre et elle présente, en outre, un

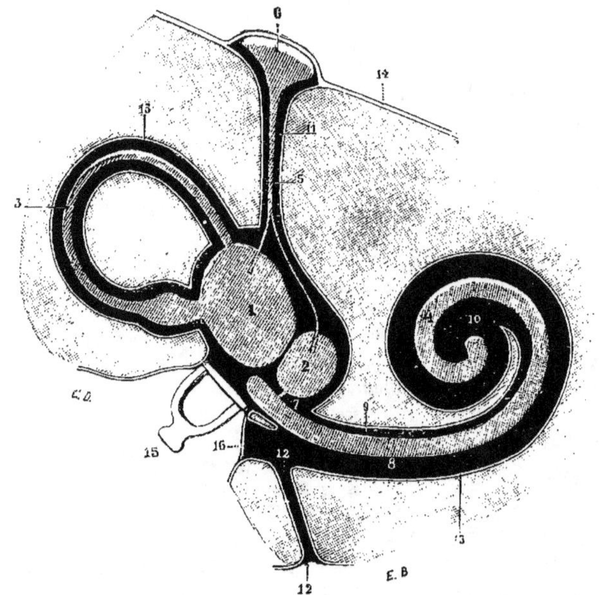

Fig. 483.

Schéma indiquant les espaces péri- et endolymphatiques (les espaces endolymphatiques
sont représentés *en bleu*, les espaces périlymphatiques *en noir*).

1. utricule. — 2. saccule. — 3. canaux demi-circulaires. — 4. canal cochléaire. — 5. canal endolymphatique avec ses
deux branches initiales. — 6, cul-de-sac endolymphatique. — 7. canal de Hensen. — 8. rampe tympanique. — 9. rampe
vestibulaire. — 10, leur communication au niveau de l'hélicotréma. — 11. aqueduc du vestibule. — 12. aqueduc du
limaçon — 13. périoste. — 14. dure-mère. — 15. étrier dans la fenêtre ovale. — 16. fenêtre ronde et tympan secondaire.

léger reflet rougeâtre, comme l'avait remarqué VALSALVA. En passant des mammifères aux vertébrés inférieurs, on voit l'endolymphe augmenter de consistance et
devenir visqueuse. Chez les poissons, notamment, elle revêt l'aspect d'une sorte de
gelée.

L'analyse chimique a révélé à BARRUEL, dans cette endolymphe gélatiniforme des
poissons, du chlorure de sodium, du phosphate d'ammoniaque, de l'albumine et
une matière glaireuse analogue au mucus. Nous rappellerons que l'endolymphe
renferme encore, au niveau des taches et des crêtes acoustiques (p. 629), des concrétions calcaires qui, suivant leur volume et leur mode de dissémination, prennent
le nom d'*otolithes* ou de *poussière auditive* (*otoconie*). Ces concrétions calcaires
présentent la composition suivante, d'après BARRUEL : carbonate de chaux, 73,80
p. 100; carbonate de magnésie, 1.20 p. 100; matière animale, 25 p. 100.

2° Périlymphe. — La périlymphe (fig. 482) remplit tout l'espace compris entre les formations molles du labyrinthe membraneux et les parois du labyrinthe osseux. Cet espace est relativement considérable : il représente, pour le vestibule, le tiers environ de la cavité osseuse ; pour les canaux demi-circulaires, les deux tiers ou même les trois quarts de la cavité formée par les canaux osseux ; pour le limaçon, il est constitué par les deux rampes vestibulaire et tympanique. Les différents espaces périlymphatiques communiquent tous entre eux et la périlymphe, comme l'endolymphe, ne forme qu'une seule et même masse liquide, au sein de laquelle la moindre modification de pression subie par un point quelconque se propage immédiatement sur tous les autres points.

Les deux rampes tympanique et vestibulaire sont libres dans toute leur étendue, depuis la base du limaçon jusqu'à leur union au niveau de l'hélicotréma. Il n'en est pas de même des espaces périlymphatiques du vestibule et des canaux demi-circulaires : ceux-ci sont cloisonnés, comme nous l'avons déjà vu, par des travées fibreuses, qui du périoste se portent sur l'utricule, sur le saccule et sur les canaux demi-circulaires membraneux. Nous ajouterons que les espaces périlymphatiques, ainsi que les travées fibreuses qui les cloisonnent, sont revêtus par des cellules aplaties et à contours polygonaux, qui constituent pour ces espaces un véritable endothélium.

La périlymphe est, comme l'endolymphe, un liquide clair, incolore, fluide comme de l'eau. Elle a une saveur un peu salée, une réaction alcaline et se trouble légèrement par l'alcool. KRIMER, chez les mammifères, y a constaté la présence, en dissolution dans de l'eau, du carbonate de potasse, du carbonate de soude et de l'albumine.

§ IV. — TERMINAISONS DU NERF AUDITIF

Nous avons déjà vu, en Névrologie, que le nerf auditif, issu des parties latérales du bulbe pénétrait dans le conduit auditif interne et se divisait, peu après son entrée dans ce conduit, en deux branches : une branche antérieure ou cochléenne (*nerf cochléen*), une branche postéro-supérieure ou vestibulaire (*nerf vestibulaire*). Chacune de ces branches présente sur son trajet de petits amas de cellules ganglionnaires, que doivent traverser les fibres nerveuses de l'auditif avant de se rendre aux éléments histologiques dans lesquels elles se terminent.

1° Branche cochléenne. — La branche cochléenne ou nerf cochléen (fig. 484,2), représente la partie antérieure du nerf auditif.

A. TRAJET ET RAPPORTS. — Obliquement dirigée en avant et en dehors, la branche cochléenne se porte vers la fossette antéro-inférieure du conduit auditif interne. Cette fossette, on le sait (p. 624), présente une multitude de petits orifices, lesquels se disposent en une longue bande spiroïde que nous avons déjà décrite sous le nom de *crible spiroïde* ou *crible spiral de la base du limaçon*. En se rapprochant de ce crible, la branche cochléenne s'aplatit peu à peu et finit par se transformer en une mince lamelle, qui s'enroule autour de l'un de ses bords à la manière d'une volute. Ce mode d'enroulement de la lamelle nerveuse correspond exactement à celui du crible spiral qu'elle doit traverser, de telle sorte que les différents faisceaux constitutifs du nerf cochléen se trouvent amenés chacun en face de l'orifice qui lui est destiné.

Après avoir traversé les orifices du crible spiral, les filets de la branche cochléenne arrivent dans l'épaisseur de la columelle. Ils suivent quelque temps un trajet parallèle à l'axe de cette dernière. Puis, s'inclinant en dehors, ils se portent vers le canal spiral de Rosenthal où ils entrent en relation avec un ganglion, le *ganglion spiral* ou *ganglion de Corti*.

B. Ganglion de Corti. — Le ganglion de Corti ou ganglion spiral remplit le canal de Rosenthal dans toute son étendue. Il est pour la branche cochléenne de

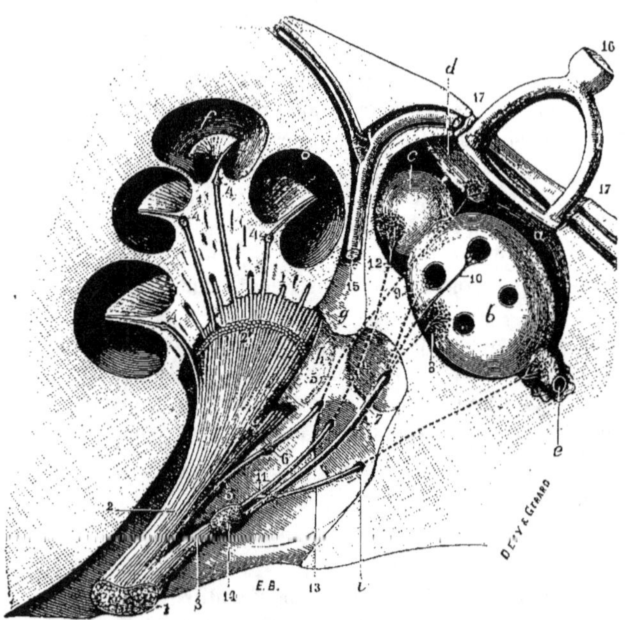

Fig. 484.

Schéma montrant le mode de distribution du nerf auditif.

a. vestibule, avec : *b.* utricule ; *c.* saccule ; *d.* portion initiale du canal cochléaire ; *e.* ampoule du canal demi-circulaire postérieur. — *f.* limaçon. — *g.* aqueduc de Fallope. — *h.* fond du conduit auditif interne, avec ses quatre fossettes, — *i,* foramen singulare de Morgagni.

1, tronc de l'auditif. — 2, sa branche cochléenne, avec 2', section de ses faisceaux superficiels, destinés à la moitié du limaçon qui a été enlevée dans la figure. — 3, sa branche vestibulaire. — 4, ganglion de Corti. — 5, petit rameau destiné à la portion vestibulaire du canal cochléaire. — 6, ganglion de Bœttcher. — 7, nerf vestibulaire supérieur, fournissant : 8, le nerf utriculaire ; 9, le nerf ampullaire supérieur ; 10, le nerf ampullaire externe ; 11, nerf vestibulaire inférieur, fournissant : 12, le nerf sacculaire ; 13, le nerf ampullaire postérieur. — 14, ganglion de Scarpa. — 15, nerf facial. — 16, étrier dans la fenêtre ovale. — 17, caisse du tympan.

l'auditif ce que sont les ganglions spinaux pour les racines postérieures des nerfs rachidiens. Histologiquement, il se compose d'un stroma conjonctif dans les mailles duquel se disposent des cellules nerveuses ganglionnaires. Ces cellules (fig. 485,1) sont ovoïdes, à grand axe transversal ou oblique ; elles mesurent en moyenne 40 μ de longueur sur 25 μ de largeur. Elles appartiennent à la classe des cellules bipolaires et présentent par conséquent deux extrémités ou pôles, munis chacun d'un prolongement : un pôle interne, qui fait suite à une fibre nerveuse dite afférente ; un pôle externe, qui se continue avec la fibre efférente.

Morphologiquement, le ganglion de Corti est l'homologue d'un ganglion spinal : il est au nerf cochléaire ce qu'est le ganglion spinal à la racine rachidienne correspondante (voy. à ce sujet, dans le t. II, *Terminaisons réelles de l'auditif*).

Indépendamment de ces fibres afférentes et efférentes qui sont transversales, on trouve encore dans la masse du ganglion un certain nombre de fibres, signalées par BŒTTCHER, qui suivent un trajet longitudinal et spiral, une direction contraire par conséquent à celle des fibres précédentes. Les histologistes ne sont pas encore nettement fixés sur la manière dont il faut interpréter ces fibres spirales. Il est vraisemblable qu'elles ont la même valeur morphologique que les fibres transversales et qu'elles ne diffèrent de ces dernières que par leur trajet : les fibres transversales se portant directement vers la lame spirale, les fibres spirales s'y portant également, mais en suivant un trajet oblique et, partant, beaucoup plus long.

C. MODE DE TERMINAISON. — Au sortir du ganglion de Corti, les filets de la branche cochléenne s'engagent entre les deux lamelles de la lame spirale et s'anastomosent

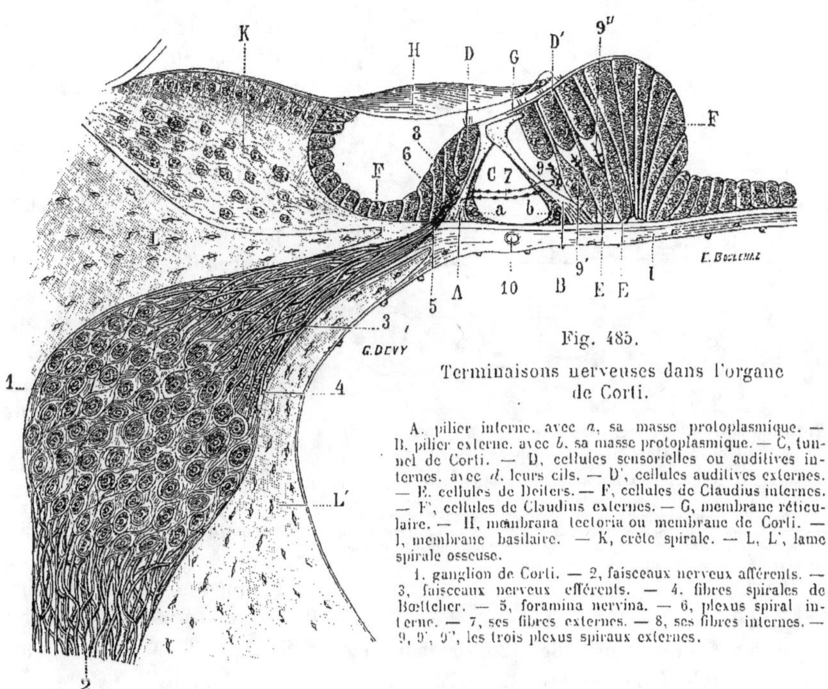

Fig. 485.

Terminaisons nerveuses dans l'organe
de Corti.

A. pilier interne. avec *a*, sa masse protoplasmique. — B. pilier externe. avec *b*. sa masse protoplasmique. — C, tunnel de Corti. — D, cellules sensorielles ou auditives internes. avec *d*. leurs cils. — D', cellules auditives externes. — E. cellules de Deiters. — F, cellules de Claudius internes. — F', cellules de Claudius externes. — G, membrane réticulaire. — H, membrana tectoria ou membrane de Corti. — I, membrane basilaire. — K, crête spirale. — L, L', lame spirale osseuse.

1. ganglion de Corti. — 2, faisceaux nerveux afférents. — 3, faisceaux nerveux efférents. — 4. fibres spirales de Bœttcher. — 5, foramina nervina. — 6, plexus spiral interne. — 7, ses fibres externes. — 8, ses fibres internes. — 9, 9', 9", les trois plexus spiraux externes.

entre eux de manière à former, à ce niveau, une espèce de plexus. Puis, ils traversent les foramina de la lèvre vestibulaire du sillon spiral interne (fig. 485,5) et arrivent alors sur les piliers internes des arcades de Corti.

Jusqu'aux foramina, les fibres nerveuses auditives ont conservé leur gaine de myéline. Elles s'en dépouillent en traversant ces trous et n'apparaissent plus désormais que comme des terminaisons cylindraxiles.

On ne sait pas encore d'une façon bien nette comment se comportent les fibrilles nerveuses en entrant dans le canal cochléaire, je veux dire dans cette étroite région qui se trouve circonscrite, en arrière par la membrane basilaire, en dehors par les piliers internes de Corti, en avant par les cellules ciliées internes, en dedans par les cellules de Claudius. RANVIER considère comme probable qu'elles s'y disposent en une sorte de plexus serré, qu'il a désigné sous le nom de *plexus spiral interne* (fig. 485,6). De ce plexus partiraient ensuite deux ordres de fibres : des fibres internes et des fibres externes. — Les *fibres internes* se portent en avant et se terminent par des extrémités libres sur le pourtour des cellules ciliées internes. — Les *fibres externes* s'engagent entre les pieds des piliers internes de Corti, arrivent dans le tunnel, le traversent en sens radiaire, en sortent par les interstices qui séparent les uns des autres les piliers externes et débouchent alors dans la région des cellules ciliées externes. Là, elles forment trois nouveaux plexus, que RANVIER désigne sous le nom de *plexus spiraux externes* (fig. 485,9,9'9") : le premier, en allant de dedans en dehors, est situé entre le pilier externe et la première cellule fusiforme ou cellule de soutien ; le second, entre la première et la seconde cellule de soutien ; le troisième, entre la deuxième et la troisième cellule de soutien. Chacun de ces trois plexus donne ensuite naissance à de fines fibrilles, qui viennent se terminer, non pas dans les cellules ciliées externes, comme on le croyait autrefois, mais bien, par des extrémités libres, dans l'intervalle des cellules épithéliales de l'organe de Corti (fig. 486) : ce sont des terminaisons nerveuses, non pas intra-épithéliales, mais interépithéliales.

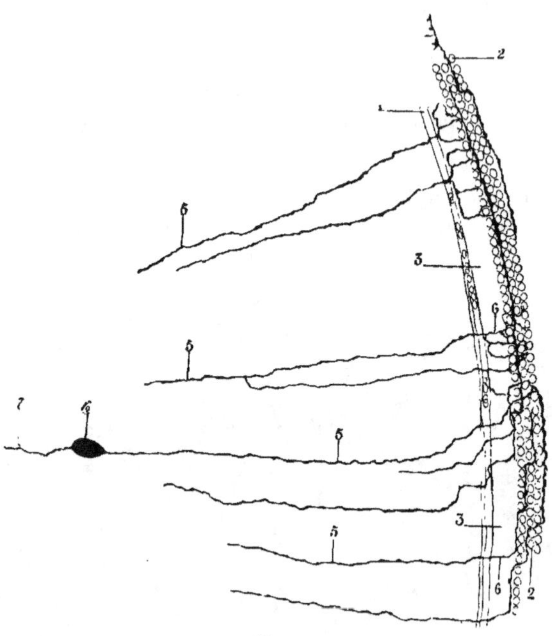

Fig. 486.

Terminaisons nerveuses dans le limaçon (préparation au chromate d'argent, d'après RETZIUS).

1, groupes des cellules ciliées internes. — 2, groupes des cellules ciliées externes. — 3, intervalle correspondant au tunnel de Corti. — 4, une cellule bipolaire du ganglion spiral. — 5, 5', fibres nerveuses, issues du ganglion spiral. — 6, 6', les mêmes, traversant le tunnel de Corti pour aller se terminer par des extrémités libres entre les cellules ciliées externes. — 7, une fibre du nerf cochléaire.

D. RAMEAU VESTIBULAIRE DU NERF COCHLÉEN. — Au moment de s'engager dans le crible spiral de la base du limaçon, le nerf cochléen abandonne, par son côté postéro-externe, un tout petit filet (fig. 484,5), qui s'engage dans la paroi osseuse par un orifice spécial et arrive dans le vestibule en traversant la quatrième tache criblée (p. 612). Il se distribue : 1° à la portion initiale du canal cochléaire qui, comme nous l'avons vu, occupe le vestibule ; 2° à la cloison qui sépare l'utricule du saccule. Tout près de son origine, dans le fond du conduit auditif par conséquent, ce nerf présente sur son côté postérieur un petit ganglion qui a été signalé par BŒTTCHER et que nous appellerons pour cette raison le *ganglion de Bœttcher* (fig. 484,6). Ce petit amas ganglionnaire, qui est, comme le ganglion de Corti, l'homologue d'un ganglion spinal, est rejeté à tort par quelques anatomistes. FERRÉ déclare l'avoir rencontré sur tous les sujets qu'il a examinés.

2° Branche vestibulaire. — La branche vestibulaire où nerf vestibulaire représente la partie postérieure du tronc de l'auditif.

A. Division et trajet. — Elle se partage, peu après sa séparation de la branche cochléenne, en trois rameaux que l'on distingue en supérieur, inférieur et postérieur (fig. 484,3) :

a. *Rameau supérieur*. — Le rameau supérieur (7), le plus volumineux des trois, se porte en haut et en arrière, vers la fossette postéro-supérieure du conduit auditif interne. Il s'engage dans les trous que présente cette fossette, pénètre dans le vestibule par les pertuis de la tache criblée supérieure et se divise alors en trois filets. De ces trois filets, le premier, appelé *nerf utriculaire* (8), se rend à la tache acoustique de l'utricule ; le second, *nerf ampullaire supérieur* (9), se distribue à la crête acoustique du canal demi-circulaire supérieur ; le troisième, *nerf ampullaire externe* (10), vient se terminer sur la crête acoustique du canal demi-circulaire externe.

b. *Rameau inférieur*. — Le rameau inférieur (12) constitue le *nerf sacculaire*. Il sort du conduit auditif interne par sa fossette postéro-inférieure, entre dans le vestibule par les pertuis de la tache criblée inférieure et se termine sur la tache acoustique du saccule.

c. *Rameau postérieur*. — Le rameau postérieur (13) s'engage dans le foramen singulare de Morgagni, qui l'amène, après un trajet de 4 ou 5 millimètres, à la tache criblée postérieure. Il traverse les pertuis de celle-ci et, sous le nom de *nerf ampullaire postérieur*, se distribue à la crête acoustique du canal demi-circulaire postérieur.

B. Ganglion de Scarpa. — Sur le trajet de la branche vestibulaire de l'auditif se trouve, comme sur la branche cochléenne, un renflement ganglionnaire, connu sous le nom de *ganglion de Scarpa* (fig. 484,14). Ce ganglion se trouve sur le tronc même du nerf, un peu avant sa bifurcation. Mais ce n'est pas là une disposition constante : dans certains cas, en effet, la division du nerf vestibulaire s'effectue en amont du ganglion, et celui-ci est alors divisé lui-même en plusieurs parties distinctes, qui se développent sur chacun des rameaux supérieur, inférieur et postérieur.

Morphologiquement, le ganglion de Scarpa, qu'il soit unique ou multiple, a exactement la même structure que le ganglion de Corti : il se compose de cellules bipolaires, disséminées dans les mailles d'un stroma conjonctif. Il a aussi la même

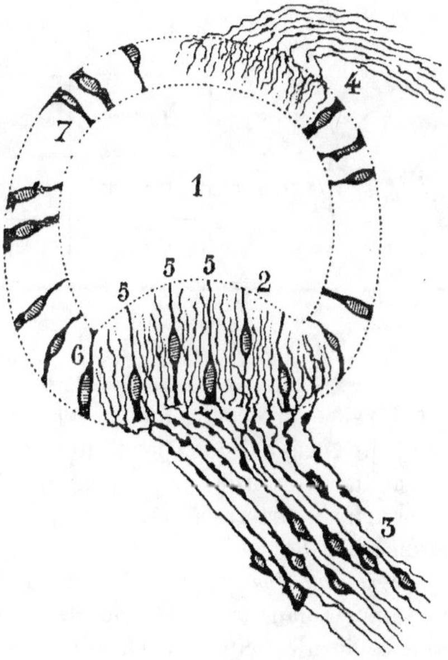

Fig. 487.

Coupe transversale de la crête auditive d'un canal demi-circulaire (d'après Cajal).

1, canal demi-circulaire. — 2, crête auditive. — 3, faisceau nerveux émanant de cellules bipolaires. — 4, petit faisceau nerveux se terminant à la partie supérieure du canal demi-circulaire. — 5, cellules sensorielles. — 6, 7, variétés de cellules épithéliales.

signification morphologique : il est, pour le nerf vestibulaire, l'homologue d'un ganglion spinal.

C. **Mode de terminaison**. — Les fibres du nerf vestibulaire se rendent, comme nous l'avons dit plus haut, aux taches et aux crêtes acoustiques. Au niveau de ces dernières, elles s'engagent dans la couche dermique de la muqueuse et arrivent bientôt au-dessous de la membrane limitante. Jusque-là, elles ont conservé leur gaine de myéline ; elles s'en dépouillent en traversant la limitante et pénètrent dans la couche épithéliale à l'état de cylindraxes nus. Elles forment alors, immédiatement au-dessus de la couche des cellules basales, entre ces cellules et le corps des cellules de soutien, un plexus très serré, le *plexus basal* de Ranvier. De ce plexus partent de fines arborisations, plus ou moins variqueuses, lesquelles se dirigent en haut et se terminent de la même façon que les fibrilles terminales du nerf cochléaire : par des extrémités libres (voir fig. 487), disposées dans les intervalles des cellules épithéliales.

Résumé du nerf auditif.

BRANCHES ET RAMEAUX		GANGLION	SORTIE DU CONDUIT AUDITIF	ENTRÉE dans le LABYRINTHE	TERMINAISON
BRANCHE COCHLÉENNE.	*N. cochléen propt dit.* . .	G. de Corti	Crible spiral de la base du limaçon	Foramina nervina	Organe de Corti
	R. vestibulaire . . .	G. de Bœttcher	Fossette antéro-inférieure	Quatrième tache criblée	Portion initiale du canal cochléaire
BRANCHE VESTIBULAIRE.	*R. supérieur.*	G. de Scarpa	Fossette postéro-supérieure	Tache criblée supérieure	Tache acoustique de l'utricule Crête acoust. du can. D. C. sup[r] Crête acoust. du can. D. C. ext.
	R. inférieur.	G. de Scarpa	Fossette postéro-inférieure	Tache criblée inférieure	Tache acoustique du saccule
	R. postérieur.	G. de Scarpa	Foramen singulare	Tache criblée postérieure	Crête acoustique du can. D. C. postérieur

§ V. — Vaisseaux de l'oreille interne

1° Artères. — L'oreille interne reçoit la plus grande partie de ses artères du réseau sous-encéphalique, par l'intermédiaire de l'artère auditive interne. A cette artère auditive interne, artère principale, viennent se joindre un certain nombre d'autres artères, artères accessoires, qui sont surtout destinées au labyrinthe osseux et à son périoste.

a. Artère auditive interne. — L'artère auditive interne, branche du tronc basilaire, se porte dans le conduit auditif interne en même temps que le nerf auditif. Comme ce dernier, elle se partage en deux branches, une branche vestibulaire et une branche cochléenne.

La *branche vestibulaire* pénètre dans le vestibule, en suivant le même trajet que le nerf de même nom et se distribue au saccule, à l'utricule et aux canaux demi-circulaires. Elle forme tout autour de ces poches membraneuses un réseau à mailles irrégulières, qui est particulièrement développé au niveau des taches et des crêtes acoustiques. D'après Huschke, chaque canal demi-circulaire reçoit de la branche vestibulaire deux rameaux, qui pénètrent l'un par son extrémité ampullaire, l'autre par son extrémité non ampullaire. Ces deux rameaux marchent ainsi à la rencontre l'un de l'autre et se réunissent à la partie moyenne du canal.

La *branche cochléenne* se divise, dans le fond du conduit auditif interne, en quinze ou vingt rameaux, qui s'engagent dans la columelle en traversant les pertuis du crible spiroïde (p. 617). Suivant exactement le même trajet que les rameaux du nerf cochléen, les rameaux artériels se dirigent vers la lame spirale et se terminent alors en fournissant trois ordres de ramuscules : 1° des ramuscules antérieurs, destinés à la membrane de Reissner; 2° des ramuscules moyens, qui se distribuent à la lame spirale et à la bandelette sillonnée ; 3° des ramuscules postérieurs, qui passent dans la membrane basilaire et s'étendent, le long de cette membrane, jusqu'au voisinage du ligament spiral. Les ramuscules terminaux de l'artère cochléenne présentent cette particularité intéressante qu'ils sont très flexueux. Ces flexuosités se ramassent parfois en de petits amas irréguliers ou *glomérules* (SCHWALBE), qui rappellent assez bien par leur aspect extérieur (fig. 488) les glomérules des glandes sudoripares.

D'après HYRTL, le territoire irrigué par l'artère auditive interne serait un territoire clos, c'est-à-dire qu'il ne s'anastomoserait pas avec les artères du voisinage. Cette opinion ne me paraît nullement fondée et j'estime, pour ma part, que le réseau de l'artère auditive interne est en relation sur plusieurs points avec les artères suivantes.

b. *Artères accessoires pour le labyrinthe osseux et son périoste.* — Les parois osseuses des cavités labyrinthiques reçoivent par leur surface extérieure de nombreuses artérioles, qui se ramifient dans le périoste et envoient très probablement aussi un certain nombre de ramuscules aux différentes portions du labyrinthe membraneux. Parmi ces artères, nous signalerons les suivantes : 1° une artère, qui du bord supérieur du rocher se porte vers les canaux demi-circulaires ; 2° quelques fins rameaux, que l'artère stylo-mastoïdienne, dans son trajet à travers l'aqueduc de Fallope, abandonne au vestibule et au limaçon (HUSCHKE) ; 3° des artérioles anastomotiques, signalées par POLITZER, qui, de la caisse du tympan, se rendent au vestibule à travers la paroi osseuse qui sépare ces deux cavités.

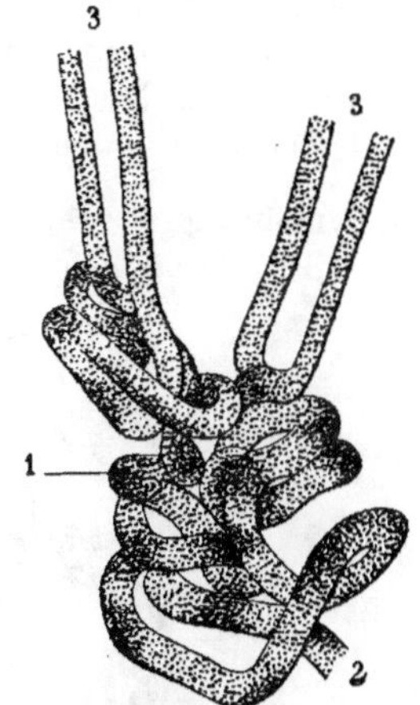

Fig. 488.

Glomérule vasculaire du limaçon (d'après SCHWALBE).

1, masse du glomérule. — 2, vaisseau artériel afférent. — 3, 3', deux paires de vaisseaux efférents.

Indépendamment des branches artérielles ci-dessus décrites, certains auteurs signalent encore, comme se rendant au labyrinthe, deux autres artères, qui suivraient, l'une l'aqueduc du vestibule, l'autre l'aqueduc du limaçon. D'après SAPPEY, la première se distribuerait à la fois au périoste de la cavité vestibulaire, au saccule, à l'utricule et à l'ampoule du canal demi-circulaire postérieur ; la seconde se rendrait à la fenêtre ronde, au périoste des deux rampes et à la lame spirale. L'existence de ces deux artères est mise en doute par SCHWALBE. Elles ne sont même pas mentionnées par HYRTL, par GEGENBAUR, par MERKEL, et nous devons, pour les admettre, attendre de nouvelles recherches.

2° **Veines**. — Le sang veineux, issu des réseaux capillaires du labyrinthe, s'écoule par trois voies principales : la veine auditive interne, la veine de l'aqueduc du vestibule et la veine de l'aqueduc du limaçon.

a. *Veine auditive interne.* — La veine auditive interne occupe, comme l'artère homonyme, le conduit interne. Cette veine résulte de la réunion d'un certain nombre de veinules, qui proviennent du vestibule, des canaux demi-circulaires et du limaçon. Elle vient se jeter, au voisinage du trou déchiré postérieur, soit dans le sinus pétreux inférieur, soit dans le sinus latéral.

b. *Veine de l'aqueduc du vestibule.* — La veine de l'aqueduc du vestibule prend son origine sur les canaux demi-circulaires et reçoit encore, d'après HYRTL, une partie du sang veineux de l'utricule. Elle sort du labyrinthe, comme son nom l'indique, par l'aqueduc du vestibule et arrive ainsi à la face postéro-supérieure du rocher. Finalement, elle aboutit au sinus pétreux supérieur, soit directement, soit par l'intermédiaire d'une veine méningée.

c. *Veine de l'aqueduc du limaçon.* — La veine de l'aqueduc du limaçon, un peu plus volumineuse que la précédente, amène à la jugulaire interne une partie du sang veineux du limaçon. Elle chemine d'avant en arrière et de haut en bas, soit dans l'aqueduc du limaçon, soit dans l'un de ses canaux accessoires.

3° Lymphatiques. — Nous ne connaissons jusqu'ici, comme voies lymphatiques de l'oreille interne, que les espaces, remplis de périlymphe, qui séparent les par-

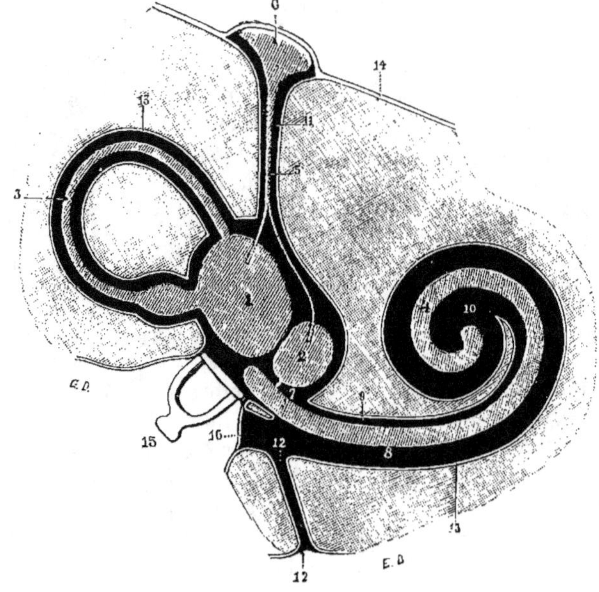

Fig. 489.

Schéma indiquant les espaces péri- et endolymphatiques : les espaces endolymphatiques sont représentés *en bleu*, les espaces périlymphatiques *en noir*.

1, utricule. — 2, saccule. — 3, canaux demi-circulaires. — 4, canal cochléaire. — 5, canal endolymphatique avec ses deux branches initiales. — 6, cul-de-sac endolymphatique. — 7, canal de Hensen. — 8, rampe tympanique. — 9, rampe vestibulaire. — 10, leur communication au niveau de l'hélicotréma. — 11, aqueduc du vestibule. — 12, aqueduc du limaçon. — 13, périoste. — 14, dure-mère. — 15, étrier dans la fenêtre ovale. — 16, fenêtre ronde et tympan secondaire.

ties molles du labyrinthe membraneux des parois du labyrinthe osseux (voy. fig. 482). Ces espaces périlymphatiques communiquent avec les espaces arachnoïdiens et sous-arachnoïdiens du cerveau par l'intermédiaire des gaines lymphatiques qui entourent le nerf auditif et ses branches terminales. En effet, SCHWALBE d'abord, puis A. KEY et RETZIUS, ont vu les injections, poussées dans les espaces lymphatiques des méninges, filer le long du nerf auditif et de ses branches et remplir, finalement, les cavités périlymphatiques de l'oreille interne.

Mais cette communication entre les cavités lymphatiques du labyrinthe et celles des méninges, le long du nerf auditif, n'est qu'accessoire. Du reste, elle n'a jamais été rencontrée encore que chez les animaux et elle est rejetée, pour l'homme, par WEBER-LIEL.

La voie d'écoulement la plus importante pour la périlymphe est constituée par un canal qui suit l'aqueduc du limaçon et qui, partant de la rampe tympanique, aboutit aux espaces sous-arachnoïdiens et probablement aussi à la cavité arachnoïdienne (SCHWALBE, HASSE, WEBER-LIEL).

HASSE a encore décrit chez les vertébrés inférieurs, notamment chez les cyclostomes et les poissons osseux, une autre voie d'écoulement pour la périlymphe : cette voie nouvelle est située dans l'aqueduc du vestibule, tout autour du canal endolymphatique (fig. 489,11). Elle paraît faire complètement défaut chez les vertébrés supérieurs, du moins à l'âge adulte, car elle y existe très probablement durant la période embryonnaire.

Consultez sur l'oreille interne, parmi les publications les plus récentes (1880-1895) : RETZIUS (G.), *Das Gehörorgan der Wirbelthiere*, Stockholm, 1881-1884 ; — GELLÉ, *Étude sur la structure du liga ment spiral externe,* etc. Gaz. méd. de Paris, 1880 ; — HENSEN, *Nachtrag zur meinen Bemerkungen gegen die Cupula terminalis,* Arch. f. Anat. und Physiol., 1881 ; — HASSE, *Bemerkungen über die Lymphbahnen des inneren Ohres,* Arch. f. Ohrenheilk., 1881 ; — STEINBRÜGGE, *Ueber ein eigenthümliches Verhalten des Pflasterepithels der endolymphatischen Raüme des Menschen,* Zeitschr. f. Ohrenheilk., 1881 : — DU MÊME, *Ein Beitrag zur Topographie der menschl. Vorhofsgebilde,* ibid., 1881 ; — DU MÊMF. *Ueber das Verhalten der Reissner'schen Membran in der menschl. Schnecke,* ibid., 1883 ; — DU MÊME, *Ueber die zelligen Gebilde des Corti'schen Organs,* ibid., 1884 ; — DU MÊME. *Ueber die Cupula-Formationen im menschl. Labyrinth,* ibid., 1885 ; — CINISELLI. *Note istologiche sull'organo dell'udito.* Arch. per le Sc. mediche, 1884 ; — ERLITKY, *De la structure du tronc du nerf auditif,* Arch. de Neurologie, 1882 ; — WAGENHAUSEN, *Ueber die fossa subarcuata,* Arch. f. Ohrenheilk., 1883 ; — COYNE ET FERRÉ, *Contribution à l'étude de la cupule terminale,* Ann. des mal. de l'oreille et du larynx, 1884 ; — FERRÉ. *Contribution à l'étude de la crête auditive chez les vertébrés,* Th. Bordeaux, 1882 ; — DU MÊME, *Contribution à l'étude du nerf auditif,* Bull. de la Soc. zoologique de France, 1885 ; — ZUCKERKANDL. *Beitrag zur Anatomie des Gehörorgans,* Monatsschr. f. Ohrenheilk, 1884 ; — VOLTOLINI, *Einiges anatom. aus der Gehörschnecke u. über Function derselben resp. des Gehörorganes,* Virchow's Arch., 1885 ; — DU MÊME, *Ueber die Gehörzähne der Schnecke des Menschen u. d. Säugethieren und deren Gefässe,* ibid., 1886 : — TAFANI, *L'organo dell'udito,* Firenze, 1885 ; — KÜHN, *Zur Anatomie des inneren Ohres der Wirbelthiere,* Vortrag gehalten auf dem III internat. otolog. Congress in Basel, 1884 ; — BOETTCHER. *Rückblicke auf die neueren Untersuch. über den Bau der Schnecke im Anschluss an eigene Beobachtungen,* Arch. f. Ohrenheilk., Bd. XXIV, 1886 ; — HASSE, *Ueber die Gefässe in der lamina spiralis membranacea des Gehörorganes der Wirbelthiere,* Anatom. Anzeiger, 1886 ; — RÜDINGER, *Ueber die Abflusskanäle der Endolymphe des inneren Ohres,* Sitzungsb. d. math. Phys. klin. d. k. bayer. Akad. d. Wissensch., 1887 ; — DU MÊME, *Zur Anatomie u. Entwicklung des inneren Ohres,* Monatsschr. f. Ohrenheilk., 1888. — DU MÊME, *Ueber die Beziehung der Neuroepithelzellen der beiden Säckchen zu den Schalleitungswegen im Labyrinth.* Münch. medic. Wochenschr., 1888 ; — SCHWALBE, *Ueber die glomeruli arteriosi der Gehörschnecke,* Anat. Anzeiger, 1887 ; — DU MÊME, *Ein Beitrag zur Kenntniss der Circulationsverhältnisse in der Gehörschnecke,* Leipzig, 1887 ; — BARTH. *Beitrag zur Anatomie des Ohres,* Zeitschr. f. Ohrenheilk, 1887 ; — DU MÊME, *Beitrag zur Anatomie der Schnecke,* Anatom. Anzeiger, 1889 ; — DU MÊME, *Ueber die Darstellung des haüfigen Labyrinthes,* Arch. f. Anat. u. Physiol., 1889 ; — KATZ, *Beitrag zur Frage über die Verbindung der Corti'schen und Deiters'schen Zellen des Corti'schen Organs und deren Gestalt,* Monatsschr. f. Ohrenheilk., 1888 ; — DU MÊME, *Ueber die Endigung des Nervus Cochleæ im Corti'schen Organ,* Arch. f. Ohrenheilk., 1889 ; — DU MÊME. *Histologischen über den Schneckenkanal, speciell die stria vascularis,* ibid., Bd. XXXI, 1890 ; — POLITZER. *Die anatom. und histolog. Zergliederung des menschl. Gehörorgans.* Stuttgart, 1889 ; — SIEBENMANN, *Die Corrosions-Anatomie des knöchelchen Labyrinthes des menschl. Ohres,* mit 10 taf., Wiesbaden, 1890 ; — KAISER, *Das Epithel der cristæ und maculæ acusticæ,* Arch. f. Ohrenheilk., 1891 ; — PRENANT, *Recherches sur la paroi externe du limaçon des Mammifères et spécialement sur la strie vasculaire,* in Journ. internat. d'Anatomie et de Physiologie, 1892 ; — EICHLER, *Anatomische Untersuchungen über die Wege des Blutstromes im menschl. Ohrlabyrinth,* Abh. der math.-physiol. Classe der K. sächs. Ges. der Wissensch., Bd. XVIII, 1892 ; — NIEMACK, *Maculæ und Cristæ acusticæ mit Ehrlich's Methylenblaumethode,* Anat. Hefte, 1892 : — CHATIN. *Sur l'organe de Corti,* Compt. Rendus, Soc. de Biol., série IX, t. IV, 1892 ; — ASHER. *Ueber Labyrinthflüssigkeit.* Arch. f. Ohrenheilkunde, Bd. XXXIII, 1892 ; — GEBERG, *Ueber die Endigung des Gehörnerven in der Schnecke der Säugethiere,* Anat. Anz., 1892 ; — SIEBENMANN, *Die*

Blutgefässe des Labyrinthes des menschl. Ohres. Wiesbaden, 1893 ; — Du même, *Neue Unter-suchungen über Vaskularisation von Schnecke und Vorhof*, Arch. f. Ohrenheilk., Bd. XXXV, 1893 ; — Steinbrügge, *Ueber d. Verhalten d. menschl. Ductus cochlearis im Vorhofblindsack*, Anat. Hefte, 1893 ; — Cannieu, *Recherches sur le nerf auditif, ses rameaux et ses ganglions*, Rev. biol. du Nord de la France, 1893 ; — Carmichael, *The organ of Corti*, New-York med. Times, 1893-94 ; — Ayers, *Ueber das peripherische Verhalten der Gehörnerven und den Wert der Haarzellen des Gehörorgans*, Anat. Anz., 1893 ; — Du même, *The auditory or Hair-Cells of the Ear and their relations to the auditory Nerve*, Journ. of Morphol., V, 8, 1893 ; — Lenhossek, *Die Nervenendigungen im Gehörorgans*, Anat. Anz., VIII, 1893 ; — Du même, *Die nervenendigungen in den Maculæ u. Cristæ acusticæ*, Anat. Anz., IX, 1893 ; — Coyne et Cannieu, *Sur l'insertion de la membrane de Corti*, C. R. de l'Ac. des Sc., Paris, 1894 ; — Des mêmes, *Sur la structure de la membrane de Corti*, C. R. de l'Ac. des Sc., Paris, 1894 ; — Des mêmes, *Contribution à l'étude de la membrane de Corti*, Journ. de l'Anat. et de la Phys., 1895 ; — Des mêmes, *Recherches sur l'épithélium sensoriel de l'organe auditif*, Ann. des maladies de l'oreille, 1895 ; — Cajal, *Les terminaisons nerveuses dans l'oreille interne*, in Les nouvelles idées sur la structure du système nerveux, Paris, 1894 ; — Bonnier, *Le limaçon membraneux considéré comme appareil enregistreur*, C. R. de la Soc. de Biol., 1894 ; — Du même, *Fonctions de la membrane de Corti*, C. R. de la Soc. de Biol., 1895 ; — Steinbrügge u. Nieser, *Bilder aus dem menschl. Vorhofe*, Atlas 8°, Wien, 1895 ; — Retzius, *Weiteres über die Endigungsweise der Gehörnerven*, Biol. Untersuch., Bd. V, 1893 ; — Du même, *Die Endigungsweise des Gehörnerven bei den Reptilien*, Biol. Untersuch., Bd. VI, 1895 ; — Du même, *Zur Entwickelung des Ganglion spirale nervi acustici und zur Endigungsweise des Gehörnerven bei den Säugethieren*, Biol. Untersuch., Bd. VI, 1895.

TABLE DES MATIÈRES

DU TOME TROISIÈME

LIVRE VI

SYSTÈME NERVEUX PÉRIPHÉRIQUE

LIVRE VII

ORGANES DES SENS

ÉVREUX, IMPRIMERIE DE CHARLES HÉRISSEY

TRAITÉ
D'ANATOMIE
HUMAINE

PAR

L. TESTUT

Professeur d'anatomie à la Faculté de médecine de Lyon.

Quatrième édition, revue, corrigée et augmentée

TOME III

SYSTÈME NERVEUX PÉRIPHÉRIQUE — ORGANES DES SENS

AVEC 489 FIGURES DANS LE TEXTE, DONT 246 TIRÉES EN COULEURS

PARIS

OCTAVE DOIN, ÉDITEUR

8, PLACE DE L'ODÉON, 8

1899

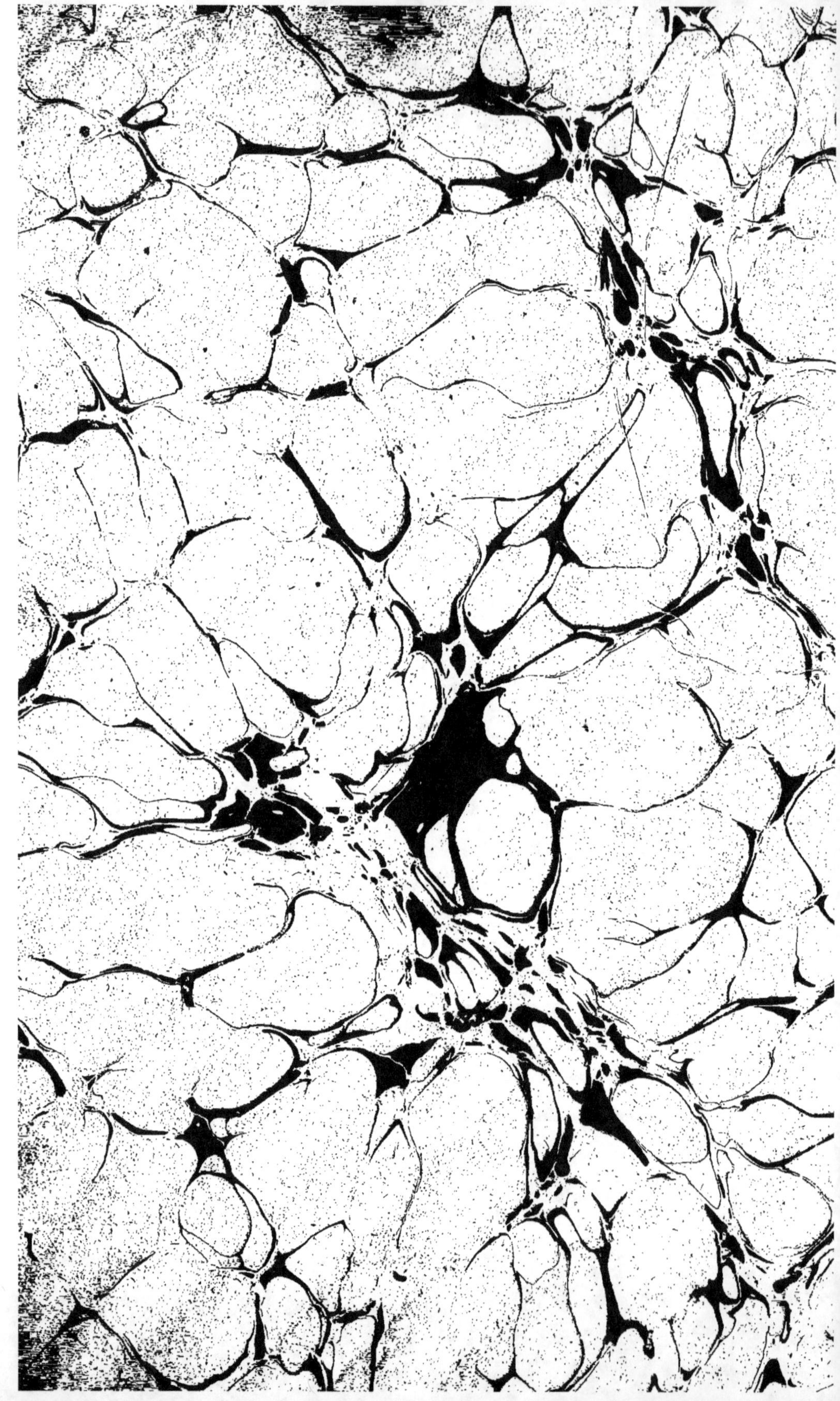

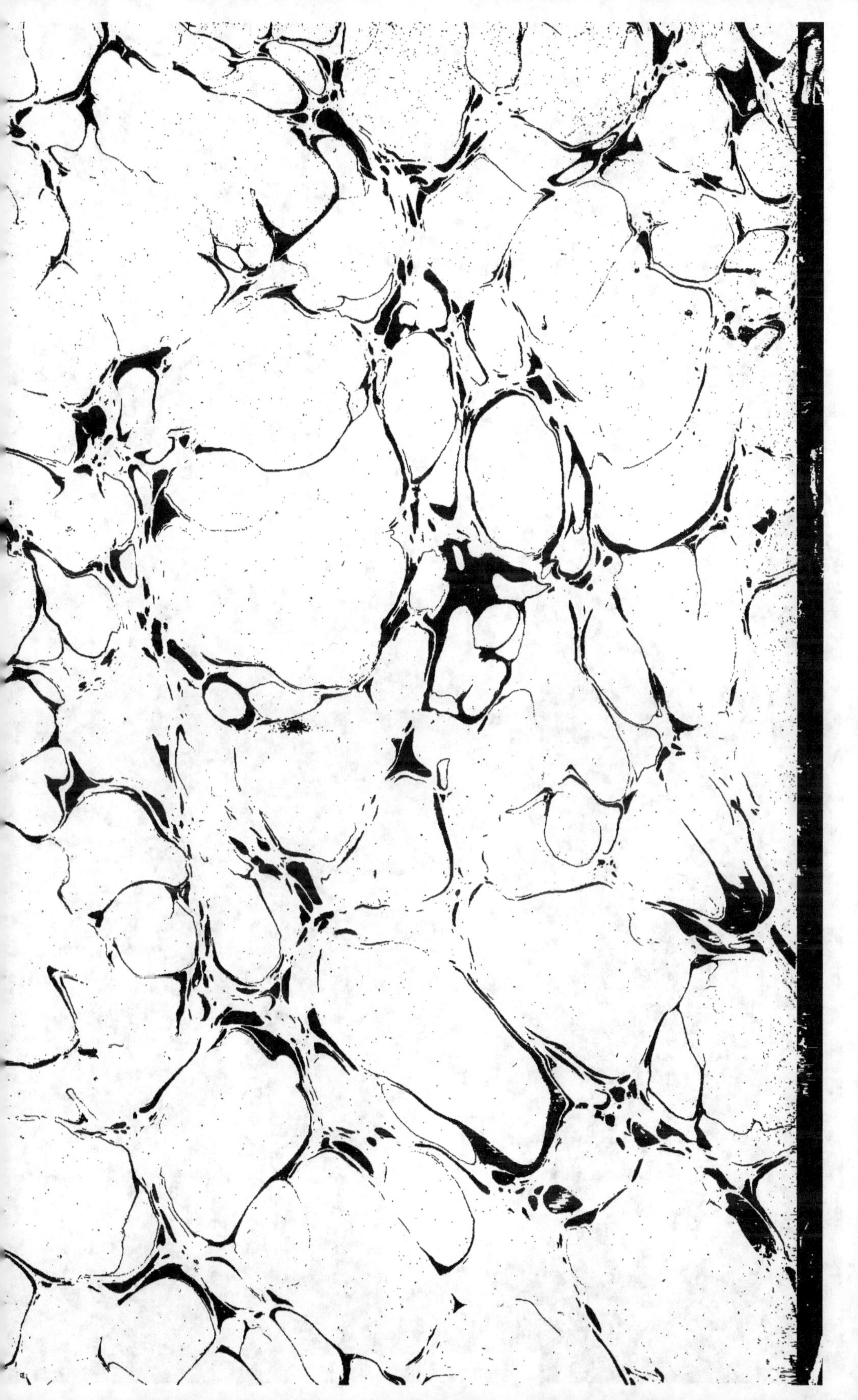

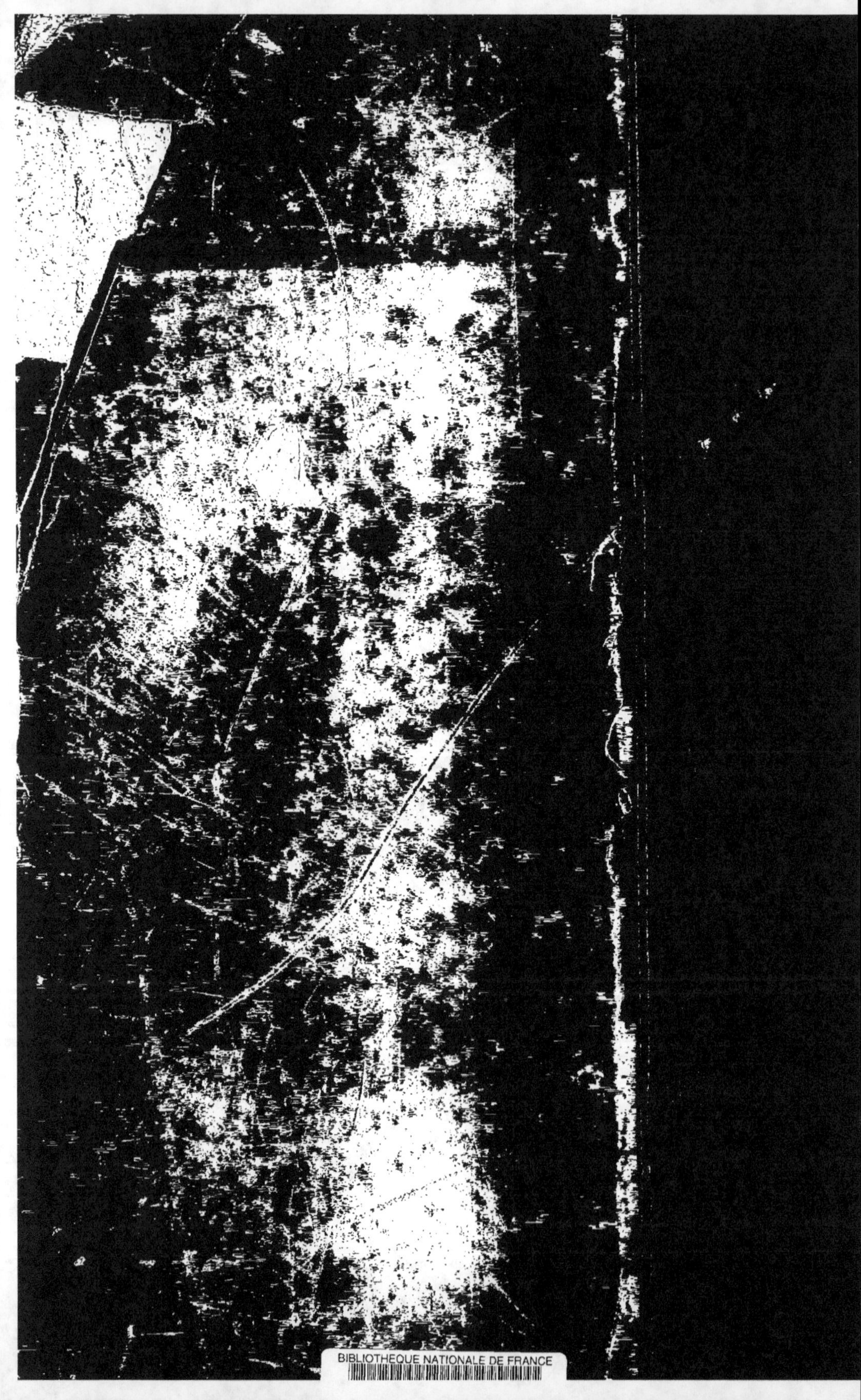

www.ingramcontent.com/pod-product-compliance
Lightning Source LLC
LaVergne TN
LVHW020124030726
842520LV00001B/37